2017
心脏病学进展

主编　林曙光

科学出版社

内 容 简 介

本书是 2017 年"中国南方国际心血管病学术会议"的配套用书,由 100 多位全国著名心血管病专家学者,结合国内外基础及临床研究的最新热点、最新资料编写而成。全书分 13 篇,全面介绍了心血管疾病领域诊、治、防的新进展和新理念,不仅包括高血压、冠状动脉粥样硬化性心脏病、心律失常、心肌疾病、心力衰竭、先天性心脏病、瓣膜病等常见病的内外科治疗新药物和新技术,还涉及影像诊断及其他学科交叉的相关内容。今年还特别增加了预防、康复和公众健康篇。

本书传播心血管病领域最新研究报告和最新研究成果,可起到培训基层医务人员新技能、更新观念、转换医学模式的作用。本书内容丰富,科学性、实用性强,适合心血管病专科医师、内科医师、研究生和高等医学院校师生及相关医务人员学习参考。

图书在版编目(CIP)数据

心脏病学进展 2017/林曙光主编. —北京:科学出版社,2017.3
ISBN 978-7-03-052476-8

Ⅰ.心… Ⅱ.林… Ⅲ.心脏病学 Ⅳ.R541

中国版本图书馆 CIP 数据核字(2017)第 056695 号

责任编辑:路 弘 / 责任校对:何艳萍
责任印制:徐晓晨 / 封面设计:蔡丽丽

科 学 出 版 社 出版
北京东黄城根北街 16 号
邮政编码:100717
http://www.sciencep.com

北京九州迅驰传媒文化有限公司 印刷
科学出版社发行 各地新华书店经销

*

2017 年 3 月第 一 版 开本:889×1194 1/16
2017 年 11 月第二次印刷 印张:38 1/2
字数:1 170 000

定价:88.00 元
(如有印装质量问题,我社负责调换)

编者名单

(以姓氏汉语拼音为序)

宾建平	蔡晓琪	曹克将	柴 萌	陈 灿	陈 剑	陈 璘	陈 龙
陈 颖	陈丹敏	陈寄梅	陈剑飞	陈良龙	陈鲁原	陈秋雄	陈文江
陈文中	陈贤元	陈晓兰	陈燕玉	陈怡锡	陈益臻	陈章炜	陈昭阳
陈竹君	程晓曙	崔亚玲	单志新	董豪坚	董少红	董吁钢	范瑞新
范文茂	方唯一	方咸宏	费洪文	傅 强	高传玉	高修仁	耿庆山
龚 丽	关韶峰	光雪峰	郭 兰	郭衡山	郭惠明	郭瑞威	郭延松
郭志刚	何 奔	何 翔	何建桂	何锦丽	何小洁	何智健	洪 钿
洪承路	胡允兆	黄 峻	黄 岚	黄 玮	黄 铮	黄碧霞	黄道政
黄焕雷	黄慧玲	黄劲松	黄蜜蜜	黄伟俊	黄振文	霍 然	霍 勇
贾福军	江竞舟	蒋祖勋	靳立军	邝 建	雷 寒	黎励文	李 锐
李 珊	李 欣	李 易	李广镰	李广平	李俊杰	李梦梦	李宇球
李占全	李志樑	梁 岩	梁伟杰	廖洪涛	林 玲	林金秀	林锦信
林曙光	林炜东	林英忠	林展翼	林振浩	刘 畅	刘 成	刘 丰
刘 津	刘 强	刘 彤	刘宝娟	刘方舟	刘福成	刘南波	刘启云
刘圣文	刘世明	刘帅烨	刘唐威	刘小清	刘伊丽	龙 锋	卢 聪
陆东风	陆士娟	罗 义	罗德谋	罗海营	罗建方	罗少玲	马 虹
马 欢	马长生	马建林	马礼坤	马依彤	马有刚	麦憬霆	麦炜颐
聂俊刚	聂如琼	欧阳欢	潘 忞	潘 微	潘 伟	彭 健	彭正良
钱菊英	钱明阳	乔树宾	丘 嘉	邱 健	曲艳吉	饶甲环	申常造
沈 迎	沈卫峰	石 蓓	石蕴琦	宋 方	宋明才	苏 晞	孙一力
覃铁和	谭 虹	谭 宁	谭学瑞	唐安丽	唐春梅	王 玲	王今肆
王 齐	王 伟	王 焱	王 雨	王慧深	王景峰	王树水	王延博
王宗涛	吴 娟	吴 强	吴 宇	吴佳玮	吴书林	吴同果	吴永健
伍 卫	伍贵富	伍伟锋	席世兵	夏小君	向定成	肖学钧	谢 翔
谢海霞	谢良地	邢福威	熊龙根	徐 新	许顶立	许明智	薛玉梅
鄢 华	严 激	杨 淦	杨程甲	杨进刚	杨峻青	杨丽霞	杨平珍
杨清勇	杨天和	杨天伦	杨向太	杨跃进	姚 桦	姚博谦	姚丽梅
叶 涛	余丹青	余明众	余细勇	余泽洪	玉今肆	曾华媛	曾锐祥
詹碧鸣	詹贤章	张 斌	张 舒	张 莹	张曹进	张高星	张洪宇
张焕基	张俊杰	张俊霞	张力力	张敏州	张瑞岩	张睿智	张维峰
张晓伟	张新霞	张智伟	章晓华	赵然尊	郑少忆	郑泽琪	周淑娴
周万兴	周颖玲	周玉杰	周忠江	朱 鹏	朱 平	朱金秀	邹 祎
邹云丞							

前　言

春暖花开，一年一度的"中国南方国际心血管病学术会议"又将于2017年4月在广州召开。

作为大会的配套用书，自2006年起，我们每年都组织100多位全国著名心血管病诊治研究的专家、学者，结合国内外基础及临床研究的最新热点、最新资讯编写而成的《心脏病学进展》一书，已经受到全国广大心血管病防治工作者越来越广泛的关注和欢迎。

今年大会的主题是"健康中国，健康文化"。这是因为我国心血管病流行的日趋严重，创建对心血管有保护作用的环境无比重要。这个环境，一方面是自然环境；另一方面则是社会和文化环境，尤其是工作和家庭环境。

考虑到生活方式的改变及人口老龄化的影响，我国心血管病患者数量仍呈增长趋势，预计将至少持续至2030年。由于我国人口众多，有心血管危险因素的人群逐年升高，我们比以往任何时候都需要强调创新，强调改变，尤其是低成本、广覆盖且疗效肯定、适于国情的创新性研究。

健康不仅仅关乎医学，而是涉及广泛的多种专业知识，包括医学、社会学、经济学、传播学、行政管理、生物学、统计学、法律等多个学科。健康也是一种人生哲学，更涉及人生的价值和理想。"健康"应不仅限于身体、生理和疾病防治，推进全民健康是一件与国家发展有关的国家大事。一个国家的行政运作，就像一个人的行为，必须协调一致，建立整合的健康制度，以科学证据为基础，强调各种层面的创新和产业转型，尊重传统，采取循序渐进的措施才能实现。

世界卫生组织秘书长陈冯富珍曾指出："人们出生、生活，以及工作的社会环境，对健康或生病、长寿或短命最重要……不用再辩论了，医疗服务是重要的健康决定因素，生活方式也是重要的健康决定因素，但最后……还是社会环境因素决定医疗可及性及生活方式的选择。"

为此，今年的《心脏病学进展》特意增加了"预防、康复与公众健康"一篇，包括食品政策、体育活动、空气污染等与环境相关的文章。

"中国南方国际心血管病学术会议"和《心脏病学进展》一直坚持传播心血管病领域最新研究报告、推广心血管病学最新研究成果、培训基层医务人员新技能的宗旨，以求不失时机地更新观念，转换模式，跟上当代医学科学发展的步伐。

在此对积极参与本书编写的专家、学者们付出的劳动表示衷心的感谢，并对他们丰富的临床经验、高深的理论水平和求实的学风表示敬佩。由于编写时间仓促，本书还有不够完善的地方，恳请广大读者批评指正。

林曙光

2017年3月

目 录

第 6 篇　心肌疾病

第 7 篇　心力衰竭

第 8 篇　先天性心脏病

第 9 篇　瓣膜病

第 10 篇　影像诊断

第 1 篇

新 进 展

1. 健康中国,健康文化

广东省人民医院 林曙光

当前中国处于人口健康转型阶段,慢性疾病的直接、间接负担呈明显的加速趋势,主要危险因素处于失控状况,潜在危险日益严重。在这种情况下,我国印发了《"健康中国 2030"规划纲要》,强调没有全民健康,就没有全面小康。把人民健康放在优先发展的战略地位,标志着"健康中国"正式上升为国家战略。

但我们面临的现实是:卫生资源配置不均,城乡差距比较大,卫生信息不完善,卫生人力资源匮乏等问题。怎么解决这些问题?我们不能仿照欧美等发达国家的做法,必须坚持中国特色,走中国自己的发展道路。

健康不仅仅关乎医学,而是涉及广泛的专业知识,包括医学、社会学、经济学、传播学、行政管理、生物学、统计学、法律等多个学科。健康也是一种人生哲学,更涉及人生的价值和理想。"健康"应不限于身体、生理和疾病防治,是一件与国家发展有关的国家大事。一个国家的行政运作,就像一个人的行为,必须协调一致,建立完善的健康制度,以科学证据为基础,强调各种层面的创新和产业转型,尊重传统,采取循序渐进的措施才能实现。

一、我国慢性疾病流行面临挑战,防治有据可依

中国数十年的低生育率、快速的工业化、城镇化和老龄化进程,深刻影响了国人的行为、生活方式及所生存的环境。比如,我国男性总体力活动量在 10 年间减少了 27.8%,女性减少了 36.9%;食盐的摄入量大大超过指南推荐的每天<6 g 的标准;水果蔬菜的摄入量较低,谷类食物摄入明显下降和脂肪摄入量增加明显;

我国仍然是全球最大的烟草消费大国等。

这些行为因素在不同程度上推进了我国慢性病的流行,从中国人群死因构成来看,心脑血管疾病、癌症等慢性疾病死因构成正在逐年增加,已占中国居民主要死因的 85%。2010 年我国死亡人口估计为 950 万,低于平均预期寿命的过早死亡者约为 550 万,占 57.8%,其中慢性疾病导致的过早死亡约占 75.1%。

根据全球疾病负担研究,行为、环境与职业、代谢性因素占中国人群死亡负担的 65%,其中可归因于高血压、吸烟、钠摄入过多、水果摄入不足、室外颗粒物污染、室内空气污染、高血糖、超重与肥胖、饮酒和谷类摄入不足的死亡负担列前 10 位。因此,慢性病也被称为"社会传染病"。

慢性病削弱了人力资本的数量和质量:慢性病患者中,65% 以上为劳动力人口。由于人口迅速老龄化和低生育率,2030 年我国总体劳动力参与率将比目前下降 3%～4%。有研究进一步表明,我国心血管疾病发生数估计在 20 年内还将有 73% 的升幅,如果不加以控制,那么最终结果为:在 2030 年,中国心血管病患者将增加 2130 万,心血管病死亡人数将增加 770 万。我国慢性病的医疗需求远超医疗卫生系统的服务能力,直接导致我国"看病难与住院难"、医患关系紧张,并时常引发相关群体事件,破坏了和谐社会的构建。

但是,包括心血管病在内的慢性病防治,已经有了充分的科学证据,慢性病的主要病因是已知的,如果消除了这些危险因素,至少 80% 的心脏病、脑卒中和 2 型糖尿病,40% 以上的癌症都是可以避免的。在科学证据层面,没有争议。世界银行在《遏制中国慢性病流行》报告指出,如果在 2010～2040 年,每年能将心血管

疾病死亡率降低1%,其产生的经济价值相当于2010年国内经济生产总值的68%,或多达10.7万亿美元。

然而,我国的医学模式和结构根本不能有效应对慢性病面临"井喷"的严酷现实。与防控慢性病的需求存在着很大的差距。以前我国主要防治传染病和母婴疾病,近30年慢性疾病开始流行,而很多西方国家用了一二百年才完成这一转变。我国现有的医疗卫生服务体系还没有做好准备:在卫生资源配置上,医务人员多集中在大中型医院,社区卫生服务体系薄弱;在医学模式上,医生常常关注疾病的治疗,忽视了慢性病的社会决定因素的控制,忽视了把医学研究的成果转化为广大人群防控的社会行动。

中国心血管疾病造成的伤残调整寿命年(DALY)已达到5820.55万人年,约占全球心血管病总DALY的20%。而且较之20年前增加了28.5%。DALY是目前应用最多的、最具代表性的疾病经济负担评价和测量指标,指从发病到死亡所损失的全部健康寿命年。中国还有肥胖人群有1.2亿,超重者有3.05亿,高血压2.6亿,高胆固醇者3200多万,糖尿病患者9600多万。目前,就中国医生的数量和主要职能而言,这一群体显然不能承担"健康中国"之重。

同时,我们也要看到,慢性病高发的根本问题是环境的巨变,遗传因素对于高血压等心血管危险因素的影响极其微弱。以前人类在恶劣的环境自然中艰难求生,目前大量工作以静坐为主,加工食品大行其道。以前食不果腹,现在饮食过量成为普遍现象。我们的基因经过8千代的积累,而生活条件的巨变仅仅经历几代人。应对慢性病,我们需要转变生物学视角,需要毅力和创新精神来改变社会。未来的创新不是生物学技术的创新,而是社会学的创新。

二、吸取爱国卫生运动的成功经验

当前的情况其实与刚开始建国的时候非常相似。在建国初期开展群众的卫生运动是我国卫生工作的伟大创举,反映了中国卫生工作的鲜明特色。

那时我国的医药卫生条件还十分落后,疾病流行,卫生资源奇缺。据统计,当时我国人口死亡率为30‰,其中超过50%死于天花、伤寒、霍乱、鼠疫等可预防的传染病,人均寿命35周岁。面对这种严峻的卫生国情和百废待兴的国家现状,毛泽东认为,必须把卫生、防疫和一般医疗工作看作一项重大的政治任务,极力开展这项工作。每年全国人民因为缺乏卫生知识和卫生条件引起疾病和死亡所受人力畜力和经济上的损失,可能超过全国人民遭受水、旱、风、虫各项灾荒的损失,因此至少要将卫生工作和救灾防灾工作同等看待,而决不应轻视卫生工作。

1964年6月26日,毛泽东对卫生工作做了重要指示,号召"把医疗卫生工作放到农村去。"各地卫生部门抽调了大批医务人员到农村巡回医疗,并采取多种形式培养医生。国家也加大了对农村卫生事业的投入,在一定程度上改变了农村缺医少药的状况。

对血吸虫的控制就是一场攻坚战役。1970年,中央重建防治血吸虫领导小组,南方12个省疫区的人民群众掀起了大规模的"送瘟神"运动。江苏省长江两岸的江滩,原来钉螺密布,每年感染的患者数以千计,至1975年已基本消灭江滩钉螺。

政府组织、地方负责、部门协调、群众动手、科学治理、社会监督,为基层健康卫生工作奠定了基础,提供了经验,实质上形成了中国特色的社会主义初级阶段的健康促进模式,显示了其生命力。

新形势下开展爱国卫生运动,也需要按照深化医药卫生体制改革的要求,健全城乡基层医疗卫生服务体系,遵循慢性病防治的规律,把爱国卫生运动转向慢性病的防控。比如,控制高血压可显著降低脑卒中、冠心病等心血管病病死率。中国30%的成年人患有高血压,而50%~75%的脑卒中和40%~50%的心肌梗死与血压升高有关,但我国高血压人群知晓率、治疗率和控制率均较低。很多偏远山区和农村地区居住的农民,一辈子都没有测量过血压。

全国每年由于血压升高而导致的过早死亡人数就高达200万,直接医疗费用每年至少达366亿元。但研究表明在未来10年,如果应用国家基本药物目录中花费最低的降压药物,做好35~84岁高血压人群的血压控制,每年可以预防80万心血管病事件。而且血压测量方便,管理相对简单。各级政府如果真正把防治高血压作为一项政治任务,发动广大人民群众控制高血压,那么预防心脑血管疾病就不会成为一句空话。而且,限盐、运动和健康饮食也必须发动人民群众,在社区内形成健康生活方式的氛围,才能取得良好的效果。高血压和高脂血症等心血管危险因素,包括心血管病的二级预防,也都需要患者的积极配合,通过个人积极配合、社区组织的形式,提高患者依从性,才能大幅降低疾病的复发率。

人的行动要分为知、信、行3个维度。从知道到相信,比较简单;但落实到行动,有时候比登天还难。没有系统的组织形式和监督,仅仅凭个人的毅力,采取健康的生活方式非常困难。

包括网络和媒体在内的信息干预技术应该是"健康中国"的关键手段之一。中国人口众多,地域广阔,而医疗人力资源短缺,信息干预技术具有成本低、覆盖广的特点,在大数据应用日益受到重视的今天,应该是政府和创业公司着力发展的重要方向。信息监测和干预技术还可提升基层医疗服务水平,降低医药费用,方便群众看病就医;提升基层公共卫生服务水平,促进基本公共卫生服务均等化;提升基层卫生管理和科学决策水平等多种效益。

健康更多取决于个人,取决于个人的健康素养,而不仅仅是医生和医疗系统的帮助。可靠的信息和服务有助于预防疾病,早期发现疾病或者有效治疗疾病,这对于健康人和患者都是同样重要的。规范健康信息的传播渠道和传播方式,提升健康信息的可读性和健康服务的可用性,提升健康信息的利用能力,可显著提高个人和国家的健康素养水平,这个要从国家的战略高度来理解和发展。

三、转型和创新

到目前为止,中国的改革可以说是功利主义的改革,即衡量一切政策成功与否的标准都是否有利于经济发展和GDP的增长。但如果以"健康中国"为发展目标,"将健康理念融入各项政策",必将涉及多个行业的转型。

这一理念不仅涉及水土污染、雾霾等问题的处理,也涉及各种消费领域的问题,很多消费是与健康息息相关的,比如烟草、汽车、餐饮业和加工食品等,即使是学生的课程也与健康息息相关。健康产业的推行,也是休闲健身、养老、旅游等健康新产业的机遇。但如果不能形成合力,社会不同组织协作,借助各部门力量推动健康服务等策略,仅仅以卫生部门作为实施者,健康中国也只是空想而已。

中国迫切需要多种层次的创新。但医学创新分为三个层次:

第一种创新是技术创新,主要指发明一种新药、一种器械治疗,或一种新的理念,从而使更多的人获益。比如屠呦呦创造性地研制出抗疟新药青蒿素,潜在获益人群可能有数十亿人。

第二种创新是以一种新的组织形式来实现以前可能办不到的事情。比如,目前马云的阿里巴巴,做到了网络购物平台、在线挂号等,这些都是新的组织形式,中国很多大众创新都应属于这一类。

第三种创新是系统性创新。这种创新主要由国家或学会组织实施。比如,以前怎样进行医疗的规范化,欧美国家率先提出可以制定一个指南,大家都来遵循指南。于是,美国开始大规模制订指南。全球的医疗系统都在制订指南。但后来又发现,指南指标太多,不易评价,于是美国又开始借鉴工业领域的质量标准,制订疾病诊疗的质量标准。指标来源于指南,但又比指南简化,以此衡量不同地区、不同级别医院的医疗工作情况,并向公众公布医院的医疗质量,并挂牌奖励医疗质量好的医院,此方法提高了医疗质量。

这三种创新分别由不同类型的人来实施,第一种创新是由科研人员生成;第二种创新主要是由社会人员,尤其是企业完成的,属于大众创业。第三种创新是由政府、行业协会等组织完成,需要行政力量和社会动员。

中国的问题是第一种创新工作由于国家的重视,正在逐渐得到加强,随着国家科研的投入的增加,竞争力不断增强。第二种创新正在如火如荼地开展着,但受政策制约。而系统性创新,目前尚缺乏变革的力量。中国医疗卫生改革迫切需要第二种和第三种创新,这两种创新才是保证"健康中国"能否实施的重要因素。

美国和日本曾立法和实行国家健康战略,这些手段都值得我们借鉴。日本国会颁布的《增进健康法》,以"健康日本"为核心,推进国民增进健康、预防疾病的法律,是日本首次为增进健康而制定的法律。主要采用的是以一级预防为主的手段,并与二级预防手段相结合,依据科学的方法,采用最优化的组合,达到防病治病,提高国民终身健康的水准。美国从1980年开始推行《健康公民1990》计划发布至今,已持续推行了4代。《健康公民2020》的愿景是建立让所有人健康长寿的社会,包含实现高质量的生活方式、改善人群的健康行为、促进健康公平、建立全民健康物质环境4大目标。美国4代健康公民计划都把身体活动作为实现国家健康的重要途径,把健康教育作为健康促进的重要手段。强调运用健康教育和身体活动来矫正公民的行为,塑造良好的生活方式。这些理念都有借鉴意义。

四、健康文化,健康中国

健康一词来源于国外。国外对于健康常用"保健"一词,顾名思义,就是保护健康;而中国传统上常用"养生"一词,可以理解为养护生命,是各种增强体质、预防疾病、延缓衰老、延长寿命等措施的总称。传统养生不止限于身体,更涉及人生的价值和理想。中国传统的健康绝不止是维持身体健康,而是蕴含着生命价值的追求,以追求个人与自然及社会实现最大限度的和谐一致为目标。

美国心脏协会(AHA)曾出台心血管保健的标准,称为"生命简单七法则(life simple 7)"。包括规律运动、健康血脂、健康饮食、理想血压、适当体重、健康血糖和不吸烟。这个标准简单,比较清晰明了,也容易衡量。但美国的保健观更为注重当下的生活习惯和器官的功能状态。美国作为现代医学最发达的国家,提出了"零级预防"的概念,就是在还没有危险因素的时候就开始防控高血压、吸烟和肥胖等危险因素。

中国的养生智慧以追求个人与自然及社会实现最大限度的和谐一致为目标。医学进入了"生物-心理-自然-社会医学模式",以往医学上把健康定义为无病是不全面的,健康应至少包括:以生理功能为特征的身体健康,以精神情感为特征的心理健康、以社会生活为特征的行为健康和以顺应自然、保护自然的自然健康，健康人格、健康体魄、健康社会和社会可持续发展才是较为全面的论述。

我国改革开放三十年来，有些地方已形成物质至上、拜金主义盛行的文化，人们为追求物质无所不用其极，社会底线失守，人与人之间的信任普遍缺失，暴戾之气蔓延，这些不良的社会心理因素损害了我国居民的健康。

而中国的传统观念强调人与人、人与社会的和谐，提倡情绪乐观，节制各种过分的声名物欲，避免过分、不正当的思虑。注重内心的调和，保持快乐的心境。《素问·上古天真论》中说："上古之人，食饮有节，起居有常，不妄作劳，故能形与神俱，而尽终其天年，度百岁乃去。今时之人则不然也，以酒为浆，以妄为常，醉以入房，以欲竭其精，以耗散其真，不知持满，不时御神，务快其心，逆于生乐，起居无节，故半百而衰也。"从饮食、生活起居方面就如何养生问题做了精辟的论述。

大量的研究证明，疾病与人的性格密不可分。人的性格决定了人的行为，行为又影响了心血管的危险因素，继而引起疾病。乐观、开朗、善良和有生活目标等品质的人患病更少，也更长寿。比如心身统一的思想。现代医学认为，心身疾病包括很多种类疾病，如高血压、消化性溃疡和慢性胃炎等。这类疾病有两个很重要的特征：一是心理社会因素在疾病的发展中起重要作用，二是某种性格或行为特征容易患病。相反，脾气比较火爆、遇事容易急躁、不善克制、喜欢竞争的人容易患心血管病。还有研究发现，悲观、愤怒、偏执、敌意、生活压力、社会孤立和缺乏信仰都与心血管病有关。在面对任何客观环境时要能通过自身的心理调节保持情绪的平静，尽可能避免因客观因素而影响人的正常生活。

中国文化对人的精神健康的理解与西方不同。中国文化把人放在特定的社会生活场景中理解，认为人的精神健康是个人与他人或环境相互交流的过程。认为个人在日常生活中遇到的困难是成长的必然。一方面要坦然接受，另一方面则强调进取，以实现内外相合的"和谐"状态。

现在西方的思想和生活方式已经渗透到中国的方方面面，但如果把西方的精神观念简单直接地运用到中国本土文化环境中，就会以西方的注重积极进取的能力作为标准，仅仅关注个人主动性的提升，可能会失去生命变化过程中的平衡与和谐，并且有可能导致自身生活的物化、人与人关系冷漠的恶果。而仅仅以先进的科学为荣，我们的生活会更加技术化和功利化，从而也就失去了对幸福的感知。没有精神健康，也就不会有身体健康，更不会有"健康中国"。

养生先要养心是中国养生文化的核心，有一句名言叫"善养生者养心，不善养生者养形。"今后的社会要走向和谐，和谐之路并非没有矛盾，没有竞争。心灵的和谐要在纷扰而杂乱中学会谨慎而理智的选择，就要有淡泊而坚定的自守，在艰难困苦中塑造顽强坚韧的心性，在浮华的物质世界中保持一份清醒，养生先养心，才能真正实现保养身体，减少疾病、增进健康、延年益寿的最终目的。

总之，人类取得的所有辉煌和进步，实质上都是思想的进步。但在实现"健康中国"的目标上，无论是从政府层面，还是医院和医生层面，应该有一个主流的价值观。健康是一个社会问题，直接关系到社会经济的发展和综合国力的增长，关系着国家存亡和民族兴旺。一个国家、一个民族的强盛，总是以文化兴盛为支撑的。今天，我们需要传承民族文化的优秀内核，并以全球视野，面向文化开放的时代，结合国情，以科学为基础，发动广大的人民群众，强调多层次创新，采取成本效益合理和多种干预技术，面向基层，为"健康中国"而努力奋斗！

参 考 文 献

陈伟伟，高润霖，刘力生，等. 2016.《中国心血管病报告2015》概要. 中国循环杂志，31：521-528.

刘江美，刘韫宁，王黎君，等. 2015. 1990年与2010年中国心血管病的疾病负担研究. 中华预防医学杂志，49：345-350.

Forouzanfar MH, Alexander L, Anderson HR, et al. 2015. Global, regional, and national comparative risk assessment of 79 behavioural, environmental and occupational, and metabolic risks or clusters of risks in 188 countries, 1990—2013: a systematic analysis for the Global Burden of Disease Study 2013. Lancet, 386: 2287-2323.

Gu D, He J, Coxson PG, et al. 2015. The Cost-Effectiveness of Low-Cost Essential Antihypertensive Medicines for Hypertension Control in China: A Modelling Study. PLoS Med, 12: e1001860.

2. 制定中国标准，提高冠状动脉介入治疗质量

中国医学科学院阜外医院　杨跃进　杨进刚

近年来，由于介入技术的发展、器材价格的调整及开展冠状动脉介入治疗（PCI）的医疗中心及医师数量的增加等因素，冠状动脉介入治疗（简称冠脉介入）在我国进入了高速发展期，2015 年全国总计冠脉介入已经超过 50 万例。China PEACE 回顾性冠脉造影和介入治疗（CathPCI）研究也发现，在 2001～2011 年 10 年间，中国接受冠脉造影和 PCI 的患者人数分别增加了 17 倍和 21 倍。

伴随着我国 PCI 快速发展的同时，也存在着诸多问题。比如 CathPCI 研究发现，半数以上接受 PCI 治疗的稳定性冠心病患者无显著的冠状动脉狭窄，从 2001～2011 年，这类患者的比例无变化，2001 年为 60.3%，2011 年则为 57.5%；在 2011 年，接受急诊 PCI 的患者中，仅有 3% 记录了患者到达医院时间，仅 0.5% 的患者有球囊扩张时间。2011 年，在 PCI 手术记录中，51.5% 的患者根本就没有记录手术是否成功。还有 36.3% 的病例没记录出院带药情况。

其实，10 多年前，美国面临着与中国一样的问题，美国媒体质疑医生过度医疗，乱放支架，甚至有医生因从支架手术中获得商业利益而被捕入狱。为衡量美国 PCI 是否规范，并进一步提升 PCI 的质量，美国出台了《美国冠状动脉血管重建适宜性标准》。该标准针对的是适应证问题，即针对一个患者，究竟该不该做介入手术。

2006 年美国开始筹备，2009 年该标准发布。在 2011 年，有研究应用该标准分析了美国 NCDR CathPCI 注册数据库。结果发现，非急诊冠心病患者中，在稳定型心绞痛的介入治疗中，有 11.6% 的介入治疗是不适宜的，38% 的 PCI 不确定。之后美国则推行该标准，衡量各个医院对介入适应证的把握。今年美国心脏病学院（ACC）学术年会则公布了其成果：在该标准实施的 5 年间，不合理 PCI 数量减少了一半，非急诊 PCI 的数量从 2009 年的 89 704 例减少至 2014 年的 59 375 例。这一举措明显规范了其介入行为。

而且，严把适应证具有明确的经济效益和社会效益。研究估计，如果把不适宜介入治疗的患者比例从 3.2% 降低至 2.2%，就可节约 4400 万美元。如果消除不适宜的介入治疗，可挽救 700～1700 例患者的生命。而将小医院的患者全部转至大医院行介入治疗，仅仅能挽救 300 例患者的生命。

今年，国家卫计委委托中国医学科学院阜外医院组织全国专家也制订并出台了《中国冠状动脉血管重建适宜性标准》。

但问题是，美国可以应用 NCDR CathPCI 注册数据库分析数据，而我国 2009 年建立的心血管介入病例介入注册系统却不能完成这一任务。此系统比较简单，仅能提供诊断、使用支架数量和是否死亡等信息，不能全面反映 PCI 的适应证掌握情况，也不能分析质量情况，以及存在的问题和介入治疗的花费等，也就不能提出改进措施。而且在心血管介入质控数据的整合方面，目前国家层面及各省质控中心均存在监测数据指标有限且漏报率较高的问题，且各省市质控中心间缺乏数据交流及共享机制，而这些数据恰恰是赖以制订行之有效的质量改进措施所需的第一手资料，也需要建立并完善全国性的质控监测指标及数据收集、分析平台，制订一套切实可行的质量"监测-评价-反馈-改进"措施。

冠状动脉血管重建适宜性标准关注的仅仅是适应证的问题，仍不能解决患者能不能获益的问题。去年年底，美国又发布了冠状动脉介入质量控制标准（表1）。质量控制标准从众多的指标中有针对性地挑选了 11 项临床情况，认为做好这些工作，患者的获益就能够保证。

表 1　美国冠状动脉介入治疗质量考核标准

1. 记录进行冠状动脉介入治疗的适应证
2. 选择介入治疗是否适宜
3. 冠状动脉介入治疗之前评估患者对双重抗血小板治疗的耐受能力，包括启动和持续的时间
4. 在隐静脉移植相关疾病治疗中使用栓子保护装置
5. 在冠状动脉介入治疗之前评估肾功能并记录对比剂的使用剂量
6. 记录在冠状动脉介入治疗手术过程中辐射的剂量
7. 冠状动脉介入治疗后给予最佳药物治疗处方
8. 转诊到心脏康复门诊[心脏康复和（或）二级预防]
9. 参与国家或地区的冠状动脉介入治疗注册系统
10. 在过去 2 年中，医生每年平均完成冠状动脉介入治疗的数量
11. 医院每年平均完成冠状动脉介入治疗的数量

美国质量控制标准还规定（表1第9项），所有进

行冠状动脉介入治疗工作的医院必须参加国家或地区的冠状动脉介入治疗注册系统。这充分体现了美国对医疗质量的监管,所有病例均可核查。截至去年底,美国超过85%具有冠状动脉介入治疗能力的医院均纳入该登记系统,其中75%的医院提供了所有的介入治疗数据。

提升中国冠状动脉介入治疗质量可以借鉴美国经验,一是制订适应证,并严格考核适应证的应用情况;二是制订质量标准,持续注册登记并评价各地冠状动脉介入治疗的开展情况,提高介入质量。

我国地域宽广,经济发展不平衡,不同地区级别医院间介入诊疗无论在数量还是质量上均存在较大的差异。即使同一种疾病采用同一种介入治疗手段,患者在不同地区、不同级别医院的救治疗效差别仍较大,患者预后也存有较大差异,但目前没有全面的数据以分析疗效差别的现状、具体原因和关键影响因素。

因此,目前非常有必要以符合国情的冠状动脉介入适宜性标准和质量控制标准为基础设计中国冠状动脉介入治疗注册登记平台。逐步建立我国冠状动脉介入治疗质量控制及改进体系,根据患者病死率、并发症发生率、疗效费用等指标对比,提出改进措施,以进一步保证医疗质量,确保医疗安全,降低我国心血管疾病介入治疗的严重并发症发生率和病死率。

参 考 文 献

陈伟伟,高润霖,刘力生,等. 2016.《中国心血管病报告2015》概要. 中国循环杂志,31:624-632.

国家心血管病中心《中国冠状动脉血运重建适宜性标准的建议》工作组.2016. 中国冠状动脉血运重建适宜性标准的建议(试行). 中国循环杂志,31:313-317.

Zheng X,Curtis JP,Hu S,et al. 2016. Coronary Catheterization and Percutaneous Coronary Intervention in China:10-Year Results From the China PEACE-Retrospective CathPCI Study. JAMA Intern Med,176:512-521.

3. 临床高危和病变高危患者的介入治疗：识别与策略

北京大学第一医院 霍 勇

很多严重冠状动脉病变的患者临床上有血运重建的指征，但因为患者同时合并其他疾病、复杂的冠状动脉解剖结构和(或)血流动力学不稳定等使手术操作风险升高，这部分人群缺少临床研究，也没有得到充分的治疗。经皮冠脉介入治疗是一个逐步发展的过程，随着经皮冠脉介入治疗技术的发展以及对患者充分的术前评估，能够保证需要血运重建的高危患者在相对安全的情况下接受经皮冠状动脉介入治疗。由于临床情况的复杂性，在面对有血管重建指征的高危人群时，需要选择适合经皮冠状动脉介入治疗的患者，多学科专家商讨制定手术策略并由经验丰富的术者进行手术操作，是保证手术成功的关键。随着我国冠心病介入治疗技术的发展，必将有更多高风险的冠心病患者选择接受介入治疗，因此，如何对有血管重建指征的高危患者进行评估和选择手术策略，是我们必须讨论的话题。

一、我国冠心病介入治疗概况

在中国，估计高达 2 亿 3000 万人患有心血管疾病，每年约 300 万人死于该病，约占所有死亡的 41%。特别是高危冠心病患者，其心血管事件高发，血运重建(包括经皮冠状动脉介入术或冠状动脉搭桥术)手术相关风险高，增加了医疗和社会负担。

我国冠心病的介入治疗起步于 20 世纪 80 年代中期，30 年来，我国经皮冠状动脉介入治疗(PCI)从无到有，从弱到强，沿着健康发展的道路，跻身于介入治疗大国的行列。近 10 年来，PCI 在我国发展迅速，每年病例数增加 15%～30%，2013 年全国完成 454 505 例 PCI，其例数位居全球第二位。近 5 年来依然保持 10%～20% 的增长速度。在整体规模增长的同时，PCI 的安全性和有效性也得到了保障。以 2013 年为例，手术指征主要是急性冠状动脉综合征，占了 90% 以上，其中不稳定型心绞痛占总数的 58.86%，平均每例次置入 1.51 枚支架，手术死亡率为 0.26%。经过多年的实践，随着操作经验的积累和相关器材的改进，PCI 不但在急性冠脉综合征治疗中具有重要的地位，针对复杂或高危冠脉病变和多支血管病变行介入治疗的适应证也在不断扩大。同时，某些临床合并疾病多的高危冠心病患者(如老年、心功能不全或合并肾功能异常、

肺部疾病等)，当其外科冠状动脉旁路移植术(CABG)危险性增高时，只要严格地选择患者和遵循操作规范，同时准备必要的抢救药物和器材(例如临时起搏和主动脉内球囊反搏等)，许多高危冠心病患者仍可获得安全的介入治疗。

二、有血运重建指征的高危冠心病患者

(一)临床高危患者

1. **老年冠心病患者** 随着社会的老龄化，老年冠心病患者日渐增多。高龄患者具有复杂的临床特点，包括合并多种基础疾病、冠状动脉病变弥漫、狭窄程度重、钙化重等特点，从而影响患者血运重建的成功率和患者的预后。老年患者 CABG 的围术期并发症增多，死亡率明显增高，随着 PCI 术的发展和器械的改进，使 PCI 术成为一种可以选择的血运重建方法。

2. **冠心病合并心力衰竭** 近年来，随着内外科治疗的进展，许多心脏病患者在急性期得到拯救，但在疾病后期常存在严重的心功能不全。心功能的下降使这些患者冠脉旁路术的危险性明显增高。随着冠脉内支架的临床应用及操作经验的不断积累，许多冠心病合并严重心功能不全的患者得到安全的介入治疗，且其生活质量得到改善，远期生存率提高。有研究指出，冠心病合并心力衰竭时，PCI 成功率可达 93%，住院期病死率为 0.3%。随访 1 年时的病死率仅为 6.7%。相关指南建议合并轻、中度左室功能不全的患者，如果存在心肌缺血的证据，多支血管病变患者进行血运重建治疗的预后优于单纯药物治疗，但 CABG 与 PCI 之间无明显差异。但在重度心功能不全的患者中，存在心肌缺血或冬眠心肌证据时，多只血管病变患者进行血运重建应优先考虑 CABG，如患者存在较多合并症不适合行 CABG 时，仍可考虑行 PCI 治疗。

3. **冠心病合并慢性肾功能不全** 合并慢性肾功能不全的冠心病患者进行血运重建治疗的风险明显增加。目前血运重建(包括 PCI 和 CABG)与药物治疗的随机对照研究很少，相关的循证医学证据不足。应个体化评估血运重建的风险及对肾功能的影响，权衡利弊后决定治疗方案。

4. **冠心病合并慢性阻塞性肺疾病** 慢性阻塞性肺

疾病(COPD)往往合并吸烟、高龄等危险因素,冠脉病变多有钙化、多支病变等情况,并且COPD是外科手术风险评估的重要危险因素,明显增加CABG患者术后的死亡率。如需行CABG手术,应有呼吸科专家参与的团队进行评估,并制定个体化治疗方案。对于外科手术及麻醉风险高的患者,可选择PCI治疗。有研究显示,COPD也是PCI术后住院期间死亡率的独立危险因素,同样需要PCI术前多学科的评估,共同制定治疗方案。

(二)病变复杂的高危患者

近年来,许多复杂冠脉病变得到有效的介入治疗。如下所述。

1. **左主干病变** 一般认为,对存在保护的左主干病变(即已对左前降支和回旋支行旁路术)介入治疗较为安全。而无保护的左主干病变常是外科冠脉旁路术的指征。Takagi等发现,左主干病变支架术后5个月冠脉造影的再狭窄发生率为31.4%;31个月死亡率为6.4%。虽然,左主干病变行介入治疗时面临这些问题,相信随着介入技术的进步和器械特别是药物涂层支架的发展,必将改善左主干病变介入治疗的总体疗效。

2. **严重钙化病变** 冠状动脉钙化普遍存在于冠状动脉病变中,尤其是老年冠心病患者和慢性心绞痛患者。重度钙化是介入治疗手术操作失败和引起急性血管闭塞等严重并发症的重要危险因子。

3. **多支冠状动脉病变** 多支冠状动脉病变患者在接受介入治疗之前,需对患者的临床情况做详细地估价,包括肝肾功能、肺部疾病、脑血管病、既往冠状动脉手术史、出血倾向和周围血管情况。术前评估心功能,决定是否需做辅助循环支持下的介入治疗。在处理多支冠脉病变时,操作者应根据冠脉大小和病变的情况及心功能和临床症状,决定是否行完全或不完全性血运重建介入治疗。血流储备分数(FFR)在多支冠脉血管病变处理策略中具有重要的指导作用。

4. **慢性完全闭塞性病变(CTO)** 介入治疗成功率取决于阻塞时限、长度及形态。如存在逐渐变细的血管残端,则成功率高。相反,血管开口或分叉部位完全阻塞、阻塞段长或阻塞时间长且伴桥侧支形成或移植血管阻塞,则成功率低。随着介入治疗的发展,越来越多的复杂病变已不再是PCI治疗的禁区,CTO仍是PCI治疗中的瓶颈和最后堡垒。

三、有血运重建指征的高危患者的诊治

(一)高危患者的识别

针对有血运重建指征的高危冠心病人群,应当识别和选择能够从经皮冠状动脉介入治疗(PCI)中获益

的患者血运重建术。建立和完善风险评估风险模型是识别和评估这类患者不可缺少的组成部分。同时,客观的风险评估结果也可以帮助患者和家属充分了解病情及治疗策略等信息,从而做出更合理的决定。

对于有血运重建指征的高危冠心病人群,首先应当强调危险分层,从而合理选择血运重建策略。基于最新的临床研究结果及结合中国人群的临床研究,2016年中国经皮冠状动脉介入治疗指南建议应用国际公认的危险分层评分模型,预测心肌血运重建手术的死亡率及主要心脏不良事件的发生率,从而为选择血运重建的策略提供重要参考。EuroSCORE用于预测心脏外科手术死亡率,SYNTAX评分是对冠状动脉病变复杂性的评分,可预测三支或左主干病变PCI术后的心脏不良事件发生率。目前,EuroSCORE Ⅱ和SYNTAX Ⅱ评分系统更加符合临床需求,为患者后续血运重建策略的选择提供了更为统一、科学的标准。EuroSCORE Ⅱ通过年龄、性别、肾功能损伤、外周动脉疾病、严重活动障碍、既往心脏手术史、慢性肺脏疾病、活动性心内膜炎、术前状态差、正在应用胰岛素治疗的糖尿病、纽约心脏协会(NYHA)心功能分级、加拿大心血管病学会(CCS)心绞痛分型、左心室功能、近期心肌梗死、肺动脉高压、紧急外科手术、是否为单纯冠状动脉旁路移植手术(CABG)、胸主动脉手术18项临床特点,评估院内病死率。SYNTAX Ⅱ评分在SYNTAX评分11项因素基础上,新增是否存在无保护左主干病变而变成了12项因素,并联合应用了6项临床因素(包括年龄、肌酐清除率、左心室功能、性别、是否合并慢性阻塞性肺疾病、周围血管病)。在预测左主干和复杂三支病变血运重建的远期(4年或以上)死亡率方面,SYNTAX Ⅱ评分优于单纯的SYNTAX评分。通过对外科手术风险及PCI手术风险的评估和比较,帮助制定最终的血运重建策略。对于两种手术策略风险均高的患者,应与患者及家属充分讨论,权衡利弊,并尊重患者及家属意愿,做出是否进行血运重建及其方法的选择。

此外,对于因临床情况无法进行或患者拒绝接受外科手术的患者,已经接受过CABG手术特别是已经使用内乳动脉进行搭桥手术的患者,往往需要考虑PCI治疗。

(二)多学科协作制定治疗策略

针对高危的冠心病患者,应当强调以多学科团队为基础制定治疗策略。2016年中国经皮冠状动脉介入治疗指南建议应由从事心血管介入治疗的医师、普通心内科医师及心外科医师组成心脏团队,对患者的临床及影像学资料进行评估,对病情或病变复杂的患者共同制定心肌血运重建策略,结合患者意向,选择最佳治疗方案。当前,我国绝大多数医院心内、外科分

设、分治,有条件的医院应逐渐建立"心脏团队"。在建立"心脏团队"前,应实施心内、外科联合会诊,对复杂三支或复杂左主干病变经研究后做出适宜的心肌血运重建治疗方案。对无心脏外科的医院,除非急症,一般不宜进行复杂三支或左主干病变的 PCI。若情况紧急,应由几名心内科医师会诊后做出决定。避免一个人匆忙决策,给患者施以不适宜的治疗。

(三)介入治疗操作实施

为保证高危冠心病患者得到安全有效的治疗,需要拥有一支以介入心脏病学专家为核心的骨干队伍来完成手术操作,并对整个团队的专业的认知技能和技术技能有较高的要求。例如,在 2016 年中国经皮冠状动脉介入治疗指南提出对左主干病变 PCI 技术要求高,只应由经验丰富的术者进行,术中应达到完美效果。推荐应用血管内超声(IVUS)指导左主干支架置入(ⅡaB)。

为提高 PCI 治疗高危患者的手术安全性和有效性,一方面应该积极地开展技术培训;另一方面,需要建立质量控制体系。实际上,从 2009 年开始,我国 PCI 的质量控制体系已经在全国范围内运行。此后,国家质量控制中心逐步建立了省级和军队级质量控制中心的合作关系。为进一步改善质量控制技术和团队协作,新版中国介入指南首次对开展 PCI 的中心提出了明确的资质要求,并要求每一个开展 PCI 的中心建立质量控制体系(Ⅰ,C),以期对冠心病患者提供更好的医疗服务。质量控制体系具体包括:①回顾分析整个中心的介入治疗结局和质量;②回顾分析每个术者的介入治疗结局和质量;③引入风险调控措施;④对复杂病例进行同行评议;⑤随机抽取病例做回顾分析。以此推动介入手术的技术发展和质量控制。

(四)面对不同类型高危患者的手术策略

1. 稳定型冠心病　针对合并左主干和(或)前降支近段病变、多支血管病变的患者,指南建议根据 SYNTAX 评分(Ⅰ,B)和 SYNTAX Ⅱ评分(Ⅱa,B)评估中、远期风险,选择合适的血运重建策略。针对存在前降支近段病变的单支病变和双支病变,PCI 的证据级别由(Ⅱa,B)上升为ⅠA 和ⅠB;左主干和三支病变的适应证推荐纳入到统一的 SYNTAX 评分标准;对于 SYNTAX 评分≤22 分的三支病变,PCI 的推荐级别由(Ⅱa,B)上升到(Ⅰ,B)。

IVUS 在左主干和分叉病变的介入治疗过程中病变处理策略的制定具有重要的指导意义,并能很好地评价手术效果。FFR 在多支冠脉血管病变处理策略中具有重要的指导作用。

2. 非 ST 段抬高型急性冠状动脉综合征　对于非 ST 段抬高型急性冠状动脉综合征(NSTE-ACS)患者,极高危因素包括:①血流动力学不稳定或心源性休克;②顽固性心绞痛;③危及生命的心律失常或心脏骤停;④心肌梗死机械性并发症;⑤急性心力衰竭伴难治性心绞痛和 ST 段改变;⑥再发心电图 ST-T 动态演变,尤其是伴有间歇性 ST 段抬高。高危因素包括:①肌钙蛋白升高;②心电图 ST 段或 T 波动态演变(有或无症状);③GRACE 评分>140 分。

2016 年中国经皮冠状动脉介入治疗指南根据患者缺血高危程度,首次提出基层医院转运时间的建议:对极高危患者,建议立即转运至 PCI 中心行紧急 PCI;对高危患者,建议发病 24h 内转运至 PCI 中心行早期 PCI。

3. 急性 ST 段抬高型心肌梗死(STEMI)　减少时间延误是 STEMI 实施再灌注治疗的关键,应尽量缩短首次医疗接触(FMC)至 PCI 的时间和 FMC 至医院转出时间,从而降低院内死亡风险。

2013～2015 年 4 项随机对照研究(PRAMI、CvLPRIT、DANAMI-3、PRIMULTI 和 PRAGUE-13 试验)及 2015 年最新荟萃分析均显示,对部分 STEMI 合并多支血管病变的患者行急诊 PCI 或择期 PCI 时,干预非梗死相关动脉(IRA)可能有益且安全。因此,美国 2015 年 STEMI 防治指南更新中,建议对 STEMI 合并多支病变、血流动力学稳定患者,可考虑干预非 IRA(可与直接 PCI 同时或择期完成)。对于合并心源性休克和严重心力衰竭的 STEMI 合并多支病变患者,指南建议由经验丰富的医师完成 IRA 和非 IRA 的 PCI(Ⅰ,B)。

四、展望

在有血运重建指征的高危冠心病患者治疗领域,有许多问题亟须解决。如高危冠心病患者在总体冠心病人群中的比例是多少?高危患者接受 PCI 治疗的效果如何?如何对术者和(或)医院提出合适的手术量要求以保证高危冠心病患者手术的良好结局?PCI 治疗高危冠心病患者的成本-效益比如何?PCI、外科手术和优化药物治疗在有血运重建指征的高危患者中,孰优孰劣?

我们需要通过建立并完善疾病为基础的注册登记制度,从而得到高危冠心病患者的流行病学资料,并计算成本-效益比。结合已有的介入治疗质量监督体系,提出对术者及医院手术量的要求。继续完善冠心病介入治疗培训体系,在普及推广规范的基础介入治疗操作基础上,开展复杂冠心病介入治疗的培训工作,例如北大医院心内科已经连续数年开展每年两期的复杂冠脉病变介入培训班。为提高高危患者 PCI 治疗的治疗,更大规模的相关培训工作需要进一步展开。

4．移动医疗技术和健康的数字化趋势

首都医科大学附属安贞医院　马长生　李梦梦

进入 21 世纪以来,智能移动设备的普及和发展方兴未艾。在互联网的聚力推动之下,信息得以在世界范围内传播共享。与此同时,慢性病的疾病负担日益增长,以患者为中心的医疗理念日渐深入人心。在上述背景下,移动医疗——即通过使用移动设备提供医疗信息和服务这一新兴医疗模式应运而生。移动医疗将医生、患者和移动设备有机结合,带来了健康管理方式的革新,它为医生提供了科研、创新、创业的平台,给患者提供了高质量、低成本的服务,推动了政府医疗分级,打破地域、级别和技术鸿沟,实现透明化的医疗模式。然而,日益更新的移动医疗技术是否适用于真实的临床环境尚有存疑,本文将就心血管领域中移动医疗的进展、挑战与未来研究方向进行探讨。

一、智能医疗设备进展

智能医疗设备主要包括以下五类:移动应用程序(APP)、手机智能医疗设备、可穿戴及无线设备、手持式医学影像平台及微型传感系统。借助上述设备,高血压、糖尿病等慢性疾病的综合管理水平及患者对药物的依从性得以改善。随着技术的不断革新,在将医疗设备数据进行整合并指导临床实践的过程中,医疗信息的数字化是其中重要环节。简单来说,该过程以患者提供的数据作为起点,经过互联网云传输将数据加以解读,最终将这些数据反馈给患者并优化临床决策。

(一)手机智能医疗设备

手机心电图(iECG)是心血管领域中最引人注目的手机智能医疗设备之一。AliveCor 心脏监护仪已于 2013 年获得美国食品药品监督管理局及欧洲医疗设备标准审批认证,用户只需要将双手分别置于手机背面两侧的电极监测器上,监测器随即将感知的心电信号转换为超声波发送至手机麦克风,经 APP 的处理用户即可获得长约 30s 的实时单导联(Ⅰ导联)心电图,此外该设备还整合了获 FDA 批准的房颤算法以实现对用户心电图的诊断分析。

在心律失常高危人群中使用 iECG 更具价值。通过实时监测获得的异常心电图,为临床诊疗提供了重要依据。例如,iECG 捕捉到的亚临床心房颤动(房颤)对隐源性脑卒中患者具有重要指导意义。借助体外移动医疗设备或体内起搏器及循环记录仪可实现长达 6

个月的心电检测,与常规或间断心电检测策略相比,该长期监测策略,可有效识别脑血管病、高血压、糖尿病及缺血性心肌病等高危人群中亚临床 AF 的存在,其检出率达 9% ～16%。因此研究推测,约有 10% 的高危人群可能需要进行长期监测,iECG 的使用有助于达到及时发现并干预房颤的治疗目标。值得注意的是,该设备虽不能提供持续性的心电监测,但相对低廉的价格、友好的操作平台使其在此类特殊人群中极具应用前景。与此同时,不断涌现的相关研究也为该设备的推广提供了理论依据。iTRANSMIT 研究证实,与传统电话传输的远程心电监测系统相比,iECG 对消融术后患者复发房性心律失常的检出率高达 100%。此外据报道,可应用于急性冠脉综合征的多导联的 iECG 正在紧锣密鼓的开发中。

(二)无线可穿戴设备

来自 Health Stats 公司的手表式血压计 BPro 是高血压移动医疗领域中革命性的产品。与需要暂时阻断动脉血流来测量血压的传统血压计不同,新型血压计通过监测脉搏波沿手部动脉的传播速度来计算血压。该设备以 15min 为测量周期,可提供全天 24h 的动态血压频谱。AmCAP 研究针对该设备的可行性进行了分析,结果显示 BPro 所测得血压值与传统血压计测量值之间仅有 5mmHg 的差距。与传统血压计所主导的监测策略相比,在综合降压治疗的基础上使用 BPro 动态监测可使高血压患者的血压进一步降低。此外,借助此类设备还可能提高患者对疾病的知晓率,从而改善患者的饮食、锻炼及药物依从性等,真正实现慢性疾病综合管理的目标。

(三)微型传感系统

此类设备具备可植入性或可吸收性等特点,常被用于监测患者的疾病体征及药物依从性等特殊参数。CardioMEMS 心脏传感器是首个用于心衰患者的置入式血流动力学监测系统,可测量患者的平均肺动脉压和心率。该系统经右心导管术永久性的植入患者体内,通过其传感器获得的血流动力学参数可无线传输至医院数据库供临床医生参考。CHAMPION 研究首次证实了该设备的可行性,此项研究是一项前瞻性单盲随机对照研究,共纳入 550 名既往因心衰住院的NYHA Ⅲ级心衰患者。结果显示,与标准治疗组相比,血流动力学指导的心衰管理组的心衰再入院率降低30%，再入院时间缩短1.6d。根据血流动力学数据，干预组患者在利尿剂和血管扩张剂治疗方面做出了更多调整。研究的事后分析进一步表明，Cardi-oMEMS同样可使射血分数保留的心衰患者获益。

患者对药物的依从性亦是临床关注的焦点。Proteus Digital公司研发的可消化电子芯片能帮助医护人员追踪患者对医嘱的依从性，该药物检测系统由含传感器的智能口服药丸、贴片以及相关APP三部分组成。药丸被患者服用后到达胃部，传感器与胃酸发生反应形成生物电信号，通过与皮肤上的贴片相配合，传感器可将药物在体内的行踪传输至手机APP中并加以分析解读。该技术的可行性及安全性已在高血压和心衰患者中得到证实。据调查，60%的心血管病患者存在对药物不依从的现象，在笔者看来，该技术更适用于有可能因对药物不依从而发生不良事件的高危患者，如服用抗凝药物的房颤患者或使用双联抗血小板药物治疗的冠脉介入术后患者。总而言之，上述技术的出现打破了传统药物治疗的格局，为实现个体化、精准化的医疗奠定了坚实的基础。

二、患者在移动医疗链中的地位与价值

移动医疗技术的发展和推广旨在通过移动医疗技术产生的海量数据，提高患者的自我管理意识，增进医者的医疗决策能力，从而对患者的行为产生积极而持久的影响。面对不断推陈出新的移动医疗设备，患者对待移动医疗的行为与态度不一而足，患者自身已成为移动医疗领域中不可或缺的一环。

（一）谨慎选择移动医疗目标人群

多项研究均显示，手机短信提醒及健康APP已成为帮助患者戒烟、提高药物依从性及预防新发糖尿病的重要工具。患者亦可借助智能设备对自身生理指标（体重、血压、血糖等）进行检测，并进一步改善生活方式及疾病病情。此外，随着移动医疗使用者的逐渐增多，以大数据为基础的数据库日趋完善，医护人员可根据患者通过移动通信传递的资料信息，为患者定制个体化的医疗服务，最终改善患者的临床预后。

虽然另有研究指出，与传统医疗相比移动医疗在临床结局方面并无明显优势。这些发现在"一边倒"的阳性结果中显得格外突兀，然而目前根据此类阴性研究结果全盘否定移动医疗为时过早。例如，老年心衰患者往往合并了多种疾病且常处于疾病的终末阶段，通过智能设备对患者生理指标进行的自我检测并不能实时、准确地反映患者的疾病状态。老年心衰患者可能因充盈压力的急剧升高而迅速进入疾病的失代偿期，而其血压、体重可能仅稍有改变。据此推测，由于手机移动技术的日渐成熟，某些疾病（如心衰）的管理亦趋于标准化，造成上述结果的原因可能来源于试验

对象的异质性，而并非源于智能设备本身。因此，正确选择目标获益人群对远程医疗来说至关重要，这包括了有效识别患者的疾病状态、为患者选择合适的自我监测设备及指标及深入了解患者对临床预后的期望（延长寿命、提高生活质量或减少住院）等。

（二）移动医疗利用率现状

近期有专家表示，患者对智能电子产品的参与度与接受度越高越有可能从中获益。来自英国的WSD研究计划入选3000名老年慢性肺部疾病、心衰及糖尿病患者，以期进一步获得关于移动医疗的循证医学证据。但相关研究者在入组患者及随访时发现，9000名合格受试者中，40%因各种原因拒绝参加或要求退出试验。进一步分析得知，老年患者多担忧不能熟练操作智能产品或以手机为基础的自我监测形式将取代传统的面对面就医模式。另有研究报道，移动医疗的使用者多表示他们可从智能设备中长期获益，而在真实世界中仅有不到一半的使用者在3个月后仍坚持使用此类设备，在第6个月时设备使用率仅为30%。因此，移动医疗如何长期有效地吸引患者亦是一项迫切需要解答的问题。

（三）缩短开发应用周期，提高患者个体价值

面对移动医疗产生的海量数据，如何对其进行分析处理并最终指导临床实践是移动医疗的最终环节。然而从技术的研发、试验的开展、数据的解读到最终设备的推广应用需要耗费大量时间，在这一过程中不断发展的理论和技术可能已领先于临床实践。单病例随机对照试验是一种基于单个病例进行的双盲、随机、多周期交叉设计的试验方法，它在缩短试验周期、减少试验花费的同时，亦可增加患者对目标药物或设备的知晓率及依从性，赋予患者更多的选择权与自主权，患者更可与医生共同评价干预效果。这种试验设计已在移动医疗领域崭露头角，尤其适用于心衰、高血压等慢性病智能设备的开发应用，我们期待该方法将在未来发挥更重要的作用。

三、移动医疗在中国的应用现状

心血管病的社区管理问题一直是该领域所面临的严峻考验，其关键问题在于专业人才的相对紧缺，心血管领域的精英人才多集中于一线城市的一线医院中，而尚未健全的全科医生体系无形中拉大了医疗服务差距，社区卫生服务者需要与心血管专家建立紧密联系。2015年发布的《国务院关于积极推进"互联网＋"行动的指导意见》指出，医疗机构应积极对中小城市和农村地区开展远程医疗服务，同年《全国医疗卫生服务体系规划纲要（2015～2020年）》提出"开展健康中国云服务计划，积极应用移动互联网、物联网、云计算、可穿戴

设备等新技术,推动惠及全民的健康信息服务和智慧医疗服务,推动健康大数据的应用,逐步转变服务模式,提高服务能力和管理水平"。上述政策的出台为我国移动医疗的实施开展奠定了坚实基础。

为响应政府的号召,顺应时代的潮流,我国心血管疾病领域的专家正在积极推进互联网心血管病医院的建设,其使命在于为千万医生提供临床科研创新平台,为广大患者提供高质量低成本服务,改变医疗服务模式,建立强大的没有围墙的心血管病医院。主要包括以下三个平台:

1.患者与公众心血管健康教育和管理平台 以患者健康教育为宗旨,涵盖心血管健康常识、个人健康档案、疾病资料库、药物资料库、健康评估工具、实用预防工具、智慧应答工具等。在此基础上开发出面向患者的心血管疾病和健康APP,包括健康教育、体征监测、用药提醒和疾病预警等功能。

2.心血管远程在线诊疗平台 利用移动互联网和手机及计算机多媒体技术,为基层医疗机构、临床一线医生和全国患者提供诊疗行为指导,包括远程会诊、远程查房、在线导管室、远程影像诊断、远程转诊等。推动分级诊疗政策,造福广大心血管病患者。

3.线上线下相结合的心血管病诊治平台 线上服务包括专家实时在线咨询、专业团队长期管理和自动电子决策;线下服务包括实体诊所和实体医院,能够满足专家面诊、手术预约和住院治疗等各项需求。服务对象不仅包括患者,还为各类医疗机构、体检中心和医疗设备公司提供全方位支持。

互联网心血管医院的建设将帮助心血管医生解答临床实际问题,满足心血管疾病患者的个体化医疗需求,树立"以患者为中心,以数据为主线"的信息化理念,切实推动技术设计和整合、创新价值评价系统和模型的标准化及相关指南的制定。该项创举将开创我国成熟化、体系化的移动医疗事业的先河。

四、结语

从1924年美国《RADIO NEWS》杂志的伟大幻想,到今天手边随处可及的健康管理APP,移动医疗已走过了将近一个世纪的辉煌历程。在这个机遇与挑战并存的时代,我们每一位医疗事业的从业人员都将成为移动医疗的助力者与执行人。我们相信,先进的移动医疗技术、海量的数字化健康数据将与我们的优质医疗服务相结合,远程、低价、高效、精准、大数据等特点将助力数字化时代的医疗健康诊疗管理走向一个新的高度。

参 考 文 献

Abraham WT, Adamson PB, Bourge RC, et al. 2011. Wireless pulmonary artery haemodynamic monitoring in chronic heart failure: a randomised controlled trial. Lancet, 377 (9766):658-666.

Kamel H. 2014. Heart-rhythm monitoring for evaluation of cryptogenic stroke. N Engl J Med,370(26):2532-2533.

Lau CP, Siu CW, Tse HF. 2014. Future of implantable devices for cardiac rhythm management. Circulation, 129 (7):811-822.

Tarakji KG, Wazni OM, Callahan T, et al. 2015. Using a novel wireless system for monitoring patients after the atrial fibrillation ablation procedure: the iTransmit study. Heart Rhythm,12(3):554-559.

Topol EJ, Steinhubl SR, Torkamani A. 2015. Digital medical tools and sensors. JAMA,313(4):353-354.

Williams B, Lacy PS, Baschiera F, et al. 2013. Novel description of the 24-hour circadian rhythms of brachial versus central aortic blood pressure and the impact of blood pressure treatment in a randomized controlled clinical trial: The Ambulatory Central Aortic Pressure(AmCAP)Study. Hypertension,61(6):1168-1176.

5. 近期欧美心力衰竭指南点评和解读

南京医科大学附属第一医院 黄 峻

一、背景

近几年心力衰竭(简称心衰)的研究取得了长足进步,一些新的药物上市并证实可以改善心衰患者的预后,心衰管理的新理念已经产生,改变了传统的处理观念,治疗的流程也有了更新。非药物治疗方法有两类,即主要用于慢性心衰的心脏再同步化治疗(CRT)和置入性心脏除颤复律器(ICD),以及主要用于急性心衰、顽固难治性心衰和终末期心衰(阶段 D)患者的 IABP、左心室辅助装置(LVAD)、机械辅助呼吸、心衰超滤等。前者适用人群有所扩大,但适应证掌握要求更加严格。后者发展迅速,技术上更成熟,疗效更可靠,在有条件下可以早期应用,以最大程度发挥其有益功效。上述变化有着坚实研究和证据支持,在此基础上推动了心衰指南的修订和更新。

2016 年两个国际心衰指南发表。欧洲心脏病学会(ESC)心衰指南(简称 ESC 指南)做了全面修改,是一个全新的指南。2016 美国心脏病协会(ACC)/美国心脏病学会(AHA)/美国心衰学会(AHFS)则发表了关于心衰药物治疗更新的科学声明(简称美国指南),其修改仅限于心衰的药物应用。ESC 指南发表时在当月的欧洲心衰大会上作了详细介绍,概括有 10 条重大修订。欧美指南究竟做了哪些修订,彼此之间又有哪些差异?这两个指南和 2014 中国心衰诊治指南(简称中国指南)有哪些异同?这些都引起了广泛的关注。本文将评点后解读欧美新指南的主要修改要点,并与中国指南作对比和分析。

二、基本概念

(一)定义

ESC 指南的表述与上一版基本相同,均认为心衰是一种临床综合征,均有心衰的症状和体征。增加了这些症状和体征"可导致患者静息和(或)应激状态下心输出量减少和(或)心腔内压力升高"的表述。指南强调心衰必须有症状,如无症状不能称之为心衰,即"无症状,无心衰"的观点。这样的强调很有必要,旨在将心衰这一临床诊断名称与心功能障碍、心功能不全等病理生理学名称明确区分开来。这样的强调并非新的理念,实际上只是传统和公认的观点。不过,再次强调并写进指南中,还是很有必要,说明在欧洲医师中仍

有模糊的认识,必须予以纠正。这一问题不仅关系到心衰患者的评估与诊断,与临床治疗也密切相关,而且也是临床研究获取确凿可靠证据的基本条件。

射血分数(LVEF)明显降低,或伴心肌重构(左房增大、室间隔肥厚、有过心肌梗死等)但无心衰症状的患者,只能称之为心功能障碍、心功能不全或下降,不能做出心衰的诊断。常见的例子是心肌梗死后伴 LVEF 降低(甚至可<40%),如无心衰症状和(或)体征,只是心功能障碍,不应判定为心衰患者。

诊断心衰必须有症状,包括两种情况,一是现在有心衰的症状和(或)体征;二是既往有过心衰的症状和(或)体征,但经过积极的治疗,现在已无症状(HYHA 心功能 I 级)。后者与前述的心功能障碍或下降患者是迥然不同的。临床上 LVEF 降低的心衰(HFrEF)治疗后如已无症状,提示治疗有效,可继续维持原来的治疗方案,但仍属于心衰患者。

(二)心衰生物学标志物利钠肽测定的临床意义

ESC 指南对于 BNP/NT-proBNP 测定提出两条建议。

一是何时应用?适用于临床评估之后,发现存在下列情况之一的可疑心衰患者:①临床病史有冠心病(心肌梗死、冠脉血运重建)、高血压、心脏毒性药物应用和(或)射线暴露史等心脏疾病或心肌损害,或有利尿剂使用、端坐呼吸和(或)夜间阵发性呼吸困难等心衰表现。②体检有肺部啰音、双侧踝部水肿、心脏杂音、颈静脉充盈扩张、心尖搏动弥散等心衰的征象。③心电图有任何异常。这是在指南中首次提出心电图异常作为可疑心衰的特征之一,实际上大量研究早已证实心衰患者多至 95% 以上存在各种心电图异常,可以作为一项筛查标准。

二是 BNP≥35 pg/ml 或 NT-proBNP≥125 pg/ml 可作为排除心衰的切点水平,认为这一生物学标志物的价值主要在于心衰的排除诊断而非确定性诊断,因为该切点水平用于急性和非急性心衰的阴性预测价值很高(达 94%～98%),而阳性预测价值较低(急性心衰 44%～57%,非急性心衰为 66%～67%)。这一观点并不新颖,也并非有新研究证据的支持。但 ESC 指南的明确表述仍有临床实用意义。心衰的诊断仍需依据临床(病史、体检、心电图检查、超声心动图等)综合评估,不能仅依赖 BNP/NT-proBNP,后者有一定的

局限性,如存在"灰色区域",在心脏和非心脏疾病患者,甚至年龄、肥胖等因素亦可影响测定值。ESC指南将超声心动图检查放在生物学标志物检测之后,用于已确诊的心衰患者,以评估心衰的病因和类型。

与ESC指南未肯定利钠肽水平升高的诊断价值不同,中国指南提出利钠肽水平显著升高(超过切点值4倍以上),如"50岁以下的成人血浆NT-proBNP浓度>450ng/L,50岁以上血浆浓度>900ng/L,75岁以上>1800ng/L,伴肾功能不全(肾小球滤过率<60ml/min)时>1200ng/L"有诊断价值。还强调该指标有助于评估(心衰)严重程度和预后(Ⅰ类,A级):NT-proBNP>5000ng/L提示心衰患者短期死亡风险较高;>1000ng/L提示长期死亡风险较高。

(三)心衰诊断

ESC指南与上一版比较存在微妙的差异。

1.射血分数保存的心衰(HFpEF):ESC指南诊断中增加了利钠肽水平增高的要求。传统认为心脏的扩张牵拉刺激利钠肽分泌增加,而HFpEF心脏并不增大,故此类患者血中利钠肽水平往往未见明显升高,既往的欧美心衰指南中其测定值没有列入诊断标准。中国指南对HFpEF诊断标准包括3条:①符合HFpEF的临床特点,如有心衰的症状和(或)体征、LVEF≥45%、左室和全心均不大,以及有心脏结构性病变证据如左房增大、左室肥厚,或舒张性心功能障碍。②符合HFpEF的流行病学和人口学特点如多见于老年人、女性,伴高血压或有高血压病史、部分伴糖尿病、心房颤动、肥胖等。③BNP/NT-proBNP轻至中度升高,至少应超过"灰色区域"。显然,中国指南的诊断要求较规范和全面,也是最早将利钠肽测定列入诊断标准的。

2.射血分数降低的心衰(HFrEF):如前所述,ESC指南在诊断上并不强调利钠肽水平升高。诚然有心衰症状体征、LVEF<40%是此类患者基本特征,但心衰的症状体征并不具有特异性,以气急为例,如有呼吸道和肺部感染、COPD、心肌缺血、肥胖、老年人体能显著降低等情况均可出现。水肿也是如此,可见于肝肾等其他疾病,药物应用(如钙拮抗剂)等。此外,中老年女性无心衰而伴轻度足踝部和下肢水肿并不少见。因此中国指南仍将利钠肽水平升高列为基本诊断标准之一是合理的,更适合具体的临床工作。

(四)射血分数中间范围降低的心衰(HFmrEF)

这是ESC指南提出的新分类名称和新概念,此类患者特征是LVEF在41%~49%,并认为:HFmrEF占心衰群体的10%~20%,与HFrEF/HFpEF相比,有着独特的临床、超声心动图、血流动力学和生物学标记物特征。而且,LVEF41%~49%患者与LVEF≥50%患者的临床表型不同,潜在治疗效果不同,将HFmrEF作为一个特殊群体,有助于深入研究其临床特点、病理生理机制和治疗方法。

这一观点是有争议的。目前对HFrEF和HFpEF仍有许多未解之谜,不清楚这是两种独立的、发生机制不同的心衰,抑或只是心衰发展过程中两个不同的阶段,即有的患者在表现为HFrEF之前,可先发生HFpEF,尤其多见于高血压所致的心衰。但可以肯定的是,两者治疗效果有显著差异。肾素-血管紧张素-醛固酮系统(RAAS)阻滞剂和阻断交感神经系统的β受体阻滞剂应用于HFrEF是有效的,可以降低死亡率和改善预后,但并不能使HFpEF患者显著获益。此种状况显然提示这两种心衰类型可能存在不同的病理生理机制。

HFmrEF的提出让人感觉到这是一种介于HFrEF和HFpEF之间的状态,应与这两种心衰有本质差异,也会认为这3种心衰可能是发展过程中的不同阶段,即左室射血分数(LVEF)逐渐降低。这样的认识与目前基础和临床研究结果显然并不相符。LVEF是评估心衰患者心功能的重要指标,且与死亡率及再住院率有密切的关联。但LVEF又是一个可以动态改变的指标,主要反映左心室收缩功能,经有效的治疗,其测量值可以升高。在病理生理上其变化与许多因素有关,如心肌收缩力、心肌的僵硬度、心脏充盈(如回心血量、容量负荷即前负荷),以及后负荷(如外周血管阻力)等。显然,以LVEF为主要依据来做心衰的分型存在许多变数,在HFrEF和HFpEF这两种心衰还有许多争议和谜团之时,又划分出HFmrEF,究竟有多少临床价值,是否有助于对心衰的了解、探索,以及临床治疗?很令人怀疑。

ESC指南建议对HFmrEF诊断为:有心衰症状和(或)体征,LVEF40%~49%;利钠肽水平升高;至少包含以下任意一项:有相关的结构性心脏病[左室肥厚和(或)左心房增大]、舒张功能障碍。这一标准其实与HFpEF并无差异。

2013年美国心衰指南也曾提出两种心衰亚型的建议,即边缘性心衰(LVEF40%~49%)和改善的心衰(LVEF>40%),但并未在国际上引起重视。欧美都提出建议可以理解。现有的HFrEF和HFpEF两种心衰,在LVEF这一重要指标上的确存在一个"空当",如何认识LVEF处于这一空当的心衰患者也是大家都关注的。

笔者以为,所谓的HFmrEF实际上可以根据心脏(尤其左心室)大小和形态归入HFrEF或HFpEF。如患者心脏明显增大,可能是前者经治疗后病情改善,LVEF值提升至41%~49%;如心脏(尤其左心室)大小正常,应判为后者,可能处于从HFpEF向HFrEF

发展过程中。这样的分析可能更适合，又不必改变目前我们对心衰的基本认识，更为实用和有助于临床处理。

（五）心衰的预防

美国心衰指南一贯十分重视心衰的预防，21 世纪初提出的心衰阶段（A、B、C 和 D）划分，已受到人们的广泛认可。阶段划分实际上就是强调心衰的预防，提倡早期干预各种危险因素和心血管疾病，防止从阶段 A 进展到阶段 B，以及从阶段 B 进展至阶段 C。2013 年美国心衰指南修订时又再次将阶段划分列为重点内容，做了更详尽和具体的描述和补充，以适应新的临床现状，更利于实用。此种划分方法被奉为心衰预防的"宝典"。

既往的欧洲心衰指南着重于心衰的处理，心衰预防未得到足够的重视。此次 ESC 指南首次明确提出预防心衰的理念，并可概括为以下的具体推荐（Ⅰ，A）：为预防或延缓心衰发生、延长生命推荐积极治疗高血压；应用他汀类药物治疗冠心病或其高危人群；应用 ACEI 治疗无症状的左室功能障碍，以及 β 受体阻滞剂用于无症状心功能障碍和有过心肌梗死的患者。这样的表述虽然与已形成完整体系的美国阶段划分无法比拟，但较为简明，便于基层医师应用。

三、慢性心衰的药物治疗

（一）新药物的推荐应用

欧美指南推荐应用于慢性 HFrEF 的新药主要有两种，即 LCZ696 和伊伐布雷定。

1. LCZ696　欧美指南均推荐该药的应用，其主要依据的是来自 PARADIGM-HF 研究的证据。该研究证实，与 ACEI 依那普利相比较，LCZ696 可以显著降低 HFrEF 患者的心血管死亡率、再住院率，以及全因死亡率。其中降低心血管死亡率达 20%，而 ACEI 在既往临床研究中降低心血管死亡约为 18%，即 LCZ696 替换 ACEI 的应用可以使患者心血管死亡率降低幅度提高一倍。因此，LCZ696 在临床上适用于代替 ACEI。

但欧美的推荐存在明显差异。美国指南建议是"对于慢性 HFrEF 患者，推荐给予下列肾素-血管紧张素-醛固酮系统（RAAS）抑制剂即 ACEI、血管紧张素受体阻滞剂（ARB）、LCZ696，联合基于证据的 β 受体阻滞剂和醛固酮拮抗剂治疗，以降低发病率和死亡率"。"对于 NYHA Ⅱ 或 Ⅲ 级，能够耐受 ACEI 或 ARB 的慢性有症状的 HFrEF 患者，推荐以 LCZ696 替代 ACEI 或 ARB，以进一步降低发病率和死亡率"。以上均为Ⅰ类推荐。此外，还建议：LCZ696 不应与 ACEI 同时使用，在从 ACEI 转换为 LCZ696 时，距离 ACEI 最后

一次用药时间至少间隔 36h。LCZ696 也不能用于有血管性水肿病史的患者。

概括地说美国指南推荐该药在两种情况下应用，一是在慢性 HFrEF 患者的开始治疗时，即在联合应用 ACEI 和 β 受体阻滞剂时便可考虑以 LCZ696 代替 ACEI；二是在已采用循证剂量（包括最大耐受剂量）的 ACEI 或 ARB、β 受体阻滞剂和醛固酮拮抗剂之后仍有症状的心衰患者，可以将 LCZ696 替换 ACEI，以进一步降低心血管死亡率。ESC 指南仅推荐该药用于后一种情况，即用于在 3 药联合后仍有症状患者。从中亦可以看出美国指南的推荐较为积极，更符合 PARA-DIGM-HF 研究结果所传达的临床信息，而 ESC 指南则较为保守。

2. 伊伐布雷定　由于 BEAUTIFUL 试验（2008 年）和 SHIFT（2010 年）试验结果，该药率先在欧洲上市，获得在冠心病、慢性 HFrEF 患者中应用的适应证。2012 年 ESC 指南更新时将其推荐应用列为最重要的修改之一，但次年即 2013 年美国心衰新指南并未推荐应用，主要原因当时该药尚未在美国上市。2014 年中国指南中该药也获得推荐，尽管还未在中国上市。与欧洲不同，该药在中国和美国指南中仅推荐用于慢性 HFrEF 患者，并无在冠心病患者中应用的适应证。

欧洲和中国心衰指南推荐该药的适应证有两条，一是已采用循证剂量的 ACEI、β 受体阻滞剂和醛固酮拮抗剂后仍有症状、窦性心率＞70 次/min 的患者（Ⅱa 类，B 级）。二是因各种原因不能应用 β 受体阻滞剂的患者（Ⅱb 类，C 级）。美国指南中仅采用前一条适应证（Ⅱa 级推荐）：对于已经遵循指南进行治疗的有症状的、慢性稳定性 HFrEF 患者（NYHA Ⅱ 或 Ⅲ 级，LVEF≤35%），在已经接受最大耐受剂量的 β 受体阻滞剂治疗的情况下，窦性节律且心率≥70 次/min 时，应用伊伐布雷定治疗可减少因心衰住院风险。未采用后一条适应证的原因主要是尚缺乏替代 β 受体阻滞剂的临床研究证据。

伊伐布雷定是一种新药，心衰和其他心血病的心率管理是一个广受关注的临床议题。可以预期，未来伊伐布雷定在心衰患者应用的适应证有可能扩大，在心血管病和非心血管病伴心率增快的患者至少一部分也可能成为适用人群。

（二）慢性 HFrEF 治疗的基本药物强调规范应用

1. 基本方案是 3 药联用　欧洲、美国和中国均秉持同样立场，即所有患者应终身使用可改善预后的药物。ACEI、β 受体阻滞剂、醛固酮拮抗剂可提高患者的生存率，推荐用于所有 HFrEF 患者的治疗。中国指南称此种 3 药联合方案为"金三角"；不能耐受 ACEI 的患者可代之以 ARB；有充血症状和体征的心衰患者，推荐应用利尿剂以改善症状和运动耐量。

2. ACEI 和 β 受体阻滞剂可以同时启用 ESC 指南提倡两者应不分先后,同时启动。这就改变了既往欧洲心衰指南强调应先用 ACEI,而后加用 β 受体阻滞剂的做法。2014 年中国心衰指南就已提出 ACEI 和 β 受体阻滞剂可以同时起始应用,称为"黄金搭档",也可以和利尿剂一起。对于醛固酮拮抗剂的应用,欧洲指南仍强调适用于 ACEI 和 β 受体阻滞剂合用后仍有症状的患者。中国指南的推荐则更为积极,建议在黄金搭档基础上尽早加用,只要没有明确的禁忌证(血钾 ≥5 mmol/L 或肌酐清除率≤30 ml/min),就可以加用,以便尽早形成"金三角"。

3. 中国指南积极主张尽早和广泛应用醛固酮拮抗剂 这是基于两个重要事实。一是此类药对心衰的有益影响已得到基础研究和临床研究充分证实:①心肌纤维化在心衰和心肌重构的发生发展中起着重要作用,螺内酯有良好抑制效应。②ACEI 或 ARB 的应用,并不能阻遏醛固酮的产生,2~3 个月体内醛固酮水平即可恢复至原来的高水平,即存在"醛固酮逃逸现象"。③醛固酮拮抗剂和 ACEI 及 β 受体阻滞剂的 3 药合用已证实在临床上是安全的,其有益作用可以累加。④此类药已证实不仅可用于 NYHA Ⅲ~Ⅳ级,而且也有益于 NYHA Ⅰ~Ⅱ级尤其Ⅱ级心衰患者(EMPHASUS-HF 试验)。二是中国医师习惯上将螺内酯作为利尿剂使用,且在早期即与其他襻利尿剂联合应用,其应用剂量甚至大于现在推荐的剂量,并未见不利影响,这些经验在中国指南中得到了反映。

4. 中国指南强调治疗方案应达到优化 即利尿剂应用直至使液体滞留消失,患者处"干重"状态。ACEI 和 β 受体阻滞剂均应达到目标剂量或最大耐受剂量。醛固酮拮抗剂推荐的最大剂量为 20mg/d。

四、心脏再同步化治疗(CRT)的推荐

ESC 指南推荐 CRT 适用于优化药物治疗 3 个月以上仍有症状、LVEF≤35%、窦性心律、伴左束支传导阻滞(LBBB)、QRS 波时限≥130 ms 的心衰患者,以及不伴 LBBB 但 QRS 波时限≥150 ms 的患者,可以改善症状并降低死亡率。QRS 波时限<130 ms 的患者禁用 CRT。这一推荐中有两条最值得注意。一是提出和强调应用 CRT 前必须优化治疗至少 3 个月。二是强调 QRS 增宽的重要性,主要适用于 QRS 宽度≥150ms,禁用于≤130ms 患者。这些是重要修改。

上一版 ESC 指南(2012 年)中仅要求先给予优化药物治疗,并无时间限定。实际上中国指南是最早提出这一观点的,建议在决定是否应用 CRT 前应有至少 3~6 个月优化的药物治疗(图 1)。为什么需要 3~6 个月?为了达到目标剂量或最大耐受剂量 ACEI 常需要 1~2 个月,而 β 受体阻滞剂至少需要 3 个月,对于

心功能差的患者(如 NYHA≥Ⅲ级、基础血压偏低)可能需要 3~6 个月时间。这样做是必要的,在优化药物治疗基础上 CRT 应用的效果更好,更能发挥积极作用;部分患者经积极治疗 LVEF 提升至 35% 以上,可能暂时并不需要做 CRT。由于 CRT 价格昂贵,近 1/3 有适应证患者应用后可能并不能获益(无反应者),以及应用后部分患者可能出现心理障碍,影响心衰治疗整体效果等,从严掌握 CRT 适应证是适宜的。

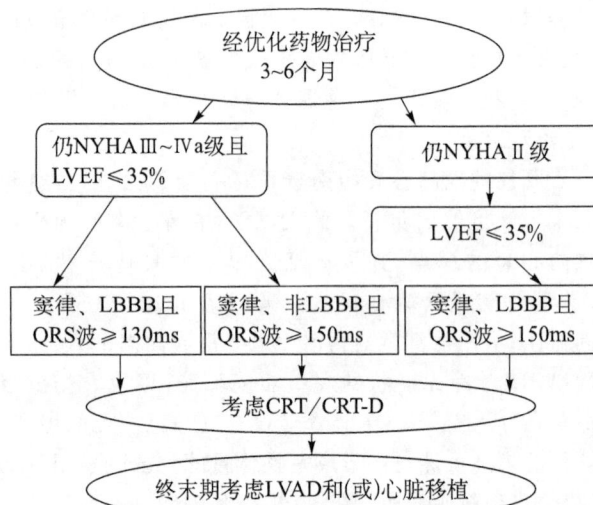

图 1 2014 年中国心衰指南中 CRT 应用的流程图

ESC 指南和中国指南均强调 QRS 波时限<130 ms 的患者禁用 CRT,这是因为研究表明,CRT 患者是否获益与 QRS 波宽度密切相关,130ms 是一个切点,低于该值 CRT 不会使患者风险降低,高于该值才有可能获益,≥150ms 患者则可明显获益(图 2)。该图数据来自 5 项临床研究的荟萃分析,包括 3872 例心衰患者,平均年龄 66 岁,NYHA Ⅲ~Ⅳ级占 52%、心衰患者因主要为缺血性心脏病(占 58%)。旨在评估 CRT 对症状性心衰患者预后的影响。主要终点为全因死亡率、心衰住院率和全因死亡率的复合。结果表明 QRS 波宽度与 CRT 的获益密切相关联。

五、急性心衰的处理

(一)ESC 指南提出了一系列新的理念

1. 对于疑为急性心衰的患者应尽可能缩短诊断和治疗决策的时间,在起病初始阶段即需提供循环支持和(或)辅助通气治疗,防止患者出现心源性休克和(或)通气障碍。这一推荐富含创新意义,近 10 年器械治疗技术的巨大进步,使之临床应用十分方便和安全,为早期预防性应用策略提供了坚实的基础。

2. 需迅速识别并存的威胁生命的临床情况和(或)

死亡率

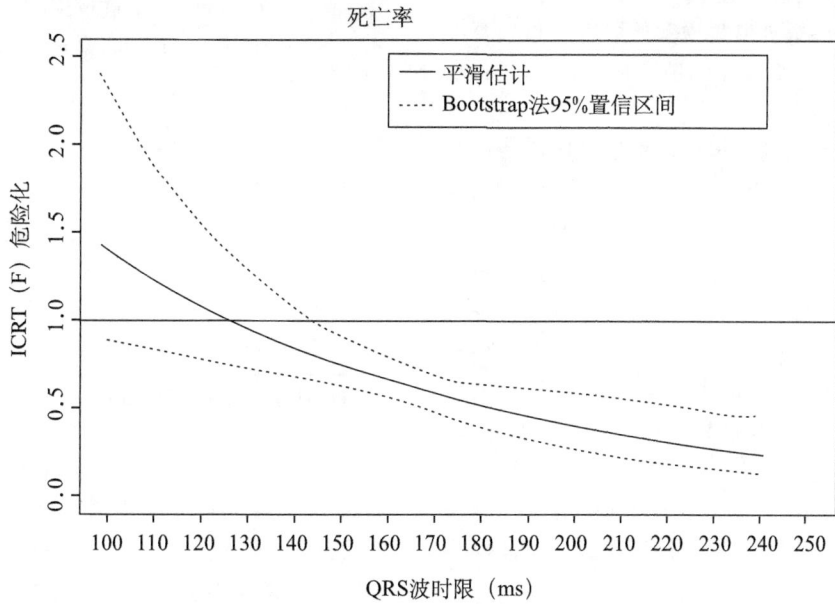

图 2　反映 CRT 与全因死亡率和 QRS 波时限的曲线关系

易感因素,如急性冠脉综合征(C)、高血压急症(H)、(严重的)心律失常(A)、急性机械并发症(M)和肺栓塞(P),简称 CHAMP。要求根据指南进行相应的特异性治疗(图 3)。这 5 个因素多为急性心衰的基本病因和(或)发作的诱因。如不加以矫治,急性心衰难以控制且易于复发。ESC 指南这一建议虽非首次提出,但在指南中作如此强调,却是首次,具有积极的临床意义。

3.建议在早期阶段应根据是否存在充血和外周低灌注,选择最优治疗策略,强调低灌注不等同于低血压,但低灌注往往伴随低血压。

(二)ESC 指南关于急性心衰早期药物处理的新流程和新建议

可以分为以下 3 个步骤,即患者状况的评估、急性心衰严重程度的判定,以及根据患者情况选择血管活性药物。

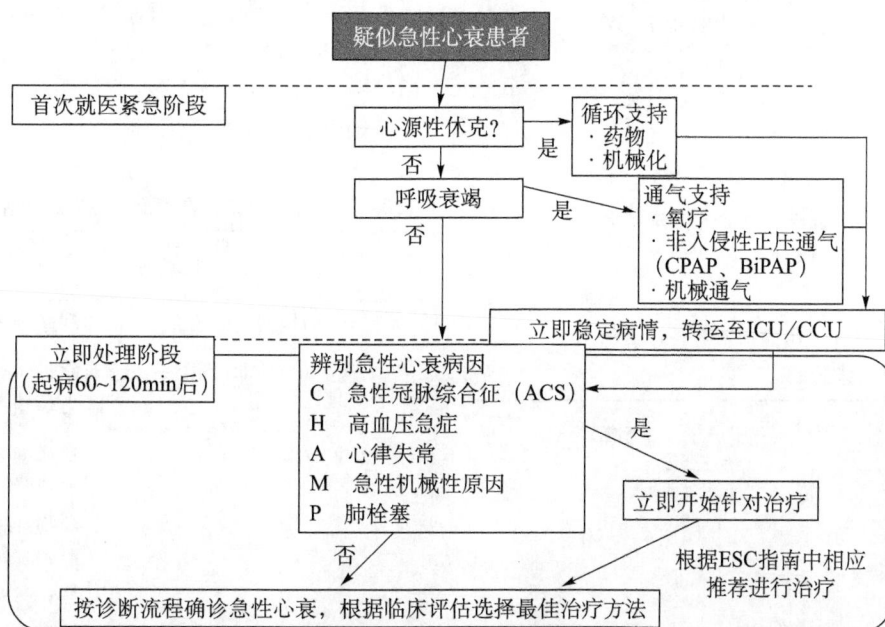

图 3　疑似急性心衰的初始评估和早期处理

1.患者状况的评估　主要在床边评估两项指标：①肺部啰音，反映存在肺淤血或肺水肿。②躯体和四肢皮肤触诊的冷暖感觉。温暖提示外周循环和重要脏器的灌注良好。反之，躯体和四肢寒冷反映外周和重要脏器灌注严重不良。

2.急性心衰严重程度的判定　根据上述评估可分为4种类型，欧洲指南称为暖干型、暖湿型、冷干型、冷湿型（图4）。中国指南分别称为Ⅰ级、Ⅱ级、Ⅲ级、Ⅳ级（表1）。其临床特点：Ⅰ级为轻微的左心衰竭；Ⅱ级为单纯性左心衰竭；Ⅲ级为肺淤血和低灌注（皮肤寒冷，肺部有湿啰音）；Ⅳ级为重度急性左心衰竭，不仅伴外周循环障碍，还伴重要脏器灌注不足，并有持续性低血压或心源性休克，由于代偿性交感神经系统极度亢进，血管收缩、皮肤厥冷、大汗不止，同时还有肺水肿。这4个级别的划分来自以血流动力学为基础的Forrester分级，并可与之一一相对应，从Ⅰ级至Ⅳ级病情依次加重，病死率递增（表2）。

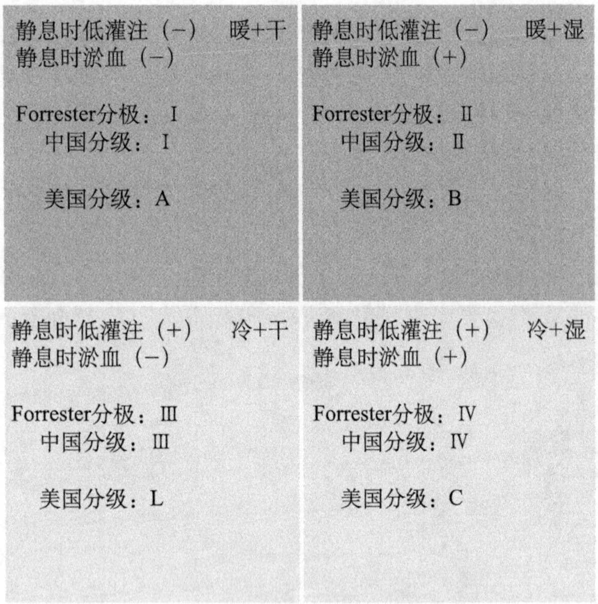

表2　急性心衰的Forrester分级

分级	PCWP（mmHg）	心脏指数[L/(min·m²)]	组织灌注状态
Ⅰ	≤18	>2.2	无肺淤血,无组织灌注不良
Ⅱ	>18	>2.2	有肺淤血
Ⅲ	≤18	≤2.2	无肺淤血,有组织灌注不良
Ⅳ	>18	≤2.2	有肺淤血,有组织灌注不良

PCWP:肺毛细血管楔嵌压

欧洲的分类和中国指南基本一致。差异在干冷型，中国指南的Ⅲ级的表述是"寒冷"和肺部有或无啰音，包含两种情况：寒冷和干，与欧洲指南相同，见于急性右心衰竭或心脏压塞。寒冷和湿，此种情况可能为左心衰竭伴低灌注，可见于急性心肌梗死后尚无左心衰竭但伴容量负荷不足伴低血压，此种状况和冷湿型（Ⅳ级）存在程度上的差异。美国学者将这4型分别以A、B、L和C型标示，认为A、B、C型均为左心衰竭且症状依序加重，而L型与此完全不同。

3.根据患者情况选择血管活性药物　关于急性心衰的治疗，ESC指南推荐的处理流程见图5。该流程中对于各种类型急性心衰的处理和中国指南推荐（表3）基本一致。血管扩张剂用于收缩压（SBP）≥90mmHg的患者。如SBP≥100mmHg，主要应用襻利尿剂和血管扩张剂。如SBP显著降低＜100mmHg，可开始应用正性肌力药物。如SBP仍低（＜90mmHg），可加用缩血管药物，适当补充血容量，采用漂浮导管技术，并根据血流动力学指标的变化，调整血管活性药物的种类和剂量，如仍无效，应即采用IABP、超滤技术、左室辅助装置或ECMO等。

静息时低灌注（－）　暖+干
静息时淤血（－）

Forrester分级：Ⅰ
中国分级：Ⅰ

美国分级：A

静息时低灌注（－）　暖+湿
静息时淤血（+）

Forrester分级：Ⅱ
中国分级：Ⅱ

美国分级：B

静息时低灌注（+）　冷+干
静息时淤血（－）

Forrester分级：Ⅲ
中国分级：Ⅲ

美国分级：L

静息时低灌注（+）　冷+湿
静息时淤血（+）

Forrester分级：Ⅳ
中国分级：Ⅳ

美国分级：C

图4　急性心衰床边评估的方法和类型

表1　2014年中国指南急性心衰的临床分级

分级	皮肤	肺部啰音
Ⅰ级	温暖	无
Ⅱ级	温暖	有
Ⅲ级	寒冷	有/无
Ⅳ级	寒冷	有

表3　2014年中国指南推荐急性心衰血管活性药物的选择应用

收缩压	肺淤血	推荐的治疗方法
>100mmHg	有	襻利尿剂+血管扩张剂?
90～100 mmHg	有	血管扩张剂和(或)正性肌力药物
<90 mmHg	有	①血流动力学监测；②补充血容量；③应用正性肌力药物,必要时加去甲肾上腺素；④肺动上脉插管监测；⑤IABP、左室辅助装置或ECMO

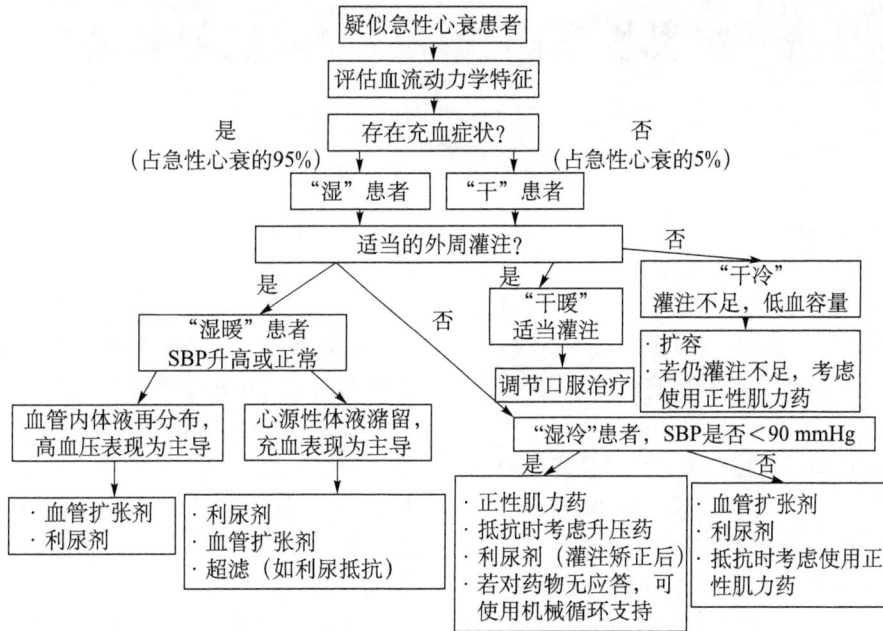

图5　2016年 ESC 指南推荐的急性心衰处理流程

参 考 文 献

中华医学会心血管病学分会,中华心血管病杂志编辑委员会.2014.中国心力衰竭诊断和治疗指南2014.中华心血管病杂志,42(2):98-122.

Hidalgo FJ,Anguita M,Castillo JC,et al. 2016. Effect of early treatmet with ivabradine combined with beta-blockers versus brta-blockers in patients hospitalised with heart failure and reduced left ventricular ejection fraction(ETH-IC-AHF):randomised study. International Journal of Cardiology,217:7-11.

Mcmurray JJ,Desai AS,Gong J,PARADIM-HF investigator and Committees. 2014. Angiotensin-neprilysin-inhibition versus enalapril in heart failure. N Engl J Med,371:993-1004.

Swedberg K,Komajda M,Bohm M,et al. 2010. Ivabradine and outcomes in chronic heart failure (SHIFT):a randomized placebo-controlled study. Lancet,376:875-885.

6. 特发性室颤：诊断、发病机制和治疗

南昌大学第二附属医院 詹碧鸣 程晓曙

特发性心室颤动（IVF）是指患者发生心室颤动甚至心脏性猝死后，经详尽的临床检查未发现明显心脏结构异常或已知相关遗传学异常的一类疾病。随着多种遗传性心律失常的发现，这一概念也在不断更新。最近新发现的突变基因及相关临床研究为此提供了指导及新思路。

心脏骤停（SCA）和心源性猝死（SCD）是临床最危急的病症。80%的猝死是由于冠状动脉疾病所导致。而在年轻患者中，多见于先天性或结构病变引起的原发性心律失常。心源性猝死是指急性症状出现后1h内发生的以意识突然丧失为特征的由心脏原因引起的自然死亡。而心脏骤停则是指心脏泵血功能突然停止，机体重要器官出现严重缺血、缺氧的恶劣情况，最终导致机体死亡。可见，两种疾病是同一终点事件的不同时间点结局。Framingham心脏研究指出，在20年的随访中发现，人群中有13%的死亡原因为猝死，猝死人群中又有80%是由于冠状动脉疾病所导致。猝死的诱发机制中，特发性心室纤颤（idiopathic ventricular fibrillation，IVF）占65%～80%、室性心动过速占7%～10%。可见特发性室颤的高致死率、高患病率值得引起大家的重视。本文将对特发性室颤，以及其他常见的遗传性心律失常的诊治及治疗做一概述。

一、定义及诊断

特发性室颤是一种原因不明、少见的，非器质性心脏病及非遗传性离子通道病伴发的多形性室速及室颤的恶性心律失常，并能引起患者反复晕厥、心脏骤停及猝死。所谓特发性疾病是指依据目前的知识及诊断水平尚不能确定其基础病因的病症。因此，特发性室颤是指不明原因的室颤。具体地说就是对于室颤、猝死及其幸存者，经过详尽的有创和无创的各种检查（包括尸检），仍不能确定该致命性心律失常的器质性或功能性的病因。因此，本病诊断常需要排他法，往往需要在排除长QT综合征（long QT syndrome，LQTS）、Brugada综合征（Brugada syndromes，BS）、儿茶酚胺敏感性多形性室速（CPVT）、短QT综合征（short QT syndrome，SQTS）等原发性心律失常综合征后才能明确诊断。

大多数遗传性心律失常在分子克隆、膜片钳技术的发展前，都被误认为特发性室颤。然而如今我们已可以通过其客观存在鲜明的临床特点，特征性的心电图与心电生理表现，对遗传性心律失常疾病做一鉴别诊断。

心电图检查中的早复极表现在临床很常见，表现为两个或以上相邻导联的J点ST段抬高0.1mV或以上。过去一直认为这种心电图改变是一个良性过程，常出现在无器质性心脏病者。近年来，越来越多的证据表明，在部分患者的下壁或侧壁的早复极心电图改变与特发性心室颤动和心律失常性猝死有关，称为早复极综合征。

早在1992年西班牙Brugada P.和Brugada J.两兄弟首次报道了一组特发性多形性室性心动过速（VT）和特发性心室颤动（VF）病例，其静止心电图表现为右胸导联ST段持续抬高伴有或不伴右束支传导阻滞，而患者并无器质性心脏病的证据。其鉴别的特点：①Brugada综合征患者静息心电图多数有右胸导联心电图三联征的特征性改变；②经Ⅰ类抗心律失常药物可使40%的患者出现典型心电图改变。尖端扭转型室性心动过速（torsades de pointes，TdP）是致命性室性快速心律失常，可发生晕厥或阿斯综合征，或易发展为心室颤动而猝死。其发病与心肌复极异常相关，病因分先天遗传性和后天获得性，获得性TdP多发生于高龄患者，多由药物、电解质紊乱或明显的心动过缓引起，QT间期延长容易引起复极延迟、复极不均匀及跨室壁离散度增加，心室内形成多发性折返，导致恶性心律失常。

先天性长QT综合征（LQTS）是一组具有家族遗传特性的原发性心脏疾病，其临床特征为心电图上QT间期延长、ST-T段形态异常及反复发作的尖端扭转型室速（torsades de pointes，TdP），部分患者可表现为心脏性猝死。鉴别要点：①88%的LQTS患者体表心电图有QTc间期延长（QTc＞440ms）；②肾上腺素激发试验能充分显示LQTS患者QT间期的特征性变化。短QT综合征（SQTS）也有自发与诱发的多形性室速与室颤，鉴别主要依靠体表心电图QT与QTc间期的测定，多数SQTS者的QTc间期＜300ms，而特发性室颤者QTc间期值高于此值，故特发性室颤又被称为"不伴极短QT间期的短QT综合征"。

了解遗传性心律失常的定义，我们才能完成对特发性室颤的鉴别诊断，心电图证实发生了室颤，需行心

脏器质性病变的排除性诊断,包括:①详细询问病史,尤其是抗心律失常药物或其他心血管活性药物的应用史;②血液检查,包括心肌酶谱、甲状腺功能、血浆酒精含量测定、炎症指数、电解质等;③心电图包括常规体表心电图、24h 动态心电图、运动试验等;④心脏超声心动图检查;⑤冠状动脉造影;⑥常规电生理检查。以上 6 项检查结果均正常时,引起室颤的其他病因排除后,可以做出特发性室颤的诊断。

二、发病机制

特发性室颤的发病机制目前尚不清楚,研究的热点集中在 M 细胞和复极异常。

心室肌中层细胞,M 细胞有多种电生理学特性,M 细胞的动作电位时程比心外膜肌细胞明显延长,复极早期 M 细胞动作电位可与心外膜细胞相似,典型的尖峰-圆顶形态,而不同于心内膜层肌细胞。M 细胞的分布、数量及独特的电生理特性决定其在触发性和折返性心律失常中可能起重要作用。某些特发性室颤的患者发作前后 U 波比对照组心电图更明显。提示室颤的发生可能与 U 波有关。M 细胞和 U 波可在 40% 的正常人心电图上出现,U 波产生的起源一直无定论。1994 年 Antzelevitch 提出 U 波可能起源于 M 细胞的复极,即与 M 细胞有关。特发性 J 波与心外膜层和 M 层心肌细胞关系密切,其动作电位 1 相终末部上的切迹形成了 J 波,其又是诊断和预测 2 相折返倾向的重要指标。

浦肯野细胞的触发活动与早后除极(early afterdepolariza tion,EAD)有关。EAD 在动作电位 2 相和 3 相震荡电位的基础上发生。在实验条件下,增加钠窗电流(海葵毒素)或钙窗电流(异丙肾上腺素),减少钾电流(奎尼丁)可以增加 EAD。新技术测定了特发性室颤患者与对照组的室内传导时间。结果表明,前者的室内传导时间明显比对照组长,并在心腔内记录到缓慢传导形成的碎裂电位,这些与室颤的发生可能有一定的关系。

三、遗传学基础

尽管早期定义 IVF 并无明确病因,但近年来,在 IVF 患者中亦发现某些突变基因,用于解释 IVF 的发生。据报道,约 20% 的 IVF 患者有心脏性猝死或 IVF 家族史,这提示遗传因素在 IVF 中扮演重要角色。2009 年 Alders M. 发现,在 IVF 家系中,检测到 7q36 染色体上 DPP6 基因突变。而 DPP6 基因(二肽基肽酶-6)编码心肌细胞瞬时外向钾通道的调控单位,是目前家族性 IVF 最常见的致病基因。DDP6 基因突变者的 mRNA 转录水平是正常人的 20 倍,其过度表达会增强心肌细胞 Ito 电流,影响心肌复极,易诱发室颤。

Ten Sande J. N. 近期收集了 26 个家族性 IVF 家系的 6 代成员(共 601 位入选者),发现 47.6% 成员检测到 DPP6 基因存在突变,而这部分人群的生存期明显低于无基因突变者。2013 年 Postema P. G. 发现 SEMA3A 基因的过度表达(SEMA3AI334V)同样会导致心肌细胞的自主神经功能紊乱,可诱发室颤。

四、治疗

一项 meta 分析,共纳入 IVF 研究 23 项(共纳入 639 名患者,包括 449 名男性及 190 名女性),IVF5 年内的全因死亡率可达 3.1%(17 名患者),其中 80% 归因于心脏性猝死。若无任何治疗,IVF 在 5 年内的复发率约 31%(167 名患者)。对于 IVF 患者,由于病因并不十分明确,所以治疗大多是经验性的。对早期识别发生特发性室颤的高危患者,可以提供最有价值的治疗包括抗心室率药物治疗及非药物治疗两部分。

(一)抗心律失常药物治疗

特发性室颤的药物治疗效果,不同报道差异较大。Belhassen 报道包含 17 例特发性室颤药物治的效果分析。纳入人群均服用奎尼丁、双异丙吡胺等 Ⅰa 类抗心律失常药物治疗,同时完成了 12~93 个月的随访中,患者一直未发生恶性室性心律失常事件。Bhandari 报道了 5 例患者药物治疗的结果,其中 4 人服用了 β 受体阻滞剂。服药后的电生理检查未能诱发室速和室颤。随访平均 27 个月,4 例患者均健在,另 1 例服用胺碘酮治疗的患者 18 个月后死亡。

尽管对抗心律失常药物治疗价值的的临床研究不多且效果仍有分歧,但多数学者认为,特发性室颤的患者在依托医生的经验或电生理检查结果后坚持服用一定抗心律失常药物仍是十分重要的治疗。

(二)非药物治疗

特发性室颤的患者,恶性室性心律失常的复发率极高,应当给予积极的治疗,包括 ICD 的置入。目前尚无识别室颤复发的可靠预测指标,而且又无肯定治疗有效的药物使某些患者转为低危险性的患者,这些问题解决之前,目前仍然主张特发性室颤一旦诊断,应当尽早置入 ICD 治疗。根据最新专家共识及 2015ESC 指南,推荐确诊 IVF 患者及 IVF 生还者置入 ICD 治疗(Ⅰa 类、Ⅰb 类)。荟萃分析显示,在接受 ICD 治疗组中,其 5 年内死亡率为 1%,明显低于 3.1% 的全组总死亡率,提示 ICD 治疗对 IVF 患者存在保护效应。因室性早搏诱发的反复心室颤动而置入 ICD 的患者,或者室性早搏导致电风暴的患者,推荐有经验的术者进行导管消融治疗(Ⅰb 类),确诊为特发性室速的患者,存在多形性室速、已置入 ICD 或拒绝置入、存在置入禁忌的患者,可考虑进行浦肯野电位消融(Ⅱb 类)。

诱导多能干细胞（induced pluripotent stem cells，iPS）治疗长 QT 间期综合征的研究可以为 IVF 的诊断和干预治疗提供新思路。研究分析了 173 名疑似长 QT 间期综合征的去世患者的组织，发现其中有 45 名患者存在突变，可惜的是其中 25 个为新发现位点。而 iPS 取材于患者表皮细胞，可诱导分化为心肌细胞，更符合人体电生理特性，优于传统使用的 HEK 细胞（人胚肾细胞）等细胞系。虽然 iPS 细胞存在着优越性，但其功能的评估还存在一定的困难，其疗效仍需进一步探索。

五、随访

流行病学研究显示，仅有 7% 确诊为特发性室颤的患者在治疗当中完成了对疾病疗效的随访。而最初记录显示有高达 30% 的人确诊为 IVF。因此，提高对 IVF 患者的治疗随访尤为重要。随着各种检测手段的不断更新，包括基因测序、磁共振检查等，可以早期发现基因及组织水平变化，提高早期 IVF 的诊断。同时对 IVF 患者每年完成 24h 动态心电图、常规心电图的检测。而 IVF 患者的直系家属同时应常规完成动态心电图、常规心电图的检查，评估有无室性心律失常的发生。

六、结论

综上所述，IVF 是一种特殊的、少见的、严重危及生命的心律失常类型。由于不断对其病因、临床特点及其鉴别诊断的了解，近年来越来越引起临床医师的重视。ICD 治疗联合药物治疗已成为目前预防 IVF 相关猝死的最有效方法。但目前 IVF 的病因仍不明确，辅助检查、治疗及治疗效果评估局限性。今后仍需大量的基础研究及多中心、大样本、随机、对照临床试验，对 IVF 的病因、诊断及治疗方法进行更深入的探索，对疾病做到早发现、早治疗、提高生存率。

参 考 文 献

Glinge C, Sattler S, Jabbari R, et al. 2016. Epidemiology and genetics of ventricular fibrillation during acute myocardial infarction[J]. J Geriatr Cardiol, 13(9):789-797.

Lee WC, Chen HC, Chen YL, et al. 2016. Left ventricle remodeling predicts the recurrence of ventricular tachyarrhythmias in implantable cardioverter defibrillator recipients for secondary prevention[J]. BMC Cardiovasc Disord, 16(1):231.

Pooyan M, Akhoondi F. 2016. Providing an Efficient Algorithm for Finding R Peaks in ECG Signals and Detecting Ventricular Abnormalities with Morphological Features[J]. J Med Signals Sens, 6(4):218-223.

Rea G, Homfray T, Till J, et al. 2017. Histiocytoid cardiomyopathy and microphthalmia with linear skin defects syndrome: phenotypes linked by truncating variants in NDUFB11[J]. Cold Spring Harb Mol Case Stud, 3(1), a001271.

Urrutia J, Alday A, Gallego M, et al. 2016. Mechanisms of IhERG/IKr Modulation by α1-Adrenoceptors in HEK293 Cells and Cardiac Myocytes[J]. Cell Physiol Biochem, 40(6):1261-1273.

Yoneda T, Kase K, Amino Y, et al. 2016. A case of gingival cancer with pulmonary metastases that developed complete atrioventricular block and ventricular fibrillation as a result of myocardial metastases[J]. Clin Case Rep, 4(12):1075-1081.

7. 介入治疗多支冠状动脉病变ST段抬高型心肌梗死患者:证据与争议

云南圣约翰医院 云南省中医医院 李 易 邹云丞

约50%的ST段抬高型心肌梗死(STEMI)患者合并多支血管(MV)冠状动脉病变(CAD)。与单支冠状动脉病变相比,患有多支冠状动脉病变的STEMI患者的短期预后结果较差,这可能是由于其他斑块的不稳定、内皮功能紊乱、微血管痉挛或炎症造成的心肌灌注受损或非梗死区心肌收缩力降低等原因造成。长期预后可能会更糟,因为多支冠状动脉病变患者的年龄往往较大,动脉粥样硬化危险度高,疾病负担重,左心室射血分数也较低。

对于该类患者如何选择介入治疗一直存在争议,2011年美国心脏病学基金会(ACCF)/美国心脏协会(AHA)/心脏血管造影和干预协会(SCAI)经皮冠状动脉介入(PCI)指南和2013年ACCF/AHAST段抬高型心肌梗死指南均表明,对于非梗死动脉,不建议在急诊手术中给予介入治疗。此外,在直接经皮冠状动脉介入治疗时,美国心脏病学会(ACC)将非梗死性动脉标记为"不适当的介入目标",也就是指南表明在急诊PCI术中,只对罪犯血管进行介入治疗。

然而2012年ACC取消了关于多支血管直接经皮冠状动脉介入治疗的禁令;2014年欧洲心脏病学会(ESC)/欧洲心胸外科协会(EACTS)心肌血运重建指南和2015年ACC/AHA/SCAI的直接经皮冠状动脉介入治疗委员会的重点更新提出了新的Ⅱb类推荐,表明在选择血流动力学稳定的患者中,对于非梗死动脉可能会考虑多支血管直接经皮冠状动脉介入治疗。然而多支冠状动脉病变STEMI患者的介入治疗的最佳策略仍是一个尚未解决的问题,目前PCI治疗策略包括:①单纯罪犯血管(CVO)直接PCI和持续医疗管理;②处理罪犯血管的同时一并处理其他非梗死血管(MV PCI);③急诊只处理罪犯血管,随后在住院期间或出院后不久接受非梗死动脉分阶段PCI治疗。本文就现阶段相关临床试验及其荟萃分析结果,从手术安全性、再次血运重建率、MACE、MI、血管再生率,死亡率等方面将三种策略进行对比。

一、CVO PCI与MV PCI介入治疗比较

目前从来自6份单中心、8份多中心和3份病例对照研究观察报道的结果来说,当无症状围术期心肌生物标志物升高未被计入事件时,在MV PCI中,由于新一代支架置入术和双联抗血小板疗法的使用,将不会增加再梗死风险。在这些研究中,与CVO PCI相比,MV PCI的长期死亡率相似。在四项Wald、Gershlick等随机试验中,与CVO PCI相比较,发现MV PCI治疗组中的MACE、心肌再梗死和重复血运重建率较低。

在HELP-AMI试验中,将69名患者以3∶1的比例随机分成多支血管或罪犯血管直接经皮冠状动脉介入治疗组。与多支血管直接经皮冠状动脉介入治疗相比,CVO PCI重复血运重建无明显减少(17% vs35%),但死亡率或再梗死率也没有差异。Politi等将214名患者随机分到CVO PCI介入治疗、MV PCI介入治疗或分期PCI介入治疗组中。再一次显示,在MV PCI治疗组中重复血运重建率较低,但三组死亡率或再梗死率没有差异。

PRAMI试验筛选1922名患者,并在5年内,在5个场所招募465名受试患者,并平均随访23个月。样本量基于罪犯血管直接经皮冠状动脉介入治疗的预期年度MACE发生率(20%)和多支血管直接经皮冠状动脉介入治疗风险率下降30%(在80%的检验效能条件下),试验结果中接受多支血管直接经皮冠状动脉介入治疗的21名(9%)患者出现心脏死亡、非致死性心肌梗死或顽固性心绞痛的主要结果总和与接受罪犯血管直接经皮冠状动脉介入治疗的53名(22%)患者比较,根据统计结果,死亡率和心肌梗死率、顽固性心绞痛和重复血运重建率总和结果明显减少,最终结果有利于MV PCI介入治疗。

CvLPRIT试验筛选850名患者,并在2年内在7个场所登记了296名患者。在80%的检验效能条件下,CVO PCI介入治疗的主要不良心脏事件发生率预计为37%,而MV PCI介入治疗的主要不良心脏事件发生率预计为22%。18名患者进行交叉检查,19名患者失访。97名患者接受多支血管直接经皮冠状动脉介入治疗,42名患者接受分期经皮冠状动脉介入治疗。在12个月内,15名(10%)MV PCI患者与31名(21%)CVO PCI患者进行比较,得出全因死亡、再梗死、心力衰竭和缺血性血运重建的主要结局总和尽管趋势倾向于MV PCI,但从统计角度看,死亡、再梗死、心力衰竭或重复血运重建率方面没有显著性差异。

应该注意的是,受试的CVO与MV PCI的随机试

验中有 2 项包括分期 PCI 患者,其结果通常被视为荟萃分析中的 MV PCI 结果的一部分。4 项其他随机试验已经测试 CVO PCI 与分期 PCI,其中两项试验采用了血流储备分数(FFR)测量结果,以指导做出血运重建决定。此外,在两项小型随机试验中,将 MV PCI 与分期 PCI 进行了比较。

二、CVO PCI 与分期 PCI 介入治疗比较

在 9 项单中心、4 项多中心、1 项对照试验和 5 项随机试验的报道中,将 CVO PCI 与分期 PCI 进行了比较。类似于 CVO 与 MV PCI 的比较结果,在再梗死或重复血运重建率方面没有明显差异。在 13 例观察性研究中,与分期 PCI 相比,发现 CVO PCI 的死亡率与分期 PCI 的死亡率没有差异。在四年里,在 4 个地方,DANAMI 3-PRIMULTI(关于 STEMI 患者的最佳急性治疗方法的第三次丹麦研究)试验筛选了 2212 名患者,并随机分配 627 名患者在出院前接受 CVO PCI 治疗或 FFR 指导性分期血运重建。在 80% 的检验效能条件下,根据 CVO PCI 的预计年度主要心脏不良事件发生率(18%)和 FFR 指导性分期 PCI 的预计风险降低率(30%)来计算样本量。在分期 PCI 组中,97 名患者未接受了 PCI 治疗,因为 FFR 值>0.80,6 名患者接受了冠状动脉旁路移植手术,而 19 名其他患者因某些原因未接受 PCI 治疗。在为期 27 个月的随访中,全因死亡率、心肌再梗死和缺血性血运重建的主要结果总和(包括 40 名接受了 FFR 指导性分期 PCI 治疗的患者和 68 名接受了 CVO PCI 治疗的患者),结果的改善似乎完全与常规和紧急重复血运重建率较低有关。死亡率或再梗死率没有差异。

针对 CVO PCI vs. 分期 PCI,实施了三个较小的随机对照试验。Dambrink 等将 120 名患者随机分配到 CVO PCI 或 FFR 指导性分期 PCI 治疗方案组中。左心室射血分数的 6 个月的测量结果没有显著差异,死亡率、再梗死和再次血运重建的 3 年复合终点事件也没有差异(35.0% vs. 35.4%;$P=0.96$)。PRAGUE-13(STEMI 患者接受 PPCI 治疗时的多支血管诊断:完全性血运重建 vs 保守治疗策略)试验随机选择 214 名患者(已患病 4 年)接受为期 3～40d 的 CVO CPI 或分期 PCI 治疗。38 个月的全因死亡率、再梗死或脑卒中的主要复合终点没有显著差异(13.9% vs.16.0%;$P=41$)。EXPLORE 试验将 302 名慢性完全闭塞病变患者随机分配接受闭塞性非梗死动脉分期 PCI 或药物治疗。左心室射血分数、左心室舒张末期容积或 4 个月的临床事件没有差异。

据此,2013 年 ACCF/AHA STEMI 指南建议在出院前,对心肌缺血自发症状(Ⅰ类)患者或无创伤性检查结果存在中等风险或高风险的患者(Ⅱa 类)进行非梗死动脉 PCI 治疗。同样的,2014 年 ESC/EACTS 心肌血运重建指南针对接受 PCI 治疗后数天至数周内病症或缺血性症状,提出了Ⅱa 类分期 PCI 治疗建议。2015 ACC/AHA/SCAI 更新重点针对基于解剖的分期 PCI 治疗提供了Ⅱa 类建议。

三、MV PCI 与分期 PCI

通过 5 个单中心、3 项多中心和 3 项随机试验,将 MV PCI 与分期 PCI 进行了比较。在主要心脏不良事件、再梗死或重复血运重建率方面没有明显差异。在 7 例观察性研究中,根据评估数据,与分期 PCI 相比,我们采用传统统计方法和贝叶斯方法发现 MV PCI 的长期死亡率显著增加。然而,更严重的临床病症可能偏向于选择接受 MV PCI 治疗的患者(尽管针对该治疗策略进行了Ⅲ类禁忌)。在随机试验中没有差异,但是样本量和事件发生率相当小。

四、MV PCI 的优劣分析

接受 MV PCI 治疗有几个潜在优势。首先,心肌供血的急性优化可以增加冬眠心肌或心肌梗死情况后的心肌挽救概率,改善左心室射血分数。其次,MV PCI 可以减少分期手术中需重复血管穿刺的血管并发症的复合风险。再次,MV PCI 可以缩短住院时间,并利用较少资源,提高效益成本。最后,完全血运重建术可降低未来急性冠脉综合征或血运重建术的风险,并改善预后状况。

接受 MV PCI 治疗有几个潜在缺点。第一,手术时间延长,并且辐射照射时间增加。第二,较高的造影剂剂量增加了造影剂肾病和急性容量过度负荷发生的风险,也潜在增加了医院发病率和死亡率。第三,非梗死动脉狭窄严重程度可能因儿茶酚胺介导血管收缩而加重循环功能障碍,并因此导致 PCI 的功能性狭窄。第四,在对非梗死动脉狭窄进行 PCI 治疗期间,远端栓塞、无复流、侧支闭塞、侧支循环丧失等可能有危害远端活心肌的风险,并导致血流动力学的不稳定。第五,在血栓前状态和促炎症状态下,可能会增加急性和亚急性血栓形成的发生概率。

分期 PCI 治疗策略的优点是有更多时间来合理确定额外血运重建的风险和益处,可能会产生更好的患者选择。

五、血流储备分数

试验表明,实施冠状动脉造影术期间,利用 FFR 测量结果进行另一项缺血评估可以避免以解剖为主导的决策的限制,并且与在接受 PCI 治疗前的现有血运重建建议更兼容。然而,FAME-2 试验结果表明,患有

CAD 疾病的 888 名患者的药物治疗所导致的死亡率或再梗死发生率与以 FFR 为导向的 PCI 治疗所导致的死亡率或再梗死发生率之间没有任何差异,尽管事实上 23% 的患者患有 Ⅲ/Ⅳ 级心绞痛,并且 14% 的病变大于 90% 的直径狭窄百分比值。此外,在实施直接经皮冠状动脉介入治疗期间,由于冠状动脉血流急剧减少,因此,尽管相关报道显示了 FFR 良好再现性和系列测定结果,但 FFR 测量值仍增加。作为分期 PCI 治疗的一部分,尚不清楚 FFR 的优势所在。如前所述,Dambrink 等和 Ghani 等随机选择 121 名患者接受以 FFR 为导向的分期 PCI 治疗或在实施直接经皮冠状动脉介入治疗后接受药物治疗,并发现 MACE 没有差异。同样的,DANAMI 3-PRIMULTI 试验随机选择 627 名患者,这些患者接受 PCI 或以 FFR 为导向的分期 PCI 治疗,与接受药物治疗后的试验结果相比,发现死亡率或再梗死发生率无差异,仅在住院初期,重复血运重建事件减少,并且当非梗死动脉狭窄符合血运重建指南要求时,会得出无法治疗的预先结果。对于患有 STEMI 的患者而言,可能病灶稳定性和严重程度更具预后价值。

六、结论

在缺乏足够效能试验的情况下,鉴于汇集数据所需的假设限制及个体研究的局限性,荟萃分析在循证医学中尤为真实,然而包括小型试验或观察性研究的荟萃分析结果往往产生的结果是不确定的,并且与组织妥善的大型多中心随机试验结果相矛盾。25 项关于 PCI 在 STEMI 和 MV CAD 患者中的作用的荟萃分析的结论明显不一致,这反映了不同试验被纳入不同荟萃分析中,并且缺乏定义明确的大型随机试验。总而言之,6 项荟萃分析显示死亡率增加,10 项荟萃分析显示死亡率类似,96 项荟萃分析显示接受 MV PCI 治疗后死亡率下降。因此,与 CVO PCI 相比较,MV PCI 或分期 PCI 治疗血流动力学稳定的患者似乎是安全的,并且可能会产生较好的结果,对于是 MV PCI 治疗更佳还是分期 PCI 治疗更佳,仍有待证明。在获得更多确定性研究结果前,医生应整合临床状态和合并症、病变复杂性及临床判断,以确定多支冠状动脉病变 STEMI 患者其最佳 PCI 治疗策略和时机(表 1)。

表 1　多支冠状动脉病变 STEMI 患者的介入治疗策略:CVO PCI 和 MV PCI

治疗策略	CVO PCI	MV PCI	分期 PCI
初步手术 ↓ 几天或几周后	罪犯血管经皮冠状动脉介入治疗 ↓ 药物管理或无创伤性检查	罪犯血管经皮冠状动脉介入治疗和非罪犯血管经皮冠状动脉介入治疗	罪犯血管经皮冠状动脉介入治疗 ↓ 非罪犯血管经皮冠状动脉介入治疗
潜在优势	降低造影剂用量 降低 PCI 并发症风险	减少重复血运重建 缩短医院住院时间	获得评估非罪犯血管经皮冠状动脉介入治疗的益处与风险的时间
潜在风险	增加重复血运重建风险; 左心室功能恢复概率潜在减少	延长手术时间 增加造影剂用量 围术期 MI 风险增加;潜在不必要的功能狭窄不明显 PCI	增加 PCI 实施风险 增加 PCI 成本

8. 心血管疾病随机临床研究：挑战与展望

解放军昆明总医院　杨丽霞　郭瑞威

在过去的 3 年中,心血管疾病的大型随机临床试验迅猛增加,结果影响心脏病学实践的各个方面。尽管取得了这些进展,对于增加的心血管疾病患病率,我们仍需要更多高质量的研究结果来解决心血管临床实践的实际需要。由于成本上升、设计复杂性、研究周期长和繁重监管,传统的临床试验越来越具有挑战性。本次回顾当前在美国的心血管临床试验,强调最近注册的临床试验,讨论以患者为核心部门的管控网络研究。

自 20 世纪 80 年代以来,随着国际心肌梗死生存第一和第二研究(ISIS-1 和 2)的实施,心血管疾病的大规模临床试验有显著增长,研究涉及面及参与者(临床医生、研究机构、专业协会、患者和制药设备行业)也越来越广。临床试验产生的证据已严重影响心血管疾病的诊断和治疗,包括急性心肌梗死(MI)、心力衰竭、心律失常、冠状动脉血运重建术、慢性冠状动脉疾病。尽管心血管医学临床试验数量庞大,但美国心脏病学(ACC)/美国心脏病协会(AHA)的临床实践指南也较多基于一些低质量证据。因为心血管疾病给全球带来了极为沉重的负担,因此我们急需了解生物制品及设备的安全剂量和使用方法。虽然许多研究证据(包括高质量观察性研究)已经诞生,但是随机对照试验(RCT)仍然是建立疗效安全性的标准。然而,因为随机对照试验复杂性的增加,传统的 RCT 研究已经较为落后。试验设计和执行的革新已势在必行。心血管疾病社区是将广泛主导未来的随机对照试验,特别是如果研究者的经验、临床注册研究和重点领域基础设施可以使用。与医学的其他领域一样,需要更多证据为基础的研究来改变的临床指南和标准。毫无疑问,心脏病专家应通过引导患者、问题引导和研究设计来开展较为广泛的研究,以引领本领域的发展。

一、传统临床试验目前的挑战

传统临床试验的特点主要表现为低效性和延误性,包括入选患者的减少,研究复杂性和成本的增加,以及监管问题,这一观点和评论已经在其他评论中详细发表。目前在美国,即使是国家资助和美国国家研究院院资助健康(NIH)资助的研究也因为花费和患者数量不足的问题越来越多的招募国外的患者参与。此外,研究设计的复杂、合作预算的谈判、伦理审查委员

会(IRB)批准和其他后勤方面的困难给临床研究的开展造成了阻碍。鉴于这些挑战,许多研究的相关者,包括专业社团、学术研究组织,赞助商,监管机构和资金机构,已聚焦在如何改善更为先进和精练方法进行试验。在过去的几十年传统的临床试验中我们已经总结了不少经验,这些可以在试验革新中进一步地完善和转变。此外,也有一些影响临床研究的发展的障碍需要去讨论。

二、创新的心血管临床试验的未来

创新的临床研究应该是更少的花费,更为系统的设计以应对研究中出现的问题。具体的特点应该包括:

1. 用简单的纳入标准和少数排除标准筛选出具有代表性的大样本量。

2. 简化操作方法:有限的现场监测,安全报告,审判的具体考察和(或)评估和监管及合规文件。

3. 在常规临床护理过程中嵌入试验程序。

4. 避免研究产品的复杂储存和管理程序。

5. 在伴随治疗使用更少的限制(即让患者治疗根据医疗的"标准"的随机比较)。

6. 避免额外的冗余的数据收集过程,即利用电子健康记录(EHR)在临床实践中完成观测数据的收集。

2015 年,美国卫生和人类服务部也宣布拟议修订研究规则,以增加对受试者的保护。这些修订适用于由美国政府(包括美国国立卫生研究院)支助的所有临床研究。新规则的主要目标是"现代化、简化和加强现行的监督制度"。修订的内容也包括简化知情同意、研究中心的独立管理和新的数据安全和健康信息保护标准。虽然此次修订中一些部分内容有助于临床试验的革新,也有些妨碍临床研究革新,但是此次修订对如何进行随机对照试验提供了一个新方向。

同时,临床研究的数据收集也必须嵌入在常规临床实践中,接触更多的患者、医生和机构,创建一个不断完善的系统以加强高质量的临床实践。这样做能降低研究成本,减少研究时间,通过精心设计的登记,电子健康档案和行政采集数据集。让研究贯穿于整个临床实践中。目前这种做法已经在心脏病临床研究中越来越普遍包括斯堪的纳维亚、新西兰和美国等世界各地。这些创新的试验提供了一个未来的心血管临床试

验方向。

三、新的注册临床试验

TASTE(斯堪的纳维亚 ST 段抬高心肌梗死中血栓抽吸研究)和美国女性的 SAFE-PCI(提升 PCI 的评估研究)试验是第一批新的注册研究。TASTE 试验在 SCAAR 注册研究(瑞典冠状动脉造影和血管成形术注册),招募的受试者来自于瑞典 29 个 PCI 中心、冰岛 1 个 PCI 中心和丹麦的 1 个 PCI 中心。急性 ST 段抬高心肌梗死患者最初提供口头知情同意,然后从治疗到出院期间再签署书面知情同意。这种方法知情同意的情况下,研究招募人数超过 7000 例,占在这些中心 2 年中接受 PCI 患者的 61%。通过在线注册表入口,患者被随机分配血栓抽吸 PCI 或 PCI 单独。数据采集与临床治疗同步,进一步降低了研究中心的工作量和负担。

美国女性的 SAFE-PCI 研究在国家心血管研究基础设施网注册,这个机构涉及产业间的协作,包括工业、国家心血管数据注册网,ACC/心血管介入团体,美国食品和药品管理局(FDA)妇女健康办公室和杜克大学临床研究所。总的来说,1787 例受试者来自于美国 60 个急诊或择期 PCI 中心,患者随机分为桡动脉入路组或股动脉入路组。根据传统的临床试验标准的程序进行知情同意和随机分组,但这些过程与临床治疗同步进行。虽然研究协调员的努力是大幅减少,但采集数据往往是在术后,主要原因是因为采集数据的人员是研究的行政人员,而不是临床医生。此外,采集数据范围超出了原先注册的内容,因为长期临床疗效及随访不能通过注册网及时得到。然而,最后分析数据库的一个优势是它是符合 FDA 监管提交标准批准的试验。

这些早期的经验奠定了注册在 RCT 研究中的基础地位。使用注册采集数据应标识上参与机构和患者识别,并应简化数据收集。像 SCAAR 和 NCDR Cath-PCI 这样优秀的注册研究,仍有机会改进,例如实施电子识别和潜在的招募者的点对点数据收集。此外,出院后的临床结果数据也应被在网站上登记。然而,在美国一些进行长期随访心血管疾病研究因为没能及时得到结果而扩大数据采集范围。基于注册表的心血管疾病试验在欧洲几个国家和新西兰目前正在进行,开展临床试验的方法将会继续发展。

四、进行新型临床试验

基于注册相关新型临床研究需要什么创新和发展,并存在着什么挑战:

1. 加强注册为基础的患者登记和(或)招聘。

2. 新型精简的知情同意过程,但仍保持参与者权益的保护。

3. 利用现有形式收集的数据可能与随机对照试验所需数据不一致,尤其是长期随访的患者。

4. 为临床试验创建相对固定数据基础设施。

5. 建立可靠的数据安全过程,以确保保护私人健康信息。

6. 更清晰地定义最小风险(特别是纳入/排除标准)。

7. 确定临床试验随机化带来的风险。

8. 用电子医疗记录等设施验证研究终点。

最初基于注册试验,如 TASTE 和 SAFE-PCI,实现的研究新方法,得到了研究相关者的支持,例如患者、调查人员、临床研究组织、专业协会和资金的实体(如工业、政府),相关者共同确定研究的相关设计和执行。最近的改进在欧洲心脏病学会的药物开发中进行了讨论,同样在美国 NIH 也在研究这些改进,包括受试者招募中心、试验中心等。美国 NIH 的经验可以成为一个活生生的教科书。此外,退伍军人卫生保健系统最近引入一种随机化患者技术,称为计算机化病历系统。两个正在进行的试验通过计算机化病历系统招募患者并进行随访,另一个试验计划在不久的将来也利用此技术开展。患者为中心的结果研究所(PCORI)也特别适合解决这些问题,因为所有的临床信息学基础设施已经建立。

五、PCORI 建立的新型网络

2013 年 12 月,PCORI 创建了一个国家临床研究网络由 20 个研究网络和 13 个临床数据研究网络(CDRNs)共同组成,并涉及医院、急救系统等。这个网络的目标是创建一个国家研究基础设施来吸引患者、临床医生、卫生系统,并利用电子医疗记录直接从临床实践中采集数据,更有效地进行高质量的临床研究。最终,PCORI 网络的前景是进行更为广泛的观察性研究,同时优点包括:降低临床试验成本,通过临床实践生成的数据确定临床终点,通过患者报告和电子医疗记录快速招募患者,通过卫生系统和网络加强随访。

六、PCORI 网络临床研究

第一个使用 PCORI 网络的 RCT 研究是 ADAPT-ABLE(阿司匹林剂量研究)。由患者组成的领导集团参与协议的设计,并作为成员的审判指导委员会和执行委员会。这项研究招收 20 000 名确诊冠心病的患者,被随机分为低剂量(81mg/d)或高剂量(325mg/d)阿司匹林治疗;排除标准相对较少。PCORI 网络建立了一个结构化的数据平台(PCORI 网络公共数据模型),采集从各个医院和卫生系统数据并建立统一的格式。这种数据基础设施可以满足大型数据集的快速查询，以及时回答研究相关的问题。研究中每个部门可以查询数据，建立患者档案、填写患者的相关信息（例如心肌梗死之前，PCI之前，冠状动脉旁路移植术以及70%冠状动脉狭窄）。通过多个临床实践和电子（如电子邮件或电子病历系统）招募潜在的候选人。通过直接同患者交谈获得知情同意，同时完成患者的随机化、病情评估等。对于那些缺失的信息采用电子提示，并通过电子邮件等方式获得。在研究过程中，患者每3个月和6个月采集一次数据，包括记录研究药物的剂量，伴随症状等。

临床端点的确定包括：①患者通过互联网门户直接输入；②通过查询临床数据发现的各种原因再次住院和非致命的端点，如心肌梗死、脑卒中、出血；③从医疗保险和私人健康手册获得各种原因再次住院和非致命的端点，如心肌梗死、脑卒中、出血；④社会安全管理局统计的死亡。患者报道的再住院将通过医院网络连接到数据采集中心，通过与医院网络的连接，研究者可以获得患者转院的详细信息，在临床研究数据库中进行登记。同时，我们可以根据患者的信息来对研究的随机方案进行调整。

在执行ADAPTABLE研究中，PCORI网络及其合作商利用测量新方法和数据采集新手段实现临床研究，如通过公共数据模型进行患者识别和招募，通过共同数据模型查询研究终点，广泛连接网络进行数据采集。通过ADAPTABLE研究我们想指导这些新方法能否在传统的试验方法得到广泛使用，包括这些新方法能否保障数据的完整性、数据的质量和患者排除等。在临床实践中阿司匹林不同剂量已经广泛应用于冠心病的二级预防，ADAPTABLE研究将利用新的方法给出什么是合适的剂量这个重要的临床问题，PCORI网络进行的新型临床研究将给患者、医生和卫生系统带来新指南，也标志着进入临床试验的新时代。

七、展望

技术进步创造了革新，也给心血管专业带来了创新。临床研究的创新基于注册试验和开发，基于数据采集的革命性改变，基于试验设计流程的改变，如TASTE和SAFE-PCI是新型注册研究试验，如ADAPTABLE是通过新型网络实时采集数据，这些研究为新型研究积累了不少经验。然而，还有一系列的问题需要去改进，例如改善患者的知情同意，使用一个数据采集中心多个独立的中心，维持患者高水平的随访，进一步降低研究成本。这些仍然是一个重要的挑战。除此之外，美国食品和药品管理局等监管机构能否根据试验的数据对研究进行精度指导，包括对新药物和器械的审批，也需要得到进一步改善。目前对于大规模临床研究主要的问题包括：①患者失访率高和（或）不完整的研究终点确定；②不准确或不完整的数据收集；③潜在的更高的违反协议。

综上所述，在心血管领域，大型临床研究的利益相关者应该根据既往的经验了解临床试验的发展方向，找出薄弱点，积极改进，共同努力实现临床研究的新变革。

9. 冠状动脉粥样硬化、静脉桥和支架内动脉粥样硬化形成的病理生理进展

重庆医科大学附属第一医院 雷 寒 黄 玮

一、概述

斑块破裂,通常是"易损斑块"或"薄帽的纤维粥样斑块"导致血栓形成的主要原因。冠状动脉血栓形成的次要原因有斑块侵蚀及钙化斑块破裂。冠心病的治疗如冠脉搭桥和介入治疗均可能促进动脉粥样硬化形成。这些动脉粥样硬化的形成过程,相比于通常需要数十年的原发性冠脉疾病,只需要数月或数年。加速发生的动脉粥样硬化包括了巨噬细胞源性泡沫细胞,斑块内出血和纤维薄帽形成。在超过 1/3 的大隐静脉桥患者可观察到术后 1 年之内泡沫细胞的浸润,7 年后出现核坏死及破裂。药物洗脱支架比裸支架新的动脉粥样斑块形成较早,发病率更高。斑块破裂所致的晚期支架血栓形成并发症虽然少见,但死亡率高。原发性冠脉粥样硬化、大隐静脉移植后血管粥样硬化及支架内新生动脉粥样斑块进展过程间的比较,为原发和医源性导致的动脉粥样硬化形成的病理机制提供了新视野。

尽管治疗上有快速的进展,冠心病仍是全球发病率和死亡率的主要原因。2012 年心血管疾病引起的死亡在全世界达 1730 万例,在 2030 年将超过 2360 万。近年的研究显示在美国 1/3 的成人(约 7130 万人)有不同类型的心血管病,包括超过 1700 万例的冠心病。

冠脉搭桥手术是三支血管病变和左主干病变的标准治疗方法,很多研究显示较冠脉介入治疗能降低死亡率。移植血管的选择中,乳内动脉比静脉移植有更好的长期通畅性。然而,只有 5%～10% 的患者能接受双侧乳内动脉移植,因为这种手术会增加围术期并发症、死亡率、手术时间和胸骨损伤的危险性。10%～25% 的大隐静脉桥在冠脉搭桥术后 1 年内会因血栓形成而发生血管闭塞,在冠脉搭桥术后 6～10 年,因动脉粥样硬化的加速发展,每年有 4%～5% 的患者发生血管闭塞。

目前冠脉介入治疗,无论是金属裸支架(bare-metal stents, BMS)还是药物洗脱支架(drug-eluting stents, DES)是有症状性冠心病最常用的治疗方案。支架覆盖不良所致的血管延迟愈合是第一代 DES 造成支架内血栓形成的主要原因。支架内新的粥样斑块形成是第一代及第二代药物洗脱支架的另一个并发症,斑块破裂引起支架血栓形成或再狭窄。

原发性冠心病的临床症状出现需要几十年,不同于静脉桥内、支架内新生的动脉粥样硬化在数月或数年内形成,临床事件发生较迅速。本文回顾了三种不同类型粥样斑块病理特征和发展过程中的多样性。

二、原发性冠脉病变

20 世纪 70 年代后期,Russell Ross 强调了动脉粥样硬化病变形成过程中平滑肌细胞增殖的重要性。1990 年后期 Libby 和 Hansson 的研究结果表明动脉粥样硬化是一种复杂的血管炎性疾病。而 Fuster 和他的同事观察到斑块发展是具有阶段性的:最初的内皮受累,后期发展阶段进一步出现中膜下病变、斑块深层裂缝、溃疡管腔内血栓形成和急性冠脉综合征。

美国心脏协会(American Heart Association, AHA)动脉粥样硬化分类的共识发于 20 世纪 90 年代中期。该分类包括了 6 类:Ⅰ型,内膜增厚;Ⅱ型,脂纹形成;Ⅲ型,过渡或中间损害;Ⅳ型,进展的动脉粥样伴内膜边界清楚;Ⅴ型,动脉粥样斑块被新生纤维结缔组织覆盖;Ⅵ型,斑块表面破裂,斑块内出血,斑块内血栓形成或这几种特征的结合。然而,这种分类方式并没有提及冠状动脉血栓形成的两种重要临床病因,斑块侵蚀(占血栓事件的 25%～30%)和少见但仍重要的钙化结节破裂(发病率<5%)。另外,在 1980 年中期,Davies 发现了以斑块裂缝为特征的激活病变,是至今沟通腔内血液和内膜下坏死核的另一种形式,均未包括在 AHA 的分类当中。

在 AHA 共识分类中未提到的重要的概念是鉴别可能导致临床事件发生的前期病变。识别导致冠脉血栓形成的斑块重要病理学特征不仅有助于我们理解病变进展的机制,还能提高影像诊断能力。导致斑块破裂的前期损害,通常称之为"易损斑块",被分类为"薄帽纤维粥样斑块"(thin-cap fibroatheroma, TCFA)。另有愈合斑块破裂(healed plaque rupture, HPR)表示无症状性突发血栓形成。斑块愈合的概念在 AHA 分类中也未被提及,愈合斑块和愈合侵蚀会增加斑块负荷,导致管腔狭窄和不利的重建,以及无症状性或症状性慢性冠脉完全闭塞(chronic total occlusion, CTO)。

三、非动脉粥样硬化性内膜病变

(一)适应性或弥漫性内膜增厚

适应性或弥漫性内膜增厚常见于易患动脉粥样硬化的动脉(冠状动脉、颈内动脉、髂动脉、腹主动脉及降主动脉),目前认为是对血流的生理性反应而非粥样硬化进程。

(二)内膜黄色瘤的形成

内膜黄色瘤或脂纹,主要是由巨噬泡沫细胞组成的。内膜黄色瘤并不具备粥样斑块进展的特征,且可以逆转,不被认为是进展性的疾病。

四、进展性粥样斑块病变

(一)病理性内膜增厚

病理性内膜增厚是平滑肌细胞组成的早期进展性损害,其内有蛋白聚糖、脂质池和Ⅲ型胶原蛋白组成的细胞外基质。病理性增厚内膜内的巨噬细胞在脂质池的腔内集中,很可能预示着动脉粥样化进展。

(二)早期和晚期纤维粥样斑块

纤维粥样斑块是动脉粥样硬化疾病的进展阶段,其特征是由巨噬细胞浸润脂质池所产生的无细胞坏死核形成。早期的坏死与脂质池伴巨噬细胞浸润中二聚糖、透明质酸和多能聚糖的表达的显著减少有关,均发生了坏死和凋亡。"晚期纤维粥样化"下的坏死核在细胞外基质中显著减少,并且含有更多的胆固醇裂缝,钙化和斑块内出血,且相比于早期周围有新生血管形成。

(三)薄帽纤维粥样硬化

薄帽纤维粥样硬化的概念与广泛应用的易损斑块相似,指有破裂倾向的前期损害。薄帽纤维粥样硬化的高危人群为:高血清总胆固醇,吸烟,>50岁的女性,高敏C反应蛋白增高。薄帽纤维粥样化有一个大的"晚期"坏死核,覆盖纤维薄帽。纤维薄帽是主要由胶原蛋白Ⅰ构成,伴有不同水平的巨噬细胞和淋巴细胞和少量的平滑肌细胞。厚度<65 μm为纤维薄帽易损的病理标志,在急性斑块破裂的患者中更常见。

五、冠状动脉血栓形成

2013年一项1847例急性心肌梗死和心源性猝死病例的尸检报道,73%发生斑块破裂或裂缝,其余为斑块侵蚀。2015年一个注册登记的442例患者的研究中,冠脉血栓形成的斑块破裂也是最常见的(65%),其次是斑块侵

蚀(30%),再者是钙化结节(5%)。

(一)斑块破裂

斑块破裂(图1a)由破裂的纤维薄帽覆盖坏死核组成,通常有巨噬细胞和T淋巴细胞浸润。纤维帽的细胞外基质主要由Ⅰ型胶原组成,并含有少量的平滑肌细胞。斑块破裂处的腔内血栓主要由血小板(白色血栓),可能堵塞或不堵塞血管。巨噬细胞选择性分泌的蛋白酶可能会使得纤维帽更加薄弱,也可能涉及高的剪切力和张力。无论斑块形成病因,吸烟是急性血栓形成的预测因素,并且斑块破裂与高总胆固醇、低高密度脂蛋白及两者比例增高相关。

(二)斑块侵蚀

斑块侵蚀(图1b,c)在未破裂的斑块发生,在大部分斑块侵蚀中,中膜是完整的,炎症比破裂斑块少。与正性重构的斑块破裂相比,斑块侵蚀往往是负性重构。斑块侵蚀更易发生在年轻女性,以及相比于斑块破裂,也更易发生在那些斑块负荷少、狭窄轻和钙化形成少

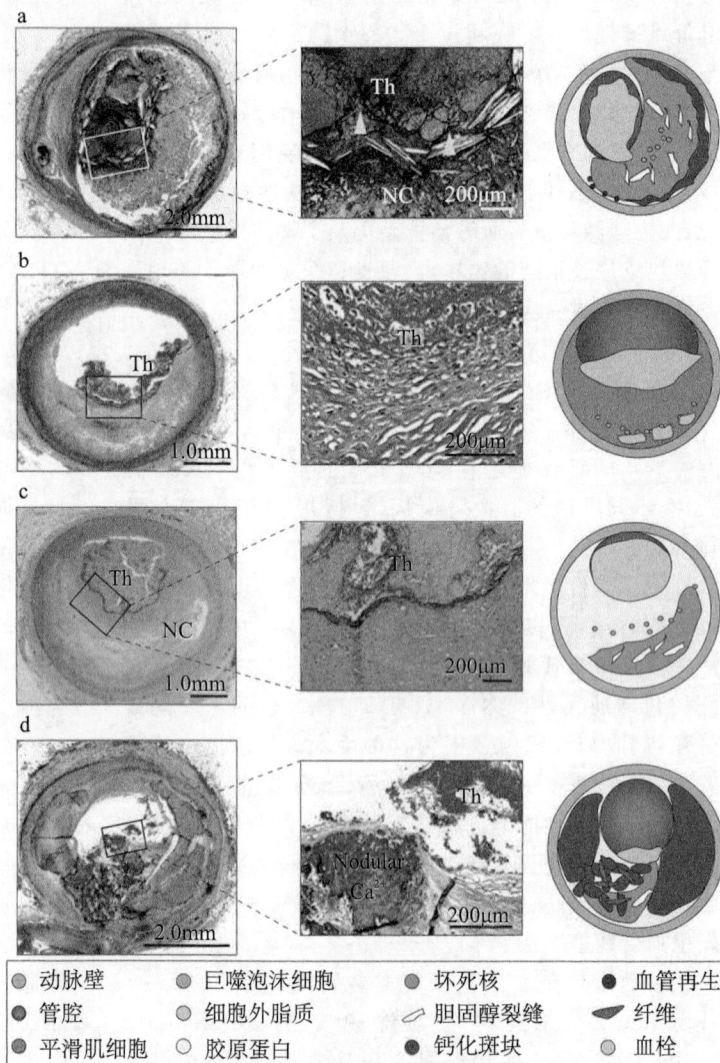

● 动脉壁　● 巨噬泡沫细胞　● 坏死核　● 血管再生
● 管腔　　○ 细胞外基质　　／ 胆固醇裂缝　◢ 纤维
● 平滑肌细胞　○ 胶原蛋白　　● 钙化斑块　● 血栓

图1 冠脉急性血栓形成的形态分类

a:斑块破裂;b:内膜增厚的斑块侵蚀;c:纤维粥样化的斑块侵蚀;d:钙化结节

的患者中。

(三)钙化结节

冠状动脉血栓形成的少见原因是钙化结节形成(图1d)，即高度钙化冠状动脉的常见并发症。在一项2015年的236位急性栓塞导致的冠状动脉猝死病例中，钙化结节的发生率只有5%。钙化结节在右冠状中部或左前降支动脉更常见，因为该处扭曲力最大，更常发生于老年患者。

六、病变进展的机制

斑块破裂和愈合：最重要的机制是斑块内出血。心源性猝死病例损伤中的斑块内出血在破裂斑块中更常见。斑块内出血在血管滋养管内更容易发生，新生血管的内皮细胞在斑块缺损连接处能找到，并且呈现细胞膜大气泡、细胞质内液泡和基膜分离。由于形成不良，"有漏洞的"内皮连接处常与炎症相关，尤其是巨噬细胞和T淋巴细胞，并很可能会造成红细胞溢出，从而产生斑块内出血。斑块内出血是导致病变部位迅速增大的三大原因之一(其他两个是腔内血栓和斑块裂缝)，导致急性冠脉综合征的发生。无症状性腔内血栓通常不会发生血管闭塞，但一旦发生，即是慢性完全性闭塞。非闭塞性血栓形成可以由无症状性斑块破裂

或斑块侵蚀造成，而且血栓会由肉芽组织机化并随即被平滑肌细胞浸润，伴蛋白聚糖和胶原蛋白的沉积，当它愈合时，转变为纤维斑块。

七、晚期斑块的钙化

冠状动脉钙化显示与斑块负荷线性相关，但与狭窄无线性关系。80%的冠状动脉猝死病例能观察到粥样硬化斑块的钙化，在稳定斑块比不稳定斑块中能看到更显著的钙化。钙化很可能是多个危险因素的结果，包括性别、年龄、肾功能、糖尿病、维生素D水平和其他骨代谢相关因素，以及基因的生物标记。

八、加速动脉粥样硬化

大隐静脉移植血管动脉粥样硬化。与原发的冠脉病变比较大隐静脉移植血管(SVG)更容易且更快发生动脉粥样硬化。置入后第1年内，全部移植静脉均显示血管内膜增厚，这是对系统血液循环和手术操作的适应性反应。SVG内的血管内膜增生由同心分布的平滑肌细胞、蛋白多糖以及Ⅲ型胶原组成(图2)。SVG的最早动脉粥样硬化改变在大约1年时出现，特征为泡沫细胞累积。术后2～5年形成坏死核。斑块破裂可能导致出血，经常发生于手术后5～10年。术

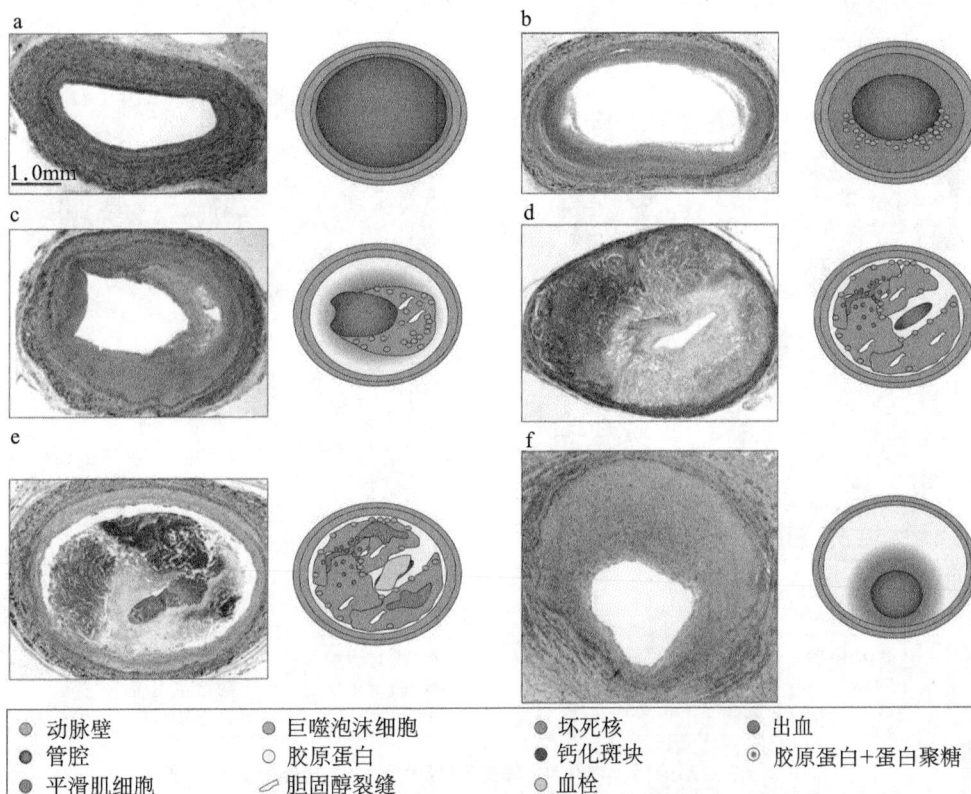

● 动脉壁	● 巨噬泡沫细胞	● 坏死核	● 出血
● 管腔	○ 胶原蛋白	● 钙化斑块	◉ 胶原蛋白+蛋白聚糖
● 平滑肌细胞	⟋ 胆固醇裂缝	● 血栓	

图2　静脉移植后的加速动脉粥样硬化

a：移植后第1年移植静脉内发生动脉硬化和内膜纤维增厚；b：进展性泡沫细胞聚集导致内膜黄瘤形成；c：移植1～3年后坏死核形成导致纤维粥样硬化；d：移植后4～5年斑块内出血进入脂质核，出现轻至中度的管腔狭窄；e：移植5～10年斑块坏死核破裂伴出血，导致腔内血栓形成；f：冠状动脉吻合可见内膜纤维增厚，动脉粥样硬化疾病不常见(纤维斑块)

后1～7年的临床SVG磨损耗率为每年2%,7～12年增加到每年5%;第10年,仅38%～45%的SVG仍通畅。典型的SVG动脉粥样硬化与原发性冠状动脉病比较,纤维帽形成较差,较脆弱,容易发生破裂。

心血管危险因素也适用于SVG疾病。研究表明总胆固醇和移植静脉动脉粥样硬化之间存在很强的相关性。与LDL胆固醇降低至132～136 mg/dl时SVG动脉粥样硬化中度降低(39%)比较,强化他汀治疗使LDL胆固醇水平降低到93～97 mg/dl后,SVG动脉粥样硬化发病率显著降低(27%)。

九、支架内的动脉粥样硬化

支架内动脉粥样硬化或"新生血管动脉粥样硬化"(图3)与SVG中形成加速动脉粥样硬化有很多相似之处,因为新生血管内膜增生有利于巨噬泡沫细胞浸润。与原发性疾病不同,病理性血管内膜增厚的脂质池病灶在新生动脉粥样硬化(以及SVGs的动脉粥样硬化)中不常见。较年轻患者、支架置入时间长、雷帕霉素药物洗脱支架(SES)和紫杉醇药物洗脱支架(PES)及不稳定斑块均为新生动脉粥样硬化的独立危险因素。支架内斑块侵蚀少见,再狭窄BMS的侵蚀病变中,重度狭窄处因高剪切力导致内皮细胞损伤有可能引起血栓形成,一般在支架置入后1年内发生。

十、动脉粥样硬化过程的比较

动脉粥样硬化、移植静脉和支架相同的最重要的特征是巨噬细胞浸润,与"脂肪纹"最相似。移植静脉和支架中的巨噬细胞倾向于累积在移植血管表面或支架周围,这与原发动脉粥样硬化不同。另一个重要区别是,原发病变中的内膜黄瘤或"脂肪纹"可能会退化,部分为非进展性病灶,而支架或SVG中的泡沫样巨噬细胞簇会通过细胞死亡进展形成坏死核。原发冠脉病变中,有脂质池的病理性血管内膜增厚很常见,是病灶进展的途径;然而,病理性血管内膜增厚伴有脂质池很少发生于移植静脉或DES中,但可以见于BMS。原发疾病中,脂质池和坏死核位于血管内膜深层。新生动脉粥样硬化的坏死核更多位于表浅部位,因此,在纤维斑块中罕见,某些情况下发生于薄帽纤维粥样硬化。与原发冠脉疾病类似,斑块内出血也是新生动脉粥样硬化的并发症等。

十一、结论

原发性冠状动脉疾病中腔内血栓形成的主要原因是斑块破裂,其次为继发于斑块侵蚀,钙化结节中发生的概率最小。无论管腔狭窄程度如何,斑块破裂的前期损伤,即"易损斑块"或"TCFA",是介入治疗的一个

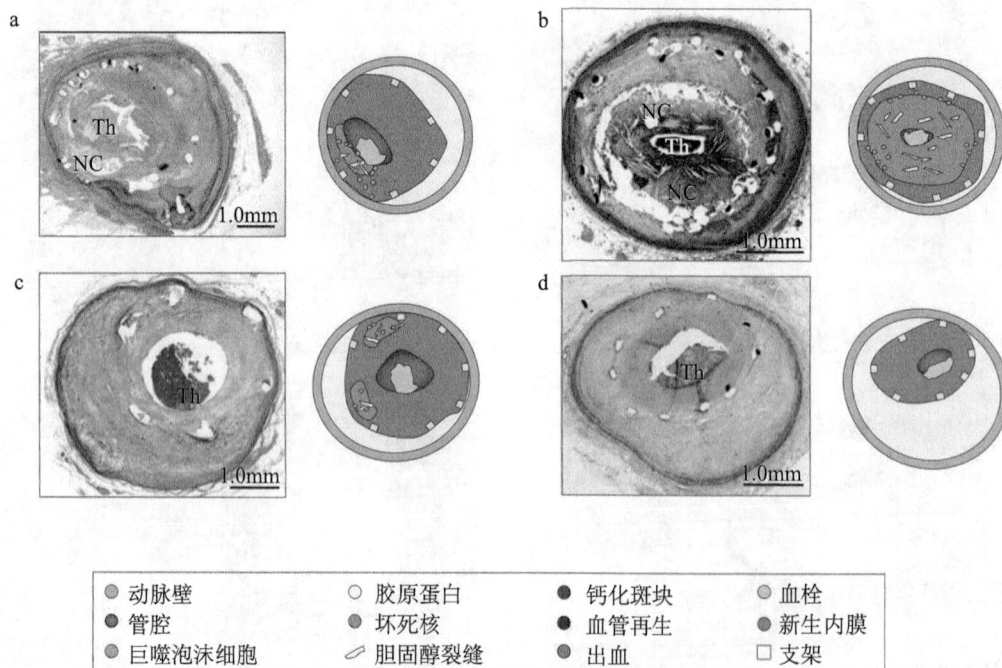

图例:
- 动脉壁
- 胶原蛋白
- 钙化斑块
- 血栓
- 管腔
- 坏死核
- 血管再生
- 新生内膜
- 巨噬泡沫细胞
- 胆固醇裂缝
- 出血
- 支架

图3 新生动脉粥样硬化和"再狭窄"所致的晚期支架内血栓形成

a:紫杉醇洗脱支架;b:金属裸支架;c:因雷帕霉素洗脱支架内斑块侵蚀伴潜在新型动脉粥样硬化形成所致的晚期支架内血栓形成;d:支架内斑块侵蚀及金属裸支架再狭窄所致晚期支架内血栓形成

较好的干预靶点。

　　大隐静脉移植术后和支架内动脉粥样硬化,病程进展通常为数月至数年,而临床事件中斑块破裂则在2~10年发生。在原发性冠脉疾病中,该进程持续几十年。移植大隐静脉后或支架内加速形成的动脉粥样硬化病理特点为巨噬泡沫细胞浸润、斑块内出血和薄纤维帽,是潜在冠脉事件的重要标记。新形成的冠脉粥样硬化是晚期支架内动脉粥样硬化形成的一个原因,其发生在药物洗脱支架中比金属裸支架更频繁和迅速。

　　综上所述,冠脉粥样硬化病理生理学的形态学比较可以帮助我们更深入地理解原发性冠脉硬化、大隐静脉移植后粥样硬化、支架内新粥样斑块形成。未来仍需要对冠脉粥样硬化进行深入研究,以更好地降低心脑血管风险的和预防疾病。

10．心源性猝死：病因、心肺复苏和二级预防

江苏省人民医院　曹克将

一、概述

心源性猝死（Sudden Cardiac Death，SCD）是一个严重的公众健康问题，对社会和卫生保健系统的影响是公认的。在过去 10～15 年，SCD 的相关数据呈现爆炸性增长，针对 SCD 的系统性诊断流程及个体化治疗逐渐出现，使心脏骤停的医疗实践和风险管理发生了显著变化。本文的目的是总结目前对 SCD 的理解和处理策略，主要讨论当前对心脏骤停患者的管理和二级预防的概念。

二、心源性猝死的流行病学及病因分析

心脏性猝死是指在急性症状发生后 1h 内或无症状患者 24h 内，因心脏性原因导致的突然死亡。尽管在过去的几十年医学有了巨大的进步，SCD 仍是死亡的主要原因之一，约占美国所有致命性心血管事件的 50%。2014 年美国的 SCD 年发病率为 76/100 000，共夺取 230 000 人的生命。在中国有张澍教授的调查研究显示，我国每年 SCD 的发病人数约为 54 万，相当于每分钟有 1 人发生 SCD。

SCD 的病因主要有四大类：冠心病、结构性非缺血性心脏病、遗传性心律失常性心肌病（主要有 LQTS、ARVC、BRUGADA 综合征等）、环境及其他因素。其中冠心病占所有 SCD 的 75%，结构性非缺血性心脏病占 10%～15%，原发性电紊乱占 5%～10%，尚有 5% 的事件无明确原因，被称为不明原因猝死（Sudden Unexplained Deaths，SUD）。从治疗及预后的角度分析，SCD 的心律失常机制主要包括两种：室性快速性心律失常（室颤及无脉性室速，VF/pVT）、心脏静止或无脉电活动。研究证明 25% 的 SCD 心律失常为室颤及无脉性室速，可通过电复律纠正，但是 SCD 的类型正在逐渐发生变化，在过去的 30 年因心脏停搏及无脉电活动的增加，可电击节律明显下降。这种转变的确切原因尚未可知，可能与 ICD 一级预防的广泛使用、冠心病、心衰的良好管理有关。

三、心源性猝死的心肺复苏

心脏骤停的生存率与事件发生时的潜在节律及发生环境密切相关，可电击心律的心脏骤停（VF/pVT）预后较好，生存率约 30.5%，而无脉性电活动整体生存率约 8%。成功复苏的关键在于高质量的心肺复苏（Cardiopulmonary Resuscitation，CPR）和早期除颤。快速开始心肺复苏极其重要，因为成功复苏的概率随着时间的推移迅速下降，患者的存活率每分钟下降 7%～10%。早期 CPR 定义为患者倒地后 5～10min 开始胸部按压，这已被证明可通过延缓 VF/pVT 转变为心脏静止从而提高除颤成功率。高质量的心肺复苏可提供正常心排血量的 25%～33%，从而保护复苏患者的神经功能免受损害。

心脏除颤是终止 VF/pVT 的基石，当可以立即取得体外自动除颤器（AED）时，应尽快使用除颤器。当不能立即取得 AED 时，应立即开始心肺复苏，并同时让人获取 AED，视情况尽快尝试进行除颤。但心脏静止和（或）无脉性电活动无法通过除颤恢复自主心律，主要依赖 CPR 及药物，紧急经静脉心室起搏无效甚至有害。高质量心肺复苏包括以足够的速率和深度进行按压，保证每次按压后胸廓回弹，尽可能减少按压中断，并避免过度通气。2015 年 AHA 心肺复苏指南再次强调 CPR 应先开始胸外按压再进行人工呼吸（C-A-B 而非 A-B-C），以减少首次按压的时间延迟，尤其在单人施救时更加重要。成人胸外按压幅度至少 5cm，但不超过 6cm，速率为 100～120/min。持续高质量的心肺复苏即使对训练有素的专业人员也是一个挑战，因此，机械式胸部按压装置开始研究使用，研究较多的为 LUCAS™ 系统。但目前，指南建议机械式胸部按压装置仅作为一种替代方法或在特定情况下使用。开放气道方面，目前尚无研究比较气管插管、声门上气道装置及面罩通气在生存率及神经系统预后的差异。指南并未强调气管插管较面罩通气的优越性，通气速率的建议简化为 10 次/min。

心肺复苏中抗心律失常药（AAD）及升压药使用广泛，其中核心药物为胺碘酮和肾上腺素。对于一次电击后仍然持续或再发的顽固性 VF/pVT 患者，静脉使用胺碘酮作为一线推荐。不建议常规使用利多卡因，但在恢复循环后再发 VF/pVT 导致的心脏骤停，可以考虑立即开始或继续使用利多卡因。不同于胺碘酮，肾上腺素在可电击心律及不可电击心律患者中均可使用，尤其对心脏静止和（或）无脉性电活动患者，建议尽早使用肾上腺素。联合血管加压素和肾上腺素相

比使用标准剂量的肾上腺素在治疗心脏骤停时没有优势,而且给予加压素相对仅使用肾上腺素也没有优势。因此,为了简化流程,已从成人心脏骤停流程中去除加压素。此外,一项观察性研究表明,心脏骤停后使用β受体阻滞剂可能会带来收益。尽管这项研究还不足以成为将其建议为常规疗法的有力证据,但因 VF/pVT 导致心脏骤停而入院的患者,可以考虑尽早开始或继续口服或静脉注射β受体阻滞剂。

近期的研究对 AAD 在改善顽固性 VF/pVT 患者生存率及神经系统功能中的作用提出了疑问。尽管有两项研究提示静脉内使用胺碘酮相比较安慰剂或利多卡因可增加患者自主循环恢复概率,并提高生存率,但对顽固性 VF/pVT 整体结果不佳。最近的一项大型研究 ROC-ALPS 将 3026 例院外心脏骤停的患者分为胺碘酮、安慰剂或利多卡因组,一级终点为出院生存率,三组无明显差别,三组患者神经功能预后也无显著差异。亚组分析显示有或无目击者的顽固性 VF/pVT 预后不同,在有目击者的顽固性 VF/pVT 中使用胺碘酮较安慰剂增加生存率,但与利多卡因无明显差异。值得注意的是,ROC-ALPS 研究中的患者在使用抗心律失常药物前均已进行了长时间的心肺复苏,平均除颤次数为 3 次(2~4),平均延迟时间为拨打报警电话后(19±7.1)min。药物潜在的抗心律失常作用可能被心脏骤停后期复杂的代谢变化所抵消,因为这本身就是不良预后的独立预测因子。因此,这也从一个侧面说明了抗心律失常药物在顽固性 VF/pVT 患者尽早使用的重要性。ROC-ALPS 的研究结果可能不适用于得到及时复苏或院内心脏骤停的患者。

尽管急救系统有了显著的进步,心脏骤停患者的生存率仍不足 10%,因此,更先进的心肺复苏工具也在研发使用。机械循环支持如动静脉体外膜肺氧合(ECMO)引起了较多关注,但因现有的科学证据较少、费用昂贵、使用程序复杂,从而限制了其在心脏骤停患者复苏中的广泛使用。目前在心脏骤停患者中,ECMO 的使用主要限于存在可逆性原因的特定患者或等待心室辅助装置或心脏移植期间的桥接治疗。

四、心肺复苏后稳定及功能恢复

心脏骤停的生存率及良好的神经系统预后不仅依赖及时有效的心肺复苏,也依赖自主循环恢复后的高级生命支持及病因治疗。及时血管再通及诱导低体温是其中两个最重要的措施。因急性冠脉综合征所致 SCD 发病率高,因此,在患者恢复自主循环后应在第一时间行 12 导联心电图检查。对于所有 ST 段抬高的患者,以及无 ST 段抬高,但血流动力学或心电不稳定,疑似心血管病变的患者,建议紧急冠状动脉造影,及时的血管再通对提高生存率、改善预后极其重要。

此外,血管再灌注也是心跳骤停后心律及血流动力学保持稳定的关键因素,通过维持器官正常血流灌注、氧合从而达到血流动力学稳定的目标,但具体情况仍要根据患者的一般状态、有无合并症及左室功能而定。

2002 年两项随机双盲试验的发布奠定了低体温在心跳骤停恢复自主循环后昏迷患者中的应用价值。试验证明将患者的体温维持在 32~34℃共 12~24h,可显著改善患者的总生存率及神经系统功能。新的证据表明,相对温和的低体温可带来同样获益。试验将 950 例院外心跳骤停的患者随机分为 33℃ 和 36℃ 两组,共 28h,180d 后两组总死亡率及神经系统预后无显著差异,提示 36℃ 的体温管理目标同样有效并更易达到。因此,2015 年指南有关目标温度管理的建议有所更新,所有在心脏骤停后恢复自主循环的昏迷,即对语言指令缺乏有意义的反应的成年患者,都应采用目标温度管理(TTM),选定在 32~36℃,并至少维持 24h。目标温度管理应在患者入院后早期开始,但院前治疗性低体温因无证据支持则不再继续推荐。

心跳骤停后的病因诊断及治疗同样重要。复苏成功后即可早期进行冠状动脉造影、心脏彩超、实验室检验等常规检查,患者病情稳定后尚可进行进一步的检查如心脏磁共振(MRI)。心脏 MRI 在心跳骤停患者的病因诊断中非常重要,尤其在无明显冠脉病变的患者,目前已经成为排除结构性心脏病的金标准,并被现行指南强烈推荐。心脏 MRI 在鉴别诊断非缺血性心肌病如急性心肌炎、浸润性心脏病、遗传性心律失常性心肌病中尤为有用。

五、心源性猝死的二级预防

在存在不可逆原因的心源性猝死患者中,5 年再发室速或室颤的概率接近 43%,置入式复律除颤器(ICD)是唯一有效的二级预防措施。ICD 置入在 SCD 二级预防中的获益经三项随机临床试验证实:抗心律失常药物和 ICD 对比研究(AVID)、加拿大置入除颤器研究(CIDS)和汉堡心脏停搏研究(CASH),分别对比研究抗心律失常药物(主要是胺碘酮)和置入 ICD 的效果。试验的结果提示 ICD 可显著减少全因死亡率或心律失常致死率。Meta 分析显示,ICD 治疗可以减少心律失常致死率事件的 50% 和全因死亡率的 28%。此外,AVID 研究结果明确显示,受益的人群主要集中于左室射血分数在 20%~34% 的患者中。因此,2015 年 ESC ICD 预防心源性猝死指南根据不同病因、患者心功能状态等做了非常细化和具体的解释。

新技术方面,皮下 ICD 作为经静脉除颤器的替代疗法,适用于存在 ICD 置入指征、但不需要针对心动过缓起搏治疗、心脏再同步化或抗心动过速起搏的患者。另外对于经静脉途径存在困难、因感染而需取出经静脉除颤器或需长期 ICD 治疗的年轻患者,皮下 ICD 可作为经静脉 ICD 的有效替代治疗方案。皮下 ICD 的优点包括减少电极相关并发症、更换简便、避免装置感染时的血行传播,但相应存在的缺点有价格更高、装置体积大、感染率更高。此外,皮下 ICD 的使用经验仍然较少,且置入时需进行除颤测试。

2002 年在美国推出了一款辅助除颤设备——可穿戴式心脏复律除颤器(WCD)。对于短时间内猝死高危且暂不适合置入 ICD 的患者如存在活动性感染、心肌梗死<40d 可考虑 WCD 桥接治疗。该装置通过 4 个体表电极记录 2 个导联心电图,当检测到室速或室颤时即发放 75～150 J 的电击能量。但目前为止尚无 WCD 在二级预防中的临床数据或正式推荐。

药物方面,仅使用抗心律失常药物在结构性心脏病 SCD 患者的二级预防中效果有限,循证医学资料表明,目前尚无一种 AAD 能有效预防猝死。CAST 试验证实,对于有频发室性早搏病史的心肌梗死后患者,虽然应用 Ⅰ 类抗 AAD 能有效抑制心律失常,但增加了心律失常相关性死亡、缺血性死亡和总体死亡率。CAS-CADE 研究提示 Ⅲ 类 AAD 可能优于其他抗心律失常药物,后来,Ⅲ 类 AAD 的疗效进一步得到 CAMIT 试验、EMIAT 试验及 SWORD 等试验的证实,即对于心肌梗死后患者,Ⅲ 类 AAD 尤其是胺碘酮可以降低心脏骤停和 SCD 的发生率。但遗憾的是不能有效降低总死亡率。然而,作为临床实践中应用最为广泛的 SCD 防治手段,AAD 仍具有重要的临床地位,尤其是 Ⅲ 类 AAD——胺碘酮、索他洛尔、多非利特等。β受体阻滞剂具有一定的预防 SCD 的作用,在缺血性心脏病患者。此外,遗传性离子通道病患者根据发病机制的不同应选择相应的抗心律失常药物方案,也可减少恶性心律失常的发作。

六、展望

在过去的 10～15 年,我们对 SCD 的理解和治疗发生了显著的变化,尽管患者的生存率和神经功能恢复有了显著进步,很多心脏骤停患者仍然会出现事件再发。目前正在尝试针对特定患者亚组探索更个体化复苏策略及复苏后管理,从而改善他们的预后。进一步改善一级预防和二级预防的风险预测模型也势在必行,未来的风险分层可能转向以整合新型的、有前景的概念和风险预测标志物为特点的多变量建模。

近年来心血管遗传学和遗传性心律失常的研究进展加深了我们对不明原因猝死和原发性电紊乱的理解。先进的基因筛查手段如全外显子测序将会更加推广、价格更低,从而拓宽我们对基因信息的认识,提高我们对疾病发生机制的理解。除此之外,目前尚存在一些问题需要更多的临床研究来证实,如:冠心病和心衰以外的原因所致 SCD 如何预防及降低死亡率;左心室射血分数保留的患者 SCD 的发生机制和预防,这可能涉及多学科,包括心脏病学、遗传学、流行病学及基础与转化科学。尽管遗传性心律失常和心肌病领域取得了重大进步,但仍有大量的遗传性心律失常和心肌病在诊断之前死亡。因此,对于此类患者的诊断方法、危险分层仍有待提高。

总之,SCD 的机制主要为急性心肌缺血、左心功能下降、离子通道异常等原因导致心室颤动等恶性心律失常。不断提高 SCD 的心肺复苏、复苏后管理策略将改善患者生存率及神经系统功能康复。对 SCD 的一级预防和二级预防更加重要,针对高危患者,遵循个体化原则,根据心律失常的类型、合并的基础心脏病、发作时的血流动力学状态以及发生 SCD 的危险性综合考虑,除对原发疾病积极治疗外,分别或联合选择置入 ICD、药物或导管射频消融治疗等措施。针对不同病因的个体化治疗和管理将为减少恶性室性心律失常发挥重要作用。

11. 循证医学的进展与局限

中南大学湘雅医院　杨天伦　龚　丽

一、循证医学基本概念

1992 年，Gordon Guyatt 博士等在《美国医学会杂志》（The Journal of the American Medical Association，JAMA）上发表了"循证医学：医学实践教学的新模式"，这标志着循证医学的正式诞生。1996 年，加拿大著名临床流行病学专家 David Sackett 教授提出了广为接受的循证医学定义：医生严谨、清晰、明智地运用当前最佳证据来为患者进行医疗决策。此后，伴随循证医学的发展和不断的争议，2000 年 Sackett 教授进一步完善了该定义：慎重、准确和明智地应用当前所能获得的最佳研究证据，结合临床医生专业技能和多年临床经验，考虑患者的价值和愿望，将三者完美地结合，制定患者的治疗措施。近年来形成的广义循证观进一步强调结合当前可得最佳据与本土转化条件的差异。

基于循证医学的定义，Davidoff 及其同事界定了循证医学的五个相关核心概念：①临床决策应该以可利用的最佳证据为基础；②应由临床问题来决定获得的证据类型；③确认证据必须使用流行病学和医学统计学的方法；④只有在被用到病患管理或做出医疗卫生决策中去时，源自确认和评估的证据结论才是有用的；⑤后效评估应该持续进行。循证医学包括四个基本步骤：在临床实践中提出问题，在全世界范围内寻找证据，对收集到的最新、最全面的证据进行评价，然后应用确认为最好的证据并进行再评价。循证医学将证据进行分级，即将研究证据按质量、可靠度分为五级，其证据力度依次降低，Ⅰ级为所有 RCT 的系统评价和 meta 分析，Ⅱ级为单个样本量足够大的 RCT，Ⅲ级为非随机的对照研究，Ⅳ级为无对照的系列病例观察，Ⅴ级为专家意见。临床实践中应首先考虑使用Ⅰ、Ⅱ两级金标准证据，在没有金标准证据的情况下可依次使用其他级别的证据，专家意见可信度最低。

二、循证医学进展

20 世纪 90 年代循证医学工作者发起的循证医学运动取得的最显著的成功是提出了未来医疗决策的操作规程。从那以后，在世界范围内迅速掀起了普及发展循证医学的热潮，推动国际医学的进步。越来越多的医学期刊致力于循证医学文献报道，在标题上以"循证"为前缀的文献逐渐增多。建立了专门的循证医学

网站，循证医学学术部门及中心，培养了循证医学方面的教授。在过去的 20 多年里，循证医学迅猛发展，影响日益扩大。

Cochrane 协作网是循证医学运动最突出的成果，它收集整理研究依据，尤其是临床治疗的证据，建立资料库——图书馆，这是近 4 万循证医学工作者共同努力的结果。Cochrane 图书馆每年发表 4000 多篇与医学治疗相关的临床试验的系统评价。2010 年，Cochrane 图书馆有将近 4 百万的下载量。

循证医学致力于改善临床实践，而这与临床指南的目的一致。临床指南针对某一种疾病诊断试验的应用和不同治疗手段的有效性提供明确清晰的推荐意见，因此很受临床医师欢迎，应用也很广泛。近 20 年来，国际性杂志上已发表了许多指南，我国的各种医学专业会议和杂志也发表了不少根据我国情况制定的临床指南。正由于临床指南的重要性和实用性，其科学性就显得尤为重要，错误的指南会导致错误的临床行为。因此，指南的制定也要求建立在当前最佳证据的基础上。Cochrane 协作网和其他学术团队发表的系统评价对临床指南的制定做出了重要贡献。临床指南与循证医学密切相关，因为循证医学是临床指南制定的基础，而临床指南也是传播循证医学主张的重要途径。

循证医学也提高了人们对"过度诊断"的不断重视。早在几十年前人们就知道一些疾病如甲状腺癌和前列腺癌的诊断率提高并没有使死亡率下降。然而自从 20 世纪 90 年代开始人们对过度诊断的重视戏剧性地增加，从 1973 年起 pubmed 上有 448 篇文章出现"过度诊断"这一名词，其中 424 篇发表在 1990 年后。过度诊断在前列腺癌和乳腺癌方面受到的关注最多，但是目前几乎在所有的医学领域都好像面临这一问题，过度诊断也成为新医学运动的焦点。根据需求和花费来改善临床预后确实很重要，这些运动将有望对此产生一定的帮助。

循证医学在改革医学伦理学和职业道德规范方面做出了重要贡献，它致力于确认在实践中运用最佳证据对于医学伦理学和职业道德规范是很关键的。循证医学的发起时间和人们对医学职业道德规范关注的时间恰好相合。例如，美国的塔斯基吉梅毒试验引起了人们对医学伦理的极大关注并导致了一系列重要的改革，这在 1979 年的贝尔蒙特报道中得到了体现，这个

报告是关于保护人体研究受试者的道德伦理准则与指导方针。在当时许多人觉得卫生保健很贵,医生过于权威。在英国,一项调查从1984～1995年布里斯托尔小儿心脏外科异常高围术期死亡率的研究发现,由于缺乏资助、组织和领导能力差、设备缺乏导致了卫生事业一系列严重的错误。循证医学的发起也包括对效率低下、准确率低、浪费大及导致可避免伤害的医疗实践的批评,这成了另一个号召改革的原因。而且,循证医学运动在找准卫生保健相关注意力上取得的巨大成功确保了在讨论医学职业道德规范上,循证医学是要考虑的重要标准。这对明确循证医学是医疗实践的关键组成部分有着积极的影响。

三、循证医学的局限性

循证医学强调证据最优化,从而导致追求最佳证据的过度化和绝对化。它将证据进行分级,认为随机临床试验是评价治疗效果和安全性的有力工具。循证医学认为医疗实践是很客观的事情,应该对已发表的研究予以更多的信任,而机械推理和专家意见可信度小得多。从理论上讲,循证医学追求证据的最优化是值得肯定和推崇的,只有最佳证据证实的好的诊疗方法才能有效指导临床实践。从而保证获得最好的临床诊疗效果。但是,循证医学在强调证据最优化时,采用的所谓最为可行的试验方法和最精确的统计分析所获得的结论与真实世界中事实本身是有差距的,有时差距可能会很大。事实上,随机临床试验和系统评价所获证据,在现实临床实践中较难获取,因为按照随机临床试验和系统评价的要求进行研究而获得的证据确实太少。绝大多数疾病诊治方案的制订还是依赖于较低级别的证据。因此,在具体临床实践中不能一概否认低级别证据的巨大作用。循证医学认为是最低级别证据的专家意见,在很多情况下可有效指导临床,产生好的结局,特别是对疑难病的诊治,专家意见有时会起决定性作用。事实上,专家意见和经验本身就是经过临床反复验证后所获得的总结。是对疾病规律的认识。很多时候是非常有用的证据。

临床试验的结论并不具有代表性。好的临床试验有着清楚的入选标准和排除标准,通常包括年龄限制,同时存在的其他疾病,服用的药物及一系列临床和生化标准。这意味着只有一小部分符合条件的人入选,而如今大部分接受治疗的患者并不符合这些条件。Aronow注意到20世纪末开展的与冠心病相关的临床试验所得出的结论并不适用于年纪更大的人。比如,美国37%确诊的心肌梗死患者年纪大于75岁,但是从1966～1990年及1991年到2000年急性冠脉综合征临床试验所招募的人中,这一人群所占的比例仅分别为2%和9%,女性患者所占的比例也很低。

循证医学在需长时间治疗的疾病上运用有局限。上百万的心血管疾病患者几十年甚至终身服用阿司匹林、他汀类、β受体阻滞剂及血管紧张素转化酶抑制剂。但是临床试验证据仅来源于5～10年的观察,而且对这些药物的配伍使用和老年患者的使用并没有可靠证据。新治疗方法的发展,如急性冠脉综合征的介入治疗,改变了疾病的自然病程,一些临床试验在开展之初所设定的目的可能与有些患者已不再相关。因此,我们对长时间治疗的风险和收益的了解有很大的差异。特别说明的是,没有研究证实持续长时间的治疗和撤药相比是有益还是有害的。直到最近才有心照不宣的默认,认为使用1种药物治疗单一疾病的随机对照试验才是指导治疗和制定临床指南的金标准。

循证医学对有合并症的患者应用有限。慢性病患者通常合并有一些其他疾病,特别是老年患者,当多种药物一起使用时可能对治疗有混杂影响。于是,患有其他疾病或同时服用多种药物的患者一般都被临床试验排除了,因此,对于大多数临床试验所得出的数据能否安全的应用于这样的患者并不清楚。最近一项研究对8578位有两种或两种以上疾病的老年患者平均随访了24个月,这些疾病包括房颤、冠心病、慢性肾脏疾病、抑郁和血栓栓塞性疾病。该研究对比了9种常用药物(β受体阻滞剂、钙通道阻滞剂、氯吡格雷、二甲双胍、肾素-血管紧张素系统阻滞剂、选择性5-羟色胺再摄取抑制剂及5-羟色胺-去甲肾上腺素再摄取抑制剂、他汀类、噻嗪类和华法林)对死亡率的影响。研究发现,虽然β受体阻滞剂、钙通道阻滞剂、肾素-血管紧张素系统阻滞剂、他汀和华法林对死亡率的平均影响与临床随机试验结论一致,然而,β受体阻滞剂和华法林的影响根据合并症不同而不同,氯吡格雷、二甲双胍、肾素-血管紧张素系统阻滞剂、选择性5-羟色胺再摄取抑制剂及5-羟色胺-去甲肾上腺素再摄取抑制剂对生存率并没有益处。尽管这项研究对有些同时患多种疾病和服用多种药物的人群提供了一定的保证,却也证实了对大部分患者来说临床试验数据的应用具有不确定性,有必要进一步研究。

在循证医学的临床试验中,认为$P<0.05$为有显著性差异,而$P\geqslant0.05$为无显著性差异。但是显著性不是这样一分为二的,一个熟练的统计学家可以通过"校正"使P值从0.051变为0.049,确实也有人这么干过。统计学家和流行病学家认为的差异有显著性,在临床医生看来也许并不是。因为样本量有限,几乎没有哪一个临床试验在事先确定好的亚组中能招募足够的患者来进行有意义的统计学分析。临床医生知道每一个患者对治疗的反应及承担的风险都是不一样的,这在研究急性心梗中美托洛尔作用的MIAMI研究中得到了很好的诠释,该研究表明美托洛尔治疗的

总体获益并没有显著性差异。尽管如此，但是要考虑到可能存在这样的生物学亚群，虽然在统计学上无显著性差异，但是能从 β 受体阻滞剂的治疗中获益。这样不是更理智吗？另外一个例子是，在有心血管疾病风险的人群中应用低剂量阿司匹林的临床试验中发现，低剂量阿司匹林治疗可以显著地下降心血管死亡的相对风险达 44%。根据这个结果，医生本可以信心满满地建议有心血管危险因素的人在一级预防中服用低剂量阿司匹林。但是在实际中却很少有医生这么做，因为绝对风险的减少只有 0.6%，而大出血的风险却增加了。

循证医学的主要目标之一是利用可获得的客观数据去辨别有效的治疗方法，摒弃无效或有害的治疗方法，这是它的一大优点，但是也带来了这样的问题：测量什么样的数据，什么是可测量的，这些数据是怎么应用的？像死亡率、发病率及费用效益这些结局测量是达到这一目的的有效方式，也是相对容易得到的数据。然而，像护理质量、患者对疾病的感受、对人类尊严的尊重及对知识库的贡献这些难以获得但对医学有重要作用的因素却难以量化。临床随机试验中对测量数据的选择增加了偏倚。

四、展望

致力于提高医疗实践中证据的努力已经有一段很长的历史了，而且还将继续下去，20 世纪 90 年代早期循证医学的问世对此注入了一股强劲的动力，现在循证医学这个概念已经是医学职业道德规范中不可缺少的因素。循证医学极大地提高了人们在做医疗决策时对可信的已发表证据的重视，以及为了促进这一目的而发表了大量可容易获取的综述。循证医学同时也是临床指南制定的重要基础。它成功地使临床试验数据公开，提高了研究结论的可信度。

尽管循证医学取得了很大的成功，但是对循证医学的定义从来没有统一的认识，这或许反映了循证医学的发起是靠着有力而成功的语言修饰，并不是理智的认识。这导致了对医学中证据作用的有限观点及不同卫生保健领域中不同甚至相左的观点。如果循证医学要在更宽广的医学领域发挥有意义的作用，它必须要进行改革。特别是从个体患者上获得的与疾病相关的信息、患者对治疗的期望的相关信息需要作为关键的证据和其他数据整合在一起，从而做出医疗决策。

循证医学不能只研究药物和医疗器械而遗漏大部分与卫生保健相关的证据，特别是在卫生政策与改革领域的证据。循证医学不能是商业性质或者政治性质的，不然容易对医药和卫生保健领域的证据产生偏见。在它所研究的主题中，循证医学必须是而且必须被看成是独立的。它需要审问和挑战医药和卫生保健领域的各个方面：是否是商业性质的？是否是意识形态上的？是否是政治性质的？循证医学在医疗实践的几个重要领域发挥了作用，但是目前在医药和卫生保健领域中仍存在许多盲区，如果循证医学想要获得持续发展，它必须开始在这些盲区中发挥作用。

参 考 文 献

Aronow W S. 2001. Approach to symptomatic coronary disease in the elderly: TIME to change? [J]. Lancet, 358 (9286):945-946.

de Gaetano G. 2001. Low-dose aspirin and vitamin E in people at cardiovascular risk: a randomised trial in general practice. Collaborative Group of the Primary Prevention Project[J]. Lancet,357(9250):89-95.

Lee P Y, Alexander K P, Hammill B G, et al. 2001. Representation of elderly persons and women in published randomized trials of acute coronary syndromes[J]. JAMA, 286(6):708-713.

Office Of The Secretary, Department of Health, Education and Welfare, National Commission forthe Protection of Human Subjects of Biomedical and Behavioral Research. 2014. The Belmont Report. Ethical principles and guidelines for the protection of human subjects of research[J]. J Am Coll Dent,81(3):4-13.

Rossello X, Pocock S J, Julian D G. 2015. Long-Term Use of Cardiovascular Drugs: Challenges for Research and for Patient Care[J]. J Am Coll Cardiol,66(11):1273-1285.

Teasdale G M. 2002. Learning from Bristol: report of the public inquiry into children's heart surgery at Bristol Royal Infirmary 1984—1995 [J]. Br J Neurosurg, 16(3):211-216.

The MIAMI Trial Research Group. 1991. Long-term prognosis after early intervention with metoprolol in suspected acute myocardial infarction: experiences from the MIAMI Trial. [J]. J Intern Med,230(3):233-237.

Tinetti M E, McAvay G, Trentalange M, et al. 2015. Association between guideline recommended drugs and death in older adults with multiple chronic conditions: population based cohort study[J]. BMJ,351:h4984.

Welch H G, Black W C. 2010. Overdiagnosis in cancer[J]. J Natl Cancer Inst,102(9):605-613.

12. 心房颤动的个性化防治:共识与争议

广东省人民医院　刘方舟　吴书林

虽然过去几十年中,在改善心房颤动的脑卒中预防以及更有效的维持窦性节律方面取得了重要的进展,但是仍有大量心房颤动预防和治疗的需求未能获得满足。心房颤动的死亡率每年仍维持在 3.5%,通常会因猝死或心力衰竭导致死亡。每年约有 20% 的心房颤动患者需要入院就医,服用抗凝剂药物的心房颤动患者中有 1.5% 会发生脑卒中。而且,即使进行充分的抗凝治疗和心率控制,仍有超过一半的心房颤动患者表现出症状。预计心房颤动的发病率和盛行率还会增加,并且与该疾病相关的死亡和残疾的发生也会增加,因此,这种现状无法被接受。

目前对心房颤动患者的管理包括伴发心血管疾病的治疗,口服抗凝药物,采用药物减缓房室结复苏或偶尔采用房室结消融进行心率控制,采用抗心律失常药物进行节律控制治疗、电击复律、导管消融术或有时进行心房颤动手术等。遗憾的是,上述大多数方法与我们对心房颤动的主要致病机制的了解是脱节的。心房颤动是一种异质性疾病,具有多种病因和机制,呈现出多种不同的症状和演化模式。但是,目前所有的控制策略都未考虑到心房颤动病理生理学的多变性,从而错失了以心房颤动的主要病因为靶标进行个性化治疗的机遇。基于脑卒中的临床风险评分,目前对于各型心房颤动均推荐进行抗凝治疗。基于静息心率和症状,无论患者个体间有何差异都要进行心率控制治疗。只有在制定节律控制治疗的相关决策时,才会一定程度地考虑症状差异,心房颤动的病程,合并症和预期寿命等。甚至将心房颤动简单区分为阵发性和持续性也是不准确的,并不能准确体现出心房颤动负荷。心房颤动上游治疗的滥用已经造成了一些不如人意的后果。临床试验和观察研究的结果均支持在心房颤动预防方案中使用血管紧张素-醛固酮系统阻断剂,但后续的大型随机临床试验表明没有上述药物的适应证的患者其实无法在临床上获益。采用具有抗炎和抗氧化作用的药物进行心房颤动预防的试验表明,不同情况下会产生不同的效果。在既定的患者身上寻找导致心房颤动的主要致病机制的标志物将使得上述有些治疗方式能够成功的得以应用。而且,如果能够获得个体化病因信息,就能够制定出个性化的预防和治疗策略以抵抗这种疾病。

在本共识声明中,我们严格评估了目前在日常的临床实践中如何获取心房颤动机制的相关知识,以及将这些知识转化为改进治疗措施的程度。为了跨越基础知识和临床管理之间现有的鸿沟,我们提出了一系列举措来建立临床有效的心房颤动机制分类方式,并开启了一个新的旅程以开发一套临床标志物作为心房颤动的主要致病因子。

一、心房颤动分类指南

一些研究团队和共识委员会在认识到当前心房颤动管理的不足后,提出了很多方法来改进对心房颤动病因的分类。有些团队建议对左心房采用延迟钆增强心脏磁共振(MRI)检测以确定导管消融术后可能复发心房颤动的患者,但该技术的可行性还需要证实。心房颤动协会确定了一套临床参数和生物标志物,可用来预测随访期间的心房颤动发病率,但无法提供最佳的预防和治疗方法信息。与此类似,$CHADS_2$ 评分可以预测心房颤动的新发率,但无法提供更多相关发病机制的信息。第四届德国心房颤动联盟和(或)欧洲心律学会(AFNET/EHRA)共识大会的代表提出了一种反映不同致病机制的心房颤动分类方式,其建议的心房颤动类型包括:单基因心房颤动、局部诱导心房颤动、术后心房颤动、瓣膜心房颤动、老年人心房颤动、多基因心房颤动和其他类心房颤动。但是目前还缺乏对该分类的前瞻性验证,导致许多患者都被分为"其他"类。此外,根据该专家共识,包括归为其他类心房颤动的患者在内,许多患者的发病机制相互之间均有重叠。

目前急需更为精确的心房颤动分类方法,以识别和说明其主要致病机制。弄清引起心房颤动的主要致病因素的特性将为个体化管理奠定基础,相比于目前"一刀切"的治疗方式,将最大限度地产生受益并且限制不良反应。例如,减重有助于预防超重心房颤动患者的心房颤动复发,而减少体育活动则可能有助于预防运动员发生心房颤动。专业的护士主导的心房颤动诊所可提升指南依从性,并且可能在针对风险因素如减重,在确定警示体征或症状,在加强患者对疾病的重视程度等方面有价值。上游治疗可能有助于预防心力衰竭患者的心房颤动。显而易见,还有其他一些能够引发心房颤动但不明显的致病因素可能尚未被发现,因此难以进行定向治疗。未来对这些未知因素加以鉴定,并将其应用于基于致病因素的分类中,将极大地提高对患者的护理效果。本共识声明即是这一过程的起点。

二、确定心房颤动患者的致病因素

列出引发心房颤动的主要致病因素及其相应的临床标志物将为不同层次的或个性化的预防与治疗方法奠定扎实的基础。因此我们建议,首先要明确引发患者心房颤动的主要致病因素,然后采用已经确定的致病因素对心房颤动患者进行病理生理学分类。我们选择"健康调节因子"这一词语概括造成患者心房颤动的主要致病因素,因为它们代表着预防和治疗心房颤动的方法。我们根据小组讨论和文献综述选择了心房颤动的主要机制。本文所描述的这些机制均是心房颤动的可信病因,对心房颤动患者发病的可能性和发病率均有相关的影响,因此,可作为引发心房颤动的主要健康调节因子的候选项。当然,这个列表只是个开始,还需要科学的评价。

三、心房颤动的机制

目前已经从分子和细胞水平对心房颤动的若干病因进行了鉴定,包括老龄化和心房纤维化、钙稳态异常、肌浆网钙泄漏、离子通道功能障碍(遗传性或获得性)及自主神经功能失调(例如运动员的迷走紧张增强)。此外,越来越多的数据表明高水平的氧化应激,脂肪渗透进入心房,以及由慢性肾病导致的心房脂肪细胞旁分泌活动和不适应的增加都是心房颤动发病机制的重要因素。所有这些心房颤动机制都可能导致心房功能障碍,但是每个健康调节因子候选项的参与程度还需要进一步的验证。

四、心房纤维化和老龄化

心房颤动会导致内部结构的变化,包括细胞外基质形成增加、纤维状物质沉积和基因表达模式的显著变化。心房颤动本身及与其相关的多种临床疾病,如炎症、高血压、心脏肥大和二尖瓣疾病等,都会导致心房纤维化增加,从而产生不同的纤维化模式。此外,老龄化的心脏在不断的损失心肌细胞(估计每年损失0.5%~1.0%心肌细胞),而且老年人的纤维组织常常会替代心肌细胞。心内外膜层的电活动失偶联形成了传导各向异性,从而维持心房颤动。

五、钙稳态的改变

当存在心房颤动时,较高的心房率和心肌细胞的提前再激活会增加舒张期 Ca^{2+} 和细胞内 Ca^{2+} 的储存。对这一新的情形的适应会导致通过肌浆网控制 Ca^{2+} 再摄取和释放的离子通道的深层变化。有时,在窦性节律恢复正常后,这些变化依然持续,导致心房颤动很可能再次复发。在心房颤动发生过程中,自发电活动的增加对于细胞内 Ca^{2+} 处理异常具有重要的作用。虽然有报道表明心房颤动发生后 Ca^{2+} 处理的稳定性增加甚至出现 Ca^{2+} 沉默,从而对上述理论提出了质疑,但是心房颤动过程中心房组织的交感神经活动增加依然可能是异位活动率增加的基础。

六、离子通道功能障碍

心房颤动和其他结构性心脏病会导致离子通道表达或翻译后调控的变化。这些变化不但有助于缩短心房不应性、有利于折返,还有助于延长心房动作电位和启动电活动。除了这些离子通道调控的适应性变化之外,受到诸如剪切应力、代谢因素、心房负荷或细胞年龄等影响的局部心房肌细胞内环境还会改变离子通道的表达与功能,可能导致不应性或异位互动发生的变化。

七、遗传因素

心房颤动具有很强的家族遗传因素。一些早发心房颤动的家系是由于离子通道基因突变引起的,在遗传性心肌疾病如 QT 间期延长综合征、Brugada 综合征及肥厚性或致心律失常性右室心肌病中也发现了此类突变。许多遗传性心律失常综合征都会在结构正常的心脏中导致心房颤动,而这类综合征的特征就是具有心脏离子通道变异。具有这些突变的心房颤动患者即为"单基因心房颤动"患者。早发心房颤动与常见的基因突变(目前已鉴定获得 17 个独立的基因位点)有关,染色体 4q25 区是这种突变的热点部位。最靠近变异风险位点的基因编码两个结构域转录因子,PITX2。PITX2 mRNA 低水平表达会诱导左心房基因表达发生复杂的变化,但不会造成引发心房颤动的明显的结构性改变。因此,心房基因突变导致的离子通道表达的变化可能是一种常见的途径,使得微小的基因突变就会使患者易发心房颤动,从而影响对抗心律失常药物的反应。

八、自主神经功能失调

心房功能受到自主神经系统的严密调控,而自主神经系统则是促进新发心房颤动的一个重要因素。交感神经或副交感神经紧张度的变化会改变心房动作电位和不应期,刺激去极化和触发活动。1/3 阵发性心房颤动患者和高达 70% 的年轻患者具有明确的肾上腺素或迷走神经触发因素。在疑似心房颤动的动物模型中,低水平的迷走神经刺激可通过降低交感神经和副交感神经的心脏响应能力预防心房颤动。在没有明显的结构性心脏病的中年欧洲人中,高强度的耐力训练正成为心房颤动的一个潜在风险因素,可通过提升副交感神经紧张度、结构变化或离子通道表达变化加以调节。与此相似，自主神经失调也会导致睡眠窒息症患者的心房颤动。对于某些患者，心脏神经丛、异质性交感神经过度支配和神经芽生都可能导致心房颤动。

九、氧化应激

实验研究已经表明心房肌中氮的氧化还原平衡的变化，通过调节系统性炎症对心房肌的影响和一系列相关的作用机制，在心房颤动新发和进展中发挥着重要的作用。在人类中，细胞因子刺激的 gp91^{phox} NADPH 氧化酶（Nox2）是独立的心房肌细胞中活性氧的主要来源。山羊被诱发心房颤动后，心房的 Nox2 活性随即显著增加，心脏手术后出现心房颤动的窦性节律患者的心房样本也会出现 Nox2 活性的显著增加。这些结果表明，采用他汀类药物抑制 Nox2 可预防新发心房颤动。但是，在心脏手术试验中使用他汀类药物为反驳这一假设提供了有力的证据，说明要么是采用治疗剂量的他汀类药物达到抑制 Nox2 水平的效果仍不足以预防术后心房颤动，要么是心房 Nox2 活性和心房颤动之间并非因果关系。

十、脂肪细胞渗透与激活

长期的心血管保护作用可用来解释减重对心房颤动的深层、迅速的影响。肥胖不仅会造成心房纤维化，还会增加心外膜脂肪。此外，肥胖还会导致脂肪细胞渗透进入心房组织，激活心房脂肪细胞，从而改变心房的电功能，为联系肥胖和心包脂肪与心房颤动提供了可能的机制。因此，心外膜脂肪组织可能是心房颤动的一个重要的健康调节因子。

十一、慢性肾病

在大规模未经筛选的研究人群中，如果不考虑其他风险因素，则相比于肾功能正常（HR=1.32）的人而言，肾小球滤过率预期较低［30～59ml/（min·1.73m²）］的患者发生心房颤动的风险较高。此外，微蛋白尿和高蛋白尿也与心房颤动风险升高有关。同时患有慢性肾病和心房颤动的患者相比于仅患有心房颤动的患者，其脑卒中和出血的风险都进一步升高。然而到目前为止，维生素 K 拮抗剂抗凝疗法和非维生素 K 拮抗剂口服抗凝药物如阿哌沙班、达比加群、依度沙班和利伐沙班等都未在患有严重的慢性肾病的患者中进行充分的试验以证实其安全性。

十二、从心房组织到临床标志物

虽然已经鉴定和证实了导致心房颤动的若干机制，但都是在心房颤动动物模型中完成的。这一知识

还需在患者中加以验证，并转化为临床实践中用来衡量的临床标志物，而无须介入心房组织。这些机制可能与临床情况及可用来确定患者心房颤动风险的标志物有一定的关联，为寻找可能的标志物作为心房颤动相关的健康调节因子提供了充足的理由。因此，可针对特定的患者建立一套临床标志物以确定引起心房颤动的主要健康调节因子，继而在独立的群体中加以验证。对这些标志物进行鉴定与验证，为将来开发新的个性化的心房颤动预防和治疗方法奠定了基础，并可在更广泛的多种医疗环境下加以应用。这一套标志物将包容多种机制共存的思路，协同促进对各患者心房颤动的治疗。

十三、心房颤动的新分类：行动呼吁

对心房颤动按照其机制进行分类的一个主要的、直接的好处就是在对每位患者进行最积极的处理，对疾病进行更精确的分层，更有效地预防心房颤动和检测无症状的心房颤动的基础上，提供个性化的治疗方法。通过鉴定引发每个个体患者心房颤动的主要健康调节因子，可以更及时地选择比当前更有效的治疗方案，以进行初级预防干预和防止心房颤动的复发。这种个性化的概念将成为当前已有的降低心血管风险的临床实践的一部分。这些干预包括对可逆的健康调节因子的靶向治疗，例如，对易发生心房纤维化的患者进行抗纤维化治疗，对心房脂肪细胞渗透患者采取减重措施，或根据年龄或遗传因素决定的心房电功能选择抗心律失常药物等。虽然心房颤动中的致心律失常网络很可能极为复杂，但是对心房颤动的主要机制的简单性和综合性加以平衡是非常必要的。

考虑到个性化心房颤动预防和管理的必然潜力，科学家、临床研究者、统计方法专家和那些能够接触到生物样本库的从业者需要尽快地联合起来，确定心房颤动的主要健康决定因素。这一拼图的大多数碎片可能已经存在，但是需要利用已有的生物样本库、大型数据库及各学科的综合性心房颤动知识等进行整合。其后，则必须对不同类型心房颤动的临床标志物进行科学、严谨和有力的验证，以促进这种心房颤动的新分类进入应用阶段。提供医疗服务的环境也很重要。具体的心房颤动服务在对心房颤动主要健康调节因子的验证和临床评价方面也有重要作用，例如以心房颤动专业诊所和整合心房颤动服务的形式提供心房颤动服务。这种专家服务也是更广泛的应用心房颤动新分类方式的重点。

十四、结论

目前对心房颤动患者的临床治疗方法仍要考虑和整合我们对引发心房颤动的多种健康调节因子的认

识,例如心房纤维化和老龄化,钙稳态的变化、离子通道功能障碍和遗传易感性、自主神经失调、氧化应激、脂肪细胞渗透和慢性肾病等。确立一种反映这些单个健康调节因子或其组合的心房颤动分类方式,将能够跨越当前对引起心房颤动的主要健康调节因子的认识与其临床应用之间的鸿沟,从而为心房颤动患者形成个性化的预防和管理策略。此外,深入认识单个患者的疾病也使得我们能够结合患者和医生产生更好的决策,并在此基础上实施治疗策略。只有不同学科的研究者齐心协力才能共同完成这一新的基于机制的心房颤动分类方式。

参 考 文 献

Bjorck, S., Palaszewski, B., Friberg, L. & Bergfeldt, L. 2013. Atrial fibrillation, stroke risk, and warfarin therapy revisited: a population-based study. Stroke, 44: 3103-3108.

Kirchhof, P. et al. 2011. Comprehensive risk reduction in patients with atrial fibrillation: emerging diagnostic and therapeutic options. Thromb. Haemost, 106: 1012-1019.

Kirchhof, P. et al. 2013. Improving outcomes in patients with atrial fibrillation: rationale and design of the Early Treatment of Atrial Fibrillation for Stroke Prevention Trial. Am. Heart J, 166: 442-448.

Kirchhof, P. et al. 2014. Management of atrial fibrillation in seven European countries after the publication of the 2010 ESC guidelines on atrial fibrillation: primary results of the PREvention of thromboemolic events — European Registry in Atrial Fibrillation (PREFER in AF). Europace, 16: 6-14.

Lip, G. Y. et al. 2014. A prospective survey in European Society of Cardiology member countries of atrial fibrillation management: baseline results of EURObservational Research Programme Atrial Fibrillation (EORP-AF) Pilot General Registry. Europace, 16: 308-319.

Marijon, E. et al. 2013. Causes of death and influencing factors in patients with atrial fibrillation: a competing risk analysis from the Randomized Evaluation of Long-Term Anticoagulant Therapy Study. Circulation, 128: 2192-2201.

Meinertz, T. et al. 2011. Management of atrial fibrillation by primary care physicians in Germany: baseline results of the ATRIUM registry. Clin. Res. Cardiol, 100: 897-905.

13．实现全球心血管病过早死亡的双"25"目标：发展中国家应采取的策略

广东省人民医院 耿庆山 马 欢

2011 年 9 月，世界卫生组织（WHO）在联合国的高级会议一致通过了各民族对于非传染性疾病（NCDs）防治在 2025 年要达到的目标。中心目标是在 2025 年将 NCDs 导致的年轻（30—70 岁）死亡率减少 25%，这些 NCDs 包括：脑卒中、糖尿病、癌症和慢性呼吸系统疾病。全球心血管疾病专责小组，有世界心脏联盟，美国心脏病协会，美国心脏病学会基金会，欧洲心脏网络组和欧洲心脏协会组成，并且扩大到亚洲、非洲和拉丁美洲，与全球心血管疾病专家一起，宣传并实施具体方案来完成 WHO2025 目标。

为了实现在 2025 年下降 25% 这个目标。WHO 提出 8 大目标：利用基本医疗技术和药物治疗来防治 NCDs 尤其是 CVDs 的 6 个危险因素和维护 2 个健康系统。6 个危险因素主要是传统心脑血管疾病的危险因素包括：吸烟、高盐饮食、缺乏锻炼 3 个行为危险因素，高血压、糖尿病和（或）肥胖 3 个生物学危险因素和对高危 CVD 的不作为等管理危险因素。CVD 是目前全球死亡的最主要原因，NCD 每年约 3.6 千万人的死亡率中一半是死于 CVD，CVD 每年花费约 8.63 千亿美元。为了达到 NCD 死亡率下降 25% 这个目标需要调动各方面的努力包括：WHO 成员国，政策制定者，专业机构，公共卫生专家，医疗提供者及利益相关者更积极主动地控制 CVD 危险因素。

在过去的 30 年除了糖尿病和肥胖外，其他的危险因素得到明显的控制。在 1990—2013 年，年龄标准化的 CVD 死亡率包括缺血性心脏病和脑卒中下降超过 22%。如果将这些趋势考虑在内的话，持续改善心血管健康和减少 CVD 和脑卒中死亡对于 2025 年将年轻 NCD 的死亡风险下降 25% 这一目标是非常关键的，这在前一个十年就得到了验证。这篇文件的主要目的是评估 WHO 2025 将年轻 CVD 死亡率下降检测框架中靶目标实现的潜在影响，进而测量这些预言的政策深意。

一、数据和方法

编写委员会代表全球心血管疾病特别工作组。委员会在健康指标评估研究所雇佣研究员进行评估，这些研究员根据种种过往数据来推测每个地区在 2025 年年轻心血管疾病的死亡率。

这个活动的方法和结果已经在过去的报道中详细阐明，数据来自于 GBD 2013 研究。所有的估算分别针对年龄和（或）性别和（或）疾病分层进行评估进而预测局部地区。GBD 2015 以小区域和大区域组成的国家区域详情使得这一方法在世界各地都适用。

首先利用人口归因分数来评估高血压、吸烟、肥胖和高空腹血糖在 1990～2013 年 CVD 和脑卒中相关死亡风险的危险分数。因为 WHO 双"25"目标的 8 个靶因素中不包括血脂水平，因此此血脂评估不包括在内。

风险暴露评估不包括收缩压的评估，因为理论上最低血压在 115mmHg 已经被采纳。通过 1990～2013 年矫正年后，认为那些没有被纳入危险因素的因素仍然会持续发挥作用。从 2014 年开始，如果不加控制，这些危险因素仍然按照 GBD2013 根据年龄和（或）性别和（或）国家和（或）年等的规律持续进展。未来 4 个主要危险因素在 2025 年的前景非常清晰：空腹血糖不能增加，BMI 不能增加。收缩压＞140 mmHg 下降 25%，吸烟包括受二手烟影响下降 30%。由于基于人群的收缩压变动差别很大，因此，预防和治疗血压都很关键，但没有确切的血压控制靶标。同时也分析了这 4 个因素都被控制，矫正联合因素对死亡率的影响的前景。药物治疗的影响没有模式化因为全面评估目前仍不成熟。

二、结果

（一）2025 年年轻 CVD 死亡绝对数评估

根据 GBD 的数据，2013 年 30～70 岁男性 CVD 死亡数为 3 736 540（95% CI，3 483 303～4 009 003），女性 CVD 死亡数 2 128 134（95% CI，1 814 857～2 366 726）。更多的年轻男性死于 CVD，只有在撒哈拉沙漠的非洲除外。基于人口增长和选择危险因素发展趋势，我们估计 2025 年 30—70 岁男性死于 CVD 大约 5 009 492（95% CI，4 632 942～5 389 257）人，女性 2 769 945（95% CI，2 321 954～3 044 866）人。对于 2013 年分别增长 34% 和 30%。只有在高收入国家包括美国、加拿大、澳大利亚、西欧、日本和韩国等年轻死亡的风险分别在 2015 年男性下降 19%，女性下降 16%。其余国家，CVD 年轻女性人群死亡率在拉丁美

洲和加勒比海增加 22%，在撒哈拉沙漠非洲增加48%。这主要与人口增长有很大关系。

(二)2025 年轻 CVD 死亡率发生概率评估

全球和局部为减少 2025 年轻 CVD 和脑卒中死亡概率进行的设计。根据 1990—2013 年的数据，推测2014—2025 年 30～70 岁女性 CVD 死亡率。很显然的是，如果危险因素按照当前的形势发展，当前死亡率的下降不能持续下去。如果高空腹血糖不再继续增加，年轻死亡率将小幅度的下降。当吸烟下降 30%，仅仅带来相似的死亡率下降幅度。而阻断高 BMI 的增加可以引起中等幅度年轻死亡率的下降。只有将升高的收缩压下降 25% 可以带来年轻死亡率的明显下降。对此一个重要的推测是，25% 人群分布向左来实现这一目标，这部分人群既包括收缩压>140 和<140 mmHg 的人群。人群左偏反映了高血压被控制同时通过饮食生活方式改变和服用降压药物来实现。然而，建模练习的 2 个关键的观察发现不同的地区主要的风险因素是不同的，而大部分地区采取混合策略管理。如果 4 个危险因素在 2025 年同时得到控制，那么女性在2025 年或者此后不久达到下降 25% 的目标是可以实现的。

对于男性而言，由于 CVD 导致年轻死亡率的全球概率是不同的。男性 CVD 致年轻死亡率的风险高于女性。如果按照目前的趋势发展下去，到 2025 年CVD 导致的年轻死亡率较 2013 年明显增加。不论高血糖还是 BMI 升高的趋势停止，由此导致年轻 CVD死亡率下降没有女性显著，到 2025 年将不能观察到年轻 CVD 死亡率的下降，因为，2013 和 2015 年的不确定评估重叠在一起。对烟草控制在男性和女性的影响是相似的，约减少将年轻死亡 4%。在女性，血压下降对CVD 死亡率的影响是最显著的。4 个因素同时得到控制不论在男性和女性都取得最好的效果。

不同区域年轻死亡率发生的概率差别显著。对于高收入国家，按照目前的趋势，假如 4 个危险因素得到很好的控制，2025 年 CVD 死亡率下降的目标可能提前 5 年实现。如果按照当前的形势，在东欧和(或)亚洲中部，非洲撒哈拉沙漠、北非和(或)中东、南亚、东亚和(或)太平洋，拉丁美洲和(或)加勒比海，年轻 CVD死亡率将明显增加。如果在 2025 年能够很好控制 4个危险因素，在高收入地区包括北非和(或)中东，拉丁美洲和(或)加勒比海，不论男性和女性，25% 下降率也能够实现。但是在这些地区尤其是南亚，对这些因素的控制是没有把握的。

三、讨论

这个数据描述了实质性的变化，即中高收入国家较高收入国家对于年轻 CVD 死亡风险率下降的负担

更大。由于增加的收缩压、吸烟、超重和肥胖及糖尿病在人群中广泛流行并且增加 CVD 死亡风险，因此，对这 4 个危险因素的控制能够为 2025 全球年轻 CVD 死亡率下降做出贡献。我们研究的关键发现是，全球或者大部分区域，对 4 个危险因素的控制较单一危险因素的控制更加有效。然而，WHO 双"25"目标在世界不同地区差别很大。

全球而言，收缩压目标(下降 25%)和烟草服用(下降 30%)较维持目前的 BMI 和空腹血糖水平更有价值。然而，这个一般观察性结论并不适用于所有地区，尤其是高收入的北美和澳大利亚，在这些地区女性BMI 的下降是非常有价值的。对于东欧和高收入的亚洲太平洋地区的女性和北非和(或)中东，非洲撒哈拉沙漠中部和亚洲中部的男性，烟草使用的下降产生很大影响。因为不同的地区或者国家存在推测上存在本质的不同，因此，开发落实评估针对性的方法是值得推荐的。对未来的推测对某些地区政策的制定是有帮助的。尽管各个地区控制不同危险因素产生的价值不一样，对于达到双"25"目标同时控制 4 个危险因素是最好的手段。

(一)政策建议

这些发现可以为政策的制定提供很多帮助。第一，这些结果提示对大部分地区来说联合控制危险因素对于减少 CVD 死亡率是最有效的。第二，空腹血糖和 BMI 的目标值要制定得更低才能达到更理想的效果。更严格的烟草控制也可以影响非 CVD 相关的死亡，比如癌症和慢性肺部疾病，这在这篇研究中没有提到。

为了减少血压，预防控制 NCDs 的 3 大柱子需要重视：监督、预防和卫生系统的卫生保健支付。预防策略和减少人群血压水平的目标包括 WHO 提出的摄入钠盐下降 30%，这些都是基于人群的预防策略，在局部和地区食品供应和健康状态，实用性和支付能力都需要政策引导。

(二)基于证据在中低收入国家防治 CVD

尽管模型不能评价医疗体系的变化对一级和二级预防的影响，基于证据改进对 CVD 风险的管理对于实现 2025 目标是重要的。基于风险管理对于识别和治疗存在高 CVD 和脑卒中风险的个体是 WHO 在资源匮乏地区预防 NCDs 的基本管理策略，基于 WHO 模型建立简单的治疗流程包括基本药物，常规检查充足的人力资源，设备和实验室试剂的实用性，对于临床方案的执行情况和维护登记等，而不是基于实验室检查建立的 CVD 风险评估。评估显示基本的医疗服务可以明显改善血压水平和血糖控制，减少心血管疾病的危险因素。

四、结论

到 2025 年,预计全球超过 5 千万的男性和 2.8 千万的女性将出现年轻 CVD 死亡。推测 2025 年年轻心血管死亡人数和概率在全球各个地区存在较大差别。这些数据表明危险因素和年轻 CVD 死亡风险的地区差异需要区域和(或)国家等制定针对性的政策来实现双"25"目标。基于成本效益的全民干预策略在于控制血压,减少烟草使用和糖尿病的发病率是有效的,而这些目前仍然没有很好的证据。采取积极的策略来实现 WHO 提出的多个靶目标,尤其是增加对血压和烟草使用的控制,这对于实现双"25"目标是必须的。如果个体能够实现 WHO 设定的靶目标,同时卫生保健系统得到增强后,这一目标能够成功完成。为确保这些目标的实现,需要各个国家或地区政府政策扶持,落实成本效益的全民保健策略,多部门公私合作来实现。

参 考 文 献

Organization. 2015. Draft comprehensive global monitoring framework and targets for the prevention and control of noncommunicable diseases. http://apps. who. int/gb/eb-wha/pdf_files/WHA66/A66_8-en. pdf? ua＝1. Accessed May 15.

Smith SC Jr,Chen D,Collins A,et al. 2013. Moving from political declaration to action on reducing the global burden of cardiovascular diseases:a statement from the Global Cardiovascular Disease Taskforce [published correction appears in *Circulation*. 2015;128;e450]. *Circulation*. 128: 2546-2548. doi:10. 1161/CIR. 0b013e3182a93504.

Smith SC Jr,Collins A,Ferrari R,et al. 2012. Our time:a call to save preventable death from cardiovascular disease (heart disease and stroke). *Circulation*. 126: 2769-2775. doi:10. 1161/CIR. 0b013e318267e99f.

World Health Organization. 2015. NCD Global Monitoring Framework. http://www. who. int/nmh/global_ monitoring_framework/en/. Accessed May 15.

Zoghbi WA, Duncan T, Antman E, et al. 2014. Sustainable development goals and the future of cardiovascular health: a statement from the Global Cardiovascular Disease Taskforce. *J Am Heart Assoc*. 3:e000504. doi:10. 1161/JAHA. 114. 000504.

14. 心血管精准医学：问题与挑战

福建医科大学附属协和医院　陈良龙　陈昭阳

在整个 20 世纪的大部分时间里，以冠心病为主的心血管疾病发病率在美国持续上升，到 80 年代才迎来拐点。冠心病发病率和死亡率的下降一半可归功于危险因素的控制，一半归功于循证医学所提供的治疗措施。从 2003～2013 年，美国心血管疾病的死亡率下降了约 29%。然而，目前心血管疾病仍是美国的头号死因，平均每 40 秒就有 1 人死于心血管疾病。此外，高收入国家和中低收入国家的发病率存在明显差异，甚至一个国家的不同地域都有明显不同。不同年龄、性别、种族间的发病率也存在很大的差别。以目前肥胖、糖尿病、高血压，以及烟草的流行趋势，全球 70 岁之前死于心血管疾病的人数将从 2013 年的 590 万上升到 2025 年的 780 万。这些令人不安的数据促使多个国际心血管组织做出努力以减轻全球心血管病负担。

在流行病学研究进展的同时，精准医学在多个领域也取得很大的进步。第一，人类基因组计划的完成，人类基因组单体型图计划的发起，新一代测序技术的应用，蛋白质组学、代谢组学、转录组学、表观遗传学的进展等，激发了应用"组学"来研究人类疾病热情。第二，云计算和计算生物学的发展使得处理大数据成为可能。第三，电子病历的广泛使用和生物医学信息技术的发展，使研究人员能够获取更多的信息。第四，专门为临床研究入选患者所设计的网站极大地方便了数据的收集；同行之间分享数据也逐渐流行。第五，旨在增加植入医疗器械的"数字化自我行动"和智能手机及移动健康设备的普及，提供了一个连续、实时记录患者数据的机会。这些进展及患者的积极参与，提供了新的方法来降低心血管疾病的负担、改进人群的心血管健康。上述生物医学领域令人兴奋的进展，为心血管科医生提供了前所未有的机会以参与到世界精准医学的潮流中。

一、目前的医学体系

在过去的数十年中，临床医疗的评估往往只涉及在短时间内所观察到的少数症状和体征，将他们与过于简单的疾病概念相匹配，很少去关注个体间病因学和病理生理学的差异，所采用的治疗往往也是一刀切的。目前疾病的治疗措施一般都是经随机对照研究（RCT）验证而来，而 RCT 往往假设患者拥有相同的表型，聚焦于预定的假设、事件的统计、Ⅰ型和Ⅱ型错误

的控制。尽管 RCT 也有报道基于年龄、性别、肾功能、合并症的亚组分析，但都会谨慎的声明不可过度解读亚组分析的结果，因为假阳性的概率较大。通过将诊断和治疗操作标准植入到电子病历中，以及奖励那些遵循治疗原则的医生，目前的质量改进努力已经使还原论观点大行其道。虽然在前文中提到通过目前的医疗体系，死亡率得到降低，但该系统复杂、昂贵且未能有效地利用生物医学领域的研究进展。这些进展允许我们去探索疾病表现的细微差别和个体对治疗的不同反应。

二、精准医学的定义

现代医学的主要缺陷在于缺乏有效的手段来预防慢性心血管疾病，缺乏针对疾病原因的有效治疗。为了能够获得有效的预防和治疗措施，必须更深入更细致地研究影响疾病易感性的生物、环境和社会因素。这些因素对于每个个体来说可能都是不同的。导致个体间生物学差异的基因变异同样可能与其他疾病因素相作用，从而产生高度个体化的疾病表型。攻克疾病可能需要深入理解这些因素之间复杂的相互作用。

不同作者之间精准医学的定义有所差别，共同之处在于将精准医学定义为一种健康-医疗模式，其有利于有效的、准确地识别个体患者最佳的治疗护理方案。整合了系统生物学、临床研究、实验室检查（包括分子和组学数据）、影像学检查和电子病历的生态系统，所产出的信息流将主导精准医学的决策过程。精准医学强调持续学习的重要性，强调发展信息工具以辅助医护人员理解数据、为个体患者制定相应的治疗。正如精准医学倡议工作组给 NIH 领导建议的那样，精准医学有望提高对疾病发生、进展，治疗反应和预后的认知，从而达到更准确的诊断、更合理的预防、更有效的治疗疾病，并开发新的治疗手段。

精准医学是一种不断演进的综合考虑了个体基因、环境、经历变异的疾病预防和优化治疗策略。其仍处于发展初期，但已开始产生作用，使研究者的注意力从治疗的平均反应转移到个体的特殊性，正如过去 10 年里肿瘤靶向治疗所体现的那样。

三、心脏病领域的精准医学

在心血管领域靶向治疗的发展不如肿瘤学领域，

但在特定亚组人群应用现代组学和微表型技术已开始被认为是一种合理的措施。以高血压病为例,这是一种常见的心血管疾病,影响着 $1/4 \sim 1/3$ 的人口。控制血压已经成为预防心脑血管疾病的一项重要公共卫生措施。但临床医生在选择降压药物时,很少考虑到高血压患者的表型差异,更不用说组学差异了。临床医生往往按照大宗人群研究所得出的治疗原则来治疗高血压患者。与该策略相一致的是(事实上引导、干预它),医药公司利用高血压病在一般人群中的高发病率、易于诊断,利用基于人群风险评估的数据来开发无须区分个体患者亚型的治疗措施。早在 20 世纪 70 年代就有研究者尝试利用肾素、钠、容量负荷来对患者进行分层,尽管并未大规模采用,但代表了研究者尝试利用生理、生化指标来进行分型的努力,开创了心血管精准医学的先河。

证实基于精确表型和基因型分层的优化治疗可以改善疾病预后是精准医学广泛推广的必要条件。在肿瘤患者群体实施精准医学已获得初步成效,当然有几个重要问题需要说明。恶性疾病的诊断往往令人觉得事态严重,当癌症诊断后通常会引起重视,并积极治疗。因此,肿瘤研究者被赋予了重大使命以期能发现关键的分子标志,并以该标志为基础发展特定的、精确的治疗措施。

相反,在心脑血管疾病中应用精准医学存在一定难度。大部分的心脑血管疾病例如动脉粥样硬化、心力衰竭和房颤都是普遍存在的慢性问题例如高血压病、糖尿病和肥胖所导致的。在一级预防和二级预防中,心血管医师通常会询问患者是否愿意为了预防心血管疾病而采取健康的生活方式。在 RCT 中,研究者通常会假设所有入选的患者拥有相同的表型。上述两种方法可在一定程度上改善人群的预后,却不能发现个体对治疗反应的差异。这种以人群对治疗的平均反应为导向的方法使研究者不能发展更为精确的治疗措施。一些研究者尝试克服这些困难,例如在慢性心衰的临床研究中应用聚类分析以定义个体患者的表型。这些研究者以表型聚类对患者进行分层,发现不同表型患者在预后和治疗反应上有很大差别。

正如 Hawgood 所诉,生物医学研究和临床医学已准备好从还原论模式转向更为整合、协作的模式以认识人类的健康和疾病。尽管有前述种种困难,心脑血管领域也应推进精准医学的发展,并最终会从中受益。

从学科的发展角度来说,心血管病专业也应该拥抱新的科学进展。首先,理解什么是理想的健康状态是重要的。其次,从危险因素的出现到疾病的发生,整个过程都应该被重视和研究。最后,从疾病恢复到理想健康状态的速度和程度都应当被详细的记录和理解。按照这样的构架来进行心血管研究将可能最大化精准医学的潜力,并改善个体和人群的健康。不仅如此,该策略还可能带来更广泛的经济、社会效益,促进全球性合作、共同处理常见心血管疾病。

四、心血管病防治的未来

精准医学的理念使得研究者对疾病表现有更综合的认识。为了实现该目标应具备一些基本要素,包括健康和疾病状态的组学大数据,用于研究分子网络间相互作用的计算和分析技术,健康和疾病状态的细致的、定量的、深入的表型分析。这些措施的即刻目标是识别表型和病理表型的分子决定因素、构建决定生理和功能表现的分子关系图、明确基因变异造成的影响、发现能够在疾病时重建系统功能的关键控制点。研究表明实现这些目标并非遥不可及。

五、精准医学时代的高血压研究

过去 10 年高血压病理表型的各种组学研究,是心血管领域应用精准医学的典型。Richard P. Lifton 是将现代基因组学研究应用至高血压领域的先驱。其主要工作是识别导致家族性高血压的基因变异,明确与这些变异相关的分子机制。过去 10 年表观基因组学的进展使研究者能够识别可能从基因修饰中获益的高血压患者。例如研究发现醛固酮可通过 H3K79 甲基化进而调节 SCNN1A 的转录。随着组学数据的积累,类似的研究将越来越多,使研究者能够更细致地、准确地识别高血压患者亚群。

六、更高效的临床研究

随着对疾病分子机制更深入的理解,更高效的临床研究将使医疗更精准。精准医学有利于药物的研发;例如基因组研究可在药物研发的早期阶段发现可能的副作用。通过识别合并有心血管疾病危险因素的患者,基因组学方法也有助于改进临床研究的设计。理想情况下,研究者希望临床研究所入选的患者具有代表性。所入选的患者在何种程度上代表整个患病人群决定了该临床研究发现的外延性。在这样的背景下,在研究的设计或者调整设计阶段,研究者常采用富集策略。例如在入选阶段,研究者通常会倾向于入选依从性较高的患者。采用这样的策略,尽管可以提高对治疗措施的依从性并减少患者脱落,但是会减少研究人群的多样性和临床研究结果的外延性。

另一种富集策略是根据预后特征,入选更可能发生终点事件的患者。采用这样的策略一般都是基于现实的原因,例如为了节省资源、控制样本量。但是采用预后富集策略并不一定能更准确将治疗反应与临床表现相匹配。

预测富集策略既利用人选患者的临床特征,同时也利用预实验或者实验中所获得的数据,来预测哪些人选患者对治疗有更强的反应。这样的策略体现了精准医学的原则,能够提高实验效率,改善人选患者的获益-风险比,为临床实践提供更丰富的信息。一份 FDA 指导性文件描述了 5 种预测富集策略,其均可应用于心血管治疗措施的研发。

七、精准医学时代的心血管临床试验

随着系统生物学、网络医学等领域的进展,在心血管疾病的临床研究中应用预测富集策略预计也会相应增加。届时研究者将跨越根据药动学调整药物剂量的旧模式,采用反应曲面法来调整药物剂量。

预测富集策略的一个重要特征是采用生物学标志物。如 FDA 所述,生物学标志物是正常生理过程、病理过程和治疗反应的一个标志。可预测终点事件的生物标志物有可能成为临床试验的替代终点。

那在精准医学时代如何设计高血压病的临床研究呢?假设有一个生物标志物能够识别出对治疗有良好反应的高血压病患者。尽管目前确实没有这样的标志物,研究者应用 9 种与炎症相关的标志物、纤溶能力下降、低度蛋白尿来预测患者是否发生高血压病,结果表明有较高的特异性,但敏感性一般。研究表明功能遗传和表观遗传学标志是较有前途的高血压病生物标志物。2015 年在一项涉及 26 000 名中国汉族人群的研究中,有 11 种标志物被用以预测高血压的发生,结果表明这些标志物有一定的准确性。

一系列的决策将决定以生物标志物为基础的临床研究设计。如果在随机分组前就知道生物标志物的结果,那么研究者需考虑阴性患者对于治疗是否也有反应。对于这个问题的不同回答,将产生不同的试验设计。如果在分组前并不知道标志物结果,那么人选患者将被随机分配至治疗组,试验结果将按照标志物阴性与否进行回顾性分层分析。

随着精准医学系统对于生物医学信息应用的逐渐成熟,研究者应该更深入地利用电子病历作为研究平台。例如在 ADAPTABLE 研究中,研究者利用临床数据研究网络来入选患者。大规模的网络为基础的队列研究具有融合随机对照研究的潜力。

八、更精确的临床治疗

临床治疗包括整合多种来源的数据、分析各种信息、选择治疗方案。目前,数据分析一般是通过所谓的临床论证,辅以各种原则或者其他形式的基于网络的参考文献。目前为止,这些治疗原则一般都是从临床研究中观察到的平均效应发展而来。

在精准医学时代,治疗任务的基本流程仍然相同,但有以下一些差别:首先,数据必须在多个维度进行整合且在不同时间点进行评估;其次,数据的多样性、产生速度、变异性、容量及复杂性超过现有的数据处理和分析系统的能力。这意味着未来的医疗系统必须能够整合、分析、呈现数据,以综合地理解这些数据并更精确地选择治疗方案。

九、精准描述患者的状态

在精准医学系统中,必须有新的工具来描述个体和人群的心血管健康状态。我们建议至少从六个维度来描述个体的健康状态,包括组学数据、电子病历数据、患者自身数据、患者行为和动机、患者微生物组、患者暴露和健康的社会决定因素。我们将这种数字阵列称之为精准患者描述符。它所包含的 6 个维度会相互作用并且是动态的。因此,未来的电子病历系统须处理不同时间范围(急性期、中期、长期)的数据并分析这些信息所包含的内容以预测疾病的发展、是否需要干预、及对于治疗的反应。前瞻性的 CRIC 研究即是这方面应用的良好范例。在 CRIC 研究中如果患者随时间更新的收缩压≥130mmHg,则其发生慢性肾病的概率更高。与基础血压相比,随时间更新的收缩压与肾脏疾病的发生发展相关性更高,因其更精确地反映患者的表型,继而能更准确地诊断、预测和治疗。

十、精准医学的二进单位

未来的电子医疗系统必须能够支持精准医学的二进单位,即寻求医疗的个体和医疗服务的提供者。尽管这样的二进单位类似于现有的架构,但在精准医学时代,它有不同的特点。未来的医疗服务提供者应当装备有多重数据支持和信息处理系统。患者个体也并非只是被动地接受检查,而是主动地参与提供和处理数据,确定治疗目标,评估治疗反应。

十一、精准医学时代的高血压治疗

现有的证据表明更强有力的降压较轻度降压更能减少心血管不良事件。未来应用精准医学方式来处理高血压患者将更深入地理解其病理生理机制、获取组学信息,而非现在简单的一刀切式的治疗。例如,首先可确定和病理生理或者治疗反应相关的生化或分子标志物。药物基因组信息可用于预测药物的治疗反应。精准医学的目的是定义高血压患者亚群(而非个体)的病程、并发症、治疗反应,并以合理的、具有效费比的方式来优化治疗获益、减少不良反应。

十二、实施心血管精准医学

精准医学系统以被招募的个体为中心。这些个体可能是想贡献自身数据的志愿者,可能是参加纵向队列研究的患者,可能是医疗系统的普通患者,也可能是参加临床试验的患者。尽管获益可能有所差异,但精准医学的成功须做到以下几点。第一,数据平台必须能够获取多维度的数据,才能对患者进行综合的数据描绘。第二,系统的数据必须是专业化的。第三,医疗决策分析是精准医学的核心,必须有风险预测工具和治疗选项。第四,系统所做出的决策信息必须是针对特定人群的。考虑到数据的规模、分析需求和动态变化本质,研究者普遍热衷于建立数据湖泊而非传统的数据库。数据湖泊是以原始形式存储数据的信息储存系统。以数据湖泊存储数据具有易获得性的优势,并支持定制分析。

一个综合的精准医学系统的目的是利于科学研究,建立信息库和基础设施以便更高效进行临床研究,提供更准确的信息。精准医学系统应当是一智能的学习系统,当新的信息上传后或者个体的外周环境改变时,其应该能动态的更新。精准医学系统所采用的技术应当具有可持续性和可塑性以能够适应环境的变化。Mandl及同事建议建设能够和电子病历关联的应用程序生态系统。这些应用程序的用户界面能够显示数据、传输信息、提供建议,例如基于预测模型的治疗推荐。针对心血管疾病的应用程序可在SMART Health IT商店中找到。SMART on FHIR项目包括数个与心血管科相关的应用程序,例如心脏病风险计算器和多种语言的药典。另一项系统可塑性的范例是范德堡大学的数据库,其临床数据允许二次利用。

心脑血管专科是实施精准医学的理想专业。心脑血管科的研究者和临床医生有着大量的科研经验、大规模的RCT和队列研究数据,熟悉移动技术和实时提供心血管病理生理数据的置入设备。此外,心血管专业习惯于用生物标记物评估患者以提高临床试验的效率,因此有利于未来应用此类检查来确定需要进行分子靶向治疗的患者。基础和临床心血管研究者已经出版了融合电子健康数据和基因组学的标准。

十三、实施精准医学的障碍

实施精准医学存在着从技术到社会政治的一系列障碍。考虑到精准医学时代大数据的规模、更新速度、变异性,保证大数据的准确性是较为困难的。考虑到全基因组数据的复杂性,全基因组、全外显子组测序分析预测精度的变异性,数据库管理中的偏移和误差,医疗记录中大量非结构式的数据,患者所报告数据的不可靠性,保证数据的准确性就显得特别重要。

最终是否采用精准医学系统需要证实应用该模式能够提高医疗效果、改善患者预后。临床医师和患者均希望有证据表明精准医学系统所提供的数据最终能够起到优化治疗的作用。不加选择的在明显健康人群

中进行基因检测,基因变异的报告可能导致受检者困惑和焦虑。在Emerge-PGx项目中携带有可能的SCN5A和KCNH2基因变异并没有导致异常的表型。这种例子强调了确立生物标记物临床价值的重要性,并且也是精准医学未来需要克服的重要障碍。

在没有统一健康识别码的国家,精准医学系统需要协调个体所可能经历的不同健康记录系统。精准医学系统中的数据需要持续的更新,特别是在组学时代信息可能会呈现爆炸式增加。最大的技术挑战可能在于分析各种专业数据。

社会障碍主要是保证各种相关人员积极参与,包括基础科学家、临床研究者、临床医师和健康管理人员、人口学家和流行病学家、医疗企业、行政机构和支付方、健康个体、患者和社区。患者-社区共同努力的CASCADE FH注册研究某种程度上显示了精准医学的前景。这项纵向队列研究旨在从患者和临床医师收集数据以改善家族性高血压患者的预后。

临床研究的标准必须从目前为求监管审批的刻板模式转变为更灵活模式以适应各种各样的临床需求,从探索性研究到实用性研究。实用性研究的典型代表为TASTE和SAFE-PCI研究,他们都是在现有注册研究的架构内进行随机分组。

随着日常医疗和临床研究界限的模糊,更加注意数据安全和患者隐私才能让精准医学获得更多的支持。精准医学的费用可能不便宜,如何平衡创新与费用需要更多的探讨。

对相关人员进行教育将是精准医学顺利实施的重要一步。其中最重要的是对普通大众和医疗提供者进行教育。现有的针对本科生、研究生、住院医师的教育都是采用孤立的课程,而后简单地将疾病的症状和体征与治疗联系起来。精准医学时代的教育是将患者、疾病、治疗和环境视为一个整体,其使患者偏离健康的状态,使患者从疾病中恢复。医护人员应当提高他们的专业水平和能力,例如在心血管基因方面。

在现有的医疗系统中,我们已习惯于逐渐增长的信息。在精准医学时代,信息量呈指数增加将是一个常态。我们必须尽可能快地去处理这些能够回答我们问题的信息。但是我们必须明白问题的答案并非一成不变的,而是基于当时的科学认识。在评估和处理心脑血管疾病患者时,我们必须严谨审慎地纳入新的数据。考虑到每个患者都可能有大量的数据,分析这些数据并做出治疗选择的过程看起来是令人畏惧的。每一个治疗决策过程似乎都超过人脑的处理能力。但是在网络和搜索引擎发达的今天,我们需要记住的是从哪里获取信息,而不是记住信息的细节。

精准医学是现代医学的一大进步。在各种组学的大数据时代,新的方法已开始应用于识别和定位心血

管病理表型的决定因素,并有可能发展出高效而低副作用的治疗方式。通过识别导致个体特殊表型的基因和暴露差异,医疗人员可以对个体和小群患者的治疗和预防方案进行优化。尽管精准医学有着光明前景,但是只有当证据表明应用精准医学模式可以减少心脑血管疾病的发病率,改善人群健康,人们才会真正地认可它、接受它。

15.川崎病研究进展

贵州省人民医院 杨天和

一、概述

川崎病(Kawasaki disease)是一种急性、自限性的血管炎性病变。其病因未明,主要发病人群是婴幼儿。如不早期治疗,1/5 的儿童患者会发展为冠状动脉血管瘤。随病变进展,冠脉血管瘤瘤体在发病 6 周达到最大程度。从冠脉血栓进展到心肌梗死最高危时期为发病后 2 年。当今认为,川崎病不再是年轻人急性冠脉综合征的少见病因。冠状动脉移植和经皮介入治疗都被用于冠脉瘤和狭窄所导致的心肌缺血。疾病早期表现为高热,皮肤黏膜炎及颈部淋巴结炎症,主要造成冠状动脉及其他心血管的结构损伤。在发达国家,川崎病已经替代风湿热成为获得性心脏病发病的首要原因。川崎病的诊治见 2004 年美国心脏病协会和(或)美国儿科协会指南。

二、流行病学

川崎病主要发生在婴幼儿,尽管部分患者在青春期发病,但80%的患者发病年龄小于5岁,这可能显示其发病与免疫系统的发育状况有关联。发病率最高的是日本,据报道小于5岁患者的发病率达到265/10万人。在美国,小于5岁儿童发病率为19/10万人。一项疾病易感性遗传分布研究显示,美国夏威夷与加利福尼亚州的亚裔或太平洋岛国地区人群居民有更高的发病率,分别为210/10万和50.4/10万。在北半球有明显的季节性。

目前认为,易感性机体广泛暴露于存在川崎病启动因素的环境中,并最终通过上呼吸道引起机体免疫反应。小部分儿童(约25%)会遭受不可逆的冠脉血管壁的损伤。有证据显示本病有短暂的空间聚集现象,但没有证据证实存在人与人之间传播。近期研究数据提示,本病启动因素是由大范围的对流层空气触发,中国东北省份是这种季节性聚集区域的启动因素,最终导致日本、夏威夷和加利福尼亚南部的每年流行。

三、病理生理

急性期患者存在复杂的免疫应答,包含天然免疫系统与适应性免疫系统的激活。中性粒细胞最先蓄积到动脉血管壁,其次是 CD8+ T 细胞、树突状细胞及单核和(或)巨噬细胞浸润。采用矩阵式和定量 PCR 检测,IL-1 相关基因显示其转录产物大量表达,并且血浆中 IL-1 通路相关蛋白也明显升高,这都证实 IL-1 通路在川崎病急性期被明显激活。川崎病存在巨细胞动脉炎,2 种主要的细胞因子簇被发现:IL-6/Th-17 轴和 IL-12/INF-γ 轴。IL-6 结合 TGF-β 活化 T 细胞向 Th-17 细胞分化,最终这些细胞向血管壁聚集并且产生大量炎症因子。另有证据显示,在一部分发展为冠状动脉瘤的患者中,血管壁中的 IL-12/INF-γ 被炎症因子激活且进一步激活 Th-1 细胞是导致血管壁病变的重要因素。

使用修饰后的干酪乳杆菌和白色念珠菌细胞壁提取物通过腹腔注射小鼠可以模拟川崎病所致的冠状动脉炎。这种动物模型被用来验证不同治疗方案为静脉免疫球蛋白、肿瘤坏死因子 α 和 IL-1 阻断剂、以及阿托伐他汀控制急性期血管炎症的应用提供了依据。有研究揭示,大约 65% 的遗传高风险易感性是由于 Ca^{2+} 信号通路、TGFβ 和人类白细胞抗原等的基因多态性所决定。

四、病理

川崎病主要病理改变见于中型动脉,最常见的是冠状动脉。存在 3 个血管病变过程:急性坏死性动脉炎、亚急性和(或)慢性血管炎和管腔内纤维母细胞增殖(LMP)。急性动脉炎表现为冠脉或其他中型动脉管壁中性粒细胞浸润及管壁全层大范围坏死。中性粒细胞弹性蛋白酶主要损坏血管弹力层,最终导致动脉瘤的产生。LMP 在亚急性血管炎发热后数周出现,之后数月或数年也能被检测到。炎性浸润主要源于动脉外膜的淋巴细胞。CD8+ 细胞毒 T 淋巴细胞的出现显示抗 T 细胞治疗药物,比如钙调磷酸酶抑制剂环孢素和他克莫司可能有效。TGFβ 信号通路的基因多态性与动脉瘤的易感性呈正相关。LMP 可能导致管腔狭窄和之后的心肌缺血。动脉瘤晚期的主要组织学特点是几乎所有患者均有分层的血栓存在。

五、急性期疾病的评估

在缺乏确诊的实验室检查时,川崎病的诊断主要根据临床表现,主要的诊断与治疗依据是病史采集和体格检查。然而,临床表现在起病后第一周很快消失,尤其是 6 个月以下的婴儿。无法解释的高热和明显的易激惹或者嗜睡可能是婴儿发病的早期表现。诊断细则需结合孩子父母或看护人的描述及医务人员的细致观察。实验室检查能证实临床可疑患者并可衡量炎症程度。

实验室结果随着疾病的急性期和亚急性期改变而变化。急性期患者主要表现白细胞增多、正常血色素细胞性贫血、伴有急性相应炎性蛋白增加；血管内血栓形成和降解引起血小板下降，以及 D-二聚体的升高；亚急性期主要表现为血小板增多。35% 的患者有轻到中度的转氨酶和 γ 谷酰基转肽酶升高及 10% 的患者有轻度胆红素升高。尿液分析发现 80% 的患儿有无菌性脓尿。

心脏超声是急性期主要的评估手段。日本专家通过管腔内径定义动脉瘤大小：≤4mm，小；>4mm 且≤8mm，中；>8mm，巨大。对于 5 岁左右儿童，动脉瘤分级通过动脉瘤内径与邻近节段的血管内径比值：1.5，小；1.5~4，中；大于 4，巨大。在北美，超声检测近端血管内径通常基于体表面积的校正值来评估。通过 Z 评分来定义冠状动脉瘤，评分 2.5~5，小；5~10 分，中；大于 10 分或直径大于 8mm，大或巨大。尽管超声作为评估诊断标准，但超声正常并不能排除诊断。而且在发病第一周的超声结论并不能排除随后进展为冠状动脉瘤的可能。因此，超声需要反复多次，每 1~2 周复查 1 次，治疗后 4~6 周复查。对于 Z 评分大于 2 分且存在高风险临床特点的患者应增加彩超复查频率。

二维及 M 超声可用于显示短暂的左室舒张及收缩功能，心包积液或者二尖瓣反流。基线超声显示收缩功能异常是冠脉血管瘤的危险因素之一。罕见病例出现休克症状，一般是暖休克表现外周血管阻力下降，这往往需要和中毒性休克或者脓毒症鉴别。

六、急性期的治疗

治疗目标是在动脉瘤形成过程中，消除全身或者组织局部的炎症反应及预防血栓形成（表 1）。临床试验证实发病早期 10d 内，使用高剂量的免疫球蛋白加上阿司匹林能使冠脉瘤发生率从 25% 降至 5%。体外实验发现：免疫球蛋白 Fc 段持续刺激骨髓来源的树突状细胞，使其分泌 IL-10 进而影响 T 细胞向调节 T 细胞分化；Fc 肽段调节 T 细胞，进而使其增殖和分泌 IL-10。肽段图谱研究证实特异性 Fc 段区域能介导 T 细胞改变。静脉使用免疫球蛋白（IVIG）对发热及皮肤黏膜的改善非常明显，临床表现迅速缓解。但是，仍有 10%~20% 的患者反复发热，需要额外的抗炎治疗。这些对 IVIG 抵抗的患者有更高风险进展为动脉瘤，需要强化控制炎症治疗。最近的随机临床试验显

示，对于评分显示高风险的患者使用 3~5 周的口服激素加传统的 IVIG 治疗，仅有一小部分患者出现冠状动脉瘤。

表 1　川崎病急性管理原则

1. 治疗目标是尽快减少系统和组织水平的炎症。出于这个原因，一旦确诊应尽快给予治疗

2. 所有患者在出现发热的前 10d 应该接受静脉注射免疫球蛋白（IVIG）治疗

3. IVIG 治疗结束后复发发热>36h 且无其他解释，是持续炎症的标志物，应立即给予积极的抗炎治疗
   在接受 IVIG 治疗的 A 型或 B 型血川崎病患者中，抗体介导的溶血已经比较常见；应考虑挽救性治疗（例如，infliximab，糖皮质激素）而不是 IVIG

4. 伴冠状动脉扩张（Z 值>2.0）的患者应接受超声心动图随访（重复检查，至少每周 2 次）直至冠脉尺寸稳定；应考虑额外的抗炎治疗

5. 伴巨大动脉瘤的患者在患病的前 3 个月应频繁进行超声心动图检查以监测血栓，即使是在瘤体大小稳定后

6. 6 个月以内的婴儿即使接受及时治疗形成动脉瘤的风险也非常高。在瘤体大小稳定前需要每隔几天进行一次超声心动图检查

7. 伴巨大冠状动脉瘤（Z 值>10）的患者在出现发热后的前 3 个月出现血栓的风险最高
   a. 应给予全身抗凝和抗血小板联合治疗，指导冠状动脉尺寸改善
   b. 对于婴儿及其他任何年龄的患者，在急性期或 hsCRP 恢复正常前，低分值肝素比华法林更容易调节用药

某些患者动脉瘤形成过程中尽管及时诊断和治疗，但仍需要寻找更加有效的治疗方案，例如 IVIG 重复二次，单独使用或联用激素或英夫利昔单抗。回顾性分析表明，英夫利昔单抗能更快的改善发热和炎性标记物，减少住院天数。另外，已有研究证实直接抑制钙信号通路的药物，比如环孢素可能抑制 T 细胞对冠脉血管壁的损伤；细胞毒药物环磷酰胺常用于治疗一些严重的急进性且对治疗抵抗的动脉瘤患者。目前正在进行一项 IL-1 受体拮抗剂阿那白滞素对于动脉瘤患者的研究；也有人正在探索他汀类是否能抑制内皮细胞向间质转化及能否促进 T 细胞调节。结论值得期待。

巨大动脉瘤尤其存在严重炎症患者，血栓风险极高，需要合用抗凝抗血小板治疗，有利于改善预后。单中心序列观察性研究证实应用低分子肝素更优于华法林抗凝。双重抗血小板治疗被用于中等大小（Z 评分在 5~10mm）的动脉瘤患者。

七、自然病程

冠脉瘤形成与血管炎症严重性相关，男性比女性

更可能形成动脉瘤,小于6个月的婴儿进展为冠脉瘤的风险最高。实验室检查高C反应蛋白、严重贫血、血小板减少、中性粒细胞升高和低钠血症显示更严重的全身炎症,也预示着冠脉瘤的发生,IVIG抵抗也预示血管瘤发生高风险。

冠脉瘤的结构随着时间发生改变(图1)。发病开始的2个月内瘤体变大,2年后瘤体直径可能缩小,随后几年出现血管狭窄。冠脉瘤的自然病程与发病早期几个月内冠脉扩张的程度相关,同时也和冠脉累及数量相关。

巨大动脉瘤(图2),日本定义为内管腔直径大于8mm,在北美,用Z评分>10定义巨大动脉瘤。但是,日本学者研究发现,某些患者瘤体直径直径>6mm随访15年后发展为冠脉狭窄。几乎所有川崎病患者的死亡均与合并巨大动脉瘤相关。在动脉瘤受累的节段,管腔内纤维母细胞增殖及附壁血栓形成减小冠脉管腔直径(图3),导致进行性的冠脉狭窄,部分在瘤体出口或入口形成完全闭塞。但另部分动脉瘤和血栓形成的婴幼儿患者中心肌缺血比例却低,原因可能是由于血管新生和瘤体内血栓快速再通,以及高位区域的侧支循环形成。

一项关于巨大动脉瘤自然病程的研究显示,30年生存率为88%。日本一项多中心研究(245例巨大动脉瘤)结果,30年生存率为90%,双侧冠脉受累比单侧预后差。但是,30年内无心脏事件发生的生存率仅为36%。心肌梗死发生通常在起病后第一年,高风险期是起病后第15~45天。最近圣地亚哥地区研究发现,小于40岁急性冠脉综合征患者中,5%是由于川崎病动脉瘤所致。日本一个多中心调查表明,巨大动脉瘤患者中有26%至少发生一次心梗,20年生存率为79%,幸存者中50%伴有室性心律失常。

八、长期管理

所有冠脉瘤患者需要终身复查监测,长期管理的目标是预防冠脉血栓形成及治疗心肌缺血和相关的并发症(表2)。冠脉管径Z评分异常者,都必须制订长期的管理计划,严重冠脉异常者应该制定个体化的检测手段和频次。

β受体阻断剂常被用于巨大动脉瘤高风险人群;他汀类可能是多效性的抗炎药物。对于巨大动脉瘤患

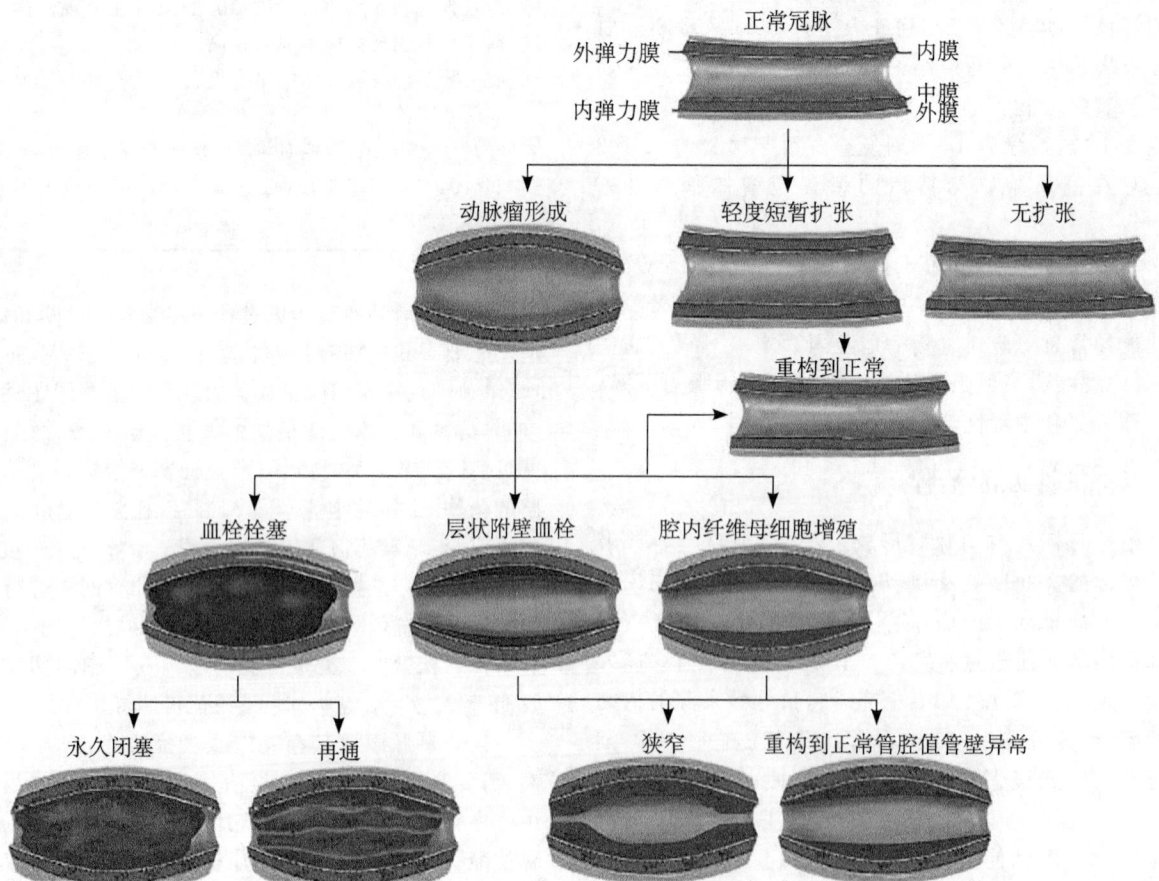

图1　川崎病冠脉血管结构自然病程

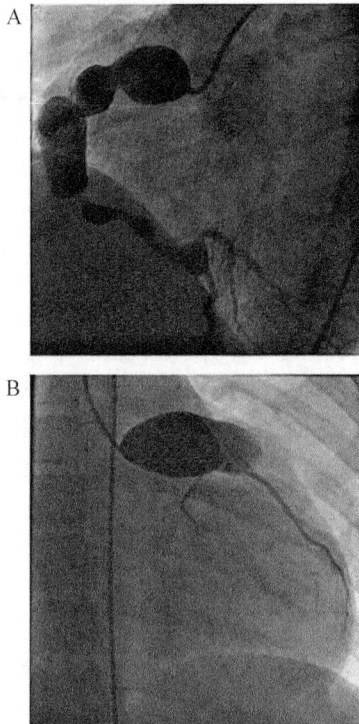

图 2　巨大血管瘤造影

A. 右冠节段性巨大动脉瘤，最大直径 16mm；B. 左主干，回旋支及左前降支巨大动脉瘤，左前降支远端完全闭塞

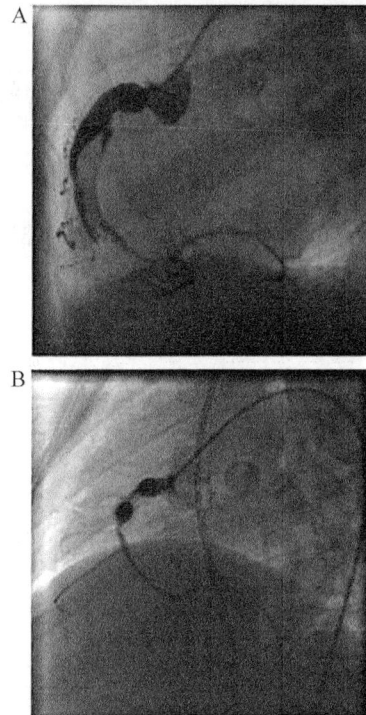

图 3　血管瘤分期评估

A. 发病后 1 年右冠造影显示血栓形成；B. 发病 7 年后右冠造影

表 2　川崎病长期管理原则

1. 现有数据基础上，在疾病第一周无超声心动图（所有动脉段均有优良的可视化）证实的冠状动脉扩张患者在成年早期似乎有正常的心血管状态
2. 动脉瘤重塑（所谓的"衰退"）〔特别是中等或较大的动脉瘤〕恢复至正常的管腔内径，常伴管腔肌肉成纤维细胞增殖和血管反应性异常
3. 伴长期冠状动脉瘤的患者发生进展性冠状动脉狭窄或闭塞以及恶化性缺血的终身风险升高。
4. 对于伴有任何阶段冠状动脉瘤的患者应根据疾病严重性和患者年龄进行终身心血管监测
5. 在可能的情况下检测可减少电离辐射暴露
6. 避免久坐的生活方式
7. 有冠状动脉瘤的女性可成功怀孕，但应该进行生殖咨询
8. 传统心血管危险因素的监测和咨询对于降低动脉粥样硬化发生率是适当的

者，抗血小板和抗凝治疗是预防血栓的有效手段。近期发生冠脉血栓事件的巨大动脉瘤患者需要抗凝和双重抗血小板治疗。所有患者应避免久坐的生活方式；射血分数正常者可选择轻到中度运动训练；小到中等大小动脉瘤，运动试验无心肌缺血，负荷试验及心电监测没有心律失常者无须运动量限制。冠脉血运重建

（外科或介入）主要基于心绞痛的症状或者负荷试验出现缺血的证据。尚无随机对照实验比较外科搭桥和介入的效果。心脏移植对于终末期缺血性心肌病患者也是一种治疗选择。

九、展望

　　尽管已有长达 40 年的研究，川崎病的病因仍然不清楚，传统的病原菌感染似乎并不是引发此病的原因。表 3 列举了诸项被认为是有前景的未来研究重点方向。

表 3　下一个十年的研究重点

1. 循着流行病学线索去发现川崎病的病因
2. 进行生物标记物研究，来建立诊断试验以改善及时治疗
3. 了解川崎病发病机制，用更多的靶向治疗来替代 IVIG
4. 建立多中心临床网络，有效地测试新的治疗方法来预防动脉瘤恶化
5. 破译疾病易感性和预后的遗传影响
6. 建立川崎病患者长期随访数据库登记
7. 标准化病理流程，最大限度地获取来自川崎病尸体解剖和植入心脏的信息

16. 高密度脂蛋白功能失调与动脉粥样硬化性心血管疾病

郑州大学第一附属医院　黄振文

高密度脂蛋白(HDL)通过 ATP-结合的盒式转运 A1(ABC-A1)和 ATP-结合的盒式转运 G1(ABCG1)通路,从巨噬细胞逆运转胆固醇,去除其过多的胆固醇防止动脉粥样硬化。因而,损害载脂蛋白功能或 ABCA1 和 ABCG1 活性的因素,均能显著影响动脉粥样硬化。在动物模型,HDL 也可抑制脂质氧化,恢复内皮功能,发挥抗炎和抗抗凋亡作用,从而抑制动脉粥样硬化。全身和血管的炎症导致 HDL 功能失调,从而使其抗动脉粥样硬化作用受损。抗炎和抗氧化蛋白的丢失及致炎蛋白的增多,可能是 HDL 功能失调的重要因素。促炎性酶(髓过氧化物酶)诱发血浆特异残余物和动脉载脂蛋白 A-Ⅰ氧化修饰和亚硝基化,加重 HDL 功能失调,致 ABCA1 巨噬细胞运转受损、炎症通路激活、冠脉疾病风险增加。故临床实践中,了解 HDL 或载脂蛋白 A-Ⅰ功能失调的特征,可能会找到动脉粥样硬化新的诊断和治疗方法。

①HDL 通过多种机制防止动脉粥样硬化,包括改善内皮功能;从巨噬细胞去除过多的胆固醇;抗氧化、抗炎症和抗细胞凋亡。②特殊情况可致 HDL 颗粒功能失调,HDL 丧失抗动脉粥样硬化特性。③功能失调性 HDL 颗粒增加促炎信号,并减少通过 ATP 结合盒转运体 A1 的巨噬细胞胆固醇流出。④载脂蛋白 A-I 上特定残基的髓过氧化物酶介导氧化,产生功能失调的 HDL 颗粒,后者与心血管事件增加相关。

一、概述

有证据表明,低 HDL-C 与 CVD 风险增加相关。

HDL 颗粒及其主要蛋白成分 apoA-Ⅰ有多种抗动脉粥样硬化作用(图 1)。HDL 最主要功能是通过 ABCA1 的巨噬细胞胆固醇流出,其最有效的调停物质是乏胆固醇和乏磷脂的 apoA-I 复合物和非常小的 HDL 颗粒(HDL-VS)。HDL 通过增强内皮 NO 合成,改善内皮功能。此外,HDL 通过减轻内皮细胞黏附分子表达从而减轻炎症;通过抑制 LDL 氧化减少冠状动脉粥样硬化。HDL 通过激活磷脂酰肌醇 3-激酶(PI3K)/Akt 和上调凋亡蛋白 Bcl-2 样蛋白 1(亦称凋亡调节因子 Bcl-X),发挥内皮细胞的抗凋亡作用。

ACS 患者髓过氧化物酶氧化 ApoA-Ⅰ的特定残余物,减弱 ABCA1 介导的巨噬细胞胆固醇流出。HDL/apoA-I 的蛋白质和脂质组分改变,减弱抗氧化、抗炎、抗凋亡,并减弱 HDL 的内皮修复。特别是,HDL 功能丧失会导致氧化的磷脂/甘油三酯组分、血清淀粉样蛋白 A(SAA)、补体 C3 和其他炎性蛋白增加。髓过氧化物酶调停血管壁上乏脂 apoA-Ⅰ的氧化,生成功能失调的 HDL 颗粒,这就激活核因子 NF-κB 并促进动脉炎症。

特殊情况下 HDL 颗粒可改变功能失调,且不依懒于 HDL-C 水平。有关 HDL 和(或)apoA-Ⅰ致动脉粥样硬化及抗动脉粥样硬化的证据,引起更多兴趣探讨 HDL 功能失调在脉粥样硬化中的作用。今后的努力是提高 HDL 功能测定的可重复性,以确定功能性生物标志物是否能提供 ASCVD 的准确可靠评估。重要的是,不同于 HDL-C 和 HDL 颗粒的静态测试,例如图 1

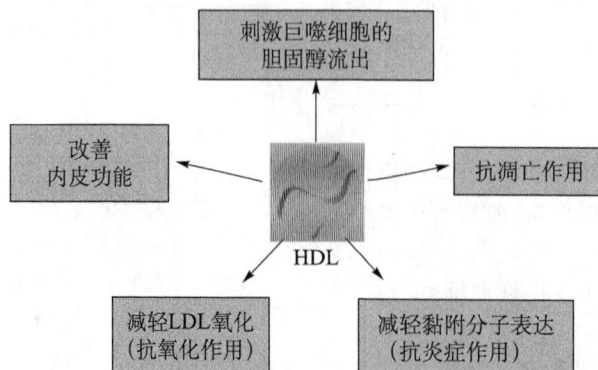

图 1　HDL 颗粒和(或)其主要蛋白质组分载脂蛋白 A-Ⅰ(apoA-Ⅰ)的多种抗动脉粥样硬化作用
HDL＝高密度脂蛋白;LDL＝低密度脂蛋白

所示的巨噬细胞胆固醇流出测试,希望能提供更好的CVD 风险评估。HDL 组成特征(磷脂组分和蛋白质组分)作为生物标志物,用于临床研究可能是有用的。人类动脉粥样硬化病变,通过不同氧化过程的 apoA-I修饰,形成异常 HDL 颗粒;量化循环中 HDL 特定氧化残基,可能会提供有用的 HDL 功能障碍和 CVD 风险指标。

本文总结越来越多的证据,表明特殊情况下HDL/apoA-I 失去其保护功能,有助于炎症过程,从而促进动脉粥样硬化。我们考虑,在增高 HDL-C 并不降低动脉粥样硬化 CVD 风险的情况下,探讨治疗性生活方式改变和药物疗法对 HDL 功能(而不是 HDL 水平)的影响,以 HDL 功能失调作为治疗靶点的可行性。

二、功能失调性 HDL 的概念

兔巴豆油致炎症模型,HDL 可从抗炎转变为致炎性颗粒,提出 HDL"炎症指数"的概念,后者被定义为"测试"HDL 抑制氧化诱导单核细胞趋化能力的大小。

致炎 HDL 颗粒特征是蛋白质组分改变:包括铜蓝蛋白和 SAA 水平增高、apoA-I、对氧磷酶(PON),以及血小板活化因子-乙酰水解酶(PAF-AH)数量增加。NIH 研究者认为,"功能失调"性 HDL 与动脉粥样硬化风险增加相关,而不是增高血浆 HDL-C 水平来降低动脉粥样硬化风险。老鼠卵磷脂胆固醇酰基转移酶(LCAT)过度表达,不论血浆 HDL-C 和 apoA-I 是否升高,均催化循环血浆脂蛋白中游离胆固醇转化为胆固醇酯,增加动脉粥样硬化风险。表明在没有胆固醇酯转移蛋白(CETP)情况下,通过 LCAT 过表达产生的胆固醇酯,并不能转化为富含甘油三酯的脂蛋白;而在逆向胆固醇转运的中间和终端过程,可导致 HDL 组分和功能的改变。减少胆固醇酯和 CETP,以及与肝脂肪酶之间的相互作用,也能导致将胆固醇酯传送给肝清道夫受体 B1(SCARB1)的能力减低。

随功能失调加重,HDL 可完全失去抗炎活性,获得致炎效应。然而,某些情况下 HDL 通过 SCARB1的转运胆固醇酯能力减弱,仅表现部分功能丧失。功能障碍加重和完全丧失,表现在抗炎活性、血管舒张功能和抗凋亡活性;而功能不足而不是完全丧失,可依据抗氧化活性、胆固醇流出能力判断。

三、HDL-C 的基因学研究

人类全基因组关联研究(GWAS),尚未发现与HDL-C 增高相关的单核苷酸多态性(SNPs)与冠心病风险相关;相反,高水平 LDL-C 的 SNPs 与致心肌梗死风险增加相关。研究者认为,不是所有提高 HDL 水平的干预措施,例如抑制内皮脂肪酶,都与 CHD 风险减少相关。

已鉴定出一些 HDL 相关 SNPs 与 HDL 水平有关,但与 CHD 无关。相反,SNPs 与 LDL-C 和甘油三酯水平呈正相关。该分析得出一广义的结论:HDL 与动脉粥样硬化并无因果关系,或 HDL-C 的致病性仍是不确定的。然而,尽管这些研究来源于不同人群和大量的统计学资料,但要做最终结论仍需慎重。

关于 HDL 功能,邻近 ABCA1 基因(编码 ATP 结合盒转运体 A1)的 SNPs 参与胆固醇流出,与 HDL-C水平轻微变化相关,但大型荟萃分析显示与 CHD 风险不相关。有胆固醇流出缺陷的 ABCA1 基因错义突变,与致动脉粥样硬化作用相关,但肯定的结论尚未得到证实。

四、HDL 功能与动脉粥样硬化

1. HDL 组分与心血管事件　　HDL 的抗炎和抗氧化活性受损,可能是 HDL 上氧化磷脂积蓄所致,后者有强的促炎和致氧化活性。使用无细胞测定磷脂氧化对 HDL 颗粒影响的结果,可以得到证实。ACS 患者的蛋白质组学研究,显示 SAA、补体 C3 和其他炎性蛋白都是增高的;缺失 apoC-III 的 HDL 亚型与 CHD 风险呈负相关,而有 apoC III 的 HDL 亚型直接与冠心病风险相关。

2. HDL/apoA I 的氧化　　氧化应激导致冠状动脉粥样硬化及其他炎症性疾病,并常常导致破坏性氧化修饰。人动脉粥样硬化组织中的髓过氧化物酶,通过巨噬细胞、单核细胞和中性粒细胞呈高浓度表达,利用氢过氧化物生成广谱的活性介质,随后修饰脂类、蛋白质、核酸和脂蛋白。小鼠试验表明,髓过氧化物酶加重高胆固醇血症模型动脉粥样硬化。动脉壁 HDL 相关载脂蛋白 A-I 或乏脂 apoA-I 的氧化损伤,可能会限制 HDL 和 apoA-I 介导的巨噬细胞胆固醇流出,从而促进实验性和人动脉粥样硬化形成。

3. HDL/apoA I 组分和炎症　　如上所述,炎症期间氧化应激增加,HDL 经历了实质性修饰,后者影响HDL 颗粒的数量和成分。炎症反应急性期循环 HDL和 apoA-I 水平显著降低,HDL 颗粒变为富含甘油三酯和胆固醇酯的耗竭。

(1)SAA:急性期 HDL 中 SAA 含量明显增加。SAA 由肝细胞分泌,可能与现有的 HDL 球形颗粒相关,后者通过重塑被 apoA-I 取代。另外,与内皮脂肪酶同时作用,SAA 通过阻碍新生 HDL 的形成,可能降低 HDL-C 的水平。炎症细胞因子,如:肿瘤坏死因子(TNF)和 IL-6,可使肝脏 SAA 的表达增加 1000 倍。肝脏分泌 SAA 的绝大多数与 HDL 有关,其中可能含有主要的载脂蛋白。然而,循环中 apoA-I 水平的降低,常常先有 SAA 的增加,提示 SAA 的存在并不能完全解释炎症时 HDL-C 水平的降低。SAA 和 apoA-I

水平似乎是在肝脏内由炎性细胞因子往复地和协调地调节,如:急性期 ApoA-Ⅰ的减少,可能部分与转录下调有关,伴随有 SAA 表达的增加。暴露于内毒素的健康人和炎症小鼠模型,富含 HDL 蛋白质组分 SAA1 和 SAA2,可减少胆固醇从巨噬细胞的流出。

(2)HDL 相关的酶:炎症过程中的 HDL 重塑,也导致 HDL 相关 PON 和 PAF-AH 丢失。PON1 和 PON3 是钙依赖蛋白相关酶,它们阻碍 LDL 颗粒的过氧化,故这些酶的丧失降低了 HDL 的抗氧化和抗炎能力。鉴于 PAF-AH 易水解为致炎性氧化的碎裂磷脂短链和磷脂氢过氧化物,HDL 的 PAF-AH 活性丧失,可能与 HDL 功能失调有关。

(3)HDL 磷脂组分的改变:炎症期 HDL 脂质组分变化,可能会造成 HDL 功能降低。ⅡA组分泌型磷脂酶 A_2(sPLA$_2$)是另一重要的急性期反应物。人类内毒素血症时,血浆和 HDL 的磷脂水平显著降低。在 ACS 或高度氧化应激,磷脂氧化可能与功能失调性 HDL 的生成有关。

4.巨噬细胞胆固醇流出　通过获得巨噬 THP-1 细胞的 apoB 沉淀,测定 HDL 胆固醇的流出活性,在区分冠脉事件和健康对照方面,优于 LDL-C 绝对水平的测定。巨噬细胞胆固醇流出量测定,采用标记胆固醇和荧光 BODIPY 胆固醇方法,已在大规模前瞻性研究中应用。已证实荧光测定法要比放免标记胆固醇法更优。

5.血管内皮功能　AMI 患者生成的 HDL,其刺激血管内皮生成舒张因子(NO)和防止内皮细胞凋亡的能力都是不足的。这样的功能失调,可能反映了 AMI 伴随有 HDL 蛋白质组分的改变,这些富集炎性蛋白,包括:SAA、补体 C3、补体 C9、apoC-Ⅲ 和(或)apoJ、apoA-Ⅳ 耗竭。

五、HDL 功能失调的其他原因

1.糖尿病　HDL 功能失调见于胰岛素抵抗或糖尿病,形成小而富含甘油三酯和胆固醇酯耗竭的 HDL 颗粒、糖基化载脂蛋白 A-Ⅰ 及其他 HDL 相关蛋白,以及 HDL 脂类、载脂蛋白和酶的氧化修饰。伴慢性炎症时,氧化应激增强,通过 HDL 相关蛋白 ApoA-Ⅰ 和 PON1 的耗竭,减低了微小 HDL 颗粒的抗氧化能力和抗细胞凋亡活性。

2.吸烟　吸烟者 HDL-C 水平、HDL 颗粒浓度降低;且 HDL 组分发生改变,包括 HDL$_2$(HDL-VL、HDL-L)和 HDL$_3$(HDL-VS、HDL-S,及 HDL-M)上磷脂的耗竭,以及 HDL$_2$ 富含甘油三酯等。吸烟者 CETP 活性高于非吸烟者,是 HDL 颗粒中这些脂质成分变化的机制之一。

六、改善提高 HDL 功能

干预措施用于改善 HDL 功能,包括生活方式改变、减肥手术、他汀类药和 CETP 抑制剂。研究显示能改善或恢复功能失调性 HDL 某些组分的功能。

1.饮食和锻炼　饮食与运动干预,可使单核细胞趋化性显著下降。相反,一顿饱和脂肪餐之后,内皮细胞细胞间黏附分子 1(ICAM-1)和血管细胞黏附分子 1(VCAM-1)的表达增强。

2.减肥手术　Roux-en-Y 胃旁路手术后 6 个月,HDL-C 水平增高 14%($P<0.04$),主要源于 HDL$_2$ 亚组分(HDL-L;$P<0.01$)增加 42%。随之,通过 SCARB1 通路(+58%,$P<0.001$)和 ABCG1 通路(+26%,$P<0.0001$)的巨噬细胞胆固醇流出能力增加。

3.他汀类药物　他汀类药对胆固醇从巨噬细胞流出的影响不肯定。血脂异常者,匹伐他汀增加胆固醇从 THP-1 巨噬细胞流出的能力;但 CHD 患者他汀类治疗,对 J774 细胞调节胆固醇的流出能力没有影响。他汀类药物可能会通过 ABCA 1 通路,干扰 HDL 介导的巨噬细胞胆固醇流出。但临床试验升高 HDL 治疗缺乏有效性。某些情况(如炎症)下,采用单核-趋化性等分析评估,他汀药治疗可改善 HDL 功能。尽管改善是明显的,但患者 HDL 仍保留有致炎症表型的趋势,PON 活性并无改变。血脂异常者,匹伐他汀增加 HDL 磷脂含量和 HDL 相关的 PON1 活性;然而,对 PAF-AH 活性无影响。

4.烟酸　烟酸升高 HDL-C 水平,并降低甘油三酯和含有 apoB 的脂蛋白水平。然而,烟酸对各种 HDL 功能有不同的作用。例如,烟酸轻度增强 HDL 促进从加载胆固醇的 THP-1 巨噬细胞中的胆固醇流出。烟酸可减轻巨噬细胞通过类脂 A 在 THP-1 细胞中 Toll 样受体 4 激活的炎性反应。

尽管这些结果来自前瞻性随机对照 AIM-HIGH 试验,且烟酸联合他汀药治疗,但证明对低 HDL-C 患者的 CVD 风险和动脉粥样硬化形成并非更有效。AIM-HIGH 试验和 HPS2-THRIVE 试验,尽管 HDL-C 水平增加,但在 THP-1 细胞胆固醇流出方面仅仅有边缘性获益。

5.CETP 抑制剂　CETP 显著升高 HDL-C 水平,但在 ACS 患者的 Ⅲ 期 dal-OUTCOMES 试验,因缺乏有效性而被终止。dalcetrapib 将 HDL-C 水平增高 30%,但对 HDL 功能影响很小。在 rs 1967309 位 AA 型基因受试者,dalcetrapib 治疗后 CV 复合终点减少 39%;而 GG 基因受试者增加 27%。尚需要进一步的前瞻性试验,以验证 dalcetrapib 的药物基因组学治疗方法。

目前资料显示 CETP 抑制剂能改善 HDL 某些方

面的功能,例如:在Ⅱb型高胆固醇血症,阿托伐他汀加 torcetrapib 可改善受损 HDL₂(HDL-VL,HDL-L)和 HDL₃(HDL-M,HDL-S,HDL-VS)颗粒的功能,后者通过 SCARB1 和 ABCGl1 通路介导游离胆固醇的流出。HDL 流出能力的增加,与 HDL 颗粒上的 ApoE 和 LCAT 活性增加有关。anacetrapib 治疗,HDL 能减轻巨噬细胞对 Toll-like 受体 4 激活的炎症反应。正在进行的 CETP 抑制剂试验,将会提供更多 HDL 与 CVD 事件关系的信息。

七、结论

功能测定可提供 HDL 活性的重要信息,涉及动脉粥样硬化、炎症、感染、免疫等。HDL 功能在 CV 事件中的重要性,在 Dallas Heart Study 和 EPIC-Norfolk Study 已经证实。可重复的、临床可用的、成本-效益适宜的 HDL 功能测量,是未来进一步探讨 HDL 功能和功能失调的关键环节。而且,这些测定均需在临床心血管事件的试验中得到验证。

不同 HDL 亚群中 HDL 功能的异质性,证明了炎症和 HDL 功能失调相关;提供新兴疗法,旨在提高或保持 HDL 和 apoA-Ⅰ的抗炎特性。然而,最优 HDL 功能测试尚没有共识,临床缺少有效检测方法。

HDL 功能的测试,可能会提供更好的临床风险分层,优化临床个体化治疗,可靠评价新的疗法。由于功能失调性 HDL 对动脉粥样硬化不同阶段有多种多样的作用,尚需进一步努力,以确定它是否特异的 HDL/apoA-Ⅰ测量;即除了 HDL-C 水平测量,还应衍化为对疾病与治疗靶点的关键性生物学标志物测量。

参 考 文 献

Du X,et al. HDL particle size is a critical determinant of ABCA1-medjated macrophage cellular cholesterol export. Circ Res,2015,116:1133-1142.

Riwanto M,et al. Altered activation of endothelial anti-,and proapoptotic pathways by high-density lipoprotein from patients with coronary artery disease:role of high-density lipoprotein-proteome remodeling. Circulation, 2013, 127:891-904.

Rosenson RS,et al. Cholesterol efflux and atheroprotection: advancing the concept of reverse cholesterol transport. Circulation,2012,125:1905-1919.

Rosenson RS,et al. HDL measures, particle heterogeneity, proposed nomenclature,and relation to atherosclerotic cardiovascular events. Clin Chem,2011,57:392-410.

Rosenson RS,et al. Translation of high-density lipoprotein function into clinical practice:current prospects and future challenges. Circulation,2013,128:1256-1267.

17. ST段抬高型心肌梗死的病理生理：新机制与新治疗

安徽省立医院　王　齐　严　激

急性ST段抬高型心肌梗死（ST-Segment Elevation Myocardial Infarction，STEMI）是一类严重危害人类生命健康的心血管危重症，具有很高的病死率及并发症发生率。近年来，随着对其发病机制研究的深入，其诊疗模式也不断发展与完善，本文将简要概述STEMI在病理生理机制与治疗领域的部分新进展。

一、心肌梗死分型

根据2012年第三版心肌梗死全球定义，将心肌梗死分为5型。

1型：自发性心肌梗死。由于动脉粥样斑块破裂、溃疡、裂纹、糜烂或夹层，造成冠脉内血栓形成，导致心肌血流减少或远端血小板栓塞伴心肌坏死。

2型：继发于心肌氧供需失衡的心肌梗死。如冠脉内皮功能异常、冠脉痉挛或栓塞、心律失常、贫血、呼吸衰竭、低血压、高血压导致缺血的心肌梗死。

3型：心脏性猝死。心脏性死亡伴心肌缺血症状和新的缺血性心电图改变或左束支阻滞，但无心肌损伤标志物检测结果。

4a型：经皮冠状动脉介入治疗（percutaneous coronary intervention，PCI）相关心肌梗死。4b型：支架血栓形成引起的心肌梗死。

5型：外科冠状动脉旁路移植术（coronary artery bypass graft，CABG）相关心肌梗死。

二、从易损斑块到易损患者

心血管介入专家及病理学家习惯将引起急性冠脉综合征（acute coronary syndrome，ACS）及心源性猝死（sudden cardiac death，SCD）的斑块形象地称为罪犯斑块，这是一个回顾性的命名，不涉及斑块的组织病理学特征。在临床实践中，如何在急性心血管事件发生前识别可能的罪犯斑块并进行危险度评估，对于预防或避免急性冠脉事件及心源性猝死的发生具有重要的临床价值。1989年，Muller及其同事提出易损斑块这一前瞻性概念，描述为具有破裂倾向的、非阻塞性的粥样硬化斑块，认为其是导致大多数急性冠脉事件的根本原因，并指出此类斑块通常具有大的脂质核心、薄纤维帽及巨噬细胞浸润。随后的临床研究发现，单一斑块破裂难以解释所有急性冠脉事件，大量尸检资料也表明，罪犯斑块具有多种组织病理类型，其中约70%为破裂斑块，约30%为非破裂斑块，后者主要表现为斑块侵蚀和钙化性结节。因此Naghavi等于2003年进一步拓宽了易损斑块的定义，将其定义为具有血栓形成倾向或极有可能快速进展成为"罪犯斑块"的动脉粥样硬化斑块，涵盖了具有形成血栓和（或）快速进展风险的各种斑块类型。

值得注意的是，易损斑块破裂并不都意味着急性冠脉事件发生，更常见的是无症状性的斑块破裂与修复循环，它参与到动脉粥样化的自然进程，最终导致管腔狭窄，而引起症状的斑块破裂仅为少数迅速进展的中重度易损斑块。因此，能够解释事件发生的往往非狭窄本身，而是与之密切相关的粥样斑块进展。Buffon等研究发现在不稳定性心绞痛患者心绞痛发作时，冠状动脉存在广泛的炎症，且独立于罪犯斑块的位置，这一发现具有重要的病理生理学意义，即不稳定的冠脉综合征与整个冠脉血管床炎症有关，这对单一易损斑块解释急性冠脉事件的传统观念构成挑战。事实上，即使斑块性质类似，其临床表现也可不同，这与血液的高凝状态（易损血液）、引发致死性心律失常的心肌易感性（易损心肌）均密切相关。因此，专家们提议以斑块、血液或心肌易损性为基础，将易发生急性冠状动脉综合征或心脏性猝死的患者定义为易损患者，通过综合分析各成分易损性的总积分来量化个体发生心脏事件的危险性，这种从关注单一要素到整体的观念转变，对于预防心脏病学的发展具有重要意义。

三、缺血再灌注损伤与炎症反应

近年来，得益于各种血运重建技术及抗栓药物的发展与普及，有效减轻了缺血导致的心肌损伤和坏死，挽救了大量的存活心肌。然而，缺血心肌恢复血液再灌注本身也可能加重心肌功能障碍及结构损伤，甚至导致心肌细胞死亡，这一现象被称为心肌缺血再灌注损伤。主要包括：再灌注性心律失常、心肌顿抑、微血管阻塞、致死性心肌再灌注损伤4种表现形式，其发生机制尚未完全阐明，实验研究发现，包括氧化应激、细胞内钙超载、炎症反应等多种机制参与其中。

炎症反应是现今再灌注领域的研究热点，尤以白细胞（主要是中性粒细胞）在炎症反应中的表现最为突出。动物实验及临床研究均表明,缺血—再灌注可以诱发体循环及心肌缺血区域内的白细胞聚集与激活,以犬心肌缺血为例,再灌注仅 5min,心内膜中性粒细胞就增加 25%,而缺血轻的组织白细胞集聚则较少。中性粒细胞富含细胞毒素、过氧化物和蛋白水解酶,其在再灌注早期的聚集与激活是心肌损伤延展的重要机制,主要通过以下途径发挥损伤效应:①呼吸爆发(氧爆发),再灌注期间组织重新获得氧供,激活的中性粒细胞耗氧量显著增加,产生大量氧自由基直接损伤组织细胞;②促进无复流现象发生,由于中性粒细胞体积较大,变形能力弱,大量浸润时在黏附分子的参与下黏附于血管内皮细胞上,并与血小板形成微聚体,造成微血管阻塞;活化的中性粒细胞释放大量促炎因子及活性氧,使微血管通透性增加,加重间质水肿及血管外压迫,并造成血液浓缩;释放大量内皮素、血栓素 A_2、血管紧张素 II 等缩血管物质,导致微血管持续收缩、痉挛,而无复流与 STEMI 患者恶性心律失常、心衰及心室重塑的发生密切相关,是 PCI 术后心肌梗死再发与心源性猝死的独立危险因素。再灌注后期,中性粒细胞通过凋亡相关过程发挥抗炎作用,其在缺血区的聚集持续 3~7d,而后进入程序性死亡,通过释放膜联蛋白 A1、乳铁蛋白等凋亡相关因子,抑制进一步的中性粒细胞募集并诱导巨噬细胞的聚集,从而促进凋亡进程,凋亡的细胞碎片最终被巨噬细胞所吞噬,通过激活巨噬细胞中的抗炎程序,促进白细胞介素-10、转化生长因子 β 等抗炎物质的分泌,这一过程有助于心肌梗死后瘢痕的形成与稳定。

因此,缺血再灌注损伤中的炎症反应是一柄"双刃剑",既是心肌损伤延展的重要因素,又是损伤心肌修复的必要条件。

四、STEMI 的心肌保护治疗

虽然早期血运重建可以显著改善 STEMI 患者的临床预后,但是再灌注后的心肌损伤延展依然存在。研究发现,当总缺血时间下降至一定程度后,STEMI 的病死率未进一步降低,如何进一步降低 STEMI 的病死率及并发症的发生率,国内外学者将研究者重点转向心肌保护。

1. **抗中性粒细胞治疗** 20 世纪 70 年代初,Hill 和 Ward 在大鼠实验中通过眼镜蛇毒因子耗竭补体 C3,发现阻断补体激活,能够显著降低梗死区中性粒细胞的聚集与活化,Maroko 等进一步研究发现上述过程能够减轻心肌缺血损伤,缩小心肌梗死面积。在此基础上,20 世纪 80~90 年代的研究者们在鼠、兔、犬、猪等多种心肌梗死动物模型上进行了更为广泛的抗炎实验(包括非甾体类抗炎药如布洛芬、白细胞滤器、抗中性粒细胞抗血清、细胞黏附分子抑制剂及单克隆抗体等

应用)。多数研究表明,在心肌梗死再灌注阶段靶向抑制白细胞介导的炎症反应,可以显著减少心肌梗死区面积,阻止缺血心肌损伤的扩大。然而,新近研究却发现,敲除动物模型的细胞间黏附分子-1 或 P 选择素基因后,心肌梗死区面积无明显缩小;同时,应用晶体液(无细胞成分)灌注缺血心肌,同样可以观察到各种形式的再灌注损伤。以 FESTIVAL、LIMIT-AMI 试验为代表的临床研究的失败,使得靶向白细胞治疗的临床转化陷入困境。究其根本,是对心肌梗死后缺血再灌注损伤的确切机制缺乏认识,通过直接结扎冠状动脉制备的心肌梗死动物模型,不具备易损斑块、易损血液或易损心肌的病理基础,难以反映人类心肌梗死后再灌注损伤的真实情况。

2. **蛋白激酶 C(Protein kinase C,PKC)抑制剂** 蛋白激酶 C 的激活和转位是再灌注期细胞内钙超载的重要机制之一。动物研究显示,抑制 PKC 激活可以显著减少损伤心肌细胞数目,缩小心肌梗死区面积。2007 年公布的 DELTA MI 研究首次将 PCK 抑制剂应用于人体试验,研究纳入 154 例前壁 STEMI 患者,发现 PCK 抑制组左室心肌梗死面积较对照组显著缩小,初步探索了 PKC 抑制剂临床应用的安全性及有效性。然而,2014 年公布的多中心、双盲、随机对照的 PROTECTION AMI 研究未能验证其疗效,研究纳入 1010 例前壁 STEMI 患者,发现 PKC 抑制组左心室功能、梗死区面积及临床终点发生率较对照组均无改善。因此,PKC 抑制剂的临床应用价值仍需进一步探究。

3. **靶向线粒体治疗** 线粒体膜损伤是再灌注期氧化应激与细胞内钙超载的重要机制,再灌注使线粒体通透性转换孔(Mitochondrial permeability transition Pore,MPTP)开放,既抑制线粒体呼吸功能,又诱导细胞色素 C 释放及凋亡蛋白酶激活,启动细胞凋亡途径。动物实验及部分小规模临床试验提示,抑制线粒体通透性转换孔的开放,可以减轻再灌注损伤,缩小心肌梗死区面积。然而,无论是应用 MPTP 抑制剂如 TRO40303 的 MITOCARE 研究、环孢素 A 的 CIRCUS 研究,还是应用 Bendavia 靶向改善线粒体功能的 EMBRACE STEMI 研究,均未获得明确的临床获益。

尽管目前尚无治疗心肌缺血再灌注损伤的有效方法,但是随着再灌注病理生理机制研究的深入,针对氧化应激、钙超载及炎症反应的靶向治疗策略,包括缺血预适应、缺血后处理、亚低温等疗法及抗氧化剂、腺苷、利钠肽、艾塞那肽等药物,在一些小规模研究中已表现出了广阔的临床应用前景。

五、STEMI 的干细胞治疗

人类左心室包含 20 亿~40 亿个心肌细胞,一次急性心肌梗死可以在数小时内丢失约 25% 的心肌细

胞,有效的血运重建、药物保护虽然能够挽救濒死的缺血心肌,却无法解决心肌再生问题。干细胞具有活跃的增殖与多向分化潜能,可以被诱导分化为心肌细胞、血管内皮细胞、平滑肌细胞。以 REPAIR-AMI、

SCIPIO 及 CADUCEUS 试验为代表的临床研究,已初步显示出骨髓及心脏干细胞治疗在改善心肌梗死后心功能,缩小心肌梗死区面积中的潜能,为 STEMI 的根治开辟了一条崭新的道路。

参 考 文 献

Carbone F,Nencioni A,Mach F,et al. 2013. Pathophysiological role of neutrophils in acute myocardial infarction. Thrombosis & Haemostasis,110(3):501-514.

Montecucco F. 2016. Pathophysiology of ST-segment elevation myocardial infarction: novel mechanisms and treatments. European Heart Journal,37(16):1268.

Naghavi M,Libby P,Falk E,et al. 2003. From vulnerable plaque to vulnerable patient:a call for new definitions and risk assessment strategies: Part I. Circulation, 108(14):1664-1672.

Thygesen K,Alpert JS,Jaffe AS,et al. 2012. Third Universal Definition of Myocardial Infarction. Circulation, 126(16):2020-2035.

18. 防治心血管疾病策略：国家和政策视角

郑州大学人民医院 林振浩 高传玉

一、概述

心血管疾病（CVD）是全球范围内导致死亡的首要原因，而且其大多数都发生在中低收入国家（LMIC）。尽管目前心血管疾病的一级预防和二级预防在世界范围内都不是很理想，但是在中低收入国家，证据-实践差距却更加明显。患者、医护人员以及医疗卫生系统层面上的障碍均对实施最佳的一级预防和二级预防造成了阻碍。因此，明确资源有限环境中的特定障碍，可为减少证据-实践差距的有效措施提供必要信息。此外，针对性的调控一些可显著增加心血管疾病全球负担的因素，如吸烟、高血压和心血管疾病二级预防，会最大程度地降低死亡率。我们总结了一些可减少心血管疾病早期死亡率的新型的、资源效益型策略，包括：①有效控烟措施；②对心血管疾病患者或高危人群采用简化的筛选及管理方法；③对于简化的且具有成本效益的治疗方案（如针对多种心血管疾病进行预防性药物治疗），提高其可用性及可负担性；④通过任务分担（非医疗卫生工作者参与）及优化自我管理（治疗支持者参与）简化医疗服务。广泛地应用可解决上述相关障碍的系统性方法，将会大幅度地减小心血管疾病的发病率和相关死亡率。

2013年全球疾病负担研究显示，尽管特定年龄人群的死亡率下降了39%，但心血管疾病（CVD）导致的全球死亡人数在1990～2013年上升了41%。全世界范围内导致死亡的病因中，缺血性心脏病已经从1990年的第四位上升为第一位（增长了41%），脑卒中从第五位上升为第三位（增长了50%）。主要和致命的心血管事件的发生率在高收入国家（HIC）最低。根据预测，到2020年年底，近3/4的全球死亡率和80%的心血管疾病负担（按损失的伤残生命年测量）将会发生在有85%的世界人口居住的中低收入国家（LMIC）。人口增长和老龄化一直在促进这些变化的发生。

自20世纪70年代以来，高收入国家心血管疾病的发病率和死亡率大幅度下降，其中死亡率平均下降了50%，而英国、美国和芬兰等国家的死亡率甚至下降了75%。由于危险因素最初呈现方式的不同及各国所实施策略的不同，不同的危险因素对不同的国家所造成的影响也各不相同，但是在高收入国家，饮食更健康，吸烟率更低，高血压等危险因素的管理更完善，

急性心血管事件的处理更先进，二级预防也更有效。虽然高收入国家取得的这些成就令人印象深刻，但是在一些贫穷国家及边缘化人群中，心血管疾病的发病率和死亡率仍然很高。

2011年9月，联合国发表政治声明，表示到2025年，要减少25%的由心血管疾病、癌症、糖尿病及慢性呼吸系统疾病所造成的早期（<70岁）死亡率，随后这一目标转变为一项非传染性疾病（NCD）行动计划（"25×25"）。该行动计划明确了八个指标来衡量整个目标的进展情况，包括：①降低升高的血压；②减少吸烟；③增加体力活动；④减少钠的摄入；⑤减少酒精的有害使用；⑥阻止糖尿病和肥胖症的发病率上升；⑦改善心血管疾病的预防性药物治疗及信息咨询；⑧对于用来管理非传染性疾病的可负担的基本技术和基本药物，提高其可用性。然而，除非克服高效地管理心血管疾病的障碍，否则，这些目标恐怕难以实现。鉴于缺血性心脏病和脑卒中是增加全球心血管疾病负担的主要因素，所以本文着重关注了这两者及相关危险因素。另外，本文还总结了心血管疾病预防和管理的具体实践与证据的差距（即证据-实践差距），阻碍消除证据-实践差距的相关障碍，以及资源效益型干预措施要实现的目标。最后，我们在群体、个体和医疗卫生系统的层面上回顾了一些可克服现有障碍的新型的、资源效益型策略。

二、心血管疾病预防和管理的证据

一项前瞻性城乡流行病学（PURE）的研究数据说明，在心血管疾病的预防和管理方面，确实存在着一定程度的证据-实践差距，该研究对17个高、中、低收入国家的630个城市和农村社区进行了纵向队列研究，并且研究范围一直在扩大，目的是纳入25个国家的800个社区。为了在35～70岁人群获得一个具有代表性的样本，这项研究对社区的人群进行公正、系统地筛选，并完成了标准化的问卷调查、血压等生命体征的测量及实验室相关检查，最终获得了社区人群的基本统计学资料、药物使用情况及发生过的临床事件。PURE的数据表明，高血压的管理在全世界范围内都不是很理想，特别是在中低收入国家。第一，大约一半参与PURE研究的高血压患者并不知道自己患有高血压。第二，尽管大多数知道自己患有高血压的人接

受了治疗,但也只有少数人(<20%)能够把血压控制在合格范围内,即收缩压(SBP)小于140mmHg和舒张压小于90mmHg。第三,大多数接受降压治疗的参与者(77%)仅使用一种降压药物,然而,人们普遍认为,至少需要两种降压药物来控制血压。在PURE研究中,所有国家在高血压的认知、治疗和控制方面都存在明显的缺陷,而在中低收入国家这种缺陷更加明显。以上数据表明,我们需要筛选范围更大和效率更高的血压筛选方法及更有效的血压控制措施。而类似的证据-实践差距在血脂管理方面也相当明显,例如,他汀类药物的使用状况目前就不是很理想。许多心血管疾病患者会继续暴露于主要的致病危险因素,其中,19%的人继续吸烟,只有35%的人会进行高质量的体力活动,只有39%的人拥有健康的饮食习惯,而最大的问题依然存在于低收入国家(LIC)。由于对不同的心血管疾病危险因素进行管理时会有相同的证据-实践差距,因此,一些可综合地管理心血管危险因素的方法,以及一些筛选病例的方法和对预防和管理心血管疾病有效的风险因素筛查方法就很有必要。

高收入国家和中低收入国家在心血管疾病患者的急性管理方面也存在着重要的、可调控的差异。例如,高收入国家中曾得过急性心肌梗死的患者在出院时更有可能接受循证药物的治疗,包括阿司匹林、氯吡格雷和他汀类药物(比值比 = 2.3,95%可信区为1.2～4.5),并且与中低收入国家的人相比,更容易接受经皮冠状动脉介入治疗(比值比 = 19.7,95%可信区间为10.5～37)。

PURE研究还发现,心血管疾病患者的二级预防药物治疗也不是很理想。低收入国家中,既往患有缺血性心脏病或脑卒中的参与者里,有超过75%人没有服用任何药物用于二级预防,而高收入国家的这一比例却不到10%。其他一些研究也证实了这一类似的差距。例如,2005年世界卫生组织对中低收入国家医疗机构内的患者进行了一项研究,该研究发现,在缺血性心脏病患者中,只有81%的患者使用阿司匹林,48%的患者使用β受体阻滞剂,40%的患者使用血管紧张素转化酶(ACE)抑制剂,30%的患者使用他汀类药物。而脑血管疾病的患者用药率更低。总的来说,这些研究和其他一些研究均说明,心血管疾病预防和管理的证据-实践差距是全球性的,而在中低收入国家,这一差距更加明显。

三、高效管理心血管疾病的障碍

在消除心血管疾病预防和管理的证据-实践差距前,需要先克服阻碍最佳实践的障碍。中低收入国家中,研究人员迄今为止一直未对这些障碍的系统评价予以重视,但现在这种状况正在有所改变。例如,Khatib和他的同事们通过定量和定性的报告对高血压的认知障碍、治疗障碍和随访障碍进行了系统评价。本文概述了患者、医护人员、医疗卫生系统或政策层面的障碍(表1)。以后研究者可以采用一些能够确定哪些改变是必要的而哪些改变能够产生预期效果的方法,进行进一步的研究,以阐明这些障碍如何相互组合及如何克服这些障碍。

表 1 利用循证医学证据治疗心血管疾病的障碍

主要障碍	举例	收入水平不同的国家
患者		
可用性,方法和成本(外部的)	缺乏医疗保险	高收入国家和中低收入国家均有
知识(内部的)	因没有症状而质疑持续治疗的需要	高收入国家和中低收入国家均有
信仰(内部的)	替代和(或)传统医学	中低收入国家多于高收入国家
记忆(内部的)	影响对指南推荐疗法的依从性	高收入国家和中低收入国家均有
药物副作用(内部的)	无论是真实的还是想象的(腹痛、咳嗽等)	高收入国家和中低收入国家均有
医务人员		
知识	熟悉和了解管理方法	中低收入国家:教育标准,继续医学教育的选择
态度	对指南、预期结果、自我效能、动机和治疗习惯不认同	中低收入国家:与替代医学相矛盾的意见
行为	外部或环境因素限制管理(如时间,资源,报销)	中低收入国家多于高收入国家
医疗卫生系统		
医疗融资体系	国家预算中的低优先级:相互竞争的政治议程(军事,其他医疗状况,如艾滋病毒)。有限的全民医疗	中低收入国家多于高收入国家

续表

主要障碍	举例	收入水平不同的国家
医疗产品与技术	缺乏卖一般循证药物的药店。对必需药物的负担能力差(即使药物很一般)	中低收入国家多于高收入国家
领导和(或)管理	低优先级的心血管疾病预防:缺乏有效的筛选方案、戒烟计划、安全的运动环境、购买健康食物的成本	高收入国家和中低收入国家均有
卫生人力资源	受过充分培训的医生和专业医护人员数量有限	中低收入国家多于高收入国家
健康信息系统与研究	用来检测健康的决定因素、表现和健康状况的医疗卫生系统基础设施数量有限	中低收入国家多于高收入国家
服务的提供	安全且有效的干预措施	高收入国家和中低收入国家均有

尽管在许多收入水平不同的国家都可以找到阻碍心血管疾病最佳管理的障碍,但某些障碍却仅仅存在于特定环境下。还有一点必须指出的是,一些阻碍心血管疾病零级预防的障碍与主要在患者和卫生系统层面出现的障碍发生了重叠。理想的心血管疾病零级预防目标包括从不吸烟,健康饮食,充足的体力活动,理想的血压、血糖、血脂和正常的体重指数。阻碍实现这些目标的障碍往往与患者有限的认知,动机及不利的周围环境有关,而这种环境尚未得到可促进年轻人心血管健康的适当医疗政策及政府领导层的支持。

四、患者层面的障碍

患者层面上的两类重要障碍能够对实践最佳的心血管疾病预防和管理产生影响。首先是内部障碍,包括:缺乏对自身状况的认知(如患有高血压或需要二级预防),没有症状时或药物引起副作用时不愿服用药物,以及难以坚持治疗方案,特别是当治疗方案很复杂时。这类障碍可妨碍最佳的药物依从性及生活方式的改变。一些患者认为药物并非正常所需,服用药物是在提醒他们自己是"不健康的"。在一些中低收入国家中,药物的使用和依从性可能受到来自替代或传统医学信念的负面影响,替代或传统医学认为疾病字面上是"不舒服"或不适,并且药物应只用于急性病,而不是用于预防。第二类患者层面的障碍是外部障碍,包括:缺乏适当的医疗资源,以及缺乏获得医疗服务的成本,即直接成本(例如购买药物)或相关成本(例如运输成本或咨询医务人员的费用)。

五、医护人员层面的障碍

根据医护人员的知识,态度和行为可将障碍分成三类。知识相关障碍包括:专业医护人员无法全面掌握大量医学知识,医护人员在循证地管理心血管疾病及相关危险因素方面的培训不足,以及不适当的危险

分层。态度相关障碍包括不愿意接受循证医学指南,缺乏改变当前实践模式的动机,即保守,以及认为指南难以实施或认为指南并不会导致所期望的结果。行为相关障碍包括妨碍行为改变的环境因素和外部因素,这些因素均可限制最佳实践,如:实施指南建议所需的时间和资源不足,以及不相符的财政措施。中低收入国家中,医疗工作者少而患者多的现象使得每个患者被查看和询问的时间有限。而指南的复杂性被认为是另一个可以影响行为改变的因素。目前用于诊断和管理心血管疾病及相关危险因素的指南都比较复杂,并且在一些资源有限的环境下很难实现。例如,美国联合国家委员会(JNC)8 概述了一个用于识别和管理高血压患者详细循证医学指南。但是,该方法很复杂,并且随着年龄、共患病、种族的变化而变化。此外,它包括三种不同的药物治疗策略,这些策略涉及多达6个步骤,并且需要多次去诊所以诊断高血压并采取治疗,最终把血压控制在指南推荐的水平。这些特征均限制了初诊医生在高收入国家中使用这些高收入国家所制定的并且在中低收入国家更加不实用的指南。

在高收入国家中,初诊医生可得到多方面均有质量改进的干预措施的支持,其中包括自动化风险评估,计算机化的决策支持,以及用于改进指南实施的审查和反馈工具,可就算是这样,也难以证明实施过程和最终结果会有所改进。即使如此复杂的干预措施是有效的,在中低收入国家的基础医疗机构内,实施这些干预措施也很具有挑战性。

六、医疗卫生系统层面的障碍

参考世界卫生组织医疗卫生系统的架构可对医疗卫生系统层面的障碍进行分类,架构由六部分构成:①领导和(或)管理;②医疗融资;③卫生人力资源;④医疗产品和技术;⑤信息和研究;⑥服务的提供(表1)。与这些组成部分相关的障碍包括:受过充分培训

的医生和专职医疗人员数量有限;缺乏用于降低服务成本的医疗融资或预付款机制;不利于预防的支付结构。一些常用的治疗心血管病的循证药物在中低收入国家的普及率远不及高收入国家,如中低收入国家的许多医院、诊所、社区药房就没有他汀类药物和ACEI类药物。而即使中低收入国家有这些循证药物,人们往往也买不起。例如,尽管治疗心血管疾病的药物成本(他汀类药物,ACEI类药物,β受体阻滞剂和阿司匹林)小于高收入国家平均月收入的1%,但在印度农村,他汀类药物或ACEI类药物的成本分别达到家庭平均月收入中位数的50%和20%。各个收入水平的国家都存在医疗融资相关障碍,但中低收入国家的这类障碍更加明显。在中低收入国家,国内生产总值的1%～2%由政府承担用于健康保险,而在高收入国家这一比例达到了12%。而且,在中低收入国家,大部分医疗费用都是自己承担,这就造成了巨大的医疗花费及融资困境,并对穷人和未投保人产生了不同的影响。许多中低收入国家在实现全民医疗覆盖方面取得的有限进展加剧了这种微观经济负担。虽然包括印度(中低收入)、巴西、中国和南非(中高收入)在内的几个中等收入国家正在逐步取得进展,但这些国家仍面临着重大的挑战,包括不愿意或没有能力募集必需的资金,加之政治意愿也不是很强烈。许多中低收入国家在发展领导和治理方面并未取得很大的进展,例如,普遍很薄弱的控烟政策就反映出了这些国家在烟草控制方面不够重视,以及在制定和实施公共卫生政策方面能力有限,还反映出了在国际烟草公司压力下政府的腐败及脆弱。

因此,识别资源有限环境中患者、医护人员和医疗卫生系统层面的特定障碍,对于采取有效的策略以缩小证据-实践差距是很有必要的。

七、资源效益型策略的目标

理解可显著增加心血管疾病全球负担的可控因素跟理解妨碍循证地管理心血管疾病的障碍一样重要。人们其实早就认识到,通过改变危险因素的总体分布能够最大程度地获得健康。如果目标是减少有害产品(无论是烟草、酒精还是能量密集型食物)的暴露,这一目标的实现都需要在群体水平结合价格、可用性和市场营销三方面采取行动。然而,这样的策略应该旨在识别和管理一些特殊人群的策略,这类人群,特别是当他们与代谢性危险因素相关时,可从针对高风险人群的更多干预措施中获益。

INTERHEART研究和INTERSTROKE研究在世界范围内确定了缺血性心脏病和脑卒中是最重要的可控危险因素。吸烟、高血脂、高血压和糖尿病占了80%。而减少前三个危险因素已被清楚地证明可减少

重大的心脏不良事件的发生。首先,烟草每年造成大约600万人死亡和超过1万亿美元的经济损失。使用群体策略进行烟草控制被认为是重要的和具有成本效益的。其次,超过90 000人参与的14个随机对照胆固醇治疗试验的协作荟萃分析显示,5年中,低密度脂蛋白(LDL)每降低1 mmol/L,总死亡率相对危险度降低12%,主要心血管疾病事件降低23%,心肌梗死降低26%,冠状动脉再血管化降低24%,脑卒中降低17%,主要血管事件降低21%。这种效果甚至在低患病风险人群及低密度脂蛋白水平低于平均值的人群中也能看到。第三,超过160 000人参与的29项降压治疗试验的协作荟萃分析显示,在4～5年应用药物将收缩压降低5mmHg能将患缺血性心脏病的风险降低20%,脑卒中的风险降低28%,发生主要心血管事件的风险降低22%,但是这一优势在收缩压大于140mmHg的患者中最明显。因此,侧重于群体措施(如烟草控制)及个体措施(降低高风险人群或相应指标增高人群的血压和脂质)的策略可以在减少心血管疾病方面产生非常大的益处。

PURE研究(表2)表明,在超过4年的随访中,20%的心血管疾病事件发生在5%的先前具有心肌梗死(MI)或脑卒中史的人群中。此外,66%的心血管疾病事件发生在41%的高血压人群中(具有高血压病史或在单次测量时收缩压大于140mmHg)。PURE研究还指出,29%的心血管疾病事件发生在21%的吸烟者中。总的来说81%的主要心血管事件(心血管性死亡,心肌梗死,脑卒中和因心衰住院)发生在55%的特定人群中,这些人要么吸烟,要么有高血压,要么有心血管疾病史,抑或是以上因素的组合。尽管糖尿病毫无疑问是一个重要的危险因素,并且与血管性死亡的危险比为2.32(95%可信区间2.11～2.56),但其合并烟草、高血压和既往心血管事件仅将未来心血管事件的发生率从81%增加到84%。由于糖尿病危险因素与心血管疾病危险因素有所重叠,所以相比积极地减少吸烟、控制血压和二级预防,控制血糖的证据还不太明确。如果未来10～15年吸烟减少30%,高血压控制改善30%,二级预防改善30%,可以将全球范围内的心血管疾病事件的总体发生率减少25%。此外,在住院期间和出院后使用阿司匹林、他汀类药物、ACEI类药物和β受体阻滞剂可降低超过80%的急性冠状动脉综合征所导致的死亡率。因此,总的来说,这些措施可能对全球心血管疾病死亡率产生重要影响,并且是世界心脏协会开发心血管疾病路线图的基础。美国人群中也已有了类似的发现,其中87%～92%经历过致命性或非致命性心肌梗死的患者前期至少有一种主要的心血管危险因素。在考虑吸烟、高血压、心血管疾病史这三个因素的前提下进行危险因素评估,可为一级预

防和二级预防的目标人群提供简单而廉价的筛选。虽然添加血脂这一指标可提高对心血管疾病危险因素评估的鉴别,但是这在资源有限的国家里成本可能过高。

在心血管疾病患者、患有糖尿病人群或高风险人群(基于非实验室危险因素评分)中添加他汀类药物而不进行血脂评估,估计会是一种具有成本效益的策略。

表2 PURE研究中不同亚组发生的心血管事件数(百分比)

基本状况	PURE研究中基本状况队列的数量 n(%)	随访下的主要心血管事件 n(%)
心血管疾病	7743(5.1)	673(19.3)
高血压(病史或血压>140/90mmHg)	62 034(40.7)	2317(66.4)
目前吸烟者	31 397(20.6)	1021(29.4)
心血管疾病、高血压和(或)目前吸烟者	84 078(55)	2822(80.9)
糖尿病(病史或空腹血糖>7mmol/L)	16 071(10.5)	905(26.0)
心血管疾病、高血压、目前吸烟者和(或)糖尿病	88 326(57.9)	2929(84.0)

PURE研究中($n=152\ 609$),4年的随访时间里,不同亚组发生的心血管事件数(百分比),突出了大部分事件发生在目前吸烟者、高血压患者和有心血管病史人群中

八、预防和管理心血管疾病的资源效益型策略

预防和管理心血管疾病的策略应基于:①证明对患者有利且具有成本效益的证据;②在资源水平不同的环境中实施此类策略的可行性;③扩大实施范围且持续有效的能力;④社会政治的认可度。以下实例详述了循证的资源效益型干预措施,用以解决三方面问题:(A)群体健康;(B)一级和二级预防;(C)医疗卫生系统中预防和管理心血管疾病的缺陷。表3总结了支持下列策略的证据质量。

表3 防治心血管疾病的资源效益型策略的相关证据

资源效益型策略	证据级别*
烟草防控政策(世界卫生组织的MPOWER)	A
改善健康食品的价格、可用性及营销	C
简化心血管疾病危险因素的筛选及管理方法	B
心血管疾病联合疗法的可用性	A
与非医疗卫生工作者和治疗支持者进行任务分担	B

*A级证据:对多个群体的进行了评估,或数据来源于多个随即临床试验或荟萃分析

B级证据:对有限数量的群体进行了评估,或数据来源于单个随机临床试验或非随机试验

C级证据:对非常有限的群体进行了评估,或仅仅只有专家的共识、病例研究或治疗标准支持

九、群体健康策略

(一)烟草防控政策

尽管在过去的30年里高收入国家的吸烟率有所下降,但由于中低收入国家香烟消费的增加,全球香烟销售额却持续上升。所以就需要一个双管齐下的策略来应对这一局面。短期内,减少烟草相关健康问题的最有效方法就是帮助吸烟者戒烟,因为在未来二三十年里,大多数与烟草有关的发病率和死亡率将来自30岁以上的吸烟人群,而长期内,即在未来的30~60年,防止青少年和青壮年吸烟将会非常有必要。世界卫生组织明确了六项循证的烟草控制策略,即"MPOWER"(表4),其包括了以上两种方法。MPOWER策略符合世界卫生组织烟草控制框架公约(FCTC)的规定,这一公约概述了烟草控制的政策措施(表5)。据估计,如果在23个中低收入国家全面实施"烟草控制框架公约",10年后,可以累计避免500多万人死亡。"烟草控制框架公约"规定的措施被认为在降低吸烟率方面是具有成本效益的,并且在中国每人每年仅需要0.14美元,而在俄罗斯只需要0.49美元。然而,尽管几乎所有国家都签署了"烟草控制框架公约",但在中低收入国家,该公约的执行滞后而且烟草营销仍然很普遍。这表明,各国不仅要颁布控制烟草营销的法律,而且还要对其执行。可遗憾的是,在乌拉圭和牙买加等国家,仍面临着巨大的挑战。

表4　世界卫生组织的"MPOWER"控烟措施

世界卫生组织的"MPOWER"6项措施
监控吸烟和预防政策
保护人们远离吸烟
提供戒烟的帮助
警示烟草的危害
强令禁止烟草广告、促销和赞助
提高烟草税

（二）饮食政策

高收入国家的数据表明，在饮食中增加水果和蔬菜，减少饱和脂肪，并消除反式脂肪，可降低缺血性心脏病的患病风险。然而，类似的数据仅在少数中低收入国家中可以得到。因此，现在迫切需要在饮食模式与高收入国家有着显著不同的中低收入国家进行大量研究。在这些研究开展前，就像烟草控制一样，关注价格、可用性和营销的群体策略仍会是最有效的措施。可是，健康食品往往是人们负担不起的，部分是因为水果和蔬菜在中低收入国家中非常昂贵。同样与烟草一样，能源密集型食品的传播正在受到贸易自由化推动。

十、预防和管理心血管疾病的个体策略

（一）简化心血管疾病危险因素的筛选和管理方法

由于目前心血管疾病高危人群的诊断和管理具有局限性，所以简单且具有成本效益的策略就显得很有必要，这种策略可用于处理三种发现于55%的超过35岁人群中的可控危险因素（即高血压、吸烟和二级预防），PURE的研究中，这三种因素存在于81%的主要心血管疾病事件中（表2）。可是，如上所述，许多高血压检测和管理的指南都推荐：应该在有多次血压升高情况下开始治疗。而其他一些指南则推荐：应该充分评估心血管疾病及药物相关的并发症后开始治疗。这些指南建议可能会对早期有效治疗造成阻碍。PURE的研究数据显示，基于3次测量的平均值，大约90%的初始收缩压大于160mmHg（2期高血压）的人在一年内的数次随访中一直处于高收缩压（>140/90mmHg）状态，因此满足高血压的现有诊断标准（表6）（Yusuf，2015年出版）。此外，74%的单纯收缩压在140～159mmHg并且合并另一种心血管危险因素或心血管病史的患者在随访时收缩压会大于140mmHg。这些数据支持简化的筛选过程（例如，患者有一次收缩压>160mmHg就开始抗高血压治疗）以诊断和治疗高血压。

世界卫生组织所建议的诊断和管理策略无需昂贵的分层测试，并且是具有成本效益的。这些策略包括：基本技术的使用（听诊器、血压计、血糖试纸等）；简单的非实验室危险因素评估；指南推荐的一般心血管疾病药物（表6）。这种评估和管理心血管危险因素的简化方法能够对高血压、吸烟和心血管疾病的二级预防（包括血脂异常的管理）等可控危险因素应用简化的处理措施，并能够减少目前的证据-实践差距。此外，这种简化的方法可以克服许多常见的障碍，包括时间有限，成本大，复杂及与现有指南易混淆。

表5　世界卫生组织烟草控制框架公约的核心规定

减少需求的核心规定	利用价格和税收措施减少烟草需求
	减少烟草需求的非价格措施：
	防止暴露于烟雾
	烟草制品的规定
	烟草制品暴露信息的规定
	烟草制品的包装和标签
	教育、培训、沟通和公共意识
	烟草广告、促销和赞助
	和烟草依赖和戒烟有关的减少需求的措施
减少供应的和新规定	控制与烟草制品有关的非法贸易
	禁止向未成年人销售
	对经济可行替代活动提供支持

表 6　不同的血压标准下,无高血压病史但在多次随访收缩压＞140mmHg 的参与者占研究者的比例

随访人群的基本状况	患者数目(n)	1 年的随访收缩压＞140mmHg 比例(n,%)
收缩压＞180mmHg	686	634,92.4%
收缩压＞160mmHg	2521	2263,90.1%
收缩压＞160mmHg、心肌梗死病史、脑卒中和(或)短暂性脑缺血发作、心绞痛、自诉患糖尿病	233	203,91.0%
收缩压＞160mmHg、无心肌梗死病史、脑卒中和(或)短暂性脑缺血发作、心绞痛、自诉患糖尿病	2289	2059,90.0%
收缩压在 140～159mmHg、心肌梗死病史、脑卒中和(或)短暂性脑缺血发作、心绞痛、自诉患糖尿病	579	424,73.6%
收缩压在 140～159mmHg、无心肌梗死病史、脑卒中和(或)短暂性脑缺血发作、心绞痛、自诉患糖尿病	6124	4072,66.5%
收缩压＜140mmHg	29 007	6538,22.5%

注:使用欧姆自动化血压计在单次随访中测量 3 次血压,取平均值(数据来源:Yusuf,2015 年发表的 PURE 研究数据)

(二)急性心血管疾病的资源效益型管理

自 20 世纪 70 年代以来,高收入国家心血管疾病的死亡率显著降低,达到 50%～75%,这是由不同因素造成的,其中就包括对急性缺血性心脏病的处理更加完善。但由于对急性心肌梗死早期行经皮冠状动脉介入治疗或对急性脑卒中(在症状发作的 4h 内进行计算机断层扫描)行溶栓治疗在许多中低收入国家很难得以广泛实施或者并不是资源效益型选择,所以一些其他的急性干预措施就显得很有必要。阿司匹林和链激酶用于

ST 段抬高型心肌梗死患者的紧急院内管理被认为是具有成本效益的,并且可以在中低收入国家的 30～69 岁的患者中避免 335 000 个伤残调整寿命年数。此外,世界卫生组织认为,氯吡格雷、β 受体阻断剂、ACEI 类药物、利尿剂和他汀类药物是治疗急性冠状动脉综合征、脑卒中和急性心力衰竭的必需药物(表 7)。确保心肌梗死后能够应用这些循证药物,并通过消除共同支付降低患者费用,可改善药物依从性并降低首次主要血管事件的发生率而不增加整体医疗费用。

表 7　根据世界卫生组织基本药物清单,在初次诊疗中实施基本的心血管药物预防所需的核心药物清单

药物	用处
阿司匹林	一级预防和二级预防(缺血性心脏病和缺血性脑卒中)
氯吡格雷	二级预防(缺血性心脏病和缺血性脑卒中)
噻嗪类利尿药	高血压
钙离子通道阻滞剂	高血压
他汀类药物	一级预防和二级预防(缺血性心脏病和缺血性脑卒中)
血管紧张素转化酶(ACE)抑制剂	高血压、一级预防和二级预防(缺血性心脏病和缺血性脑卒中)、心衰
β 受体阻滞剂	高血压、二级预防、心衰
呋塞米	心衰
螺内酯	高血压、心衰、二级预防(缺血性心脏病)
硝酸异山梨醇酯,硝酸甘油	缺血性心脏病
格列本脲	糖尿病
二甲双胍	糖尿病
胰岛素	糖尿病

(三)适当且可负担的心血管疾病联合疗法增加了心血管疾病的管理方法

复方制剂的使用改变了对传染性疾病[例如人类免疫缺陷病毒(HIV)和结核病]的治疗。原则上,这种方法也可以应用于心血管疾病危险因素的管理上。目前,充分地治疗心血管疾病危险因素需要多种药物,这往往会使患者的依从性降低并最终导致较差的临床疗效。由于单种药物往往不足以控制血压,所以欧美国家的高血压指南推荐联合使用复合降压药物以更好地控制血压。一种包含阿司匹林(用于高风险患者和二级预防)、他汀类药物及降压药物在内的循证药物的"复方制剂",可导致心血管疾病事件的发生风险累计降低75%。在TIPS(The Indian Polycap Study)1和2的研究中,通过观察"复方制剂"对危险因素造成的影响发现,这种制剂预计可在未患心血管疾病的中等风险群体中将患冠心病的风险降低62%,患脑卒中的风险降低48%。Wald等的交叉随机对照试验表明,在参与危险因素控制计划的个体中,通过使用复方制剂而减少的危险因素能够足以将患心血管疾病的相对风险降低60%～70%。使用多种药物减少心血管事件(UMPIRE)试验已经证实,与常规应用多种药物相比,使用复方制剂可显著改善患者的依从性。最后,最近出版的一篇文章指出,只要依从性高(大于90%),改变生活方式与使用复方制剂相组合就可以减少80%的心血管事件。2014年的一项系统评价指出,与安慰剂或单种药物相比,使用心血管药物的复方制剂改善了对危险因素的控制及患者的依从性。一项评价"复方制剂"对临床事件影响的随机临床试验也正在进行中。然而,目前的证据支持使用组合方法,即一种包含使用复方制剂、改变生活方式和用以改善依从性的策略在内的方法。可负担的并且含有循证的心血管药物的一般组合疗法可以简化心血管疾病的危险因素管理,并解决两种已确定的可控因素,即高血压和二级预防。目前,大多数国家(除了印度的一些地区和几个中美洲国家外)的公共医疗卫生系统无法提供价格合理的复方药物。这种情况限制了可选择的治疗方法并使开处方变得复杂化。此外,由于需要多次询问医护人员以便充分地控制危险因素,所以患者和医疗卫生系统的花费均有所增加。在中低收入国家,使用复方制剂已被证明是具有成本效益的。对23个中低收入国家的高危人群应用包含他汀类药物、阿司匹林及两种复合降压药物在内的治疗方案超过10年的时间,据估计会在平均每人1.08美元(0.75～1.40美元)的成本下减少1800万心血管疾病造成的死亡。然而,复方制剂的真实成本高于以前的模式(即印度每月3.90～7.80美元)。但这个成本仍远远低于患者购买联合药物单一组分的成本(即印度的28.4美元),仍然被认为是具有成本效益的。

十一、医疗卫生系统策略

与非医疗卫生工作者(NPHW),社区卫生工作者(CHW)和治疗支持者进行任务分担

由于心血管疾病的巨大负担(以及识别血压升高人群或已患血管性疾病人群相对简单)和当前医疗卫生系统的局限性,与非医疗卫生工作者或社区卫生工作者进行任务分担可能是实现世界卫生组织"25×25"目标的有效策略。中低收入国家的经验表明,基本慢性病管理的要素适用于非医疗卫生工作者,并且往往能够得到较好的临床预后。一项通过任务转变治疗非洲艾滋病患者的系统评价表明,相比以医生为中心的模式,非医疗卫生工作者可向更多的患者提供具有成本效益且高质量的治疗。此外,任务转变已被证明是一个潜在有效且可负担的策略,可用于可改善非传染性疾病治疗的可及性。这种策略获得了世界卫生组织的任务转变-全球建议和指南的支持。

任务转变或任务分担也已被成功地用于高收入国家。有证据表明护师、护士或社区卫生工作者采用的方案可以改善血压、血脂、糖化血红蛋白,以及对某些慢性病的管理。任务分担不仅对中低收入国家有利,而且,由于高收入国家内的一些高患病风险和(或)低社会经济地位地区的心血管疾病负担加重、人群易患病以及资源有限,所以它也可能会对这些地区有利。使用以上所述的评估和管理心血管疾病的简化方法,再结合适当的医师监督及随时可买得到的心血管药物的复方制剂,也许会在中低收入国家不同的医疗机构中可靠、安全、有效地实现与非医疗卫生工作者的任务分担。然而,实现这一目标,还需要解决阻碍其广泛实施的因素,包括:安全性的担忧;对于健康有无明确益处;保留员工存在困难;重新构建卫生人力资源的需要,包括对非医疗卫生工作者进行情境化培训以接受关键的心血管疾病筛查和管理技能及限制非医疗卫生工作者从一系列有限的药物中开具处方的能力。后者在许多国家是一个明显的限制。尽管这些障碍阻碍了策略的实施,但非医疗卫生工作者在克服阻碍最佳实践的障碍方面,可能是一个具有成本效益的策略,并通过改进风险人群的筛选方法、信息咨询及医疗管理帮助实现世界卫生组织的"25×25"目标。

如上所述,患者对于指南推荐药物和生活方式改变的坚持,仍然是实施最佳治疗的障碍。然而,在其他慢性疾病(例如南非艾滋病患者的治疗策略)中,用以改善相应依从性的机制也可能适用于心血管疾病危险因素的管理。例如,治疗支持者,即无偿的、患者指定的朋友或家人,能够帮助患者最大程度地坚持推荐的治疗方案并规律地见医生,而且已被证明对于艾滋病患者是有效的。在非医疗卫生工作者或医护人员的指导下,治疗支持者可以帮助心血管疾病患者或高危人群进行有效的自我管理,因此在资源受限的环境中是一个有效的策略。

任务分担和任务转变只是一个更加全面的策略所建议的组成部分,这一策略的目的是增加医疗卫生系统人员的经验和培训。除了初诊医生和专科护士之外,药剂师、非医疗卫生工作者、社区卫生工作者、乡村志愿者、治疗支持者和社区团体对于克服困扰当前医疗卫生系统的财力及人力资源的限制至关重要。政府正逐渐实施覆盖基本药物、诊断试验及心血管疾病治疗方法的全民医保政策,这对于减少医疗行业中的不公平至关重要。

最后,尽管不只适用于心血管疾病,但一个全面的医疗卫生系统策略也将考虑融资的问题。虽然本文中所描述的许多干预措施和政策能节省成本,但仍有一些需要额外的成本投入。由于全民医保被列入可持续发展的目标,以及人们日益认识到其对国际健康权利义务所做的贡献,如今它已被牢牢地列入国际议程。因此,那些主张对心血管疾病的预防和治疗进行改善的人,必须先利用全民医保的最新研究证据,解决医疗融资问题。最后,当巴基斯坦和孟加拉国等国家从低收入状态转变为中低收入状态时,将非传染性疾病计划纳入可持续发展目标刺激了一些贫穷落后的国家开始对潜在的心血管疾病负担采取措施。尽管 PURE 研究纳入了坦桑尼亚和津巴布韦两个低收入国家,但研究进度将会因这两个国家缺乏研究能力而受阻,特别是在农村地区,因此,在低收入国家,这一问题应该作为研究资助者首要考虑的问题(表 8)。

表 8　与防治心血管疾病的资源效益型策略有关的知识差距及步骤

知识差距	步骤
A:证据-实践差距	
中低收入国家预防和管理心血管疾病的证据-实践差距	继续随访和进一步分析来自 PURE 研究和其他纵向队列研究的数据,扩大和深化基于国家和(或)社区的注册管理机构,如 INDEPTH 网络中的注册管理机构,强化生命登记系统以及在中低收入国家设计和实施干预研究
B:护理障碍	
中低收入国家中,高效地管理心血管疾病的障碍	对不同国家的患者,医护人员和医疗卫生系统层面的护理障碍进行系统评估,以确定重要的背景因素,并为预防和管理心血管疾病的资源效益型策略提供信息
C:干预措施	
支持饮食政策对中低收入国家有影响的证据	在饮食模式与高收入国家有着显著差异的中低收入国家进行的大规模的描述性、病因性和干预性研究,辅以对食品环境和食品政策的研究,包括贸易自由化的影响
支持实施烟草防控政策的措施	颁布和执行控制烟草种植、制造、贸易、分销、营销、税务和治疗的法律
适当、简单且具有成本效益的危险因素分层和管理工具对社区群众的影响	在低收入、中等收入和高收入国家进行大规模研究,以评估世卫组织建议的诊断和管理战略的实施情况
复方制剂对预防和管理心血管疾病的临床意义	评估"复合制剂"对临床事件的影响随机临床试验
非医疗卫生工作者在预防和管理心血管疾病时肩负的临床责任	需开展评估非医疗卫生工作者和非专业卫生工作者在预防和控制心血管疾病中的有效性和效率的大型随机对照试验,另外还需开展评估非医疗卫生工作者开具一线的心血管循证药物的安全性

十二、总结

心血管疾病导致的死亡人数占全球非传染性疾病所致死亡人数的大部分,其中约 80% 发生在中低收入国家。大量的证据支持本文的结果。然而,各收入水平不同的国家之间均在知识方面存在着差距,特别是一些中低收入国家。表 8 概述了与防治心血管疾病的资源效益型策略有关的知识方面的差距,并提出了可减少这些差距的后续方法。本文利用了目前可获得的证据证实了,心血管疾病的预防和管理方面存在着重要的证据-实践差距,特别是在一些中低收入国家。通过对中低收入国家的高危人群采用资源效益型策略和群体水平的政策,以调控一些主要的可控因素,如吸烟、高血压和二级预防心血管疾病,有助于在一些国家实现甚至超过到2025年减少25%的早期死亡率的预期目标。策略包括：①有效的控烟措施；②对心血管疾病患者或高危人群采用简化的筛选及管理方法；③对于简化的且具有成本效益的治疗方案（如针对多种心血管疾病进行预防性药物治疗），提高其可用性及可负担性；④通过任务分担（非医疗卫生工作者参与）及优化自我管理（治疗支持者参与）简化医疗服务。

参 考 文 献

Beaglehole R, Bonita R, Horton R, Adams C, Alleyne G, Asaria P, Baugh V, Bekedam H, Billo N, Casswell S, Cecchini M, Colagiuri R, Colagiuri S, Collins T, Ebrahim S, Engelgau M, Galea G, Gaziano T, Geneau R, Haines A, Hospedales J, Jha P, Keeling A, Leeder S, Lincoln P, McKee M, Mackay J, Magnusson R, Moodie R, Mwatsama M, Nishtar S, Norrving B, Patterson D, Piot P, Ralston J, Rani M, Reddy KS, Sassi F, Sheron N, Stuckler D, Suh I, Torode J, Varghese C, Watt J, Lancet NCDAG; Alliance NCD. 2011. Priority actions for the non-communicable disease crisis. Lancet. 377:1438-1447. [PubMed:21474174]

Chow CK, Teo KK, Rangarajan S, Islam S, Gupta R, Avezum A, Bahonar A, Chifamba J, Dagenais G, Diaz R, Kazmi K, Lanas F, Wei L, Lopez-Jaramillo P, Fanghong L, Ismail NH, Puoane T, Rosengren A, Szuba A, Temizhan A, Wielgosz A, Yusuf R, Yusufali A, McKee M, Liu L, Mony P, Yusuf S, investigators PS. 2013. Prevalence, awareness, treatment, and control of hypertension in rural and urban communities in high-, middle-, and low-income countries. JAMA. 310:959-968. [PubMed:24002282]

第 2 篇

预防、康复与公众健康

1. 美国心脏协会的科学声明：将心肺功能作为生命体征

广东省人民医院 郭 兰 谢海霞 陈贤元

过去 30 年的大量证据表明，低水平的心肺功能（CRF）与高的心血管死亡率，全因死亡率相关，同时还与各种癌症的死亡率有关，尤其是乳腺癌和消化道癌症。重要的是，CRF 提高则死亡风险下降。尽管如今认为 CRF 能作为心血管健康的重要标记，但是在临床实践中，它仅作为一个主要的风险因素而尚未纳入常规评估路线。

在 2013 年，美国心脏协会与美国心脏病学会共同发布了冠状动脉疾病的预防和治疗的新指南。尽管 CRF 作为心血管疾病的第四主要的危险因素及有效的预后标记，在风险计算过程中被剔除了。指南的作者提到，CRF 加强风险分类的证据是不确定的，因此，CRF 对确定 CVD 风险的额外贡献是不确定的。但是，越来越多的流行病学和临床证据表明心肺功能相较于其他已知的危险因素如吸烟、高血压、高胆固醇和 2 型糖尿病不仅是死亡率的更强预测因子，而且更是有效提高危险因子对不良结局的重新分类。

这篇科学声明的目的是回顾分析现有的关于心肺功能与健康结果知识，增加对 CRF 的利用去提高危险预测的准确性及指导未来研究的方向。尽管本声明可能不是一份完整全面的综述，强调了本领域重要进展的关键文献。这种说法的基本前提是 CRF 成为风险分类的应用为卫生专业人员提供了独特机会，在改善患者管理，鼓励设计旨在减少心血管风险、基于生活方式的策略实施方面。这些机会必定关联到优化心血管疾病的预防和治疗，满足美国心脏协会 2020 年目标。

一、CRF 作为健康结局的预测因子

CRF 反映了将氧气从大气输送到线粒体氧化以供应身体工作能量的整体能力。因此，它量化了个人的功能能力，依赖于偶联反应包括肺通气和扩散，右和左心室功能（收缩和舒张）、通气-血流匹配、血管系统容纳并有效地将血液从心脏输送到各个氧需器官的能力、肌肉细胞接受和使用由血液递送的氧和营养物的能力及将这些代谢需求传达给心血管控制中心的能力。很明显，CRF 直接与多个系统的整合能力相关，因此，被认为是身体整体能力的反应。人群中 CRF 差异约一半被认为归因于遗传因素。也就是说遗传因子对代表体力活动能力的 CRF 的影响接近 45%～50%。值得注意的是，这些遗传性的预算在量级上与其他 CVD 风险因素相似，如胰岛素、葡萄糖、脂蛋白、血压和高敏 C 反应蛋白。

CRF 可以直接测出来，以最大耗氧量（Vo_2 max），或在平板、功率单峰值负荷功率得到，或是从其他无运动算法得到。测量出的耗氧量是客观、精确和容易测得的，从峰值负荷功率得到的 CRF 是更通用的体能表达方式，特别是在涉及大量人群的流行病学研究中。许多研究报告指出，测量到的和预计的 CRF 都能强烈预测健康结果。在以下对这些研究的概述中，CRF 指的是预计的心肺功能，除非另有说明。

二、回顾 CRF 和健康结局

自 20 世纪 50 年代后期以来，许多科学研究报道

了身体活动、CRF 和全因死亡率两者之间的关系。过去 20 年来,特别是在评估 CRF、死亡率和其他健康结局之间的关系的研究数量呈指数增长。这些研究中一致的发现是,在校正年龄和其他风险因素后,CRF 是预测心血管死亡率和全因死亡风险的一个有力且独立的标志物。这一观察结果已用在健康人群身上,或在怀疑和(或)已知心血管疾病的人,以及具有合并症,包括肥胖、2 型糖尿病、高血压和脂质异常的人。越来越多的研究中指出,CRF 相较于其他传统的危险因素如吸烟、高血压、高胆固醇和 2 型糖尿病是死亡率的更强预测因子。另外,CRF 也比其他运动测试指标如 ST 段压低、症状和血流动力学反应更能有力预测死亡率。还有,近年来很多研究用 CRF 代表在每 1MET[代谢当量,1MET＝3.5ml/(min·kg)]的生存受益。这些研究中值得注意的是,CRF 每高 1MET(大多数个体可实现的小增量),生存率的提高相当可观,可达 10%～25%。

三、CRF 和健康结局的联系

近年来,CRF 和大范围的健康结果之间的关联已经应用在不同的人群中,如临床上需要进行运动测试的患者。在美国退伍军人进行的一项研究中,6213 名男性接受了最大极限运动测试,并随访平均为 6.2 年。通过 CRF 将受试者分为 5 类。在校正年龄后,比较最低 CRF 组与次最低 CRF 组时观察存活的最大增益。明显地,在健康受试者和冠心病组可以观察到,体能最差组(冠心病<5METs,无冠心病<6METs)的全因死亡率比体能最强组增加至少 4 倍。重要的是,个体的 CRF 较于已知的危险预测因子如吸烟、高血压、高胆固醇和 2 型糖尿病更能预测死亡率。在过去几年中,其他大型研究中包括 Cleveland 研究所、Mayo 研究所和美国、欧洲的多个正在进行的随访研究,均提到 CRF 作为临床参考人群死亡率的预测因子的重要性。这些临床研究承认早期 Blair、Framingham、LRC 等在无症状人群试验的结果,并强调 CRF 水平与全因死亡率的发生率具有强烈的负相关性。在 Kodama 等的荟萃分析中 CRF 与全因死亡率的负相关联系进一步证实,文章包括 33 个研究,涵盖超过 10 万受试者。与最适合的三分位数的受试者相比,具有低 CRF 的受试者分别具有 70% 和 56% 的更高的全因死亡率和心血管死亡率。在所有研究中,在运动能力每增加 1MET,观察到心血管死亡率和全因死亡率分别降低了 13% 和 15%。该荟萃分析证实早先的发现,即体力最弱组至次最弱组进展时,实现最大死亡率获益。而在中等体力组与体力最强组相比较健康结局时,改善程度较小。

四、CRF 和健康结局的剂量效应联系

上面提到的观察结果强调了一个事实,极高的 CRF 水平不是呈现显著的健康获益的必要条件。CRF 水平<5 METs 的个体死亡风险特别高,而许多流行病学研究已经观察到 CRF 水平＞8～10METs 与相对保护有关。但是,一致认同的是,最大的获益发生在体力最弱组和次最弱组。换句话说,健康效益在 CRF 连续体的底部最明显。虽然研究各式各样,这就是全因死亡率和 CVD 死亡率的情况。这是一个经常被误解但重要的公共卫生信息,因为一个人不需要实际运动而仅从 CRF 改善中获得巨大的健康益处。其中全因死亡率减少的一半以上发生在体能最弱组向次最弱组进展时,而在中等体能组向最佳体能组增加时获益相对较少。此外有证据表明在低适能或低风险的受试者组,拥有较高的 CRF 的患者风险较低。这鼓励促进身体活动教育,因为可能通过鼓励最久坐或低适能的人开始进行适度的活动水平。简单地说,应该尽一切努力增加久坐成年人的体力活动水平(即活动胜于无)。这在最初可能等同于增加久坐不动人群身体活动和培养运动习惯,这个人群的活动量依旧低于最新指南推荐。随着时间的推移,个体可以"向上滴定",慢慢达到或超过身体活动的建议。这种务实的方法可以提高人们增加身体活动和运动训练的依从性,因为人们几十年来习惯没有身体活动,如果立即采用积极的生活方式,达到目前的建议水平是不可实现的。当教育久坐的人时,重点强调健康的实质性获益可以从身体活动适度增加得到。

五、结论和推荐:CRF 作为健康结局的预测因子

1. CRF 和已知传统的死亡预测因子如吸烟、高血压、高胆固醇和 2 型糖尿病效力相同。

2. 成人 CRF 级别<5METs 是死亡的高危因素;而在 8～10METs 生存率增加。

3. 体能最差(CRF<5METs)向体能次最差(CRF 5～7METs)顺利过渡,全因死亡率将会大大下降超过 50%。

4. 种族对于 CRF 和健康结果的影响需要进一步研究。

5. CRF 小幅度增加(1～2METs),对不良心血管事件的下降影响仍然可观(10%～30%)。

6. 提高 CRF 应是临床实践中的一个标准成分(如把它作为一个生命体征)。

此外,CRF 作为其他心血管结局的预测因子研究表明,CRF 可以广泛应用在预测各种 CVD 结局,包括与脑卒中、心衰和手术相关的疾病。术前干预(预康

复)优化 CRF 可以改善结局,如手术风险、死亡率和围术期功能恢复。此外 CRF 在心血管危险预测模型的应用,发现 CRF 在 Framingham risk 评分范围内起显著保护作用。CRF 不仅增加到传统危险因子中改善不良健康结果危险的重新分类。传统危险评分如 Framingham 危险评分加入 CRF 后效用更强。CRF 是反映疗法的一个客观变量,CRF 的连续测量在危险分层应用很有价值。在数次测试期间 CRF 有所增加的个体较 CRF 下降的个体的不良健康和(或)临床结局的危险相对低。应该对患者进行健康教育。除 CVD 外,CRF 的较高水平与发生不良健康结局和其他慢性疾病的风险下降相关。在体力最差和次最差组之间有着不成比例的不良健康事件和心血管危险因素的下降程度。针对体力最差的个人进行身体活动干预,可能获得最大的健康益处。

六、临床上 CRF 的测定

(一)用 CPX 的最大运动负荷试验

1. CPX 得到的峰值 VO_2 是运动耐量的金标准;其他指标包括 VE/VCO_2 slope 是 HF、肺动脉高压和肺部疾病患者的首选临床指标(表1)。

2. CPX 操作复杂,价格稍贵,与训练强度和精准度紧密相连,获得的独立和附加信息对患者有用。

3. CPX 测定 CRF 越来越可行。

表 1　HF 患者 Weber 心功能分级和通气效率分级

疾病严重程度	Weber 心功能分级		通气效率分级	
	级别	VO_2 峰值 [ml/(kg·min)]	级别	VE/VCO_2 斜率
轻-无	A	>20	Ⅰ	≤29.9
轻-中	B	16～20	Ⅱ	30.0～35.9
中-重	C	10～16	Ⅲ	36.0～44.9
重	D	<10	Ⅳ	45.0

(二)无 CPX 的极量运动负荷试验

1. 对于许多无条件进行 CPX 测试患者来说,CRF 可以通过标准的方案达到最大运动的平板运动速度、坡度,运动持续时间或者通过踏车运动试验的负荷量如瓦数(watt)获得。

2. 当用平板来预测患者的 CRF 时,注意不准患者抓紧扶手,可以轻轻地扶住。

3. 根据患者选用合适的运动方案。

(三)无 CPX 的亚极量运动负荷试验

其他的功能测试方法,包括亚极量运动方案和

6MWT 在临床实践中也能提供有用信息,适当时候可以选用。但在量化评估 CRF 方面效果不如极量或症状限制运动试验精准。

(四)评估 CRF 的无运动测试预测公式

1. 为避免运动测试相关的风险和费用,无运动测试预测方程在估计 CRF 可能也可以提供有用信息。

2. 在有危险因素患者人群不应使用无运动测试预测的 CRF。

七、无运动测试预测的 CRF 与 CVD 的联系

1. 无运动测试预估 CRF 方法可以初始粗略评估 CRF,帮助识别低 CRF 患者可能出现高 CVD 风险。

2. 在大多数临床患者中,无运动测试预估 CRF 方法依旧不能取代其他客观评估 CRF 的方式。

八、根据年龄和性别分配 CRF 值

1. 年龄和性别显著影响 CRF 水平,因此临床上应用 CRF 应该关注这两个因素。

2. 需要进行多年研究以更好地描述久坐行为和运动改变 CRF 的生化机制改变。

九、提高 CRF 的运动训练的生物适应方法

1. 耐力型运动产生多种生物适应,其导致峰值和(或)最大 CRF 的增加,主要是由训练的肌肉中的 O_2 提取的增加引起的每搏输出量的增加和静脉氧含量的减少。

2. 在大多数人中,通过在中度或剧烈强度下连续地进行延长时间段的大肌肉群的节律性收缩运动,或者如果运动接近最大运动量,则以较低强度的恢复间隔来增加 CRF。

十、增加 CRF 所需的运动量

1. 当在数周或数月内频繁进行多种耐力型体力活动训练时,大多数成人的 CRF 会显著增加(即≥1MET)。

2. 一般来说,活动量或强度越大,CRF 的增加越大。CRF 的增加对于强度的增加比对运动持续时间或频率的增加更敏感。

3. 基线 CRF 越高,CRF 产生临床显著性增加所需的强度越强。例如,在 CRF <10MET 的成人中,训练强度≈50% HR 储备或 VO_2R 就已足够;在 10～14METs 的 CRF 水平下,心率储备或 VO_2R 的 65%～85% 范围内的训练强度可能更有效,而在 CRF＞14METs 的训练强度中,大多数参与者可能需要训练强度＞85% HR 或 VO_2R 来获得 CRF 的显著

增加。

十一、展望

虽然现在有充分的证据表明低水平的CRF与心血管和全因死亡的高危风险相关,但仍然存在未解决的问题。在这里,我们提供未来研究方向的建议,虽然不是详尽无遗,但却提供了解开CRF和健康结局之间的复杂关系的方向。

1.需要额外的证据来确定识别低、中、高CRF跨越年龄、性别和种族的切点或阈值。美国心脏协会和国家卫生研究院等组织应该召开一个共识发展会议,并邀请这一领域的领先科学家讨论这些数据。

2.应该开始前瞻性试验,以确定初级保健机构中常规评估CRF来影响临床治疗策略(即识别低CRF的个体,并使用该信息来帮助指导临床决策)。这样的方法是否会改善临床结果和减少医疗保健支出?以前已提出进行这样的试验。

3.因为与低CRF相关的CVD风险大部分在4～10 METs的范围内,所以实施基于社区的设施(例如:散步、跳舞)中的中等强度活动长期随机临床试验(≥3年)将有助于以了解健康和其他CVD生物标志物的相关改善关系。仍需要继续收集记录如何提高较低CRF水平人群长期身体活动有用的方法。

参 考 文 献

Blair SN, Kohl HW 3rd, Paffenbarger RS Jr, Clark DG, Cooper KH, Gibbons LW. 1989. Physical fitness and all-cause mortality: a prospective study of healthy men and women. *JAMA*, 262:2395-2401.

Laukkanen JA, Kurl S, Salonen R, Rauramaa R, Salonen JT. 2004. The predictive value of cardiorespiratory fitness for cardiovascular events in men with various risk profiles: a prospective population-based cohort study. *Eur Heart J*. 25:1428-1437. doi:10.1016/j. ehj. 2004. 06. 013.

Sui X, LaMonte MJ, Blair SN. 2007. Cardiorespiratory fitness as a predictor of nonfatal cardiovascular events in asymptomatic women and men. *Am J Epidemiol*, 165: 1413-1423. doi: 10.1093/aje/kwm031.

2. 饱和脂肪与糖哪个与冠心病的关系更密切?

广州军区总医院　李　锐　邱　健

在美国,平均每 6 个死者中就有 1 人死于冠心病,每年约有 100 万人罹患心肌梗死,其中大约 15% 的患者死于心肌梗死引起的心血管事件。冠心病一直是发达国家发病率最高的疾病,与其相关的卫生费用占医疗卫生保健相关费用的相当大一部分。为了降低冠心病带来的全球性负担,显然预防是关键策略。过去,冠心病的预防在饮食方面主要强调控制胆固醇的摄入量。

早在 1843 年,动脉粥样硬化斑块中存在胆固醇的观点首次被报道。随后 20 世纪早期的研究显示给兔喂饲胆固醇可诱导动脉粥样硬化的发生。事实上兔子作为草食动物,日常饮食中从不食用含胆固醇的食物,因此,这些实验的意义备受质疑。由于胆固醇摄入对人血清胆固醇以及动脉粥样硬化斑块的形成可以产生一定的影响,使得人们对膳食胆固醇与冠心病关系的关注日趋淡化,而其他膳食危险因素相反可能受到越来越多的关注。

20 世纪 50 年代,美国科学家 Ancel Keys 认为膳食中的饱和脂肪是机体血清胆固醇升高和心脏疾病发生的主要促进因素。美国心脏协会(AHA)接受了这一理论,并于 1961 年正式建议美国人应该减少饱和脂肪摄入量,后来,美国联邦政府也接受了这一理论并在其颁布的 1977 版膳食目标中阐述了该项理论。

部分学者则提出了与 Keys 不同的理论,尽管这个理论的受关注支持程度比 Keys 的理论要低。在 Keys 建议人群限制饱和脂肪摄入的同时,英国生理学家 John Yudkin 则认为糖与冠心病发病率及死亡率的相关性更为密切。

事实上,Yudkin 和 Keys 的理论都能从观察性研究中获得相应的证据支持,这部分是因为人们在进食过程中并不可能独立地摄取某一种食物成分。含有饱和脂肪的食物往往也含有糖,人们进食大量糖类物质时往往同时也摄取了大量的饱和脂肪。

自 Yudkin 和 Keys 提出他们的理论后的半个多世纪里,随着科学的不断发展,如今已有足够的数据来更好地评估饱和脂肪和糖对冠心病的潜在危险性。本文将对迄今为止与冠心病风险、冠心病事件、冠心病死亡率相关的基础医学、流行病学及临床试验的数据进行系统的阐述。

一、饱和脂肪与冠心病危险因素

众所周知,饱和脂肪能升高血总胆固醇(TC)水平,尽管受特定饮食摄入及个体敏感性差异的影响,升高程度各不相同。由于血胆固醇主要存在于低密度脂蛋白(LDL)中,因此,血 TC 水平的升高反映了 LDL 水平的升高。LDL 可增加冠心病的风险,因此其也通常被称为“坏胆固醇”。

然而,LDL 是一种由不同成分形成的微粒,所有 LDL 微粒的总和总体上与心血管风险相关性并不强。比如,Framhaming 心脏研究表明,在女性和 50 岁以上的男性人群中,血 TC(主要存在于 LDL 中)的升高与冠心病之间并不存在相关性。

LDL 增加冠心病风险可能取决于 LDL 微粒的大小和密度。小而密的 LDL 微粒与大且疏松的 LDL 微粒表现不同,小而密的 LDL 微粒更易发生氧化,有更强的促动脉粥样硬化、促血栓形成及促炎症等效应。相反,大而疏松的 LDL 微粒不易产生氧化作用,甚至具有抗动脉粥样硬化效应。尽管根据微粒大小来预测心血管事件还存在争议,但是在预测心血管事件的价值方面血总 LDL 水平可能不如小微粒相对大微粒的相对百分比值。

高浓度的小而密的 LDL 微粒以及低浓度的大而疏松的 LDL 微粒与冠心病风险增加密切相关。Quebec 心血管研究结果显示,校正总 LDL 水平及其他脂质成分的影响后,存在高水平小而密 LDL 的人群冠心病风险增加近 3 倍。

随机试验数据表明食用饱和脂肪既可降低小而密的 LDL 水平,又能升高大而疏松的 LDL 水平。换言之,饱和脂肪能将部分 LDL 胆固醇转换为对冠心病具有保护作用的胆固醇,当然并不是所有的文献都认可大而疏松的 LDL 对冠心病具有有利及保护作用。

毫无疑问,LDL 并非是一种单一成分的微粒,同样,饱和脂肪也不是单一成分的某种脂类。饱和脂肪也是一组不同饱和脂肪的混合物,它们的作用效应不同是基于其自身含有的特定的脂肪酸。例如:虽然饱和脂肪酸(SFA)棕榈酸看起来可以升高 LDL 水平,但同为 SFA 的硬脂酸却并无此作用。

虽然 SFA 的代谢过程非常复杂且不均一,但现有的证据表明某些 SFA 可能对脂质构成和冠心病风险具有重要的益处。比如,有几种 SFA 可增强高密度脂蛋白胆固醇(high-density lipoprotein cholesterol, HDL)的代谢。由于 HDL 含有的脂蛋白可降低冠心病风险,所以 HDL 常被称为"好胆固醇"。一般来讲,HDL 越高,非 HDL 胆固醇或 TC/HDL 比值越低,对机体有益。事实上,相比单一的 TC、LDL 或者其他脂质标志物(如载脂蛋白 A-Ⅰ,A-Ⅱ,B),TC/HDL 比值是更好的冠心病风险预测因子。SFA 中的硬脂酸和月桂酸都能明显降低 TC/HDL 比值,因此,包含这些 SFA 的饱和脂肪可以降低冠心病风险。

二、糖与冠心病危险因素

减少人们食物中的饱和脂肪或是其他食物成分,不可避免地就需要另一种食物成分来替代。当饱和脂肪被碳水化合物(特别是精制碳水化合物如糖)所取代时,血脂构成将出现不利于人体健康的变化:TC 升高,HDL 降低,与冠心病发病相关的甘油三酯(triglyceride, TG)也呈现升高。

研究表明摄入中等量的糖就可出现血 TC、TG 水平的升高,而高糖饮食则进一步升高 TC、TG、LDL 水平及 TC/HDL 比值。据估算,要达到与常见量的糖摄入所导致的胆固醇的升高程度相当,机体摄入的饱和脂肪需要占每日摄入总热量的 40%(这远远超过通常摄入量,机体摄入的饱和脂肪占每日总热量的比值最好是在 9%～10%)。

除了引起脂质代谢紊乱外,连续几周的高糖饮食还能导致诸多在冠心病及其他血管疾病中可见的相关变化。在人和动物的研究中均显示高糖饮食常导致各种各样会增加冠心病风险的代谢紊乱(如糖耐量受损、胰岛素抵抗、血尿酸水平升高及血小板功能改变)。当转为低糖饮食时,所有的这些异常都将逆转。

在与糖相关的不良反应中,高血糖本身就能导致糖基化 LDL,而研究表明糖基化 LDL 能激活血小板,诱导血管炎症的发生。高胰岛素血症能通过多种机制增加冠心病风险:促进平滑肌细胞增殖,增加脂质形成,导致血脂紊乱、炎症、氧化应激及血小板黏附。

和饱和脂肪一样,糖也是一组异质性的混合物。其中,相比于单纯的葡萄糖(如淀粉中的单糖或多糖),其他糖类包括单糖、果糖、双糖、蔗糖(果糖＋葡萄糖)更令人担忧。当机体胰岛素水平升高、胰岛素敏感性降低、空腹血糖升高、对蔗糖负荷的葡萄糖和胰岛素反应增强时,食用含果糖的糖类将会导致更为严重的代谢紊乱。将液体果糖添加给进食西式饮食的小鼠,发现尽管摄取的热量一样,但添加果糖的小鼠体内的脂质负荷和动脉粥样硬化情况更重。

同葡萄糖相比,果糖更能增加氧化型低密度脂蛋白(oxidized low-density lipoprotein, oxLDL)的量,ox-

LDL 对血管细胞的影响在于引起了在动脉粥样硬化和冠心病中常见的病理改变,这些病理改变包括:内皮细胞功能紊乱和(或)凋亡,泡沫细胞的形成,血管张力和血液流变异常,炎症,细胞黏附分子表达增加,促凝血以及细胞内的氧化应激增强。OxLDL 水平在冠心病患者中显著升高,oxLDL 预测冠心病的敏感性明显比全球危险评分(GRAS 评分)更好,GRAS 评分根据多重危险因素进行计算,包括年龄、TC 及 HDL、血压、糖尿病、吸烟(oxLDL 敏感性 70%,而 GRAS 敏感性仅 20%)。OxLDL 的特异性为 90%,因此,果糖这种能显著升高人体内 oxLDL 水平的能力毫无疑问使其增加了冠心病的风险。

此外,果糖可增加高级糖化终末产物,这将进一步导致功能紊乱的巨噬细胞进入动脉血管壁,引起动脉粥样硬化。氧化应激、心脏和主动脉中活性氧的形成以及脂质过氧化,可能也在果糖导致的心脏不良影响中发挥着作用。交感神经兴奋性增强可能也是机制之一。

果糖的添加一般是以蔗糖和高果糖玉米糖浆(high-fructose corn syrup, HFCS)的形式存在于加工食品和饮料中,这也有可能引起饮食诱导的瘦素抵抗。瘦素是一种"饱激素",可抑制饥饿感,调节能量平衡,是维持机体正常体重的重要激素。瘦素抵抗是肥胖的根本原因,同时也是冠心病的危险因素。

机体摄入过多的果糖或含有果糖的甜味剂还会显著增加非酒精性脂肪肝(non-alcoholic fatty liver disease, NAFLD)这一美国最常见的肝脏疾病的发病风险,而 NAFLD 也是冠心病的独立危险因子(可能部分是由于伴随的全身性炎症反应)。冠心病和 NAFLD 之间的相关性强于冠心病与吸烟、高血压、男性、糖尿病、高胆固醇、代谢综合征之间的相关性。人们显著减少添加糖,尤其是蔗糖和 HFCS 的摄入,可逆转 NFALD,推测也会降低相应的冠心病的风险。

研究发现摄入果糖或蔗糖可增加心肌耗氧量、心脏交感神经活性和血小板黏附。给大鼠喂饲蔗糖可加速动脉粥样硬化的疾病进展,动脉粥样硬化的严重程度则取决于饮食中蔗糖的量(注意,不是脂肪的量)。此外,相比喂饲淀粉,给大鼠喂饲蔗糖显著增加主动脉壁的脂质含量(总胆固醇、游离和酯化的胆固醇及甘油三酯)。最后,蔗糖通过增加部分受试者的 11-羟皮质类固醇(例如皮质酮),也可增加冠心病风险。

三、饱和脂肪与冠心病事件及死亡率

理论上讲,饱和脂肪可能通过影响脂质成分而增加冠心病风险。然而,一项大型的在瑞典人群中进行的研究发现,任何形式的脂肪摄入均与冠心病无关。一项队列和病例对照研究的回顾性分析同样没有明确证实饱和脂肪与冠心病存在相关性。另外,荟萃分析显示,目前仍没有足够的确定的证据证明总脂肪或饱和脂肪与冠心病、心血管疾病的发生率和心血管死亡率之间存在关联性。

1961 年,AHA 脂肪膳食指南建议人们限制饱和脂肪的摄入,但是,当时并没有随机试验的数据支持该项理论。同样,1977 年的美国膳食目标甚至之后的1983 年的英国脂肪膳食指南也都并没有试验数据的支持。事实上最新的荟萃分析显示,直至今日,依然没有随机试验数据支持以上这些膳食指南中的相应观点。

相反,随机对照试验的荟萃分析表明,减少饱和脂肪的摄入量并没有降低人群的全因死亡率及心血管死亡率,同时,也无法降低总的冠心病以及糖尿病等冠心病危险因素的发生率。甚至在冠心病患者中,饮食中饱和脂肪的摄入量与冠心病事件或冠心病死亡率之间似乎同样并不存在相关性。

更重要的是,如前所述,日常饮食中,人们不可能单纯进食脂肪酸,他们往往会食用混杂了各种脂肪酸以及其他食物成分的食物。例如,当人们从肉类食品(特别是加工的肉类食品)中摄入过多的饱和脂肪时,冠心病风险会相应升高,而从乳制品中摄入过高的饱和脂肪有可能不会增加冠心病风险,相反还会降低其风险。

至于减少饱和脂肪摄入后的影响,一般情况是,减少饱和脂肪摄入往往意味着会相应地增加其他饮食成分的摄入。用反式脂肪或 ω-6 多不饱和脂肪取代食物中的饱和脂肪被证明可增加全因死亡率。用全谷物取代饱和脂肪则对冠心病有益,而用精制的碳水化合物取代饱和脂肪不会降低冠心病的风险,尤其是当替代饱和脂肪的碳水化合物是浓缩糖的时候还会增加非致命性心肌梗死的发生风险。

四、糖与冠心病事件及死亡率

富含添加糖的饮食可促进胰岛素抵抗以及糖尿病的发生,而糖尿病患者相比于非糖尿病患者,发生冠状动脉粥样硬化的风险更高,尤其是更容易发生冠状动脉左主干的严重狭窄。甚至在控制血脂、血压和其他协变量之后,糖尿病也能增加心肌梗死和其他心血管疾病的死亡风险。

无论是糖尿病还是胰岛素抵抗的严重程度,都与未来心血管事件的发生及心肌梗死的严重性相关。人们发现,罹患外周动脉、脑动脉或冠状动脉动脉粥样硬化的患者对糖负荷(口服葡萄糖负荷)的胰岛素反应性增强。同时,葡萄糖负荷后的胰岛素水平独立相关于心肌梗死的发生率和冠心病的死亡率。

膳食中的糖可诱导无症状性高血糖的发生,后者

已被证实与冠心病死亡相关。此外,富含添加糖的饮食将导致人群心血管疾病相关死亡风险升高 3 倍。

五、要点

众多证据表明添加糖类比起饱和脂肪更有可能成为冠心病的致病危险因素。我们呼吁膳食指南将关注焦点从限制饱和脂肪摄入上转移到避免食用添加糖上。特别是,应该建议多吃未经加工的天然食品(如来源于自然植物的食物),而避免食用过度加工的食品(如来源于工业化的食品加工厂的食物)。

1. 膳食指南一直建议人们限制饱和脂肪的摄入量。这主要是基于人们观察到饱和脂肪可升高机体总胆固醇水平,继而推定饱和脂肪增加冠心病的风险。

2. 相比 TC,胆固醇被包装成的转运微粒形式对冠心病影响更大。LDL 是一种转运微粒形式,其对冠心病的影响程度取决于微粒的大小及密度。

3. 小而密的 LDL 微粒更易被氧化,更易产生促动脉粥样硬化、促血栓形成及促炎症效应。相反,大而疏松的 LDL 微粒不易被氧化甚至具有抗动脉粥样硬化作用。

4. 食用饱和脂肪可降低小而密的 LDL 微粒,升高大而疏松的 LDL 微粒。

5. 饱和脂肪是一类多种脂肪物质的混合物,不同饱和脂肪所包含的不同的脂肪酸种类决定了脂质构成及对冠心病风险的影响程度。饱和脂肪酸(SFA)棕榈酸能升高 LDL 含量,而 SFA 硬脂酸则不会,另外,硬脂酸和月桂酸能降低 TC/HDL 比值。

6. 人们进食时不可能单独进食脂肪酸,而是进食脂肪酸和其他食物成分的混合物。含有 SFAs 的一部分食物(例如加工肉类食品)可增加冠心病风险,而另一些含 SFAs 的食物对冠心病并没有影响甚至还可降低其风险(如乳制品等)。

7. 随机试验的荟萃分析并没有表明饱和脂肪确实增加了全因死亡或冠心病死亡。

8. 在过去的 260 万年里,饱和脂肪在人类饮食中一直占据了一席之地,而添加糖类仅仅在过去的几百年里才发挥了重要的作用。在当今充满过度加工食品的时代,饱和脂肪的饮食来源同样也是糖的饮食来源。

9. 当糖取代饱和脂肪时,机体脂质构成将出现一系列不利的变化:TC 升高,HDL 降低,甘油三酯升高。

10. 高糖饮食同糖耐量受损、胰岛素抵抗、血尿酸水平升高及血小板功能改变等机体异常情况相关,当转为低糖饮食时,这些异常情况将逆转恢复正常。

11. 糖引起的高血糖与具有促炎症反应、促血栓形成作用的糖基化 LDL 相关,糖相关的高胰岛素血症与平滑肌细胞增殖、脂肪生成、血脂异常、炎症反应、氧化应激及血小板黏附性增强相关。

12.部分糖类在冠心病风险方面比另一些糖类更危险:相比于葡萄糖(单糖或淀粉),果糖及富含果糖的甜味剂(如蔗糖或高果糖玉米糖浆)会导致更高的冠心病风险。果糖相比于葡萄糖更能增加氧化型低密度脂蛋白(oxLDL)水平,oxLDL又可导致内皮细胞功能紊乱和(或)凋亡、泡沫细胞形成、血管张力及血液流变异常、炎症反应、细胞黏附分子表达增强、促凝血,以及细胞内氧化应激作用增加。此外,果糖可升高高级糖化终末产物水平,而高级糖化终末产物能导致异常的巨噬细胞进入血管壁,致使动脉粥样硬化的发生。氧化应激、心脏和主动脉中的活性氧生成及脂质过氧化在果糖引起的对心脏的不良影响中可能也起着重要作用。

13.给大鼠喂饲蔗糖可导致粥样斑块的进展,其严重程度取决于饮食中所含有的蔗糖量(而不是脂肪量)。人们发现缺血性心脏病患者通常摄入更多的糖而不是摄入更多的脂肪。

14.糖似乎不仅是心脏病的易感因素(通过炎症、血栓形成、氧化应激及激素等途径),还是心脏病的诱发因素(通过心肌耗氧量、心脏交感神经兴奋性及血小板的黏附性等的增加)。

15.糖类取代饱和脂肪可增加非致命性心肌梗死的风险。人们发现富含添加糖的膳食将导致心血管疾病死亡风险升高3倍。

16.膳食指南应该将关注焦点从减少饱和脂肪摄入或者使用碳水化合物(尤其是加工过的碳水化合物)取代饱和脂肪的膳食观点上转移。同时,为减轻冠心病造成的负担,指南应该着重于减少浓缩糖的摄入,特别是各种通过工业生产添加而成、富含果糖的糖类,如蔗糖和高果糖玉米糖浆。

六、展望

值得注意的是,在当今这个食品过度加工的时代,人们日常饮食中常同时包含饱和脂肪和糖这两类物质。但是,在人类生存发展的进程中,这两类物质在食物中共存的现象出现的相对比较晚。

在大约200 000年前,当人类在地球上出现时,只是靠捕猎和采摘为生。很长时间以来,大多数人一生中或多或少都要进食动物源性食物,并且这些动物源性食物中的脂肪部分是饱和脂肪。大多数食物也包含了大量的碳水化合物,甚至一些人开始摄取糖类物质(如从成熟水果中)。但是根本不存在精制加工的碳水化合物和添加糖类(除了极少见或者偶然发现的野生蜂蜜)。在10 000年前,这种情况就开始慢慢改变,首先是农耕的出现,接着是谷物的加工和糖的分离萃取。在2000年前,大多数人的食物中可能基本没有糖类,直到1750年,英国人均糖消费量大约是每年4磅。此后,糖的摄取量呈指数增长,到1850年时平均消费量近25磅/年,1950年约为120磅/年。如今,添加糖类(包括蔗糖和高果糖玉米糖浆)的摄入量仍然十分接近这个水平(这表明在过去仅仅250多年里或者在占人类整个饮食历史长河仅仅千分之一的时期里增加了25倍之多)。

天然存在于蔬菜和水果等未加工的完整的食品中的糖类并不影响冠心病风险。实际上,进食水果和蔬菜(与人类食用了成千上万年的植物类食物可能相似)可以降低冠心病、心血管及全因死亡的风险。这可能是因为这些食物中同时含有适量的糖类和纤维、水分及其他健康成分。

现在问题在于精制糖类。比如,即使是稍作加工的糖制品如果汁等食品,都可能增加冠心病风险,因此,过度加工的糖制品才更令人担忧。在美国,大约75%的包装食品和饮料都含有添加糖类。这些糖类最常见的当属包含果糖的各类糖制品(如蔗糖、HFCS,甚至是果糖晶体),它们较其他糖类更能增加冠心病风险。

过度加工的食品往往也是饱和脂肪的食品来源(包括含有最令人忧心的SFA棕榈酸的食品)。虽然避免食用过度加工食品的建议是合理可取的,但是避免食用所有SFA的建议却无法令人苟同。避免食用饱和脂肪甚至是避免食用其他所有包含饱和脂肪的食物,有可能会误导人们的饮食习惯,使人们可能远离原本无害甚至是有保护作用的食物(比如人们上千年一直食用的乳制品),转而食用可能对身体有害的食品(如新奇的、低脂的、过度加工的、现代化的食品,这些食品中富含替代饱和脂肪的添加糖类)。

3．AHA 科学声明：生活方式咨询是防治心血管病的基础

粤北人民医院　徐　新　范文茂　海南省第三人民医院　林　玲　王延博　李宇球

20 世纪以前，威胁人类健康的主要疾病是传染疾病。进入 21 世纪后，疾病模式已从以各类传染病为主的疾病模式转变为以心脑血管疾病、糖尿病、癌症等与生活方式密切相关的慢性非传染性疾病为主的疾病模式。因此，健康的生活方式是防治心血管疾病及其他非传染性疾病的基础。美国心脏协会（AHA）战略规划委员会定义健康的生活方式包括：平衡营养、体育活动、远离烟草及保持良好的体重。资料显示，包括改变危害健康的危险行为在内的一级预防对疾病的防治效果是用药物治疗的二级预防的 4 倍，因此，AHA 强调健康生活方式在非传染性疾病防治中有极其重要的地位。WHO 估计如果做到以下 4 点：健康的饮食、体育活动、避免烟草、适度饮酒，大约 80% 的非传染性疾病是可以预防的。

资料显示，大多数健康咨询都不是在诊室里进行，因此，患有非传染性疾病的患者丧失很多疾病防治机会。34% 的医生会在患者诊治时给予健康生活方式的宣传教育，患者主动咨询健康生活方式的比例还更低。例如糖尿病患者大约 20% 会在初次就诊时得到饮食和体育活动的健康教育，25% 的患者会在今后的就诊中得到饮食及体育活动的健康教育。

许多因素导致这种情况，医生缺乏在这种疾病状态下的何种饮食及如何体育运动的正确知识，许多医生坦言不具备进行有效的健康生活方式咨询的能力。虽然有大量的证据证实健康饮食、体育活动及远离烟草对非传染性疾病的防治很有益，但是在医生的培养及继续医学教育中，因注重药物的治疗，对健康生活这类知识的传播被边缘化了。因此，医生对药物治疗很熟悉而对营养、体育活动、体重管理及烟草应用等健康生活方式方面的知识缺乏信心。另一个阻碍健康生活方式咨询的重要原因是医生对患者是否接受健康生活方式有疑虑。

一、既往的声明与推荐

早在 2004 年美国医学会就作了题为："改善医学教育：在医学教育课程中增加行为及社会科学内容"的声明。同时英国医学会建议：医生要接受临床、基础、行为及社会科学的培训，在执业过程中知道且能够提供这些方面的综合知识。这些声明提高了我们对行为及社会科学知识重要性的认识，使行为及社会科学知识由原来的只是"最好知道"转变为"必须知道"，就如同医学基础和临床知识一样重要。

美国医学院校协会（AAMC）定时公布医学课程中应该有的临床前期技能，其中一个主要的能力目标包括对常见病懂得并能提供预防方法、治疗方法、姑息疗法等策略。在预防法细节中的一个主要目标就是生活方式的改变。医学教育委员会于 2015 年发布"医学院校结构与功能"中声明医学院校中的课程应该有生物医学、行为学、社会经济学，从而保证医学生能够有科学知识及技能为个人或群体提供健康服务。医学生为了达到此目标，必须具备有预防学、健康保健、营养等知识及语言交际能力等。

目前，医学院入学考试由三部分组成，考查学生的科学知识、批判性思维以及解决问题的能力。在医学教育中，为了提高生活方式咨询培训的重视程度，2015 年美国医学院协会对医学院入学考试（MCAT）进行了改革，考查的内容将扩充到四个部分，除了上述的三个部分外，还将新增"医学知识"部分。这部分强调社会文化因素对于健康的重要性。

尽管 MCAT 对医学院校入学考试进行了改革，以及多个协会及组织发表声明生活方式对于预防非传染性及疾病的重要性，但只有少数医学院校将生活方式咨询及保持健康的行为方式防治非传染性疾病作为医学课程的必备部分。

二、美国医学院校中与生活方式咨询培训相关的课程设置现状

早在 1992 年，美国国家癌症研究组织召集专家组敦促在所有的医学院校中将戒烟宣教培训作为本科医学教育内容。20 年前，美国国立卫生研究所将行为科学及营养学纳入到医学教育课程中。

（一）行为科学

1977 年 2 月 4 日，在美国耶鲁大学召开了世界上第一次行为医学大会，确定了关于行为医学的定义：行

为医学是研究和发展关于行为科学中与健康和疾病有关的知识和技术，并把这些知识和技术用于疾病的诊断、防治和康复的多学科领域。由于人类的进步、医学的发展，人们对健康也有了突破性的认识。目前，全球每年有10亿人有心理问题，有250万人死于与吸烟有关的疾病。2006年美国医学会发表声明，赞成在医学教育课程中增强社会行为科学培训。行为医学教育的培养目标是使学生了解有关健康和疾病的行为科学及生物医学科学的知识和技能，能运用评估工具和方法对行为偏差和心理进行初步的评定，能对不良行为方式导致的疾病进行初步的诊断和治疗，并对影响健康的行为偏差因子进行初步的分析。

（二）营养学

国外学者早已指出当前医学教育中严重忽视了营养与饮食课程的教学，而一篇系统性综述在回顾以往60年的营养学教育后，也认为美国医学生和医生普遍缺乏临床营养学方面的教育和培训。15年前，美国就努力将营养学整合到医学教育中去。美国国立卫生研究所分别在1998年及2000年资助了10所医学院校及11所附属院校将营养学作为医学教育课程的必需部分。然而，一份未公布的营养学教育调查资料显示，美国医学院校设置有营养学课程的比例由2000年的35%降到2012年的18%，因此，还需加强营养学教育重视程度。

（三）体育活动及锻炼

在美国乃至整个世界，缺乏体育活动是心血管疾病及总体发病率和死亡率的一个主要原因。它被美国心脏协会作为心血管健康的主要威胁，也是影响2020年卫生健康目标的对象。目前，在医学教育模式中，体育活动未受到国家层面的重视。尽管知道体育活动对保持健康，防治非传染性疾病有着重要作用，但是，体育活动在医学教育课程中的评估、咨询及追踪并未受到重视。只有少数的医学院校认为体育活动及锻炼就是疾病的防治方法。

（四）研究生教育及继续医学教育

相对于本科医学教育，在研究生教育及继续医学教育中，社会行为学、营养学、体育活动、烟草应用等相关知识培训是必需的。我们相信，在初级保健及专业训练中，都或多或少有生活方式的咨询的培训。随着我们对逐渐上升的慢性非传染疾病关注度的提高，出现了一些有关生活方式咨询的培训，比如召开研讨会及在网上开展关于生活方式咨询的在线课程等。这些措施作为大学教育期间缺乏生活方式培训的有益补充。

三、医学院校课程中增加生活方式咨询培训的基本推荐

以下以表格形式从社会行为、营养学、体育活动、吸烟以及生活方式整合模式（表1至表5）几个方面对医学院校课程中增加生活方式咨询培训进行阐述。

表1　大学医学教育期间社会行为知识及能力学习目标

项目	学习目标
知识	描述培养改变行为的咨询步骤
	描述以患者为中心的方法及核心概念的行为改变理论
	具有行为顾问及为特殊生活方式改变提供帮助的专业知识
能力	评估生活行为方式及患者改变生活方式的可信度及准备是否充分
	演示有效的交流技能帮助患者设立改变生活方式的目标及计划
	应用适当的行为改变技能，比如目标的设定、自我监测、强化措施等帮助患者养成健康的生活方式
	采取适当的方式咨询患者的性别、年龄、种族、文化程度等
	适当的时候参考其他行为顾问及健康保健专家的建议

表2　大学医学教育期间营养评估及咨询的学习目标

项目	学习目标
营养评估	描述在防治不同医学情况下的膳食指南及健康的饮食模式
	评估饮食行为及患者的食物摄入习惯
	识别详细的饮食需要和参考其他营养专家的建议

项目	学习目标
营养诊断	描述营养相关诊断的发病机制
	作出营养相关的诊断及分清主次
	在患者病案文件中用诊断标签做出识别标记
	通过数据系统对患者情况、病因及症状体征做出通俗易懂的陈述
营养干预措施	评估生活行为方式及患者向健康的生活方式改变的可信度及准备是否充分
	给患者在防治不同医学情况下营养实践
	应用适当的营养技能及工具帮助患者开始并维持好的营养实践
	演示同患者及其他营养专家有效的语言交流技能
	根据患者的年龄、性别、种族、文化及其他个性特征进行适当的咨询
	根据数据系统或其他营养专家的意见识别改变营养相关行为是否必要及干预时机
	支持医疗团队中其他人的营养介入的实施
营养监测	促进目标的设定及定期的饮食评估
	通过监测工具改变行为方式完成饮食相关的目标
	评估饮食改变对健康的影响

表 3　大学医学教育期间体育活动、锻炼评估及咨询的学习目标

项目	学习目标
体育活动评估	描述一次急剧体育锻炼正常的生理反应及对锻炼抵抗及需氧适应情况
	描述在不同医学情况下的体育活动益处及指南推荐的积极生活方式
	用适宜的工具评估患者在健康时、患病时及残疾时体育活动行为
	根据运动试验进行额外评估或参照临床情况及专家意见
运动处方	识别出不适应当前体育运动的个体
	对那些表面上健康但是有慢性非传染性疾病危险因素及特殊临床情况的人制定安全有效运动处方
	根据危险因素及禁忌情况制定相应运动处方
体育活动及锻炼咨询及行为策略	评估患者向与运动相关的健康生活方式改变的可信度及准备是否充分
	咨询体育活动在特殊医学情况下及维持健康的益处
	用适当的行为工具及技能去帮助患者开始并维持体育活动计划
	演示同患者在不同临床情况下体育活动与锻炼评估和咨询的语言交流技能
	根据患者的年龄、性别、种族、文化及其他个性特征进行适当的咨询
	支持医疗团队中其他人的体育活动及锻炼介入的实施
	用行为策略去维持积极的生活方式,包括监测、目标设定及定期再评估
	评估体育活动的改变及适时改变计划对健康的影响
医师个人健康	认识到积极的生活方式对自身健康及职业平衡的益处

表4　大学医学教育期间烟草暴露评估和戒烟咨询的学习目标

项目	学习目标
烟草暴露评估	评估吸烟情况、吸烟年限及使用其他烟草产品情况
	评估尼古丁依赖程度
	描述烟草暴露的危害及戒烟的益处
戒烟处方	推荐有效的药物及非药物戒烟手段
	知道药物戒烟的禁忌证及不良反应
咨询、行为策略	评估患者戒烟及减少使用烟草的可信度及准备是否充分
	演示同患者讨论戒烟的语言交际能力
	认识到烟草导致人体心理及生理上的成瘾,戒烟需要尝试多种手段
	帮助患者有效戒烟的行为技能
	根据患者的年龄、性别、种族、文化及其他个性特征进行适当的咨询
	适当的时候求助群体或个人帮助,利用电话或网络的戒烟资源

表5　大学医学教育期间生活方式咨询知识和临床技能的整合模式示例

项目	模式示例
知识	上大课
	小组讨论
	问题整合(PBL 法)
	自学
	学习经历实践(自我检测、行为调整等)
技能	观摩接诊患者
	观看模拟人或真人视频
	在有经验的临床医师指导下接诊患者
	观察其他健康专家
	实践工作
	与同学扮演不同角色
	在标准模拟人上实践
	在患者上实践
	从实践工作进行反馈
	从同学中反馈
	从标准患者上反馈
	从观察角色扮演的教授上反馈

四、展望

健康生活方式的干预能提高生活质量和延长寿命,这表明改变适当的生活方式并维持一段时间对防治心血管疾病及其他非传染性疾病是有效果的。为了防治心血管疾病及其他非传染性疾病,医生进行足够的生活方式咨询的培训是必要的。声明中提出美国的医学院校对医学生进行生活方式咨询培训的构架建议,使将来的医生对营养、体育活动、体重管理及烟草应用等健康生活方式方面的知识有信心,并有能力给患者有效的健康生活方式咨询的帮助。对于整个社会而言,我们应该给予政策支持,比如制定法律法规、开展大规模的健康教育、一些社区提供健康咨询服务等。只要我们从整个人群到个人水平,都致力于健康生活方式的推动、教育及干预,我们就能达到 AHA 提出的2020 年卫生健康目标。

4．环境因素与心血管疾病：证据与行动

广东省茂名市人民医院　梁　岩　何小洁

环境污染暴露是影响心血管疾病(CVD)进展及严重程度的重要危险因素,但并未得到充分认识。心脏和血管系统对一系列环境因素高度易感,例如空气污染和金属物质砷、镉和铅等,这些污染因素都是普遍分布于自然界的,已经获得过广泛研究。而传统的危险因素,可以通过增强或抑制与心血管疾病进展有关的病理生理过程,包括参与血管-压力调控、碳水化合物和脂质代谢、血管功能调节和动脉粥样硬化等,来增加疾病的发病率和死亡率,就像吸烟影响糖尿病一样。尽管高污染地区的居民有着较高的心血管疾病发病风险,但低于当前调控标准的污染水平同样会对居民的心血管系统产生不良影响。考虑到暴露的普遍存在性,因此,即使只是低水平暴露,也能对人口心血管疾病发病风险的增高产生重要的影响,而基于临床循证医学和旨在降低当前环境暴露水平的公共卫生策略能减轻世界范围内 CVD 相关死亡风险及残疾负担。

一、概述

常见心血管疾病(CVDs)的发生是各种能或不能被修饰的危险因素相互作用的结果。大多数的 CVD 实例由可变的危险因素造成,因此,被认为是可以预防的。然而,尽管人类在预防、诊断和治疗疾病方面取得了相当大的进步,但心血管疾病仍然是美国乃至全球主要疾病的死亡原因。这些疾病在低中收入国家内增长更为迅猛,原因在于目前这些国家的经济正在快速发展,但其都市化进程缺乏计划性,因此,增加了危险因素的暴露率。

一般而言,人们通常将预防 CVD 的措施聚焦于改变个体行为上。烟草的使用、缺乏锻炼、肥胖或营养不良等,是 CVD 相关疾病如高血压、糖尿病、动脉粥样硬化等的已知危险因素。通常无法由个体控制的环境污染暴露是导致心血管疾病进展并与其严重性相关的一个重要因素。心脏和血管系统极易受各种环境因素,包括烟草烟雾、溶剂、杀虫剂和其他吸入或摄入污染物,以及噪声或极端温度的影响。大多数污染物似乎通过增强或干扰特征明显的心血管疾病"最后共同通路"来增加心血管疾病的发病率及死亡率,例如诱导动脉粥样硬化斑块形成、激发缺血性心脏病相关事件、诱发心律失常和改变心脏的结构及功能等。

环境污染物暴露主要通过以下三大途径进入人体:吸入、摄入和吸收(皮肤)。评估人体污染物暴露程度对环境学家而言是一项很具挑战性的工作,不同于对药物的定量配比研究,各个个体之间的暴露模式很少呈现一致性。个体行为的变化(例如在室内或室外的时间、消耗的饮水量、活动的强度)等都会影响暴露的总量和持续时间。尽管污染物所产生的健康效应通常由其被吸收入体的浓度来估算,但实际上每个个体呼吸的速率或皮肤的穿透性等所存在的不同,均会影响个体真正吸收入体的剂量,因此,评估污染的内在剂量时应考虑到这些差别。此外,部分测量体内污染物浓度的生物标志物尚未得到确认,也会影响测量工作的开展。健康状态、基因编码特定解毒酶的多样性、污染物之间的协同效应和其他因素等,也都会影响污染物被吸收入体的确切剂量,而个体对特定剂量的生理学反应所产生的不同,也会影响污染物的作用效应。

在本文中,我们主要探讨两种普遍流行的、已得到深入研究的环境暴露物的心血管效应:室外空气污染和非必需金属(如砷、镉和铅)暴露。与其他详细描述性文献(例如,AHA 先前发表的关于空气颗粒物质污染和 CVD 相互关系的文章)不同,本综述只是对当前这些重要危险因素进行了概述,尽管这些暴露相关效应对其他器官的影响也很大,但不在本文的阐述范畴内。

二、空气污染的心血管效应

2014 年,WHO 将空气污染鉴定为单个最大的环境相关性健康危险因素。2012 年,370 万不到 60 岁的人死于室外空气污染,其中有 80% 的死因为心脑血管疾病。在美国,虽然随着空气质量管理条例的落实,平均污染水平有所下降,但高流量的商业运输、拥挤的交通仍然造成了高浓度的空气污染,这对上班一族、行人及大马路附近的居民影响尤为显著。空气流动性变差时,这种气象模式往往能迅速导致"空气污染相关急诊事件",如数年前发生在巴黎和北京的因细颗粒物质(直径 $<2.5\ \mu m$)浓度超过 $700\ \mu g/m^3$ 而出现的污染相关健康事件。伴随全球经济快速增长的是煤炭和其他矿物燃料的大量燃烧,加上全世界车辆内燃机排放的大量尾气,导致了令人头痛的空气污染问题。据统计,大城市中 95% 的人群暴露于不达标的空气质量环境中(WHO 推荐的空气质量指南)。

机动车辆,城市空气污染产生的主要源头,能释放一系列由燃烧副产品组成的复合物,主要包括氧化氮类、颗粒物质、二氧化碳、金属物质、二氧化硫、一氧化碳和烃类等。本综述主要聚焦于颗粒物质所产生的健康效应,因为它的循证医学证据最为牢固。颗粒物质所产生的总体心血管疾病风险主要由吸入污染物气体和颗粒之间或无机及有机成分之间的相互作用导致。与CVD相关的特异性致病成分及颗粒物质来源目前尚欠明确,因此,本文中没有提及其确切来源。

颗粒物质通常按大小分为 PM_{10}(平均动力学直径$<10~\mu m$),粗颗粒物质($2.5\mu m<$直径$<10~\mu m$),细颗粒($PM_{2.5}$,直径$<2.5~\mu m$)和超微颗粒(UFP,直径$<0.1~\mu m$)。非排气来源如刹车磨损及道路扬尘大多数生成 PM_{10},而燃烧装置——绝大多数的车辆排气装置,产生的是 $PM_{2.5}$ 和 UFP。家用的为烹调或取暖而燃烧的生物质、煤炭或煤油等,则会在室内产生高浓度的 $PM_{2.5}$,这种类型的暴露比较常见于低收入国家。吸入后,直径$<10~\mu m$ 的颗粒会沉积在气道及肺内,部分更小的颗粒还可以到达周围肺泡。沉积的颗粒可以激活感觉感受器,诱导炎症和应激反应,或直接透过上皮屏障进入人体循环。尽管研究结果提示最小的颗粒物质应该是最具毒性的,但目前空气监测网站只能区分 PM_{10} 及 $PM_{2.5}$,因此,基于大多数人口的流行病学研究也就受到了颗粒物质分类的限制。

历史上,空气质量监控数据的缺乏一度是流行病学研究的限制因素,但美国和欧盟开展了大量的努力工作来弥补,使得监控网站在时空模型上取得了很大的进步,这些进步反映在暴露研究,显示为研究的数据在数量及质量上都有了很大的提升,从而也使得人们可以评估低于当前调控标准水平的污染对人群的健康效应。

暴露对照研究为人体吸入污染物所产生的生理反应提供了重要证据,并最终成为部分观察研究结论的证据支持。在这些研究中,专门的模仿设备产生污染暴露,使得研究者可以精细调控并重复急性暴露效应。随机交叉研究可以比较个体吸入污染或清洁空气时的不同反应。尽管与基于人群的研究相比,这些研究还受到微小颗粒的可监测性、短时效应、暴露的可控性、调整随机化参数的能力等可能产生差异性的因素的影响。此外,研究者还能单独研究混合污染物中某个特异成分的暴露效应,并能有效地检测例如颗粒滤过器等设备对健康效应的影响。

空气污染的健康效应很有可能被低估了,因为对照研究中的参与者普遍为健康成人。尽管基于人群的队列研究有着更为广阔的范畴,但其中一些队列(例如儿童、体弱及贫穷者)却缺乏代表性。此外,这一领域的大部分研究都是在发达国家或已建立了较好的健康监测系统的大城市开展的,而空气污染暴露相关的心血管风险很有可能受贫穷、心理社会应激和其他环境污染物的影响而加剧。

(一)长期暴露效应

20世纪90年代,来自两个大型队列研究的结果首次成功地吸引了人们对空气污染的关注,因其认为城市空气污染可以增加疾病的死亡率。10年后,随访研究的结果显示出吸入污染物对心血管健康的惊人影响:$PM_{2.5}$ 的年平均水平每增加 $10~\mu g/m^3$,心肺疾病死亡风险相应增加 $8\%\sim28\%$。随着这些研究的开展,评估暴露及其影响结果的方法越来越精确,但观察到的暴露效应却始终保持着惊人的一致性。2013年的一项荟萃分析认为,$PM_{2.5}$ 水平每增加 $10\mu g/m^3$,相关的心血管疾病死亡率增加 11%,其中,与缺血性心脏病(IHD)所导致的死亡率关联更为紧密。这些相关的危险因素在高度污染城市表现尤为显著,而数据还显示,在符合当前空气质量调控标准的情况下,空气污染和疾病发生率及死亡率之间仍然存在着显著的相关性,且迄今为止,尚未发现长期暴露于城市空气污染不会对健康产生负面效应的浓度阈值存在。

心力衰竭(HF)和缺血性心脏病(IHD)是长期慢性暴露于城市空气污染的主要临床结局。住宅区的 $PM_{2.5}$ 水平每增加 $10\mu g/m^3$,IHD 的相关死亡风险上升 $10\%\sim30\%$,上升的幅度在居住地离马路50m以内的交通密集区尤为显著。一项涉及 107 130 名妇女参与的前瞻性研究发现,居住地每靠近大马路100m,心源性猝死的风险比线性增长 6%。急性心肌梗死(MI)尽管通常显示与短期暴露相关,但研究发现其同样与长期 $PM_{2.5}$ 暴露相关,且在邻近污染区域的个体内表现显著。此外,慢性暴露于交通相关的空气污染似乎在脑卒中、HF 和急性心肌梗死等疾病的复发过程中扮演重要角色,并与事件出现后的死亡率相关。

证据显示吸入的污染物能激活形成肥胖及2型糖尿病的旁路,这些疾病均为CVD的重要危险因素。环境中的污染物水平被认为与BMI、流行性或事件性糖尿病及心血管代谢相关标志物如胰岛素抵抗、血清瘦素等物质水平相关。目前尚未明确已患糖尿病或代谢综合征者会否对空气污染更为易感。

(二)短期暴露效应

短期内突增的城市空气污染也与疾病发病率及死亡率的上升相关。在美国和欧盟,颗粒物质水平若在几天内增加 $10~\mu g/m^3$,全因死亡率可能上升 $0.7\%\sim1.7\%$,心脑血管疾病死亡率上升程度与之类似,或更高。$PM_{2.5}$ 和 PM_{10} 短期内出现峰值则与 CVD 疾病特别是 HF、心律失常及心房纤颤住院率的上升相关。就风险的大小和暴露流行性的广泛程度而言,荟萃分析认为,如果没有出现交通相关空气污染的话,高达 7.4% 的急性心肌梗死都可能被预防。

由于评估方法的进步,部分病例中空气污染短期暴露所导致的发病风险较以往更高。新近经鉴定可行的用于反映亚临床损伤及病理过程的生物标记物使研究者能检测出暴露的早期效应,以及先前未知的暴露效应。此外,疾病诊断及分类标准的细化也使得空气污染暴露与 CVD 某些特殊亚型的关联关系展现出来。例如,日常的 $PM_{2.5}$ 水平似乎与 ST 段抬高型心肌梗死(STEMI)相关,但未与非 ST 段抬高型心肌梗死(NSTEMI)呈现出相关性。空气污染对脑卒中相关的住院率和死亡率的影响在不同临床亚组中的表现也有所不同,城市空气污染水平的短期上升能导致缺血性脑卒中,但未对出血性脑卒中产生影响。

研究结果还表明,污染物的水平相当轻微的波动都可以大大影响临床结果。例如,以一天为单位,$PM_{2.5}$ 水平超过 15 $\mu g/m^3$ 与 $PM_{2.5}$ 水平≤15$\mu g/m^3$ 相比,急性缺血性脑卒中的风险高出 34%。欧盟和美国对短期暴露效应研究的结果是相近的,中国也对污染物水平的微细波动所产生的影响进行了详细报道。有趣的是,数据有力地揭示了随着颗粒物质含量的上升,剂量-效应关系曲线出现了平坦趋势,暴露效应并未按比例升高。该结果同样提示,当污染水平处于或低于当前空气质量标准时,仍会对健康产生不良影响。

(三)亚临床效应

室外空气污染暴露被认为与促成 CVD 及其死亡的病理生理过程密切相关。本文主要评估的结局包括血压、心脏节律和结构的变化、动脉粥样硬化的发生及进展等。

1.血压和血管功能　空气污染短期暴露与急性缺血性事件(MI 和脑卒中)显著相关,提示吸入的污染物在暴露的数小时内就有激发作用。一系列研究(尽管并非全部)显示,血压的升高与长期暴露于住宅区污染空气或交通废气相关,这种效应在老年人或已患 CVD 个体体内表现尤为显著。普遍的血压升高——CVD 的一项重要风险因素——在居住地距离大马路≤100 m 的人群中,比居住地距大马路≥1000 m 的人群发生率高出 9%。美国及加拿大关于高血压的研究也发现,长期暴露于颗粒物质与高血压的发病率上升相关。抗高血压类药物似乎能减缓由于暴露于颗粒物质所导致的血压升高效应。这些研究提示,污染诱导的病理生理学反应是高血压发生发展和药物治疗的共同通道。

多项人体对照暴露研究已经证实,与滤过空气相比,急性暴露于浓聚的颗粒物质或内燃机尾气,可导致收缩压快速持续地升高及舒张压相对温和的上升。尽管收缩压升高的幅度(平均 3~4mmHg)对健康个体

而言无临床影响意义,但却可以诱发敏感个体出现动脉粥样硬化斑块破裂、心肌缺血和急性心肌梗死等。由于暴露是普遍存在的,因此,一个小小的生理学改变都有影响公共卫生结果的潜在可能。

证据同样显示,暴露于室外污染空气会导致出现妊娠高血压。研究发现,去除了母亲年龄、种族、社会经济地位等混淆因素后,PM_{10},$PM_{2.5}$ 和 NO_2 的水平均与妊娠期高血压和先兆子痫等疾病相关。一项荟萃分析发现,$PM_{2.5}$ 每增加 5 $\mu g/m^3$,先兆子痫和妊娠期血压改变的风险会分别上升 30% 及 47%。此外,妊娠期空气污染暴露还与血管压力变异、婴儿低体重出生率、早产儿发生率、母亲日后患 CVD 等风险相关。

与血流动力学效应结合起来,吸入的颗粒物质能负面地影响血管功能。欧盟的大型队列研究发现,住宅区 $PM_{2.5}$ 水平微小的上升也与个体内皮功能下降相关。值得注意的是,年 $PM_{2.5}$ 水平每增加 3 $\mu g/m^3$,导致出现的内皮功能变化可以跟同一人群吸烟或年龄增长 5 年所出现的效应相当。污染物吸入对照研究结果还显示,健康成人发生急性空气污染暴露后,血管内皮活性也会出现短暂的类似变化。视网膜微小动脉狭窄,周围阻力血管功能及高血压的一个预测标志物,也同时与长期或短期暴露于空气污染相关,这意味着吸入污染物可能诱发微脉管系统改变。

2.心脏节律和结构　心脏电生理的不稳定性、心率波动、心律失常及心室复极等,均与交通相关空气污染暴露相关。研究报道称,心率变化间隔与周围空气污染水平有关,且在高氧化应激状态及合并有系统性炎症的个体中表现显著。然而,污染相关的心室节律紊乱或心房纤颤,主要出现在已患心脏疾病人群中。此外,来自健康人群的吸入对照研究发现,健康个体短期暴露后,心律失常的风险并没有增加,这提示污染和心律失常的相关关系可能仅存在于高度易感个体。

人类和动物的心功能不全及心室重塑已被很多慢性空气污染暴露研究所报道。一群临床 CVD 患者,左右心室均有高度肥大(CVD 导致死亡的高危因素),当他们被调整了个人社会经济地位和其他心血管危险因素后,发现与住宅区污染物水平及距离大马路的远近独立相关。同一群体中,NO_2 的暴露每增加一个四分位数间距,心脏右室重量增加 5%,与吸烟导致的重量增加相当(5.3%),比糖尿病导致的心室肥厚严重(2.4%)。

3.动脉粥样硬化　吸入燃烧所产生的污染物可以导致多种动脉粥样硬化病变。大量实验研究证实空气污染与动脉粥样硬化之间存在相关性,污染相关的炎症反应及氧化应激能促进动脉粥样硬化进程。与吸入清洁空气相比,尽管是短至数周甚至数天的空气污染暴露都能诱发粥样硬化前体生成,例如,可以使脂质过

氧化作用增强、或出现高密度脂蛋白功能障碍。较其他野生动物而言，鼠类对动脉粥样硬化进展更具遗传易感性，慢性暴露于$PM_{2.5}$能使其主动脉根部出现混合性斑块，该效应在西方国家高脂肪饮食模式时更为显著。斑块形成于污染物暴露后，该过程包括一系列病理生理改变，例如泡沫细胞形成的增加、脂质沉积、肥大细胞聚集等，这均提示着污染物能影响动脉粥样硬化病灶的稳定性，增加斑块破裂的风险。尽管目前的流行病学研究尚在数量上受到限制，但基于人群的流行病学研究已经检测到住宅区空气污染水平出现微细波动时，颈动脉内膜中层厚度（CIMT，评估动脉粥样硬化进展的一个重要标志物）和冠状动脉钙化水平（评价冠状动脉粥样硬化的标志物）均会发生改变。

（四）对心血管疾病的影响机制

尽管已有大量关于空气污染影响健康的研究报道，但其中的确切启动机制尚欠明确，目前主要存在两种机械框架假说。一种认为，吸入颗粒物质能激活感觉感受器，因而能通过自主神经系统（ANS）诱发急性心血管效应。第二种假说认为，暴露能诱发氧化应激及炎症反应，使出现内皮功能活跃及凝集反应。长时间的重复刺激，是动脉粥样硬化进展、内皮功能失调、高血压、心室重构等的相关危险因素，也可能是出现慢性暴露效应的基础。这两种假说并非互相排斥的，两种机制都很重要，且可能包括了共同的分子级联反应。

部分对照—暴露研究对血压的快速改变进行了检测，其结果支持吸入污染物通过诱导 ANS 失调发挥效应的假说。吸入的颗粒物质还可能同时通过与伤害感受器或去甲肾上腺素能受体相互作用来激活交感神经系统，使得循环中血管收缩物质水平及血压升高，从而减少回心血量。神经源性炎症和血管活性物质如血管紧张素Ⅱ、内皮缩血管肽-1 的释放能随即诱导血管黏附分子、细胞因子、成纤维介导物质表达增加，同时产生活性氧类（ROS）。这些效应能诱发系统性炎症、诱导斑块破裂和血管闭塞、或是突然发生缺血相关的心律失常和心肌损伤。ANS-介导的心搏频率参数和心房压力的变化也能诱发出现室性心律失常和心房纤颤，增加出现 HF 或脑卒中的风险。

系统性炎症反应也可能来自肺泡对损伤的诱导。污染物被吸入后将启动炎症反应或应激介导的信号级联反应，进而诱发出现全身炎症反应、氧化应激和组织损伤。另外，颗粒物质还可能穿过肺泡上皮细胞，直接作用于血管或心脏组织诱发炎症反应和氧化应激。而促炎介质所诱导产生的 ROS 产物能发出炎症信号，导致氧化应激和炎症反应间出现正反馈循环，最终导致动脉粥样硬化和内皮损伤。同时，内皮细胞及平滑肌细胞的炎症反应或氧化激活效应还能促进血管收缩、血小板活化和血栓形成，最终增加斑块破裂的风险。

慢性的低度炎症反应被认为与一系列 CVD 风险因素相关，且常常出现于自主张力、血压和内皮功能发生改变前。然而，尽管常见有关于污染诱导肺部炎症的报道出现，但关于全身炎症反应的本质说法目前尚未得到统一结论。

氧化应激涉及氧化还原反应信号和功能的改变，很有可能存在于影响心血管发病风险的多条污染相关旁路。吸入颗粒物质中的亲电子物质能直接或通过与炎症反应相关的继发效应间接产生氧化应激。活性氧 ROS，当过度出现时，能使重要的氧化还原敏感性信号旁路断裂、消耗血管舒张物质（主要为 NO）和抗氧化剂、干扰细胞活动机制和增强蛋白质及脂肪的氧化作用来改变心脏及血管功能。以上这些效应主要导致的是纤维化、动脉粥样硬化、代谢紊乱和高血压。尽管人体的研究通常受限于氧化损伤替代标志物的检测，但关于职业的和基于人群的队列研究认为，颗粒物暴露与蛋白、脂质氧化的血尿 DNA 标志物含量呈正相关。应激和炎症反应标志物的基线水平比较高的个体对$PM_{2.5}$暴露高度易感，类似的，抗氧化能力的下降可能会增加机体对其他环境应激或内源性应激源的易感程度，或使反应情况恶化。空气污染还有可能诱发氧化应激后续反应。特定基因的甲基化模式与空气污染浓度、心脏病、脑卒中死亡率、炎症和动脉粥样硬化独立相关。

（五）人口水平的效应和干预措施

大概有 7% 的非致死性心肌梗死和 18% 的心源性猝死可归因于马路交通污染暴露，与吸烟、营养不良或肥胖所导致的发病率或死亡率接近。尽管日常较高空气污染暴露水平所导致的心血管风险，其升高的绝对值是小的（$10\ \mu g/m^3$），但就庞大的人口基数而言，其产生的风险是巨大的、必然的、无可避免的。因此，考虑到风险的大小及暴露的普遍性，可以认为交通相关污染暴露比强体力活动、咖啡和酒精诱发 MI 的相对危险性更高。在中国，就健康寿命损失而言，只有饮食、高血压和烟草的影响高于室外空气污染。

随机的干预性研究展示了控制个体污染暴露所产生的直接生理学反应。成人暴露于$PM_{2.5}$时，若使用家用空气滤过器和颗粒滤过面罩，可观察到收缩压下降、微血管功能改善、炎症标志物水平降低。然而，由于这些干预措施的效应尚未得到充分的评估，因此未被广泛推荐应用。

研究者发现，针对人群的空气质量改善措施，能对群体的健康情况或生产力产生显著影响。其中一项研究结果显示，在调整了统计学和社会经济学变异，以及吸烟等参数的影响后，$PM_{2.5}$水平每下降 $10\ \mu g/m^3$（20世纪 70 年代末至本世纪初），美国人的平均期望寿命延长 0.61 年，类似的，一项大型队列研究的随访分析发现,$PM_{2.5}$ 水平每下降 10 $\mu g/m^3$,总体死亡风险及心血管疾病死亡风险分别下降27%和31%。

通常,针对污染所采取的政策性干预控制通常需要数十年时间,但 2008 年,北京奥运会期间所采取的短期污染控制措施使得研究者可以评估暴露水平快速改变所产生的健康效应。研究发现,限制交通和工业活动可使空气污染水平较未限制前下降13%～60%,这种效应在限制取消后会迅速发生逆转。对健康人群而言,这些暴露水平的快速改变在炎症标志物、氧化应激及血栓形成中均有类似表现。

改善空气质量所产生的健康效应并非仅限于高度污染区,数据显示,描述 $PM_{2.5}$ 剂量-反应关系的曲线在低浓度时比高浓度时更为陡峭。自从设定清洁空气的评估标准后,美国的空气质量得到了很大改善。空气污染的健康效应在 20 世纪 80 年代至 21 世纪曾出现戏剧性下降,这已经被历史所记录。欧盟环境保护局(EPA)估算到,2010 年,净化空气行为可以保护超过 160 000 人避免死亡,130 000 人避免出现急性心肌梗死,且到 2020 年,这些估算值可以分别上升到 230 000 及 200 000。相对于美国,那些受到高度污染的国家在改善了空气质量后,能因污染水平显著下降而产生更大的健康效应。

三、金属污染物对心血管疾病的影响效应

流行病学研究和实验室证据均显示,金属(特别是镉和铅)及类金属物质(例如砷,为了方便起见,本综述将其归类为金属处理),均在 CVD 进展过程中扮演重要角色。与空气中传播的污染物一样,金属物质很有可能通过同样的生理学途径来诱发心血管疾病。暴露于这些物质与血压、血脂代谢的改变,动脉粥样硬化、内皮损伤和功能失调等相关。有限的证据同样显示,其他毒性金属(例如汞、钨和锑)也与 CVD 发病风险相关。高水平暴露于某些必需金属(包括铁、钴、铜、锌和硒)也有可能与 CVD 的进展相关,但关于这些金属在人体中扮演的角色目前仍存在争议,因为这些必需金属是广泛分布于体内并与人体牢固结合着的,这限制了反映这些物质含量的生物标志物的检测。本综述中,我们主要探讨砷、镉和铅的效应,这些元素均被认为与 CVD 风险增加相关,也在 WHO、毒性物质与疾病研究所(ATSDR)所关注的 10 大环境化学物质之列。

(一)砷

1.暴露、吸收与代谢　人群无机砷暴露主要源自饮用水(自然界天然存在、工业来源或矿物沉积)和食物——特别是米粒、谷物和一些果汁。摄入含砷的有机化合物(通常从进食鱼类获得),其所含的无机砷或

代谢产物不会达到毒性剂量。在过去的十几年内,尽管职业暴露砷源(包括冶炼工序、农药、除锈剂和木材防腐剂)已有显著下降,但砷的饮用水暴露仍然是全球范围内的环境健康问题。美国大概有 1000 万人(特别是西南部、中西部和东北部的农村和市郊地区)、全世界有数亿人的居住地饮用水受砷污染,砷浓度超出 WHO 及 EPA 所推荐的 10 $\mu g/L$。ATSDR2013 版的环境污染物排行榜针对物质的毒性、出现频率和暴露于人类的潜在可能性等对污染物进行了排列,砷排在第一位。

饮用水中超过 95% 的砷是经胃肠道吸收的,食物中<75% 的砷会被吸收,吸收的多少取决于食物的形态、胃液的 pH 和含水量的多少等。吸收进入人体后,砷的无机形态(砷酸盐和亚砷酸盐)将代谢成单甲基(MMA)和二甲基(DMA)复合物,并和未被代谢的无机砷一起由尿液中排出。尿液中无机砷和甲基化砷的总数是用来评估各种砷污染暴露的最常用指标。

砷代谢产物在尿液中的平均分布方式为,10%～30% 为无机砷,10%～20% 为单甲基砷,60%～80% 为二甲基砷,这些物质的含量在不同个体间存在变异,主要与个体砷代谢能力的基因多态性相关。尿液中高比例的单甲基砷复合物和低比例的二甲基砷复合物是癌症及 CVD 发病的风险因素,而低水平的单甲基砷复合物和高水平的二甲基砷复合物则与肥胖及糖尿病的发病风险相关。这些代谢产物所产生的不同健康效应有可能与物质在不同组织中毒性不同有关,也可能是由于砷代谢的甲基化过程需要 S-腺苷甲硫氨酸作为甲基供体所致。低的营养状况、显著的叶酸缺乏均与 MMA 水平升高及不良健康效应相关。

2.流行病学证据　来自中国台湾省、孟加拉和智利等国的人口学研究一致认为饮用水高砷水平(>100 $\mu g/L$)是 CVD 的一项危险因素。职业暴露研究所阐明的健康工人效应也支持该结论。早期对低度砷暴露效应的研究(<100 $\mu g/L$)曾受生态评价(针对社区层面而不是个体层面进行)限制、结论不一致及缺乏说服力等问题的影响。目前,前瞻性的队列研究评估砷暴露时(使用生物标志物或饮用水进行测量),发现低中度暴露与 CVD 事件发生率、特别是冠状动脉病变之间存在相关性。美国亚利桑那、俄克拉何马、南北达科他州等地的偏远美洲印第安人社区及科罗拉多州郊区白种西班牙人社区进行了前瞻性的队列研究,发现砷暴露(暴露水平从<10 $\mu g/L$ 到>50 $\mu g/L$)与人群 CVD 发病率及死亡率之间存在有显著统计学意义的相关关系。但<5 $\mu g/L$ 时,由于研究受到低浓度检测困难的限制,因此,并未找到某个低水平的砷暴露无害于健康的阈值。此外,在关于砷产生心血管毒性效应的综述中,有作者认为暴露水平<100 $\mu g/L$ 时暴露与疾病之

间并无明确相关性存在,但该综述并非系统回顾性,且其中的分类标准欠清晰。一份系统性回顾研究认为,必须采用指定的标准来进行定量风险评估,如果没有统一标准,那来自美国的报道将缺乏可靠性,该研究由部分工业机构资助。

除出现临床CVD结果以外,实验室及流行病学研究还认为砷暴露与CVD的相关风险因素如高血压、心电图异常(包括QT间期延长)、糖尿病及肾脏疾病等相关,尽管这些结论尚未完全一致。一项研究排除了高血压、糖尿病和肾功能异常(以肾小球滤过率估计值eGFR及蛋白尿为评估指标)等因素后,发现砷与CVD事件的相关性减弱,提示这些风险因素有可能影响砷参与心血管疾病进程。

3.机制与证据　砷有可能通过多种途径诱发出现心血管病理生理改变,其效应受暴露时间、频率、暴露水平和暴露者的健康及营养状况等因素影响。实验室研究已经证实砷能够促进动脉粥样硬化发展。脂蛋白E缺陷型小鼠暴露于砷污染的饮用水($10\sim20\ \mu g/ml$)$18\sim24$周后,其主动脉内膜会频繁出现明显的病灶。与未接受治疗的小鼠相比,接受砷治疗的小鼠的血浆、血清及动脉硬化病变中均可检测到促炎症反应因子、细胞因子和氧化应激标准物(均与动脉粥样硬化及心血管疾病风险相关)。这些结果与人体研究所发现的关于砷暴露与CIMT(一项与IHD及脑卒中紧密相关的标志指标)存在相关性一致。还有少数研究认为砷与颈动脉斑块的出现存在相关性,后者被普遍认为比CIMT更能预测CVD的进展。其他报道称砷与糖尿病的进展相关,包括糖原异生和B细胞功能缺陷。

砷能加速CVD进展的可能机制包括上调炎症信号系统、增强氧化应激、激活细胞核因子NF-κB、抑制NO活性等,这些过程均能促进内皮细胞及平滑肌细胞增生、促进细胞黏附、血小板聚集和动脉血管收缩。慢性砷暴露同样与心肌电生理如QT间期延长——心源性猝死的一个危险因素相关。尽管这些机制研究很多都是在高水平砷暴露的基础上总结出来的,但证据也提示在相对低水平暴露时(甚至在暴露浓度低于当前饮用水设置的最大污染浓度时)也会导致出现新生血管形成、血管发生和血管重塑等效应。

砷的毒性效应有可能通过后生机制介导,包括DNA甲基化作用和组蛋白乙酰化作用。在动物研究中,经胎盘暴露于砷会导致后代出现心血管效应。这些实验研究,与来自智利的研究一起,强调了在生命的早期发生砷相关CVD的重要性,后者主要指孕妇或婴幼儿砷暴露会不同比例地发生心血管疾病。尽管还需要更多的研究来发现砷暴露与这些现象之间所蕴含的内在关系,但这些发现已为砷暴露与CVD及其他慢性疾病的遗传、后生和代谢途径之间的相互联系提供了

证据支持。

(二)镉

1.暴露、吸收和代谢　镉是采矿业、冶炼业及提纯锌、铅或铜制品的过程中所产生的副产品。自从1817年被发现以来,镉在20世纪得到广泛的使用,主要被用于制造镍镉电池、金属覆盖层或塑胶稳定剂。镉主要来自工业释放、燃料燃烧和土壤中的含镉磷肥。多根多叶的蔬菜和谷类作物中的生物沉积镉以有机物质的形态存在,是饮食和烟草中镉暴露的主要来源。其他饮食来源的镉包括鱼类和动物器官(如肝脏和肾脏)。吸烟(直接的和二手的)是吸入镉的主要途径,但室外空气污染也可以产生镉暴露,特别是在工业源地区附近(例如有焚烧装置的场所)。尽管只有$1\%\sim5\%$的摄入量,$25\%\sim50\%$的吸收量,但镉在人体内的生物半衰期很长($15\sim45$年)。吸收的镉广泛分布于人体各处,特别容易累积在肾脏(含镉量占全身总分布量的一半)、肝脏、胰腺和中枢神经系统。血液和尿液中镉的水平是近期身体镉暴露总量的生物标记物,通常被用于流行病学研究。

2.流行病学证据　流行病学研究,包括生态学、病例对照研究、横断面研究和前瞻性队列研究,均提示镉暴露与CVD存在相关性。血尿镉水平与CVD、IHD、脑卒中及HF的发病率及死亡率相关。镉暴露还与澳洲年轻妇女的CIMT相关,与瑞典中年男女的颈动脉斑块进展相关,还与欧盟人群的周围动脉病变相关。当前研究证据的主要限制在于,尚未完全区分清楚所观察到的关联性是镉的独立效应,或者只是吸烟等行为的一种反射。最近有项荟萃分析对吸烟的影响进行了分级,发现就镉暴露而言,在最高镉暴露水平组中,从不吸烟者发生CVD的混合相对危险度与最低镉暴露水平非吸烟者相比为1.27(95% CI $0.97\sim1.67$)。血尿镉水平同样与血压、肾功能等CVD进展预测危险因素相关。

3.机制与证据　镉能通过氧化机制损害血管组织,诱导内皮细胞功能失调,促进动脉粥样硬化。镉能取代铁离子及铜离子的硫氢基,参与活性氧生成的芬顿反应,并直接耗尽抗氧化物质(如谷胱甘肽)和解毒酶类。镉还能通过与锌离子竞争金属硫蛋白(一组富含半胱氨酸蛋白质,能直接参与抗氧化反应的物质)而中断机体对氧化应激的反应。其他镉活动的潜在机制包括活化钙离子通道、破坏内皮屏障功能、诱导坏死、抑制如NO等血管舒张剂等。

镉可以通过升高血压和影响肾功能来直接诱发动脉粥样硬化。实验室研究报道称持续的血压升高与镉暴露相关,这与部分(但并非全部)流行病学调查研究结果一致。就肾脏疾病而言,升高的、慢性的、低水平的镉暴露被发现与肾透析和移植、蛋白尿和近端小管

功能障碍、肾小球滤过率的下降等相关,是肾脏疾病的独立风险因素。

(三)铅

1. 暴露、吸收和代谢　人类环境铅暴露主要来自空气和灰尘,还有部分来自食物、土壤和饮用水。20世纪70年代以来,美国和其他国家为了减少铅污染暴露,制定了公共健康干预措施禁止使用含铅的发动机燃料、油漆和焊接剂。然而,今天环境中的铅暴露水平仍然较17世纪高出两个数量级。在美国,儿童和成人仍持续暴露于铅污染,主要源于电池、民间治疗用药和光滑陶瓷等,铅还持续出现在房屋油漆、铅工业和土壤中,其释放主要通过工业和燃料燃烧,包括吸烟。铅主要聚积于骨骼,1930~1970年出生的美国成人还携带着来自过去暴露的铅,这些铅持续影响着这些人现在及未来的身体健康。随着公共干预措施的实施,铅暴露水平已有所下降,但研究发现当前暴露水平的铅仍与心血管不良健康结局相关。

吸入后,铅大部分通过肺泡膜被完整吸收。胃肠道铅吸收比例介于3%~70%,取决于年龄、进食量和机体含钙营养及铁离子含量状态。人体中,大部分的铅($>95\%$)保存在钙化组织中,在骨骼中含量尤其高。骨骼中铅的半衰期在数年到数十年之间,取决于骨骼的形态、代谢状态及个体的年龄。流行病学研究中,血铅和骨骼铅(使用非侵袭性的K-壳X线荧光测量)被用于评估铅暴露程度及体内含量判断。血铅目前已成为测量工人及儿童铅暴露程度的生物标志物。

2. 流行病学证据　在前瞻性及横断面研究中,铅主要与心血管事件相关。在美国的总人口中,血铅水平处最高 $1/3$($\geqslant 3.63\ \mu g/dl$)及最低 $1/3$($<1.93\ \mu g/dl$)范围时,MI及脑卒中所导致的相对死亡风险值分别为1.89和2.51。铅在骨骼中的基线水平与冠脉疾病发病率及死亡风险相关。在横断面分析中,调整了人口统计学和其他心血管风险因素后,发现血铅与周围血管疾病相关。在一项研究中,血铅水平的最高四分位间距($\geqslant 2.47\ \mu g/dl$)与最低四分位间距($<1.06\ \mu g/dl$)值相比,其所能导致的周围动脉疾病相对危险度为1.92(95% CI 1.02~3.61)。此外,与最低的(第一个)四分位间距相比,第二、三、四个四分位间距水平血铅所产生周围动脉病变的比值比分别为1.63(95% CI 0.51~5.15),1.92(95% CI 0.62~9.47)和2.88(95% CI 0.87~9.47)。这些结果提示,低水平铅暴露也是重要的心血管疾病风险因素。

3. 机制与证据　铅能促进氧化应激、炎症、内皮功能损伤、血管平滑肌细胞和成纤维细胞增殖,并抑制心率变异性。在分子水平,铅可以和许多蛋白质结合,并模仿钙离子的活性参与许多生理学反应。铅可以下调NO并激活鸟苷酸环化酶,刺激肾素-血管紧张素系统及交感神经系统,活化蛋白激酶C的活性。

在啮齿类,慢性暴露于饮用水中的铅,主动脉中层厚度和组织中胶原物质的百分比,以及血压水平会有所升高。在人群研究中,荟萃分析总结了超过30份流行病学调查研究及全世界约60 000个个体的数据,评估到血铅水平每增加2倍,收缩压将上升0.81~1.25 mmHg,但没有证据显示其中有阈值存在。已有研究对铅和心室壁参数之间的相互关系进行了评估:欧盟成人、欧盟从事电池制造业的生产者和波兰工人血液中铅的含量与左室肥大及重量增加相关,但这种现象未能在中国工人体内观察到。证据显示低水平的铅暴露会加重慢性肾脏疾病的进展,而中高度铅暴露会导致显著的肾中毒效应。在一项随机研究中,与安慰剂治疗组对比,使用螯合剂治疗铅暴露可以使肾小球滤过率回升 $8.1\ ml/(min \cdot 1.73\ m^2)$。

铅还可以诱导出现后天修饰性改变。美国、中国和西班牙已经开展研究来评估铅暴露与DNA甲基化的关系,发现存在低甲基化的趋势。一项全基因组的相关研究发现,铅暴露与COL1A2基因启动子的CpG位点甲基化呈负相关。暴露于颗粒物质中的铅同样与参与氧化应激及炎症反应的microRNAs表达相关。

四、公共健康意义

我们需要开展更多的研究来明确金属暴露对普通人群心血管系统的影响。部分优质的CVD相关前瞻性队列研究(例如那些长期由欧盟国家心、肺和血液研究所资助的研究)对金属暴露的生物标志物进行了筛选及评估,得到的证据提示暴露与心血管疾病死亡率相关。其中,包含致死性和非致死性临床结果(例如CHD、脑卒中和周围动脉疾病)和亚临床结果(例如CIMT或冠状钙化),人们因此可以更精确地评价金属暴露对心血管疾病的影响。

1920~1970年,由于含铅发动机燃料的普遍使用,铅暴露急剧上升。20世纪70年代早期开始,欧盟摒弃了使用含铅物质作为发动机燃料,人群铅暴露显著下降。在美国,尽管研究者发现铅暴露与CVD,特别是IHD导致的发病率及死亡率相关,当尚未有正式报道评估铅暴露对人群CVD发病风险的影响时程。最近几十年来,镉暴露有所下降,部分原因是直接吸烟或二手烟暴露较前下降。

自从2001年饮用水中砷的安全限制由 $50\ \mu g/L$ 改为 $10\ \mu g/L$,欧盟人群的砷暴露便有了显著下降。砷和其他金属物质仍备受关注,因为目前仍然只有少量安全标准来规范食物生产中的金属物质含量。此外,由于镉、铅和砷暴露对心血管系统及其他器官的毒性作用,这些金属物质仍备受公众关注。政府新增了环境和公共健康干预措施来保护人群避免暴露于这些金属。

一份来自临床的前瞻性研究认为,可能的干预措施应关注高风险人群的金属物质暴露,例如家庭成员中诊断有铅中毒的儿童,需要通过正规的儿科治疗来干预;某些乡村地区个人或家庭使用私人水井饮水者,其含砷水平也比较高。与使用安慰剂对比,对先前6周或更早出现MI者使用螯合治疗,发生CVD事件的风险会降低。尽管这些研究尚处于起步阶段,需要更多的证据证实,但它们暗示着金属螯合治疗对确定患CVD的个体而言,可能是一种合适的治疗干预措施,可以预防未来的CVD事件。

五、总结

尽管暴露的初始路线不同,空气污染和非必需金属元素能通过共同的下游通路影响心血管疾病发病风险。急性的和长期的暴露与CHD、HF和脑卒中的风险因素相关,也是影响动脉粥样硬化、内皮功能失调及高血压等临床前期疾病的因素。

大量研究显示,环境暴露在许多心血管疾病发生发展中扮演重要角色。每一天,世界范围内有亿万人暴露于空气污染和毒性金属物质。这些暴露通常不受个人控制,因此个人采取措施减轻暴露风险存在难度,但基于人群的干预措施政策能显著降低风险。然而,尽管流行病学研究提供了可信证据来证实疾病结果与环境暴露相关,但仍需要更多的研究来清楚阐明这些污染物负面影响心血管健康的确切机制。单一效应或多种污染物效应也应该受到评估,包括少数针对钨、镍和钴的研究。通过综合分析这些研究,人们可以辨别污染物的重要毒性成分,并扩充当前对污染混合物的协同效应的认识。评估暴露和反应相互关系的研究也需要进一步开展,特别是当污染物浓度较低或极低时,这可以了解到是否存在环境因素的安全"阈值"。人们还期望通过调查环境因素和表观基因、蛋白质和代谢之间的相互作用来获得大量有效信息,以识别个体及人群易感性。了解这些影响暴露易感性的因素及暴露的效应是非常重要的,因为这有利于预防和治疗CVD,也有利于政府制定政策来保护公共健康。

5. 运动对心血管系统的影响:益处与机制

广州市番禺区中心医院　番禺区心血管疾病研究所　宋明才　梁伟杰

一、概述

生命在于运动,是对运动在人体生命健康中重要作用的精辟概括。运动是躯体活动的一种形式,具有一定程度的等长与等张应力结合的特性。在临床实践中,运动常被分为有氧运动(如跑步、散步)和阻力运动(如举重)两大类。众所周知,有规律的运动是延长寿命及减少心血管疾病发生的有效途径。但是,过度运动则会引起或加重心血管疾病,这与不同运动量(强度)对心血管系统作用的不一致有关。

二、运动量的定义

影响运动量的三个要素

1. 持续时间　指每次运动中花费的时间,在有氧运动期间,常以"分钟"或"小时"计算。

2. 频率　是指运动的次数,例如计算多少天、多少周运动 1 次。

上述两个要素可综合反映在某一时间段内总的运动时间。

3. 强度　运动强度是一个比较复杂的概念,其又分为绝对运动强度(absolute exercise intensity)和相对运动强度(relative exercise intensity)。

(1)绝对运动强度:计算绝对运动强度的方法又可分为两种:①计算运动期间的代谢消耗;②计算一些可以测量的最大活动能力的百分比,例如心率。对有氧运动来说,绝对运动强度通常是以单位时间消耗的千卡热量或代谢等同量(即代谢当量,metabolic equiva-lents,MET)来表示。一般来说,在大样本的研究中,应用 MET 或热量的千卡消耗来量化运动强度是实用的。

(2)相对运动强度:它的指标(例如心率、耗氧量)可以反映不同个体健康水平的差异。相对于绝对运动强度,在临床应用、高水平的研究及干预性运动研究中,应用相对运动强度的指标来评估运动量更常见。

总之,在临床应用上,可使用绝对运动强度或相对运动强度的指标乘以运动持续时间和运动频率便可有效地算出总的运动量。一般来说,心血管疾病患者的运动量应以心脏负荷的 50% 左右为宜,即运动时心率保持在 110/min 左右,每天 1 次,每次 30～60 min,避免参加竞争性或剧烈性的运动项目。

三、运动对心血管系统的作用

(一)运动对血脂的影响

运动对提高高密度脂蛋白(high-density lipopro-tein,HDL)水平的作用较为肯定。Johnson J. L. 通过 Meta 分析研究指出,运动干预增加 HDL 的作用需达到 2.5 mg/dl 以上,达到这种作用的运动参数是每周最少通过运动消耗能量约 900 kcal,运动时间约 120 min,这种运动量是目前机体活动指南(current PA guideline)推荐的每周最小的运动量;Kodama S. 的 Meta 分析报道指出,每周运动干预时间＜30 min 升高 HDL 水平不明显;同时另一涉及公路越野赛的研究证实,这种高强度运动升高 HDL 水平的作用比中等强度运动的作用更明显。这些研究结果提示不同运动强度对血 HDL 的作用不同。而有关有氧运动对血低密度脂蛋白(low-density lipoprotein,LDL)水平的作用的研究结论则不一致。两个大样本的 Meta 分析报道指出,运动训练对 HDL 的作用明显,但对 LDL 的作用不明显。但是,Kelley 等的系列 Meta 分析研究发现,规律的运动可获得小幅度但具有临床意义的 LDL 降低(4～6 mg/dl)。Woolf-May 的研究也指出,在 8 周内,每天散步≥10 min 的健康人可降低 LDL 水平 6%～8%。此外,运动对降低血甘油三酯的作用的报道也是不一致的,差异较大。

综上所述,尽管运动对降低血 LDL 及甘油三酯水平尚有争议,但一定强度的运动对升 HDL 水平的作用是肯定的。因此,规律、一定强度的运动有利于减少心血管疾病的发生。

(二)运动对血压的影响

目前,有关运动与血压的相关性已成为研究的热点之一,特别是运动疗法在原发性高血压治疗中的作用。大量研究证实,有规律的低、中等强度有氧运动可降低高血压患者的血压。松浦秀夫综合有关报道后得出结论:若以最大耗氧量 60%～70% 的运动强度,每次锻炼 30～60 min,3～4 次/周,持续运动锻炼 90～180 d,可降低血压 8.05～16.02/6.02～11.05 mmHg。Motoyama 等报道了 9 个月的低强度有氧运动对老年高血压患者血压的影响,发现有氧运动训练至 3 个月时,受试者安静时血压已经显著下降,并在运动时间结束时达到稳定。

美国运动医学会（American College of Sports Medicine，ACSM）公布了高血压患者锻炼的新策略，建议成年高血压患者每天最好进行至少30 min的中等强度的有氧运动（达到运动储量的40%～60%）。世界卫生组织（World Health Organization，WHO）及加拿大高血压协会也对高血压患者提出了运动建议：轻度高血压患者进行下肢中等强度节律性运动，例如步行或骑车50～60 min/次，3～4次/周，降压作用优于剧烈运动，副作用少；运动疗法可作为需要药物降压治疗者的辅助治疗，特别是不能接受β受体阻滞剂治疗的高血压患者；无高血压患者参加规律的运动锻炼，可以预防高血压及减少冠心病的危险。这些建议目前还有待临床进一步证实。

值得重视的是，运动疗法主要适用于临界临床高血压（血压140/90 mmHg）和第Ⅰ、Ⅱ期的高血压病，部分病情稳定的Ⅲ期高血压患者在监护下也可进行适度的运动锻炼。一般认为，运动疗法要以患者能否耐受运动为标准，只要患者能耐受运动，则运动疗法就会对降低血压起到一定的作用。另外，Nami R.等研究指出，运动疗法对血压昼夜规律呈非"杓型"的人群的效果不佳。需要强调的是，在很多情况下，运动治疗只是原发性高血压治疗的辅助方法，在运动治疗期间，不要轻易停止药物治疗，要咨询临床医生的意见。

运动能调节血压可能与下列机制有关：①运动可使外周骨骼肌毛细血管大量开放，从而降低外周阻力；②促进心钠素（atrial natriuretic peptide，ANP）分泌，加强排钾利尿；③降低交感神经过度兴奋，提高迷走神经的紧张度，降低小动脉平滑肌收缩的敏感性；④增加一氧化氮的水平，降低内皮素-1（endothelin-1，ET-1）的分泌；⑤调节大脑皮质和皮质下血管运动中枢的活动，重新调定机体的血压调控水平等。但是，有关运动疗法的降血压机制迄今尚未完全明了。

（三）运动对血管内皮细胞功能的影响

随着对高血压发病机制研究的深入，现已明确，高血压与血管内皮细胞损伤密切相关。高血压引起内皮细胞损伤导致其分泌的血管活性物质比例失衡，特别是具有血管舒张功能的一氧化氮（NO）分泌减少，具有收缩血管作用的内皮素（endothelin，ET）分泌增多，因此，高血压患者血液ET/NO比值失衡，这可能是引起高血压的重要病理生理机制之一。适量运动可降低血压可能与改善血管内皮细胞功能、增加NO分泌保护血管有关。Ghisi G. L.等研究指出，长期的中等强度的有氧运动不仅可以增强健康人的内皮依赖性血管舒张，也能改善高血压患者的内皮依赖性血管舒张。国内金其贯等学者对高血压患者进行一年的有氧运动训练后发现，血液中的NO水平明显增加，而ET含量则减少。另外，动物实验的研究结果证实，经过游泳运动训练后，大鼠主动脉内皮细胞的形态结构发生明显的改变，表现为细胞核较对照组的增大，细胞质中线粒体数量增加，并有大量微饮小泡存在，表明运动使内皮细胞功能旺盛，代谢活跃。

（四）运动对胰岛素抵抗的影响

胰岛素分泌不足或胰岛素抵抗是引起糖尿病的病因。另外，高血压患者体内也存在胰岛素抵抗。现有研究证实，胰岛素抵抗可通过多种途径，如增加血液内游离脂肪酸含量、抑制内皮型一氧化氮合酶（eNOS）及其辅助因子四氢生物蝶呤（BH4）的活性、增加氧自由基生成等，进一步引起血管内皮细胞损伤，引起心血管系统损伤。

值得注意的是，运动干预能减弱高血压患者胰岛素抵抗。Yamanouchi K.等观察到，每日步行一万步（属于中等强度训练），持续6～8周可使胰岛素抵抗患者的胰岛素敏感性增加，从而减轻血管内皮功能损伤。此外，运动也能促进非胰岛素介导的骨骼肌糖代谢。近年的一项研究证实，运动也能改善健康人群的胰岛素敏感性。但是，运动是通过哪些机制干预胰岛素抵抗的，迄今未明。

（五）运动对血凝状态的影响

运动可改善纤溶系统，降低纤维蛋白原含量，增加组织型纤溶酶原激活物，从而降低血小板的聚集。此外，长期运动可增加纤溶酶活性，降低和预防冠状动脉内血栓形成。

（六）运动对体重及心血管疾病死亡率的影响

众所周知，运动对于减轻体重具有明显的作用，但是，减轻体重所需的最小运动量是大于影响其他心血管疾病危险因子（血脂、血压和胰岛素敏感性等）所需的最小运动量，减轻体重与运动量之间存在量效关系。Kushi L. H.等研究证明，规律运动也与心血管疾病的危险因子及死亡率降低呈剂量-效应关系。

四、生物活性物质在运动调节心血管系统中的作用

（一）运动中主要的生物活性物质

1. 肾上腺素和去甲肾上腺素　肾上腺素和去甲肾上腺素主要由肾上腺髓质嗜铬细胞合成与分泌，具有增强心肌收缩力及升高血压的作用。运动能促进肾上腺素和去甲肾上腺素的分泌，特别是激烈运动时，肾上腺髓质的分泌量是基础量的100倍。

2. 5-羟色胺（5-hydroxytryptamine，5-HT）　5-HT由中枢和外周部位产生。中枢部位生成的5-HT不能透过血脑屏障，因此，在中枢内作为神经递质存在；外

周部位生成的 5-HT 进入血液,以结合和游离两种形式存在。只有游离型 5-HT 才具有生物活性。

3. ANP ANP 主要是由心房肌细胞合成释放的一类多肽。人体的心钠素分为 α、β 和 γ 三种类型,其中 α-ANP 的活性最强,约为 γ-ANP 的 5 倍,具有很强的排钠、利尿、舒张血管及抑制肾素-血管紧张素系统的作用。运动时,ANP 会发生应激性变化。

4. 组胺 组胺主要存在于组织的肥大细胞,由组氨酸在组氨酸脱羧酶的催化下脱羧基而生成。肥大细胞对缺氧特别敏感,氧分压降低时便释放组胺。组胺作为局部生物活性物质具有很强的舒血管作用。

5. 血管内皮收缩因子:ET 和血管紧张素 II (angiotensin II, Ang II) 血管内皮细胞能合成、分泌 ET 和 Ang II,肾脏也能生成 Ang II。ET 主要分布在心血管内皮细胞系统,具有收缩血管、促进血管平滑肌增生等作用,是调节心血管功能的重要因子。Ang II 是肾素-血管紧张素-醛固酮系统中的重要组成部分,具有收缩血管、升高血压等作用。

6. 一氧化氮(NO) 血管内皮细胞能利用 L-精氨酸在一氧化氮合酶的作用下合成 NO。NO 具有很强的舒张血管平滑肌、扩张血管、降血压、抑制血小板黏附等作用,是一种血管舒张因子。

(二)生物活性物质在运动对心脏活动调节中的作用

人体进入运动状态后,交感神经兴奋,使其支配的肾上腺髓质合成与释放肾上腺素和去甲肾上腺素增多并急速进入血液循环,作用于心脏和血管,使心跳加快、心肌收缩力增强、每搏输出量增多、血管平滑肌收缩,外周阻力增加,血压升高。肾上腺素通过激活心肌细胞膜上的 β 受体而兴奋心脏,其强心作用比去甲肾上腺素强约 10 倍。

运动时,心脏的活动还受到外周化学感受器即主动脉体和颈动脉体化学感受器的调节。运动引起体内酸性代谢产物生成增多,这些酸性产物能刺激主动脉体和颈动脉体化学感受器,继而通过反射兴奋心血管中枢,引起心跳加强加快,血管收缩,血压升高。形态

学研究证实,颈动脉体化学感受器中存在 I 型和 II 型细胞,其中 I 型细胞能合成、释放 5-HT 和儿茶酚胺(包括肾上腺素和去甲肾上腺素)。运动缺氧刺激 I 型细胞分泌 5-HT 和儿茶酚胺,血液中的 5-HT 也能作用颈动脉体化学感受器反射性地增强呼吸和循环效应,使呼吸加深加快,心跳加强加快,血压升高。

运动中,心脏自身产生和分泌的生物活性物质如 ANP 对心血管的调节作用也十分重要。常芸等研究证实,耐力训练后心房组织和血浆中 ANP 明显增多,这有利于增强心肌泵血功能。另一方面,运动中 ANP 增多还可调节与缓冲运动训练中血压的升高,扩张冠状动脉,增加心肌组织的血液供应和氧弥散以适应运动时对能量代谢的要求。但是,在运动性疲劳状态下,心肌缺血则使心肌组织中 ANP 含量下降。运动中 Ang II 对心脏的调节作用主要表现为收缩冠状动脉,增强心肌收缩力,刺激心肌细胞生长增殖等。

(三)生物活性物质在运动对血管活动调节中的作用

人体进入运动状态后,由于交感神经-肾上腺髓质系统的兴奋,使肾上腺素和去甲肾上腺素分泌增多;血管 α 受体和 β 受体对肾上腺素十分敏感,当肾上腺素与 β 受体结合后产生正变效应,使 cAMP 生成增多,导致肌肉血管大量舒张。而与 α 受体结合后则产生负变效应,使 cAMP 生成减少,保证参与运动的肌肉和心脏的血氧供应。

人体运动时,5-HT 也参与对运动骨骼肌血流量的调节过程而影响舒张压。5-HT 对肌肉血管的调节具有类似激活交感胆碱 M 受体效应,使骨骼肌血管舒张,血流量增加。

在运动中,微循环血管主要受局部生物活性物质的调节。当剧烈运动时,肌肉组织释放组胺及活性激肽,这两种物质具有很强的舒血管作用,能使毛细血管前括约肌舒张,毛细血管血流增加。正如上述,运动能加强 NO 含量,加强血管舒张,也能减少 ET 生成,抑制血管收缩。

参 考 文 献

金其贯,冯美云.2002.运动与内皮细胞内皮素和一氧化氮分泌的研究进展.中国运动医学杂志,21(3):292-296.
刘新黎,任建生.2005.生物活性物质在运动中对心血管系统的调节机制及其效能.武汉体育学院学报,39(8):42-46.
王建平,张丽,马祖长,等.2015.原发性高血压运动疗法的研

究进展.实用心脑肺血管病杂志,23(4):1-4.
Eijsvogels TM, Molossi S, Lee DC, et al. 2016. Exercise at the Extremes: The Amount of Exercise to Reduce Cardiovascular Events. J Am Coll Cardiol,67(3):316-329.

6. 冠脉搭桥术后心脏康复推荐级别的争议

暨南大学医学院附属广州市红十字会医院　吴同果

1968 年 René Favaloro 提出了冠状动脉旁路移植术或搭桥术（CABG）为心肌血运重建的一种技术。此后，为减少手术的创伤，非体外循环手术，杂交技术（冠状动脉搭桥术和经皮冠状动脉介入治疗）微创小切口冠状动脉搭桥术方法随之发展，虽然现在进行常规冠状动脉搭桥术通常仍需要胸骨切开术和大隐静脉切除术，因为大隐静脉是左、右乳房或桡动脉的附加或旁路替代血管，其具有长久的通畅性而作为首选。

CABG 适用于复杂的冠状动脉病变，即冠状动脉 Syntax 积分大于 22，并存在合并症如糖尿病、肾功能衰竭的患者。

即使采用最先进的方法，CABG 仍然具有较大的风险，有一些潜在的急性期并发症，如脑卒中、短暂的神经认知功能损害、胸骨的裂开、纵隔炎、心肌梗死、心脏压塞、心包炎、出血、气胸、胸腔积液、急性肾衰竭、下肢水肿、贫血、感染、心房颤动或心房扑动等，比最常用的心肌血运重建术即经皮腔内冠状动脉成形术具有更大的创伤性。

冠状动脉搭桥术通常需要住院近 1 周，出院后，患者如需恢复至正常的日常活动，包括返回工作岗位通常需要 2～6 周的恢复期。相当一部分患者需要克服接下来的问题，如心力衰竭、贫血、心房纤颤、肺部异常，剖胸探查术和大隐静脉曲张术相关的疼痛。

在随访中，由于冠状动脉疾病进展使得冠状循环衰竭，特别是在静脉移植物的情况下，因其几年内容易发生狭窄，患者会经历复发性心绞痛或急性冠脉综合征（ACS）。

冠状动脉旁路移植术后患者的处方药制度复杂并建议采取健康的生活方式，包括戒烟、合理饮食、适度运动、心理压力控制。这些行为通常在 CABG 术后早期自愿坚持，但长期而言变得更加困难。

一、CABG 术后心脏康复

考虑到患者术后需要得到充分和及时的身体恢复，即日常生活能力快速正常化（包括恢复工作），患者需要采取健康的生活方式和特殊药物治疗，以及心脏康复（CR）。最近由英国心血管预防和康复协会建议"纠正心血管疾病的潜在危险因素，改善患者的生理、心理和社会条件，自觉保持或恢复最佳的功能，并通过

改善健康行为，减缓或逆转疾病的进展"似乎是 CABG 术后患者早期康复完美的建议。

心脏康复是个体化、监督式运动与教育相结合的综合性治疗，对 CABG 术后患者极其重要。它的作用包括 2 个步骤：①心脏康复促进患者心脏手术第一周后更快更好的恢复，特别是对一些有合并症和局限性的老年 CABG 患者尤为重要；②心脏康复为患者长期提供有益于健康的日常活动、日常工作相关的健康知识，用来成功地管理冠状动脉疾病。

Moholdt 和同事比较了适度持续经典心脏康复运动与间歇有氧训练在心脏康复治疗的效果，观察两亚组训练结束时 VO_2 峰值增加的情况。就急性冠脉综合征后的二级预防而言，在全球二级预防策略的研究（GOSPEL）中，证明心脏康复限制了心肌梗死后事件的复发，此研究表明心脏康复改善了危险因素的控制和二级预防生活方式的落实。意大利关于心脏康复和心脏血运重建术后的二级预防（ICAROS 调查）调查中，入选心肌血运重建后的患者，约 70% 为冠脉搭桥术后，也表明心脏康复能改善患者 1 年内良好健康生活方式和药物治疗的坚持。

美国心血管和肺康复/美国心脏病基金会/美国心脏协会在 2010 年关于心脏康复建议的更新，与美国心脏协会和欧洲心脏病心肌血运重建指导心脏康复的具体建议被许多国家采用。2011 年美国心脏病学会基金会/美国心脏协会冠脉搭桥的指南上，冠脉搭桥术后心脏康复被列为Ⅰ类推荐（证据级别 A 级）。2014 年关于对心肌血运重建的欧洲心脏病指南的作者们考虑到现有的证据，更严格地将心脏康复作为冠脉搭桥术后的Ⅱ类推荐（证据级别 A 级）。

二、心脏康复的科学证据

2011 年心脏病学基金会/美国心脏协会对冠脉搭桥术的指南和 2014 年欧洲心脏病学会对于心肌血运重建术的指南中，对于冠状动脉旁路移植术后心脏康复的推荐分别为Ⅰ类推荐（证据水平 A 级）和Ⅱ类推荐（证据水平 A 级），证据来源于评价替代终点（生活质量、总体健康状况、恢复工作）的文章。

检索 2005 年后医学文献中发表的关于评估心脏康复对 CABG 术后效果的文章，找到 6 篇：3 篇中只有 CABG 术后的患者，另 3 篇为混合：冠状动脉搭桥术和

经皮冠状动脉介入治疗 1 篇,急性冠脉综合征和(或)经皮腔内冠状动脉成形术和(或)冠状动脉搭桥术加瓣膜手术。

对于具体的 CABG 术后试验的文章,找到 3 篇观察性非随机研究。Kutner 和同事们在一项纳入 6125 例透析患者的研究,发现经过心脏康复可使全因死亡率降低 35% 和心源性死亡的风险降低 36%,虽然只有 10% 的人群参加。Pack 等,在另一项以社区为试验基础的观察性研究中纳入 846 例患者,平均随访 9 年后发现全因死亡率的风险降低 46%。Lee 和他的同事研究了 3975 名患者参加了第一阶段和第二阶段的心脏康复计划,虽然只有 379 人(<10%)参加了第二阶段。平均随访 6 年后,第一阶段患者的风险降低了 20%,第二阶段参与者的风险降低了 40%(表 1)。

考虑 2006 年至今的关于 CABG 患者与其他亚群患者评估试验(表 2),汉森等人研究 194 例接受经皮冠状动脉介入治疗的患者和 149 例冠状动脉旁路移植术的患者中与 245 例接受经皮冠状动脉介入治疗的患者和 89 例冠状动脉旁路移植术的患者在常规护理下比较了 3 个月的心脏康复计划的效果。他们发现,总的心血管疾病的风险降低 86%,在冠状动脉搭桥术的患者中获益更为明显。

Goel 和同事还研究了 201 例心脏康复对 CABG 联合瓣膜手术死亡率的影响,平均随访 6.8 年,发现在提交的 201 例冠状动脉搭桥术和不同类型瓣膜手术患者的死亡率降低 52%(风险比 0.48;$P=0.009$)。亚组分析中表明年龄、性别、紧急状态、心力衰竭或心律失常因素不影响患者获益。

最后,de Vries 和同事们在一个为期 3 个月的多学科评估心脏康复计划,从 2007~2010 年人口众多的急性冠脉综合征后或心脏手术(单独的冠状动脉血运重建或与心脏瓣膜手术的组合)的患者生存率的影响。这项研究致力于包括 35 919 例患者,一个为期 3 个月的心脏康复计划,其中荷兰人(占总数的 30.7%)11 014 例患者。他们发现参加心脏康复治疗的患者生存率增加 35%(风险比,0.65;95% 置信区间,0.56~0.77),最显著获益为行冠脉搭桥和瓣膜手术组合的患者(风险比,0.55;95% 置信区间,0.42~0.74)。然而,作者并没有表明对只行 CABG 患者的具体获益;这些患者通常被认为是作为团体的一部分,在冠状动脉搭桥术和瓣膜手术组合的情况下进行的评估,使其无法评估只行 CABG 组的获益。Taylor 和 Anderson,最近在一篇社论中写了概述,虽然在特定的地区提供一个综合所有相关证据并用于临床和政策决策,具有一定的局限性。他们还发现了与原试验质量相关的问题,如在使用试验数据的结果和随机试验的事实综合分析时来自一个很宽的时间跨度(1974~2013),从而结果缺乏一致性,随着新的治疗方法的引进(药物和技术)临床实践也会随着改变。

表 1　2006~2015 年 8 月发表的关于只行冠脉搭桥术后患者的心脏康复综述

第一作者/参考	研究的类型	数量	随访(中位数/年)	心脏康复死亡率降低
Kutner	透析患者行冠脉搭桥术非随机	6215 例透析患者行 CABG;只有 10% 患者接受心脏康复(10.4% 患者年龄<65 岁和 9.9% 患者年龄>65 岁)	<6.0	全因死亡率的相对风险 35%(HR,0.65;95% CI,0.56~0.76;$P<0.001$)心源性死亡的相对风险 36%(HR,0.64;95% CI,0.51~0.81;$P<0.001$)
Pack	以社区为基础非随机	846	9.0±3.7	全因死亡率的相对风险 46%(HR,0.54;95% CI,0.40~0.74;$P<0.001$)调整后的相对风险=12.7
Lee	社区队列非随机	两个阶段,$n=3975$ 例第一阶段:2419 例(60.8%)参加心脏康复和 1556 例未参加心脏康复第二阶段:379 例参加心脏康复和 1429 例非心脏康复	6.0(4.3~9.5)	第一阶段:20% 相对风险(HR,0.80;95% CI,0.64~0.98;$P=0.043$)第二阶段:40% 相对风险(HR,0.60;95% CI,0.40~0.90;$P=0.012$)

三、讨论

汇总检索到的具有科学证据的心脏康复相关文献,考虑到所有的临床亚型,心脏康复在全因死亡率或心血管死亡率和几个短期终点像运动能力提高、健康相关的生活质量、控制危险因素、药物使用的依从性、采用健康的生活方式、工作岗位恢复等效益方面有很好的证据。

CABG术后的心脏康复临床管理分2个阶段:急性期(住院和疗养)和维持阶段。在急性期可能持续2～6周,临床目标是缓解患者的过度紧张,控制手术相关的并发症。在维持阶段,重点是促进患者采用健康生活方式,并推荐实施二级预防措施,且要终身坚持与随访。一个全面的心脏康复计划,应该包含这两个阶段,才能使患者更加获益。考虑到目前发表的科学证据主要来源于CABG患者的相对早期心脏康复,难于在最具代表性国际学术组织指南上产生高强度水平和特殊的推荐。

目前缺乏心脏康复对CABG患者影响的多中心、随机、对照试验,或大样本的针对性研究。在几个大型荟萃分析研究,评估心脏康复对急性冠脉综合征经皮腔内冠状动脉成形术、冠状动脉搭桥术和单独的或与CABG组合的瓣膜手术患者的干预研究,但没有独立评估CABG患者。

文献中急性冠脉综合征的患者和冠脉搭桥术后的患者均能积极参与心脏康复试验,既能参加急性期康复治疗,也能参加维持阶段康复治疗。但冠脉搭桥术患者通常有更多的限制,多为老年人,并有较高的心力衰竭等合并症的发生率,较高的心力衰竭发病率和死亡率密切相关。2～6周术后恢复期的心脏康复治疗给冠脉搭桥术患者带来潜在的获益,对促进手术迅速恢复具有重要性,但因康复治疗期限短难以衡量长期的影响。

对于维持阶段,必须把重点放在二级预防,研究心脏康复对冠脉搭桥术后的自然冠脉循环的产生还没有发表相关的文章,特别是心脏康复对冠状动脉旁路移植术中大隐静脉使用的影响有待进一步研究。

如前所述,CABG术后患者的心脏康复试验研究提供较弱的科学证据,因为他们并非随机研究,且来自于单中心研究,纳入患者例数相对少,而CABG患者均为潜在候选人的少数,怀疑存在样本偏倚。

一些非随机试验发现,心脏康复对于冠脉搭桥合并瓣膜手术较急性冠脉综合征患者具有更大的获益,但并没有发现只行冠脉搭桥术的患者有很大获益。

作者用复杂的统计方法,如倾向性匹配分析,试图减少这些非随机试验的方法学问题。他们声称这些观察性研究具有较高的外部有效性和更具代表性,因为他们纳入的人群更大,更接近现实世界。虽然倾向性匹配分析旨在使随机化缺乏的缺陷最小化,但很难保证不存在人群的偏倚。

相反,随机对照试验具有较高的内部效度,因为随机克服干扰因素,虽然研究的群体可能不是一个现实世界中的一个,经常代表一些团体如老年人、妇女、不同民族、社会经济或其他团体。来自观察性研究的证据似乎并不足以证明只行冠脉搭桥术患者的获益,除非对此临床亚型有一个明确的、具体的获益得以证明。

在目前科研经费有限的时代,很难推动一项随机对照试验来证明只行冠脉搭桥术后潜在心脏康复获益的问题,随着新的研究层出不穷,如注册和网络性研究,相信未来的研究,将澄清CABG术后心脏康复获益的问题。

四、结论

目前检索的科学证据不足以支持心脏康复对于冠脉搭桥术后患者没有作用,因为与健康相关的生活质量和工作恢复,已清楚地表明临床终点的获益。但是,现今的证据不允许我们指出,冠脉搭桥术后心脏康复清楚地显示了全因死亡率或心血管死亡率的降低,虽然它可能是合乎逻辑的。

现在美国和欧洲指南推荐冠脉搭桥术后心脏康复的证据,主要来自急性冠脉综合征后的心脏康复。心脏康复为冠脉搭桥术后Ⅰ类推荐似乎合乎逻辑,但直到现在(2015年10月)检索到的科学证据不足以支持心脏康复为Ⅰ类推荐。

几年前,由美国国家心脏、肺和血液研究所资助,关于心脏衰竭患者运动训练的对照试验调查结果(HF-ACTION),强调运动训练在心衰患者中的作用。现在,社区心脏康复研究面临新的挑战,冠状动脉搭桥术患者实施现代综合心脏康复计划的可能性,包括最新的培训方式、教育和心理支持。在随访3～5年时间,临床终点可以提供明确的获益,包括全因死亡率和心源性死亡硬终点和运动耐量、控制危险因素、与健康相关的生活质量和工作恢复(表2)。

表 2　心脏康复治疗对冠状动脉旁路移植术联合瓣膜手术或组合人群(PTCA 或 CABG)总结的文献

第一作者/参考	分组	研究的类型	数量	随访,年	心脏康复死亡率降低
Hansen	PTCA 和 CABG	非随机	在常规护理下 194 例 PCI 和 149 例 CABG 患者经 3 个月心脏康复计划与 245 例 PCI 和 89 例 CABG 患者的比较	2	行 CABG 和 PCI 患者均参与心脏康复显示的相对风险 86%（0.6% vs 4.2%,$P<0.05$）在心脏康复 CABG 患者总的心血管疾病的发生率明显降低（4.7% vs 14.0 %,$P<0.05$）,但不见于 PCI 的患者
Goel	CABG + 瓣膜手术	行瓣膜 + CABG 手术的连续患者非随机	201 例患者;125 例主动脉瓣;65 例二尖瓣;3 例三尖瓣;8 例双瓣修复	6.8(中位数)	52% 调整后的相对风险=14.5%
de Vries	ACS, PTCA, CABG + 瓣膜手术	2007—2010 年的患者荷兰非随机	11 014 例(35 919 占 30.7% 患者)接受心脏康复治疗	2.1(中位数)(0.5～4.8)	35%（调整 HR,0.65;95% CI,0.56～0.77）CABG 合并瓣膜手术 45%（HR, 0.55; 95% CI,0.42～0.74）

ACS:急性冠脉综合征;CABG:冠状动脉旁路移植术;CI:置信区间;HR:风险比;PCI:经皮冠状动脉介入治疗术;PTCA:经皮腔内冠状动脉成形术

参 考 文 献

Deb S,Wijeysundera HC,Ko DT,Tsubota H,Hill S,Fremes SE. 2013. Coronary artery bypass graft surgery vs percutaneous interventions in coronary revascularization:a systematic review. JAMA,310:2086-2095.

Favaloro RG,Effler DB,Cheanvechai C,Quint RA,Sones FM Jr. 1971. Acute coronary insufficiency(impending myocardial infarction and myocardial infarction):surgical treatment by the saphenous vein graft technique. Am J Cardiol, 28:598-607.

Hu S,Li Q,Gao P,Xiong H,Zheng Z,Li L,Xu B,Gao R. 2010. Simultaneous hybrid revascularization versus off-pump coronary artery bypass for multivessel coronary artery disease. Ann Thorac Surg, 2011, 91:432-438. doi: 10.1016/j. athoracsur. 10.020.

Kim JB,Yun SC,Lim JW,Hwang SK,Jung SH,Song H, Chung CH,Lee JW,Choo SJ. 2014. Long-term survival following coronary artery bypass grafting:off-pump versus on-pump strategies. J Am Coll Cardiol,63:2280-2288.

Murphy GJ,Bryan AJ,Angelini GD. 2004. Hybrid coronary revascularization in the era of drug-eluting stents. Ann Thorac Surg. 2004;78:1861-1867. doi:10.1016/j. athoracsur,07:024.

7. 运动预防心血管疾病：多少才算合适？

南方医科大学附属南方医院　郭志刚　饶甲环

大量研究表明，运动锻炼能够减少心血管疾病（cardiovascular disease，CVD）的发病率和死亡率。2008年美国体育运动指南咨询委员会报道建议所有美国成年人进行150min/周的中等强度或75min/周的高强度有氧运动（表1），因为这个锻炼量让大多数人的健康状况得到了显著改善。但是，只有一半的美国人达到了指南推荐的运动量。相比之下，耐力竞赛的热度不断在增长，如马拉松、铁人三项和自行车比赛，这些耐力竞赛参与者的有氧运动量和强度明显高于2008年美国体育运动指南的建议。出人意料的是，最新的研究结果表明，大量的有氧运动对于CVD的结果并无明显获益，其心血管风险与不运动者相当。而且，公共媒体偏颇地报道和传播运动可能伤害心脏这一信息，从而转移了人们的注意力，忽视了运动作为心脏病的一级和二级预防的有效措施。因此，本文将回顾公开发表的有关数据，从一级预防及二级预防的角度探索有利于心血管健康所需的有氧运动量和强度，并回答过量运动是否增加心血管疾病风险的问题。

表1　2008年美国体育运动指南建议的中等和高强度运动

中等强度有氧运动 >150min/周	高强度有氧运动>75min/周
轻松步行（>4.8km/h）	上坡步行或比赛步行
骑自行车（<16km/h）	骑自行车（>16km/h）
水中健美操	跑步或慢跑
网球（双打）	网球（单打）
舞厅跳舞	有氧跳舞
一般园艺	重型园艺（挖掘/锄头）

一、一级预防运动量

（一）运动的一般益处

Morris等的流行病学研究最早认识到运动对健康的益处。他们的研究发现，与司机相比，伦敦双层巴士售票员的冠心脏病发生率较低；在同一公司工作的邮递员和电话接线员，邮递员的冠心病发病率较低。这些研究最早提示了习惯性体力活动与心血管健康之间的关系。但目前所有这些研究都是观察性研究，缺乏直接测试体力活动是否具有预防CVD发生的大规模的随机临床试验。

运动可能通过多种机制介导对CVD的获益，如减少甘油三酯和增加高密度脂蛋白胆固醇的合成、降低血压、改善葡萄糖代谢和胰岛素敏感性、减轻体重和减少炎性物质的产生等。运动的这些作用能够解释59%的CVD减少事件，剩余的41%可能是因为内皮功能的改善、心率的降低、血管直径的扩大和增强的一氧化氮生物利用度等原因。

（二）运动和死亡之间的剂量反应关系

运动锻炼与CVD结果之间的关系最常被描述为曲线关系，任意运动量都可以使CVD风险降低，相对于无运动者，轻度运动者风险降低的幅度更大，而随着运动量的增大，虽然也能产生获益，但增加的获益量并不与运动量的增长成正比。

一些研究已经验证了产生健康获益所需的最小有氧运动量，最为轻松，并且行之有效的是站立。与每天站立<2h相比，每天站立>2h人群的全因死亡率降低10%。增加站立时间与较低的死亡风险相关，其中站立≥8h/d的个体显示出最低的死亡率。现有的许多循证医学数据表明，即使是较低的运动量也可以有效降低CVD死亡率，这是临床医生应该宣教、普及的知识，以唤醒公众的运动意识。然而，对于能够最大化地降低CVD风险的有氧运动量仍然难以确定。为了便于定量表示，一般使用运动强度（MET）乘以频率（次/周）和持续时间（h/周）来计算运动量（MET-h/week）。结合来自中国台湾、美国和欧洲人口研究的数据，评估运动与CVD死亡率之间的剂量反应关系。当运动量为41 MET-h/week时发现心血管死亡率的风险得到了最大程度的降低，这是推荐运动量的3.5～4倍，相当于547min/周的中等强度（4.5 METs）运动或289min/周的高强度（8.5 METs）运动。在该运动量下的个体，其CVD死亡的风险与不运动对照组相比下降了45%。

（三）运动强度的影响

高强度（≥6.0 METs）间歇运动与中等强度（3.0～5.9 METs）的连续运动相比，在心肺功能方面得到了更大的改善。流行病学数据显示，中等强度与高强度运动和死亡率之间的剂量反应曲线似乎是不同的。对于中等强度运动,随着运动量的增加 CVD 死亡率逐渐降低;而对于高强度运动,当运动量超过 11 MET-h/周时 CVD 死亡率降低趋于平缓。全因死亡率也存在类似的模式。这种关系部分原因可能是高强度运动增加了心脏性猝死(SCD)事件的发生,据统计,高强度运动相关的 SCD 绝对风险为每 1.44 万小时 1 次,但仍然比低强度运动或无运动时高 16.9%。这些发现表明,随着中等强度运动量的增加,心血管获益逐渐增加,而对于高强度运动,心血管的最大获益产生于较低的运动量时。

总之,全球不同人群的研究证实,即使是低于 2008 年美国体育运动指南建议的运动量,也能够显著降低心血管死亡风险。增加中等强度运动量可以更大程度地降低 CVD 死亡率,而对于高强度运动来说,当超过 11 MET-h/周的运动量时,并没有观察到 CVD 死亡率的进一步降低。

二、二级预防运动量

(一)当前的指南推荐

运动是 CVD 患者健康管理的重要组成部分。美国心脏病学会和美国心脏协会制定的指南针对不同人群心脏病患者的健康管理提供了具体建议,其中推荐的运动量与健康人相似:30~60min/d 中强度有氧活动。运动可以作为临床康复计划的一部分,可以在家里或社区中进行,建议患者进行阻力运动训练以保持力量和肌肉质量。一项囊括 504 项研究的 Meta 分析表明,有氧运动和阻力运动相结合与单独有氧运动相比,能够更充分地消耗身体脂肪和改善肌肉力量。在有氧运动中增加力量训练往往会改善心肺功能,反过来又可以增强力量和运动强度,从而提高 CVD 事件后患者生活的独立性和自信心,改善 CVD 患者的生活质量。

(二)心脏康复

心脏康复适用于稳定型心绞痛、收缩性心力衰竭、心肌梗死、近期心脏手术或经皮冠状动脉介入的患者。现代心脏康复计划不仅包括运动训练,还包括戒烟、营养和心理咨询,体重、血压、血脂和糖尿病等的控制和管理等,目标是通过药物治疗、改善健康行为和积极的生活方式来减少 CVD 风险。

与一级预防的现有证据相比,已经有随机临床试验在心血管疾病患者群体中评估运动训练对心脏康复的益处。一项 Cochrane 系统评价分析了 47 项随机对照试验,其中包括 10 794 名冠心病患者,在随访了 1 年以上后结果表明,进行心脏康复能够降低全因死亡率和 CVD 死亡率。此外,在随访的 1 年内,与标准护理组相比,心脏康复组患者的住院率降低。这些结果表明,基于运动的心脏康复能够降低全因死亡率、CVD 死亡率、心脏死亡率和再梗死风险。

(三)二级预防的有氧运动量和强度

HF-ACTION 研究(心力衰竭:一项有对照的关于运动训练对预后影响的研究)是一项多中心前瞻性试验,评价了在心力衰竭患者(LVEF ≤ 35%,NYHA 心功能Ⅱ~Ⅳ级)中施行运动训练的安全性与有效性,并在真实的状态下分析了潜在的变化。该研究发现,与接受常规护理(包括建议日常锻炼)的心力衰竭患者相比,进行周密计划的运动训练并未能使心力衰竭患者的全因死亡率或全因住院率显著降低;但是二次分析在调整了研究者所谓的"预后因子"后发现,周密计划的运动训练确实可以显著减少主要复合终点事件,并且可以减少次要终点事件(心血管死亡率和心力衰竭住院)的发生。研究者认为,出现这种结果的主要原因是患者对运动训练方案的依从性过低(60%)。根据该研究的数据,运动量与心血管事件风险之间存在曲线相关关系。与进行较低运动量(即<5 MET-h/周)的个体相比,达到≥5MET-h/周运动量的心力衰竭患者具有较高的无事件存活率,其中运动量为 3~7 MET-h/周的患者心血管获益最大,而当运动量≥7 MET-h/周时患者的获益较小,整体呈现出 J 形相关曲线。

基于对 CVD 患者运动量和强度的关注,一些研究已经开始探索使用高强度间歇训练(HIIT)来优化心脏康复的策略。HIIT 于 2007 年被引入心脏康复,通常包括 10min 预热(心率为峰值的 60%~70%),然后是 4 次持续 4min 的运动(心率为峰值的 90%~95%),当中间隔 3min 的休息时间(心率为峰值的 50%~70%)。研究表明,接受 HIIT 的心力衰竭患者心肺功能有 46% 的改善率,而在传统的中等强度连续训练(MICT)中,消耗相同的能量却仅有 14% 的心肺改善率。然而,CVD 患者中进行更高强度的运动训练导致心肺功能的改善并不一定意味着生存率的提高,剧烈运动时发生心脏骤停的风险也较高,特别是在没有医务人员监管的情况下,当运动过量时其心血管事件的风险与非运动者无显著差异。因此,对于心脏病患者,临床医生应推荐与 2008 年美国体育运动指南相当的运动量下进行中等强度运动,以获得最大的心血管益处。

三、过度运动的争议

首先,对于一名运动员来说,其日常的运动训练量显著高于心血管健康所需的量。对马拉松运动员、铁人三项运动员、越野滑雪者和自行车运动员等人群的观察中发现这样的一个问题,即他们超于常人的运动量可能具有潜在的心脏副作用。多项研究结果显示,部分运动员表现出一系列的心功能损害,如运动诱导的心肌肌钙蛋白升高、心肌纤维化、心律失常、冠状动脉钙化发生率增加等,这些都会增加心血管疾病的发病率和死亡率。运动后肌钙蛋白浓度与运动强度相关,并且可以超过运动人群发生急性心肌梗死时参考值上限的50%。运动员表现出升高的峰值肌钙蛋白水平,但是可以在运动后72h内恢复正常,没有心肌缺血的任何症状或体征,可以认为运动员中的肌钙蛋白升高是一种生理而非病理现象,可能是由于运动诱导细胞膜通透性增加,肌钙蛋白从心肌细胞的胞质中渗出所致。

其次,在一些耐力运动员中观察到运动后左右心室功能的下降,以右侧为甚,并且心脏功能降低的幅度与较长的持续运动时间相关。这种心脏功能障碍是轻度的,通常在运动停止后48h内恢复。与健康运动员相比,运动性右心室功能障碍似乎在具有室性心律失常的运动员中更明显。然而,这种运动员心功能的暂时下降是否增加未来发生心律失常的风险,目前仍没有定论。

运动员习惯性运动的生活方式并不能防止中枢和外周动脉粥样硬化的发展。事实上,与年龄和Framingham风险评分相匹配的对照受试者相比,德国马拉松运动员的冠状动脉钙化(CAC)评分更高,但是当研究者根据年龄校正时,这种差异消失。或许,冠状动脉钙化的增多可能是稳定斑块的结果,因为较高的CAC密度是未来心血管事件的保护性因素。这个假说与流行病学观察到的现象相一致,即运动员具有相对较低的心血管发病率和死亡率。

总之,运动引起的心脏结构和功能的变化通常与运动员进行运动的量和强度相关。这些改变的长期临床意义目前尚未明确,但目前的观察研究表明,那些运动量大、运动强度高的体育运动员不会在人群水平上表现出增高的心血管风险。即便如此,对那些存在心脏病遗传倾向性的个体来说,运动也不是完全有益的。已知在具有心肌细胞桥粒蛋白遗传缺陷的个体中,运动量大者其疾病表现更早出现,并且与具有相同疾病的非运动者相比,症状更加严重。在其他基因突变中是否存在类似情况,还需要进行更深入的研究。

四、结论

综上所述,体力活动与较低的CVD风险相关联。如2008年"体力活动指南咨询委员会报告"中建议的,150min/周的中等强度或75min/周的剧烈有氧运动的运动量能够最大程度地降低CVD死亡率。过多的运动量可能产生有害的心脏效应,包括心肌纤维化、冠状动脉钙化和心房颤动等。总的来说,运动训练的获益大于其可能带来的风险。但是,对于特定的具有心脏疾病遗传倾向性的部分人群来说,剧烈运动是不利的。

目前,我们所需要关注的问题不是运动量过大,而是大多数人和CVD患者缺乏运动锻炼或是心脏康复训练。因此,应该向人们普及低中度运动锻炼的理念,通过体育运动提高整个人口的健康状况。

参 考 文 献

Arem H, Moore SC, Patel A, et al. 2015. Leisure time physical activity and mortality: a detailed pooled analysis of the dose-response relationship. JAMA Intern Med, 175:959-67.

Eijsvogels TM, Molossi S, Lee DC, et al. 2016. Exercise at the extremes: The Amount of exercise to reduce cardiovascular events. J Am Coll Cardiol, 67(3):316-29.

Lee DC, Pate RR, Lavie CJ, et al. 2014. Leisure-time running reduces all-cause and cardiovascular mortality risk. J Am Coll Cardiol, 64:472-81.

Wen CP, Wai JP, Tsai MK, et al. 2011. Minimum amount of physical activity for reduced mortality and extended life expectancy: a prospective cohort study. Lancet, 378:1244-53.

8. 预防心血管疾病:哪种饮食模式更好?

江门市人民医院 余泽洪 邹 祎

在美国心血管疾病是最主要的致死原因,但自 2001~2011 年 10 年之间,心血管疾病减少了 40%。其中,心血管病危险因素的早期发现、药物治疗的进展和烟草使用的减少是最主要的原因。不过心血管病仍面临发病率和死亡率高的特点。心血管病的发病原因中有许多是可以调整的因素,比如不健康的饮食习惯、久坐的生活方式、低密度脂蛋白(LDL-C)、高血压、超重、肥胖、糖尿病和吸烟等。超过 1/3 的美国成年人存在肥胖症,9% 的美国人有糖尿病,相当一部分是与超重和肥胖有关。不同种族心血管疾病发病率差异很大,多样化和社会经济地位低下的聚居区心血管疾病的危险因子更多,发病率和死亡率也更高。众多强有力的证据显示生活方式的干预可减少心血管疾病的风险。营养和体力活动是主要的可调整因素,所以内科专家要尽力劝诫人们改变生活方式,指导他们采取更主动和合适的生活方式。已经有数个营养干预地区显示了心血管防治的有效性,最鼓舞人心的是血压和血脂的控制。营养干预对糖尿病、超重和肥胖的作用已众所周知,减少烟草摄入、体力活动和药物疗法均能减少冠心病危险因素也深入人心,本文重点讨论饮食方式(包括地中海饮食模式 MED-style 和防治高血压饮食模式 DASH-style),包括饮食中脂肪、钠和酒精摄入对心血管疾病危险因素的作用。

一、饮食模式的干预

研究饮食方式对血压和血脂的管理及对心血管疾病危险的影响是目前的热点。探讨个体饮食元素(如饮食中脂肪和钠)对心血管疾病的影响已有很长的历史,过去 10 多年研究的重点已从个体的营养干预转向饮食模式的改变。研究中的饮食模式是在严格营养目标基础上的食物组的种类和数量。目前已有众多的饮食模式对心血管疾病危险因素影响的研究,但最引人注目的是 MED 饮食模式和 DASH 饮食模式。其他流行的饮食模式没有显示出持续的对心血管病危险的影响。人们曾普遍认为素食模式可以改善心血管病危险因素,但素食模式对心血管疾病危险因素有益的确切证据尚不足。尽管证据不一致,内科专家还是支持基于环境、种族对素食感兴趣的人们,并且推荐所有人增加蔬菜和水果的摄入。

二、MED 饮食模式

MED 饮食(Mediterranean diet),是泛指希腊、西班牙、法国和意大利南部等处于地中海沿岸的南欧各国以蔬菜水果、多脂鱼类、五谷杂粮、坚果、豆类和橄榄油为主的饮食风格,烹饪时用植物油(含不饱和脂肪酸)代替动物油(含饱和脂肪酸)及各种人造黄油,尤其提倡用橄榄油;脂肪占膳食总能量的 32%~35%,饱和脂肪酸只占不到 9%~10%。多项随机对照和队列研究评价了 MED 饮食模式对血压、血脂和冠心病危险因素的影响。美国心脏病学会(ACC)、美国心脏协会(AHA)预防心血管病指南均推荐 MED 饮食。著名的西班牙 PREDIMED 研究把心血管疾病高危人群分成两组,一组予 MED 饮食模式,另组予低脂饮食模式,评价心血管危险因素和事件。3 个月后,MED 模式组就观察到收缩压和舒张压的下降,而血脂无明显影响。4 年后,两组血压均有改善,MED 组舒张压较对照组更低。另一个前瞻性队列研究发现 MED 模式饮食依从性越高,收缩压和舒张压就越低。4.8 年后,MED 饮食组发生的主要心血管事件明显较对照组减少。该研究的一个重要特点是用随机和周期性测量尿中羟基酪醇(橄榄油)和血浆的 α-亚麻酸(坚果)来评价饮食模式的依从性,总之,MED 饮食模式,尤其是供应较多的橄榄油和坚果时,已显示出可以降低血压和减少心血管事件。

(一) DASH(Dietary Approach to Stop Hypertension)饮食模式

DASH 饮食模式是由 1997 年美国的一项大型高血压防治计划发展出来的饮食,它强调摄入蔬菜、水果、全谷物、低脂乳制品,适量家禽、鱼和豆制品、非热带植物油、坚果、限制甜点、含糖饮料、红肉和饱和脂肪。DASH 饮食与地中海饮食对比,包含更多的全谷物,更少的细粮。在这项计划中发现,饮食中如果能摄食足够的蔬菜、水果、低脂(或脱脂)奶,以维持足够的钾、镁、钙等离子的摄取,并尽量减少饮食中油脂量(特别是富含饱和脂肪酸的动物性油脂),可以有效地降低血压。因此,现在常以 DASH 饮食来作为预防及控制高血压的饮食模式。跟典型的美国饮食模式相比,整个人群血压平均下降了 5.5/3.0 mmHg,在非裔高血压人群中下降得更为明显。普通非裔人群中收缩压下降为 6.8mmHg，白种人为 3mmHg。非裔高血压人群中收缩压下降达 11.4mmHg，而非裔高血压人群为 3.4mmHg。另外有研究显示 DASH 饮食模式也有血脂获益。与美国常规饮食相比，DASH 饮食可以降低 LDL-C 11mg/dl，但同时也降低 HDL-C 4mg/dl，而甘油三酯保持不变。一般认为饱和脂肪的减少（与对照组相比）导致 LDL-C 的下降，而饱和脂肪酸的降低和碳水化合物的增加导致 HDL-C 的下降。在最适营养素摄入预防心脏疾病的研究（OmniHeart）中，DASH 饮食 10% 的碳水化合物被单不饱和脂肪酸或者蛋白取代，这种营养素的变化导致了 LDL-C 和血压的类似变化，但并不降低 HDL-C。总之，DASH 饮食模式及类似模式有益于血压和血脂的改善。

（二）饮食脂肪酸和胆固醇

1. 饱和脂肪酸　除了讨论各种饮食模式对患者的影响外，单一的营养素如：钠和饱和脂肪对心血管病的预防研究也非常重要。尽管饱和脂肪的摄入量在最近数十年已有明显下降，但仍然占总卡路里的 11%。有大量随机对照实验和流行病学试验研究了饱和或反式脂肪对 LDL-C 和心血管危险的影响。目前有明确的证据显示减少饱和脂肪的摄入或饱和脂肪被其他营养素代替对降低 LDL-C 有明显效果。有两个荟萃分析研究了饮食中饱和脂肪酸和反式饱和脂肪酸被其他营养素代替后的影响，其结果显示当饱和脂肪酸被不饱和脂肪酸，尤其是多不饱和脂肪酸取代时，LDL-C 明显下降。当饱和脂肪酸被碳水化合物取代时，LDL-C 也出现下降，但同时导致 HDL-C 下降，甘油三酯上升。但这也被认为是阳性正面结果，因为 LDL-C 才是主要治疗目标。多种随机对照研究均显示在含不同饱和脂肪酸的饮食模式中，较低的饱和脂肪酸水平与较低的 LDL-C 是一致的。2013 年 AHA 和 ACC《减少心血管风险饮食指南》提出在成人饱和脂肪占总卡路里 5%～6% 的饮食模式中将出现 LDL-C 下降，从而使受试者获益。2010 年美国饮食指南推荐成人饱和脂肪小于总卡路里 10%。总之，随机对照研究显示用不饱和脂肪酸尤其是单不饱和脂肪酸或多不饱和脂肪酸取代饱和脂肪酸，通过降低 LDL-C 从而改善血脂状况。如果用碳水化合物替代饱和脂肪酸，结果就不太理想，因为随着 LDL-C 的下降，HDL-C 下降，甘油三酯上升。所以人们应该选择消费总谷物限制精粮的理想饮食模式。

饱和脂肪酸和心血管疾病风险关系的证据目前文献尚有争论。两个荟萃分析结果显示用多不饱和脂肪酸取代饱和脂肪酸可以减少心血管事件风险和冠心病死亡率。但另有荟萃分析显示用碳水化合物取代饱和脂肪酸，并未显示饱和脂肪的摄入与心血管事件和死亡率的关系，因此，他们得出结论减少总脂肪或用碳水化合物取代饱和脂肪酸并不能减少心血管事件风险。基于这个发现，他们并不推荐限制总碳水化合物，认为提倡总谷物限制细粮更可取。有限的证据显示用多不饱和脂肪酸取代饱和脂肪酸可使心血管风险降低，有更多的证据显示用植物来源的多不饱和脂肪酸取代饱和脂肪酸对心血管存在更大的获益（如橄榄油和坚果）。综上所述，内科专家推荐用富含不饱和脂肪酸食品替代饱和脂肪酸食品。应该多鼓励人们选用富含不饱和脂肪酸的植物油，比如大豆、谷物、橄榄油和菜籽油，而尽力避免食用富含饱和脂肪酸的动物脂肪和热带植物油。

2. 反式脂肪酸　反式脂肪酸和 LDL-C 及心血管危险的关系已经阐明。应该限制食物中反式脂肪酸的观点已被广泛接受。植物油氢化时可变硬固化，这个过程中产生大量反式脂肪酸。部分氢化油在烘烤食品、冷冻食品和人造黄油中非常常见，在动物制品和牛奶中也含有少量自然的反式脂肪酸。通过产品革新和政策制定限制部分氢化油的使用，美国人反式脂肪酸的摄入量在过去 10 年已逐渐减少。但在我国食品制造和加工等工业产生的反式脂肪酸非常普遍，内科专家应劝阻人们尽量减少反式脂肪酸的摄取，在这方面我们依然任重道远。

三、ω-3 脂肪酸

关于 ω-3 脂肪酸与心血管风险的获益的证据尚不一致。多种鱼类富含多元不饱和 ω-3 脂肪酸[二十碳五烯酸（EPA）和二十二碳六烯酸（DHA）]。有限的证据表明 ω-3 脂肪酸可以减少心血管高风险人群的冠心病发病风险。目前 ω-3 脂肪酸和心脏获益关系远未阐明。一个大型随机对照试验维生素 D 和 ω-3 脂肪酸试验（VITAL）目前正在进行中，参与者约 20 000 名美国健康人。旨在阐明 EPA、DHA 和维生素 D 对预防心脏病、脑卒中和癌症的作用。结果随后几年将会公布。尽管 ω-3 脂肪酸对心血管获益的证据尚不足，内科专家仍推荐鱼和海产品作为优质蛋白来源成为心脏健康饮食模式的重要成分。

四、饮食中的胆固醇

历史上基于胆固醇对血脂的影响，美国联邦和非政府组织曾推荐限制食物中每天胆固醇摄入量在 200～300。AHA/ACC《减少心血管风险饮食指南》认为目前无明确证据推荐为减少 LDL-C 而减少饮食中胆固醇的摄入。该指南系统回顾和荟萃分析了从 1990～2009 年 20 年间的系列文献，绝大部分研究食物中胆固醇对血脂水平的影响时并未独立于饮食中其他元素的影响，比如饱和脂肪酸和反式脂肪酸等。近来有数个研究也因为方法论的缺陷难以评价食物中胆固醇或鸡蛋摄入对心血管疾病的影响,所以需要更深一步的研究。在 2015~2020 年美国饮食指南认为目前没有充分证据定量限制食物中胆固醇的含量,并指出需要进一步明确食物中胆固醇和血脂的量效关系。但内科专家强调饱和脂肪酸和反式脂肪酸是对 LDL-C 影响最大的成分,应该被健康脂肪所取代。

五、血糖指数

血糖指数(GI)是表示某种食物升高血糖效应与标准食品(通常为葡萄糖)升高血糖效应之比,指的是人体食用一定食物后会引起多大的血糖反应。它通常反映了一种食物能够引起人体血糖升高多少的能力。最近一个改良的 DASH 饮食模式(OmmiCARB),用来评估高胆固醇和低胆固醇饮食对血脂和血糖生成指数的影响。主要组别:①高糖指数(65%)、高碳水化合物(58%)饮食;②低糖指数(40%)、高碳水化合物饮食;③高糖指数,低碳水化合物(40% 能量)饮食;④低糖指数、低碳水化合物饮食。结果显示低糖指数的碳水化合物饮食与高糖指数的比较,并未改善胰岛素的敏感性、血脂水平和收缩压。最后得出结论,不同血糖指数的 DASH 饮食并未改善胰岛素的敏感性和心血管危险因素。另外有一个类似的随机对照研究,研究对象是超重人群,分别给予血糖指数高的饮食和血糖指数低的饮食,结果低糖指数饮食并未显示获益。另有两个随机对照研究不同血糖指数饮食对心血管危险因素的影响也得出不一致的结论。总之,调整血糖指数的饮食模式对非糖尿病人群无获益,内科专家不推荐对非糖尿病人群为了减少心血管危险因素根据血糖指数调整食物。在糖尿病患者,血糖指数对血糖控制的作用也不一样。在一个研究中,随机分配至低糖指数组的 2 型糖尿病患者较对照组餐后血糖降低,总胆固醇和 HDL-C 短暂下降,但对糖化血红蛋白无影响。在最近的(2016)糖尿病的医疗处理标准中,美国糖尿病协会指出,有关文献关于血糖指数和血糖负荷在糖尿病个体中的作用比较复杂,但是可以得出结论,糖尿病患者应该鼓励替换精制碳水化合物及杜绝在总谷物、豆类、蔬菜和水果中加糖的饮食方式。应尽力避免加糖饮料、精制谷物加工的低脂脱脂产品及其他加糖的食物。

六、钠

有强有力的证据说明钠对血压的负面影响。最近一个临床试验的汇总分析显示在高血压患者及无高血压人群中减少钠的摄入都可以降低血压。在 DASH-NA 实验中,在 DASH 饮食研究人群中根据不同钠含量(3300mg,2300mg,1500mg)分成三组。结果显示在各组中,钠越低血压水平越低。在 1500mg 组

的血压较 3300mg 组的血压要低 7/3mmHg。还有多项研究都一致证实钠摄入量的下降导致血压下降。DASH-NA 研究结果也证明 DASH 饮食模式同时摄入钠减少,血压下降效果更佳,明显优于单个干预措施。

高血压是心血管疾病死亡率的主要危险因素。钠和心血管疾病关系的随机对照研究和观察研究都有明确的证据。这些证据充分说明钠的摄入减少导致心血管事件的下降。一个长达 12~15 年的接受钠干预的随访研究结果显示心血管事件的相对风险下降 30%。对钠和心血管风险的观察研究由于方法学的限制较为混乱,这些限制包括钠摄入的评估不充分,反向的因果关系,有些研究对象早已存在隐匿心血管疾病,复杂变量控制的分析等。在排除这些观察研究的局限后,生活方式干预组得出结论,高钠饮食与致命和非致命的脑卒中及心血管疾病风险密切相关。最近一个研究显示无论高钠饮食还是低钠饮食都导致心血管病发病率上升。这个研究优点是大规模,最大的局限是用 24h 尿钠来评估钠的摄入量,这可能导致结果的误导。总之,考虑到钠和血压的强相关性,内科专家推荐选择适度的钠摄入的饮食模式。

七、酒精

经过数十年的观察发现,轻至中度饮酒与心血管病风险减少存在一定联系。多个前瞻性研究均证实轻至中度饮酒可以减少心血管病风险。多个前瞻性研究的荟萃分析显示少量酒精的摄入可使脑卒中的风险下降,而大量酒精的摄入使脑卒中的风险增加。最近一个大型前瞻性研究显示少至中量酒精的摄入可使心脏病发作和心力衰竭的风险下降,另外一个类似的前瞻性研究经过 41 年的随访,每天 10g 的酒精摄入使冠心病风险下降,适量的酒精摄入所引起的心血管保护效应被认为是最主要为 HDL-C 升高导致,其他可能的机制是改善了胰岛素的抵抗性、血糖的代谢和遗传因子。已有研究显示适量的酒精摄入可改善血糖的代谢,一项前瞻性荟萃分析观察到 2 型糖尿病风险的下降。另外一个随机对照研究显示适量的葡萄酒摄入对于已控制的 2 型糖尿病患者是安全的,并能中度改善代谢综合征的各种危险因素。适量饮酒可使心血管病风险下降证据已有较多论述,但了解过量饮酒有很多的负面作用是非常重要的。我们在讨论适量饮酒对心血管的保护作用仍需谨慎,正在饮酒的患者可以告知适量饮酒对某些个体可以减少心血管病风险,但不应鼓励那些平时不饮酒的人群为了心血管获益而去尝试饮酒。

八、小结

总而言之,内科专家在论证心脏健康饮食模式与心血管病风险下降的关系时是非常严格的。为了更好

地进行血脂管理和血压控制,应该鼓励人们调整他们目前的饮食模式,选择包含蔬菜、水果、总谷物、低蛋白质和低脂产品的饮食模式。那些富含饱和脂肪酸和反式脂肪酸的食品(如高脂肪肉类、乳品和烘烤的食物)应该被包含健康脂类食物所取代(如植物油和坚果等)。选择 DASH 饮食模式,同时减少钠的摄入是有效降低血压的理想营养调整方案。血糖指数低的食物与心血管病风险的下降的关系目前并无定论,所以不推荐选用。另外,饮食中胆固醇和 LDL-C 的关系需要进一步独立研究。适量饮酒可以使发生心血管病的风险下降,因此,可能包括在心脏健康饮食模式中。最后需要说明的是,血压和血脂的营养管理,合理运动和控制体重对减少心血管病风险有非常强有力的证据,所以也是至关重要的。

参 考 文 献

Berger S, Raman G, Vishwanathan R, et al. 2015. Dietary cholesterol and cardiovascular disease: a systematic review and meta-analysis. Am J Clin Nutr,102(2):276-294.

Chowdhury R,Warnakula S,Kunutsor S,et al. 2014. Association of dietary, circulating, and supplement fatty acids with coronary risk: a systematic review and metaanalysis. Ann Intern Med,160(6):398-406.

Gemes K,Janszky I,Laugsand LE,et al. 2016. Alcohol consumption is associated with a lower incidence of acute myocardial infarction: results from a large prospective population-based study in Norway. J Intern Med,279:365-375.

Gepner Y,Golan R,Harman-Boehm I,et al. 2015. Effects of initiating moderate alcohol intake on cardiometabolic risk in adults with type 2 diabetes: a 2-year randomized, controlled trial. Ann Intern Med,163(8):569-579.

Matsumoto C, Miedema MD, Ofman P, et al. 2014. An expanding knowledge of the mechanisms and effects of alcohol consumption on cardiovascular disease. J Cardiopulm Rehabil Prev,34(3):159-171.

Mozaffarian D, Benjamin EJ, Go AS, et al. 2015. Heart disease and stroke statistics-2015 update: a report from the American Heart Association. Circulation, 131 (4): e29-322.

Sacks FM, Carey VJ, Anderson CA, et al. 2014. Effects of high vs low glycemic index of dietary carbohydrate on cardiovascular disease risk factors and insulin sensitivity: the OmniCarb randomized clinical trial. JAMA, 312 (23):2531-2541.

Toledo E,Hu FB,Estruch R,et al. 2013. Effect of the Mediterranean diet on blood pressure in the PREDIMED trial: results from a randomized controlled trial. BMC Med, 11:207.

9. 2016 年欧洲心血管疾病预防临床实践指南解读

中山大学附属第一医院　黄慧玲　董吁钢

2016 年,欧洲心脏病学会(ESC)联合其他 9 个心血管疾病预防学会共同发布了第 6 版欧洲心血管疾病预防临床实践指南。该指南围绕"What、Who、How、Where"展开叙述,来指导高危群体的心血管病预防工作,下面我们就来温习这一指南的主要内容。

一、何为心血管疾病预防?

"心血管疾病预防"的定义为:针对人群或个体水平,综合各项干预措施,旨在消除或减少心血管疾病及其相关的功能障碍产生的影响。

迄今为止,心血管疾病仍是整体人群患病和死亡的首要原因。自 20 世纪 80 年代以来,一些国家冠心病发病率开始下降,尤其是高收入地区。比如欧洲,在采取一系列预防措施之后(包括吸烟),目前的心血管疾病的患病率不到 80 年代的一半。由此可见,心血管疾病是可防可控的,实践表明,控制危险因素可以减少80% 的心血管疾病和 40% 的癌症。

我们既要控制普遍存在的危险因素,也要兼顾预防当前执行不力的行为。总的来说,疾病的预防应从促进健康的生活行为出发;而针对个体而言,可以通过控制不健康的生活方式(如:纠正不良饮食、改变运动不足的现状、戒烟)及改善危险因素的控制来实现(如:力争血压、血脂、血糖的达标)。

在很多临床情况中,通过改变生活方式或使用药物来预防心血管病都具有良好的成本效益,包括人群基础策略或针对高危个体的措施。

成本效益取决于几个因素,包括基线心血管风险、药物或其他干预措施的成本、报销程序和预防策略的实施。

2009 年,欧洲与 CVD 相关的成本达到 1060 亿欧元,占欧盟(EU)医疗保健支出总额的 9%。因此,CVD 代表了社会相当大的经济负担,实施有效的预防措施是必要的。

大多数评估 CVD 预防的成本效益研究将来自临床研究的证据与模拟方法相结合,而来自随机对照试验(RCT)的成本效益数据相对较少。国家健康和护理卓越研究所(NICE)的一份报道估计,英国国家计划将人群 CV 风险降低 1%,将预防 25 000 例 CVD 病例,并每年节省 400 万欧元。

过去 30 年,半数心血管疾病死亡率的减少可归因于群体胆固醇水平、血压和吸烟的降低。这些部分抵偿了其他危险因素的增加,如肥胖、糖尿病和人口老龄化。

促进公众对心血管疾病预防的了解有利于减少人群吸烟和胆固醇水平。需要引起重视的是,生活方式的干预应优先采取或者与药物干预同时进行。通过法规减少盐和反式脂肪酸的摄入来预防心血管疾病具有较好的成本效益。

对于高 CV 风险的患者而言,使用他汀类药物降低胆固醇和改善血压控制具有良好的成本效益。然而,更重要的是,相当一部分患者通过调脂或降压药物治疗依然无法达到治疗目标,这将引起一系列临床后果,并加重经济负担。

二、何人可受益? 何时评估? 如何评估?

1.评估心血管风险　基于动脉粥样硬化是许多危险因素共同作用的产物,所以目前通行的心血管疾病预防指南均推荐进行整体心血管风险评估。心血管疾病的预防措施的程度有赖于其风险级别:级别越高,干预措施越强。而高基线风险的个体降压治疗后仍有较大残余风险,推荐早期干预。对于评分工具的选择,该版指南继续推荐 SCORE 评分表。

2.何时评估心血管风险

(1)推荐系统评估个体心血管风险增加的因素:即伴有早发心血管疾病家族史,家族高胆固醇血症,主要心血管危险因素(如吸烟、高血压、糖尿病或血脂水平增高)及增加心血管风险的合并症(Ⅰ/C)。

(2)推荐每 5 年重复评估一次,接近治疗阈值的个体可增加评估次数(Ⅰ/C)。

(3)推荐系统评估心血管风险,男性为 40 岁;女性为 50 岁,没有已知心血管危险因素的个体可于绝经后(Ⅱb/C)。

(4)没有已知心血管风险的小于 40 岁的男性个体,小于 50 岁的女性个体不推荐评估(Ⅲ/C)。

疾病筛查可以识别无症状人群心血管疾病的未知风险,包括机会性筛检和系统性筛检。前者没有预定策略,可以在个体其他原因向全科医生咨询时进行。

系统筛查可作为一般人群体检中的一部分或针对亚人群进行，也就是那些有早发心血管疾病家族史或家族性高胆固醇血症的个体。虽然理论上来说所有的成年人都应该进行风险评估，然而这种理想主义是不切实际的。

在2014年发表的一项荟萃分析中，基于一般人群的健康体检[包括胆固醇、血压、身体质量指数（BMI）和吸烟]可以有效改善替代结果，特别是在高危患者。当然也存在着不同的意见。一项关于RCT研究的Cochrane评价结果显示，对于一般人群、职业组或具有特定风险因素（即糖尿病、高血压）的成人进行CV风险因素管理，其对于风险因子的改善作用仅为适度，可以降低高风险（高血压和糖尿病）人群的死亡率，但没有降低总CV发病率或死亡率。然而，需要着重指出的是，大多数研究是在三四十年前进行的，因此，风险因素干预并不符合当代标准。

多数指南不推荐在低心血管风险人群中结合机会性和系统性筛检，因为，其在减少心血管事件上并不是特别有效。此外，引起普遍关注的就是筛检的潜在危害。假阳性结果会造成不必要的关注和药物治疗，而假阴性结果，则会造成不恰当的安慰及缺乏生活方式干预。如何更为准确地针对特定的亚组人群进行筛检，有待于更多研究。

尽管目前的证据有限，这些指南建议针对CV风险评估的系统方法针对可能具有更高的CV风险的人群，例如具有早发性CVD家族史的人群。指南并不推荐在没有已知CV风险因素的40岁以下男性、50岁以下女性中进行系统性CV风险评估。除此之外，风险评估不是一次性事件，它应该是重复进行的，例如每隔5年进行1次。

3.如何评估心血管风险

（1）在看似健康的人当中，心血管风险是由多危险因素相互交织而成的，这是总体心血管风险预防的基石。

（2）推荐用SCORE量表评估10年心血管疾病致死风险，它可以帮助我们做合理的决策，避免不必要或过度的治疗。

（3）高危或极高危个体不需要进行风险评分，应该即刻进行危险因素的干预。

（4）对于年轻个体，较低的绝对风险可以掩盖非常高的相对风险，使用相对风险量表或者计算"风险年龄"（risk age）可能有助于决策是否进行强化预防。

（5）尽管女性比男性心血管风险低，但她们存在10年后的延迟风险。

（6）灵活运用总风险评估，如果一个危险因素控制难以完美实现，努力尝试其他，依旧能降低风险。

推荐40岁以上的成年人使用SCORE风险评估

系统进行总体心血管风险评估，除非他们很明显地归类为高危或极高危的原因：如明确的心血管疾病、大于40岁的糖尿病、肾脏病或者单一显著增加的危险因素（Ⅰ/C）。

4.心血管风险年龄　具有多种危险因素个体的风险年龄，是指与他同性别的拥有同级别的但是处于理想危险因素水平的年龄。比如某具有高危险因素的40岁个体，可能是60岁的风险年龄，因为其风险等价于60岁理想的危险因素水平的个体（不吸烟、总胆固醇4 mmol/L、血压120 mmHg）。风险年龄是非常直观易懂的，如果绝对风险较低但相对心血管疾病风险较高的年轻个体如果不采取措施预防，势必使得预期寿命下降。

5.终生风险与10年心血管风险　传统的心血管预测系统评估10年心血管事件风险，终生心血管风险预测模型同时评估高风险个体短期和长期的风险。该模型通过与其他疾病在个体残余预期寿命中的对比风险来解释预测风险值。10年风险常用来辨识哪些个体最可能在短期内从药物治疗获益，因为药物治疗通常起效迅速，所以用来评估短期风险。

终生风险评估在治疗当中扮演何种角色的证据是目前仍欠缺，故而不推荐基于它来做出治疗决策。然而，在那些长期具有高风险而10年风险较低的个体当中的风险评估是有用的，如某些年轻个体。如果绝对风险低，而具有较高相对风险或风险年龄，该年龄段积极的生活方式建议和药物治疗是有必要的。

三、如何进行风险因素干预

1.行为干预

（1）推荐建立认知行为策略（例如动机性谈话）以促进生活方式的改变（Ⅰ/A）。

（2）推荐多学科医疗专业人员的参与（例如护士、营养师、心理学家）（Ⅰ/A）。

（3）建议针对高风险CVD风险个体，采取将医疗资源与健康生活方式、身体活动、压力管理和心理社会风险因素咨询相结合的多模式干预策略（Ⅰ/A）。

2.社会心理因素　对社会心理风险因素的治疗能够抵消心理社会应激、抑郁及焦虑，以此促进行为改变并改善生活质量及预后。

（1）在已确诊心血管疾病和已有社会心理症状的患者，为了改善社会心理健康，推荐多模式行为干预社会心理危险因素和处理疾病，综合健康教育，运动和心理治疗（Ⅰ/A）。

（2）在临床上存在抑郁、焦虑或敌意症状的情况下，应考虑心理治疗、药物治疗或协作性护理（Ⅱa/A）。

（3）当风险因素本身已可诊断的病症（如抑郁症）

或当因素本身会导致风险因素恶化时,应当考虑治疗社会心理危险因素以达到预防心血管疾病的目的(Ⅱa/A)。

3.久坐行为和运动 定期体育锻炼能够起到重要的心血管病预防作用,降低全因及心血管死亡率。

(1)建议所有年龄的健康成年人每周进行至少150min的中度强度有氧运动或每周至少75min的高强度有氧运动或其等效组合(Ⅰ/A)。

(2)对于健康成人,建议将有氧活动逐渐增加至每周300min中等强度,或每周150min高强度有氧运动或其等效组合,可以带来额外获益(Ⅰ/A)。

(3)建议对体力活动进行定期评估和咨询,以促进参与,并在必要时支持随着时间增加运动容量(Ⅰ/B)。

(4)在低风险个体中推荐运动,无需进一步评估(Ⅰ/C)。

(5)应考虑多时段的运动形式,每次运动持续≥10min,并且在整周中均匀分布,即每周4~5d,最好是每天都进行(Ⅱa/B)。

(6)对于习惯久坐行为但又具有CV风险因素的患者,在打算进行高强度运动时,应当进行临床评估(包括运动测试)(Ⅱa/C)。

4.吸烟干预 戒烟是最具成本效益的心血管病预防策略。

(1)建议识别吸烟人群,反复建议戒烟,通过随访支持、NRT、丁氨苯丙酮、伐尼克兰单独使用或联合使用来提供帮助(Ⅰ/A)。

(2)推荐戒除所有吸食烟草的行为,因为它是心血管疾病发生强力和独立的危险因素(Ⅰ/B)。

(3)避免被动吸烟(Ⅰ/B)。

5.营养 健康的饮食是所有个体心血管疾病预防的基石(Ⅰ/B)。

6.体重 超重和肥胖均与心血管病死亡和全因死亡风险增加相关,BMI在20~25 kg/m²(<60岁)的全因死亡风险最低。进一步的减重可能无法更有效地预防心血管病。

建议健康体重的受试者保持体重。建议超重和肥胖人达到健康体重(或争取减轻体重),以降低血压、血脂异常和发展为2型糖尿病的风险,从而改善心血管风险(Ⅰ/A)。

7.脂质控制

(1)推荐极高危心血管患者,LDL-C 达标值<1.8 mmol/L(<70 mg/dl)或者至少相对基线水平(处于1.8~3.5 mmol/L,即 70 ~135 mg/dl)下降50% 以上(Ⅰ/B)。

(2)推荐高危心血管患者,LDL-C 达标值<2.6 mmol/L(100 mg/dl)或相对于基线水平(处于2.6~5.2 mmol/L,即 100~200 mg/dl)下降50% 以

上(Ⅰ/B)。

(3)推荐其他患者,LDL-C 靶标<3 mmol/L(115 mg/dl)(Ⅱa/C)。

8.糖尿病(1型和2型)

(1)推荐包括戒烟、低脂高纤维饮食、有氧运动和力量训练在内的生活方式改变(Ⅰ/A)。

(2)推荐减少能量摄入来控制体重(Ⅰ/B)。

(3)推荐1型或2型糖尿病的非妊娠成年患者的目标HbA1c<7%(<53 mmol/mol)=(Ⅰ/A)。

(4)推荐糖尿病患者、老年人、体弱者及已有心血管疾病的患者放松HbA1c靶标(即不太严格)(Ⅲa/B)。

(5)推荐没有心血管疾病和体质健康的2型糖尿病或者糖尿病早期患者,HbA1c ≤ 6.5%(≤ 48 mmol/mol)(Ⅱa/B)。

(6)在有和(或)无心血管疾病的个体中筛查是否患有糖尿病时,应考虑检测HbA1c(不需空腹)和空腹血糖,不确定时可做糖耐量试验(Ⅱa/A)。

(7)如果患者可耐受且没有禁忌证,推荐将二甲双胍作为一线用药,后期注意评估肾功能(Ⅰ/B)。

(8)疾病进展期患者应避免低血糖和体重过增,考虑个体化用药(药物选择和目标值)(Ⅱa/B)。

(9)合并有2型糖尿病和心血管疾病的患者,推荐尽早使用SGLT2抑制剂来减少心血管风险和全因死亡率(Ⅱa/B)。

(10)所有2型糖尿病患者和40岁以上的1型糖尿病患者推荐降脂治疗(主要是他汀)来降低心血管风险(Ⅰ/A)。

(11)推荐极高危糖尿病患者,LDL-C 达标值<1.8 mmol/L(<70 mg/dl)或者至少相对基线水平(处于 1.8~3.5 mmol/L,即 70~135 mg/dl)下降50%以上(Ⅰ/B)。

(12)推荐高危高危糖尿病患者,LDL-C 达标值<2.6 mmol/L(100 mg/dl)或相对于基线水平(处于2.6~5.2 mmol/L,即 100~200 mg/dl)下降50% 以上(Ⅰ/B)。

(13)2型糖尿病血压目标值通常推荐<140/85 mmHg,特殊人群(并发症风险增高的年轻个体)可降至130/80mmHg以下,以进一步降低脑卒中、视网膜病变和蛋白尿的风险。首选RAS抑制剂来控制血压,尤其存在蛋白尿和微量白蛋白尿的患者。推荐1型糖尿病患者血压<130/80 mmHg(Ⅰ/B)。

(14)不推荐2型糖尿病患者通过药物治疗升高HDL-C水平来预防心血管疾病(Ⅲ/A)。

(15)没有心血管疾病的糖尿病患者不推荐抗血小板治疗(Ⅲ/A)。

9.高血压

（1）推荐所有高血压患者和血压正常高值人群采取生活方式干预（包括控制体重、增加运动量、限盐、适度饮酒、低脂饮食、增加水果蔬菜摄入）（Ⅰ/A）。

（2）所有主要类别降压药物（利尿剂、ACEIs、ARBs、钙通道阻滞剂和β受体阻滞剂）在降低血压方面没有差异，均予以推荐（Ⅰ/A）。

（3）对于无 CVD、CKD 和 DM 病史的不伴有症状的高血压患者，推荐使用 SCROE 模型进行心血管风险分层（Ⅰ/B）。

（4）3 级高血压患者不论其心血管风险程度，以及极高危的 1 级或 2 级高血压患者，均推荐药物治疗（Ⅰ/B）。

（5）有心血管风险为高危的 1 或 2 级高血压患者，应考虑药物治疗（Ⅱa/B）。

（6）低中危的 1 级或 2 级高血压患者推荐生活方式干预（Ⅰ/B）；当生活方式干预失败时，推荐给予药物干预（Ⅱb/B）。

（7）所有 60 岁以下的高血压患者推荐血压＜140/90 mmHg（Ⅰ/B）。大于 60 岁且 SBP＞160 mmHg 的个体，推荐控制在 140～150 mmHg（Ⅰ/B）。＜80 岁的个体，在能够耐受前提下，推荐 SBP＜140 mmHg。在某些（极）高危的患者，能够耐受多药联合前提下，可考虑 SBP＜120 mmHg（Ⅱb/B）。

（8）身体和精神状态良好的 80 岁以上且起始 SBP≥160 mmHg 的个体，推荐血压控制在 140～150 mmHg（Ⅰ/B）。

（9）体弱的老年个体，谨慎使用多药联合降压，并注意监测血压（Ⅱa/B）。

（10）基线血压水平较高以及心血管风险高危的患者，可考虑起始两药联合治疗。单片复方制剂可增加患者的依从性（Ⅱb/C）。

（11）有代谢性危险因素存在时，不推荐使用β受体阻剂和噻嗪类利尿剂，因为它们可能增加糖尿病的风险（Ⅲ/B）。

10.抗血小板药物治疗

（1）急性冠脉综合征患者，除阿司匹林外，推荐用 P2Y12 抑制剂 12 个月，除非有类似出血风险的禁忌证（Ⅰ/A）。

（2）对于高出血风险的个体在药物洗脱支架（DES）置入后短期使用 P2Y12 抑制剂 3～6 个月（Ⅱb/A）。

（3）在谨慎评估缺血与出血风险后，可考虑 P2Y12 抑制剂联合阿司匹林使用 1 年（Ⅱb/A）。

（4）推荐阿司匹林用于心梗后慢性期（＞12 个月）（Ⅰ/A）。

（5）推荐非心因性缺血性脑卒中或短暂性缺血发作患者，单用阿司匹林或氯吡格雷，或双嘧达莫联合阿

司匹林治疗（Ⅰ/A）。

（6）稳定型冠心病不推荐普拉格雷。既往无急性冠脉综合征的稳定型冠心病患者不推荐替格瑞洛（Ⅲ/C）。

（7）非心因性脑缺血事件，不推荐抗凝治疗（Ⅲ/B）。

（8）没有心血管疾病的个体不推荐抗血小板治疗，因为其增加出血风险（Ⅲ/B）。

11.用药依从性　高危个体及患者的用药依从性较低，现有多种类型的干预可有效改善用药依从性，复方制剂可增加治疗的依从性并改善心血管风险因素控制。

（1）推荐尽可能地简化用药方案，并重复监测和评估。为了增加依从性，推荐多重干预方式（Ⅰ/A）。

（2）推荐医生评估用药依从性，识别不依从用药的原因，以便将来更合适的干预（Ⅰ/C）。

（3）推荐使用复方制剂以提高用药依从性（Ⅱb/B）。

四、何处开始干预

1.何处开始个体干预

（1）推荐基层医疗的全科医生、护士及保健辅助人员共同参与到高心血管疾病风险的患者的预防中来（Ⅰ/C）。

（2）在急性事件后，推荐对院内心血管疾病患者进行疾病预防，包括生活方式改变、危险因素管理和用药优化来减少死亡率和并发症的风险（Ⅰ/A）。

（3）急性冠脉事件或血管重建及心衰的住院患者，推荐参与心脏康复训练，有利于改善预后（Ⅰ/A）。

（4）对稳定的心血管疾病患者，推荐治疗优化、增加依从性和危险因素管理的预防项目来减少疾病的复发（Ⅰ/B）。

（5）医生、护士和治疗专家可采用电子提示、自动转诊、转诊和联络性访问、随访等方法来提高患者加入心脏康复训练项目，并且应在出院后尽早开始（Ⅱa/B）。

（6）护士和保健辅助人员应考虑通过医疗保健设施来实现心血管疾病预防（Ⅱa/B）。

2.何处开始群体干预

（1）吸烟者应接受戒烟治疗。

（2）习惯久坐生活方式的患者应增加运动量。

（3）具有不健康饮食习惯的患者应改善饮食。

（4）体重或 BMI 超标的患者应控制体重。

（5）年龄在 40 岁以上的人群应至少每年检查一次血脂。

（6）年龄在 60 岁以下的高血压患者（非糖尿病）最近一次访视的血压读数应＜140/90mmHg。

（7）糖尿病患者最近一次访视的 HbA1c 值应<7.0%。

（8）符合要求或明确诊断的患者在出院前推荐接受住院或门诊心血管康复训练项目。

综上所述，在所有疾病的预防中，心血管疾病的预防是最有价值的。从个体层面上，应根据患者的血糖、血脂水平及吸烟情况等评估患者的心血管病风险（指南推荐 SCORE 评分系统）。无论何时，生活方式的改变都是至关重要的。同时，指南对于血压、血脂、血糖控制的目标值，以及抗血小板治疗和提高依从性方面都做了详尽的推荐。最后，指南指出，政府与非政府组织都是倡导健康生活方式及健康心血管病预防的有效力量。

10．是否该向公众报告介入治疗的死亡率？

广东省深圳市孙逸仙心血管医院　刘　强

一、概述

对冠状动脉血运重建术后如30d死亡率等的临床结局的评估历来被用于促进医疗质量改善项目。美国有些州已经颁布了风险校正后结局的公开报道，并提出了进一步扩大向公众报告范围以此作为提高透明度和可能激励高质量医疗的建议。然而，对临床结局的公开报道往往被认为是医疗手术操作质量的有效替代，其必须满足数个先决条件：首先，报道的措施必须要真正反映手术操作本身的质量，而不是被其他潜在因素所主导，例如患者疾病的总体水平。其次，为了促进医生及机构之间的相互比较，该指标需要准确确定和调整患者风险特征的差异。这尤其适用于临床高危患者的场景。最后，在扩大使用更大范围的公开报道之前，应考虑某一评价指标公开报道的潜在不良后果。以此看来，作者特别回顾了目前接受PCI手术治疗的高危患者的特征，评估了在该群体中使用临床风险模型的充分性；然后详细叙述了以30d死亡率作为PCI手术治疗的评价指标的局限性，强调了这一指标的优势和局限性，并就其在今后公开报道中更好地使用给出了建议。

对公开报道心血管结局的呼吁日趋增多，同时在价值型医疗的新兴时代，透明度被视为质量改善的基本组成部分。美国已经有好几个州公开报道了冠状动脉血运重建术后的结局，并提出了许多关于其扩大范围的建议。举个例子，美国心脏病学会已经宣布，计划自愿公开报道手术-相关的机构数据中的限定指标，作为迈向美国国家心血管注册数据库内部的公开报道的第一步。越来越多的监管部门正在对公开报告制定法律，而纳税人可以利用这些数据对医生进行排名。这些努力来源于希望结局透明化，以确保和激励高质量的医疗，以及指导患者选择医疗服务提供者和医院。但是，在报道过程中医院和医生之间的公平对比需要通过考虑医院和医生层面上的病例选择和病例构成准确的风险评估和（或）风险校正。此外，数据收集必须准确，以及公开报告的报道措施真正代表手术质量，而不是由患者的其他潜在因素所支配。

经皮冠状动脉介入术（PCI）后的风险校正死亡率报告（RAMR）已被用作评估PCI质量的常规指标。如果完成足够数量的PCI手术，则使用RAMR可有效识别医院和术者的异常，并且作为质量改进过程的基础。死亡率是一个容易确定的对患者具有无可争辩的重要性的终点。然而，使用RAMR作为PCI质量的替代对比指标可能会产生误导，因为PCI术后30d死亡率通常与手术质量本身无直接相关性。就此使用这个指标产生重要的两分法：尽管通过审查30d死亡率来鉴定医院和医生的异常是有效的，较小程度的差异性包含在这些死亡率的比较中，这对PCI质量上存在的实际差别几乎没有影响，并且这些感知差异可能被断章取义的不适当地放大。

风险校正可能是解决患者和术者选择的差异性的一种方式。然而，尽管接受PCI的患者的潜在风险对随后发生的30d死亡率有很大影响，但是风险校正的方法因州和国家注册管理机构而异，没有明确的共识支持特定的风险校正模型或策略。RAMR评估中的不充分的风险估计可能无意中抨击到医疗服务提供者和医院给出的医疗质量——当这些数据被用作质量改进举措或公开报道中的一部分时。特别是对于高危患者，关于RAMR的公开报道如何影响医生和（或）医院的声誉可能导致在病例选择（例如风险规避）上的"非临床"影响，这种影响可能与被评估治疗的患者的最佳获益相反。

如何激励高质量的医疗，同时减少公开报道对高危患者医疗上潜在的不良影响的难题是介入心脏病学委员会的至关重要的问题。带着这个观点，我们回顾了当前行PCI手术治疗的特定的高危人群，评估在该人群中评估死亡率的风险模型的恰当性。然后我们详细叙述了30d死亡率作为PCI的评价指标的限制性，强调这一指标公开报道的意义。我们最终提供解决这一指标用来公开报道的限制性的可能方案，特别是在保留和加强PCI相关质量评估的背景下。

二、高危人群

通常一些亚组患者被认为是PCI术后不良结局的高危患者。包括心源性休克或伴随骤停后缺氧性脑病的心脏骤停复苏患者。此外，需要复杂的血运重建但主张不做心脏外科手术的患者，因为极高危的手术风险，解剖变异，或其他外科血运重建的排除因素——代表一部分"高危"患者，其对PCI提供的恰当的血运重建越来越有兴趣。这些高危人群中,增加的死亡风险往往是由于升高的基线死亡率风险,而不是因为经皮血运重建手术的实际质量或复杂性。

三、心脏骤停患者的 PCI

观察研究表明心脏骤停后患者完成早期冠状动脉造影及血运重建有着更好的结局。在 INTCAR(国际心脏骤停登记处)登记的心源性昏迷患者,80% 心电图显示 ST 段抬高型心肌梗死(STEMI)的患者和 33% 心电图未显示 STEMI 的患者,经冠状动脉造影有罪犯病变(大多为完全闭塞)的证据。接受了冠状动脉造影术的即使没有 STEMI 证据的昏迷患者的功能状态得到了改善。即使在最近的试验中,院外心脏骤停患者死亡率仍然很高,接近 50%,这些死亡当中有 2/3 是由于神经系统的原因且不论是否完成了冠脉造影术和 PCI。如果报道的结局没有充分的风险校正,当对这些高危患者行 PCI,PCI 相关的结局对于实施手术的医生及医疗机构有着显著的影响。譬如在华盛顿州,虽然全州范围只有 2% 的 PCI 术后患者初始表现为院外心脏骤停,但这些患者占据低容量的医学中心大于 10% 的患者量。

四、心源性休克患者的 PCI

心源性休克代表另一高危类别。一个标志性的随机试验表明休克患者属于侵入性治疗和冠状动脉血运重建中获益最大的那部分患者,相较于保守治疗患者仅 44%,被分配到早期血运重建中院内幸存者有 62% 的生存了 6 年。心肌梗死伴随休克患者的血运重建成为目前治疗的标准,当前临床指南中Ⅰ级推荐。尽管死亡率高,但休克患者不成比例地分布在个别医生及医疗机构的 PCI 术后死亡计数中,这就是为什么目前一些州在公开报道中排除这些患者的原因。

五、PCI 作为心脏外科手术或"非心脏外科手术"患者的替代治疗

对于解剖上严重的或者复杂的冠状动脉疾病需要血运重建但不予以冠状动脉旁路移植术(CABG)的患者,是另一个考虑 PCI 的独特的高危亚组。值得注意的是,高外科手术风险和(或)非外科手术状态的决心可能取决于医疗机构和术者,并且可能难以标准化。因此,根据目前的指南,这些评估最好是在一个心脏团队考虑到药物治疗、PCI 和 CABG 相应风险和获益而制定,从而合理地进行冠状动脉血运重建。在典型临床情境中,具有症状和严重冠状动脉疾病的患者,CABG 被认为对患者风险过高,以及 PCI 作为有血运重建指征(不是症状就是预后)的替代治疗。作为一个"安全网",当 PCI 导致额外的缺血或不可控制血流

力学恶化的事件发生时,PCI 和可能的 CABG 一起实施。另一种情形是,CABG 与药物治疗的风险相比的确是禁忌的,而完成 PCI 不需要可能的 CABG 帮助。然而在很多病例中,患者行 PCI 的死亡风险可能由于与排除传统的 CABG 手术相同的伴随疾病。

六、目前风险校正模型

风险预测和风险分层是评估和管理行血运重建患者的关键组成部分。许多变量(临床表现,并发危险因素,包括冠状动脉疾病的功能测试和解剖结构的无创性检查)预示冠状动脉疾病患者的总体风险评估。理论上,如果风险评估是在术前完成的,诊断和治疗策略通常可以通过权衡治疗的预期获益与个体不良事件的预测风险来定制。然而,可能存在导致手术风险但未纳入验证的风险计算器的因素。此外,这些接受 PCI 的极高危患者的风险评估工具的准确性有相冲突的数据。患者及医疗服务提供者都可能存在接受和(或)容忍风险的程度的个体差异性,部分可能是由于缺乏对 RAMR 方法的信任。

目前评估基于 PCI 的手术风险已包括在冠状动脉解剖学、患者临床特征及某些病例中两种因素组合的基础上的建模风险。所有单纯解剖和功能的评分的主要局限性是建模中缺乏临床变量及临床表现的敏锐性,从而降低了它们的总体预测能力。此外,基于冠状动脉造影的评分,譬如 SYNTAX(Synergy between PCI with Taxus and Cardiac Surgery)评分需要冠状动脉造影的严格和系统的评估,因其可导致阅片者间显著的差异性,特别是这些评分在医疗中需要实时应用时。这在更大的观察性研究中使用这类评分(在临床实践中不常规计算)时特别相关。基于临床的风险评分因其更容易计算占有优势。尽管加强其易用性,某些评分中血管造影标准缺失可能会限制它们的预测能力。为进一步尝试增加预测能力,以及增加结合临床和血管造影特点的预后重要性,一些混合解剖和临床风险的评分也已开发。

手术注册,例如美国国家心血管注册数据库 Cath-PCI 注册和纽约州的 PCI 报告系统,提供了足够大的人群使稳健推导与验证的风险模型适用于基于预测风险不同的患者。这些风险模型依赖于收集数据的广度、深度和准确性,并在审计和总体质量控制上可能有着有限的机制。临床和血管造影数据(尽管不在 SYNTAX 评分所涵盖的范围内)外,这些模型进一步纳入了患者、术者及医疗机构层面的变量,促使医疗机构或术者之间的结局比较可行,同时使病例构成中的潜在差异规范化。这些评分还可以对注册完成的手术数量逐渐增多及收集的变量变化的混合信息迭代更新。

七、风险校正的潜在不足

有效对比医院和术者的结局有赖于风险校正的方法。确定风险校正方法是否充分解决由于病例构成不同导致的潜在混杂的因素包括:①是否所有影响PCI术后死亡风险的被数据库收集的特征都用于风险校正;②是否这些特征在不同医生和医院治疗的患者中患病率有显著差异。尽管没有模型能很好地校正风险,充分的风险评估(特别是公开报道出现时)增加医生的信心,从而影响他们在极高风险和(或)获益场景下行血运重建术的意愿。这对于避免延续自相矛盾的治疗风险至关重要,其为极低风险(以及较低绝对获益)患者治疗并且拒绝高危患者(具有更高的绝对获益)。

因为医院和术者会根据冠状动脉疾病和潜在的伴随疾病的严重性,以及实施手术的技术上的复杂性不同来医治患者,所以存在结局对比被混杂的可能性。举例来说,择期或急诊患者从具有择期PCI能力但没有心脏外科手术支持的医院转院到行PCI且具有心脏外科手术支持的医院,相较于那些在首诊医院术者感到轻松完成PCI的患者风险升高。相反的是,这些涉及的中心部分可能会有相对于它们的总体容积的更大比例的急性STEMI和(或)休克的患者。如果在指定医院的病例构成中差异性导致对更大数量的具有不可测的变量的高危患者行PCI,尽管有相似或更好的质量,相较于地区或国家的标准,这个医院的RAMR可能增加。设置公开报道时经常强调概括性统计,这些细节可能被忽略。出现不充分的风险校正部分源于绝大多数PCI注册中的大部分患者是严重不良事件的低风险的事实,只有少数患者落在中危及高危区间。因此,这些中危和高危患者及他们伴随的高危合并症,用来构建风险模型的样本代表性不足,导致模型可能不充分解释罕见但高度预后性的因素。重要的是,因为罕见但高度预后性的变量可能未能纳入注册表数据收集表单,对它们的缺失的影响评估是具有挑战性的。值得注意的是,当分析6种不同的在血流动力学支持下接受高危PCI的患者的风险模型时,所有的评估风险模型都和总体死亡率合理相关但判别能力差。已经做出努力来增加额外的协变量来以增强风险模型的性能。最近使用来自CathPCI注册表的数据分析,RAMR被报道在登记处中定义为高危患者中能够很好地得出,以及那些治疗最多这类患者的医院,事实上获得相较于那些治疗疾病严重程度较低的患者的医院有着更好的风险校正结局。但是由于在这个内部验证研究中的高危患者必须由数据库收集的变量确定,这种分析几乎不能保证,诸如虚弱的未予说明的风险标志不会以一种错误的对那些接受极高危患者的医疗服务提供者和医院表示怀疑的方式歪曲比较。没有纳入这些因素的手术登记处没有能力去评估它们的缺失对公共报道指标的影响。

最后,在一项详细的观察登记研究中评估涉及行择期PCI的无保护左主干冠状动脉患者,有一半患者被认为手术"不当"。在3/4的被认定为不适合行心脏外科手术的患者中,至少有1个未纳入CathPCI注册表中但导致CABG高危的风险因素。值得注意的是,当与冠状动脉左主干接受了择期PCI但也"适合"CABG的患者相比较,这些"不适合"CABG的患者在1年内的死亡风险增加至少6倍。在基于欧洲心脏手术预测法评分法、美国胸外科协会风险预测法和美国国家心血管注册数据库风险评分校正预测死亡率后,仅有手术不适合仍然是1年死亡率的独立预测因子。因此这类患者床旁评估能够识别重要的临床预后因素,其显著增加患者的风险并不占使用传统的风险校正方法。因为"不适合"外科手术,大多数情况下,包括心脏外科医生的评估,可预期此类高危患者将被集中在具有心脏外科的三级医疗转诊中心。

大多数当前PCI登记处不收集涉及患者虚弱,患者喜好或与做出血运重建的决定高度相关的情有可原的情况的特殊的数据。医生对患者"不适合手术治疗"的判断是重要的预后因素,其与不良结局的可能性高度独立相关;但是,这仍然是一个难以可靠并始终如一记录的变量。这在用变量的向上编码定义高风险来考虑"对策模拟系统"的概念时特别重要,心脏外科医生的独立评估可能有助于减少这种风险。高估患者风险被称为"编码蠕变",早在1995年纽约心脏外科报告系统在设置CABG时出现,这使得高危变量的发生率在分析报告时增加>10倍。另外,核查PCI高危变量发现相较于独立审判,这些因素被过度报道。在这项分析中,报告数据和核查数据存在前后不一致,特别是休克或补救性PCI或急诊病例,敏锐度事实上被审计委员会重新分配,介于15%～43%。

当校正适用于基于手术的注册管理机构而不是基于疾病的注册管理机构时,即使是最准确的手术风险校正形式也不能考虑到风险规避行为(或因为根本没有完成手术而不会录入手术数据库的病例)的临床后果。尽管重视风险校正的PCI死亡率为质量的评价指标,但尚不清楚PCI死亡率多大程度上真实地反映了手术质量。由于任意指定的病例构成的"最佳RAMR"很大程度上是未知的,所以RAMR可以用来识别第90百分位以上的"异常值"来筛选总体介入手术质量的差异性。然而,一个单中心回顾既往8年以上PCI死亡率,3位医生利用总PCI相关死亡得出93%的总死亡是多半或完全不可预防的,仅有7%的总死亡与PCI手术直接相关。因此,当RAMR识别异常值的情况下,由于患者行高危手术的选择和意愿不同,而不是手术本身质量的差异,异常医疗机构或医疗服务提供者会被剔除。虽然如此,病例选择本身就是介入质量的一个重要认知成分,并且除了手术技巧之外,核查介入治疗的这一方面也很重要。

八、公开报道 PCI 结局的非预期后果

目前,美国一些州已经公布了 PCI 结局诸如 PCI 术后 RAMR,而且许多关于提高结局透明度的呼吁也被广泛采纳。公开报道手术结局的好处包括进一步激励和采纳更高标准的质量提升方案和机构间的协议、促进患者做出治疗决策及由纳税人建立首选的医疗服务提供者和医疗机构。但是,公开报道和外部监管的所关注的一些结局,如 PCI 术后死亡率可能无意中导致医生和医院的风险厌恶行为。心脏介入医生,经常承受来自于医院和其他不断增长的影响因素产生的有形或无形的压力,可能会因为缺乏对 RAMR 方法的准确性的信心而调整自己的行为,而有损于那些血运重建手术中获益最多但病情最危重的患者,不管合理与否。

多项研究报道指出避免对高危患者行 PCI 在有公开报道的州更常见。1995 年纽约州首次应用将 RAMR 应用于 PCI 风险评估。分析 545 例在 SHOCK (Should We Emergently Revascularize Occluded Coronaries for Cardiogenic Shock)登记的急性心肌梗死和心源性休克患者,证实纽约州相较于其他州对急性梗死和休克的住院患者行冠状动脉造影和 PCI 的概率低一些。另外一项研究比较了纽约州的患者和密歇根州(没有公开报道 PCI 结局的州)PCI 适应证和结局,该研究同样表明尽管有更多的合并症,包括既往有充血性心脏衰竭、心外血管疾病和术前心脏骤停的病史,密歇根州急性心肌梗死和心源性休克患者比纽约州的患者更多地接受 PCI。另一个应用 RAMR 的马萨诸塞州的医院在评估患者 PCI 适应证时,相似的结果被发现。

作为"风险厌恶"行为的另一个例子,对马萨诸塞州非联邦政府资助的医院 7 年超过 100 000 例 PCI 手术的数据回顾,检测公开报道对被定义为异常的医院的影响。4 家被定义为负异常的医院是对休克和 STEMI 患者完成更多 PCI 的较高容量医疗机构。一旦被定义为异常医院,这些医疗机构随后几年完成 PCI 的患者的预测死亡率下降。而且,这几家医院随后改善的死亡率比马萨诸塞州所有医院的总体长期死亡率减少趋势高出 18%。研究者们认为异常医院要么确实找到了行之有效的改善死亡率的方法,要么就是随后几年选择更低风险的患者进行 PCI 手术以改善死亡率数据。

最近的一项研究分析了全国范围内诊断为急性心肌梗死的患者的病例样本,比较了公开报道的州和没有公开报道的州的结局。在这个从东北部到中亚特兰大地区的 2005～2011 年超过 84 000 例患有急性心肌梗死且接受了 PCI 的患者的样本中,有公开报道的州的患者死亡率比没有公开报告的州有更低。但是,研究也显示在这些有公开报道的州接受血运重建术的概率降低了 19%,尽管其在 STEMI、心源性休克和心脏骤停等高危临床表现中得到更好疗效。尤其是在所有急性梗死患者中,不管他们是否接受了 PCI,他们的死亡风险在公开报道的州比没有公开报道的州显著升高,造成的患者更高的死亡率风险是由于他们在公开报道的州未接受 PCI。

这在考察 PCI 相关结局的公开报道时至关重要。在极端示例中,一个术者很好地控制总体死亡率(和 RAMR),如果他或她仅仅拒绝所有的高危病例,特别是那些风险校正模型没有阐述清楚其实际风险的高危病例。但是,这种术者不会对本应行 PCI 的患者(如心肌梗死或休克的患者)行 PCI 治疗,这对这些患者无疑是一种危害,但是这些患者的数据永远不会录入基于手术的 PCI 的注册系统中。由于缺乏关于相关病例构成(基于疾病分析)和具体病例构成的预期死亡率的信息,所以对基于手术的 RAMR 数据的评估很有可能伴随错误。虽然对单个术者的预期死亡率的分析能为这种影响提供直接证据,尤其是对那些创造超低死亡率的术者的分析,但是这种方法并没有被明确地提出来。

九、关于公共报道的可能补救措施

在用风险校准模型计算 RAMR 时,由于 RAMR 只对包含在偏差值中的变量敏感,因此,使用不充分的风险评估将会对患者医疗产生意想不到的后果,认识到这一点很重要。一种解决办法就是在特殊的高危场景中,引入更多的纳入变量到风险模型的数据库。这可能包括鉴定高危患者特征的特定模型。例如,利用一系列数据来评估整个心脏团队中手术治疗方法的可行性(要求证明患者接受外科手术风险太高的明确理由,表 1),这些数据也能给出患者不适合行 CABG 的理由,并将他们纳入到下一步的风险模型中。CathPCI 登记处最近的数据收集表升级版包含了为这些因素设计的使用工具(表 2)。

但是,必须承认没有一种风险校正模型可以完全适合所有可能的风险变量。因此,可以考虑采取其他可能的解决办法,例如从死亡率报告中排除特殊类型的高风险病例。这一措施已在某些州(但不是全部)的公共报告登记处实施,例如纽约州,从 2006 年开始,难治性心源性休克接受 PCI 患者,以及 PCI 术后死于神经源性意外的心脏病患者无须录入公开预后数据报道

中。有两项最新的平行研究比较了纽约州2006年前后急性心肌梗死合并心源性休克患者PCI治疗的近期预后,结果显示2006年后接受PCI患者数量明显增加,而总死亡率等量下降。尽管排除了急性心肌梗死合并心源性休克患者,但该类患者PCI治疗比例仍远远少于没有公开报道的州,提示医师对于手术风险的规避与公开报道有关。

表1 导致患者不适合外科手术却适合血运重建的因素

患者极瘦弱和(或)虚弱[例如,5m步行距离(s),日常生活活动]

易扩散的恶性肿瘤

重度主动脉瓣钙化

导管不足

源于辐射或多个先前手术的不利的胸部

广泛的血管钙化

3期以上的慢性肾病

肝硬化

脑病或既往脑卒中所致的持续性残疾

血液异常或免疫抑制

严重肺动脉高压

消化道出血

广泛的非存活心肌

表2 源于高危患者的CathPCI注册表数据收集的新要素

严重的瓣膜性心脏病

危及生命的心律失常和类型

SYNTAX评分(如果计算)

伴随介入治疗(外周的介入术、瓣膜成形术、酒精室间隔消融)

衰弱(ADLs,脊柱后凸,神经认知障碍,5m步行试验)

心脏骤停(地点,CPR实施者,低温治疗)

手术取消(伴或不伴外科会诊)

ADL=日常生活活动能力;CPR=心肺复苏
SYNTAX=Synergy between PCI with Taxus and Cardiac Surgery

心脏介入医生中赞成将高风险患者剔除于公开报道之外的呼声很高。最近进行的在美国心脏介入医师协会会员中针对PCI死亡率公开报道的网上调查显示,1297名受访者中,86%的人认为应排除心脏骤停患者,76%的人认为应排除急性心肌梗死合并心源性

休克患者。这一态度不仅仅限于心脏介入医生,在一项有76%的英国注册心脏外科医师参与的调查中显示,58%的人反对将手术相关死亡率纳入公开报道,因为这样会引起医师规避风险,数据造假及民众的误解,并建议采用基于团队研究结果的报告。

其他州(如马萨诸塞州)也有采用外部同行评议的方法来评价被认为是极高危的患者。尽管费力费钱,但这种详尽的评价方法能够更准确地评估患者风险,以及根据限定标准排除认为是特殊类型的患者。马里兰州已采用外部同行评审来随机抽查病例评判PCI手术合理性。外部同行评审可以客观准确评估手术合理性及预后,减少系统中的人为因素。另外,如果合理应用外部同行评审,可以鼓励心脏介入医师对能从PCI治疗中最大获益的高危患者尝试进行血运重建,这不是统计学校正,而是可以让他们的心脏介入专科同行通过双盲研究重新审查介入治疗措施的合理性,并在评价预后时再引入临床评价标准。一系列诸如行政管理,费用分配,以及如何选择病例(随机入选流程、手术并发症及其他标准)的措施正在进行,而是否由州政府或州内协会承担该研究费用还未确定。

十、建议

制定针对高危患者客观结局的评估的解决方案至关重要,为了避免患者没有被提供可能会大大提高他们的生活质量和(或)改善心血管预后的血运重建策略的场景(表3)。因此,我们最近十分努力在获得之前不可测的协变量,其捕获患者高风险的非传统成分,并将它们纳入到风险调整中。另外,我们提出了发展一种机制,其准确描述高危临床场景,包括患者心脏骤停,患者心源性休克,以及非外科手术患者。定义应该是足够选择性的,避免患者过度纳入到这个标准,同时允许合适的参数来确定患者适合这个分类。利用这些高危患者的通用定义,报告登记可以产生对各个医疗机构和术者有价值的几个结局:1份报告总结所有患者的总结局给每个医疗机构和术者,1份报告提供普通风险患者的结局总结,还有1份可能报告高风险患者的预后。最终,虽然具有挑战,但我们相信趋向基于疾病的登记非常重要,这个登记将未完成手术的患者也包括在内,作为一个更准确的整体质量评估,其特定条件和防止危害患者的风险规避行为的检查时提供。另一种方法是降低结果措施如RAMR的重要性,而是报道更多过程导向措施,通过出院药物使用的CathPCI注册报道已经建立。在没有改进的风险模型,仅有RAMR的普通风险患者数据的过渡时期,应该考虑公开报道,高风险患者的结局报告一般与公众在选择医疗服务提供者和医院时的需要无关,将高风险患者从用来向公众报告总结局的指标中排除,登记机构应制

定一个程序,其允许外部同行在可能的公开报告之前审查所有死亡病例,排除与 PCI 手术或医院的医疗质量明确无关的死亡病例。

表 3　高危患者规避风险的可能解决方案

从公开报道中排除高危者(心脏骤停患者,心源性休克,以及那些被拒绝或被认为心脏外科手术高危的抢救患者)

如果手术原因不存在,外部同行从公开报道中用特定的排除法评审手术相关性死亡

包括标准登记册中的高危变量和例如心脏骤停患者、心源性休克患者,以及那些被拒绝或被认为心脏外科手术高危的抢救患者

基于报道系统或者基于医院结局而不是 PCI 的个人评分,其因心脏骤停、心源性休克以及那些被拒绝或被认为心脏外科手术高危的抢救患者而完成

必须报道关注过程而不是结局检测

必须报道基于疾病的结局而不是基于手术的结局

PCI＝经皮冠状动脉介入治疗

参 考 文 献

Bhatt DL, Drozda JP Jr. , Shahian DM, et al. 2015. ACC/AHA/STS statement on the future of registries and the performance measurement enterprise:a report of the American College of Cardiology/American Heart Association Task Force on Performance Measures and The Society of Thoracic Surgeons. J Am Coll Cardiol,66:2230-2245.

Dehmer GJ,Drozda JP Jr. ,Brindis RG,et al. 2014. Public reporting of clinical quality data:an update for cardiovascular specialists. J Am Coll Cardiol,63:1239-1245.

Dehmer GJ,Jennings J,Madden RA,et al. 2016. The National Cardiovascular Data Registry Voluntary Public Reporting Program:an interim report from the NCDR Public Reporting Advisory Group. J Am Coll Cardiol, 67: 205-215.

Totten AM,Wagner J,Tiwari A,O'Haire C,Griffin J,Walker M. 2012. Closing the quality gap:revisiting the state of the science(vol. 5:publicreporting as a quality improvement strategy). EvidRep Technol Assess (Full Rep), 1-645.

Wasfy JH, Borden WB, Secemsky EA, McCabe JM, Yeh RW. 2015. Public reporting in cardiovascular medicine:accountability, unintended consequences, and promise for improvement. Circulation,131:1518-1527.

11. 心血管病防治的经典案例：北卡项目的背景、实施和经验

广东省人民医院 刘小清 曲艳吉

一、概述

20世纪60年代，芬兰心血管疾病的死亡率极高，尤其在东部的北卡及男性人群中，引起了人们很大担忧。为此，当地的人民代表在1971年签署了请愿书，并要求开展对心血管疾病控制的行动。1972年正式启动了北卡项目（North Karelia Project）开展综合预防计划。1972～1977年先以北卡作为国家试点开展项目，而后，将经验推广到国家层面。干预策略是根据当时已知的相关主要危险因素的最新科学信息而制定的。这一综合性的、人群为基础的干预措施旨在降低人群高血清胆固醇水平、血压、烟草的使用及整体的膳食的改变。同时项目实施了全方位的监测和评估，以便汲取经验供国家和全世界使用。本文介绍的是北卡项目的背景、原则和经验，这不仅对防控当代心脏疾病和慢性非传染性疾病的公共卫生工作有很大作用，同时也对该领域的研究有很大意义。

第二次世界大战后，心血管疾病（Cardiovascular Disease, CVD），尤其是冠心病（Coronary Heart Disease, CHD）和其他一些慢性非传染性疾病（Noncommunicable Diseases, NCD）的发病率在大部分西方国家，如美国和芬兰开始升高。在20世纪60年代末，芬兰男性拥有全世界最高的心血管疾病的死亡率，与其他一些慢性非传染性疾病如肺癌一样，这些高死亡率通过非常差的公共卫生状况和较低的生命期望反映出来。然而，在那个历经了战争的困难时期和战后的荷兰仍是一个相对贫穷的国家。

在那个时代，心血管疾病和慢性非传染性疾病通常被看作是衰老导致的退行性疾病。然而，有效的全球调查研究，如七个国家研究（Seven Countries Study）和弗明翰研究（the Framingham Study）开始将大家的注意力吸引到可能的因果危险因素上，主要是高血胆固醇水平、高血压和吸烟。与传染性疾病的因果链不同，这些危险因素与特定的生活行为习惯明显相关，特别是与饮食和烟草使用强相关。

在芬兰，最东部的北卡省的心血管疾病死亡率最高，与人们观察到的很多较年轻的男士死于心肌梗死的现象相符，这引起了人们普遍担忧。流行病学研究

得出的结果，让人们越来越意识到可能可以做些事情来改变这一境况。1971年1月，在北卡省长的倡导下签署了一份给国家官方的请愿书，紧急要求政府采取行动，启动项目减少这一重大的疾病负担。此后，芬兰心脏学会（Finnish Heart Association）联合心脏专家及世界卫生组织（World Health Organization, WHO）成立了一个计划小组，于1971年9月提出了北卡项目的主要原则框架，并推荐了进一步实施方案。

显而易见，在北卡对心血管疾病控制的有效性在很大程度上都依赖于初级预防的可能性。之前提到过的流行病学研究已经发现特定危险因素的因果作用，这为预防提供了可能性。但在证实因果关系的几项试验中，若将社区中数以千计的人群随机分配到改变和不改变生活方式两组是明显有问题的，因这些危险因素与社区生活方式紧密相关，许多人指出，干预的目标应该是整个社区。显然，这对北卡是有借鉴意义的，因为北卡的危险因素水平普遍较高，且与普遍不健康的饮食和吸烟有关。

综上考虑，结合历史背景，项目采纳了一个社区为基础的策略。核心目标为通过社区为基础的生活方式的综合干预，改变北卡整个人群的危险因素谱。这背后的缘由在于，只是对临床高水平的危险因素进行干预只能对有限人群有效，而针对风险相关的生活方式是整个社会和社区的获益。

所采用的社区为基础的方法实际上与现在经常所说的"生态学方法（ecological approach）"很相似。可以参照公共卫生的经典概念：宿主-中介-环境来理解。在心血管疾病和慢性非传染性疾病的预防中，重点强调危险因素与人类疾病之间的关系（中介-宿主）。只是在近期才更加强调能够改变这种关系的环境和政策。图1所示为应用于慢性非传染性疾病的经典的中介-宿主-环境模型。

二、项目框架和主要原则

项目于1972年正式启动。1月在北卡及与其匹配的参照地区开始了大型的基线调查，调查包含了有代表性的大样本人群，采用了标准化方法，于4月完成，为干预计划打下了基础。在1972年4月7日的世界卫生日（World Health Day）项目开始实施干预，并同

环境
例如-社区的生活方式
　　-普遍的信仰、规范和价值观
　　-社区组织
　　-实体环境（食物市场、吸烟区域等）
　　-健康服务

中介

　-吸烟
　-饮食
　-其他行为
　-毒品使用

宿主

例如-年龄
　　-性别
　　-遗传
　　-性格

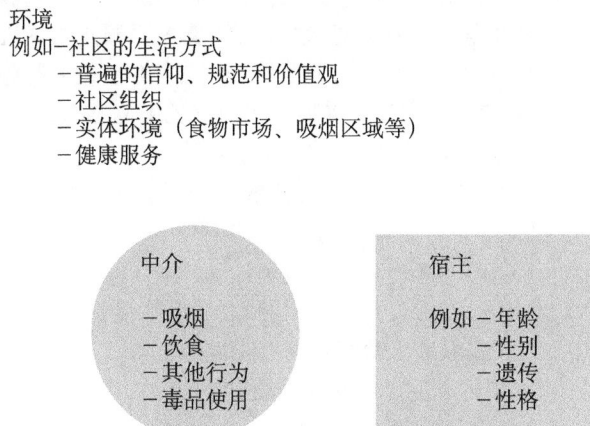

图 1　应用到慢性非传染性疾病的经典
宿主-中介-环境模式

时激活了几项监测系统项目。最初，项目只计划执行 5 年，即从 1972～1977 年。然而，经过 5 年执行，项目预试验和很多结果都是获利的，从而明确持续进行该项目的必要性。与此同时，北卡的经验开始在国家范围内传播，成为国家执行的示范项目。

至 1997 年北卡项目启动了 25 年，在见证了北卡心血管病和慢性非传染性疾病发病率大幅降低和公共卫生状况普遍好转后，北卡项目被正式停止。然而，北卡的相关工作由北卡公共卫生中心、国家卫生和福利研究所（The National Institute for Health and Welfare，THL）继续并加强在国家层面的推广和监测。

北卡项目执行的主要目标与请愿保持一致，即开展活动降低心血管疾病，之后变更为更加广泛的慢性非传染性疾病的疾病负担减少。很显然，虽然项目组

并未彻底认识到是什么原因导致北卡和芬兰的冠心病和心血管疾病高发，但什么都不做显然不是一个选择。流行病学研究的结果已经揭示了一些危险因素的显著作用。

这个信息与当地暴露出来的危险因素的患病率非常高的情况相匹配。在当地，男士吸烟非常普遍，人群中血清胆固醇水平普遍非常高，因为每天摄入大量的饱和脂肪乳制品。所以，这个项目的精髓在于以人群中的这些危险因素为目标，探讨是否可以降低这些危险因素的发生率，如果答案是肯定的话，再看疾病的发病率能够被降低多少。

对有高血压同时有既往心肌梗死或脑卒中病史的人群，是极高风险的一组人群，需要特别关注。同时，当地的卫生中心登记并随访了大于 15 000 例的高血压患者，并组织对心脏病患者实行二级干预，这些都是在当地的社区中日常的实践活动，也是健康服务的预防切入口。主要的理念是，患者经常谈论他们的疾病，借此机会将危险因素的信息在他们的邻里间传播。

采用社区为基础的方案意味着要在社区内改变心血管病相关的危险行为和生活方式。项目与北卡的所有社区合作，同时努力争取国家的支持。项目秉承的原则就是区间合作和"将健康融入所有政策（Health in All Policies）"。同时应该注意，北卡采用的社区方案本身并不进行干预。项目的作用在于给出方法、促进、协调、帮助、反馈和评估。

图 2 给出了项目从设计到实施再到评估的不同内容。

三、行为和社会架构

当把干预的目标定为在社区内改变一定的生活习惯，这个任务就进入了行为和社会科学的领域。众多

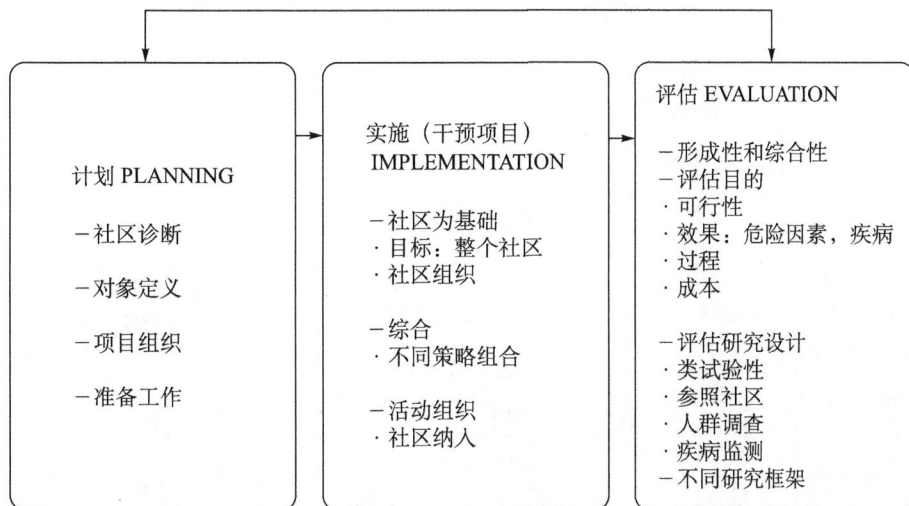

计划 PLANNING

-社区诊断

-对象定义

-项目组织

-准备工作

实施（干预项目）
IMPLEMENTATION

-社区为基础
·目标：整个社区
·社区组织

-综合
·不同策略组合

-活动组织
·社区纳入

评估 EVALUATION

-形成性和综合性
-评估目的
·可行性
·效果：危险因素，疾病
·过程
·成本

-评估研究设计
·类试验性
·参照社区
·人群调查
·疾病监测
-不同研究框架

图 2　应用到北卡项目的社区为基础的项目主要内容

研究和实践经验表明,仅仅告知人们改变他们生活方式的必要性是不够的。行为是深深地嵌入在社会和物理环境中的。

项目中一个持续的主要问题是缺乏统一的理论作为指导。但是,在项目的执行过程中已经有一些行为和社会科学的可靠原理来指导这项社区为基础的卫生项目的设计、实施和评价。北卡项目的几篇文章和专著描述了行为变化的4项理论框架,这一框架有些重叠,但经常被项目使用或参考。

①行为变化途径。

②沟通-行为变化途径。

③创新-推广途径。

④社区组织和(或)社会政策途径。

这些途径方法融合在一个统一的模型中,如图3所示。在这个模型中,项目的外部输入通过大众传媒与人群沟通,从而影响社区,再通过人际沟通和实践活动得以展开。另外,信息特别会通过正式和非正式的意见主导者传给人们。

强调这两个不同的方向,目的都在于传播和扩展知识、说服、教授实践技能,并为人群改变和保持新的卫生习惯提供必要的社会和环境支持。新行为的获得和保持最终会让危险因素谱变得更加有利,降低疾病发病率,提高人群的健康水平。

四、评估

为了总结经验以便全国和全世界应用,北卡项目实施了全面的评估。评估框架可以分为总结性和形成性评价。伴随着很多活动的开展,多种形式的形成性评价建立了起来,同时也在很多出版物上进行了报道。

总结性评价是在规定的时期内通过大规模人群调查进行。因为原设计本项目期限是5年,所以第一个

总结性评估涵盖时间从1972~1977年。之后,在5年时间开展了主要人群调查,这项调查使用了独立的、横断面人群样本。在早期,这些大规模人群调查只在北卡和配对的参照地区开展,之后纳入了芬兰的其他地区,从而使得这项活动发展成了国家健康监测系统,由国家卫生和福利研究所(THL)执行。

此外,评估还使用了其他数据源,尤其是国家死亡数据、专门的心血管疾病登记[WHO MONICA(Multinational Monitoring of Trends and Determinants in Cardiovascular Disease)项目]和国家癌症登记。另外,还是用了国家残疾数据和医院出院数据等。对于评估和干预都非常重要的是快速健康行为调查,这项调查在北卡每年开展两次,并且从1978年开始整个芬兰每年开展一次。

关于项目的评估、方法和材料等都已经在大量的期刊论文和项目报道中进行了描述。

五、结果和可以推广的经验

遵循上述原则,在北卡开展了大量丰富而全面的预防工作,项目的结果已经在大量文章和报道中展现和讨论,包括本期的 Global Heart 中也有涉及。

评估显示北卡项目最初的5年时间已经观察到了饮食习惯、高血压控制和吸烟的有利变化,且变化显著高于对照地区。这些危险因素及人群相关血清胆固醇和血压水平在1977年后的北卡仍然继续好转,但随着国家行动的推进,在整个芬兰都开始发生显著变化。

北卡项目最初的主要目标是降低极高的冠心病死亡率。该项目标确实成功了,同时人群的危险因素也发生了改变。在35年的时间里,北卡35~64岁男性人群年均年龄调整冠心病死亡率下降了85%。相似地,整个心血管疾病死亡率和男、女性全死因死亡率也

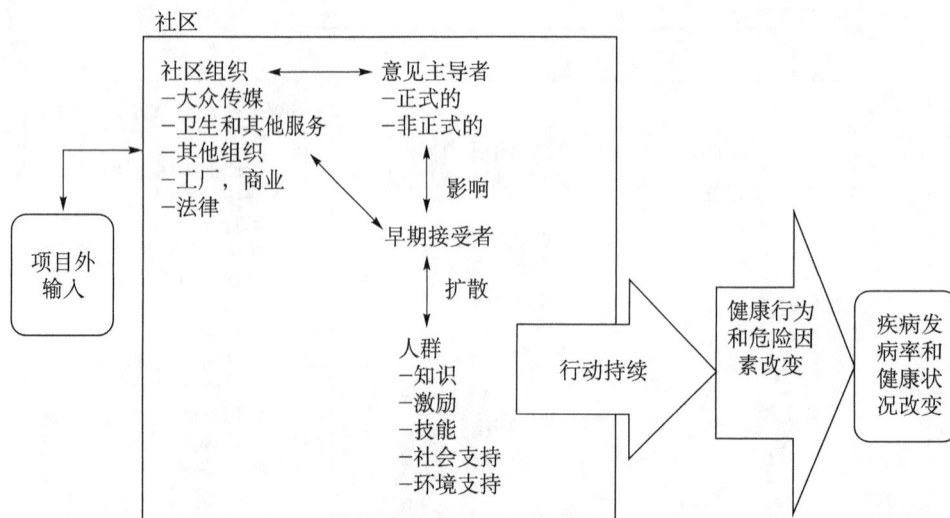

图3 北卡项目的社区干预模型

大幅降低。同时,主要因为肺癌的死亡率降低,男性癌症死亡率也大幅下降。

这些经验清晰地显示出,在仅仅 5 年的时间里,北卡综合性的、以理论为基础的干预措施已经引起了危险相关的生活方式和生物学危险因素的显著好转。最重要的是观察到这些危险因素的变化迅速地影响当地心血管疾病和慢性非传染性疾病的显著降低有关。因此,对于慢性疾病和成人人群,在相对短的时间内获得重要结果也是可能的。

项目最初,目标危险因素和疾病的变化主要发生在北卡。项目持续期,北卡的变化继续,同时在芬兰的其他地区也发生了这些类似的变化。事实上,这与项目以北卡作为示范点,并为整个芬兰探索途径的最初设想是相符的。

北卡项目和芬兰的经验显示出人群为基础的干预的巨大潜力。举例说明,与 1969~1971 年的年均数据相比,2006 年 35~74 岁男性人群中死亡人数全芬兰减少 4478 人,北卡减少 370 人,尽管经过这么多年人口的年龄结构发生了明显变化,老龄人口数大幅增加。而对于 35~74 岁的女性,全芬兰死亡人数减少 4476 人,北卡减少 245 人。这些死亡人数的降低 80% 是因为心血管疾病死亡数的降低。

另一个例子是,如果按照项目开展前,也就是 1969~1971 年的心血管病死亡率计算,根据 2006 年的年龄结构,芬兰 35~74 岁人群中心血管病死亡例数将增加 14 000 例,而且其中几乎一半会是 65 岁以下人群。芬兰出生时期望寿命从 1971 年的 66.4 岁(男性)和 74.6 岁(女性)上升至 2006 年的 75.8 岁和 82.8 岁,而北卡的期望寿命从 64 岁和 72 岁上升至 75 岁和 81 岁。

需要注意的是心血管疾病死亡率的降低主要归因于发病率的降低。虽然临床治疗显著提高,但短期的死亡率变化较小。关于这个问题,一项分析显示,人群危险因素水平的降低能够解释大部分慢性非传染性疾病死亡率的降低。从单个危险因素看,人群血清胆固醇水平的降低影响最大。这表明了为何更倾向于将心血管病和肿瘤发生率的降低归因于初级预防即危险因素的降低,虽然治疗水平的提高也有所贡献。

六、讨论

最初,北卡项目对于心血管疾病预防的可能性的相关知识和经验都很有限。虽然如此,年轻但专业的项目团队基于早期流行病学研究得到的证据并坚信降低北卡心血管疾病高发病率是可能的。

1970 年的国家心脏日,Martti Karvonen 教授在约恩苏的演讲中提到控制已知的危险因素能够使心脏病发病率降低 50%。现在,35 年后,劳动人口的冠心病

年死亡率降低了 85%。我们相信作为可预防疾病,特别是对于冠心病和脑卒中这两类疾病的干预已经是太晚了。

北卡项目无疑为芬兰提高公共卫生水平开创了道路,同时也对国际心血管疾病和慢性非传染性疾病的预防和健康促进做出了巨大贡献,这一问题也在本期的全球心脏(Global Heart)进行了描述。一个很重要的问题是如何将示范地区的经验推广到国家水平,北卡的经验是不能通过行政决策来实现,而是通过历经数年的创新并逐渐渗透扩散的过程。其中包括媒体的兴趣和覆盖范围,同时也包括计划的各个阶段对健康相关政策做出的贡献。

北卡项目的结果也强烈支持一种观点,即以人群为基础的心血管和慢性非传染性疾病的预防是控制这些疾病和提高公共卫生水平的最具费效比的途径。通过综合性健康促进和政策影响危险相关的生活方式是提高公共卫生水平的低价且可持续的方法,这对于发展中国家特别有意义。同时,影响促进更健康生活方式的环境也是非常重要的,因为这对所有人群都得益,也有助于降低健康不公平性。需要强调的是在北卡项目的早期社区都比较贫困,项目活动包括社区组织活动都是非常廉价的。

一个普遍的误解是北卡的工作很容易,而其他国家面临更大的问题。事实上,在 20 世纪 70 年代,证据基础比现在薄弱很多,心脏病社区被质疑,当地还处在较低的社会经济水平,同时北卡也是一个拒绝降低乳制品摄入的乳制品产业地区。当然,当地也存在优势,如对健康问题的意识、需求及好的社区组织。归根结底,成功最重要的因素是正确的理论根据、以人群为基础的综合防治及社区的努力工作。

北卡项目的几篇论著中列举了对成功有重要意义的干预项目具体的因素,包括:

①合理的理论基础;②多样灵活的干预措施;③现场加强干预;④基于人群的干预;⑤社区组织;⑥官方行政参与;⑦与卫生服务机构合作;⑧实现的目标不大而结果方向明确;⑨自下而上和自上而下相结合;⑩监测和反馈;⑪专注于北卡然后才是国家层面。

尽管北卡和整个芬兰都取得了很好的结果并大大提高了健康水平,但仍然有很多工作要做。鉴于 40 年前芬兰心血管疾病的状况太差,尽管有所提高,但仍然还有很大的提高空间;如,虽然芬兰烟草的使用率在欧洲国家中最低,但仍然有 15% 的成人每天吸烟;饮食状况也可以进一步改善;日常的运动也可以大大提高。

经验显示不能将所取得进步当成理所当然,这需要专家、政策制定者和公众的持续支持。同时,任何国家的进步都越来越依赖于国际的发展。所以,众多国家参与 WHO 倡导的预防工作非常重要,同时世界范

围内非政府组织的支持也很重要。

　　北卡项目从流行病学到公共卫生实践的经验是一个有力的典范,示范了如何通过改变人群危险因素和决定性因素而大幅降低心血管疾病,甚至更广泛的主要的慢性非传染性疾病的流行。人群为基础的,通过改变生活方式和环境的干预确实是控制当今心血管疾病大流行,从而提高健康水平的最具成本效益的和可持续的方法。在当今全球健康形势严峻的情况下,这是非常有力的一课。

参 考 文 献

Dawber TR,Moore FE,Mann GV. Coronary heart disease in the Framingham Study. 1957. Am Pub Health Nations Health,47:4-24.

Keys A. 1970. Coronary heart disease in seven countries. New York; American Heart Association, Monograph No. 29.

Puska P,Nissinen A,Tuomilehto J,et al. 1985. The community-based strategy to prevent coronary heart disease:conclusions from the ten years of the North Karelia Project. Ann Rev Publ,6:147-193.

Puska P,Stahl T. 2010. Health in all policies e the Finnish initiative:background, principle, and current issues. Annu Rev Public Health,31:315-328.

Puska P, Tuomilehto J, Salonen J, et al. 1981. Community control of cardiovascular diseases. The North Karelia Project. The Regiona Office for Europe. Copenhagen:World Health Organization.

Puska P, Vartiainen E, Laatikainen T, Jousilahti J, Paavola M,editors. 2009. The North Karelia Project:From North Karelia to National Action. Helsinki:Helsinki University Printing House.

12．中低收入国家该如何实施心脏康复？国际共识解读

中山大学附属第八医院　伍贵富　陈怡锡　张新霞　张焕基

在发达国家,心脏康复已经被证实是一项高效而且具有高性价比的二级预防措施,理应在发展中国家广泛推广。为此,国际心血管病预防与康复委员会召集专家小组发表了中低收入国家或地区实施心脏康复的核心要点共识,这些低成本的心脏康复核心项目,均能在家庭内或社区医疗保健机构中实施,而且执行康复任务的主体力量不是专科医生,而是有更多机会与患者打交道的全科医生或社区卫生保健人员。本文对该共识中的主要内容摘要加以介绍。

一、初步评估

开始心脏康复计划前,应对患者进行基于"以患者为中心,目标导向"原则的全面评估。在摄入量评估中应考虑以下每个要点:体力活动、饮食、吸烟情况、超重或肥胖,冠心病相关知识,抑郁、恢复工作、脂质、血压、药物和糖尿病等。

二、生活方式管理

(一)饮食

不健康的饮食会带来很多与冠心病相关的风险,是增加冠心病死亡率的重要因素。无节制的饮食和工业生产的反式脂肪、盐、糖和酒精等让很大一部分人死于非传染性疾病。

过去 20 年中,因货物、服务、技术、食品加工、分销和营销等的全球化自由流通,中等收入国家居民的饮食模式发生了巨大的变化,导致饮食更加"西化"。在中国,动物产品和含糖饮料的消费明显增加,卡路里摄入、含糖饮食及肥胖也显著增加。

膳食建议:由于中等收入国家之间的巨大差异,改善饮食质量的方法会有所不同,同时还可能面对烹饪方法变化、文化、口味、可获取的食物及经济负担能力的挑战。已经证明,地中海饮食模式可以减少冠心病死亡率和发病率,其饮食组合可以加强对冠心病危险因素的控制,包括多种食物和大量以植物为基础的食品:水果、蔬菜、豆类、全麦、坚果和种子。它不仅帮助人们改变饮食习惯,也改变他们的生活与行为方式。其实施的最大挑战是患者观念的改变和依从性。

(二)吸烟

中等收入国家目前正值吸烟盛期,烟草导致的早死率增加还未获得足够的重视,戒烟干预措施的研究也难以落实到每一个人。因此,中等收入国家心脏康复指南中戒烟方案的实施,应基于高收入国家现有戒烟干预的成效,并结合本国或本地区的戒烟研究成果。因此,在吸收高收入国家戒烟干预成果时,需要考虑其在本国或本地区的承受能力、实用性、可及性、文化的可接受性和传播能力等。此外,在那些使用无烟烟草人数已经超过真正吸烟人数的亚洲中等收入国家(如印度和孟加拉国),更为重要的是如何对无烟烟草使用者进行有效而恰当的干预。

迄今为止,最多的证据还是来源于戒烟而非无烟烟草干预研究。干预措施包括心理和药物两方面,前者在资源稀缺的情况下更切实可行。药物干预包括安非他酮、伐伦克林、金雀花碱等。

(三)超重和(或)肥胖

在中等收入国家中强化公众意识,突出超重和肥胖所带来的危害,是初级和二级预防成本效益最佳的方法之一。WHO 和世界肥胖联合会强力推进的健康饮食和体育活动也是应对全球超重和肥胖局面的关键战略。事实上,通过增加体育活动和改善饮食习惯来减肥是治疗肥胖的重要基础。减轻体重与降低心血管风险有明显的量效关系,在 6 个月内持续减低体重 5%～10% 即可显著加强对心血管疾病风险因素的控制。

因为药物选择有限,减重效果较差和成本效益不高,在中低收入国家中一般不推荐采用药物控制体重,当然因为基础条件的原因,也不推荐手术作为肥胖的治疗手段。

(四)心理健康

抑郁、焦虑、工作压力、社会关系和财务压力与社会隔离、易怒和敌意等均有碍心脏康复的实施和效果。发展中国家因缺乏正规训练的心理治疗师,心脏康复中解决心理压力多采用比较实用的心理健康教育和心理压力管理(即放松技术、应对策略),让患者从心脏康复的同伴和康复治疗师那里获得社会支持,促进其心脏疾病康复和心理康复。

抑郁症目前被认为是冠心病新的危险因素。罹患抑郁综合征的患者思维缓慢,快乐减少,内疚、绝望,以

及饮食和睡眠没有规律。据报道发达国家约 20% 的心血管疾病患者有严重抑郁症，抑郁症状的报道也逐渐增多。抑郁症是中等收入国家致残的主要原因，也是这些国家冠心病患者的负担，其致残率可能比预计的更高。

据研究，非心理专业人员实施的干预措施对女性冠心病患者的社会心理应激能力甚至有害。现阶段对于中枢神经系统性抑郁症的治疗研究不多。因此，如果没有合格的培训治疗师，最好不要启动正式的心理治疗，因为体力训练作为心脏康复的一部分，其改善抑郁症状的效果可媲美专业心理治疗师和抗抑郁药物。

三、危险因素管理

（一）血脂的控制

降低胆固醇的管理策略包括改变生活方式，即饮食调整、运动和药物治疗。他汀类药物治疗仍然是冠心病二级预防的基石。来自发达国家的相关研究表明，低密度脂蛋白胆固醇减少意味着冠心病风险的降低，此与低密度脂蛋白胆固醇的基线水平高低无关。国际上主要专业学会的指南要求将低密度脂蛋白-C 降低到 70mg/dl（或 1.8mmol/L）以下作为冠心病确诊患者的最佳治疗靶标和二级预防的一部分。所有冠心病患者都应该启动针对低密度脂蛋白-C 的他汀类治疗，无论其基线水平如何。

（二）血压的控制

改变生活方式和药物治疗能有效降低血压。尤其抗高血压药物治疗可以显著降低心血管疾病复发事件的风险，对合并心衰和冠心病的高血压患者，推荐序贯调整高血压药物的方式促使其血压达标（即＜140/90 mmHg）。

（三）心脏保护的药物治疗

阿司匹林、ACE 抑制剂和 β 受体阻滞剂等药物已被证明可降低冠心病患者的心血管事件和死亡率。

四、促进心脏健康行为的自我教育管理

对于有冠心病的患者，行为方式改变（即体力运动、饮食调整、药物治疗和戒烟）能有效降低心血管风险。这些行为的改变是多因素的，需要取得患者的理解和长期坚持以获得最佳的康复效果。同时，给患者提供的心脏康复教育材料和内容应该与其健康知识水平和文化观念相匹配。

建议教育干预以行为改变理论为基础。如健康行动过程方法模型，社会认知理论和成人学习原理的理论特别适用于心脏康复教育。社会认知理论教育的一个例子是自我管理模型，其已被证明在心血管疾病中是有效的。在这个模型中，心脏康复参与学习监测他

们的健康行为及其发生的环境，包括确定最近的目标以激励自己，并争取社会支持来保持他们的努力。

心脏康复活动应数周或数月内实施，让患者与康复人员反复接触，以减少患者随时间的推移对反反复复面临的生活方式干预和治疗方法产生的厌恶情绪。

五、恢复工作

因为经济方面的原因，中等收入国家的冠心病患者回归拥有报酬的社会角色对其个人和社会都非常重要。对期望恢复就业的患者，要对其进行职业评估，特别是对身体条件要求较高的职业和涉及公共安全的工作（例如职业驾驶）。对一些有特殊需要的患者要进行运动测试以评估其运动能力、心肌缺血和（或）心电的稳定性。超声心动图检查中，如果左心室射血分数＞40%，无运动相关的心肌缺血或电不稳定的心电图表现，可以被认为属于低风险。这类患者其射血分数＞40% 报道 2 周后可以恢复工作。

研究发现，在高收入国家，患者的心理因素（如情绪、工作满意度、动机）而非临床因素（如心肺能力）在决定回归社会能力方面起主要作用，但在中等收入国家的影响则不明显。由于心理和生理应激可诱导心肌缺血，因此在评估患者时应该考虑其工作条件对其身体和心理的要求。对于尚不能安全回归工作岗位的患者，心脏康复专家还需要向其提供就业机构的联系信息。

重返工作岗位的患者，特别是冠心病事件后 2 周内返回的患者，应该选择合适的心脏康复模式接受全面的心脏康复训练，如家庭式心脏康复。

六、结果评估工具

再评估、审核和评价是心脏康复活动的核心要素。目的是测试患者是否在康复项目完成时达标，并通过其亲身参与获得明显的变化。尽可能使用电子数据库支持评估结果。为减少潜在的结果偏倚，尽可能纳入接受康复的连续患者，比较其康复项目实施前后的结果。若患者中途退出治疗，也应尽可能招回他们重新评估其效果。由于许多关于心脏康复的建议来源于高收入国家的相关共识，写作小组特别鼓励进行心脏康复评估。

七、综合性心脏康复模式

针对低资源的环境条件，有关机构提出了一种综合性的心脏康复模式，类似于以前推行的"全二级预防"模式，该康复模型基于菜单模式且具有灵活性，适用于全球很多低收入国家和地区。不同国家的卫生医疗体系，医疗保健人员是否经过培训，全科医生、家庭医生、护士或其他医疗联盟内的医疗保健人员、社区卫

生工作者等,均可以参与进来实施心脏康复。

八、针对中低等收入国家的心脏康复模式

研究表明,在高收入国家,无论是在正规医疗机构完成还是基于家庭模式的心脏康复,其效果都大致相当。显然,在资源条件不理想的地区,对硬件设施和经费投入都没有硬性要求的心脏康复更为可行。

(一)社区心脏康复

对中低收入国家而言,基于社区的心脏康复已经替代传统的医院内心脏康复模式。社区心脏康复能提供传统意义上的全部核心康复项目,但患者在非医疗机构实施运动处方,进行运动康复训练。

WHO 提倡发展和支持康复服务,包括在社区进行针对慢病管理的心脏康复,特别是在资源缺乏的地区。通过利用社区的硬件和人力资源,推进可负担、可持续的心脏康复服务。低收入国家的社区心脏康复任务可由经过培训的医务人员或社区卫生工作者承担。

(二)家庭心脏康复

基于家庭的心脏康复模式可以很简单(如书本教材),也可以很复杂(如互联网)。这种心脏康复模式已经在中低收入国家中成功开展。

不同国家的家庭心脏康复各有其特点。在中国,主要是出院前向患者提供一个为期 6 周的以家庭为基础的心脏康复方案手册。患者被安排 1h 的心脏康复活动,其中每一节都有文字简介和放松方法演示(如太极)。该手册包含 3 个部分:①6 个关于健康教育的主题(每周 1 个),如心脏的解剖和生理,心肌梗死的体征和症状,压力管理,家庭锻炼计划和放松;②关于药物治疗,心脏手术,心肌梗死后焦虑和抑郁的常见问题及答案;③关于危险因素的知识普及。与常规心脏康复相比,家庭康复模式生活质量的改善更好,缓解焦虑更为显著。

其他在高收入国家开展的家庭式心脏康复模式带有些许混杂成分,这种模式在中低收入国家展现出良好的应用前景,特别是结合移动设备的康复,可以更好地利用公共资源。

(三)移动科技

中低收入国家的移动服务方式包括:电话服务、短信发送、语音信箱服务、语音提醒等。在高收入国家还有其他服务方法,包括应用具有心电图和心率监测功能的智能手机。心脏康复的移动应用程序包括计步器、视觉反馈、短信提醒、教育视频、门户网站,以及记录体重、血压和体力情况的运动日记等。

移动技术已经成功运用于资源缺乏环境下的心脏康复,例如非洲国家,包括为偏远地区的社区卫生工作者提供传染病综合社区病例管理模式。在这样的环境中,移动应用于监测患者的健康状况和提高患者药物治疗的依从性。

(四)将心脏康复纳入初级卫生保健系统

资源充足的条件下,心脏康复通常在医院内由专科医生监督实施。相较初级保健而言,在中低收入国家中这样的心脏康复实际上是难以落实的。如果要与更多的心血管疾病患者广泛接触,在初级保健体系内就要开展心脏康复。WHO 的目标就是确保初级保健的全球普及。由于高血压和糖尿病及一些其他非传染性疾病在初级卫生保健中的预防和管理已经取得成功,因此,心脏康复完全可以如法炮制。

九、结论

这是全球机构在近 25 年来首次提出关于如何在中等收入国家实施心脏康复的建议。虽然每个核心组成部分在本文均有单独阐述,但生活方式和行为元素贯穿全文,应当落实到以患者为核心的心脏康复实践中。

在资源匮乏条件下,不同国家和地区之间可及的医疗资源差异很大,我们应尽可能参考心脏康复相关的指导建议。此外,资源条件欠缺的地区缺少经过培训的专业医疗保健人员,特别是本文介绍的心脏康复核心组成要点方面,缺乏具有专长的人员来提供心脏康复服务。因此,建议中等收入国家建立并扩大心脏康复服务,建立主管机构,在心脏康复的各个方面,为非专科医生和全科医生提供必要的培训服务。我们建议专业机构能够向非专业的及发展中的心脏康复中心提供先进的心脏康复服务和临床教育师资,在今后更新本共识时,我们希望制定出在资源缺乏环境下进行专业心脏康复的实施标准。

13. 健康生活，健康家庭：以家庭为基础的心血管健康促进

中山大学附属第一医院　陈丹敏　高修仁

一、概述

目前，西方心脑血管病已呈现逐步下降趋势，然而中国的心脑血管疾病仍在上升，心脑血管疾病的死亡仍占我国乃至全世界死亡的第一位。我们面临着巨大挑战。在二级预防与一级预防基础上，近年来强调了初级预防这一理念，重视健康人群的危险因素预防，尤其是把预防的视野扩大到青少年阶段。通过倡导健康生活方式，促进全民健康，把高危人群与全人群策略相结合。

基于家庭为基础的心血管健康促进是本文讨论的主要内容，通过综述并描述了家庭在促进心血管健康中的重要性与潜在理由和机制，着重：①家庭系统内部的相互依赖性；②家庭的共享环境因素；③健康的养育风格与否；④父母和（或）照顾者对健康教育的认知；⑤基因组学的致病意义。对此，鼓励家庭单位之间的沟通、改善生活环境、科学地教育是促进心血管健康的最有效的方法。

既然动脉硬化性心、脑血管疾病（ASCVD）目前是世界范围内最主要的死亡原因，如何做好心、脑血管疾病的防治工作是当务之急，把预防策略前移、把注意力集中到儿童早期的家庭教育、体力活动缺乏、不健康的饮食、儿童肥胖的增加等可预防因素上。对ASCVD的风险因素如糖尿病，高血压和血脂异常等的风险的有效预防，最终对减少导致动脉粥样硬化性心脏病的发生具有重要意义。

父母的行为直接影响孩子的生活方式，研究显示父母肥胖与他们孩子的肥胖密切关联。因此，预防儿童肥胖应包括其父母的努力，不言而喻，家庭的心血管健康促进的方式既可以有益于孩子也有益于父母，对全人群的健康贡献可想而知，研究证明，家庭是整个生命历程中心血管健康促进的关键（图1）。

二、家族成员的相互依赖

1993年Broderick CB对家庭系统理论进行完整描述。必须明确，家庭是一个复杂的社会系统、也是一个复杂的整体，在家庭内部照顾者与孩子的互动、孩子与孩子的交互作用等，往往个人角色的变化可以影响其他家庭成员的变化，父母的身教重与言传，给孩子一个健康心理、生理的表率；使整个家庭更加有效地参与

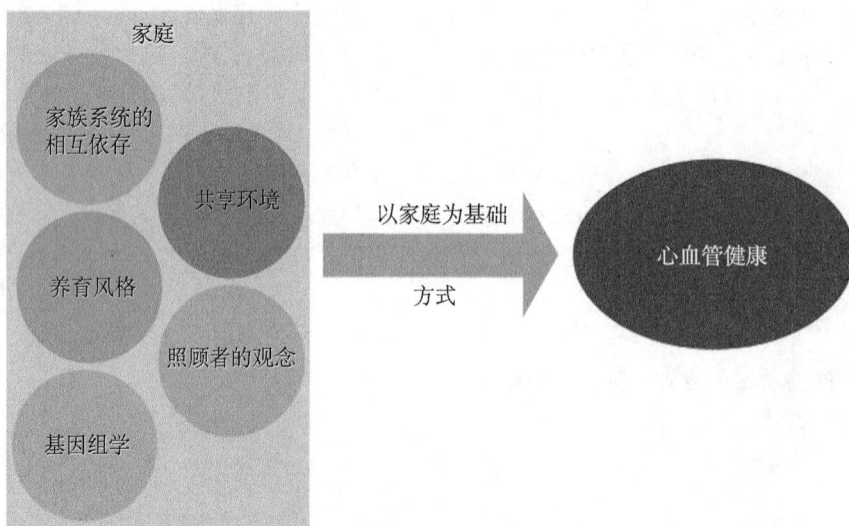

图 1　家庭因素与心血管健康

健康干预；拥有凝聚力和沟通平衡力的家庭更有可能制定和实现健康目标；能更好地应对压力的父母较少倾向于采取不健康的行为，可以更好地支持他们的孩子的行为改变；此外，家庭与周围环境密不可分，父母和（或）照顾者与学校的密切沟通，都是促进心血管健康的关键所在。

（一）家庭凝聚力和沟通

家庭凝聚力、灵活性、融洽的交流对于健康行为的发展和维持非常重要。有效沟通使得孩子的个性、独立性、忠诚度与情感亲和力能健康融合。这种融洽性好的家庭更有可能完成健康计划与实现目标，例如保持积极的生活方式。有利于家庭应对那些难以持之以恒健康计划。研究证明，在有冲突的破裂家庭环境通常具有较少有内聚性，且与儿童肥胖增加密切相关，较低的家族凝聚力和适应性与青少年暴饮暴食有关。然而，值得提出的是：生活在单亲家庭中的儿童与双亲家庭的儿童相比，体力活动水平没有显著差异。

气氛融洽的家庭，对健康饮食和体力活动有更多地讨论时间与空间。可以注意到，重视沟通是健康饮食和体力活动的重要组成部分。在谈话中感到受重视和受尊重的家庭成员，更容易有积极的健康态度和行为。同时，儿童对健康饮食和有效体力活动的健康态度反过来会影响父母亲的健康相关行为。使得家庭进入健康的良性循环。

（二）应对压力

部分家庭应对和适应压力的方式可能倾向于采取不健康的行为。在双 ABCX 模型中，事件（A），家庭资源（B）和家庭对事件的看法（C）都决定了家庭对危机的反应（X）。家庭可能通过不健康的习惯如营养不良和久坐行为，来对压力事件做出反应。处于重大情绪压力下的父母，有抑郁或焦虑的父母，不太可能支持他们孩子的行为改变。母亲抑郁、自尊，经济压力和产妇压力似乎也与儿童肥胖有关。经济压力也会导致父母痛苦，婚姻冲突和破坏性的养育。财务相关的婚姻不和可能影响基本膳食计划和体力活动等行为，导致不成功的体重管理。在西方国家，中低收入家庭肥胖盛行，我国的肥胖症也在呈上升趋势，这些因素都必须在设计肥胖治疗干预措施时考虑。

三、家庭共享环境的重要性（儿童和护理人员环境共享）

（一）物理和行为环境

家庭的共享环境是儿童首先观察和获得健康习惯的环境。此共享环境由物理和行为两部分的有机结合而成。物理环境包括食物的可用性、多样性，以及获得食物和体力活动机会。然而，行为环境包括：自我情绪

调动、自我调节、角色建模和家庭成员教育的喂养习惯等问题（图 2）。从出生时，父母和（或）照顾者对物理和行为环境都有重大影响。事实上，这种影响在出生后不久、从决定母乳喂养还是使用配方奶就开始起作用。随后，当孩子开始食用固体食品和（或）开始学习适当饮食时得到加强；同样，在孩子变得会爬行之后很快开始学习体力活动。

粮食供应：家庭食物供应是影响饮食习惯的至关重要的问题。大多数家庭在家庭外消费食物。在家吃饭时，食物通常为家外来源，包括餐馆和快餐。家庭内烹饪时间随着时间的推移而减少，尤其在西方国家和目前中国大城市，这反映出使用中等至高度加工的预包装和方便食品量的不断增加。这些加工食品通常含有丰富的饱和脂肪、富糖和高钠。零食也相当常见，零食中也经常含高添加的糖和盐，包括甜饮料。

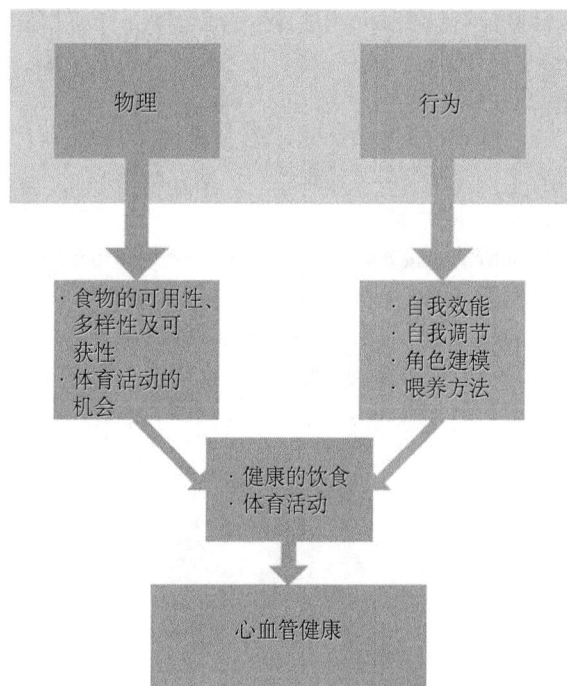

图 2　家庭环境和心血管健康

（二）饮食习惯和角色建模

诚然，饮食习惯在儿童早期受家庭影响。儿童所接触到的家庭规范吃什么，如何吃，包括餐桌礼仪、饮食礼仪、进食的时间，以及在吃饭时的互动。往往孩子们倾向于模仿照顾者的饮食行为。事实上，父母和其他家庭成员的消费模式成为成长中孩子的模型。已经证明，非洲裔美国家庭中，较低的脂肪摄入、更高的水果和蔬菜摄入与家长的健康程度密切相关。此外，进餐时的陪伴和积极氛围的建立与提高膳食质量有关。

家庭聚餐已被证明对儿童具有积极的健康、社会和教育益处,包括影响饮食的总体质量、语言习得和文化发展。气氛良好、合理的家庭餐也可以作为对青少年危险行为(如物质使用)的"保护因素",对照顾者也有益。家庭和家庭环境对少儿的饮食习惯影响较大;随着年龄增长,到青春期同龄人和朋友的影响逐渐增加。

(三)体力活动和共享环境

关于体力活动,孩子本身就有一种活跃和探索的自然倾向。家庭环境和照顾者的活动习惯可以影响这种自然倾向。体力活动模式的样板对于促进儿童的身体活动是重要的。已经表明,父母的久坐与学前少年儿童的久坐时间相关联。类似地,较高的父母电视观看时间与儿童中较高的电视观看和久坐时间相关。此外,父母身体活动水平与学前儿童在学校环境中的活动水平相关,从而表明父母角色模型对儿童在家庭环境以外的行为的重要影响。父母中至少有一个身体活跃已被证明能增加儿童的身体活动水平。值得注意的是,有资料提示:父母的运动对男孩的影响大于对女孩的身体活动的影响。

照顾者对儿童体力活动的影响,包括照顾者在支持和帮助儿童参与有组织体力活动方面的理念。安全机构对儿童的活动是必需的。例如,父母可提供运动和健身活动的接送。最近的一次增强少年儿童体力活动的试验发现,"工具支持"(例如运输、提供设备、示范和协助体力活动)是比情感社会支持,更重要的决定体力活动水平的因素,特别是在学校之外。看护者还可以创建以体力活动为中心的社交活动,例如徒步。

四、家庭的养育风格

育儿风格是育儿的基石,在塑造以家庭为单位的社交环境中起到关键作用,最终塑造孩子的未来习惯。基于照顾者不同的敏感度和对儿童的自我控制的预期,通常有4种不同的养育风格:权威、专制、宽容和忽视(图3)。权威风格包括与孩子的高水平的情感联系和自我控制。另一极端,忽视的养育方式表现出低水平的敏感性,并对儿童的自我控制提出最低的要求。专制风格要求孩子成熟和自我控制,但缺乏情感的温暖。相反,照顾者宽容的教育方式迎合孩子的情感需求,但事与愿违,一般小孩缺乏自我控制行为。传统意义上,权威风格被认为是理想的,这种特殊风格养育的孩子能获得更高的学术成就,发展积极的应对机制,并且与同龄人相比表现出更大程度的自我控制。一般来说,过度控制方法及放纵的行为可能会影响儿童的自我监管实践,对孩子心血管健康促进产生有害的影响。

(一)权威风格

权威的养育风格围绕着对孩子的尊重和情绪反应,设定了清晰和严格的界限。权威的照顾者更愿意讨论健康食品的重要性,在有分歧时进行对话讨论和给孩子提出问题,以及赞美孩子做出了明智的食物选择。在权威家庭中养育的儿童更倾向于吃水果、蔬菜,在青春期表现出健康的行为,儿童和青少年的超重水平较低。特别是,母亲权威型育儿倾向预估较低的青春期超重。权威父母的青少年女儿也被证明具有较高水平的体力活动和较少的久坐行为。研究证明,暴露于权威育儿风格的儿童在青春期的吸烟率更低。

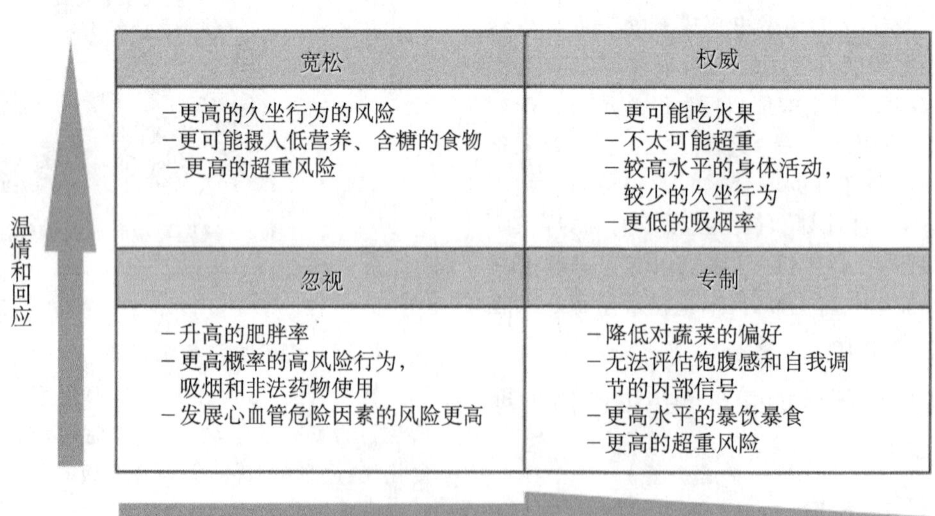

宽松	权威
—更高的久坐行为的风险 —更可能摄入低营养、含糖的食物 —更高的超重风险	—更可能吃水果 —不太可能超重 —较高水平的身体活动,较少的久坐行为 —更低的吸烟率
忽视	专制
—升高的肥胖率 —更高概率的高风险行为,吸烟和非法药物使用 —发展心血管危险因素的风险更高	—降低对蔬菜的偏好 —无法评估饱腹感和自我调节的内部信号 —更高水平的暴饮暴食 —更高的超重风险

(左侧纵向箭头)温情和回应

图3　养育风格和心血管健康

(二)专制风格

专制的教育方式在严格纪律信奉者中是普遍的,其规则被强制执行,在实施时对儿童的情感或同情很少。在这种情况下,照顾者形成严格控制氛围,包括强制喂养策略,例如要求孩子们不顾安全继续饱肚子,吃得更快,或"光盘"。强制孩子吃蔬菜的照顾者不经意导致孩子在将来对蔬菜的兴趣不高。不能晓之以理,严格限制"垃圾食品",甜点或零食食品也通常失败的,儿童最终还是喜欢这些食物,即使在他们满意之后。在这种环境中生长的儿童不太可能使用内部信号(生理暗示)来限制过度热量摄入,并且对饮食的热量密度显示较小的反应性,尤其对女孩的影响更大。专制风格也与儿童更大程度地暴饮暴食相关,因为无法支持儿童情感自我调节发育的照顾者,往往营造了适应不良地应对策略的环境,导致承受压力时暴饮暴食。暴露于这种养育风格的儿童有更高的超重风险。

(三)宽松风格与疏忽风格

宽松的教育方式缺乏纪律,有时被描述为"放纵的";对孩子相对较少的规则或要求,并且没有什么结构支持他们的成长。宽松的风格允许孩子没有限制地吃,甚至吃不健康的食物到超饱足。尽管有不同观点,与权威型照顾者的儿童相比,此型父母的儿童在一年级时超重达两倍。此外,与低社会经济地位专制型养育的儿童相比,社会经济地位低宽松型父母的儿童具有更高的体重指数。

疏忽风格的特点是一个"无兴趣"的照顾者,他不能正确地表达感情,对孩子的情感需要没有任何敏感或考虑的迹象。很少提供纪律、没有结构或边界的环境设定。这种"放任"的养育态度被孩子认为父母对他或她的健康缺乏兴趣,并与青年期的肥胖率显著相关。这种养育风格也与儿童罹患心血管危险因素的高风险相关。此外,犯罪率和有害行为,如吸烟和使用违禁药,在青少年期更加普遍。

总之,当前数据表明权威父母的后代最能自我调节能耗,采用积极的应对机制,降低超重率,表现出更健康的饮食习惯。相反,专制和宽容的育儿风格与各种饮食失调有关,如孩子和他们的照顾者均有苗条需要,暴食症、对自身身体不满。疏忽的育儿风格也与身体不满、厌食症和贪食症有关。因此,权威型养育风格被认为是理想的健康习惯,减少心血管疾病的风险因素。然而,一些研究已经表明,没有一种适合所有人的"理想"教育方式,而不同的教育风格可不同地影响孩子,取决于种族和民族。

五、照顾者和(或)父母认知与必须具备的基本知识

(一)超重和肥胖的认知

父母和(或)照顾者对肥胖的认知很重要,他和(或)她对自己的孩子的体重状况认知,直接在影响儿童肥胖发挥重要的作用。超重儿童的父母倾向于低估孩子的体重,尤其是 6 岁以下年幼的孩子。许多家长不能将超重和孩子的健康风险联系起来。这种倾向与母亲的教育水平有关。相反,糖尿病或心血管的家族史提高了家庭中肥胖相关风险的认知后,他们的孩子的婴儿肥"长大"后就没了。往往在许多文化(例如,非洲裔美国人和拉丁裔)中,超重或"大骨"被描述为是健康的,错误认为是良好的养育的标志。

另据报道,许多家长忽视身高和体重生长曲线图,最后当超重和(或)肥胖导致了身体形象问题,或物理和(或)体力活动的受限,被他人取笑的时候才引起关注。还有一个并行的问题,父母不承认他们的孩子的体重问题,以避免承认自己的体重相关问题,避免医疗保健提供者的责备,或避免生活方式改变带来的负担。一般父母相对关心女孩的体重问题而不是男孩的体重问题。

(二)饮食认知

父母和(或)照顾者对儿童饮食质量的看法可能是影响儿童喂养行为,食物可用性和儿童饮食实际质量等因素相当重要。例如,父母和(或)照顾者的偏好和信念已被证明于学龄前儿童膳食牛奶的脂质摄入量有关。父母和照顾者对饮食质量的认知不一定与实际的儿童食物摄入质量相关。希腊的一项研究报道:母亲绝大多数倾向于高估他们孩子的饮食质量。在这项研究中,虽然已被权威机构确定饮食很差或需要改善儿童中,约有 80% 以上的母亲认为他们的孩子的饮食是合理的,其中认为所选择孩子食物是"健康饮食"的母亲占 86%。类似的父和(或)照顾者的认知和实际饮食质量之间的不一致已在加拿大和美国有报道。家族的传统观念也影响父母和(或)照顾者的认知,家庭中的长辈可能不把孩子超重视为不健康的养育策略,可能因此不支持饮食变化。总之,不健康的饮食习惯似乎很可能持续,原因在于不同的照顾者误认为这些饮食是"健康的"。

(三)体力活动的认知

父母和(或)照顾者倾向于高估孩子体力活动的参与水平。例如,一个英国学龄儿童的研究报道指出,80% 的非活动儿童的父母错误地认为他们孩子的体力活动充足。同样,来自美国的一项研究报道说,近90% 的母亲认为他们的孩子非常活跃;但是,来自美国国立卫生研究院基于重力感应的数据表明 50% 以上

的小学生和90%以上的青少年,不能满足体力活动指南建议。

父母和(或)照顾者对体育活动的重视可能对儿童的体力活动产生影响,但由于是混合结果,证据不足。南卡罗来纳州学龄前儿童的一项研究报告显示,父母对体育活动重要性的认知与体力活动水平呈正相关,由此认为父母应鼓励身体素质差的小孩加强体育活动并提供支持和便利。

医疗保健提供者可以通过影响照顾者认知上发挥、促进儿童的健康。与家人对话必须具有包容性,认识到家庭的社会文化和人口结构,以及儿童的性别和年龄。为了设计文化敏感和有效的干预计划,需要进一步的纵向研究,以更好地理解当儿童成长及种族和性别不断变化的对亲子影响轴的影响。

六、基因组学

作为多基因疾病的ASCVD。冠状动脉粥样硬化性疾病(CAD),是由遗传、基因组和环境因素等复杂因素的相互作用而发生、发展。20世纪80年代开创性的双胞胎研究显示:遗传差异占了40%～60%的可能发展成CAD。但是,与单基因疾病,如马方综合征或亨廷顿舞蹈症相比,CVD的发生显示更复杂。CAD是一种多基因、可控与不可控因素共同作用后的复杂疾病,如高血压、糖尿病、脑卒中和肥胖等。不像单基因疾病,致病基因改变通常对表型有很大影响。而在多基因疾病中,每个疾病相关的遗传变化只有小到中等的效果,但通常疾病的发生可牵涉许多这样的基因改变。已有超过150个提示性的脱氧核糖核酸(DNA)变异被确定有潜在的发展CAD的可能。其中50个已经使用GWA研究(Genome-Wide Association,全基因关联研究)的数据集合荟萃分析反复验证。这些变异在整个人口中非常普遍,但是他们的作用大小相对较弱,每个赋予发展CAD的相对危险度最小至中度,平均大

约18%(120)。此外,尽管看似大量的DNA变异已确定,但在整体上,估计只占了CAD在普通人群遗传变异的10.6%,并且大部分的遗传(约90%),仍无法由GWA目前为止已确定的研究位点解释。越来越多的人认为,"缺失"遗传力的实质性遗传可能来自仅在某些环境背景(即,背景依赖性风险变异)中对CAD产生影响的变异。例如,特定变异可能对吸烟者的CAD特别有害,但可能对非吸烟者没有影响。

七、展望

显然,家族是共享的环境与共同的基因组组分的相互关联的系统。家庭沟通的态度,知识和行为从实质上影响个人的健康行为。"自然"(基因组学),"培育"(育儿风格,认知),周围环境及这些因素之间的相互作用都在促进儿童、照顾者和家庭的心血管健康方面发挥关键作用。

基于家庭的方法,既针对照顾者又针对儿童,也鼓励家庭单位之间的沟通,可能是最有效的促进心血管健康的方法。家庭动力学对于解决行为改变和促进健康行为的基础至关重要。最近针对儿童肥胖的研究使用基于家庭的干预措施与控制变量相比已经显示出有利的结果。因此,基于家庭的干预措施,是心脏健康计划的核心,在未来,很大程度上改变儿童和家庭的心血管危险因素。

CVD是世界上死亡的主要原因,是与基因组学、环境、可修改的行为风险等多因素相互作用的结果。在整个生命周期中持续的心血管健康促进和疾病预防是至关重要,以家庭为中心实体。有几种不同的潜在机制有助于解释家庭对心血管健康的影响,包括家庭系统,共享环境,育儿风格,照顾者观念和基因组学的相互依存性,我们必须予以高度的重视,期望以家庭为基础的心血管健康促进工作能进入千家万户,盼来我国的心脑血管疾病发病率早日进入下降的拐点。

参 考 文 献

Agras WS, Hammer LD, McNicholas F, et al. 2004. Risk factors for childhood overweight: a prospective study from birth to 9.5 years. J Pediatr,145:20-25.

Broderick CB. 1993. Understanding FAMILY PROCESS: Basics of Family Systems Theory. Thousand Oaks, CA: Sage Publications.

Cunningham SA, Kramer MR, Narayan KM. 2014. Incidence of childhood obesity in the United States. N Engl J Med,

370:403-411.

Sacher PM, Kolotourou M, Chadwick PM, et al. 2010. Randomized controlled trial of the MEND program: a family-based community intervention for childhood obesity. Obesity(Silver Spring),18 Suppl 1:S62-68.

Thomas RE, Baker P, Lorenzetti D. 2007. Familybased programmes for preventing smoking by children and adolescents. Cochrane Database Syst Rev:CD004493.

14. 膳食与心血管疾病：一场看不见硝烟的战争

广东省顺德第一人民医院　胡允兆　黄伟俊　申常造

膳食不当是人类健康状况不佳的主要原因之一，特别是膳食相关的心血管代谢疾病如冠心病、脑卒中、2型糖尿病及肥胖等对全球健康负担产生了重大的影响；与此同时，营养学快速发展大幅减少了不良膳食对健康和经济造成的影响。本文将从两大方面进行阐述膳食对心血管疾病的影响，包括认识不同的膳食模式对心血管疾病的潜在风险及如何实施基于循证医学改善膳食模式的相关政策和策略。

一、不同膳食对心血管代谢的生理影响

每种食物都代表了脂肪酸、蛋白、碳水化合物、微量元素、植物化学物质，以及其加工方法的"集合体"对心血管代谢的风险。膳食模式对心血管代谢的影响包括血压、血糖-胰岛素平衡、脂蛋白浓度和功能、炎症反应、内皮功能、脂质代谢及体重的调节等。基于对心血管疾病的影响，各种膳食模式特点如下。

1. 碳水化合物富含碳水化合物的食物占据我们正常膳食的大部分，如水果、坚果、非淀粉类蔬菜（除了黄色或白色的土豆）、豆类、粗粮等。虽然总摄入对心血管代谢的健康影响较小，但富含碳水化合物的食物质量高低带来的潜在风险却是不同。目前众多研究已证实水果、坚果、非淀粉类蔬菜对心血管代谢的长期获益。而土豆是一种广泛被大众消费的淀粉类食物，但其淀粉中存在长链糖（能够在口及胃肠道迅速消化吸收），这种高糖负荷及快速吸收将会增加心血管代谢的损伤，比如增加肥胖和糖尿病的发生，故不建议高摄入量的土豆。低质量的碳水化合物还包括细粮（精米、饼干、各种加工后的谷类）、淀粉（特别是黄色或白色的土豆）、含糖饮料、甜食等，它们均和长期体重增长、糖尿病、心血管疾病密切相关，特别是我国城市的中年女性，因此，美国2015年膳食指南咨询委员会特别指出：不推荐进行高摄入的细粮和富含糖的食物。此外，由于众多因素影响碳水化合物的质量，比如纤维素、血糖反应、食品加工等，目前推荐以总碳水化合物和（或）膳食纤维素<10∶1为界值来指导食物的选择。

2. 肉类目前研究发现，不管脂肪含量多少，红肉及加工的肉类膳食都会伴随更高的心血管疾病及糖尿病发病率，其机制可能与铁含量相关，并与脂质及氨基酸代谢产物、晚期糖基化终端产物和亚硝酸盐类物质相关。目前，关于家禽、鱼类是否增加心血管疾病的患病风险仍未明确，而鱼的食用方式（比如非油炸的）及种类（深色的鱼肉富含的长链ω3脂肪酸比白色的高达10倍）影响其营养及健康价值，更多的研究有助于进一步证实其在心血管疾病的作用。

3. 乳制品、奶油和菜油目前大部分膳食指南都将乳制品以脂肪含量多少分成不同的类型，并推荐食用低脂产品，但这主要是基于单一营养的选择（比如钙、维生素D、卡路里、饱和脂肪）而不是基于乳制品在健康方面影响的经验性选择。最近研究表明常规乳制品摄入并不会增加心血管疾病的风险，反而与体重增长和肥胖相关。常规乳脂食品、奶酪及酸乳则是整体健康膳食模式的重要组成部分，高摄入量的酸乳反而降低肥胖的风险。奶油在心血管代谢方面处于"中性"角色，过量摄入仍有增加体重的风险。菜油（大豆油、橄榄油、菜籽油等）主要由单不饱和脂肪、多不饱和脂肪及饱和脂肪组成，目前普遍认为菜油对身体有益的重要成分是黄酮类（酚）化合物，比如特级初榨橄榄油包含刺激醛（oleocanthal），是一种结合环氧合酶1和2受体的酚类物质并具有抗炎效果。研究发现，如果特级初榨橄榄油和地中海膳食一起食用可降低30%的脑卒中、心肌梗死或死亡等心血管事件的风险。鉴于不同菜油对健康的益处，特定的菜油混合食用或将是趋势，比如亚麻油、菜籽油和ω3脂肪酸等，所以各种菜油（包括精炼及未提炼的）都急需长期的临床实验来证实其效果。

4. 含糖饮料、100%果汁、甜味剂、酒精、咖啡和茶研究证实含糖饮料、100%果汁均可增加体重，前者还可增加高血压病、慢性心血管病和糖尿病的发生，后者则由于含有纤维素、维生素、植物化学物质等抵消其部分危害，因此100%果汁适量饮用，但不可过量。尽管研究有限，目前认为人造的和非营养甜味剂很可能是对身体有害的，并对口-胃肠道味觉受体、糖-胰岛素及能量调节、代谢激素及消化系菌群产生不良影响。习惯性酗酒增加了1/3非缺血性扩张型心肌病和房颤的发生，然而也有研究认为适当饮酒（红酒、白酒、啤酒等）可降低心血管疾病的风险，其机制为增加HDL胆固醇表达、改善胰岛素抵抗和降低纤维蛋白原的水平。饮酒量在1杯/周至1杯/d之间时可出现全因死亡率和低风险的"J"形图，因此，即使饮酒具有潜在的获益，但并不推荐通过饮酒来降低心血管疾病风险，而适量

饮酒是允许的。咖啡、茶(3～4 杯/d)均可降低心血管疾病、糖尿病的发生,绿茶、黑茶除了可降压,还可降血脂,但草本洛神葵茶只有降压效果。

5.营养素与心血管代谢健康

(1)酚类化合物:各种具有活性的多酚类物质包括黄酮醇(富含于洋葱、西蓝花、茶及各种水果)、黄酮类(富含于香菜、芹菜、洋甘菊茶)、黄烷酮类(富含于柑橘类水果)、黄烷-3-醇(富含于可可、苹果、葡萄、红酒、茶)、花青素(富含于彩色的浆果)、大豆异黄酮(富含于大豆),均被提示对人体血压、内皮功能、胰岛素抵抗及血脂有益处,可减少心血管疾病的发生,但仍需更多的研究进一步证实。

(2)钠钾钙镁:蔬菜、水果、豆类、坚果及乳制品等都是矿物质的主要来源。全球基本上每个国家人群钠的摄入量均超过推荐的平均值(2 000mg/d),而钠导致的血压升高与其摄入量成正相关,并显著增加心脑血管疾病的发病率,Michael Webb 等主持的在全球 183 个国家的研究表明,在 10 年内,如果通过政府"软管理"政策使人群钠摄入量减少 10% 则可显著降低心血管事件发生及医疗卫生成本。富含钾膳食可降低血压和心血管疾病发病率。短期的研究提示钙补充剂有助于降低血压,但可能会增加心血管疾病的发病率,而镁补充剂在心血管疾病中的作用仍有争议,故暂不推荐钙镁补充剂用于心血管疾病的预防。

(3)抗氧化维生素与维生素 D:由制药公司支持的研究提示维生素 B$_6$、生素 E 可能降低心血管死亡率,但目前认为维生素与抗氧化剂并不会减少主要心血管事件的发生,而富含各种抗氧化维生素的水果、蔬菜可能是几种成分一起发挥有益于健康的效果而不是其中单独一种。而目前认为维生素 D 补充剂并不会明显改善心血管事件,而正常阳光照射人体可满足生理需求。

(4)全脂肪、饱和脂肪、单元不饱和脂肪、多元不饱和脂肪及反式脂肪酸:目前关于全脂肪、饱和脂肪、单元不饱和脂肪在心血管疾病作用的研究仍有限,并且由于日常食物,比如奶酪、乳制品、肉类、牛奶、酸奶、植物油及坚果等,每一种除了含有饱和脂肪,还包含其他的成分,故使基于它们单一成分的研究少之又少,甚至得出矛盾的结果;美国 2015 年膳食指南咨询委员会则指出人们不应该限制总脂肪的摄入,应该增加健康的植物油(含多不饱和脂肪和酚类成分)摄入。多元不饱和脂肪最常见的是 N-6 亚油酸和 N-3α 亚油酸(富含于各种菜油),目前认为有益健康。我国在 2013 版《中国居民膳食营养素参考摄入量》亦取消了摄入胆固醇＜300 mg/d 的限制,但由于缺少相应的证据,对胆固醇摄入没有设上限,建议应适量。

(5)蛋白:目前研究未发现增加蛋白的摄入有助于改善肥胖、血脂、血压、炎症反应及血糖等有关的心血管代谢风险因素。究其原因可能与全脂肪、碳水化合物食物来源相似,蛋白类食物也是来源各种不同食物,包括红肉、加工肉类、牛奶、奶酪、鱼、坚果、豆类等,不同的食物营养效果带来的结果导致最终的"中和"效应。此外,研究发现蛋类并不会增加人群心血管疾病的发生率,甚至高摄入量的蛋类能够降低出血性脑卒中。

二、改善膳食模式的相关政策和策略

目前,提倡天然食品、均衡膳食、限制食盐及食品添加糖的摄入可以减少心血管疾病危险因素或降低心血管疾病的发病率已经成为共识,并被中外各国的居民膳食指南及心血管疾病预防指南明确推荐。然而,如何优化膳食模式来降低心血管疾病的发生甚至进一步减少心血管疾病的复发或病死率,目前我们仍面临很多不可忽视的"障碍"。

1.健康膳食的障碍及机遇在现实生活中,首先个人的膳食习惯不仅取决于个人的爱好,而且受到个人家庭规范、教育、收入、营养和烹饪知识等影响;其次受到社会文化因素(如文化规范、社会压力和网络)和外部条件(如食物便利性、成本等)的影响;最后是农业政策和生产实践、食品工业规范化和营销情况、国家和国际贸易协定甚至气候等均产生不同程度的影响。这些复杂的因素,每一个都代表了潜在的"障碍",同时也是改善膳食模式的"机遇"。

2.患者生活方式与卫生系统的"自我改善"患者生活的方式,比如吸烟、缺乏运动及药物依从性不佳都会对临床预后产生重要的影响,而以循证医学为基础的方法对患者的不良行为进行指导显得十分重要。而对于临床医师来说,卫生系统内各种"障碍"都会限制他们充分去对患者实施有效的行为转变决策,比如资金不足或激励机制不完善、对于有效行为转变策略和相关行为目标的认识及经验不足、评估和监测行为的设备不够等。因此,卫生系统的"自我改善"能够为患者不良生活方式的转变提供有力的支持和便利,其内容如下:①为基于循证的行为转变策略提供者进行训练,包括相关的种族和文化内容;②整合系统以便多学科团队的协助,包括医师、护士、营养师、体育活动专家、社工人员等;③实用的电子系统以助于评估、追踪和报告特定的饮食行为,包括全程、随访前后的情况;④提供电子系统以便规律随访,同时简化患者反馈的程序及行为转变;⑤明确的报销指引及奖励以鼓舞行为转变明显的患者;⑥适时调整目标和质量标准以便合并关键的膳食干预和指标。

3.技术与政策层面的策略研究:与传统的护理相比,新技术(移动设备应用软件、个人追踪设备等)应用可明显有助于患者不良生活行为转变或成功"减肥",

可能和更有效的自我监督、实时反馈、同伴支持等相关。此外,鉴于社会和环境因素在膳食习惯、行为方式的重要作用,学校、工作单位、社区、城市、国家甚至国际层面相关政策的支持更有利于患者取得更大的成绩。

4.各个利益相关者的合作患者持续有效的膳食行为的转变往往与各个利益相关者之间的密切合作相关,包括学者、医师、卫生系统人员、社区组织者、保险公司、学校、政策制定者、农民、零售商和餐饮人员等。比如社区、学校和工作单位应该要求和支持膳食变化的各个项目,当地和国家政府应该优先考虑营养行业和促进其他利益相关者的政策制定、实施和评估等。

三、展望

目前,饮食相关的心血管疾病对全球造成极大的健康及经济负担,如何优化膳食模式来降低心血管疾病的发生是目前全球关注的热点问题。除了建议选择更健康的食物(比如水果、蔬菜、坚果、豆类、鱼类、植物油、酸奶和粗粮等)和摄人更少的添加剂(比如盐、反式脂肪、加糖饮料等),我们更关注不良生活行为转变的成效、卫生系统的改善、新技术的应用、相关政策的支持及各个利益相关者的密切合作,这些都将为进一步降低心血管代谢性疾病和经济负担提供有力支持! 同时,我们也期待更多关于心血管代谢疾病在膳食方面的研究。

参 考 文 献

Afshin A, Micha R, Khatibzadeh S, et al. 2014. Consumption of nuts and legumes and risk of incident ischemic heart disease, stroke, and diabetes: a systematic review and meta-analysis. Am J Clin Nutr,100(1):278-288.

Gan Y, Tong X, Li L, et al. 2015. Consumption of fruit and vegetable and risk of coronary heart disease: a meta-analysis of prospective cohort studies. Int J Cardiol, 183:129-137.

Halton T L, Willett W C, Liu S, et al. 2006. Potato and french fry consumption and risk of type 2 diabetes in women. Am J Clin Nutr,83(2):284-290.

Heidari-Beni M, Golshahi J, Esmaillzadeh A, et al. 2015. Potato consumption as high glycemic index food, blood pressure, and body mass index among Iranian adolescent girls. ARYA Atheroscler,11(Suppl 1):81-87.

Mozaffarian D, Ludwig D S. 2010. Dietary guidelines in the 21st century-a time for food. JAMA,304(6):681-682.

Smith J D, Hou T, Ludwig D S, et al. 2015. Changes in intake of protein foods, carbohydrate amount and quality, and long-term weight change: results from 3 prospective cohorts. Am J Clin Nutr,101(6):1216-1224.

15. 睡眠时间、质量对生活方式和心血管代谢健康的影响

广东省人民医院　王　玲　中山大学公共卫生学院　黄碧霞

一、概述

睡眠作为影响健康的重要生活方式得到越来越多的认可。然而,无论过短或过长的睡眠时间,以及包括失眠、睡眠呼吸障碍等睡眠障碍均被报道与不良的心血管代谢健康,包括肥胖、高血压、2型糖尿病及心血管疾病相关。本文综述睡眠时间和睡眠障碍对生活方式和心血管代谢健康的影响,探讨可能的机制及进一步研究方向。

美国国家睡眠基金会推荐合适的睡眠时间中青年为7~9h,老年人为7~8h,并定义了好的睡眠质量包括睡眠连续性及完整的睡眠结构等。然而,美国国家心脏、肺和血液研究所的数据显示,5千万~7千万的美国成年人经受睡眠障碍或习惯性的睡眠不足。在我国,睡眠健康状况也不容乐观。虽然很多人是出于职业、社交等而主动减少睡眠时间,仍有相当一部分人的睡眠问题由医学或社会心理因素引起。而失眠、睡眠呼吸暂停是其中两种主要影响睡眠质量的睡眠障碍。睡眠正成为一个日益受到关注的公共卫生问题。我们结合2016年美国心脏协会关于"睡眠时间和质量对生活方式和心血管代谢健康影响的科学声明"及跟踪最新的研究进展,对睡眠时间及睡眠障碍[失眠和(或)失眠症状、睡眠呼吸障碍、不宁腿综合征、周期性肢体运动障碍等]与生活方式(饮食、体力活动)及心血管疾病危险因素(包括肥胖、2型糖尿病、高血压及心血管疾病)关联的流行病学和临床研究证据进行综述,探讨这些睡眠相关问题在人群中的发生、对生活方式及心血管代谢健康的影响及可能的作用机制,为从睡眠角度改善心血管代谢健康、防治心血管疾病提供理论依据。

二、睡眠时间与心血管代谢及疾病风险

(一)流行病学发现

1. 肥胖及能量平衡　目前已有较多的流行病学研究报道习惯性睡眠时间减少与肥胖相关,并呈现一定的剂量反应关系。Cappuccio等综合了23项基于成人的横断面研究所做的Meta分析发现,睡眠时间每减少1h,合并的肥胖OR值为1.55(1.43~1.68)。而睡眠时间与BMI存在线性负相关,睡眠时间每增加1h,

BMI减少0.35kg/m^2。值得关注的是:①尽管大部分睡眠时间减少的人睡眠时间集中在5~6h,≤4h和(或)晚睡眠对肥胖的影响最为显著,提示近似于急性睡眠剥夺试验的极短时间睡眠比典型的睡眠减少风险更大;②睡眠时间减少与肥胖关联独立于自身报告的睡眠不足。睡眠时间不足与肥胖的关联在年轻者更明显。除了横断面研究,随访16年的护士健康队列及另一项前瞻性研究的Meta分析也证实睡眠时间减少与增重及肥胖之间的关系,而睡眠时间过长与肥胖的关联并没有统计学意义(OR,1.06;95% CI,0.98~1.15)。

一方面,习惯性睡眠减少可能导致代谢改变及心血管代谢危险因素增加。另外,睡眠时间减少还可引起神经认知改变,包括受损的判断和决策,从而倾向于选择不良的饮食方式,感到疲劳从而减少运动(然而由于睡眠较少者可能本身倾向于更多的运动量,所以目前关于睡眠时间与活动量的关联性并不明确),并增加食物摄入,而能量消耗几乎不变,产生正能量平衡从而导致体重的增加。

2. 糖尿病　Anothaisintawee T.等对队列研究的Meta分析报道睡眠时间≤5,6及≥9h/晚对糖尿病的合并RR值分别为1.48(1.25~1.76),1.18(1.10~1.26)和1.36(1.12~1.65)。

3. 高血压　与糖尿病关系类似,睡眠时间与高血压风险也呈u形关联,一项综合13项研究的Meta分析报道短睡眠时间(≤5 h vs. 7 h)和长睡眠时间(≥9 h vs. 7 h)高血压的OR值分别为1.61(1.28~2.02)和1.29(0.97~1.71)。女性比男性风险要高。也有报道短睡眠时间与高血压的关联主要在年轻人群。

4. 心血管疾病　横断面数据提示无论睡眠时间过短或过长都与增加的代谢综合征风险关联,而中心性肥胖、增高的血脂、血糖和血压同时也是心血管疾病的一系列危险因素。Meta分析发现睡眠时间与冠心病、脑卒中的风险也呈u形关联,短和长的睡眠时间冠心病的风险的RR值分别为1.48和1.38,脑卒中RR值为1.15和1.65($P<0.05$)。除了在较不健康人群,短睡眠时间与总心血管病风险及其导致的死亡关联并没有统计学意义,而长睡眠时间对心血管事件及死亡的RR值为1.41(1.19~1.68)。

(二)临床证据及可能的机制

以上主要是观察性研究的发现,下面是一些对研究对象进行睡眠时间的干预性研究结果。

1. 睡眠时间干预对能量平衡及体重的影响　睡眠限制(4h/晚)的研究对象较 8~10h 正常睡眠者能量摄入增加 180~559kcal/d。也有报道虽然总能量摄入没有差异,但睡眠限制者饥饿率或脂肪的摄入增加。另一方面,由于对能量消耗的定义及测定方法存在差异,睡眠限制对能量消耗的影响仍存在争议。目前的临床试验并不足以得出睡眠时间影响体力活动水平的结论。而静息能量消耗可能的增加并不足以抵消能量摄入的增加,从而导致能量的正平衡。由于伦理及安全方面的考虑,目前睡眠限制对肥胖相关因素的影响多为小样本、短时间的干预研究,并没有得出显著的因果关联,而延长睡眠时间被发现对体重有有利的影响。

2. 睡眠时间干预与胰岛素抵抗及心血管炎症、氧化应激和抗氧化因子　对健康人群进行睡眠剥夺试验可导致胰岛素抵抗、降低胰岛素敏感性、减少葡萄糖耐受及增加糖耐量受损风险($RR \approx 3.0$);收缩压及舒张压增高及夜间血压勺型减弱;并影响其他心血管标志物,包括导致交感神经活性增高,血浆去甲肾上腺素及一系列促炎性细胞因子(细胞间黏附分子-1,E 选择素,白介素 1β,白介素 6,C 反应蛋白)水平升高等。

3. 睡眠时间干预与心血管代谢健康　对 22 名高血压前期及 1 期,并且睡眠时间≤7h 的研究对象随机分组,给予 6 周每天增加 1h 睡眠,虽然血压下降大于对照组,差异并没有统计学意义。更大样本量的研究有助于阐明睡眠时间干预对心血管代谢的影响。

三、睡眠障碍与心血管代谢及疾病风险

(一)流行病学发现

1. 糖尿病　Anothaisintawee T. 等认为睡眠障碍应被纳入糖尿病筛查的临床指南。其中综合 11 项前瞻性研究($n = 289\ 588$)的 Meta 发现睡眠质量差,包括自己报告或临床诊断的失眠,以及入睡和维持睡眠困难等失眠症状对糖尿病风险的合并 RR 值为 1.40(1.21,1.63);而综合 8 项研究得出阻塞性睡眠呼吸暂停对糖尿病分析的合并 RR 值为 2.02(1.57,2.61),与糖尿病传统的危险因素影响相当。

2. 高血压　失眠症状对高血压是否有影响结果是参半的。Lin Meng 等综合 9 项随访时间>1 年的研究作 Meta 分析,发现组合的失眠症状与高血压发生有轻微的关联 1.05(1.01~1.08)。另一项研究对象为相对健康的老年人的队列仅在非黑种人男性的校正模型中发现失眠症状对高血压发展具有保护作用,而女性和黑种人中未发现关联。另外,失眠症状对高血压的影响可能与睡眠时间存在交互作用,如睡眠时间≥6h 的失眠人群中未发现与高血压的关联,而失眠合并短睡眠时间则与高血压存在关联。校正睡眠时间后,失眠-高血压关联也只在较年轻者(32~59 岁)中被发现,而在年长者(60~86 岁)中则未被发现。

美国心脏学会专家共识把睡眠呼吸障碍列为高血压可识别的病因。Meng F. 等对 6 项研究共 20 637 名研究对象数据进行分析,阻塞性睡眠呼吸暂停综合征与增加的高血压风险相关,OR 值为 1.41(1.29~1.88),亚组分析发现关联主要存在于男性,OR 值 1.59(1.16~2.17),女性 OR 值 1.18(0.80~1.73)。而睡眠呼吸障碍对血压的影响也受年龄、种族因素影响,是难治性高血压的重要危险因素。

3. 心血管疾病　研究发现失眠症状与冠心病、脑卒中存在关联,并与心肌梗死呈剂量反应关系,这种关系在女性更为明显。一项基于 13 个研究的 Meta 分析发现失眠症状与冠心病发生和死亡的 RR 值为 1.45(1.29~1.62),然而,一项研究报道该关联同时存在短睡眠时间和不良的睡眠质量者。睡眠呼吸障碍与冠心病的关联并没有发现有统计学意义,而与缺血性脑卒中和心血管疾病复合结局的风险增加有关。不宁腿综合征与心血管疾病风险的研究结果大部分为阴性,只有在护士健康队列中,诊断时间>3 年者与冠心病和非致死性心肌梗死相关。而在医生健康研究中,不宁腿综合征被报道与脑卒中相关。另一种睡眠异常,周期性肢体运动障碍被报道与复合心血管事件风险相关。

(二)可能的机制

一方面,失眠及睡眠呼吸障碍等常伴随睡眠时间的减少;另一方面,睡眠的连续性及睡眠结构被破坏,以及对生物节律的干扰可影响神经内分泌及代谢;疾病本身还可通过特有的病理生理机制,如气道阻塞引起的血氧下降、血流动力学异常等影响心血管疾病的发生发展。

(三)睡眠障碍干预与心血管代谢健康

无论是观察性队列研究还是通过行为或外科干预的实验性研究均发现体重的降低可降低睡眠呼吸暂停低通气指数(AHI),减轻甚至治愈睡眠呼吸障碍,对重度睡眠呼吸障碍者效果尤为显著。而对睡眠呼吸障碍,主要是睡眠呼吸暂停目前最常见的治疗方式为持续正压通气(Continuous Positive Airway Pressure,CPAP),其对血压的控制作用已得到一系列研究的验证,然而其对炎症和血脂相关指标的影响仍不明确。Kim Y. 等所做的 Meta 分析报道 CPAP 治疗有利于减少脑卒中及心脏疾病的风险,RR 分别为 0.27(0.14,0.53)和 0.54(0.38~0.75)。而 SAVE 研究对 2717

例 45～75 岁中重度睡眠呼吸暂停患者分组进行 CPAP 干预加常规治疗或仅常规治疗,经过平均 3.7 年的随访,发现 CPAP 虽然可减少打鼾和白天嗜睡并改善健康相关的生活质量,然而其对心血管复合结局的影响并没有统计学意义。未来依从性更好、考虑不同通气模式等的研究有望进一步探索及阐明睡眠障碍干预对心血管疾病的影响。

除了以上提到的睡眠时间和睡眠质量问题,职业及环境因素,包括倒班工作、城市光污染、时差、夜间进食等也可能干扰正常的生物节律,通过影响下丘脑褪黑素及皮质醇的释放等机制,增加代谢综合征及心血管疾病风险。因此,除了干预个体睡眠行为及睡眠相关疾病,社会环境因素同样值得关注。

四、总结

观察性研究和试验性研究均表明,无论短和长的

睡眠时间,以及失眠和睡眠呼吸障碍等睡眠障碍都与不良的心血管代谢风险,包括肥胖、糖尿病、高血压,以及一系列心血管疾病的发生存在关联,睡眠时间干预对心血管代谢风险的影响还不明确,治疗睡眠障碍对临床结局,尤其是血压控制有利。

五、展望

由于睡眠时间和质量对心血管代谢健康的影响存在种族及个体差异等,采取何种治疗方式,针对哪部分人群获益更大,有待进一步的干预性研究阐明。另外,增加研究人群的多样性,延长观察时间,对睡眠,包括睡眠结构进行更准确客观的测量,发展和评价更简单地用于临床实践和公共卫生的筛查工具和干预策略,也是未来需要继续研究的方向。

参 考 文 献

金东辉,杜树发,陈碧云,刘加吾,付中喜,等.2016.中国健康与营养调查:9 个项目调查省份人群睡眠状况变化趋势分析.中华流行病学杂志,37:1366-1369.

Anothaisintawee T,Reutrakul S,Van Cauter E,Thakkinstian A. 2016. Sleep disturbances compared to traditional risk factors for diabetes development: Systematic review and meta-analysis. Sleep Med Rev,30:11-24.

Capers PL,Fobian AD,Kaiser KA. 2015. A systematic review and meta-analysis of randomized controlled trials of the impact of sleep duration on adiposity and components of energy balance,16:771-782.

Cappuccio FP,Cooper D,D'Elia L,Strazzullo P,Miller MA. 2011. Sleep duration predicts cardiovascular outcomes: a systematic review and meta-analysis of prospective studies. Eur Heart J,32:1484-1492.

Cappuccio FP,Taggart FM,Kandala NB,Currie A,Peile E, et al. 2008. Meta-analysis of short sleep duration and obesity in children and adults. Sleep,31:619-626.

Grandner MA,Kripke DF,Naidoo N,Langer RD. 2010. Relationships among dietary nutrients and subjective sleep,objective sleep, and napping in women. Sleep Med, 11:180-184.

Hirshkowitz M,Whiton K,Albert SM,Alessi C,Bruni O,et al. 2015. National Sleep Foundation's sleep time duration recommendations: methodology and results summary.

Sleep Health,1:40-43.

Kanagasabai T,Ardern CI. 2015. Contribution of Inflammation,Oxidative Stress, and Antioxidants to the Relationship between Sleep Duration and Cardiometabolic Health. Sleep,38:1905-1912.

Meng L,Zheng Y,Hui R. 2013. The relationship of sleep duration and insomnia to risk of hypertension incidence: a meta-analysis of prospective cohort studies. Hypertens Res,36:985-995.

Ohayon M,Wickwire EM,Hirshkowitz M,Albert SM,Avidan A,et al. 2017. National Sleep Foundation's sleep quality recommendations:first report. Sleep Health,3:6-19.

St-Onge MP,Grandner MA,Brown D,Conroy MB,Jean-Louis G,et al. 2016. Sleep Duration and Quality:Impact on Lifestyle Behaviors and Cardiometabolic Health:A Scientific Statement From the American Heart Association. Circulation,134:e367-e386.

Wang Y,Mei H,Jiang YR,Sun WQ,Song YJ,et al. 2015. Relationship between Duration of Sleep and Hypertension in Adults: A Meta-Analysis. J Clin Sleep Med, 11:1047-1056.

Wu Y,Zhai L,Zhang D. 2014. Sleep duration and obesity among adults: a meta-analysis of prospective studies. Sleep Med,15:1456-1462.

16．膳食脂肪的类型，而非摄入量，决定了心血管的风险

汕头大学医学院附属第二医院　王　伟　黄蜜蜜

一、概述

膳食脂肪类对心血管疾病的发生和发展有重要的影响。大量证据表明，用不饱和脂肪酸替代部分饱和脂肪酸（SAFA）可改善血脂和脂蛋白分布并降低冠心病的风险。低脂饮食中的精制碳水化合物和糖类则对细血管疾病风险无影响。存在于鱼类的 ω3 多不饱和脂肪酸或 ω3 脂肪酸对机体有多种有益的代谢影响，常规摄取鱼类脂肪，具有较低的致命性冠心病和脑卒中的风险。基于食物的膳食脂肪指南，建议限制富含饱和脂肪酸的动物油摄入，以及提倡使用富含不饱和脂肪酸和多不饱和脂肪酸的植物油和进食鱼油。这些建议是健康饮食模式的一部分，该模式也包括了充足的富含纤维的植物性食物和有限的糖、盐的摄入。

在过去 60 年的许多研究中所记载的，膳食脂肪在预防冠心病中具有重要地位。早期 20 世纪 50 年代及 60 年代，在对饱和脂肪酸（SAFA）、植物单不饱和（MUFA）和多不饱和脂肪酸（PUFA）的研究中发现，它们与血中的胆固醇水平及冠心病的风险相关。后来的研究显示了鱼类及深海食物中的非常长链脂肪酸（≥20 碳）ω3 多不饱和脂肪酸在此的重要性和反式脂肪酸的不利影响。最近，关于膳食脂肪和预防代谢性疾病的研究，多集中在对整个饮食模式，例如地中海饮食，以及特定的脂肪酸食物来源的研究。

因此，基于当下的饮食建议和食物的指南，广泛的证据，支持减少饱和脂肪酸的摄入并用不饱和脂肪酸代替。然而，最近几个出版物，对膳食脂肪推荐的合理性及证据提出了疑问，特别是饱和脂肪酸和 ω6（n-6）多不饱和脂肪酸（主要是亚油酸）的摄取。这些出版物和他们所吸引的媒体，造成消费者及保健专业人员对不同膳食脂肪对健康影响的混淆。

这种叙述性综述为研究膳食脂肪酸和人类心血管风险的近期分析和选择性研究的提供了概述。大多数科学文献描述了膳食脂肪的摄入对血脂、脂蛋白和冠心病风险的影响，尽管很多研究报道仅将冠心病作为主要终点事件。当然还有大量关于膳食脂肪对其他冠心病风险因素的影响的相关文献及终点事件。我们通过设计最高相关性的回顾性研究，评估饮食对人类健康的影响并制定准则，以此对人类饮食进行描述。这些包括长期随机对试验（RCT），大型人群的前瞻性分析研究，对建立心脏代谢风险标志物的实验组进行控制饮食干预研究（代谢试验）。

低密度脂蛋白胆固醇（LDL-C）和血压（BP）已经被证实为引起冠心病、脑卒中的独立危险因子，因此，主要的治疗目标为预防心血管疾病。低的高密度脂蛋白胆固醇（HDL-C）水平，高的总胆固醇（TC）和（或）低密度脂蛋白（HDL-C）比率和升高的甘油三酯（TG）浓度，被认为是心血管风险的独立预测因子。膳食脂肪酸也可能通过影响内皮和心脏功能、慢性炎症和凝血功能等这些心血管风险标志指标。糖尿病会使冠心病患病风险提高 2 倍，也是一种可以通过饮食和生活方式进行调节的主要的风险因子。因此，这个综述也将膳食脂肪酸对胰岛素敏感性和 2 型糖尿病（T2DM）风险的影响这一新观点考虑在内。

二、膳食脂肪酸

膳食脂肪主要由三酰基甘油或甘油三酯组成，由脂肪酸酯化成甘油形成。脂肪酸可以在链长度和双键的数目方面有所不同，碳链中双键的位置（例如，n-6，n-3）和双键（顺式或反式）的构型。大多数脂肪卡路里（能量）来自碳含量为 12～18 碳原子（C12：0～C18：0，无双键）的饱和脂肪酸，单不饱和脂肪酸（主要是顺式 C18：1 油酸）和多不饱和脂肪酸。多不饱和脂肪酸主要存在于种子油中，主要是 ω-6 亚油酸（C18：2）和一些 ω-3α-亚麻酸（C18：3，ALA）。而存在于海鲜中的，则为更小量的 ω-3 多不饱和脂肪酸（mg 而不是 g）和含有 5 个或更多双键的非常长链脂肪酸[主要是 C20：5 二十碳五烯酸[EPA]C22：6 二十二碳六烯酸（DHA）]。反式脂肪酸（TFA）是含有一个或多个双键的不饱和脂肪酸的反式配置。

所有常见的食用脂肪和脂肪食物含有丰富的饱和脂肪酸，单不饱和脂肪酸和多不饱和脂肪酸，但它们总含量不同。动物产品相对富含饱和脂肪酸，而植物油和坚果通常富含多不饱和脂肪酸。单不饱和脂肪酸在动物和蔬菜产品中大量存在。尽管有些植物脂肪，如椰子和棕榈仁油富含饱和脂肪酸，肉和乳制品为西方膳食中饱和脂肪酸的主要食物来源。大多数膳食多不饱和脂肪酸来自植物油，但也有一些来自谷物、鱼

和肉。

虽然在过去几十年中,西方社会的饱和脂肪酸摄入量已经大大减少,但是通过对全球脂肪酸摄取量数据的分析表明,相比慢性疾病预防的饮食推荐,大多数人口仍然消耗更多的饱和脂肪酸以及更少的多不饱和脂肪酸。自从发现它们对冠心病风险的不良影响后,人们从许多食物中去除了含部分氢化油的反式脂肪,导致其摄入量显著减少。现在,总不饱和脂肪酸摄入量在大多数人群中不高于总能量的1%,而反刍动物来源(乳制品、牛肉)的反式脂肪的比例通常大于来自部分氢化油的不饱和脂肪酸的比例。

(一)脂肪酸(饱和脂肪酸、单不饱和脂肪酸、多不饱和脂肪酸)对心血管风险的影响

大多数关于膳食脂肪和心血管疾病风险的研究主要调查了脂肪酸、饱和脂肪酸、单不饱和脂肪酸和多不饱和脂肪酸对血脂蛋白分布的影响及其与冠心病风险的关系。因为脂肪酸在日常饮食中提供大量的能量,这有不同于药物研究(没有适当的安慰剂调查其独立影响)。因此,在研究中,饱和脂肪酸、单不饱和脂肪酸和多不饱和脂肪酸的作用应该通过来自相似能量的大量营养素来替代所研究的脂肪酸,例如其他脂肪酸,碳水化合物或蛋白质。指定替代营养素是关键的,因为它影响着比较的结果,例如饱和脂肪酸与其他脂肪酸替换或与碳水化合物替换。膳食脂肪对健康影响中的疑惑大多来源于未能指定相比较的营养素。

(二)血脂及脂蛋白分布的影响

脂肪酸对血浆中的低密度脂蛋白、高密度脂蛋白和甘油三酯水平的影响已经通过许多严格控制的膳食干预建立研究。将饱和脂肪酸用多不饱和脂肪酸替代,不仅降低低密度脂蛋白水平,而且还降低甘油三酯和(或)高密度脂蛋白比值。用单不饱和脂肪酸替代,则对血脂具有相似作用,但相对来说作用更小。用碳水化合物替代,即低脂肪饮食代替饱和脂肪酸,则降低低密度脂蛋白,但同时也降低了高密度脂蛋白水平,并且对甘油三酯和(或)高密度脂蛋白比率没有影响。相比饱和脂肪酸,单不饱和脂肪酸及多不饱和脂肪酸、高碳水化合物、低脂肪饮食也提高空腹血甘油三酯水平。因此,减少饮食中的饱和脂肪酸或用碳水化合物,即低脂肪饮食代替它,并不会提高总体血脂和脂蛋白风险分布。相比其他脂肪酸和碳水化合物,饱和脂肪酸对血脂分布有不利影响。对血脂中蛋白影响的研究则相对来说较少。一些有意义的代谢试验表明,与碳水化合物相比,脂蛋白,如单不饱和脂肪酸和多不饱和脂肪酸中的脂蛋白,可降低甘油三酯和(或)高密度脂蛋白比例和甘油三酯水平。

(三)脂肪酸的替代及临床心血管疾病终点的荟萃分析

来自临床终点研究的证据,临床心血管事件与脂肪酸对血脂和脂蛋白风险分布的影响相一致。相比于多不饱和脂肪酸或以多不饱和脂肪酸代替饱和脂肪酸时,可以观察到冠心病风险的显著降低,但当不指定替代营养素或者当饱和脂肪酸被部分碳水化合物取代时,该风险变化却不是很明确。

(四)观察研究的荟萃分析

通过前瞻性队列研究,调查饱和脂肪酸的摄入且不采取替代营养素的荟萃分析中,人们发现冠心病风险和饱和脂肪酸的摄入之间没有显著地统计学相关性。另一方面,替代营养成分模型的荟萃分析显示,当多不饱和脂肪酸部分替代饱和脂肪酸提供能量时,显著降低冠心病风险,当碳水化合物取代饱和脂肪酸时则无影响(低脂肪饮食)。Jakobsen等发现当单不饱和脂肪酸代替饱和脂肪酸则与冠心病风险无关。

饱和脂肪酸摄入的差异不提示其与冠心病风险的有显著关联。当没有明确规定替代营养素的时候,常规概念中,相比于其余的食物,我们会认为能量来自饱和脂肪酸。而在实践中,这些主要能量是来自碳水化合物,但这对冠心病风险并无益处。还有由于几个方法上的原因,观察性研究没有找到饱和脂肪酸的摄入和冠心病风险之间的关系,这在其他讨论中可见。

最近的关于饱和脂肪酸、单不饱和脂肪酸、多不饱和脂肪酸、碳水化合物及心血管疾病的前瞻性研究。

更近期的前瞻性队列研究证实,用多不饱和脂肪酸替代饱和脂肪酸可以使心血管疾病终点风险降低,特别是冠心病,虽然不一定在所有研究中都得到相关证实。在一份关于125 000名美国男性和女性的分析报道中指出,较低的饱和脂肪酸摄入量和较高的多不饱和脂肪酸的摄入量,特别是亚油酸的摄取,与较低的总死亡率相关,包括心血管疾病、癌症和神经变性疾病。

另一个最近的对同一队列的分析显示,不仅仅是多不饱和脂肪酸,还包括单不饱和脂肪酸和全谷物碳水化合物,都是饱和脂肪酸的有益替代物。此外,相比于精制碳水化合物和糖、高含量的多不饱和脂肪酸的摄入量,与较低的冠心病风险相关。这一发现表明多不饱和脂肪酸对独立于饱和脂肪酸替代的冠心病风险具有有益的作用。

(五)随机对照试验的 Meta 分析

随机对照试验的结果与队列观察的结果一致。在膳食中饱和脂肪与多不饱和脂肪相比的随机对照试验的荟萃分析中,报道了冠心病事件的显著降低。但没有将替代营养素考虑在内的随机对照试验的分析则不

是很明确。并没有长期的随机对照试验研究,特别是对单不饱和脂肪酸替代饱和脂肪酸的长期研究,除了与其他饮食改变(例如:PREDIMED 和里昂心脏饮食研究)结合的研究。也没有关于反式脂肪酸的随机对照试验。与顺式单不饱和脂肪酸相反的是,反式脂肪酸对血液中脂质和脂蛋白分布有不利影响,在前瞻性队列研究中表明,高摄入量的反式脂肪酸与高的冠心病风险一致相关。

应当指出的是,不同的估计数值均基于大部分相同的基础数据,尽管各种荟萃分析在纳入或排除标准及个别研究的权重方面有所不同。由 Hooper 等进行的减少饱和脂肪酸和心血管疾病的风险最全面的系统综述和荟萃分析中,包括了 15 个随机临床试验的数据。它得出,通过用混合碳水化合物或者多不饱和脂肪酸代替饱和脂肪酸,以减少饱和脂肪酸的摄入,使联合心血管事件的风险平均降低 17%($P=0.01$)。这种效应主要是针对饱和脂肪酸由多不饱和脂肪酸替代的研究,该研究表明以不饱和脂肪酸替代饱和脂肪酸使冠心病事件的风险降低 24%。通过减少脂肪饮食而减少饱和脂肪酸的摄入并没有改变心血管风险。并没有观察到其对心血管及全因死亡率或脑卒中有统计学意义。

总体而言,这些来自代谢试验,前瞻性队列研究及随机临床试验,为多不饱和脂肪酸替代饱和脂肪酸可降低冠心病风险这一观点提供了强有力地证据。此外,单不饱和脂肪酸摄入本身与降低的冠心病风险相关,即替代营养素不考虑在内。组合数据表明将饮食中 5% 含量的饱和脂肪酸使用多不饱和脂肪酸的代替,可将冠心病的风险降低约 10%。

用碳水化合物,即低脂肪饮食代替饱和脂肪酸,不会赋予心血管益处。这一发现得到了妇女健康倡议研究的 Howard 等的支持,其中旨在将总脂肪摄入量降低至仅占总卡路里的 20% 的行为干预,对冠心病、脑卒中或整体心血管疾病的发生率没有显著影响。

用单不饱和脂肪酸替代饱和脂肪酸,可以发现其对血脂有利的影响,但是关于冠心病终点的数据太有限,因此无法得出结论。

三、替代膳食脂肪酸对其他非脂质心血管疾病和(或)冠心病标记物的影响

1.对血压及内皮功能的影响 在一些先前的代谢试验中,用不同的脂肪酸或碳水化合物替代能量供给,对血压没有或只有很小的影响。最近的 Omniheart 试验研究了通过减少富含饱和脂肪酸的蛋白质、单不饱和脂肪酸,或碳水化合物的饮食摄入,并进行 6 周的干预,了解其对血压及血脂的影响。与碳水化合物相比,单不饱和脂肪酸饮食可使血压降低 1~3 mmHg,但此

结果仅出现在高血压患者中。最近的 DIVAS 在 202 名男性和女性的 16 周干预研究中,调查饱和脂肪酸、单不饱和脂肪酸和多不饱和脂肪酸对几种心血管疾病风险因素的影响。用单不饱和脂肪酸或者多不饱和脂肪酸替代饱和脂肪酸,对血压(夜间收缩血压)和选择蛋白(与高血压相关的促炎细胞因子)具有有利的影响,但是通过流动介导的扩张测量则表明对血管功能没有显著影响。这些研究表明,将主要类别的膳食脂肪酸彼此交换可能对血压仅具较小的影响。

2.对葡萄糖和胰岛素代谢及 2 型糖尿病风险的影响 几个代谢试验表明,交换主要类别的膳食脂肪酸可影响葡萄糖胰岛素的稳态。其他综述也得出,用单不饱和脂肪酸或多不饱和脂肪酸替代饱和脂肪酸可能增加胰岛素敏感性,尽管数据尚不明确。在 KANWU 试验中发现单不饱和脂肪酸替代饱和脂肪酸对胰岛素敏感性的产生有利效果,目前并没有被其他研究证实。其他代谢试验发现,用多不饱和脂肪酸等代替饱和脂肪酸提供热量,改善了胰岛素敏感性,并减少了肝脏脂肪代谢。LIPOGAIN 试验研究中,对 40 名受试者进行 7 周高热量饮食(等于过量喂食),其中这些高热量饮食为饱和脂肪酸或者 ω-6 多不饱和脂肪酸,研究此干预对肝脏脂肪和身体组成的影响。与饱和脂肪酸组相比,多不饱和脂肪酸组获得的肝脏、内脏和总脂肪显著减少。

Imamura 等对 102 个对膳食脂肪酸控制的代谢试验进行了荟萃分析,并报道了其对葡萄糖和胰岛素代谢的影响。用占总量和 5% 的多不饱和脂肪酸代替饱和脂肪酸,可以使空腹血糖降低 0.04mmol/L。与碳水化合物相比,多不饱和脂肪酸还可使空腹胰岛素降低 1.6pmol,但是用单不饱和脂肪替代,对葡萄糖和胰岛素的效果则不太清楚。亚组分析显示,当单不饱和脂肪酸和多不饱和脂肪酸替换 5% 碳水化合物或饱和脂肪酸时,均可显著降低糖化血红蛋白和 HOMA-IR(胰岛素抵抗的标志物)。作者估计,这些影响可使糖尿病风险降低 22%,心血管疾病风险降低 7%。

3.最近对饱和脂肪酸、单不饱和脂肪酸、多不饱和脂肪酸的及 2 型糖尿病的观察性研究 在六项前瞻性队列研究的荟萃分析中,当不考虑替代营养素时,脂肪酸的摄入量与糖尿病风险无关。这也可以在澳大利亚队列研究中观察到,但不包括在这个荟萃分析。然而,在对美国妇女的分析中,用多不饱和脂肪酸替代 3% 的饱和脂肪酸,可使 2 型糖尿病的风险降低 16%。在这些和其他前瞻性研究中,高摄入不饱和脂肪酸与 2 型糖尿病的风险并无明显相关性。

不能被人体或几乎不能由人体合成的血液脂肪酸,例如 ω-6 和 ω-3 多不饱和脂肪酸,可以用它们作为饮食摄入的生物标志物。Yary 等报道了血中总 ω-6

脂肪酸,亚麻油酸,以及较长链花生四烯酸与芬兰人群糖尿病风险之间的存在负相关。这与其他几个队列研究血浆亚油酸和2型糖尿病终点的观察结果一致,但并不是全部。迄今为止,关于血多不饱和脂肪酸和2型糖尿病风险的最大前瞻性研究是EPIC InterAct的汇总分析。该分析显示循环亚麻酸和亚油酸与糖尿病的风险之间存在负相关。在亚麻酸中,数据中的每1个标准差值,2型糖尿病风险增加20%,而在亚油酸中每一个标准差则增加7%。

最近的代谢试验和队列研究提供了强有力的证据,证明膳食不饱和脂肪酸,特别是多不饱和脂肪酸,对葡萄糖和胰岛素代谢产生有利的影响,同时可降低2型糖尿病的风险。更长期的研究应进一步证实膳食脂肪酸组合物对预防2型糖尿病的潜力,并以此方式降低冠心病和其他糖尿病心血管并发症的风险。无论如何,糖尿病患者为冠心病的高发人群。因此,多不饱和脂肪酸替代饱和脂肪酸对于改善其血脂和脂蛋白分布具有重要意义。

1. 特定的饱和脂肪酸和食物来源之间的差异 不同链长(主要是C12~C18)的膳食饱和脂肪对血脂和脂蛋白的影响不同。与碳水化合物相比,月桂酸(C12)、肉豆蔻酸(C14)和棕榈酸(C16)可以使低密度脂蛋白增加,而硬脂酸(C18)则无此作用。然而,硬脂酸也不增加血液中的高密度脂蛋白(而C12~C16饱和脂肪酸则可使血中高密度脂蛋白含量增加),并且与碳水化合物对甘油三酯和(或)高密度脂蛋白比率具有相同的作用。

来自前瞻性队列的仅有稀缺和不一致的证据,并且没有关于不同膳食的饱和脂肪酸和冠心病终点之间的关系的相关随机临床试验。此外,由于不同的饱和脂肪酸,特别是C16和C18,在很大程度上来自相同的食物,并且与它们的摄入量高度相关,因此很难从观察性研究中分析具体的饱和脂肪酸与风险的关系。此外,C12和C14(和较短链脂肪酸)对能量摄入的提供是有限的,使得它们与观察性研究中的疾病终点不相关。因此,尚不清楚特定饱和脂肪酸对血脂作用的差异是否可转化为冠心病事件风险的差异。

一项前瞻性研究,动脉粥样硬化的多种族研究(MESA)研究调查了不同食物的饱和脂肪酸摄入和冠心病风险的相关性。每增加5%乳制品饱和脂肪酸的摄入量,可使心血管疾病的风险降低38%[HR:0.62(0.47~0.82)],而占总量5%的来自肉类的饱和脂肪酸与使心血管风险增加48%相关(HR:0.98~2.23),该研究表明脂肪酸的食物来源可能调节饱和脂肪酸对心血管疾病风险的影响。

五个代谢试验,即比较硬奶酪与黄油的影响的荟萃分析表明,相比于来自黄油中的饱和脂肪酸,来自奶酪的饱和脂肪酸可以更少地增加低密度脂蛋白和高密度脂蛋白水平。然而,最近的一项代谢试验发现,来自硬干酪的饱和脂肪酸对血脂的影响与肉类中的饱和脂肪酸的影响,两者之间没有显著差异,表明干酪基质不影响饱和脂肪酸对血脂的影响。进一步的研究,应该梳理饱和脂肪酸的食物来源,特别是乳制品之间饱和脂肪酸的差异,以及它们对心脏代谢风险的影响。应该注意的是,黄油大多是饱和脂肪酸,它可使低密度脂蛋白水平升高,通常不包括在观察性研究的乳制品食物中。

大多数人的观念认为,椰子油是健康的,这是一个没有科学数据支持的概念。椰子油是一种具有非常高的总饱和脂肪酸含量(80%)的食用油。一个常见的误区是,椰子油中的饱和脂肪酸主要是中链脂肪酸,其与长链饱和脂肪酸的代谢不同。实际上,椰子油主要是月桂酸和肉豆蔻酸,它们具有强效的低密度脂蛋白生成效应。因此,对于想要降低冠心病风险的人,不建议使用椰子油。

2. ω-6以及ω-3多不饱和脂肪酸 食物脂肪中的ω-6多不饱和脂肪酸多为亚麻酸,总计占80%~90%的总膳食多不饱和脂肪酸。主要的膳食ω-3脂肪酸是α-亚麻酸。非常长链多不饱和脂肪酸(ω-3系)具有多种心脏保护作用,但是它们在饮食中的量非常小,并且基本上不能替代其他营养物质的热量。因此,关于多不饱和脂肪酸作为冷脂肪酸替代饱和脂肪酸对冠心病终点有益影响的证据主要基于植物的多不饱和脂肪酸,主要是亚麻酸和一些α亚麻酸。因为亚麻酸和α亚麻酸主要来自相同的植物油和食物,并且亚麻酸摄入比α亚麻酸高得多,所以难以区分其在随机临床实验室和观察性研究中的作用。

α亚麻酸对血脂的影响不如亚麻酸。专门调查α亚麻酸的代谢试验表明,亚麻酸和α亚麻酸具有对血脂和脂蛋白的分布具有相似的影响。前瞻性观察性研究的荟萃分析报道表明,较高的亚麻酸和α亚麻酸,具有较低的心血管疾病和(或)冠心病风险。Farvid在对前瞻性研究的分析中发现,相比最低的亚麻酸的摄入量,最高亚麻酸摄入人群中,冠心病事件的风险降低15%,冠心病死亡的风险降低21%,而不将替代的营养素考虑在内。以消耗饱和脂肪酸为模型,其中每增加占总饱和脂肪酸含量5%的亚麻酸,可使冠心病事件的风险降低10%,以及冠心病的死亡风险降低13%。在最近对来自8个大型队列研究的个体数据的汇集分析中,不考虑营养物替代,在男性中每克额外的α亚麻酸(~0.5%E)分别非显著性降低15%冠心病事件和23%冠心病死亡风险。而妇女的结果不一致。

另一项关于循环α亚麻酸和心血管疾病的前瞻性

研究的荟萃分析发现,最高与最低 α 亚麻酸摄入量(不考虑替代营养素),可以使心血管疾病风险降低 10%。研究人员还报告了血液或组织中 α-亚麻酸水平,对比的上部和下部三分位的参与者,心血管风险降低 20%。最近队列研究,不包括在这项荟萃分析中,没有发现 α 亚麻酸摄入和心肌梗死的风险之间有显著的关联。

最近两项前瞻性研究观察到冠心病终点与血中高亚麻酸和 α 亚麻酸水平呈负相关。然而,并不是所有的研究都报告了血液亚麻酸或 α 亚麻酸与心血管疾病的发生率之间的关系。来自全世界 19 个队列研究汇总的大数据分析报道,血液 α 亚麻酸及长链多不饱和脂肪酸中 1 个标准差的增加,与致死性冠心病风险降低 10% 相关。没有证据表明与非致命性或总冠心病的发生相关联的。在集中对 ω-6 脂肪酸数据的初步分析表明,血液和组织中较高水平的亚麻酸也与较低的冠心病风险相关。

该随机对照试验证实,应用饮食干预,即植物多不饱和脂肪酸替代饱和脂肪酸,对冠心病终点的影响,其中多不饱和脂肪酸主要是亚麻酸(80%～95%)。目前没有仅研究亚麻酸的随机对照实验。Ramsden 等旧数据的 Meta 分析表明特定饮食中 α 亚麻酸含量对于心血管结局可能具有重要影响。然而,这些分析基于有限数量的随机对照试验,其中一些具有严重的局限性,例如持续时间短及较差的依从性。

只有少数随机对照试验直接研究,α 亚麻酸(亚麻籽油提供)对心血管终点的影响,并且没有随机对照试验直接比较 α 亚麻酸与饱和脂肪酸。在早期研究中,亚麻籽油补充(10g/d)与富含亚麻酸的油相比,没有显著不同的效果。最近的随机对照试验报道,用 α 亚麻酸 2g/d 替代人造黄油中的油酸,非显著性降低心血管事件的风险。对于 α 亚麻酸或富含亚麻酸的饮食 [RR:0.97(0.69～1.36) 和 RR:0.86(0.69～1.07)],Chowdhury 的对补充不同多不饱和脂肪酸的饮食的荟萃分析中,没有发现显著效果。总的来说,数据表明亚麻酸和 α 亚麻酸的摄入都与心血管病的较低风险相关。对于植物多不饱和脂肪酸组合(主要是亚麻酸和一些 α 亚麻酸)的证据特别充足。

来自鱼和其他海产品,主要是二十碳五烯酸(EPA)和二十二碳六烯酸(DHA)的长链多不饱和脂肪酸仅构成总膳食多不饱和脂肪酸的一部分。然而,以克为基础,ω-3 类长链多不饱和脂肪酸比其他膳食的多不饱和脂肪酸生物活性更强,它们影响几种心血管过程和心血管风险相关的标志物。已经明确的是,ω-3 非常长链多不饱和脂肪酸(g/d)的补充摄入可对血浆甘油三酯水平的产生影响.ω-3 非常长链多不饱和脂肪酸剂量依赖性地使血浆甘油三酯水平降低高

达～25%。高剂量的 ω-3 类长链多不饱和脂肪酸也可使血压适度降低 1～2mmHg,心率降低 1～2/min。ω-3 类长链多不饱和脂肪酸抑制促炎过程,并可能影响血栓形成。ω-3 类长链多不饱和脂肪酸的抗心律失常作用由体外和动物实验支持,虽然对于预防致命性心律失常的影响没有通过随机对照试验的人类研究证实。与植物多不饱和脂肪酸不同,ω-3 非常长链多不饱和脂肪酸不降低低密度脂蛋白水平 。与 ω-6 亚麻酸相反,ω-3 非常长链多不饱和脂肪酸可能不影响胰岛素敏感性和糖尿病风险。

ω-3 非常长链多不饱和脂肪酸初级预防心血管疾病的证据主要基于一般人群的观察性研究。许多前瞻性队列研究表明更高摄入(脂肪)鱼和海产品的一般人群中,患致死性冠心病和脑卒中的风险更低。此外,最近 19 个队列研究的汇总分析报道,高浓度的 DHA 及其前体 DPA 和 α 亚麻酸(但不是 EPA)适度但显著降低致死性冠心病的发生率。

ω-3 类长链多不饱和脂肪酸在心血管疾病的二级预防中的功效,其证据主要基于具有 ω-3 类长链多不饱和脂肪酸作为补充物的随机对照试验。虽然早期的随机对照试验已经证实了其相关的功效,更新近的随机对照试验中,在医学治疗的心血管疾病患者时,作为纯化的鱼油,600～1000 EPA＋DHA mg/d,可降低继发性冠心病事件的风险并没有得到证实。这些结果提出了对这些患者的补充 EPA＋DHA 摄入的临床相关性的问题。然而,可能有方法上的原因,因此,最近的随机对照试验没有发现显著的影响。这些试验是在强化药物治疗的患者中进行,一些患者的干预期相对较短,或只有适度剂量的 ω-3 类长链多不饱和脂肪酸。因此,在最近的随机对照试验,虽缺乏效果,但并不否认海洋 ω-3 脂肪酸对一般人群的心血管疾病风险具有有益的作用,并且食物的膳食指南没有改变关于吃脂肪鱼或摄入 250mg EPA＋DHA/d 的建议。正在进行中的心血管疾病终点(REDUCE-IT[NCT 0 1 4 9 2 3 6 1],强度[NCT02104817],ASCEND[NCT00135226],VITAL[NCT01169259])的几个大型随机对照试验,应当提供关于 EPA＋DHA 补充在预防心血管事件上的影响结果。

膳食脂肪的摄入的建议以及食物指南。普遍认为,膳食脂肪由脂肪酸组成,但其总量是减少心血管风险的最重要的特征。大多数膳食对一般人群的建议,是同意饱和脂肪酸应部分地被不饱和脂肪酸,特别是植物多不饱和脂肪酸替代,应避免反式脂肪酸的摄入,并且饮食应含有 ω-3 非常长多不饱和脂肪酸 。大多数膳食建议建议限制饱和脂肪酸的摄入量占总能量的 10%,并消耗占总量 6%～11% 多不饱和脂肪酸。单不饱和脂肪酸构成总膳食脂肪摄入的剩余部分,但目

前的建议比 30 年前更宽松。FAO/WHO 建议摄入量占总量的 20%～35%，最近的美国人膳食指南不再为总脂肪摄入设定上限。

一些卫生专业组织已经发布了减少心血管疾病风险和低密度脂蛋白胆固醇水平的饮食指南，建议饱和脂肪酸的摄入应当＜7% 总能量。尽管这样低的饱和脂肪酸的摄入量也与健康参与者和高胆固醇血症患者中较低的甘油三酯和低密度脂蛋白水平相关，但这种建议严重限制了个体的食物选择。它还具有由不健康的大量营养素替代的风险，例如简单化的碳水化合物和低顺应性，这可能抵消了饱和脂肪酸限制的益处。

与药物治疗相比，膳食脂肪酸对心血管疾病风险的短期影响是存在的。然而，膳食脂肪为全人类每天必须摄入的食物，对代谢的不同影响，此影响可能延伸到下一代。因此，膳食脂肪的组成对公众健康有很大的影响。Wang 等最近估计，2010 年全球共有 711 800 例冠心病死亡，可归因于 ω-6 多不饱和脂肪酸的低摄入量，250 900 例冠心病死亡归于过多饱和脂肪酸摄入，537 200 例冠心病死亡为高反式脂肪的摄入。膳食脂肪酸也可以是药物治疗的重要辅助治疗。

改善饮食和生活方式中脂肪酸的摄入是一个可以有效降低心血管疾病风险的重要因素。对脂肪酸和其他营养素摄入量的建议越来越多地被转化为人群实际的膳食指南。这些指南一致地建议限制摄取富含饱和脂肪酸的脂肪和食物，避免反式脂肪酸，并摄入更多富含不饱和脂肪酸的食物。在实践中，这意味着摄入低脂乳制品、瘦肉、更多的植物油，以及植物油为主的食品、坚果、种子和定期摄入鱼类脂肪。健康的饮食模式还包括更多摄入的蔬菜和水果，来自全谷物的碳水化合物，各种蛋白质食物（海鲜、瘦肉和家禽、鸡蛋、豆类和坚果），以及减少添加糖和钠的摄取量。

四、总结

膳食脂肪的类型，但非总脂肪摄入，是心血管疾病风险的重要决定因素。通过不同类型的研究证实，用不饱和脂肪酸，特别是植物多不饱和脂肪酸（主要是 ω-6 和一些 ω-3）部分替代膳食饱和脂肪酸降低了冠心病的风险。增加多不饱和脂肪酸的摄入量可能比进一步减少饱和脂肪酸的摄入量，对心血管健康更有益。有前景的新研究表明，ω-6 多不饱和脂肪酸也可以降低 2 型糖尿病的风险，2 型糖尿病是心血管疾病的主要和可改变的风险因素。虽然通过近期的随机对照试验，补充 ω-3 非常长链多不饱和脂肪酸摄入的临床疗效并没有得到证实，但有令人信服的证据表明，规律的摄入脂肪鱼与降低冠心病风险相关。

对于患者及普通人，选择正确类型的膳食脂肪作为整体饮食的一部分，并采用健康的生活方式可以有效降低心血管疾病和其他慢性疾病的风险。

1. 中心收缩压和心率关系对临床有何启示?

广东医科大学附属医院 陈 灿 陈文江

心血管疾病已经成为我国乃至全世界首要死因疾病,具有高患病率、严重致残率和较高致死率,为个人身体健康和社会经济带来了严重负担。随着社会经济的发展和社会由农村向城市的转型,我国居民生活方式发生了翻天覆地的变化;尤其是目前人口老龄化的加剧,我国心血管疾病流行病学趋势发生了明显变化,导致了心血管疾病的患病人数持续增加。据我国最新心血管病报告显示,心血管病死亡占城乡居民总死亡原因的首位,农村为 44.60%,城市为 42.51%;农村心血管病死亡率为 295.63/10 万,城市心血管病为 261.99/10 万。目前,我国心血管病(包括冠心病、心力衰竭、心律失常和高血压等)人数大约 2.9 亿人,而其中高血压(hypertension)患者约占 2.7 亿(18 岁以上居民高血压患病率为 25.2%),已成为最常见的慢性非传染性疾病,同时也是心血管疾病的重要危险因素之一,现研究显示 50%～60% 的脑卒中和 40%～50% 的心肌梗死都与高血压有关。我国高血压患者普遍存在"三高、三低、三不"现象,"三高"即高患病率、高危害性、高增长趋势;"三低"即知晓率低、治疗率低、控制率低;"三不"即患者不长期规律服药、不坚持测量血压、不重视非药物治疗,因此,其防治显得尤为重要,而防治的关键在于对其发病机制的研究,从而做到早诊断、早治疗、早预防。目前研究显示高血压的发病机制主要与遗传机制(单基因、多基因遗传模式、基因多态性、miRNA、lncRNA 和 circRNA 等)、环境因素、生活方式(高盐饮食)、大动脉弹性减退、周围血管阻力升高、肾脏排钠能力下降、交感神经系统 α 受体功能亢进、压力感受器功能下降和血小板功能减退等有关。近几年,关于研究显示静息心率(resting heart rate,RHR)与高血压发病密切相关,是心血管疾病的危险因素,关于高血压患者的心率控制逐渐成为研究热点;然而,对高血压患者心率控制的时候可能会导致中心收缩压(central systolic pressure)的增高,从而导致心率控制"弊大于利",因此,本文就中心收缩压和 RHR 进行探讨,以期权衡利弊,为患者带来最大益处。

一、RHR

成人正常心率范围为 60～100/min,在静息状态下,对于正常人,心率在 90～100/min 非常少见,而心率少于 60/min 较为常见;因此,有学者建议正常心率范围为 50～90/min,或男性 50～90/min、女性 55～90/min。RHR 指清醒而不活动状态下窦性心律的心率,现研究表明静息心率增快(指清醒不活动状态下窦性心律偏快,一般是指静息时窦性心率大于 80/min)是多种心血管疾病(冠心病、高血压、糖尿病、脑卒中、心力衰竭和心房颤动)新的危险因素,与心血管疾病死亡率密切相关。RHR 导致冠心病发作的机制可能是由于 RHR 增快加重血管壁剪切力和冲击力,损伤血管内皮,易于粥样斑块形成同时也损伤斑块外膜,导致斑块不稳定甚至破裂、出血,促使血栓形成,引起血管堵塞而发生心肌缺血,严重者导致心肌梗死;另一方面 RHR 增快后心室舒张期相应缩短,直接影响心肌的供血,如已发生心肌梗死,心率增快则扩大梗死范围,助长心室重构,形成不利于心脏做功的几何学结构。RHR 导致快速心律失常(主要是心房颤动)的机制可能由于 RHR 增快是心肌 β 受体下调与心肌受体密切的反应,在此基础上如发生心肌缺血则促使心肌电活动部稳定并致室颤阈值降低,从而形成快速心律失常的发病基础。RHR 与高血压发病机制可能主要是 RHR 增快,使血管内血流加速、压力增高和加速高血压靶器官的损伤等。

RHR 增快意味着交感神经兴奋和血浆儿茶酚胺水平升高,RHR 越快,心血管死亡率越高。最新一项大型 Meta 分析(纳入 46 项研究,共包括 1 246 203 患者)结果显示,RHR 和全因死亡率(all-cause mortality)及心血管病死亡率(cardiovascular mortality)呈正相关,RHR 每分钟增高 10 次,其总体全因死亡率相对风险率(relative risk,RR)为 1.09,95% 可信区间(confidence interval,CI)为 1.07~1.12,可见其死亡率风险明显增加;而心血管病死亡率 RR 为 1.08,95% CI 为 1.06~1.10,可见心血管病死亡风险率明显升高。

关于 RHR 增快导致心血管疾病死亡率增加机制研究主要集中在遗传基因研究方面,一项 2016 年 10 月发表在 *nature genetics* 研究通过大样本基因组关联分析(GWAS)表明,大量基因位点的基因多态性(SNP)可能是导致 RHR 增快的原因。

二、RHR 和高血压关系

近年来有关 RHR 与高血压发病之间的关系研究较多,并得出 RHR 增快可能是高血压发病机制之一,可能与交感神经兴奋和血浆儿茶酚胺水平升高、血管内血流加速、压力增高和高血压靶器官的损伤加速等有关。King 等分析了 3275 名正常高值血压者的心率情况,RHR 加快现象占 13.1%,男性占 14.7%,女性占 11.5%,在高血压患者中,RHR 加快发生率更高;Julius 等研究结果显示,15 913 例高血压患者中,RHR 加快者的比例为 21.7%;Farinaro 等研究结果显示,38 145 例高血压患者中,心率>80/min 的比例为 30.0%。Framingham 研究对 4 530 例 35—74 岁未行降压治疗的高血压进行 36 年随访,发现 RHR 增快是高血压患者心血管死亡的独立危险因子;一项 3 万余人的队列研究表明,心率每增加 10/min,高血压发病率增加 8%,在心率>80/min 的人群中,高血压的发病率升高;Palatini P. 等北欧和北美流行病学 3 项研究,证明,RHR>84/min 者校正其他危险因子后,RHR 偏快与高血压关系紧密;Lund JP. 等流行病学调查认为,高血压初期和后期 RHR 偏快,初期 RHR 增加幅度在 10%~15%,与高血压紧密相关;MESA 研究入选受试者 6 004 例,按照心率水平将患者分为 4 组(心率<60、60~69、70~79 和>80/min),结果显示,心率 80/min 组中,高血压的发生率为 56.5%,与其他 3 组比较,差异有统计学意义;Saba MM. 等测定女性高血压 RHR 与超声女性高血压 RHR 偏快者与异常左室重构(向心性肥厚与重塑)有关;Dana E. 等以 3200 例高血压为对象,血压水平为 120~139/80~89mmHg,平均随访

10 年。结果发现,静息心率>80/min 者与心率较低的比较全因死亡率增加 50%;ManiCA. 等观察高血压者的交感神经因子、心率变异和器官损害,认为 RHR 偏快与高血压靶器官损害发展程度成正比;季春鹏等纳入正常高值血压者 3 万余人,结果显示,与心率 70~74/min 组比较,>85/min 组发展为高血压的概率增加 1.25 倍。

三、中心收缩压和 RHR 之利弊

按照现在的临床诊断来看,高血压患者 RHR>100/min 且合并相关症状易得到诊治,而 RHR 80~100/min 常无症状,一般也得不到相应治疗,其实是高血压患者隐蔽更深、危险更大的危害因素。近年来,越来越多学者认为心血管疾病患者 RHR>80/min 应进行治疗,单纯高血压患者的治疗靶心率为 50~60/min;心衰患者静息靶心率为 55~60/min,中等量运动后心率加快<20/min;心绞痛患者的靶心率为 50~65/min。目前主要是借助于地高辛、钙离子拮抗剂、β 受体阻滞剂和窦房结电流 If 通道抑制剂等进行心率控制。临床上常用的减慢心率的药物是 β 受体阻滞剂,但许多副作用限制了它的临床应用。If 是心脏窦房结起搏电流,伊伐布雷定可以特异性阻断 If 通道,使动作电位舒张期去极化减缓,减慢心率,对心内传导、心肌收缩力或心室复极化无影响,对机体糖脂代谢也无影响。

从靶器官损害及心血管死亡的流行病学统计数据上看,很多证据都提示 RHR 增快是高血压发生发展及全因死亡的重要因素,理论上看只要减慢心率就可以获得显著的临床获益,但是临床研究结果却令人失望,可能主要与中心收缩压的增高有关,可见心率降低,可能导致中心收缩压升高,导致降低心率带来的益处可能被抵消,而导致心血管疾病死亡率增加。

中心动脉压是非常重要的一个指标,长期以来,人们通常认为肱动脉压与中心动脉压一致。然而,ESH/ESC 指南指出:中心动脉压与肱动脉压存在差异;降压药不同对中心动脉压影响也不同,这是药物不同疗效不同的重要原因,一些大型研究,如 ASCOT CAFE 研究强调中心动脉压具有重要的病理生理意义,具有独立的更强的心血管疾病及相关并发症的预测价值。因此,关注中心动脉压具有重要的临床意义。中心动脉压,是指升主动脉根部血管所承受的侧压力。中心动脉压也分为收缩压(SBP),舒张压(DBP)及脉压(PP)。主动脉的 SBP 由两部分组成:前向压力波(左心室搏动性射血产生),回传的外周动脉反射波。前向压力波形成收缩期第一个峰值(P1),反射波与前向压力波重合形成收缩期第二个峰值(即 SBP)。反射波压力又称增强压(AP),增强压的大小可用增压指数(AI)

表示。通常情况下,AP在舒张期回传到主动脉根部与前向压力波重合,在收缩期回传到外周动脉。中心动脉压比外周动脉压具有更强的心血管病理生理联系。中心动脉SBP是左室收缩期的后负荷,DBP是冠脉灌注的决定因素。大型弹力型动脉,如主动脉和颈动脉的扩张性随年龄增长及高血压的进展而逐渐降低;而肌型外周动脉,如肱动脉和桡动脉却极少受此影响。中心动脉压能更直接、准确地反映左室、冠脉及脑血管的负荷情况,因此,理论上比肱动脉压具有更强的心血管靶器官损害、心血管事件的相关性。反射波是左室后负荷的组分,是心脏后负荷的指标之一,也是收缩期高血压的发病基础。中心动脉压增高将诱发冠脉硬化,进而容易引起冠脉狭窄及冠脉事件。因此,降低中心动脉压将将有助于预防心血管事件。已证明中心动脉血流动力学与高血压靶器官损害、心血管疾病独立相关;在预测、决定终点事件方面中心动脉血流动力学的意义优于外周血流动力学。中心动脉压增高主要是增强反射压力波,反射压力波如果落在舒张期,就明显增强舒张压;如果心率减慢,反射压力波变大的话,叠加在收缩的中晚期,增加的是收缩压,反射波的压力跟叠加的位置有很大的关系。

四、降低RHR而不影响中心动脉压

RHR增快是高血压发生发展的重要危险因素,高血压患者RHR切点到底是多少,目前没有前瞻性、大规模的研究,也没有指南明确这一点,但是从现有的证据来看RHR的切点应该为≥80～85/min。现在都在期待降低RHR而不影响中心动脉压,从而为RHR增快的高血压患者提供更大益处。目前,降低HR而不影响中心动脉压的药物有:高选择性β受体阻滞剂(如琥珀酸美托洛尔、比索洛尔)、具有血管扩张的β受体阻滞剂(如卡维地洛、奈比洛尔)和If通道抑制剂(如伊伐布雷定)。

目前控制心率的药物首选仍为β受体阻滞剂,同时也是循证医学证据最多的药物。β受体阻滞剂选择性结合β肾上腺素能受体,抑制交感神经紧张活动,所以当交感神经激活如运动或应激时,可显著减慢心率或降低心脏收缩力;反之其对静息状态下心率和心肌收缩力作用则甚小。β受体阻滞剂作用机制复杂,对抗儿茶酚胺类肾上腺素能递质毒性尤其是通过$β_1$受体介导的心脏毒性作用是此类药物发挥心血管保护作用的主要机制。β受体阻滞剂自20世纪60年代以来已广泛应用于临床医学的各个领域,尤其心血管疾病的防治,在心力衰竭、高血压、冠心病、心律失常、心肌病等的处理中β受体阻滞剂均可发挥极其重要的作用,已成为最广泛应用的心血管药物之一。收缩性心力衰竭患者在应用血管紧张素转化酶抑制剂及利尿剂

的基础上,加用β受体阻滞剂长期治疗能改善心衰患者临床状况及左心室功能,降低住院率,使死亡率进一步下降36%;同时β受体阻滞剂治疗心衰的独特之处在于其能显著降低猝死率达41%～44%,是其他药物所未有的,也正是β受体阻滞剂在心衰治疗中地位不可取代的有力证据。在高血压的治疗中,β受体阻滞剂单独使用或与利尿剂合用,能够显著降低高血压患者的病残率和死亡率;在高血压联合治疗中,β受体阻滞剂与长效二氢吡啶类钙拮抗剂合用,不仅可协同降压,还可以抑制钙拮抗剂引起的反射性交感神经兴奋所致的心率增快等。主动脉夹层患者治疗时不仅仅需要血压的快速达标,同时对于心率控制亦有要求,希望能达到静息时50～60/min,此时β受体阻滞剂通过阻断交感神经系统兴奋、降低心排血量、降低血压、减慢心率等发挥作用,因此,有效的β受体阻滞剂应用是主动脉夹层治疗的重要组成部分。在冠心病患者的治疗中,对于ST抬高的心肌梗死患者,β受体阻滞剂口服或静脉用药可降低急性心肌梗死急性期病死率,改善长期预后;同时在心肌梗死后存活患者长期随访中β受体阻滞剂应用可降低心因性死亡、心源性猝死和再梗死发病率,从而提高患者生存率。非ST抬高的心肌梗死患者β受体阻滞剂应用同样可降低患者死亡率。

依伐布雷定是近年来应用于临床的一种新型的控制心率药物,该药物是心脏窦房结起搏电流(If)的一种选择性特异性抑制剂,以剂量依赖性方式抑制If电流,降低窦房结发放冲动,从而减慢心率。由于心率减慢,舒张期延长,冠状动脉血流量增加,可产生抗心绞痛和改善心肌缺血作用。晚近发表的中国心力衰竭诊断和治疗指南2014中,对于窦性心律的LVEF降低的心衰患者,使用血管紧张素转化酶抑制剂或血管紧张素受体拮抗剂、β受体阻滞剂、醛固酮受体拮抗剂已达到推荐剂量或最大耐受剂量,心率仍然≥70/min,并持续有症状(NYHA Ⅱ～Ⅳ级),可加用依伐布雷定(Ⅱa类,B级);不能耐受β受体阻滞剂、心率≥70/min的有症状患者也可使用依伐布雷定(Ⅱb类,C级)。

五、降低RHR——国内外专家的声音

ESH在2016年4月了发布了《高血压伴心率增快患者管理的第二次共识会议声明》,对正确认识高血压患者的心率管理及应用β受体阻滞剂进行心率干预的临床价值提出了很好的指导意见,该共识要点如下:RHR快是重要的心血管疾病危险因素;RHR测量应包括在高血压患者的整体评估之内;RHR可能被纳入未来国际指南的风险图表中;大多数研究中,RHR超过80/min被视为升高,然而,在缺乏阈值相关客观数据的情况下,对心动过速的定义仍不统一;由于缺乏证

据,难以提出切实可行的高血压合并 RHR 增快的治疗建议,但可在一定程度上灵活管理,症状性心动过速患者可考虑使用减慢心率的药物(主要是选择性β受体阻滞剂);共识组成员一致提出开展随机临床试验,来评估降低心率治疗对高血压伴心率增快患者的影响。

该共识首先对 RHR 的测量提出了新建议,心率测量方式包括诊室心率测量、诊室外心率测量、自测心率、动态心率检测,不同测量方法所得数据有所不同。本共识建议将静息心率作为心率评估的主要依据,并提出了规范化心率测量的方法:测量前应避免运动、让患者放松休息 5min、避免背景噪声与谈话、首选坐位测量、患者应坐在舒适的座椅上且不要双腿交叉、通过触摸脉搏计数心率时其时间不应短于 30s、可以通过心电图计数心率但并不首推这种方法、每次测量血压后应检测心率、至少测量两次心率并取其平均值、测量心率的方法不同其结果可能会有所差异。多数专家倾向于将心率超过 80~85/min 视为心率增快。虽然高血压患者心率增快与不良预后密切相关,但迄今为止尚缺乏有效证据支持将心率作为高血压患者药物治疗的干预目标与选择降压药物的依据 ASCOT-BPLA 研究等随机化临床试验显示,伴心率增快的高血压患者应用β受体阻滞剂治疗并无更多获益。相反,Bangalore 等的荟萃分析却发现,与其他降压药物或安慰剂相比,应用β受体阻滞剂将心率降至较低水平却可能增高全因死亡率、心血管死亡率、心肌梗死、脑卒中和心衰的风险。对于这项荟萃分析,共识专家组也进行了深入分析并提出了不同观点,认为这并不足以说明心率增快的高血压患者应用β受体阻滞剂治疗有害。因此,对于心率增快的高血压患者应用β受体阻滞剂的疗效与安全性尚需随机化临床研究论证。

对于 RHR 增快的高血压患者,应首先了解其有无贫血或其他慢性基础疾病。若能排除心率增快由其他继发性因素所致,应首先指导患者改变不健康生活方式。缺乏运动、吸烟、酗酒、大量饮用咖啡均可增加交感神经张力而导致继发性心率增快,应予纠正。规律性有氧运动有助于降低交感张力、增加迷走神经张力并减慢心率。专家组认为,基于现有证据,尚不能为伴有心率增快的高血压患者做出药物治疗建议。但专家组同时指出,缺乏证据证明心率干预有益并不意味着有证据证明心率干预有害,因此在临床工作中应采取灵活的个体化治疗策略。对于伴心率增快且有相关症状的高血压患者,没有证据表明应用减慢心率的药物(主要是选择性β₁受体阻滞剂)治疗是不安全的,因此仍可考虑应用。

我国对于高血压患者心率控制还缺乏相关共识和指南,我国高血压联盟专家在 ESH 发表《关于心率增

快的高血压患者管理的第二次共识会议的声明》后,各位专家对高血压患者的心率管理进行了热议。阜外心血管病医院张宇清教授认为"高血压患者应常规测量心率,但心率的目标值仍然无解,ESH 关于心率增快的高血压患者管理第二次共识最终的建议是需要进行深入研究";广东省人民医院冯颖青教授认为"有流行病学资料支持心率增快与预后相关,然而在高血压人群中没有以控制心率为目标的临床研究,因此只能提出应关注,但这份共识确实很好地提出了规范的静息心率监测";北京大学人民医院孙宁玲教授认为"应当规范静息心率的监测";西安交通大学医学院第一附属医院牟建军教授认为"关键是缺乏独立于降低血压之外减慢心率带来临床获益的证据!此外,健康成人心率偏快者,除建议其运动锻炼以外,是否需用β受体阻断剂?能否获益?也是很值得探究的问题";四川大学华西医院张新军教授认为"交感异常激活是高血压患者心血管事件风险增加的重要原因,而心率增快仅仅是交感活化状态的标记。将心率指标作为高血压患者预后的预测指标是适宜的,但作为干预靶点缺乏依据。现有研究证据支持抑制高血压患者长期、慢性、过度的交感激活是控制血压、减少心血管事件的重要干预靶点,通过抑制交感神经过度激活(通常伴随心率减慢)能够显著降低心血管事件风险,而仅仅减慢心率本身并不能改善患者预后"。对于高血压患者,心率增快是危险因素还是伴随现象仍有待探讨,不应因为心率增快的高血压患者具有更高的危险性就简单地认为应该使用减慢心率的药物进行干预。正是由于这种原因,ESH 的专家共识声明对于选择性β₁受体阻滞剂在高血压患者中的应用做出了谨慎但灵活的建议,而未简单的推荐为所有伴心率增快的高血压患者使用此类药物。部分高血压患者存在心率增快相关的临床症状,应用β受体阻滞剂控制心率当然是合理的。但对于大多数高血压患者,还是应该将降低血压作为第一要务,根据现行指南原则应用一线降压药物积极控制血压并使之持久达标。将心率作为干预目标尚缺乏充分证据。过分强调心率控制,可能不利于整个人群的血压管理。总之,高血压患者的心率管理:"悬而未决,不宜操之过急"。

六、展望

新中国成立 60 多年来,中国的高血压防治工作取得了进步,2012 年调查人群高血压的知晓率为 46.5%,治疗率为 41.1%,控制率为 13.8%,比 2002 年的 30.6%、24.7% 和 6.1% 水平有较大的改善;国家心血管病中心负责的"十二五"全国高血压人群调查,高血压人群知晓率、治疗率和控制率分别达到 51%、45% 和 17%。我国高血压防治工作取得进步的原因

主要有持续开展周期性全国高血压流行病学调查、创立社区人群防治"首钢模式"、高血压人群防治规范化管理、高血压防治纳入国家基本公共卫生服务体系、多部门合作取得政策保障、全民健康生活方式行动持续推进、各地不断涌现出高血压防治成功范例、高血压防治指南的推广和医疗机构急救能力提高。高血压患者血压控制达标水平不断提高，但与发达国家比较，我们尚有差距，且缺血性脑卒中标化死亡率仍在上升，我们还需加倍努力。进一步建立与完善高血压防治体系，制定明确的高血压防治策略与目标，做好顶层设计，不断完善高血压患者管理规范的技术方案，重视农村高血压防治管理工作，因地制宜地做好基层社区高血压管理工作，不断推进高血压患者的血压控制水平。

"精准医学"近年来逐渐成为热点，关于精准医学与高血压的管理也越来越被重视。对数量巨大的高血压患者人群，应尽可能加强血压监测，特别是在还没有诊断高血压的人群中进行家庭血压监测，从而实现在血压开始升高时即得到及早诊断，这样绝大部分高血压患者的治疗目标是降压达标；部分高血压患者可能通过简单、常见的诊断评估，即可发现血管与靶器官损害，比如心电图、微量白蛋白尿、踝臂指数等，这些患者需要更全面的血管与靶器官结构与功能评估；有些高血压患者可能有明显的继发性高血压线索，比如低血钾、低或高肾素等，这些患者需要进行传统继发性高血压筛查；有些高血压患者尽管没有这类典型继发性高血压的线索，但如果年龄较小或有其他典型特征，则也需要进行发病机制与病理生理学特征的分析与探讨，从而实现根据病因与发病机制对这部分高血压患者分型诊治；最后，对高血压患者进行 RHR 的个体化管理，降低患者的心血管病死亡风险，真是精准医学的体现。

综上所述，对于高血压患者，RHR 增快是其危险因素；但对于大多数高血压患者，还是应该将降低血压作为第一要务，根据现行指南原则应用一线降压药物积极控制血压并使之持久达标；过分强调心率控制，可能不利于整个人群的血压管理，将心率作为干预目标尚缺乏充分证据，还有待大型临床试验研究。

参 考 文 献

黄伟,刘星,李莹,等. 2016. 高血压合并静息心率加快的研究进展[J]. 中华高血压杂志,(1):90-92.

Eppinga R N,Hagemeijer Y,Burgess S,et al. 2016. Identification of genomic loci associated with resting heart rate and shared genetic predictors with all-cause mortality [J]. Nat Genet,48(12):1557-1563.

Khan H,Kunutsor S,Kalogeropoulos A P,et al. 2015. Resting heart rate and risk of incident heart failure:three prospective cohort studies and a systematic meta-analysis[J]. J Am Heart Assoc,4(1):e1364.

Morseth B,Graff-Iversen S,Jacobsen B K,et al. 2016. Physical activity, resting heart rate, and atrial fibrillation:the Tromso Study [J]. Eur Heart J,37(29):2307-2313.

Palatini P,Rosei E A,Casiglia E,et al. 2016. Management of the hypertensive patient with elevated heart rate [J]. Journal of Hypertension,34(5):813-821.

Zhao Q,Li H,Wang A,et al. 2017. Cumulative Resting Heart Rate Exposure and Risk of All-Cause Mortality:Results from the Kailuan Cohort Study [J]. Sci Rep, 7:40212.

2. 老年衰弱与血压控制目标水平

广州市第一人民医院　刘　丰

老年衰弱是医疗服务体系中越来越严峻的课题。重视老年衰弱的诊断及治疗，有助于提高老年人的生活质量。

一、衰弱

(一)衰弱的概念

衰弱综合征(frailty syndromes)是由于老年人多系统生理储备减少和失调，使机体脆弱性增加，机体功能处于临界平衡状态，对应激刺激易产生功能失调。老年人衰弱早期症状不明显而常被忽视，但常因为较小的应激(如感染、跌倒、便秘或尿潴留等)使本已处于临界状态的健康状况恶化，功能由独立到依赖，意识由清楚到神志障碍，以及出现卧床状态、严重并发症甚至死亡。衰弱亦是术后重要并发症的独立危险因素。国际老年医学界对于老年人衰弱的危害已达成共识，但是还未形成统一的定义和诊断标准，发病机制及防治模式还有待进一步研究。

(二)衰弱诊断及管理

英国老年医学会(British Geriatrics Society,BGS)联合英国皇家全科医师协会和英国老年人慈善机构发布了老年人衰弱管理指南，推荐了衰弱的识别和评估方法，以及预防不良后果的措施。评估方法有Fried表型模型、积累性消耗模型(加拿大健康老年衰弱指数模型,Canadian Study of Health and Aging,FI-CSHA)、老年人综合评估(comprehensive geriatric assessment,CGA)、步速测试(4 m,>5 s)、起立-行走测试(Timed up-and-go test,TUGT)(从椅子上站起、行走3m、转圈和坐下,>10 s)、PRISMA7问卷等。其中CGA涉及整体的、多学科的评估,已被证明可以改善预后;CGA结果与FI-CSHA高度相关,可以预示需要专业护理和死亡;Howlett SE将FI-CSHA与常规实验室检测指标相结合,用于预测衰弱患者的死亡风险。而4m步速测试方法简单实用,但假阳性率增高。指南建议建立个体化的照料和支持策略(care and support policy,CSP),CSP关注老年人的自身需求,包括优化和保持身体功能的计划、进一步求诊的扩大计划、应激计划及临终照料计划。在越来越多的证据支持下,美国及欧洲老年医学专家国际共识指出,运动和营养可以使衰弱患者改善肌肉力量和平衡,可以预防和改善身体衰弱。同时该指南特别指出,对衰弱老年人要进行个体

化用药评价,多重用药为可逆性因素,需及时处理以避免不良临床事件的发生。

(三)老年衰弱与高血压

根据2013年的统计,≥80岁高龄人口超过2300万,并以每年5%的速度递增。≥80岁人群中,70%~90%患有高血压。而衰弱发病率在65岁以上的老年人为10%,以85岁以上的老年人为25%~50%。老年高血压患者衰弱检出率随年龄及并发症的增加而增加,一项研究纳入320例体检的65~96岁高血压患者,衰弱检出率为23.1%,其中<80岁7.0%,≥80岁32.0%。与国外文献报道相符。

研究提示,直立性低血压是衰弱人群的特征。夜间高血压亦在衰弱人群中高发。衰弱合并高血压的患病率高,衰弱患者有血压升高、高密度脂蛋白降低、腹围增大等多种心血管疾病的危险因素;衰弱与周围血管病相关,并均在高龄老年中高发。日本研究学者发现,未控制的老年高血压患者,衰弱的发病率增高,早期积极控制血压有助于防治衰弱或减缓其进展;同时提出衰弱综合征的患者,通过步行锻炼,可减少老年衰弱患者高血压的发病率。最新有研究发现老年患者直立性高血压与死亡率相关,而不论直立性血压下降还是上升,均属于体位性的血管舒缩功能调节受损,在一定程度上,符合衰弱综合征中机体功能临界平衡的概念,直立性高血压有可能成为老年医学、老年衰弱研究的新热点。

二、老年衰弱血压的控制目标

(一)高龄高血压的控制目标

鉴于衰弱在高龄中发病率高达50%,我们首先回顾高龄高血压治疗的相关研究。高龄高血压的临床研究基本上均以收缩压>160 mmHg作为入选标准,目前的证据支持对≥80岁的患者起始药物治疗的血压水平为≥160/90mmHg。

HYVET试验是目前唯一针对高龄高血压患者(≥80岁)降压治疗的随机化临床试验,提示达到目标血压≤150/80 mmHg,能够降低包括致死性脑卒中、心力衰竭在内的全因死亡率,该研究入组人群中合并心肌梗死、脑卒中和糖尿病的比例较低,各为4.2%、8.9%、6.9%,提示上述高血压人群的血压控制目标值定为150/80mmHg是获益的。

目前国内外指南均一致推荐:老年和老老年(高龄,≥80岁)患者血压控制目标值为<150/90mmHg,若患者能够耐受可将血压进一步降低至140/90mmHg以下。因此,虽然暂无专门针对老年衰弱患者高血压目标值的研究,考虑到越来越多的研究提示过于严格控制血压与死亡率相关,将目标收缩压定为140～150mmHg至少是获益的。

然而,目标值的低限为多少适宜?多项研究提示血压过低可能对高龄患者不利。1998年Fried LP.等发现在≥65岁的人群中,收缩压>169mmHg或≤127mmHg,均为老年人死亡的独立危险因素。日本老年高血压患者最佳收缩压研究(Japanese trial to assess optimal systolic blood pressure in elderly hypertensive patients,JATOS)在75～85岁的高血压患者中提示降压目标分别为132.3/74.0mmHg和146.6/78.3mmHg的两组患者无明显的预后差异。国际维拉帕米缓释/群多普利研究(international verapamil SR/trandolapril study,INVEST)亚组分析显示≥80岁的稳定型冠心病患者收缩压140mmH者,比收缩压<130mmHg患者的死亡、心肌梗死、脑卒中的风险更低;而且舒张压>70mmHg者比舒张压<70mmHg者心血管事件的风险更低。Oates DJ.对高龄高血压随访2年,发现收缩压从139mmHg开始,舒张压从89mmHg开始,每降低10mmHg,死亡风险分别增加18%和15%。机构养老的高龄人群中血压和动脉僵硬度的预测价值研究(predictive values of blood pressure and arterial stiffness in institutionalized very aged population,PARTAGE)纳入了入选了平均年龄88岁,平均血压138/73mmHg的老年人,2年随访发现,收缩压和舒张压每升高10mmHg,总死亡率分别下降9%和16%,而80岁以上、体质较弱、两种降压药、收缩压控制在<130mmHg的患者,全因死亡率较其他组提高81%。因此,高龄老年人血压管理中国专家共识建议高龄(≥80岁)患者药物治疗后血压不宜低于130/60mmHg,而衰弱为老年人生物学年龄(功能年龄)升高的表现,由此建议老年衰弱患者亦以130/60mmHg为降压治疗的低限值。

(二)衰弱与降压治疗

BGS老年人衰弱管理指南指出,跌倒是识别衰弱的重要临床表现,也是衰弱老年人发病率较高的不良健康事件。在衰弱的概念还未被医学界清晰定义之前,已有研究涉及跌倒发病率与血压控制水平,越来越多学者探讨老年人严格降压与跌倒发病率及死亡率相关,并提出将老年患者的血压控制目标放宽。

2012年,Odden MC.等在老年高压患者血压水平与死亡的相关研究中,增加了步行速度的指标,发现快步速者收缩压高于140mmHg与死亡率有关,而慢步速患者中,不论是收缩压高于140mmHg,还是舒张压高于90mmHg,均与死亡无相关性。由于步速试验是评估老年衰弱最简单、最常用的方法,该研究发现老年衰弱患者(慢步速)血压未达<140/90mmHg目标并不增加死亡率,提示了老年衰弱患者的血压控制目标较此目标值更高。这是最早对衰弱状态与血压水平、死亡率相关性的研究。

2014年欧洲高血压协会(ESH)与国际高血压协会(ISH)联合会议上所公布的一项研究显示,在确定老年人降压治疗策略时,不仅要考虑到日历年龄,还要考虑到生物学年龄或功能年龄。阿姆斯特丹增龄纵向研究(Longitudinal Aging Study Amsterdam,LASA)以患者6m步行速度与简易精神状态检查(MMSE)评分等参数作为判断生物学年龄的依据,平均年龄为76岁的入组患者中,69%为衰弱,41%为健康。其结果提示健康老年人,舒张压>90mmHg者死亡风险增高50%,舒张压≤70mmHg者死亡风险无明显增高;但在衰弱老年组却相反,舒张压较低组死亡风险增高50%,但舒张压>90mmHg者死亡风险却无增高。这一研究提示生物学年龄(衰弱与否)是影响降压治疗获益的重要因素,衰弱患者应避免激进的血压控制,衰弱评估对老年人降压治疗有重要意义,尤其对于≥80岁的高龄患者。

随着医学界对衰弱的深入认识,有学者提出老年高血压患者的血压控制水平应按"是否合并衰弱"分为两个不同的控制水平(SBP<140mmHg、SBP140～160mmHg),而并非以年龄为界(<80岁、≥80岁)采用两种达标水平,年龄并非影响降压强度的绝对因素,老年衰弱患者中,直立性低血压指标、舒张压水平、治疗后收缩压下降水平等指标与死亡率的相关性有待进一步证实,这是符合"个体化降压"治疗原则的。近年已有学者在老年高血压的临床试验中进行了入组对象的衰弱指数分析。2015年Pajewski NM.等对已经结束的SPRINT试验入组的2570名≥75岁患者(≥80岁者为1159)进行衰弱指数(frailty index,FI)分析,其结果提示FI每上升1%,伴随跌倒、伤害性跌倒、全因住院率上升(hazard ratio[HR]=1.038),由于该试验原本旨在分析老年高血压患者在两个严格的目标收缩压水平(<120mmHg、<140mmHg)下,心血管事件死亡率随目标血压的下降而降低,因此,这次对该人群的衰弱指数分析,在老年衰弱患者血压控制目标的问题上,提供了一定程度的基线数据,为循证医学提供可分析的对照资料。前面提到的HYVET试验,在进行衰弱指数评估后,提示高龄衰弱的高血压患者,将血压控制目标值定为<150/80mmHg能够降低全因死亡率。因此,目前推荐老年衰弱患者目标收缩压定为140～150mmHg。然而,HYVET试验入组人群均为

一般健康状况良好的老年人,对于一般健康状况较差、或已存在严重靶器官损害的高龄衰弱患者,其血压控制目标值上限是否应放宽至 160/90mmHg,或更高值?如果该人群目标收缩压需要上升至 150～170mmHg,既需要有力度的循证医学依据提供人群目标值,也需要一个系统的生理学指标来评估个体化血压目标值,这是老年医学领域有待探索的主题。目前还没有针对衰弱人群降压目标值的临床试验。未来需要更多的前瞻性临床研究来评估老年衰弱人群的血压控制水平。

综上所述,老年衰弱的高血压患者,建议起始药物治疗的血压水平≥160/90mmHg,血压控制目标值为 140～150/70～90mmHg,药物治疗后血压不宜低于 130/60mmHg,对于原本存在舒张压降低(单纯收缩期高血压、脉压增大)的患者,注意药物治疗后舒张压不宜低于 50mmHg。未来期待更多有力度的临床研究探索老年衰弱的降压指南。

参 考 文 献

陈雪丽,张梅奎.2015.衰弱综合征的重要问题[J].中华老年医学杂志,12(34):1303-1305.

范利,李建华,胡亦新,等.2015.合并不同并发症的老年高血压患者的衰弱检出率[J].中华高血压杂志,23(12):1151-1155.

孟丽,于普林.2015.英国老年医学会老年人衰弱管理实践指南解读[J].中华老年医学杂志,12(34):1300-1302.

Howlett SE,Rockwood MR,Mitnitske A,et al.2014.Standard laboratory tests to identify older adults at increased risk of death[J].BMC Medicine.12:171.

3. 从 1 例顽固性高血压患者看与生理学有关的高血压

福建医科大学附属第一医院　欧阳欢　林金秀

当我们向医学院学生或规范化培训住院医师授予关于高血压病诊断与治疗的课程时,从他们目光呆滞的眼神中看出他们对这一重要知识不再求知若渴。表面上看,高血压病的诊断和临床管理具有简单固定的模式。那么为什么在疾病机制尚未明确的情况下,我们还要费心去思考疾病心血管相关生理学内容?我们已做到护士为患者测量上臂血压(BP)、用指南推荐的药物及为达目标血压按需增加药物,并且很少有患者会拒绝根据诊疗规范选择排查继发性高血压的相关诊疗。

事实上,在过去的数十年里高血压病管理有很大的进步,大多数患者能够有效、安全地控制血压,对药物有很好的耐受性或采用联合用药。在难治性高血压中器械治疗法是否有效也有持续报道。简单来说,对总体而言血压控制不佳的人群大部分是由于不能坚持监测血压、未给予合适的药物治疗或者未劝服患者相信控制血压对身体有益。然而也有很小一部分人群血压很难控制,在这类人群中,他们的发病机制多罕见,不包含在常规诊疗方法中,教科书及临床指南对他们几乎没有帮助,而是要求我们对患者进行持续地观察和生理学方面的推理。其中在诊室测量血压正常,而家庭自测血压高于正常血压的现象被称为隐匿性高血压,通常会增加心血管疾病发生率。我们曾用这个术语描述一位患者在诊室中发生血压波动的现象,但获益不大。接下来我们从心血管生理学角度阐明此现象。

一、案例

德国汉诺威医疗机构伦理委员会学院在患者签署知情同意书后,予以病例公开。患者为这篇报道签署了知情同意书。患者是一位 56 岁的男性,患有血压剧烈波动的难治性高血压,以及冠状动脉三支血管病变和心肌梗死病史,在 42 岁时行右冠状动脉血管成形术,4 年后行左前降支血管成形术+支架置入术。最近患者分别在左回旋支和左前降支行支架置入术,目前当血压升高时仍稍感胸痛。在过去这些年里,患者反复出现晕厥。至少有 1 次晕厥发作根据住院期间观察是由于血压过低。患者体质指数高达 27kg/m²,曾吸烟,即便在服用大剂量他汀加依泽麦布降脂的情况

下,根据低密度脂蛋白胆固醇水平仍为严重的高脂血症。除了心血管疾病外,患者有慢性复发性附睾炎和前列腺炎病史,资料显示既往曾有排尿困难症状,以及因椎间盘突出曾行颈椎手术。

先前患者至专科门诊排除继发性高血压,如嗜铬细胞瘤、原发性醛固酮增多症、肾动脉狭窄、阻塞性呼吸睡眠暂停、库欣综合征及脑干处神经血管压迫。多次调整数种降压药控制血压,入院后发生严重的血压升高及心绞痛,在细微的降压药调整后 24h 动态血压监测结果却在正常值范围内。2 年前患者行双侧肾交感神经导管消融术治疗(Symplicity 导管系统),但降压效果不大。在难治性高血压患者中首次随机对照实验显示降压效果不显著,有些人认为效果不显著的原因是手术者缺乏经验(当然事实并非如此),虽然后续有些研究认为肾交感神经导管消融术治疗不如先前一些技术有效,甚至认为肾脏神经有再生的可能。无论如何,患者曾多次因严重的血压升高与血压降低被送至急诊室和医院病房。

根据指南推荐,患者使用>4 种降压药物,包括噻嗪类利尿剂、襻利尿剂、米诺地尔、醛固酮受体拮抗剂,许多降压药已使用至最大剂量。值得关注的是,患者在每日服用 20mg 比索洛尔的情况下静息心率常超过 100/min,这是不常见的。患者过早出现心血管疾病及频繁出现阵发性血压增高,考虑与外来颈动脉窦电刺激相关。第一代设备采用双侧双边电极(Rheos 系统),显著降低交感神经活动。虽然此设备缺少重要终点事件,但是在临床对照试验中降压作用明显。此患者接受第二代设备治疗,采用右侧单边单极刺激(neo 系统)。该设备相比于第一代体积更小,创口更小,但是该器械仅有非对照试验结果。为了促进伤口愈合,患者带关闭的设备出院,大约 1 个月伤口愈合后再激活设备。

患者在置入设备后 3 周再次住进急诊室。在医院里,我们监督患者服下所有相关药物后,外周血压仍高达 200mmHg。在这种情况下,我们首次在研究室中连续记录患者血压、心率和骨骼肌交感神经活性。今天患者服用 9 种口服药,包括螺内酯、可乐定、肼屈嗪,并且持续静脉输注乌拉地尔。监测中我们没有发现患者血流动力学显著的改变或者肌肉交感神经活动。10

次血压测量平均值为 147/87mmHg、心率平均约 78/min。当我们每隔 4min 开关器械刺激，我们发现收缩压平均降低约 10.5mmHg。

2个月后，患者再次因高血压亚急症入院。这次血压大幅度波动有证据显示是由于压力感受器调节代偿作用，降低心率和肌肉交感神经活动，因此，排除患者存在压力反射调节功能不全。接下来我们调整颈动脉窦部刺激参数，进一步排除是由于窦部刺激导致的血压波动。我们的上臂自动无创血压测量仪（Dinamap；GE Healthcare，Waukesha，WI）不能记录下波动瞬间的血压，测量值也较动态血压更高。这一原因可能是导致先前入院血压高达≤255/125mmHg 的原因。此外，我们发现阵发性血压增高通常与胸廓阻力和外周静脉脉压波动幅度一致。当我们要求患者正常呼吸，血压剧增持续存在。出院后，患者严重血压增高现象仍持续存在，并且在左边放置另一单极刺激电极也未见明显效果。

因怀疑患者肺动脉循环功能异常而放置右心导管监测，发现血压剧增伴随中心静脉和肺动脉压力增高。为快速建立肺动脉压力增高模型，我们使用胆碱类药物。静脉注射 1mg 阿托品后血压波动开始减少，我们简单地认为患者发生了另一个新的疾病。

后来我们将患者带入心血管研究所持续静脉输注乌拉地尔，这时我们发现患者血压在控制呼吸和讲话的时候相当平稳。我们细心观察患者胸部、腹部运动，发现在血压波动的情况下几乎没有观察到肌肉收缩。我们告知患者正进行呼吸监测，以便排除呼吸导致的血压波动。我们通过肌电描记图记录腹肌变化，在此期间没有发现血压波动，并且患者收缩压低于 160mmHg。然后我们嘱患者做 Valsalva 动作，出于安全考虑，我们限定呼出压仅为 25mmHg 以代替通常的 40mmHg。尽管如此，患者 Valsalva 动作Ⅳ期反应仍明显，血压高达 217/92mmHg。与外周静脉压结果相似，紧张动作是导致患者血压增高的因素。重复短暂的紧张动作，Valsalva 动作Ⅱb 期和Ⅲ期反应被阻断，因此，导致血压波动模式。血压波幅增大很可能是由于胸腔内压增加，引起相应的回心血量持续减少，解释了血压降低现象。连续记录患者心电图、心率（HR）、呼吸（Resp）、手指动脉血压（AP）、肌肉交感神经活性（MSNA），以及外周静脉压（VP）变化。我们观察伴随呼吸的血压变化。大约每 10s 出现一次外周静脉压增高与血压降低，而血压的过度升高随后伴随着外周静脉压的降低。心率和肌肉神经交感活性根据压力调节反射而变化，血压增高心率和肌肉神经交感活性反射性下降，血压降低则反射性增高。这种作用在肌肉交感神经放电达到最高水平后，出现血压明显升高。通过 Valsalva 动作人为建立嗜铬细胞瘤表现的案例已在文献中报道。

二、评述

此次监测说明患者可以暗自通过 Valsalva 动作控制自己的血压波动。然而这一行为足够隐蔽，以至于我们数年未发现。此患者阐明一个事实，常规上臂袖带血压测量存在误区，而生理学的模式识别是重要的诊断方法。上臂血压测量通常以罗西测量法，或者自动示波仪提供相关信息，在诊断和随访高血压患者中有效，然而有限性不容忽视。瞬间血压变化尤其不易被发现，并且此患者在急诊室或病房中自动式上臂血压测量显示血压值过高，以至于建议患者行有创血压测量。上臂血压测量还存在一些其他的问题，若患者存在动脉硬化，血压测量可能偏高；这种情况被认为是假性高血压，可以通过 Osler 动作加以鉴别；连续血流左心室辅助装置置入术后的患者，因血压脉冲过低而导致上臂血压无法测量。

阵发性血压增高可在多种情况下发生，但是观察心血管事件和进行生理学相关推理可以缩小诊断范围。比如阵发性动脉血压骤增，通常是由于交感和副交感自主神经功能紊乱导致压力反射系统调节异常。因此，中枢神经增加交感神经活动，从而进一步增加血压和心率，称为投射。不同的是，此患者血压剧增与压力调节反射导致心率下降、肌肉交感神经活动减少相关，表明该患者压力反射调节功能正常。早些时候，我们认为血流动力学和呼吸存在短暂的联系。低血压导致的调节性血压增高在动脉血压骤增之前，根据发病机制我们认为两者完全不相关，认为是由于肺循环阵发性血管痉挛造成。

最后，我们发现患者自己通过 Valsalva 动作降低血压剧增，在临床上很难被发现。当患者被告知进行呼吸被监测时，患者血压＜160mmHg 并且处于放松状态。Valsalva 动作是由 17 世纪内科医生 Antonio Maria Valsalva 提出并命名，他当时专注于耳相关研究而不是血压的控制。在内科方面，该动作可以作为诊断和治疗的目的。比如，该动作被用于终止阵发性室上速、增强心脏杂音、协助尿动力学检查以及平衡中耳压力。当我们怀疑患者自主神经功能紊乱时，我们通常用这个动作连续观察其血压和心率来判定疾病。这项测试也被应用于辨别药物诱导的心血管自律性的改变。

事实上 Valsalva 动作降低严重的阵发性高血压在早些时候已有报道。该研究团队通过改变皮肤颜色来观察肌肉伸缩，并呈现典型的 4 期血压变化。而我们的患者缺少这些记录，进行规律呼吸，腹壁紧张也不明显。因此，我们花了数年才认识此发病机制。患者否认有意识地进行肌肉收缩，但是仍有些争论认为此为孟乔森综合征:因为患者被告知进行腹肌紧张度监测的情况下症状则消失。患者至数家医院就诊,进行与高血压相关的手术,却一直未进行生理学上的探究,貌似患者生活最常见的事是血压增高。

此案例提醒我们,应用多元化心血管生理学技术能揭露疾病的发病机制,并且能够使患者免于遭受有创性降压治疗。虽然最终很难下定论,患者血压仍有升高,但无论如何,此患者强调了一个事实,未来临床高血压病管理不再黯淡无光。

参 考 文 献

Azizi M,Sapoval M,Gosse P,et al. 2015. Renal Denervation for Hypertension(DENERHTN) investigators. Optimum and stepped care standardised antihypertensive treatment with or without renal denervation for resistant hypertension(DENERHTN):a multicentre,open-label,randomised controlled trial. Lancet. 385:1957-1965. doi:10.1016/S0140-6736(14)61942-5.

Bhatt DL,Kandzari DE,O'Neill WW,D'Agostino R,Flack JM,Katzen BT,Leon MB,Liu M,Mauri L,Negoita M,Cohen SA,Oparil S,RochaSingh K,Townsend RR,Bakris GL;SYMPLICITY HTN-3 Investigators. 2014. A controlled trial of renal denervation for resistant hypertension. N Engl J Med. 370:1393-1401. doi:10.1056/NEJMoa1402670.

Bisognano JD,Bakris G,Nadim MK,Sanchez L,Kroon AA,Schafer J,de Leeuw PW,Sica DA. 2011. Baroreflex activation therapy lowers blood pressure in patients with resistant hypertension:results from the double-blind,randomized,placebo-controlled rheos pivotal trial. J Am Coll Cardiol. 58:765-773. doi:10.1016/j. jacc. 2011. 06. 008.

Booth LC,Nishi EE,Yao ST,Ramchandra R,Lambert GW,Schlaich MP,May CN. 2015. Reinnervation of renal afferent and efferent nerves at 5.5 and 11 months after catheter-based radiofrequency renal denervation in sheep. Hypertension. 65:393-400. doi:10.1161/HYPERTENSIONAHA. 114. 04176.

Heusser K,Tank J,Engeli S,Diedrich A,Menne J,Eckert S,Peters T,Sweep FC,Haller H,Pichlmaier AM,Luft FC,Jordan J. 2010. Carotid baroreceptor stimulation,sympathetic activity,baroreflex function,and blood pressure in hypertensive patients. Hypertension. 55:619-626. doi:10.1161/HYPERTENSIONAHA. 109. 140665.

4. 隐匿性高血压的复杂机制

福建医科大学附属第一医院　福建省高血压研究所　潘　忞　余明众　蔡晓琪　谢良地

隐匿性高血压,指的是院内血压正常而院外血压升高,在人群中发病率高,在已经接受降压药物治疗患者中发生率更高。相较于理想血压人群,隐匿性高血压更易发生于血压正常高值、非洲种族、糖尿病及慢性肾功能不全的个体中,而且该类患者出现靶器官损害可能早于持续性高血压患者,同时心血管并发症发生率增高。24h 动态血压监测(ambulatory blood pressure monitoring,ABPM)可以评估夜间及 24h 平均血压,是诊断隐匿性高血压的金标准。近 1/3 隐匿性高血压患者治疗后仍可能发展为隐匿性未控制高血压(masked uncontrolled hypertension,MUCH),因此使用 AMBP(及辅以家庭血压监控)作为有效诊断及评估血压控制水平的指标变得尤为重要。

一、隐匿性高血压定义

目前的指南共识定义院内高血压标准为血压≥140/90mmHg;院外日间高血压标准为血压≥135/85mmHg,夜间血压≥120/70mmHg,24h 平均血压≥130/80mmHg。在日间测量期间,未治疗的隐匿性高血压个体的定义为院内血压<140/90mmHg 和院外血压 ≥135/85mmHg。而治疗后的患者符合院外高血压标准且院内血压正常则定义为隐匿性未控制高血压(masked uncontrolled hypertension,MUCH)。

必须指出的是,基于人群 ABPM 及 HBPM 的切点一般较共识中提到的传统诊室血压值低(表 1)。按 JNC 血压分级标准,理想血压(<120/80mmHg)及高血压前期(130~139/80~89mmHg)人群中隐匿性高血压发生率分别占 7.5% 和 29.3%(图 1)。

表 1　动态及家庭血压监测临界值

	时期	理想(mmHg)	正常(mmHg)	升高(mmHg)
推荐动态血压监测	日间	<130/80	<135/85	≥135/85
基于人群的测定	日间	<120/75	<125/80	≥130/85
推荐家庭血压监测	日间	<130/80	<135/85	≥135/85
基于人群的测定	日间	<120/75	<125/80	≥130/85
推荐动态血压监测	夜间	<115/65	<120/70	≥125/75
基于人群的测定	夜间	<100/65	<100/70	≥120/70
推荐动态血压监测	24h	<125/75	<130/80	≥135/85
基于人群的测定	24h	<115/75	<125/85	≥130/80

二、隐匿性高血压及 MUCH 的流行病学

1. 隐匿性高血压的好发人群

(1)高血压前期:有研究表明,MUCH 的患病率在高血压前期的诊室人群中占 66%,收缩压正常的人群中占 33%,理想收缩压的人群中仅占 17%。因此,高血压前期患者中使用 ABPM 筛选 MUCH 是十分必要的。

(2)非洲人群:有研究显示,在未经治疗的非洲人群中,隐匿性高血压发病率约 1/3,其中低收入南非人种中发病率超过 40%。在 Jakson 非裔美国人心脏研究中心的研究中,19% 患者在诊室血压仅 124/76mmHg 情况下,使用 ABPM 证实为隐匿性高血压,而且这些患者左室重量高于血压正常人群,同时左室肥厚发生率是血压正常人群的 3 倍。近期一项包含 972 个非裔美国人的研究显示,隐匿性高血压占正常诊室血压受试者的 34%。在非裔美国人肾病及高血

	人数		心血管事件数	脑卒中事件数
正常血压	2441	63		13
高血压前期	2776	129	1.36(P=0.0007)	2.01(P<0.0001) 45
血压正常的隐匿性高血压患者	198	14	2.11(P=0.006)	3.02(P=0.01) 5
高血压前期的隐匿性高血压患者	900	90	2.08(P<0.0001)	2.97(P<0.0001) 31

0.5 1 2 4 8   0.5 1 2 4 8

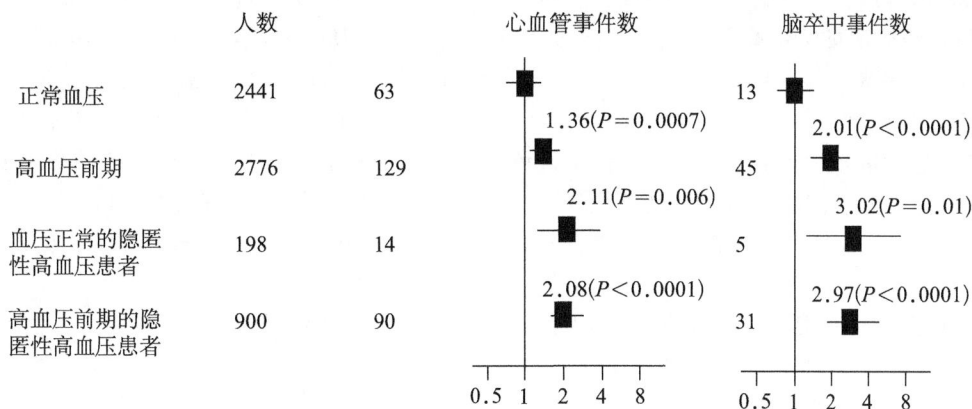

图 1   正常血压及高血压前期的隐匿性高血压患者心血管事件及脑卒中发生率

压研究(AASK)的非盲治疗阶段,70% 的接受治疗但血压控制不佳的 MUCH 患者存在夜间非杓型或反杓型血压及更加严重的靶器官损害。

(3)糖尿病:有研究表明,1/3 的韩国少年 1 型糖尿病患者显示颈动脉内膜厚度与隐匿性高血压相关。一项 2 型糖尿病合并高血压前期患者的研究中,30% 患者表现为 MUCH,与持续性血压控制正常组相比,左室肥厚及大量蛋白尿发生率显著增高。一项 IDA-CO 试验中也有相似结果,将年龄、性别、危险因素匹配后,在未接受降压治疗人群中,2 型糖尿病患者中合并隐匿性高血压占 29%,而非 2 型糖尿病患者中合并隐匿性高血压仅占 19%;在治疗人群中,42.5% 的糖尿病患者合并 MUCH,提示这些患者降压方案可能不恰当。

(4)慢性肾脏病:在慢性肾脏病的儿童中,隐匿性高血压发生左室肥厚的概率是血压正常人群的 4 倍。Agarwal 等研究显示近 60% 的治疗后慢性肾脏病患者合并 MUCH,其中仅 24% 使用 ABPM 确诊。此外,在慢性肾功能不全队列研究中,不仅未经降压治疗的患者中隐匿性高血压的患病率高(28%),而且夜间高血压和肾小球滤过率降低的受试者,其颈股脉搏波速延长和动脉硬化风险增加。

2.隐匿性高血压及 MUCH 的危险因素

(1)老年高血压患者,餐后可能出现血压降低现象;

(2)生活及工作高压力人群,此类人群日常血压会升高,但院内检查往往无法发现其高血压情况;

(3)吸烟者、过度酗酒者;

(4)日间运动耐力减低的肥胖患者,在院内检查往往仅诊断为高血压前期;

(5)血压变异性增大的老年患者,一般以男性为主;

(6)存在导致夜间高血压的疾病或生活习惯的患者,如代谢综合征、糖尿病、慢性肾病、睡眠不足及阻塞性睡眠呼吸暂停综合征。

三、隐匿性高血压分型

Yano 及 Bakris 指出隐匿性高血压可以分类为隐匿性日间高血压及隐匿性夜间高血压:即一组表现为暴露于工作压力、精神压力、吸烟、过度酗酒或运动耐量减低等患者出现的选择性日间隐匿性高血压;另一组主要表现为睡眠缺乏,睡眠呼吸抑制,代谢综合征、糖尿病或慢性肾脏病等患者出现的选择性夜间隐匿性高血压。当然,许多隐匿性高血压病患者可能表现为同时伴有日间及夜间高血压。

与高血压前期患者相比,隐匿性高血压患者可能出现单纯的夜间高血压,且其心血管代谢风险更高。一项共包含 17 312 位高血压患者的荟萃分析显示无论是隐匿性高血压还是持续性高血压患者中夜间高血压对预后影响的重要性。夜间血压下降受损,无论是表现为平时夜间血压不降,或是表现为非杓型血压,均可作为心血管靶器官损害的独立预测因子,独立于平均 24h 动态血压水平。

四、隐匿性高血压发生机制

(一)交感神经兴奋机制

Grassi 等研究认为隐匿性高血压的发生机制可能是交感神经活性爆发式增高相关。Yano 等研究也发现在隐匿性高血压患者中,交感神经和肾素血管紧张素系统兴奋性升高,压力反射减退及基础内皮功能障碍等发挥重要作用。

Fagard 等根据 ABPM 结果将 1485 名志愿者分为正常血压组、白大衣高血压组、隐匿性高血压组及持续性高血压组,白大衣高血压心率变异的低频与高频比率的升高,而隐匿性高血压、持续性高血压与正常血压组间无明显差异,推断白大衣高血压是通过交感活动增加而副交感神经活动减少来调节,而隐匿性高血压、持续性高血压具有正常自主神经调节。

(二)神经体液因素

Lajer等研究表明,隐匿性高血压患者中血浆血栓素2、神经肽Y、前列环素、降钙素基因相关肽比例失调及25羟化维生素D水平的变化可能参与了疾病的发生及发展。

不对称二甲基精氨酸是一种甲基化的L-精氨酸类似物,是一种重要的内源性NO竞争性抑制剂。Taner等研究发现与血压正常的糖尿病患者相比,合并隐匿性高血压患者的血浆二甲基精氨酸水平升高,精氨酸和(或)二甲基精氨酸比值降低,提示二甲基精氨酸可能在隐匿性高血压的发生及发展中起到一定作用。其机制可能为二甲基精氨酸水平升高,抑制内源性NO的扩血管作用,导致血管收缩或痉挛,进而使血压升高。

抗内皮细胞抗体水平升高在动脉粥样硬化进展早期阶段及临界高血压中起到重要作用,Papadopoulos等研究提示,与血压正常者相比,隐匿性高血压人群中抗内皮细胞抗体(IgG、IgM)水平显著升高,提示抗内皮细胞抗体可能为促进隐匿性高血压发展的机制。

(三)超敏C反应蛋白

Petal等研究结果显示,隐匿性高血压组的超敏C反应蛋白升高和内皮功能减退,回归分析结果显示,隐匿性高血压组中内皮功能与超敏C反应蛋白呈负相关,提示隐匿性高血压患者中可能隐藏一种致内皮功能减退的亚临床炎症调节机制。

五、MUCH的特殊意义

(一)为什么降压治疗后人群MUCH的患病率高于未治疗人群

已有大量文献表明,降压药物治疗对使用ABPM监测的平均血压下降水平不如传统的诊室血压测量方式:诊室收缩压下降3mmHg大致相当于ABPM中平均收缩压下降2mmHg。导致治疗后收缩压以3:2比例下降的机制很复杂,目前尚不完全清楚。日间记录的正常诊室血压可能与药物治疗后的峰值水平一致,而当天晚些时候出现的血压高值可能与高血压相关,这一现象在降压药物剂量不足时尤其明显。

Pareek等研究中,给予3 220位持续性高血压患者低剂量的12.5mg/d的氢氯噻嗪,经过12周治疗后,24h ABPM显示绝大多数患者发展为MUCH,而非发展为所期望的持续正常血压。此外,Schmied等指出,在高血压治疗过程中,相较于动态血压,治疗前

收缩压水平较高的患者诊室血压会出现不相称的更大幅度的下降,这一现象可以用Wilder原则解释,即治疗前血压是降压效果的一个决定因素;另一种解释是:MUCH患病率高可能提示患者服药依从性差,除了那些刚就诊前开始服药的患者。无论何种机制,给予临床医生更重要信息是,仅控制传统院内血压而忽视院外血压的治疗可能增加MUCH的发生率。

(二)为什么MUCH患者中降压治疗可增加心血管事件风险

近期IDACO研究清楚说明了在非糖尿病人群中,高血压药物治疗与否对持续性高血压、隐匿性高血压及持续性血压正常发生率的影响,降压治疗不仅增加了隐匿性高血压的发病率,同时增加了治疗后持续性血压正常患者的心血管风险(治疗及未治疗的隐匿性高血压患者的心血管事件风险比:2.27,$P < 0.0001$)。对这个现象的合理解释是:经过降压治疗后部分持续高血压的患者转为隐匿性高血压,同时部分隐匿性高血压患者则转为持续血压正常,因此,相较于未治疗的隐匿性高血压患者,治疗后的MUCH患者心血管代谢风险增加。这些发现说明单纯降压治疗无法移除高血压以往的积累效应,也不能纠正高血压引起的代谢变化。治疗后无论是院内还是院外血压已正常患者的心血管代谢风险高于未治疗的同水平血压的个体,因此,达到现行指南推荐需要治疗,并且已经接受治疗的高血压患者,即便治疗后血压达标,其发生心血管事件的风险仍高。

(三)医生在隐匿性高血压预防和管理中扮演的角色

降压治疗后的MUCH高患病率表明许多医生开具"次优"降压治疗方案,可能是由于医生个人习惯没有选择长效的降压药物,也可能是由于未明确高心血管代谢风险患者的最佳治疗目标。最近发表的SPRINT研究中使用诊室内自动血压计以排除白大衣效应,将120mmHg作为治疗目标替代传统的<140mmHg的血压目标,可减少老龄化、高心血管病风险人群的心血管事件。而许多专家认为SPRINT研究中所测得的血压不能直接与其他随机对照试验常规临床方法所记录的血压相比,他们认为SPRINT中<120mmHg的治疗目标需转换为目前大多数指南推荐的<135mmHg。

事实上,如果医生继续使用传统的诊室血压测量方式,可能导致高心血管风险的单纯收缩压升高的老年隐匿性高血压的漏诊,致大量MUCH患者将得不到有效治疗。相反,将可能导致低心血管事件风险的老年白大衣高血压患者接受不必要的治疗。隐匿性高血压的有效治疗,包括联合用药和院外血压监测,将最有

可能实现持续的血压正常而非过度治疗。如欧洲高血压协会和(或)欧盟老年医学专家共识中所述,由于部分患者通过 ABPM 监测证实直立性低血压发作,在老老年(≥80 岁)或体质虚弱的高龄患者中使用降压药可能有所限制甚至成为禁忌证。因此,ABPM 的使用可能在降压目标设定方面发挥重要作用。

六、隐匿性高血压的诊断策略

虽然诊室内自动血压计远优于传统的诊室血压测量,因其有益于减少白大衣高血压,条件允许时自动血压计可取代传统的诊室血压测量,但无法取代院外血压测量。HBPM 在发现隐匿性高血压患者方面有一定优势,但中国的一项研究表明,相较于 ABPM,HBPM 漏诊了超过 25% 的隐匿性高血压患者,因此,ABPM 比 HBPM 更具优越性。Hodgkinson 等的荟萃分析结果也表明:无论是传统的诊室血压测量还是家庭自测血压,都没有足够的敏感性和特异性以取代 ABPM 作为诊断标准。出于成本效益考虑,英国 NICE 治疗建议中推荐在降压治疗开始前使用 ABPM 对传统诊室或临床诊断的高血压患者进行确诊。经过对大量诊断和血压监测方式准确性预测的分析,美国预防服务工作组推断,ABPM 是发现白大衣性高血压和隐匿性高血压的首选诊断方法。

七、隐匿性及 MUCH 的治疗策略

一项西班牙注册研究,对 2115 位治疗后高血压患者进行 4 年随访,在调整心血管风险和诊室血压基线水平后发现夜间收缩压更能预测心血管事件(每标准差增加风险比 1.45,95% CI,1.29～1.59),因此,夜间血压是预测心血管风险独立预测因子。另一项持续更新的西班牙数据库显示,通过传统的血压测量,14 840 例受试者的血压似乎已得到控制,然而通过动态血压监测显示,仍有 31% 的患者被确诊为 MUCH。重要的是,夜间血压控制不佳的发生率是日间的两倍,约 24%。如上所述,隐匿性高血压患者靶器官损害和心血管发病率的风险增加,几乎接近于持续性高血压。此外,隐匿性高血压患者还有其他心血管代谢风险,如糖尿病、阻塞性睡眠呼吸暂停综合征、慢性肾病等,均需要额外的管理及充分的降压治疗。而本文作者认为还有一种可能性,即 MUCH 患者可能还存在不受医生注意的其他危险因素,而这些危险因素在治疗前后并未受重视,也未进行纠正,而致 MUCH 或持续性高血压。

八、展望

启动降压治疗可能导致很多持续性高血压患者发展为 MUCH,而非达到所期望的持续血压正常的治疗目标。在开始及调整降压方案时,ABPM 可以提供夜间血压记录,是评估院外血压的首选方法。HBPM 是动态血压监测的一个重要补充,两种方法记录血压的方式不同,在评估心血管代谢风险中是相辅相成的。因此,原先基于传统诊室血压水平进行诊断和治疗决策的国内和国际指南,现在应该建议:为评估血压的真实水平,所有经传统测量方法发现血压升高的患者,必须使用 ABPM(如果没有可用 HBPM)进行确诊及随访,最终提高全球高血压的控制率。

由于隐匿性高血压总体心血管风险大约等同于 1 级高血压,目前发生机制及治疗策略尚不明确,目前仍需要随机对照试验去评估隐匿性高血压患者白天和夜间血压下降的最优水平,权衡其在预防心脏病、脑卒中和其他主要心血管及肾脏并发症中的获益,从而减少不必要的花销。

参 考 文 献

Brguljan-Hitij J,Thijs L,Li Y,et al. 2014. Risk stratification by ambulatory blood pressure monitoring across JNC classes of conventional blood pressure. Am J Hypertens, 27:956-965.

Kikuya M,Hansen TW,Thijs L,et al. 2007. Diagnostic thresholds for ambulatory blood pressure monitoring based on 10-year cardiovascular risk. Circulation, 115:2125-2152.

Niiranen TJ,Asayama K,Thijs L,et al. 2013. Outcome-Driven thresholds for home blood pressure measurement:International Database of Home blood pressure in relation to cardiovascular Outcome. Hypertension,61:27-34.

O'Brien E,Parati G,Stergiou G,et al. 2013. European Society of Hypertension position paper on ambulatory blood pressure monitoring. J Hypertens,31:1731-1768.

第 4 篇

冠状动脉粥样硬化性心脏病

1. ST 段抬高型心肌梗死治疗欧美指南的比较

新疆医科大学第一附属医院　马依彤　谢　翔

ST 段抬高型心肌梗死(STEMI)仍然是重要的全球性健康问题。随着治疗技术的发展,及时、定期更新治疗指南非常重要。2014 年,欧洲心脏病学会(ESC)发布了最新的 STEMI 诊疗指南。继之,美国心脏病协会和美国心脏病学会(ACC/AHA/SCAI)于 2015 年发布了最新的 STEMI 的诊疗指南。但两部指南有所差别,本文通过这篇综述,比较美国及欧洲 STEMI 诊疗指南,尤其侧重于 STEMI 治疗中的指导建议以及循证医学证据的不同点。

一、概述

急性冠脉综合征,尤其是 ST 段抬高型心肌梗死的治疗在当前已经发生了巨大的变化,药物治疗及介入性诊疗技术的发展已经在急性冠脉综合征的治疗中取得了卓越的成就。随着 ACCF/AHA、ESC 在 20 世纪 90 年代初相继提出对心肌梗死的治疗指南,新的治疗策略日新月异,近年来也相继发布了新的诊疗指南,本文旨在比较美国及欧洲对于 STEMI 的不同诊疗策略,随着新证据出现而随之更新,以期更好的指导临床实践。

二、指南的制定

ESC 指南参考 346 篇文献,ACCF/AHA 指南参考 656 篇文献,二者均采用传统的等级证据,在此基础上,ACCF/AHA 指南首次更加细化分类,并建议联合应用分类和等级,以期指导治疗。大多数指南属于 I 级,但 I A 类较少(ACCF/AHA 占 19%,ESC 占 25%),并且需要更多的临床证据支撑及改进。

三、心电图诊断

最初 ESC、ACCF/AHA 未对 STEMI 做出明确定义,其诊断标准与心肌梗死相同。随着医疗技术的发展,ACC/AHA 更新了对 STEMI 定义:$V_{2\sim3}$ 导联至少存在连续 2 个 ST 段抬高程度大于或等于 0.2 mV(男性)或大于等于 0.15 mV(女性),和(或)在其余胸导联或肢体导联上有连续的 ST 段抬高大于等于 0.1 mV。而 ESC 则把 STEMI 的心电图诊断定义为在 40 岁以下的男性,大于或等于 2.5mm(0.25 mV),40 岁以上男性则要大于等于 0.3mm(0.3mV),而女性中则要大于等于 1.5mm(0.15mV),和(或)其余导联大于等于 1mm(0.1mV)。

由于左束支传导阻滞(LBBB)频率较低,ACCF/AHA 不建议将 LBBB 定义为急性心肌梗死。ESC 则认为 LBBB 及心室起搏节律也可能在 STEMI 的诊断中起着潜在的预期作用。

四、紧急治疗措施

1. 支持疗法　虽然两个指南都提倡支持疗法,但是 ESC 提供了较为正式的指导建议(CLSS,LOE),然而 ACCF/AHA 指南仅建议并未正式列入指南。

2. 吗啡　ACCF/AHA 指南建议使用镇痛药如吗啡,减轻患者焦虑及呼吸急促(尤其肺水肿患者),并且减轻心室负荷。ESC 较少选择镇痛药剂,而推荐使用阿片类药物静脉制剂用于缓解患者痛苦(I C 类)。

3. 吸氧　二者均推荐吸氧疗法。Cochrane 的研究表明氧疗可增加急性心肌梗死患者的冠脉血管阻力,并增加 3 倍死亡率,因此 ACCF/AHA 指南提倡只有在动脉氧饱和度<90%的情况下使用。ESC 指南则强烈建议在组织缺氧、氧饱和度<95%,或出现呼吸急促或出现急性心衰时即给予吸氧支持。

4.阿司匹林负荷　ISIS-2 研究同样证实了 STE-MI 患者服用阿司匹林的益处,立即给予阿司匹林治疗已经成为一种标准的治疗手段。ACCF/AHA 指南建议急性心肌梗死患者口服阿司匹林的剂量应在(162～325mg)(Ⅰ B 类)。然而,ESC 指南则建议口服阿司匹林(150～300mg)或静脉注射(80～150mg)(Ⅰ B 类)。值得注意的是,静脉注射阿司匹林仅仅是用在欧洲,而 ACCF/AHA 指南中不包括此项。

5.再灌注治疗策略的选择　由于迅速再通相关梗死血管在 STEMI 的治疗中至关重要,在两部指南中均强调其重要性。本文主要突出两种指南在再灌注治疗方法和时间的不同。

ACC/AHA 指南认为急诊经皮冠状动脉介入治疗(PCI)是 STEMI 患者再灌注治疗中的主导和首选方案。在有条件行 PCI 术的医院就诊患者,从首次胸痛发作到医院实施治疗时间应在 90min 之内。无法行 PCI 的医院就诊的患者,应立即转往可以行 PCI 的医院,从患者首次胸痛到医院实行治疗时间控制在 120min 之内。只有在一些不可避免的情况下,再灌注治疗时间可延迟超过 120min(即延迟 PCI)(Ⅰ B 类)。对于院前治疗,ACCF/AHA 指南建议可在偏远地区实行院前溶栓治疗,但由于地区偏远,缺乏相应的设备及资源,此方法仍有一定争议。因此,院前治疗虽未列入指南,但仍需进一步研究来减少总的缺血时间。

相比之下,ESC 指南则强烈推荐院前治疗(Ⅰ B 类),以减少缺血造成的损害。如要行急诊 PCI,患者从首次医疗接触到再灌注治疗的时间应在 90min 之内,但是 60min 之内效果更佳。ESC 认为高危患者行急诊 PCI 则需要符合更加严格的条件,从高危患者首次医疗接触到再灌注治疗的时间应小于或等于 60min,对于大面积的前壁心肌梗死及有早发症状患者尤为有益。若就诊于无 PCI 条件的医院,ESC 建议从首次诊疗接触到再灌注治疗时间应该小于等于 120min,最好在 90min 之内。对于高危患者,ESC 建议这个时间应该控制在 60min 之内,如果无法达到这个要求,应该在 90min 之内(Ⅱ a B 类)。

6.直接 PCI　首次 PCI 需具备专业设备,由有经验的团队执行,STEMI 患者从出现临床症状到 PCI 再灌注治疗应在 12h 内完成。

7.辅助药物治疗　ACCF/AHA 并未对 P2Y12 拮抗剂(氯比格雷、普拉格雷、替格瑞洛等)优先推荐(Ⅰ B 类)。ESC 建议如无禁忌证使用普拉格雷或替格瑞洛,优于氯比格雷(Ⅰ C 类)。ACCF/AHA 建议使用 GP Ⅱ b/Ⅲ a 拮抗剂(Ⅱ a B 类)(阿昔单抗,Ⅱ a A),直接在

导管室可冠脉内注射阿昔单抗(Ⅱ b B 类)。ESC 同样建议可以使用 GP Ⅱ b/Ⅲ a 拮抗剂(Ⅱ b B)。ESC 未建议冠脉内使用阿昔单抗。

对于首次 PCI,ACCF/AHA 指南推荐使用普通肝素(UFH)50～70U/kg 联合一种 GP Ⅱ b/Ⅲ a 拮抗剂或使用 UFH 700～100U/kg,不使用 GP Ⅱ b/Ⅲ a 拮抗剂(Ⅰ 类 C 级)。无论是否有 UFH 治疗史,更加推荐使用比伐卢定(Ⅰ C 类)。此外 ACCF/AHA 指南还建议比伐卢定优于 UFH 和 GP Ⅱ b/Ⅲ a 拮抗剂(Ⅱ a 类,B 级)。ESC 指南推荐低剂量 UFH(50～60U/kg)和 GP Ⅱ b/Ⅲ a 拮抗剂 70～100U/剂量联合使用而不仅仅是 GP Ⅱ b/Ⅲ a 拮抗剂单独使用。比伐卢定更优于 UFH 和 GP Ⅱ b/Ⅲ a 拮抗剂(Ⅰ 类,B 级)。无论是否使用 GP Ⅱ b/Ⅲ a 拮抗剂,ESC 推荐比 UFH 更优的依诺肝素。此建议被 ATOLL 研究(不增加出血风险的情况下获得临床收益)所支持。ACCF/AHA 并未将依诺肝素的使用写入首次 PCI 治疗指南中。

五、晚期处理

出现症状大于 12h,在指南上有不同的治疗建议。对出现症状 12～24h 和有连续性缺血证据的患者,虽然证据尚欠缺,ESC 较 ACCF/AHA(Ⅱ a,B)更加推荐 PCI(Ⅰ C 类)。两个指南都引用了一项波兰研究,均支持 STEMI 的晚期再灌注治疗。ACCF/AHA 指南参考了 BRAVE-2 试验(即,超 12h 再灌注的评价方案)。BRAVE-2 试验(n=347)是唯一一个对比症状持续 24～48h 行 PCI 与非手术治疗疗效评价的随机试验,研究发现使用 PCI 可改善心肌梗死面积,然而并未改善 30d 临床预后。ESC 指南参考 BRAVE-2 试验,不提倡症状稳定的患者在症状出现后 12～24h 行 PCI 治疗(Ⅱ b B 类)。对于临床体征稳定,胸痛时间超过 24h 的患者,ACCF/AHA 及 ESC 指南均不建议行 PCI(Ⅲ B)。两个指南均参考 DTA 研究(闭塞动脉试验)的结果。

六、穿刺部位

ACCF/AHA 没有提供指南建议,仅提及在可行情况下使用桡动脉通路。ESC 则建议有经验术者行桡动脉穿刺(Ⅱ a B)。两部指南都参考 RIVAL(经桡动脉与股动脉途径冠脉介入治疗)试验,ACCF/AHA 指南报道在 STEMI 患者中桡动脉穿刺大出血风险不低于股动脉穿刺。而 ESC 则发现桡动脉穿刺可以减少急性出血事件的发生,尤其是在 ACS 患者中尤为明显。

七、支架类型

自从 2006 年 BASKET-LATE 研究结果公布,支

架的选择备受争议。若存在高出血风险,或存在双抗(DAPT)治疗耐受性差,ACCF/AHA建议金属裸支架后服用双抗1个月(ⅠC类)。鉴于对ACS患者累计效益,常规建议使用DAPT 1年(ⅠB类)。放入药物洗脱支架(DES),建议DAPT时间大于1年(ⅡbC类)。对于是否可以缩短DES的DAPT时间则没给出意见。如果没有出血风险及不耐受问题,ESC更倾向于DES(Ⅱa,B类)。同样对于ACS患者,建议DAPT治疗12个月(ⅠC类),对于BMS最少双抗治疗1个月(ⅠC类),DES最少6个月(ⅡbB类)。

八、血运重建策略的选择

40%~50% PCI患者有多支血管病变,其中至少一支非梗死血管有严重的血流动力学改变。AC-CF/AHA指南表示,当血液动力学稳定的患者行PCI时,不应在非梗死动脉行PCI(ⅢB类)。ESC建议初次PCI后,非心源性休克和持续性缺血患者的对非梗死相关血管行PCI(Ⅱa,B类)是合理的。

ACCF/AHA指南建议对于有自发心肌缺血症状患者,对于其非梗死血管,应分次行PCI(ⅠC类)。有中到高度风险的患者,对非梗死动脉分次行PCI(Ⅱa,B类)。ESC建议对多支血管病变或其他血运重建患者,进行心肌灌注显像、心脏超声、正电子发射断层扫描或心脏MRI等手段进行监测(Ⅰ类A级)。

自2012年ESC发布STEMI指南以来,对于引起缺血症状的非梗死相关血管分期治疗也被列入指南(Ⅱa,B),甚至用于已行PCI的患者(ⅡB,B类)。在2015年更新的2013ACCF/AHA STEMI指南中,AC-CF/AHA和SCAI提供了对血流动力学稳定的患者行非罪犯PCI的新建议。

九、溶栓治疗

尽管PCI是STEMI患者首选再灌注方式,由于受到地点、转运、缺血总时间的限制,实现这一目标是很困难的,因此溶栓已经成为合理和可行的选择。STEMI患者急性溶栓的药物总结:ACCF/AHA和ESC指南均推荐双抗(阿司匹林联合氯吡格雷)作为治疗基础,(年龄≤75岁,300mg负荷量,以后每天75mg)(ⅠA)。然而ACCF/AHA指南推荐年龄大于75岁患者每天仅单独75mg氯吡格雷(ⅠA),ESC指南并未对老年人进行明确指南建议。COMMIT研究中,所有患者不分年龄首次均接受75mg氯吡格雷,随后以每天75mg剂量维持治疗。另一项CLARITY-TIMI研究,选取≤75岁STEMI患者,初次口服氯吡格雷300mg,以每天75mg剂量维持治疗,结果尚未明确。根据AS-SENT和EXTRACT-TIMI两项研究,指南均建议使用伊诺肝素作为溶栓抗凝剂,其中磺达肝素ACCF/

AHA推荐为ⅠB类,ESC Ⅱa B类,后来根据OASIS研究,指南建议只与溶栓酶联合使用。基于NRMI(心肌梗死的国家注册)研究,早期溶栓对于年轻心肌梗死患者(尤其是大面积梗死)受益颇多。ESC强烈推荐早期溶栓治疗(Ⅱa,A),对2h内胸痛症状,胸痛发作至就诊时间超过90min,且有心脏大面积梗死的低出血风险患者进行早期溶栓治疗(Ⅱa,B)。如前所述,AC-CF/AHA指南并未对早期治疗给予建议。当心肌梗死患者症状持续12~24h,有大面积心肌梗死及血流动力学不稳定时,ACCF/AHA指南建议合理溶栓(Ⅱa C),ESC指南对症状超过12h患者不建议溶栓治疗。

根据REACT研究,两个指南对反复溶栓失败的患者,均推荐行急诊补救PCI。不同指南,对于溶栓失败定义不同。ACCF/AHA指南定义:再灌注治疗后,60~90min ST段下降小于50%。ESC定义:再灌注治疗后,60min内ST段下降小于50%。

十、溶栓后转运

溶栓后及时转移至可行PCI医院是非常必要的。但受到当地运输及经济的限制,ACCF/AHA指南建议选择性的转移。立即转移:心源性休克和严重急性心力衰竭,心肌梗死延迟处理(ⅠB),再灌注失败,成功溶栓3~24h可行PCI(Ⅱa B)。对于低风险并成功溶栓的患者,是否需要及时转移,ACCF/AHA指南认为尚需评估。基于TRANSFER AMI研究,发现高风险STEMI患者6h内转移至可行PCI医院,可改善其30d死亡率、休克、心衰、再梗死,再发缺血症状等心血管不良事件,因此ESC指南建议溶栓后的所有患者均即刻转移至可行PCI。

十一、溶栓治疗禁忌证

两部指南均认为溶栓有绝对禁忌证及相对禁忌证,但略不同。ACCF/AHA指南认为缺血性脑卒中病史3个月以上者溶栓,ESC建议6个月。ACCF/AHA指南认为溶栓对恶性高血压患者是绝对禁忌证,而ESC指南则认为相对禁忌证。1个月内有消化道出血,ESC认为溶栓是绝对禁忌证,ACCF/AHA指南上被认为相对禁忌证。ACCF/AHA指南认为过去6个月内使用过链霉素的是绝对禁忌证,但在ESC上未提及。

十二、STEMI并发症治疗

由于再灌注治疗的进展,STEMI患者并发症发生率有所降低。对于心源性休克,ACCF/AHA和ESC指南支持紧急血管成形术(PCI或者冠状动脉旁路移植术),无论是否正在心肌梗死(ⅠB)。血管再生成形术无法实施时,ACCF/AHA指南推荐溶栓(ⅠB),ESC

并未强烈推荐（ⅡaC），ACCF/AHA 指南推荐主动脉球囊泵（ⅡaB）。而 ESC 指南并未明确推荐（ⅡbB），ESC 建议根据 Killip 分级，对心力衰竭及左室功能障碍进行积极治疗。对于 Killip 分级为 2～3 级心衰，间断使用利尿剂（即 20～40mg 利尿剂 1～4h 注射一次）（ⅠC），对于 Killip 分级为 3 级心衰，使用血管收缩药物（多巴胺、多巴芬丁胺）（ⅡbC）和超滤（ⅡaB）。对于 Killip 分级为 4 级心衰和心源性休克，推荐使用去甲肾上腺素（优于多巴胺）（ⅡbB）。尽管 ACCF/AHA 指南对药物的使用提供指导有限，但强调血管活性药物的使用应根据血流动力学检测而制定个体化治疗，多巴胺的过度使用可能存在一定风险。

对于出现的心律失常，ESC 指南提供大量实践性建议，而 ACCF/AHA 指南主要推荐 2010 年 Advanced Cardiac Life Support 指南作为网络教学工具。

十三、STEMI 急性期的血糖管理

静脉注射胰岛素控制血糖：在 DIGAMI 研究中，明确发现了静脉注射胰岛素对急性心肌梗死患者存在益处，但在 DIGAMI-2 研究中，该结果不可复制。HI-5 研究同样发现，急性心肌梗死患者加强血糖管理并未有明显受益。鉴于此，ACCF/AHA 指南指出，血糖应维持在＜180 mg/dl，同时避免低血糖。ESC 认为急性期血糖控制的目标应维持血糖浓度 90～200 mg/dl，一些患者则需要根据血糖及时调整胰岛素剂量，避免低血糖（ⅡaB）。

十四、重症监护

ACCF/AHA 指南并未建议重症监护。作为 STEMI 风险评估的一项指标，对 STEMI 患者进行早期监护将降低其并发症风险，特别是溶栓后监护 72h 的 STEMI 患者。ESC 对于 STEMI 患者重症监护提供详尽的建议。指南参考 PAMI Ⅱ 和 Zwolle primary PCI Index，建议低风险患者早期治疗，早期康复并跟进后续治疗（ⅡbB）。

十五、二级预防

STEMI 患者存在再心肌梗死及早期死亡的风险。ACCF/AHA 指南并未明确的建议使用低剂量的阿司匹林（ⅡaB），根据 CURRENT-OASIS 研究，发现与常规剂量阿司匹林比较，低剂量并未增加疗效，也未增加消化道出血的风险。因此，ESC 指南建议使用低剂量阿司匹林（ⅠA）。指南均建议 P2Y12 抑制剂一年的疗程，ESC 指南建议服用双抗药物患者联合质子泵抑制剂，减少胃肠道出血（ⅡaC）。ACCF/AHA 指南强烈建议长期 β 受体阻滞剂（ⅠB），然而 ESC 提供了一个较弱的建议（ⅡaB）。指南均推荐使用血管紧张素转

化酶抑制剂，特别是左心室收缩功能障碍，心脏衰竭等患者的应用。ESC 指南在此基础上，建议糖尿病患者使用血管紧张素转化酶抑制剂（IA）。两个指南中均将大剂量的他汀类药物治疗作为Ⅰ类推荐。然而 ACCF/AHA 作为一个较低水平的证据（B；ESC：A），根据 ATLAS ACS 2-TIMI-51 试验（利伐沙班已通过欧洲药品局批准，但尚未得到美国食品及药品管理局的批准），ESC 建议在选定接受阿司匹林及氯吡格雷患者中（前提是出血风险低），使用低剂量利伐沙班（2.5mg，2/d）（ⅡbB）。

十六、心源性猝死风险的评估

左室功能的减低是预测心脏猝死强有力的证据，在急性心肌梗死患者中，左室收缩功能障碍是很常见的，心脏功能的恢复常出现在再灌注后的 3 个月，因此，左室功能的再评估是很重要的。ACCF/AHA 指南表明，最初左室射血分数（LVEF）≤40% 的患者，40d 后再次评估患者 LVEF，如果 LVEF 仍≤35% 并伴随症状（或者≤30% 无症状），可行置入 ICD（ⅠB）。ESC 同样作出类似的建议（ⅠA），然而，ESC 建议推迟再评估左室功能的时间至血管重建 3 个月后，以保证有足够的时间恢复左室功能。

十七、展望

随着 STEMI 治疗技术及方式的进一步进展，需要更多基于临床的研究证据去指导治疗。STREAM 研究发现，不能及时行 PCI 患者进行早期溶栓有益。此外，早期溶栓和早期 PCI（50～60min）结果相似，但是早期 PCI 明显优于延迟 PCI（＞90min）。因此，对于延迟 PCI 的时间的选择是值得重新评估的。对于早期 PCI 中抗凝药物的选择，EUROMAX 随机试验发现，PCI 患者术前使用比伐卢定或者肝素对 30d 内死亡影响并无差别（尽管比伐卢定出血风险小）。综合安全性考虑，建议急性支架内血栓高风险的患者应用比伐卢定。HEAT-PPCI 最新研究，将早期 PCI 患者随机分配肝素组与比伐卢定组，发现应用比伐卢定的主要不良事件的发生风险更高，而且并没有减少出血，支架内血栓的发生率更高，因此，建议对比伐卢定的使用进行重新评估。

最新的 MATRIX 研究发现，经桡动脉入路治疗 ACS 患者，可使 30d 出血风险下降，临床症状改善，也可降低全因死亡率。MATRIX 研究作者，还同时进行了系统性荟萃分析对比了 RIVAL、RIFLE-STEACS、STEMI-RADIAL 三项研究，结果表明，桡动脉入路的介入治疗可降低死亡率，也可减轻冠脉搭桥的出血风险。PRAMI、CVLPRIT、PRIMULTI、COMPLETE 研究对于 STEMI 提供了新的指导建议，与其他不处理非

犯罪支的建议不同,研究对于多支病变建议行合理的PCI。指南均将血栓切除术作为一类推荐(Ⅱa B)。然而 TASTE、TOTAL 研究发现,血栓切除术并未改善临床预后,甚至可能产生有害影响(TOTAL 研究表明可增加脑卒中风险)。因此,ACCF/AHA 在 2015 指南中对此进行了更新(Ⅲ A)。

总之,考虑到目标人群,可用的药物及资源等不同,ACCF/AHA 和 ESC 两者对于 STEMI 有着独立指南,但二者证据分级是合理的。ACCF/AHA 提供的证据审查委员会由方法学家、流行病学家和生物统计学家组成,优化 STEMI 的网络管理和护理,建立经济、投资回报的框架,解决潜在的成本效益。利用电子媒体的力量把多元素将理论及实践有机结合在一起成为必然趋势。

参 考 文 献

Gunnar RM, Passamani ER, Bourdillon PD, et al. 1990. Guidelines for the early management of patients with acute myocardial infarction. A report of the American College of Cardiology/American Heart Association Task Force on Assessment of Diagnostic and Therapeutic Cardiovascular Procedures(Subcommittee to Develop Guidelines for the Early Management of Patients with Acute Myocardial Infarction). J Am Coll Cardiol,16:249-292.

O'Gara PT,Kushner FG,Ascheim DD,et al. 2013. 2013 ACCF/AHA guideline for the management of Stelevation myocardial infarction:a report of the American College of Cardiology Foundation/American Heart Association Task Force on Practice Guidelines. J Am Coll Cardiol, 61: 78-140.

Steg PG,James SK, Atar D,et al. 2012. for the Task Force on the Management of ST-Segment Elevation Acute Myocardial Infarction of the European Society of Cardiology (ESC). ESC guidelines for the management of acute myocardial infarction in patients presenting with ST-segment elevation. Eur Heart J,33:2569-2619.

The Task Force on the Management of Acute Myocardial Infarction of the European Society of Cardiology. 1996. Acute myocardial infarction: prehospital and in-hospital management. Eur Heart J,17:43-63.

Windecker S, Kolh P, Alfonso F, et al. 2014. 2014 ESC/EACTS Guidelines on myocardial revascularization:The Task Force on Myocardial Revascularization of the European Society of Cardiology(ESC)and the European Association for Cardio-Thoracic Surgery (EACTS) Developed with the special contribution of the European Association of Percutaneous Cardiovascular Interventions (EAPCI). Eur Heart J,35:2541-2619.

2.再次血运重建:对冠状动脉旁路移植术术后患者进行介入治疗

中国医学科学院阜外医院　乔树宾　刘圣文

一、引言

随着冠状动脉血运重建(冠脉搭桥术,CABG 或介入治疗,PCI)患者不断增加和生存寿命延长,相应的需要再次血运重建的患者也逐年增加。CABG 术后的再次血运重建,无论是再次 CABG 或 PCI,在操作难度和危险度上明显高于初次血运重建。此类患者具有更高龄、合并症更多见、冠状动脉病变和桥血管病变更弥漫和复杂等特点。另一方面,合并更多的心血管危险因素和病变弥漫及钙化亦是导致支架扩张不充分、桥血管与原位冠状动脉吻合不良的直接原因。

据统计,14%～17% 的冠脉搭桥术后患者在术后 10 年内需要接受再次血运重建。过去 30 年,由于人口老龄化、病变进展和桥血管退化等因素,导致接受一次以上介入治疗的患者数量也急剧增加。患者第一次介入治疗的年龄与行再次介入治疗密切相关,年龄越年轻,行再次介入治疗的可能性增加。因此,对于此类患者的最优化处理越来越受到大家的关注。

二、搭桥失败的 PCI

搭桥失败可以发生在 CABG 术后早期(急性搭桥失败)或几个月至几年后(晚期搭桥失败),桥血管病变类型与患者缺血的发作时间密切相关。早期搭桥失败多与 CABG 操作本身有关,比如不充分血运重建或血管损伤。晚期搭桥失败多与病变进展、桥血管退化和动脉粥样硬化有关。CABG 术后时间越长,再次血运重建处理复杂、高危栓塞病变可能性越大,尤其是静脉桥血管病变。

1.急性搭桥失败　围术期心肌梗死(PMI)是 CABG 术后最严重的并发症,伴随围术期死亡率增加和远期预后不良。围术期心肌梗死发生率介于 3%～30%,其与不同研究的诊断标准和患者特点不同有关。PREVENT IV 研究中发现 CABG 术后 PMI 的发生率约为 10%,PMI 与并发症增加、机械通气时间延长、重症监护时间和住院时间延长密切相关,2 年随访发现,出现 PMI 的患者预后更差。

早期搭桥失败的发生率为 8%～30%,围术期冠脉造影发现大约 8% 的静脉桥和 7% 的内乳动脉桥存在问题,但是其中只有少数患者出现缺血症状。早期静脉桥血管闭塞的发生率为 3%～12%,桡动脉桥为 4%,内乳动脉桥为 1%。

大多数患者 CABG 术后出现胸痛是由于早期搭桥失败导致缺血,其他原因包括心包炎、冠脉痉挛等。搭桥失败的早期识别能使患者获得及时的介入治疗或再次开胸搭桥的机会。然而,由于 CABG 术后 5%～30% 的患者出现心肌标志物升高和(或)缺血性心电图改变使得围术期心肌缺血的早期诊断充满挑战性。如患者同时出现缺血性心电图改变、心肌标志物动态改变、节段性室壁运动异常和心律失常应该高度怀疑急性搭桥失败。一旦怀疑急性搭桥失败就应该行冠脉造影评价,尤其是合并血流动力学不稳定时。

CABG 术后心肌损伤分为桥血管相关和非桥血管相关损伤两类。围术期心肌缺血大部分是由于桥血管的问题所致(桥血管相关损伤),13%～42% 的冠脉造影不能发现桥血管失败或新发的原位冠状动脉闭塞,此类患者症状常与空气栓塞、微循环受损或不充分的心脏保护有关(非桥血管相关损伤)。

桥血管相关的心肌缺血多与桥血管的功能和结构有关,比如吻合口狭窄、桥血管扭曲、过度拉伸、严重痉挛、血栓形成或桥血管和原位血管形成竞争血流等。

肌钙蛋白水平是诊断桥血管相关心肌缺血的重要指标,桥血管相关心肌缺血的患者肌钙蛋白水平也显著高于非桥血管相关的心肌缺血,尤其是 CABG 术后 24h 仍然显著升高多是由于与桥血管相关。

30d 以内的早期搭桥失败常由于搭桥术中桥血管内皮损伤和功能障碍,最终导致桥血管血栓形成,其中细胞因子和炎症因子激活诱导局部的炎症反应导致内皮功能紊乱、血小板聚集发挥重要作用,其他原因还包括血管直径过小和静脉桥自身病变。虽然有极少数的早期搭桥失败的患者冠脉造影也不能找到原因,但还是推荐对于怀疑早期搭桥失败的患者行冠脉造影以避免不必要的再次开胸手术。早期搭桥失败的患者行急诊 PCI 能挽救坏死心肌,有限的数据显示对于 PMI 的患者行急诊 PCI 的临床疗效等同或优于再次 CABG。

相对于其他类型的 PCI,早期搭桥失败的补救性 PCI 的危险度明显升高,术后桥血管吻合口穿孔的危险性增加和死亡率增加,一项研究显示补救性 PCI 的死亡率高达 21%(院内 15%,随访 6%)。

2.晚期搭桥失败　晚期搭桥失败(CABG 术后 6

个月以上)多由于桥血管退化和原位冠状动脉粥样硬化病变进展所致。大隐静脉是最常用的冠状动脉移植血管,其缺点是术后自身粥样硬化加速发展最终导致再狭窄和完全闭塞。研究显示,大隐静脉桥早期闭塞约10%,1年内20%,10年内50%,10年随访70%以上的大隐静脉出现弥漫性动脉粥样硬化病变。

慢性静脉桥闭塞与患者的预后是否有关目前仍未完全清楚。慢性静脉桥闭塞显然与相应心肌的梗死和再发心肌缺血有关。PREVENT-IV研究亚组分析显示静脉桥失败亚组的复合终点事件(再次血运重建、死亡、心肌梗死)明显增加,主要是由于再次血运重建增加所致,而死亡和心肌梗死与其他亚组并无差异。

大隐静脉桥受到来自动脉系统的高速血流切变力冲击,平滑肌细胞增生,再内皮化和局部炎症介质激活等是导致静脉桥粥样硬化快速进展的原因。搭桥术后6个月内移植血管重构比如新生内膜形成导致血管壁僵硬度增加和弹性减退,新生平滑肌细胞增殖,尤其是吻合口部位是导致吻合口或血管腔逐渐狭窄的原因,而CABG术后1年后的晚期搭桥失败多是由于粥样硬化病变快速发展所致。

静脉桥退化主要是由于动脉粥样硬化加速进展,其特征为斑块不稳定和容易形成血栓和栓塞。IVUS发现静脉桥动脉化包括内皮纤维增生、中膜增厚和脂质沉积,OCT能显示极早期的静脉桥退化比如血管壁增厚。

动脉桥的远期通畅率远远高于静脉桥血管。动脉桥血管很少出现类似静脉桥的动脉粥样硬化快速发展的病理改变。搭桥术时吻合口损伤所致的吻合口狭窄是再次血运重建常见原因。由于介入术中桡动脉容易痉挛,使得桡动脉桥的介入治疗较静脉桥或内乳动脉桥介入更具挑战性。

3. PCI再次CABG和药物治疗 对于强化药物治疗仍有缺血症状、无或轻微症状行无创检查证实心肌缺血的搭桥失败患者建议行再次血运重建。最新欧洲心肌血运重建指南推荐对于CABG 5年以上的无症状患者行运动负荷试验。对于特殊人群,比如不完全血运重建、术后出现并发症(比如PMI)、糖尿病、多支血管中度狭窄、无痛性心肌缺血,即使患者无症状也应行早期无创检查。

有症状的患者可以行负荷试验、负荷超声心动图、负荷心肌显像、心肌磁共振或心肌灌注显像进行危险分层。低运动量出现心肌缺血、多节段室壁运动异常或反常灌注缺损的中高危患者推荐及时行冠脉造影检查,负荷试验证实为低危患者建议强化药物治疗和改善生活方式。

与原位冠状动脉PCI相比,CABG术后PCI的早期和长期预后差,再次CABG较首次CABG的死亡率高2~4倍。有关比较CABG术后患者行PCI或再次CABG疗效的研究较少,AWESOME RCT研究显示再次CABG的院内死亡率为9.1%,PCI为0.5%。而另一项倾向性

分析研究显示对于伴有高危特征的多支血管患者接受再次CABG或PCI的1年和5年的死亡率类似。

对于冠脉造影证实搭桥失败的患者建议心脏内外科讨论决定最佳血运重建方式,综合考虑冠脉病变、桥血管特征、缺血心肌范围、患者一般情况、合并症及患者意愿等因素决定血运重建方式。

对于早期搭桥失败和急性冠脉综合征患者、体质弱、合并症多、尤其合并肾功能不全或呼吸功能不全、左前降支(LAD)桥通畅的患者和单个桥血管病变优先选择PCI。

再次手术操作风险可控、可移植血管充足、多处桥血管病变或原位冠状动脉完全闭塞和大面积心肌缺血优先选择再次CABG。如果内乳动脉桥闭塞,再次CABG应优先移植解决LAD供血,对于合并瓣膜疾病需要置换的患者也推荐行再次CABG加换瓣术。

4. 桥血管PCI操作要点 任何时候只要有可能,应对桥血管完全闭塞的相应供血冠状动脉进行介入治疗。一项大规模研究证实桥血管PCI较原位PCI的住院死亡率和介入术后并发症高,术中主动脉球囊反搏(IABP)支持更常见、造影剂用量多、X线曝光时间长、置入支架后TIMI血流3级更少和需输血的患者更多。

原位血管慢性完全闭塞病变(CTO)的PCI,有经验的专家成功率高达80%以上。推荐对有心肌缺血症状、中大面积的存活心肌、非透壁心肌梗死的患者,对靶血管的CTO病变行PCI,可以应用桥血管做逆向通路CTO行PCI。

如果原位血管不能行PCI,闭塞桥血管亦可以血管成形术。但是,由于血流动力学不稳定、急性心肌梗死和TIMI血流不能达到3级概率增加使得闭塞桥血管的PCI操作风险显著增加。

静脉桥PCI容易发生无再流,比例高达10%～15%。静脉桥病变中机化的血栓常常是斑块的主要组成部分,斑块常缺乏纤维胶原组织,富含脂质,多为软斑块、管腔大斑块负荷重,支架机械力作用下容易碎裂脱落,这是导致无复流的主要原因,其他原因还包括:血管痉挛及血栓形成。

慢性闭塞静脉桥病变较非闭塞的静脉桥病变的PCI操作成功率低,并发症和再狭窄率高。因此,慢性闭塞静脉桥不应常规作为PCI的靶血管,而静脉桥急性闭塞导致急性冠脉综合征时可以行PCI。

大量研究证实血栓保护装置能降低无再流、术后心肌坏死,目前已成为静脉桥血管的标准治疗,根据静脉桥病变特点选择合适的血栓保护装置,对于近端病变首选远端保护装置,近端保护装置用于远端病变。

静脉桥病变置入支架的临床预后优于单纯球囊成形术。药物涂层支架(DES)能进一步降低静脉桥支架再狭窄率,但受益程度明显不如原位冠状动脉置入DES。BASKET-SAVAGE研究通过对大样本量患者

的短期和长期随访,结合应用远端保护装置和糖蛋白Ⅱb/Ⅲa受体抑制剂评估 DES 与金属裸支架(BMS)在 SVG-PCI 中的疗效和安全性。入组 173 人,平均年龄(71±8)岁,主要终点为 12 个月时的 MACE 率。次要终点则包括:支架内血栓、大出血及长期随访情况(24个月、36 个月以及 60 个月)。12 个月随访 DES 组 MACE 率为 2.3%、BMS 组为 17.9%($P<0.001$);非致命性心肌梗死 DES 组为 2.3%、BMS 组为 11.9%($P=0.025$);靶血管血运重建 DES 组为 0、BMS 组为 11.9%($P<0.001$)。3 年随访 DES 组 MACE 率为 12.4%、BMS 组为 29.8%($P=0.0012$);非致命性心肌梗死 DES 组为 6.7%、BMS 组为 15.5%,靶血管血运重建 DES 组为 4.5%、BMS 组为 19.1%($P<0.001$)。DES 组与 BMS 组的心源性死亡率、非心源性死亡率、支架内血栓方面没有统计学意义。因此,对于静脉桥 PCI 倾向置入 DES。

静脉桥 PCI 的另一种策略是直接支架术,避免球囊前扩张和后扩张以降低远端栓塞的危险性,支架扩张不充分时可以在置入远端保护装置后再行球囊后扩张。带膜支架一般不用于静脉桥 PCI,如出现静脉桥穿孔时应用尤其有效。PCI 术中应用 IVUS 或 OCT 发现远端栓塞,评价支架贴壁情况和血管损伤程度,确认支架充分扩张和指导介入治疗。

桥血管 PCI 仅对功能性狭窄病变行 PCI,这点对于弥漫性病变尤其重要。此类患者术前行功能性检查确定缺血或存活心肌部位对于决定再次血运重建的靶病变十分重要。

激光心肌血运重建术可以作为无 PCI 或再次 CABG 机会的晚期患者的一种治疗方式。这种外科手术理论上是通过心脏内部的血液通过微通道供应缺血心肌而缓解症状,但临床应用相对较少。

三、冠状动脉杂交术

冠状动脉杂交术是部分冠状动脉先行 CABG,然后对其他冠状动脉血管行 PCI。常见的杂交术式为 LAD 移植左侧内乳动脉桥,其他冠状动脉病变行 PCI,这种治疗策略具备了 CABG 和 PCI 各自的优点。内乳动脉-LAD 桥的长期高通畅率使得其优于 PCI,与 PCI 相比,杂交术能降低死亡、心肌梗死、心肌缺血和再次血运重建的发生率。另一方面,与静脉桥相比,原位冠状动脉常规应用 DES 的远期通畅率更高和预后更佳。与传统 CABG 术相比,冠状动脉杂交术具有手术损伤小,无须胸骨切开和体外循环,患者恢复更快和并发症更少等优点。

冠状动脉杂交术时立即行血管造影有助于发现桥血管的缺陷,发现吻合口有缺陷可以再次手术,桥血管本身有病变可以在后续的 PCI 进行干预,从而保证桥血管近期和远期高通畅率。

四、总结

总而言之,桥血管的介入治疗明显不同于原位冠状动脉介入治疗,其操作难度和危险度明显增加和预后更差,尤其是静脉桥的介入治疗。对于此类患者,应该综合考虑患者的临床特点、冠脉病变特点、桥血管特点、心肌缺血的范围和部位及术者的经验等因素,决定最佳的血运重建方式。最后引用 2014 ESC 指南建议:有缺血症状的早期桥血管闭塞的患者如技术上可行,建议优先选择 PCI 治疗,而非再次 CABG(Ⅱa C);对药物难以控制症状的晚期桥血管闭塞患者建议行再次血运重建治疗(Ⅱa C);如技术上可行,建议首选 PCI,而非再次 CABG(Ⅱa C);LAD 动脉桥闭塞的患者建议行再次 CABG(Ⅱa B);动脉桥通畅的患者建议选择 PCI 治疗(Ⅱb C);SVG 病变 PCI 治疗建议置入 DES(ⅠA);建议对 SVG 病变行 PCI 治疗时应用远端保护装置(Ⅰ B)。

参 考 文 献

Escaned J. 2012. Secondary revascularization after CABG surgery. Nat Rev Cardiol,9:540-549.

Lautamäki A,Airaksinen KE,et al. 2014. Prognosis and disease progression in patients under 50 years old undergoing PCI:the CRAGS (Coronary aRtery diseAse in younG adultS)study. Atherosclerosis,235:483-487.

Ribichini F,Pugno F,et al. 2008. Long-term histological and immunohistochemical findings in human venous aorto-coronary bypassgrafts. Clin Sci(Lond),114:211-220.

Sabik JF,Blackstone EH,et al. 2006. Occurrence and risk factors for reintervention after coronary artery bypass grafting. Circulation,114:1454-1460.

Sprecher DL,Pearce GL. 2000. How deadly is the "deadly quartet"? A post-CABG evaluation. J Am Coll Cardiol,36:1159-1165.

Thielmann M,Massoudy P,et al. 2005. Diagnostic discrimination between graft-related and non-graft-related perioperative myocardial infarction with cardiac troponin I after coronary artery bypass surgery. Eur Heart J,26:2440-2447.

Yau JM,Alexander JH,et al. 2008. Impact of perioperative myocardial infarction on angiographic and clinical outcomes following coronary artery bypass grafting (from PRoject of Ex-vivo Vein graft Engineering via Transfection [PREVENT]IV). Am J Cardiol,102:546-551.

3. ST 段抬高型心肌梗死患者直接 PCI 的争议问题

中国医学科学院阜外医院　吴永健

直接经皮冠状动脉介入治疗(percutaneous coronary intervention,PCI)是近十年来 ST 段抬高型心肌梗死(ST-elevation myocardial infarction,STEMI)血运重建首选策略。现就入院至球囊扩张时间、桡动脉及股动脉路径、血栓抽吸术、靶血管和多血管直接 PCI、药物洗脱支架及抗凝和抗血小板治疗几个方面,对近期影响直接 PCI 实施策略的研究进行总结。

一、入院至球囊扩张时间

直接 PCI 延迟再灌注时间可能会导致心肌梗死面积、致残率和死亡率增加,因此减少医院 D2B 时间是 STEMI 患者处理的重点之一。许多具备急诊介入手术条件医院的平均 D2B 时间已接近 60min,而对于非城市或郊区居住患者而言,减少患者院前延迟和构建地区院前医疗体系方面仍存在挑战。当 D2B 时间不能达到 120min 以内,或无法在 120min 内转移患者时,药物介入治疗(早期溶栓后及时造影)应作为基层医院的再灌注策略。

Menees 等牵头的国家心血管数据 CathPCI 注册研究指出,目前 D2B 时间逐年降低,但是 SMEMI 人群的死亡率却没有相应水平的下降。而 Nallamothu 等对同一数据进行再分析,随着 D2B 时间的缩短,患者个体水平上院内及 6 个月死亡率降低(图 1)。对此矛盾结论的解释在于,直接 PCI 人群的增长导致了一个稳定的人口水平上的死亡率,因此,尽管缩短 D2B 时间确实能够降低个人的风险调整后死亡风险,总人群死亡率仍会增加。由于总心肌缺血时间是最可控的危险因素,尽早识别 STEMI 症状并早期拨打急救电话联系医疗急救服务是院外患者缩短就诊时间的最主要措施。对于已住院患者仅要求降低 D2B 时间可能会影响最好的医疗处理,因此,对此类患者减少延迟的评估指标应更改为医院进门至出门时间及转运时间。

二、桡动脉及股动脉路径

穿刺点出血是 PCI 围术期出血中最常见的原因。

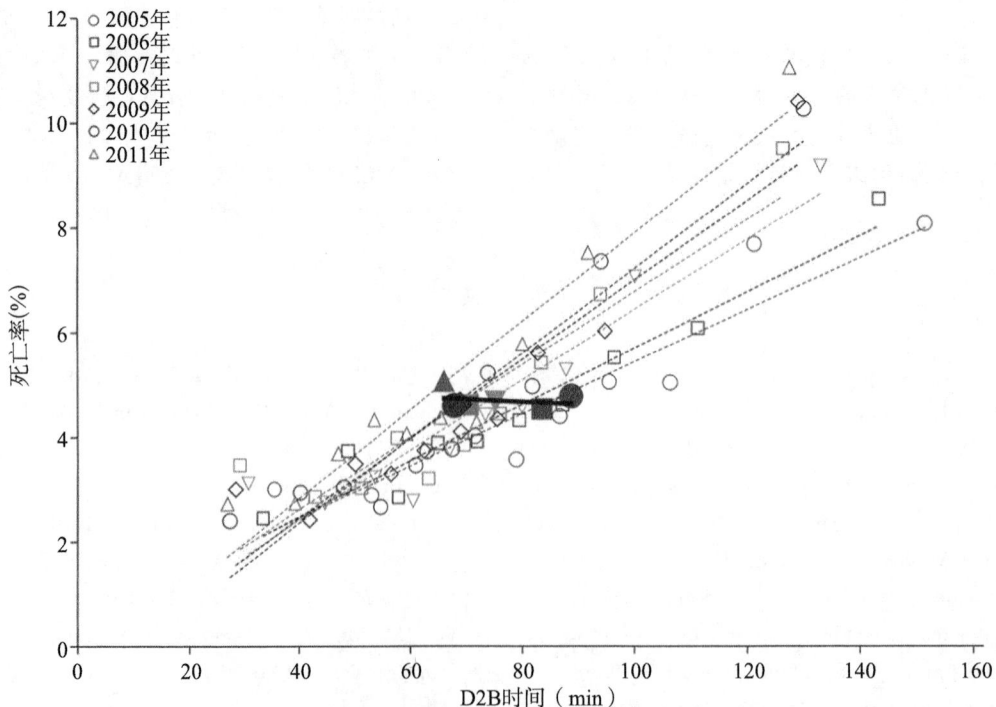

图 1　院内死亡率及 D2B 时间关系

D2B 时间院内死亡率(实心图形);十分位数 D2B 时间患者分组的院内死亡率(空心图形)

股动脉穿刺部位出血的相关危险因素包括女性、高龄、肾功能不全、贫血、主动脉内球囊反搏、应用血小板糖蛋白Ⅱb/Ⅲa抑制剂(platelet glycoprotein Ⅱb/Ⅲa inhibitor,GPI)、PCI前48h内应用低分子肝素。桡动脉穿刺部位出血发生率较低。穿刺点出血是否影响主要不良心血管事件(major adverse cardiovascular outcomes,MACE)目前尚有争议。

RIVAL研究将7021例STEMI或非ST段抬高急性冠脉综合征(non-ST-elevation acute coronary syndromes,NSTE-ACS)患者随机分为桡动脉或股动脉路径组,30d主要复合终点(包括死亡、心肌梗死、脑卒中和非冠状动脉旁路移植术相关严重出血)在两组间无显著差别(3.7%比4%;HR 1/4 0.92;95% CI:0.72~1.17),但在STEMI亚组(1958例)桡动脉路径患者主要终点事件显著低于股动脉组(3.1%比5.2%)。MATRIX研究随机纳入8404例STEMI或NSTE-ACS患者,桡动脉组30d主要复合终点(包括死亡、心肌梗死和脑卒中)不显著地低于股动脉组(8.8%比10.3%),且在STEMI亚组桡动脉路径依然没有优势。在TIMI或GUSTO出血评分级标准定义的严重出血两组没有差异,而在BARC出血评分级标准定义的严重出血(1.6%比2.3%)和全因死亡率(1.6比2.2%)、穿刺点外科修复和输血率方面桡动脉组略低。此研究中对于桡动脉路径使用率>80%的中心,桡动脉确实带来有限的获益,而这些中心少量的股动脉路径病例却产生了大量的并发症,因此,桡动脉路径更优的结论仍被质疑。

三、血栓抽吸装置

冠状动脉血栓栓塞可导致远端微血管阻塞,引起无复流现象并增加心肌梗死面积。通过抽吸可降低血栓负荷。有限的数据和小规模荟萃分析显示血栓抽吸可改善TIMI分级血流灌注、促进ST段回落,因此美国心脏病学会基金会(American College of Cardiology Foundation,ACCF)/美国心脏病协会(American Heart Association,AHA)2013年STEMI指南对其进行Ⅱa类推荐。然而,近期的临床试验却没有显示相应获益。INFUSE-AMI试验显示,对于近、中段血栓形成的患者血栓抽吸治疗并不能减少梗死面积。TASTE试验发现是否进行血栓抽吸并不影响患者30d和1年死亡率。此外,在全因死亡率、住院期间心肌梗死、支架内血栓形成和脑卒中方面,二组亦无差异。TOTAL实验将10 732例直接PCI的STEMI患者随机分组,180d主要复合终点(包括心源性死亡、再发心肌梗死、心源性休克及纽约心功能分级Ⅳ级心衰)在血栓抽吸组并没有显著降低,并且血栓抽吸组脑卒中的发生率更高(30d:33比16;180d:52比25)。2015年一个包括

了以上研究的荟萃分析指出血栓抽吸并未带来获益且不显著地增加了脑卒中风险。2015年ACC/AHA/美国心血管造影和介入学会(Society for Cardiac Angiography and Interventions,SCAI)STEMI患者直接PCI指南修改意见中,将常规血栓抽吸术的推荐级别降为Ⅲ类(没有获益),但是对择期或救助抽吸术给出了Ⅱb类推荐。

四、罪犯血管及多血管PCI

约50%的STEMI患者存在多支血管病变,与单支血管病变相比,这类患者死亡率和再梗率更高。对多支血管病变PCI的选择包括:①急诊PCI时仅处理罪犯血管,仅对反复出现缺血症状或负荷试验显示缺血表现的患者考虑行再次PCI;②急诊PCI时对多支血管进行处理;③急诊PCI处理罪犯血管后数天或数周延迟PCI处理非罪犯病变。既往的指南不支持急诊PCI时处理多支病变的原因是其可能会增加手术时间,增加造影剂肾病、容量过负荷及支架内血栓形成风险。然而,新近的研究证实多血管PCI并没有伤害反而可能有利。PRAMI研究将465名多支血管病变急诊PCI患者随机分为仅处理罪犯血管病变的犯罪血管组和对狭窄>50%以上的病变均进行预处理的多支血管组,后者主要复合终点(包括心源性死亡、非致死性心肌梗死、药物无效心绞痛)发生率显著低于前者(9%比22%)。CvLPRIT试验亦证实急诊PCI时干预多支病变血管较仅处理罪犯血管,12个月时包括死亡、再发心肌梗死、心力衰竭及缺血导致血运重建治疗的主要复合终点是事件发生率更低(10%比21%)。DANAMI 3-PRIMULTI研究将患者随机分为仅接受犯罪血管PCI及首次入院时在FFR引导下阶段性开通全部血管,主要复合终点包括全因死亡、非致死性心肌梗死及缺血导致的血运重建,在多支血管PCI组减少了44%,主要原因与犯罪血管组符合PCI指征的病变没有在初次PCI中进行处理有关。注册研究与荟萃分析相反的结论原因可能与纳入标准不同有关。2015 ACC/AHA/SCAI STEMI患者直接PCI指南修改意见中建议急诊PCI时可考虑处理多支血管,或对其进行阶段性处理(Ⅱb级),但对犯罪病变的处理应遵守PCI适应证。多支血管PCI的最佳时机仍存争议。

五、金属裸支架及药物洗脱支架

冠状动脉支架置入可以减少靶病变血运重建率,但是考虑到药物洗脱支架内血栓发生率较高,直接PCI时通常置入金属裸支架。Bangalore等总结28个随机对照研究34 000例STEMI患者资料发现,药物洗脱支架与金属裸支架相比靶病变血运重建率更低,

其中依维莫斯-涂层药物洗脱支架内血栓率低于第一代药物洗脱支架及金属裸支架。而后的纳入11 000例患者的英国哥伦比亚心脏注册研究进一步指出,药物洗脱支架不仅降低靶病变血运重建率并升高1年生存率,其中涂层支架预后最好。指南对直接PCI金属裸支架和药物洗脱支架均为Ⅰ类推荐。对于近期出血,无法耐受和(或)不能依从1年双联抗血小板治疗以及1个月内拟行侵入或外科手术的患者可考虑置入金属裸支架。

六、普通肝素及比伐卢定

直接PCI术中均应抗凝治疗,常用的方案包括普通肝素(加或不加一种GPI)和比伐卢定。目前STE-MI患者抗凝治疗争议焦点是比伐卢定与肝素孰优孰劣。HORIZONS-AMI研究显示,STEMI患者直接PCI期间使用比伐卢定与肝素(常规或临时合用GPI)相比可提高生存率。而新近的HEAT-PPCI研究结果并不支持以上结论。另外,Sirker等纳入61 000例患者的注册研究显示比伐卢定与肝素连用GPI相比死亡率无显著差异。对于这种不一致的结果的解释是目前肝素用量更低,且GPI不再作为常规应用,从而改变了比伐卢定的优势地位。2013ACCF/AHA STEMI指南指出比伐卢定可能更适用于高出血风险患者。

七、抗血小板治疗

与氯吡格雷相比,普拉格雷及替格瑞洛减低STE-MI患者MACE发生率。(TRITON)-TIMI 38研究将3 534例需行直接PCI的STEMI患者随机分配到普拉格雷或氯吡格雷组,主要联合终点(包括心源性死亡、非致死性心肌梗死、非致死性脑卒中)在普拉格雷组显著降低(10.0%比12.4%),而出血事件两组则无显著差异。奇怪的是,症状发生后12h到14d入组的患者获益较症状发生后12h内入组的更大。PLATO研究中,7 544例STEMI患者包括心源性死亡、心肌梗死、脑卒中在内的主要终点事件发生率在替格瑞洛组和氯吡格雷组没有显著差异(9.4%比10.8%),但心肌梗死、总死亡及支架内血栓发生率替格瑞洛组较低。

ATLANTIC研究验证了入院前服用替格瑞洛是否能够进一步减低MACE发生率。尽管入院前和入院后服用组MACE发生率没有显著差异,但更早应用替格瑞洛可以降低支架内血栓风险。由于口服药物存在吸收延迟,建议紧急情况下可将药片压碎后服用以改善治疗效果。

八、双联抗血小板治疗时间

STEMI后服用双联抗血小板药物的建议时间为

12个月。多个研究证明,使用新一代支架PCI术后,缩短双联抗血小板药物时间可以减少出血事件,并且不增加缺血事件。DAPT研究比较了PCI术后12个月及30个月双联抗血小板治疗,长时间治疗策略减少了心肌梗死和支架内血栓事件,但同时增加了出血风险。(PEGASUS)-TIMI 54研究纳入既往1~3年发生心肌梗死的患者,延长双联抗血小板治疗带来的缺血事件的减少与TIMI出血分级定义严重出血事件的增加几乎持平。2015ACC/AHA指南修改意见仍推荐心肌梗死后患者进行为期12个月的双联抗血小板治疗,但同时对出血风险高于缺血风险缩短双联抗血小板治疗时间、缺血风险高于出血风险延迟双联抗血小板治疗时间给出了Ⅱb类推荐。

九、三联抗栓治疗

当STEMI患者合并房颤、左室血栓、机械心脏瓣膜或深静脉血栓时需要口服抗凝药物。当华法林与双联抗血小板药物联用时,所有出血事件及严重出血事件将较单独双联抗血小板时增加1~4倍——年发生率接近40%和10%。PCI术后30d内出血事件与1年高死亡率相关。在WOEST研究中,573例服用华法林的支架术后患者(25%为急性冠脉综合征)被随机分配到氯吡格雷组或氯吡格雷加阿司匹林组。氯吡格雷组患者的主要终点事件即所有出血事件较低(19.4%比44.4%),而缺血事件也较双联抗血小板组低。在ISAR TRIPLE研究中,614名口服阿司匹林和华法林并置入药物洗脱支架的患者(近1/3为急性冠脉综合征)被随机分配到氯吡格雷6周或6个月组。9个月时的主要复合终点(包括死亡、心肌梗死、支架内血栓、脑卒中及TIMI分级为严重出血)在两组间并无显著差异,联合缺血事件及TIMI出血分级定义的严重出血事件发生率在两组间亦无差别。

最佳的三联抗栓治疗时间目前尚无定论,但需要平衡患者缺血及出血事件风险(表1)。推荐使用低剂量的阿司匹林(100mg)、氯吡格雷代替普拉格雷或替格瑞洛,以及一种质子泵抑制剂以降低消化道出血风险。目前亦有一种主流但尚未得到证实的三联抗栓策略,即1个月时停用阿司匹林,5个月时停用氯吡格雷,此后终身口服抗凝药物。

十、治疗质量评估标准及适用标准

13条STEMI治疗质量评估指标中的5条与再灌注治疗相关(表2)。直接PCI也存在适用标准,但已过时并且需要修改与新的临床指南保持一致。重要的是,该标准进行了修改,将"不一定"改为"有时适当的","不恰当的"改为"极少适当",以针对特殊情况给出区别人群水平的个体化临床建议。

表 1　增加缺血及出血事件风险的临床及操作因素

再发心肌梗死相关危险因素	出血相关危险因素
增加缺血风险	高龄
高龄	既往出血病史
ACS 支架置入	低体重
既往心肌梗死病史	ACS 支架置入
糖尿病	血小板减少症
慢性肾脏病	消化道溃疡
增加支架内血栓风险	慢性肾脏病
第一代药物洗脱支架	肝功能不全
支架尺寸不足	脑血管意外
支架膨胀不全	恶性病变
支架贴壁不良	口服抗凝药物
支架长度过长	女性性别
边支支架和(或)分叉病变支架	糖尿病
重叠支架	贫血
小血管	长期服用非甾体抗炎药
糖尿病	
ACS 支架置入	
左室功能不全	
恶性病变	

表 2　2008 ACC/AHA STEMI/NSTEMI 治疗质量评估标准

1	入院时服用阿司匹林
2	出院时服用阿司匹林
3	出院时服用 β 受体阻滞剂
4	出院时服用他汀类药物
5	评估左室收缩功能
6	左室收缩功能不全时服用血管紧张素转化酶抑制剂和(或)血管紧张素Ⅱ受体拮抗剂
7	溶栓时间
8	直接 PCI 时间
9	再灌注时间
10	救护车到达至转诊患者出院时间
11	救护车到达转诊医院至直接 PCI 时间
12	戒烟
13	心脏康复

十一、院后管理

院后治疗计划应该包含实践指南,依从服药,早期随访,指导饮食,物理锻炼,戒烟及参与心脏康复等综合治疗。

十二、结论

基于一级预防及二级预防策略的成功应用,STE-

MI 的发病率已逐渐下降,同时,随着治疗手段的进步,STEMI 的死亡率也逐年降低。近年来直接 PCI 的进展主要集中在治疗时机、操作技术及设备,药物治疗和院后管理几个方面。而最佳治疗时机、遵守指南指导及提高治疗依从性上还存在着挑战。

参 考 文 献

Bates ER, Jacobs AK. 2013. Time to treatment in patients with STEMI. N Engl J Med,369:889-892

Menees DS, Peterson ED, Wang Y, et al. 2013. Door-to-balloon time and mortality among patients undergoing primary PCI. N Engl J Med,369:901-909

Nallamothu BK, Normand SL, Wang Y, et al. 2015. Relation between door-to-balloon times and mortality after primary percutaneous coronary inter-vention over time:a retrospective study. Lancet,385:1114-1122

Nikolsky E, Mehran R, Dangas G, et al. 2007. Development and validation of a prognostic risk score for major bleeding in patients undergoing percutaneous coronary intervention via the femoral approach. Eur Heart J,28:1936-1945

O'Gara PT,Kushner FG,Ascheim DD,et al. 2013. 2013 ACCF/AHA guideline for the management of ST-elevation myocardial infarction:a report of the American College of Cardiology Foundation/American Heart Association Task Force on Practice Guidelines. J Am Coll Cardiol, 61:e78-140

4．非ST段抬高急性冠脉综合征的处理策略:欧美最新指南比较

上海交通大学医学院附属瑞金医院 沈 迎 张瑞岩 沈卫峰

通常,某一疾病的诊治指南是总结和评估现有的临床证据,目的旨在为临床医生对疾病的处理决策提供规范和指导。非ST段抬高急性冠脉综合征(non-ST elevation acute coronary syndrome,NSTE-ACS)包括不稳定型心绞痛和非ST段抬高型心肌梗死。由于两者的临床表现非常相似(仅在非ST段抬高型心肌梗死时有心肌坏死的证据,心脏标志物增高)、鉴别诊断困难,因此,新的指南主张用NSTE-ACS统一名称,而非单独讨论不稳定型心绞痛或非ST段抬高型心肌梗死。本文比较2015年欧洲心脏学会(ESC)公布的NSTE-ACS诊治指南(以下简称ESC指南)与2014年美国心脏协会/美国心脏学会(AHA/ACC)NSTE-ACS指南修订(以下简称AHA/ACC指南)的内容,阐述两者对NSTE-ACS的早期诊断、危险分层、治疗、特殊人群处理策略等方面的异同点。

一、诊断

AHA/ACC指南与ESC指南均强调对胸痛患者的早期急诊室评估的重要性,包括临床病史、体格检查和10min内记录12导联心电图。两个指南也强烈推荐生物标志物高敏心脏肌钙蛋白(hs-cTN)的测定,因为其对急性冠脉综合征的阴性预测值很高。尤其是,ESC指南主张对NSTE-ACS快速诊断流程,应包括0/3h或0/1h hs-cTN的测定。在大组人群中,这一方法的阴性预测值超过98%。ESC指南也推荐,当不能测定hs-cTN时,可测定和肽素(copeptin)-血管加压素前体的C端部分,以增加排除急性心肌梗死的敏感性。

AHA/ACC指南推荐应用风险分层记分(risk score)评估NSTE-ACS患者的预后(Ⅰ,A)。尽管两个指南均强调现有的两种风险分层记分系统(GRACE记分和TIMI记分)的临床价值,但ESC指南偏向于应用GRACE风险记分,由于该风险记分系统对入院和出院时的风险分层和风险判别更加精确。ESC指南也偏向于计算出血记分,特别是应用CRUSADE出血记分(Ⅱb,B)。两个指南均提示,应用这些风险分层记分有助于临床医生对极高危患者的早期侵入性策略(即冠脉造影及后续的血运重建)。

对没有反复发作胸痛、心脏肌钙蛋白正常者,ESC指南推荐应用无创性影像学检查,寻找可诱发的心肌缺血,然后再决定是否进行侵入性策略(Ⅰ,A)。相反,AHA/ACC指南对可疑急性冠脉综合征症状但无客观表现的患者,应用平板运动试验、心肌激发灌注影像学评估或冠脉CT造影(CTA)等推荐力度较低(Ⅱa)。

AHA/ACC指南建议,将内科或无创性处理策略改称为"缺血指导策略"(ischemia-guided strategy)。两个指南均指出,至今对NSTE-ACS患者的最佳冠脉造影时间尚未肯定。典型的早期侵入策略应于发病后24h内,而延迟侵入策略则推迟至发病后24～72h。缺血指导策略避免早期侵入操作,除非患者表现为难治性缺血症状或血流动力学不稳定。在AHA/ACC指南中,对难治性心绞痛或血流动力学不稳定且无明显操作禁忌证的NSTE-ACS患者,早期策略作为ⅠA类推荐,对临床事件高风险患者,早期策略作为ⅠB类推荐。同样,ESC指南也主张对高危患者进行早期冠脉造影和血运重建(Ⅰ,A)。两个指南均主张,对低危患者出院前作无创性心肌缺血评估,对可诱导心肌缺血的患者,则行冠脉造影(Ⅰ,A)。

对接受冠脉血运重建者,ESC指南特别强调经桡动脉路径(Ⅰ,A),使出血并发症降低,预后改善。而AHA/ACC指南对插管途径并不做任何特殊推荐。两个指南均推荐,心脏团队做出冠脉血运的决策(PCI或冠脉旁路术)。

二、内科治疗

1．非抗凝剂 两个指南均强调,应用抗心肌缺血药物,可以降低心肌需氧量。也均推荐β受体阻滞剂(Ⅰ,B)和硝酸酯类(Ⅰ,C)。根据ESC指南,对未接受β受体阻滞剂治疗的NSTE-ACS患者,应避免使用二氢吡啶类,以免加重病情。但AHA/ACC指南仅指出硝苯啶是反指征。两个指南均推荐除非存在反指征,所有NSTE-ACS患者应早期启动和长期维持强化他汀类治疗(Ⅰ,A)。ESC指南建议将低密度脂蛋白胆固醇(LDL-C)降至70mg/dl以下(Ⅰ,B),如在最大耐受量他汀时仍不达标,则考虑使用非他汀制剂(Ⅱa,B)。

2．抗血小板治疗 双联抗血小板治疗(DAPT)(阿司匹林＋P2Y12抑制剂)仍是NSTE-ACS的关键

治疗措施。ESC 和 AHA/ACC 指南均指明迅速给予阿司匹林和一种 P2Y12 抑制剂的重要性。主张所有 NSTE-ACS 患者入院时,给予非肠溶性阿司匹林,同时阿司匹林应长期终身维持(Ⅰ,A)。在维持剂量方面,AHA/ACC 指南建议 81～325mg/d,而 ESC 根据 CURRENT-OASIS7 试验结果主张阿司匹林长期维持剂量为 75～100mg/d。

AHA/ACC 指南推荐对接受侵入或缺血指导治疗策略的患者给予负荷量氯比格雷或替格瑞洛(Ⅱa,B),同时替格瑞洛较氯比格雷更优先考虑。根据 TRITON-TIMI 38 和 TRILOGY-ACS 试验结果,指南主张对非高危出血选择性 PCI 患者,应用普拉格雷。PLATO 试验证明,中至高危缺血患者,不管其最初的治疗策略,替格瑞洛的疗效优于氯比格雷。在 P2Y12 抑制剂的特殊选择方面,ESC 指南作了某些推荐,包括中至高危缺血者应用替格瑞洛(Ⅰ,B);冠脉解剖明确的计划 PCI 者应用普拉格雷(Ⅰ,B);如其他药物反指征或不适合,则氯比格雷作为二线治疗(Ⅰ,B)。对冠脉解剖不清楚的患者,ESC 指南特别不推荐普拉格雷(Ⅲ,B)。

ESC 指南为 Cangrelor 的应用提供新的证据,该药为三磷腺苷类似物,不可逆阻断血小板 P2Y12 受体,静脉应用后即刻、高效和快速地可逆性抑制血小板。CHAMPION-PCI、CHAMPION-PLATFORM、CHAMPION-PHOENIX 试验显示,应用该药后 PCI 围术期死亡率降低。ESC 指南指出,以往未接受 P2Y12 抑制剂治疗的患者 PCI 时可考虑应用 Can-grelor(Ⅱb,A)。AHA/ACC 指南发表于该药被批准之前。

3.血小板反应性测定　由于基因多肽性引起 CYP450 2C19 功能丧失,导致对氯比格雷的反应性存在变异。这种基因多肽性引起血小板高反应性,使心血管不良事件发生率增高。但是,AHA/ACC 指南并不推荐基因测试或血小板功能测定,而 ESC 指南则主张,对接受氯比格雷患者可考虑这些测试(Ⅱb,B)。

4.糖蛋白(GP)Ⅱb/Ⅲa 受体阻滞剂　根据临床试验的结果,ESC 指南不推荐在冠脉造影前常规上游应用 GP Ⅱb/Ⅲa 阻滞剂(Ⅲ,A)。相反,AHA/ACC 指南认为,对计划早期侵入策略的高危 NSTE-ACS 患者,应用 GP Ⅱb/Ⅲa 阻滞剂是合理的(ⅡB,B)。

5.抗凝剂　自 2007 年以来 AHA/ACC 指南对 NASTE-ACS 的抗凝治疗推荐几乎没有变化。对早期侵入患者,普通肝素、依诺肝素或比伐卢定均为Ⅰ类推荐,其中依诺肝素证据水平最高。相反,ESC 指南主张将比伐卢定作为准备早期侵入的出血高危患者的普通肝素和 GP Ⅱb/Ⅲa 阻滞剂联合疗法的替代(Ⅰ,A)。

就缺血指导策略,AHA/ACC 指南推荐应用普通

肝素 48h,依诺肝素或磺达肝癸钠应用至出院。基于磺达肝癸钠的有效性和安全性,ESC 主张将该药作为一线抗凝用药(Ⅰ,B)。ESC 指南不主张普通肝素与依诺肝素相互交叉应用(Ⅲ,B)。

三、实施措施

不管选择何种策略(侵入性或缺血指导性),AHA/ACC 和 ESC 指南均推荐,当患者出院时需采取高质量的处理措施,包括应用阿司匹林、一种 P2Y12 抑制剂、β受体阻滞剂、ACEI、他汀类及生活方式干预(包括转入心脏康复中心)。为了减少不同中心之间的差异,提高循证治疗的依从性,AHA/ACC 和 ESC 指南主张通过高质医护(quality of care)登记进行监测。由于坚持遵循指南进行治疗可以改善急性冠脉综合征患者的预后,因此,ESC 指南主张根据相关医院的反馈情况,进行持续的高质医护监测。同样,AHA/ACC 指南也强调,医疗管理机构不仅应与临床医生协作,而且也需与社区结合,保证遵循指南的治疗全面实施,以减少再次住院(Ⅱa,B)。

1.女性　ESC 指南指出,男性和女性 NSTE-ACS 患者的治疗同样重要(Ⅰ,B)。AHA/ACC 和 ESC 指南指出,尽管女性 NSTE-ACS 可能临床表现不典型,但其预后与男性相似。然而,AHA/ACC 指南指出,低危表现的女性不应接受早期侵入性治疗,后者可能存在潜在危害性(Ⅲ,B),女性的出血并发症和对比剂肾病发生率增高。

2.老年　ESC 和 AHA/ACC 指南对老年人群(年龄>75 岁)有特殊的推荐,因为这些患者 NSTE-ACS 后并发症风险最高,且在最近的 NSTE-ACS 临床试验中代表性不足。以色列急性冠脉综合征调查显示,年龄>80 岁转诊早期冠脉造影患者其 30d 死亡率低,提示老年患者较年轻者早期侵入策略的获益更大,但出血并发症高 3 倍。因此,AHA/ACC 指南主张对老年 NSTE-ACS 患者作相似的早期侵入治疗推荐(Ⅰ,A)。ESC 指南仔细考虑了老年患者的疗效和安全性,其早期侵入策略的推荐水平较低(Ⅱa,B)。这些指南也指出,老年患者出血风险高,主张根据肾功能和体重而调整抗凝药物剂量。

3.糖尿病　NSTE-ACS 合并糖尿病患者存在短期和远期心血管事件高风险,因此需强化内科和早期侵入性处理。ESC 指南推荐早期侵入性策略(Ⅰ,A),应用药物洗脱支架(Ⅰ,A),对左主干或多支血管病变患者外科冠脉旁路术优于 PCI(Ⅰ,B)。NSTE-ACS 时均应避免低血糖和高血糖(Ⅰ,A)。NICE-SUGAR 试验发表后,AHA/ACC 指南不主张对 NSTE-ACS 患者作严格的血糖控制(血糖 81～108 mg/dl 导致死亡率增高)。因此,AHA/ACC 和 ESC 指南推荐血糖应控制

在<180mg/dl,同时避免低血糖。

四、三联抗栓治疗

相当一大部分 NSTE-ACS 患者(包括心房颤动或静脉血栓栓塞)可能需要接受长期口服抗凝治疗。但是,双联抗血小板治疗＋口服抗凝剂使出血风险增加 3～4 倍。ESC 指南主张双联抗血小板治疗加用华法林时,控制 INR 为 2.0～2.5,且避免使用普拉格雷或替格瑞洛。相反,AHA/ACC 指南认为这样低的 INR 无证据。在应用非维生素 K 口服抗凝剂的患者,ESC 指南主张最低剂量以预防脑卒中。此外,根据 WOEST 试验结果,对出血高危和支架血栓形成风险较低的患者可应用氯吡格雷 75mg＋口服抗凝药(Ⅱb,B)。ESC 指南也推荐应用质子泵抑制剂预防自发性胃肠道出血。这与 AHA/ACC 指南推荐相似(Ⅱ,C)。

五、未来的研究

指南是系统的表述,有助于指导临床实践,同时每 2～5 年定期更新。随着临床试验结果的不断公布,可能考虑对指南作部分更新(mini-updates)、特殊修正,以及某些推荐的声明。自从 AHA/ACC 指南公布以来,我们有了关于双联抗血小板治疗的应用疗程的重要信息,这些应对临床医生十分重要。目前正在进行

的双联抗血小板治疗最佳应用时间及各种新药的疗效比较将为改变临床实践提供新的信息。

繁忙的临床医生如何应用指南,以指导决策和继续医学教育,将来还需进一步研究。另一个需要改进和将来研究的领域包括将临床指南整合到 NSTE-ACS 入院诊断电子病历中去。指南和推荐的不断增加,以及与电子病历的整合,将使临床医生在治疗患者时充分掌握最新的证据。最后,常见病(例如急性冠脉综合征)是测试医疗卫生系统发展的理想疾病。

表1和表2总结了 AHA/ACC 和 ESC 指南之间ⅠA 和ⅢA 的关键不同点。显然,大多数来自现代的临床指南的Ⅰ类推荐仍依赖于有限的实验资料和专家共识,但这种情形已延续数年。为了克服这一点,我们需要更加新颖和实用的方法,包括即时治疗随机、清理现有的亚专业和电子病历记录,以有效地进行大规模临床试验。

六、结论

NSTE-ACS 是一种常见的冠心病表现和全球主要的并发症和死亡原因之一。AHA/ACC 和 ESC 指南为 NSTE-ACS 的处理提供现有证据的全面复习,为临床医生提供指导。两者的许多方面具有共性,但某些方面也有重要的差异。

表1 AHA/ACC 和 ESC 指南Ⅰ类推荐比较

AHA/ACC 指南	ESC 指南
诊断	
就诊时或症状 3～6h 后测定 TnI/T	测定 hs-cTN,60min 出结果
中高危患者最初 Tn 正常时,6h 后再测	为了快速排除,0h/1h 或 0h/3h 测定 hs-cTN
风险分层记分以估价 NSTE-ACS 预后	应用现有的风险分层记分以估价预后
	无胸痛复发/心电图和 Tn 正常者,无创负荷试验,寻找心肌缺血
抗血小板治疗	
症状后非肠溶性阿司匹林 162～325mg,以后 81～325mg/d,终身维持	无反指征时,阿司匹林 150～300mg,以后 75～100mg/d 长期维持
P2Y12 抑制剂	
所有 NSTE-ACS 患者阿司匹林＋P2Y12 抑制剂(氯吡格雷或替格瑞洛)至少 12 个月	除非反指征(例如出血风险高),不管采用何种血运重建方法,所有 NSTE-ACS 患者阿司匹林＋P2Y12 抑制剂至少 12 个月(替格瑞洛优先)
以往未接受氯吡格雷或替格瑞洛的高危患者,PCI 时应用 GPⅡb/Ⅲa 抑制剂	
抗凝剂	

续表

AHA/ACC 指南	ESC 指南
住院期皮下注射依诺肝素，直至 PCI	磺达肝癸钠作为 NSTE-ACS 一线药物
其他依诺肝素的替代:比伐卢定/磺达肝癸钠/普通肝素	比伐卢定作为 GP Ⅱb/Ⅲa 抑制剂＋普通肝素的替代
早期侵入或缺血指导策略	
难治心绞痛和血流动力学不稳定	高危患者早期侵入策略(<72h)
	经桡动脉路径冠脉造影/PCI
	推荐应用新一代药物洗脱支架

表 2　AHA/ACC 和 ESC 指南ⅢA 类推荐比较

AHA/ACC 指南	ESC 指南
诊断	
不用 CK-MB、肌红蛋白作为 NSTE-ACS 诊断	
抗血小板/抗凝治疗	
不主张 NSTE-ACS 溶栓治疗	冠脉解剖不清楚患者,不用 GP Ⅱb/Ⅲa 抑制剂或普拉格雷
对有多个合并症或低风险(Tn 正常,特别是女性)患者,不推荐早期侵入策略	不推荐普通肝素与低分子肝素交叉使用
二级预防	
绝经期 NSTE-ACS 女性不应使用激素治疗以预防冠脉事件,以往接受激素治疗者应停止使用 NSTE-ACS 患者不使用抗氧化/叶酸行二级预防	

参 考 文 献

Amsterdam EA, Wenger NK, Brindis RG, et al. 2014. 2014 AHA/ACC guideline for the management of patients with non-ST-elevation acute coronary syndromes: a report of the American College of Cardiology/American Heart Association Task Force on Practice Guidelines. J Am Coll Cardiol, 64:e139-228.

Aragam KG, Tamhane UU, Kline-Rogers E, et al. 2009. Does simplicity compromise accuracy in ACS risk prediction? A retrospective analysis of the TIMI and GRACE risk scores. PLoS One, 4:e7947.

Haaf P, Drexler B, Reichlin T, et al. 2012. High-sensitivity cardiac troponin in the distinction of acute myocardial infarction from acute cardiac noncoronary artery disease. Circulation, 126:31-40.

Hamm CW, Bassand JP, Agewall S, et al. 2011. ESC guidelines for the management of acute coronary syndromes in patients presenting without persistent ST-segment elevation. Eur Heart J, 32:2999-3054.

Keller T, Zeller T, Ojeda F, et al. 2011. Serial changes in highly sensitive troponin I assay and early diagnosis of myocardial infarction. JAMA, 306:2684-93.

Roffi M, Patrono C, Collet JP, et al. 2016. 2015 ESC guidelines for the management of acute coronary syndromes in patients presenting without persistent ST-segment elevation. Eur Heart J, 37:267-315.

5. 急性心肌梗死与冠状动脉微循环病变

复旦大学附属中山医院　陈章炜　钱菊英

急诊冠状动脉介入治疗是目前救治急性 ST 段抬高性心肌梗死的重要手段之一,然而,急诊介入治疗的效果除了与堵塞血管的再通情况有关外,还与冠脉微循环结构、功能的完整性密切相关。冠脉微循环功能障碍/阻塞(Coronary microvascular dysfunction and obstruction,CMVO)可以在高达 50% 的急诊冠脉介入患者中发生,会显著增加患者远期的不良心血管事件。本文拟简述一下 CMVO 的发生机制、微循环功能评价手段的局限性,以及迄今为止研究提出的各种治疗方法。

一、CMVO 的发生机制

内皮是调节血管张力的重要因素。血管舒缩功能异常包括内皮依赖性和非内皮依赖性功能障碍,传统的冠心病危险因素可以影响心外膜冠脉和冠脉微循环功能,如糖尿病、高血压、肥胖、脂质代谢紊乱、胰岛素抵抗、吸烟等。研究发现,急性心肌梗死或者急性冠脉综合征患者的围术期心肌损伤和远期心血管事件的发生都与预先存在的微循环功能障碍(pre-existing CM-VO)密切相关。除了预先存在的微循环功能障碍,心肌梗死患者 CMVO 还有如下可能机制。

(一)缺血相关性微循环损伤(ischemia-related injury)

缺血相关性微循环损伤与冠状动脉缺血的时程长短、严重程度相关。表现为严重毛细血管损伤、内皮细胞凸起堵塞毛细血管内腔、内皮缝隙对红细胞通透性增加;随着心肌间质水肿加重,压迫毛细血管和小动脉血管,进一步降低心肌血流灌注;同时,水钠潴留加重、钙超载也加重心肌细胞水肿和功能障碍。

(二)再灌注相关性微循环损伤(reperfusion-related injury)

当心肌缺血时间超过 3h,缺血相关性损伤就会因再灌注性损伤而加重恶化。随着炎细胞和血小板等聚集,加重小血管腔的堵塞,大量炎症因子和缩血管因子释放,继续加重冠状动脉微循环功能障碍。同时,再灌注刺激心肌细胞线粒体产生更多的氧自由基、线粒体通透性改变及水肿、钙超载、促炎因子释放等都进一步加重了 CMVO 的发生发展,形成恶性循环。

缺血再灌注损伤还可导致心肌血肿发生。因为严重缺氧,导致内皮屏障破坏、微血管结构损伤,红细胞外渗,导致心肌血肿。同时,被激活的炎症反应和促凝反应,使得血栓负荷加重、内皮活化、凝血因子耗竭也加重了血肿的发生。

(三)微循环栓塞(distal embolization)

斑块破裂或者介入过程中斑块血栓挤压后的碎片脱落,可导致冠状动脉微血管栓塞。既往动物模型中证实,肿瘤坏死因子的释放是微栓塞导致局部心肌收缩功能障碍的因素之一。动物实验发现,当超过 50% 的冠脉毛细血管被微栓塞球堵塞时,心肌血流灌注才会显著下降;而微栓塞对冠脉微循环功能的影响,在心肌血流灌注受损之前就已经开始,这与心肌局部炎症因子、缩血管因子(内皮素-1 等)释放有关。

急性心肌梗死患者冠脉血栓负荷与微栓塞的发生存在密切关系,除此之外,富脂质斑块也是微栓塞发生的危险因素。既往尸检还发现,斑块糜烂似乎比斑块破裂更易发生远段栓塞,更易检出心肌的微小梗死灶。

(四)个体易感性(individual susceptibility)

首先,个体 CMVO 的易感性可能与个体自身的微循环结构、分布密度有关。研究也发现,遗传因素可能影响腺苷介导的血管舒张功能,如腺苷 2A 受体基因 1976 位的 T/C 突变,可能与 CMVO 相关。另外,VEGFA 和 CDKN2B-AS1 基因多态性也与 CMVO 相关。另外一个与个体易感性相关的因素就是缺血预适应的存在与否。存在心肌梗死前心绞痛(类似预适应)的患者,可能对心肌及冠脉微循环存在保护作用。

二、CMVO 的检测手段

关于冠状动脉微循环的检测手段主要可以分为侵入性(invasive)和非侵入性(non-invasive)两大类,见图 1。当然不同的检测手段,由于敏感性和特异性的不同,各自对 CMVO 的检出率也不相同,冠脉造影的 TIMI 血流异常所检出的 CMVO 约 10%,而心脏磁共振或者心肌声学造影的检出率可达 60%。同时,鉴于微循环功能的动态改变特性,约 50% 的 CMVO 是不可逆的,另外 50% 则为可逆的。

近些年对于 CMVO 检测的研究,大多数是在 ST 段抬高型心肌梗死(STEMI)的患者中进行的,而在非 ST 段抬高型心肌梗死(NSTEMI)中的研究较少。Guerra 及其同事在 NSTEMI 患者中检测 CMVO,发

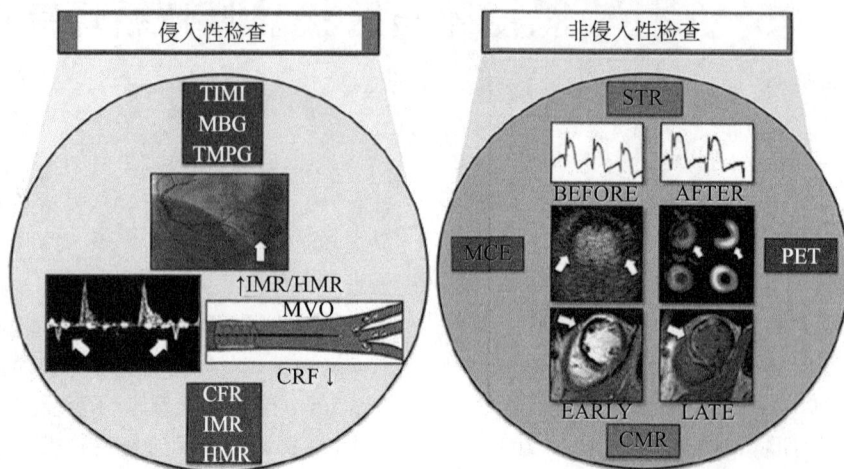

图1　冠状动脉微循环功能检测的手段

引自：Niccoli G，Scalone G，Lerman A，et al. Coronary microvascular obstruction in acute myocardial infarction. Eur Heart J. 2016，37(13)：1024-33.

现 NSTEMI 中的 CMVO 约 13.8%，同时，犯罪病变的位置和心肌梗死面积大小是 CMVO 发生的独立预测因素。

（一）侵入性方法检测 CMVO

微循环功能的检测金标准，是应用多普勒导丝的冠状动脉血流速度储备（CFR）检测。其特征性的血流表现有：出现心收缩期的逆向血流、收缩期前向血流减少、舒张期血流的迅速减速。这些介入术后的 CFR 下降与心血管事件密切相关。这种方式的不便之处就是需要特殊的检查设备及担当额外的药物负荷风险。相比于 CFR 检测，热稀释法微血管阻力指数（IMR）检测，不依赖血流动力学参数的、可重复性更好。IMR 也已经被证实可以预测急性微循环损伤的发生和患者介入术后 3 个月的心功能恢复情况。同样，多普勒诱导充血的微血管阻力（HMR）也与临床预后密切相关。

（二）非侵入性方法检测 CMVO

既往研究发现，急诊介入治疗术后，ST 段不完全回落可以预测 CMVO 的发生和远期不良的心血管事件。然而，心电图检测的 ST 段回落情况在如下几个方面也存在不一致的意见，包括：需要分析哪些心电图导联？最佳的检查时间点是何时？标准导联心电图和动态心电监护哪个更好？

心肌声学造影（MCE）是应用超声检测声学造影剂分布的方式来评价冠状动脉微循环。其在流变学上的原理，就类似红细胞填充冠状动脉微循环，心肌梗死后心肌某处充盈不良或者充盈缺损的位置，就意味着微循环的堵塞或者障碍。MCE 的不足之处在于：半定量的检测方式、空间分辨率尚不足、检测结果在不同操作者间存在差异、因超声角度的局限性对侧壁的观察视野不佳。

心脏磁共振（CMR）具备良好的空间分辨率和组织显影，能准确定量定位 CMVO 及心肌梗死面积大小。多项研究也证实 CMR 与 MCE、冠脉造影血流分级、侵入性的检测结果间具备良好的一致性。除此之外，CMR 还可以提供心肌壁内血肿发生的相关信息。心脏正电子发射型计算机断层显像（PET）类似 CMR，还可以提供心肌灌注的信息，结合示踪剂的发展，其在未来心肌局部炎症反应的检测方面将提供更多有前景的方法。

三、CMVO 的治疗策略

近年来，关于 CMVO 的预防和治疗也做了众多的尝试和临床试验。目前认为，在心肌梗死的不同时间点，治疗的方式可能存在不同。因此根据急性心肌梗死的介入治疗前、中、后三个点，提出不同时段的治疗方案。第一个时间段相对比较长，一般是指发病到入院就诊时段，发生在急诊介入手术之前。第二个时间段是在导管室进行急诊冠脉介入手术的期间，也是唯一可以进行靶血管局部干预的时段。第三个时段主要是离开导管室的时段，主要是指心脏监护室的治疗。除此之外，治疗的方式也可以根据证据级别的不同，分为"证据较肯定""尚存在争议性""缺乏足够依据"（图2）。

四、总结

冠状动脉微循环功能障碍影响急性心肌梗死患者的长短期预后。随着对微循环功能障碍发生机制的深入探索和知识更新,其诊断和防治策略也随之发生调整和改变。然而,针对微循环功能障碍的防治依旧任重道远,更需要大型临床研究来进行验证各种治疗手段的有效性(图2)。

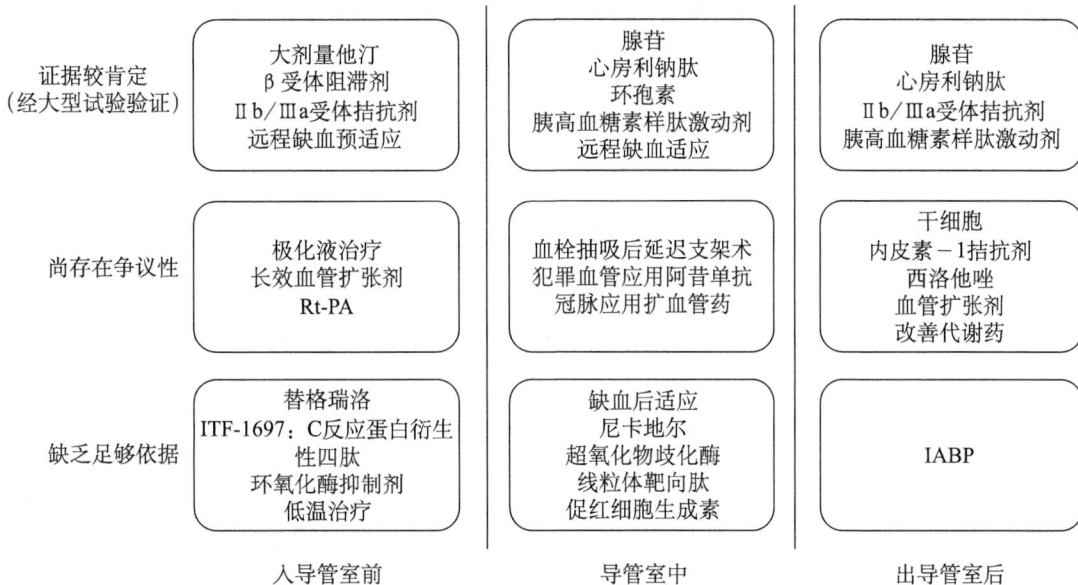

	入导管室前	导管室中	出导管室后
证据较肯定 (经大型试验验证)	大剂量他汀 β受体阻滞剂 Ⅱb/Ⅲa受体拮抗剂 远程缺血预适应	腺苷 心房利钠肽 环孢素 胰高血糖素样肽激动剂 远程缺血适应	腺苷 心房利钠肽 Ⅱb/Ⅲa受体拮抗剂 胰高血糖素样肽激动剂
尚存在争议性	极化液治疗 长效血管扩张剂 Rt-PA	血栓抽吸后延迟支架术 犯罪血管应用阿昔单抗 冠脉应用扩血管药	干细胞 内皮素-1拮抗剂 西洛他唑 血管扩张剂 改善代谢药
缺乏足够依据	替格瑞洛 ITF-1697:C反应蛋白衍生性四肽 环氧化酶抑制剂 低温治疗	缺血后适应 尼卡地尔 超氧化物歧化酶 线粒体靶向肽 促红细胞生成素	IABP

图2　CMVO 的不同时段治疗方式

参 考 文 献

Albertal M, Voskuil M, Piek JJ, et al. 2002. Coronary flow velocity reserve after percutaneous interventions is predictive of periprocedural outcome. Circulation, 105: 1573-1578.

Frohlich GM, Meier P, White SK, et al. 2013. Myocardial reperfusion injury: looking beyond primary PCI. Eur Heart J, 34: 1714-1722.

Iwakura K, Ito H, Kawano S, et al. 2004. Prediction of the no-reflow phenomenon with ultrasonic tissue characteriza-tion in patients with anterior wall acute myocardial infarction. Am J Cardiol, 93: 1357-1361.

Reffelmann T, Kloner RA. 2006. The no-reflow phenomenon: a basic mechanism of myocardial ischemia and reperfusion. Basic Res Cardiol, 101: 359-372.

Suwaidi JA, Hamasaki S, Higano ST, et al. 2000. Long-term follow-up of patients with mild coronary artery disease and endothelial dysfunction. Circulation, 101: 948-954.

6. 残留炎症风险:关注动脉粥样硬化预防的另一面

中山大学附属第三医院　陈　璘

"剩留炎症风险"与"剩留胆固醇风险"的防治是动脉粥样硬化防治管理的两个方面。

20年前,里程碑的4S研究表明,在确诊高脂血症患者的二级预防中他汀类药物能降低复发心肌梗死、脑卒中和心血管死亡的发生率。此后,大量的他汀类药物研究表明,非常广泛的患者均可从他汀类药物治疗中获益,包括那些无潜在血管疾病或高脂血症证据的患者。然而很多接受他汀类药物治疗的患者仍然遭受危及生命的血管性事件,这在临床文献中常被描述为"残留风险"问题。

残留风险的其中一方面无疑是与低密度脂蛋白胆固醇(LDL-C)的进一步降低相关。前蛋白转化酶枯草杆菌蛋白酶/Kexin 9型(Pcsk9)抑制剂的基石就是更强效的降胆固醇效应,使那些正接受他汀治疗、他汀类药物不耐受,和以残留不同LDL-C受体功能为特征的家族遗传性高脂血症患者中均可显著降低LDL-C。反之,在随机临床研究中并没有数据证明基于高甘油三酯或低高密度脂蛋白胆固醇(HDL-C)的剩留胆固醇风险的治疗可使事件有效的降低。

然而在关注他汀类药物治疗患者的"剩留胆固醇风险"的同时不能忽略这些药物除了降脂外还具有同样效果的抗炎作用。CARE,AFCAPS/TexCAPS,REVERSAL,PROVE-IT,ASCOT,A to Z,和JUPITER等研究一致表明,治疗期间检测炎症标志物——超敏C反应蛋白(hsCRP)和经治疗后的LDL-C水平同样可作为剩留风险的决定因素。例如,在PROVE-IT研究接受强化他汀治疗的二级预防患者中,同时达到LDLC<70 mg/dl(低密度胆固醇治疗目标值)和hsCRP<2 mg/L(炎症标志物目标值)的患者的血管事件复发率显著低于那些仅达到1个或均未达到独立治疗目标值的患者(图1,左侧)。而"双重靶目标"这一理念也在最近的IMPROVE-IT研究的辛伐他汀+依折麦布治疗中得到进一步证实。后者的证实非常重要,因为把依折麦布加入他汀类药物的治疗中不仅进一步降低了LDL-C水

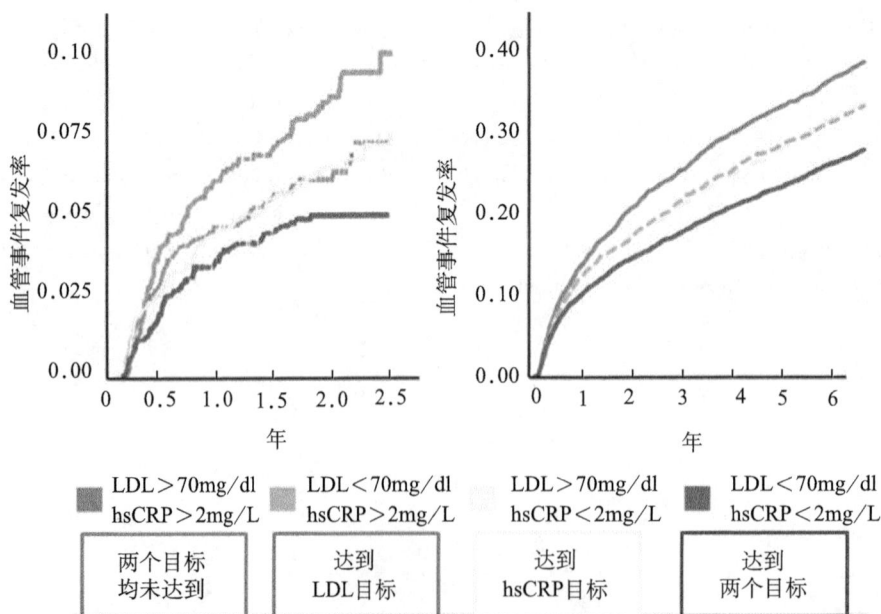

图1　受试者是否达到"双重靶目标"[LDL<1.8 mmol/L(<70 mg/dl),hsCRP<2 mg/L]的心血管事件复发率

注:左图PROVE-IT研究中起始他汀治疗后;右图IMPROVE-IT研究他汀和依折麦布联合治疗后。数据来自Ridker等(PROVE-IT)和Bohula等(IMPROVE-IT)

平,同时还降低了 hcCRP 水平。因此,正如之前所分析的,IMPROVE-IT 研究观察到了剩留风险的另一面,并支持"低一些,好一些"不仅仅指 LDL-C,同时也包括了血管炎性标志物(图1,右侧)。

识别"剩留炎症风险"与"剩留胆固醇风险"的不同在临床治疗具有重要指导意义。首先,要意识到剩留风险具有两面性,强调降低 LDL-C 仍然很重要,但同时关于炎症作为动脉粥样硬化和最后斑块破裂的核心驱动因素的发现也逐渐走进了人们的视野。因此,LDL 假说和炎症假说并不对立,而是相互关联,在临床上均应引起足够的重视。其次,减肥、锻炼和戒烟也会减轻炎症。因此,"剩留炎症风险"这一概念可以用于促进包括改善生活方式的动脉粥样硬化一级预防。在 PREDIMED 研究中,单纯的膳食补充剂如橄榄油和坚果均可降低血管事件的发生率,而这两种干预都具有抗炎的特性。最后,解决剩留风险的另一方面可能会为个体化用药带来新的机遇。正在进行的 PCSK9 抑制剂研究(可显著降低 LDL-C 但无确切的抗炎效应)有很好的发展前景,它将告诉心血管医生是否单纯进一步强化降低 LDL-C 就可以降低心脏病和脑卒中发生率。与此同时,正在进行研究中的药物,如低剂量的甲氨蝶呤、康纳单抗、阿那白滞素、秋水仙碱和双水杨酯等将告诉心血管医生是否靶向抗炎治疗可降低炎症(对 LDL-C 有极小或无影响)的同时也降低心血管事件发生率。

如图 2 中所列出的患者:已知心血管疾病,基线 LDL-C 为 3.8 mmol/L(150 mg/dl)且 hsCRP 为 4.5 mg/L。每例患者起始都接受高强度他汀治疗。尽管接受了积极的他汀治疗,左侧图示的患者经治疗后 LDLC 平均水平为 2.8 mmol/L(110 mg/dl),hsCRP 平均水平为 1.8 mg/L。可见这例患者,他汀治疗后 LDL-C 降低百分比有限,临床表现为剩留胆固醇风险。因此需要加入依折麦布,或者可能可以加入 PCSK9 抑制剂,但需要 PCSK9 被证明有效降低事件。相反的,右侧的患者积极的他汀治疗后 LDL-C 降幅达 70%,LDL-C 降至 1.15 mmol/L(45 mg/dl),然而 hsCRP 依然维持在 3.8 mg/L。因此,临床表现为剩留炎症风险,如果正在进行中的抗炎治疗试验同样被证明有效降低事件,则考虑使用炎症抑制剂是更为合理的方法。

早在 1997 年,Attilio Maseri 评论将炎症标志物与未来心血管风险联系起来的早期研究是具有超前意识的。幸运的是,在不久的将来,我们可以同时有针对剩留炎症风险的治疗和那些正在开发的剩留胆固醇风险的治疗。因此,剩留炎症风险和剩留胆固醇风险理念的演变可能会推动个体化心血管治疗的前进,在选择用于预防动脉粥样硬化的二级预防药物时可将最合适的干预用于最合适的患者。

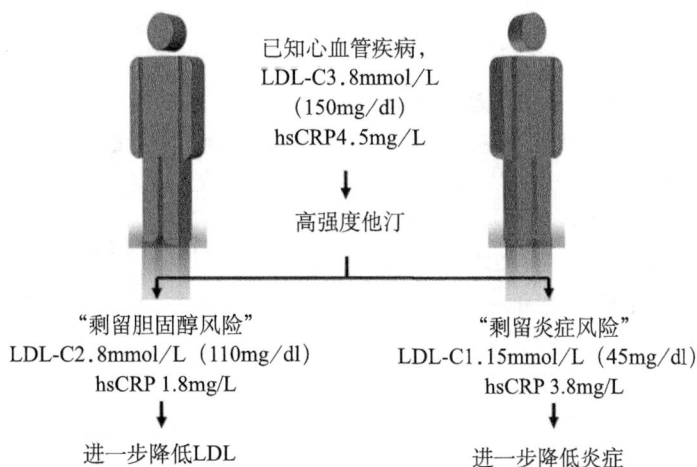

图 2　经他汀治疗后伴有"剩留炎症风险"与"剩留胆固醇风险"患者相比不同的二级预防治疗选择

参 考 文 献

Ridker PM,Rifai N,Pfeffer MA,Sacks FM,Moye LA,Goldman S,Flaker GC,Braunwald E. 1998. Inflammation, pravastatin,and the risk of coronary events after myocar-dial infarction in patients with average cholesterol levels. Cholesterol and Recurrent Events(CARE) Investigators. Circulation,98:839-844.

7. 冠状动脉粥样硬化：病理生理、诊断和治疗

广东省人民医院 刘 津 谭 宁

一、摘要

冠状动脉粥样硬化是持续进展的疾病，从无症状开始，演变到稳定型心绞痛、急性冠脉综合征、心力衰竭以及最终的心源性猝死，各阶段对应的临床症状都有所不同。遗传和环境等因素在冠状动脉粥样硬化的发生发展中起到一定作用。本文将从冠状动脉粥样硬化的病理生理机制方面，介绍目前该疾病的诊断与治疗方案进展。同时，将介绍如何将流行病学和随机临床试验数据应用于个体化的治疗。

冠状动脉粥样硬化（Coronary Atherosclerosis，CA）是一个复杂的、持续进展的炎性疾病，其病理特点是冠状动脉重塑。在冠状动脉粥样硬化疾病的发展和恶化当中，遗传和环境因素既相互独立又有交互作用。本文将从 CA 的病理生理机制方面，介绍该疾病目前的诊断与治疗方案进展。另外，本文除了介绍 CA 常规治疗理念外，重点介绍如何将目前的研究成果应用于个体化治疗中。

二、遗传因素

全基因组相关研究指出，超过 55 个基因组与 CA 有关。每个人都或多或少遗传了一些变异基因（如：小等位基因、多态性、突变），但只有遗传多个基因组变异的人，发生动脉粥样硬化的风险才比较高。大多数与 CA 相关的变异基因为非编码蛋白质的 DNA 序列。只有 15 个变异基因与已知的危险因素相关[低密度脂蛋白胆固醇（LDL-C）7 个，动脉高血压（HTN）4 个，甘油三酯 2 个，高密度脂蛋白胆固醇（HDL-C）和血栓形成各一个]。第一个与 CA 相关的变异基因被发现位于 9 号染色体短臂（染色体 9 p21），但其功能至今仍未知。这种变异基因只会增加首次发生冠心病事件的风险，而后续的事件与其无关。有趣的是，该变异基因在一定条件的诱导下会诱发痛风和牙周炎的炎症反应，而这种炎症反应与 C 反应蛋白（CRP）无关。

既往研究显示，心肌梗死（Myocardial Infraction，MI）的发病率与 ABO 血型相关，其中 A 或 B 型血比 O 型血人群 MI 的发生风险更高，可能与 A 或 B 型血的人群 vonWille brand 因子的表达水平更高有关。近年的研究显示，LDL-C 在 CA 进展中扮演着重要角色。

Brown 等研究证明了 LDL-C 基因与 CA 相关；他们发现，早期 CA 且早期死亡的患者中存在突变的 LDL-C 受体基因。该研究为研发他汀类药物提供了极其重要的依据。现他汀类药物已广泛应用于冠心病一级和二级预防，并显著减少心血管疾病事件。另一个重大发现为 PCSK9 酶基因会对 LDL-C 和 CA 影响。PCSK9（染色体 1 p32.3）会加速 LDL-C 受体的降解，突变后的 PCSK9 功能得到加强，将会引起 LDL-C 的水平升高，增加 CA 的发病率。相反，如果 PCSK9 基因突变后表达下调，LDL-C 的水平则会下降，CA 的发病率将会降低，该研究促使抑制 PCSK9 酶的单克隆抗体的诞生。如果再联合他汀类药物将有效降低高胆固醇血症患者 LDL-C 的水平；同时，与单纯使用他汀类药物相比，联合用药将显著降低心血管事件的发生率。最近，ANGPL4 的突变基因已被确认。已知 ANGPL4 抑制脂蛋白脂肪酶进而升高甘油三酯水平。与不携带 ANGPL4 低效能突变基因的患者相比，携带该基因患者甘油三酯水平更低，以及冠状动脉粥样硬化事件发生率更低。研究发现，脂蛋白脂肪酶通路在 CA 的发展起着重要的作用。因此，有望研制出作用于此通路的新靶点药物，从而有效降低 CA 的发病率。虽然低水平的 HDL-C 与冠状动脉粥样硬化有关，但目前通过一定治疗干预措施来提高 HDL-C 水平并不能影响生存率或降低 CVD 事件的发生率。

三、环境因素

除胆固醇外，高血压和糖尿病（Diabetes mellitus，DM）是 CA 的进展中的主要危险因素。特别是年轻和中年成人单纯收缩期高血压，已被证明与 CA 的高发病率有关。由此可见，系统的血压、血糖管理具有十分重要的临床意义。久坐不动的生活方式可能引起肥胖和 DM，这些疾病都与高脂血症和炎症反应相关。因此，建议人们适度的运动和平衡的饮食，尤其是地中海饮食；另外吸入二手烟也与炎症反应密切相关，所以控烟应该一直予以重视。

四、动脉粥样硬化的进展

当冠状动脉壁有粥样硬化斑块形成时，动脉进行重构，血管腔的面积会逐渐扩大。因此，动脉内尽管存在粥样硬化斑块，但血管腔的面积可能不会减少，因此

斑块大小不能直接反映血管狭窄程度。动脉粥样硬化斑块分为稳定和不稳定,不稳定斑块的特征包括:血管壁内大量脂质池沉积,巨噬细胞大量聚集是炎症反应的征象,少量胶原蛋白,薄覆纤维帽。稳定斑块的特征则为:少量脂质沉积,少量巨噬细胞聚集,大量胶原蛋白分泌,厚覆盖纤维帽。稳定斑块与不稳定斑块随时可发生转换。不稳定斑块的破裂,往往会导致疾病进展和血管内血栓形成引起不稳定心绞痛或非 ST 段抬高性心肌梗死;若血管急性完全闭塞则会导致 ST 抬高性心肌梗死。急性心肌梗死时,心肌坏死常导致左心室(LV)功能障碍,左室重塑,最后发展为缺血性心肌病,伴或不伴有心力衰竭的症状,患者可存在不同程度的二尖瓣反流。偶尔表浅的斑块破裂或溃疡,可能引起患者不伴有心肌坏死的胸痛持续超过 20min,这称为急性冠脉综合征。应该强调的是,在同一时间里几个不稳定斑块在同一患者内的不稳定程度可有所差异。目前,无论是有创或无创技术,判断斑块是否会引起急性冠脉综合征仍有一定的局限性。总体预后不仅与 CA 病变有关,还包括全程动脉粥样硬化的程度、左心室功能和原有的二尖瓣反流程度。

五、诊断

冠脉狭窄不足 70% 的患者在运动负荷试验中并不会被诱发出缺血相关症状。因此,如果要等到斑块破裂和急性缺血之后才做 CA 诊断就为时已晚了。虽然多层螺旋 CT 扫描可提供冠状动脉出现粥样斑块的一些重要信息,但有项研究的两年随访结果显示,多层螺旋 CT 扫描并不能提高那些需要通过运动负荷试验的 CA 可疑患者的诊断准确性,此外多层螺旋 CT 不能准确测量出血管狭窄程度。而冠状动脉钙化指数在诊断 CA 的适用性上也有明显缺陷,有些即使钙化指数为零的患者,也发生了急性冠脉综合征。然而,与钙化指数低的患者相比,钙化指数高的患者的预后较差。再者,钙化指数也不能明确血管狭窄或阻塞的严重程度。在其他动脉(颈动脉、主动脉、股动脉)上发现有粥样斑块可提高无创检查的 CA 检出率,但即使检出阳性也不能明确患者冠心病的诊断。所以几乎所有怀疑 CA 的患者最终都应考虑行冠状动脉造影检查。血流储备分数,血管超声及光学断层成像、分子成像技术在部分情况下可提供额外的信息。然而,即使有这么多先进的方法,CA 的早期诊断仍有一定难度。众多研究指出,大约有 1/3 的 CA 患者发生猝死,所以冠心病的早期防治应引起足够重视。

六、治疗

动脉粥样硬化斑块引起的血流减少可导致心肌缺血或坏死,左心室重构、缺血性心肌病和心力衰竭。此

外,CA 可引起心绞痛,还可能导致心源性猝死。因此,CA 的管理应包括预防疾病进展、防止动脉粥样硬化斑块的破裂和促进斑块转归。此外,应注意保护和(或)改善左心室功能,缓解心绞痛,预防心源性猝死;同时,应注意合并疾病的治疗。

1. 针对斑块、左室功能的治疗　积极治疗 CA,可以防止斑块进展,甚至可能逆转斑块,稳定斑块和防止斑块破裂。基于斑块破裂与急性冠脉综合征之间的复杂关系,评估患者的疾病风险应综合分析动脉粥样硬化疾病的整体情况而非单一斑块。此外,建议服用阿司匹林 75～150mg/d 预防血栓栓塞,尤其是斑块破裂时的栓塞。支架置入或发生急性冠脉综合征时,推荐阿司匹林联合氯吡格雷预防血栓形成。MI 引起心肌坏死和左室功能不全。而左室功能不全是不良预后的预测因子。因此,维持或改善左室功能的治疗尤为重要。其中,通过稳定粥样斑块预防心肌梗死可避免左室收缩功能受损。对急性 ST 段抬高心肌梗死患者行急诊经皮冠状动脉介入治疗(PCI)或溶栓治疗(PCI 优于溶栓)可减少梗死面积并保护左室功能,改善预后。血运重建同样可以改善慢性冠心病患者的左室功能,尤其是存在存活心肌和大量缺血区域时。然而,STICH(缺血性心衰的外科治疗)研究的五年随访结果表明,血运重建并未改善那些具有存活心肌患者的生存率,但是此类患者的预后比无存活心肌患者更好。该研究的 10 年随访结果表明,与单独药物治疗相比,冠状动脉搭桥联合药物治疗可以更好地改善缺血性心肌病患者的预后。然而,相对于单独的冠状动脉搭桥术,心室重建联合冠状动脉搭桥术虽可减少左室容量,但并未提高运动耐量,改善症状或降低心源性死亡发生率或再次住院率。最近还有研究指出,细胞治疗有望改善左室功能,但它仍为研究阶段并未使用于临床实践。

2. 防止缺血和心绞痛

(1)心绞痛患者的对症治疗主要包括:β受体阻滞剂、钙通道阻滞剂、硝酸甘油或血运重建。β受体阻滞剂可缓解胸痛并延长心肌梗死后和左室收缩功能不全患者的寿命。然而,至今仍未明确β受体阻滞剂能否延长既往心肌梗死但心室收缩功能正常患者的寿命。在患者使用较大剂量β受体阻滞剂,心率仍超过 70/min,可以考虑使用伊伐布雷定。然而,足量使用β受体阻滞剂后心率超过 70/min 的患者比例很低。研究表明,与安慰剂相比,伊伐布雷定联合β受体阻滞剂并未降低心血管事件的发生率;相反,联合治疗反而增加劳累型心绞痛评分较高患者的心血管事件,且常伴有心动过缓和心房纤颤。钙通道阻滞剂和硝酸甘油虽然能改善症状,但不能提高生存率。某些情况下,雷诺嗪可用于治疗症状持续存在且其他治疗手段不能有效

缓解的患者。外科搭桥或内科介入血运重建治疗可以缓解症状,甚至可能改善患者的生存率。

（2）预防心源性猝死（Sudden Cardiac Death SCD）：SCD在CA患者中很常见,预防动脉粥样硬化进展将可以预防SCD。β受体阻滞剂和ACEI能改善左室功能,增加左室收缩功能不全患者的存活率并降低SCD的发生。多项研究指出,心肌梗死后左室心肌自主神经系统的改变与室性心律失常和SCD发生相关。每天（30～40min）规律的中等强度有氧运动及其他提高自主神经系统功能的方法,可减少室性心律失常的发生。在心肌梗死后的早期,可以建议某些患者使用可穿戴式除颤器预防SCD,但目前尚无足够的证据证明该治疗方法的有效性。

3.展望未来:治愈冠心病　研究表明,从1991～2008

年,CVD的死亡率显著下降,而PCI后的死亡原因主要为非心源性。尽管如此,目前仍无法彻底治愈CA。现今几种抗炎药物的大型Ⅲ期临床试验,已明确炎症反应在CA中的作用。如Canakinumab,可减少白介素,通过抗炎阻止疾病的进展。Canakinumab是一种单克隆抗体,其特异性靶向作用于动脉粥样硬化相关的白介素1和6,有效抑制炎症反应。此外,还有研究发现甲氨蝶呤也能在CA治疗中发挥作用。有研究表明,在稳定CA患者中使用秋水仙碱治疗可在规范冠心病治疗基础上额外获益。有着百年历史的疫苗,让人类逐渐摆脱了数种严重传染性疾病的困扰,因此,开发用于治疗常见的慢性疾病例如动脉粥样硬化的疫苗的想法并非无稽之谈。针对动脉粥样硬化的疫苗及未来新疗法可能实现预防和彻底治愈冠状动脉粥样硬化。

参 考 文 献

Acierno LJ. 1994. The history of cardiology. London, Casterton, New York: The Parthenon Publishing Group.

Davies MJ, Woolf N, Robertson WB. 1976. Pathology of acute myocardial infarction with particular reference to occlusive coronary thrombi. Br Heart J, 38:659-664.

Holzmann MJ, Rathsman B, Eliasson B, et al. 2015. Longterm prognosis in patients with type 1 and 2 diabetes mellitus after coronary artery bypass grafting. J Am Coll Cardiol, 65:1644-1652.

Spoon DB, Psaltis PJ, Singh M, et al. 2014. How has cause of long-termdeath changed in patients undergoing percutaneous coronary intervention? Circulation, 129:1286-1294.

Stone GV, Machara A, Lansky AJ, et al. 2011. A prospective natural-history study of coronary atherosclerosis. N Engl J Med, 364:226-235.

8. 2016 ACC/AHA 冠心病患者双联抗血小板指南更新

中山大学孙逸仙纪念医院　何智健　聂如琼

　　2016 ACC/AHA 冠心病患者双联抗血小板指南"在参考 2011 ACCF/AHA/SCAI 经皮冠脉介入术(PCI)指南、2011 ACCF/AHA 冠脉旁路移植术(CABG)指南、2012 ACC/AHA/ACP/AATS/PCNA/SCAI/STS 稳定型缺血性心脏病(SIHD)诊断与管理指南、2013 ACCF/AHA ST 段抬高型心肌梗死(STEMI)管理指南、2014 AHA/ACC 非 ST 段抬高型急性冠脉综合征（NSTE-ACS）管理指南、2014 ACC/AHA 非心脏手术患者围术期心血管评估及管理指南"的基础上,基于近年来新的临床观察与研究进展而制定的。

　　自上一版本指南更新以来,目前已有 11 项冠心病患者置入药物洗脱支架（DES）后缩短或延长 DAPT（双重抗血小板治疗,阿司匹林和 P2Y12 受体抑制剂）治疗时程的大型随机对照试验（RCT）结果密集发布。本次指南更新的范围主要针对双联抗血小板治疗的疗程,同时对阿司匹林在 DAPT 中的剂量、PCI 术后患者接受非心脏外科手术治疗时机选择等进行了相应的推荐。

一、目前临床工作中关于 DAPT 的三个争议性问题

　　1. 对于接受新一代 DES 的 ACS、SIHD 患者,相比于 12 个月的 DAPT 疗程,3～6 个月的 DAPT 疗程是否在防止支架内血栓形成、MACE 事件发生上有相同的效果和(或)减少出血并发症?

　　2. 对于接受新一代 DES 患者,相比于 12 个月 DAPT 疗程,大于 12 个月（18～48 个月）疗程是否降低死亡率、减少 MACE 事件发生、减少支架血栓形成和(或)增加出血风险?

　　3. 心肌梗死后的患者（NSTEMI/STEMI）处于临床稳定期或心肌梗死事件发生 12 个月后,相比于阿司匹林单药治疗,DAPT 治疗是否降低死亡率、降低非致死性心肌梗死、减少 MACE 事件和（或）增加出血风险?

　　4. 关于 DES 置入术后患者接受较短（3～6 个月）DAPT 疗程的 RCT 研究发现,相比于 12 个月的标准疗程,3～6 个月的疗程并不增加支架血栓形成风险,且出血并发症更少。当然,这样的结果与研究的患者

接受新一代 DES 有关,其具有支架内血栓形成和再狭窄风险降低。

　　5. 关于 DES 置入术后患者接受长期 DAPT 治疗的 RCT 研究发现,相比于 6～12 个月的疗程,18～48 个月较长的 DAPT 疗程可降低迟发支架内血栓形成（1%～2%）,但出血并发症增加约 1%。

　　关于延长 DAPT 疗程与死亡率的关系,有研究表明延长 DAPT 疗程可增加全因死亡率,主要死亡原因为癌症,而相反的,有些研究则发现延长 DAPT 疗程并不会增加全因死亡率。本次指南大部分编委成员认为,延长 DAPT 疗程并不增加死亡率。

二、关于 DAPT 治疗的一些共识

　　1. 强化抗血小板治疗及延长 DAPT 疗程需在降低缺血风险和增加出血风险上进行获益/风险比的全面评估,基于研究证据及患者意愿而决定。

　　2. 一般情况下,在低缺血性风险合并高出血风险患者可以考虑短疗程 DAPT,而在缺血风险较高、出血风险较低的患者中推荐使用更长的 DAPT 疗程。

　　3. 之前的 DAPT 推荐疗程主要基于第一代 DES 的研究,第一代 DES 如今已较少用于临床,相比于第一代 DES,新一代 DES 具有更高的安全性和更低的支架内血栓形成风险,本次指南更新推荐主要针对新一代 DES。

　　4. 本次 DAPT 指南的更新对 NSTE-ACS/STEMI 患者的推荐是相似的,因为其均属于 ACS 的一部分。

　　5. Ⅰ级推荐主要针对 6～12 个月 DAPT 疗程（根据不同的前提设定）,Ⅱb 级推荐主要为超过初始 6～12 个月疗程而制定。

　　6. 对于心肌梗死患者 DES 置入术后 DAPT 的疗程多数研究主要局限于数年内,虽然其收益/风险比更倾向于长期 DAPT 治疗,但真正最佳治疗时间仍是未知的。

　　7. 指南中关于 DAPT 疗程主要针对 P2Y12 抑制剂,在冠心病患者中,阿司匹林需要终身服用。

　　8. 较低剂量阿司匹林,与大剂量相比,具有较低出血风险和相同效果的缺血保护,包括接受 DAPT 治疗的患者,推荐剂量为每天 81mg（75～100mg）。

三、冠心病患者双联抗血小板治疗指南

(一)P2Y12 抑制剂的选择

推荐	推荐类别	证据水平
对于 PCI 术后接受双抗治疗的 ACS(NSTE-ACS 或 STEMI)患者及仅接受药物治疗(无血运重建)的 NSTE-ACS 患者,推荐维持 P2Y12 抑制剂治疗中替格瑞洛优先于氯吡格雷	Ⅱa	B-R
PCI 术后接受双抗治疗的 ACS(NSTE-ACS 或 STEMI)患者中,对于出血并发症非高危者和无卒中/TIA 病史者,推荐维持 P2Y12 抑制剂治疗中选择普拉格雷优先于氯吡格雷	Ⅱa	B-R
既往有卒中或者 TIA 病史的患者不应使用普拉格雷	Ⅲ	B-R

(二)血小板功能检测、基因检测及 P2Y12 抑制剂的转换

虽然在 2011 ACCF/AHA 冠脉旁路移植术(CABG)指南、2014 AHA/ACC 非 ST 段抬高型急性冠脉综合征(NSTE-ACS)管理指南中提到双联抗血小板患者可进行血小板功能监测及基因检测,但目前仍无 RCT 研究表明常规的血小板功能检测及基因检测对 DAPT 患者预后有益,故不常规推荐血小板功能检测及基因检测。关于 P2Y12 抑制剂转换的安全性,目前暂无相关的研究数据。

(三)质子泵抑制剂(PPIs)和 DAPT

推荐	推荐类别
既往有消化道出血的患者进行 DAPT 治疗时应服用 PPIs	Ⅰ
具有消化道出血高危风险的患者(包括老年人、服用华法林、激素或者非甾体类抗炎药等),推荐服用 PPIs	Ⅱa
不推荐低危消化道出血患者常规服用 PPIs	Ⅲ

(四)三联抗栓治疗

(1)采用经过验证的风险评估方法(如 CHA2DS2-VASc 评分、HAS-BLED 评分),评估缺血和出血风险。

(2)三联抗栓治疗的疗程应尽可能短;对某些患者,可以考虑仅采用双联治疗(口服抗凝药和氯吡格雷)。

(3)如果使用的是华法林,考虑目标 INR 在 2.0～2.5。

(4)P2Y12 抑制剂选用氯吡格雷。

(5)使用低剂量阿司匹林(≤100 mg/d)。

(6)质子泵抑制剂(PPIs)应该用于有胃肠道出血病史的患者中,用于胃肠道出血风险升高的患者中是合理的。

(五)稳定型缺血性心脏病(SIHD)患者 PCI 术后 DAPT 推荐时间

ACS 超过 1 年未复发考虑转化为稳定性缺血性心脏病,其 DAPT 推荐时间:

推荐	推荐类别	证据水平
SIHD 患者裸支架(BMS)置入术后行 DAPT 治疗,P2Y12 抑制剂(氯吡格雷)推荐不少于 1 个月	Ⅰ	A
SIHD 患者药物支架(DES)置入术后的 DAPT 治疗,P2Y12 抑制剂(氯吡格雷)推荐使用时间应不少于 6 个月	Ⅰ	B-R
DAPT 治疗患者,推荐阿司匹林剂量为 81 mg(75～100 mg)	Ⅰ	B-NR
BMS 或 DES 置入术后双抗治疗 SIHD 患者中,若对双抗治疗耐受,无出血并发症者及非出血高危者(如既往双抗治疗时出血史、凝血功能障碍、口服抗凝药物治疗),推荐 BMS 植入患者继续双抗治疗超过 1 个月,DES 置入患者继续双抗治疗超过 6 个月	Ⅱb	A

续表

推荐	推荐类别	证据水平
DES 置入后接受双抗治疗 SIHD 患者出血高危者(如接受口服抗凝药物治疗)、发生严重出血并发症(如颅内大手术)或明显高出血风险,推荐治疗 3 个月后中断 P2Y12 抑制剂的使用	Ⅱb	C-LD

(六)ACS 患者 PCI 术后 DAPT 治疗时间

推荐	推荐类别	证据水平
BMS 或者 DES 置入的 ACS(NSTE-ACS 或 STEMI)患者 DAPT 治疗,推荐服用 P2Y12 抑制剂至少 12 个月	Ⅰ	B-R
DAPT 治疗患者,推荐阿司匹林剂量为 81 mg(75~100 mg)	Ⅰ	B-NR
PCI 术后的 ACS 患者 DAPT 治疗,推荐使用替格瑞洛代替氯吡格雷作为 P2Y12 抑制剂维持治疗	Ⅱa	B-R
PCI 术后的 ACS 患者行 DAPT 治疗,如若患者出血风险不高且既往无卒中或 TIA 病史,推荐使用普拉格雷代替氯吡格雷作为 P2Y12 抑制剂维持治疗	Ⅱa	B-R
PCI 术后的 ACS 患者的 DAPT 治疗,若患者无出血并发症或非出血高危者(如服用 DAPT 出血史、口服抗凝药治疗、凝血功能障碍),推荐 DAPT 治疗大于 12 个月	Ⅱb	A
DES 置入术后行 DAPT 治疗的 ACS 患者,如果患者为出血高危者(如口服抗凝药治疗)或合并重度出血并发症(如颅内大手术),推荐 DAPT 治疗 6 个月后中断 P2Y12 抑制剂治疗	Ⅱb	C-LD
既往有脑卒中或者 TIA 病史的患者不应服用普拉格雷	Ⅲ	B-R

(七)CABG 术后患者 DAPT 治疗推荐

推荐	推荐类别	证据水平
PCI 术后正接受 DAPT 治疗患者行 CABG 手术,术后应重新恢复 P2Y12 抑制剂治疗直至完成疗程	Ⅰ	C-EO
DAPT 治疗的 ACS 患者行 CABG 手术,术后应重新开始 P2Y12 抑制剂治疗,直至治疗时间窗满足 12 个月(ACS 后)	Ⅰ	C-LD
DAPT 治疗的患者,推荐阿司匹林剂量为 81 mg(75~100 mg)	Ⅰ	B-NR
SIHD 的患者中,推荐 CABG 术后至少行 DAPT 治疗 12 个月	Ⅱb	B-NR

(八)SIHD 患者 DAPT 治疗方案推荐

推荐	推荐类别	证据水平
BMS 置入后的 SIHD 患者,建议 DAPT 治疗中的 P2Y12 抑制剂(氯吡格雷)治疗应至少使用 1 个月	Ⅰ	A
DES 置入后的 SIHD 患者,DAPT 治疗中的 P2Y12 抑制剂(氯吡格雷)治疗推荐至少使用 6 个月	Ⅰ	B-R
DAPT 治疗的患者,阿司匹林剂量为 81 mg(75~100 mg)	Ⅰ	B-NR
既往 1~3 年有心肌梗死病史的 SIHD 患者 DAPT 治疗后如患者无明显出血倾向或者出血风险不高,推荐延长 DAPT 治疗时间	Ⅱb	A

续表

推荐	推荐类别	证据水平
BMS 或者 DES 治疗的 SIHD 患者如耐受 DAPT 治疗,无出血并发症或非出血高危者(如服用 DAPT 出血史、口服抗凝药治疗、凝血功能障碍),推荐 BMS 置入患者继续双抗治疗至少 1 个月,DES 置入患者继续双抗治疗至少 6 个月	Ⅱb	A
DES 置入后接受双抗治疗 SIHD 患者出血高危者(如接受口服抗凝药物治疗)发生严重出血并发症(如颅内大手术)或明显高出血风险,推荐治疗 3 个月后中断 P2Y12 抑制剂的使用	Ⅱb	C-LD
稳定型缺血性心脏病患者 CABG 术后行为期 12 个月的 DAPT 治疗可提高移植静脉效能	Ⅱb	B-NR
既往无 ACS 病史、冠脉支架置入或者近期 CABG 手术(近 12 个月)的患者,DAPT 治疗并无明显益处	Ⅲ	B-R

(九)ACS 患者单纯药物治疗 DAPT 推荐

推荐	推荐类别	证据水平
单纯药物治疗(无血运重建)ACS 患者 DAPT 治疗,P2Y12 抑制剂(氯吡格雷、替格瑞洛)治疗应持续至少 12 个月	Ⅰ	B-R
DAPT 治疗的患者,阿司匹林剂量为 81 mg(75～100 mg)	Ⅰ	B-NR
单纯药物治疗(无血运重建)NSTE-ACS 患者 DAPT 治疗,建议使用替格瑞洛代替氯吡格雷作为 P2Y12 抑制剂维持治疗	Ⅱa	B-R
单纯药物治疗(无血运重建)ACS 患者 DAPT 治疗,若患者无出血并发症或非出血高危者(如服用 DAPT 出血史、口服抗凝药治疗、凝血功能障碍),推荐大于 12 个月的 DAPT 治疗	Ⅱb	A

(十)STEMI 患者溶栓后 DAPT 治疗时间

推荐	推荐类别	证据水平
DAPT 治疗的 STEMI 患者如若联合溶栓,推荐使用 P2Y12 抑制剂(氯吡格雷)至少 14 天(证据水平:A),最佳时间是 12 个月(证据水平:C)	Ⅰ	A/C-EO
DAPT 治疗的患者,阿司匹林剂量为 81 mg(75～100 mg)	Ⅰ	B-NR
STEMI 溶栓患者若能耐受 DAPT 治疗,无出血并发症或非出血高危者(如服用 DAPT 出血史、口服抗凝药治疗、凝血功能障碍),推荐 DAPT 治疗时间至少为 12 个月	Ⅱb	A

(十一)PCI 和 DAPT 治疗患者非心脏手术治疗围术期管理

推荐	推荐类别	证据水平
非心脏手术应推迟在 BMS 置入 30d 后,DES 置入 6 个月后	Ⅰ	B-NR
DAPT 治疗的 PCI 术后的患者如需中断 P2Y12 抑制剂治疗,推荐继续阿司匹林治疗,且术后尽早启用 P2Y12 抑制剂治疗	Ⅰ	C-EO
P2Y12 抑制剂治疗中的患者如行非心脏手术,需根据临床评估结果决定是否中断或者继续抗血小板治疗	Ⅱa	C-EO
DES 置入术后需中断 P2Y12 抑制剂治疗的非心脏治疗术应推迟 3 个月	Ⅱb	C-EO
BMS 术后 30 d 内及 DES 至术后 3 个月内不宜进行需停用 DAPT 的非心脏手术	Ⅲ	B-NR

(十二)增加缺血或出血风险的相关临床及操作因素

缺血/支架内血栓形成风险升高(支持较长疗程 DAPT)	出血风险升高(支持较短疗程 DAPT)
缺血风险升高:	1.既往出血病史
1.老年人	2.口服抗凝药物治疗
2.ACS 表现	3.女性
3.多次发作 MI	4.老年人
4.大范围的 CAD	5.低体重患者
5.糖尿病	6.慢性肾病
6.慢性肾病	7.糖尿病
	8.贫血
	9.长期使用类固醇或 NSAID 治疗
支架内血栓形成风险升高:	
1.ACS 表现	
2.糖尿病	
3.LVEF<40%	
4.第一代 DES	
5.支架不合适	
6.支架置入不当	
7.支架直径过小	
8.支架长度过长	
9.分叉支架	
10.支架内再狭窄	

(十三)DAPT 评分

患者可能同时合并致缺血、出血风险升高的因素,而一些因素可同时升高缺血与出血风险,因此有时难以评估很多患者延长 DAPT 的获益/风险比。一种来自于 DAPT 研究的新型风险评分,即"DAPT 评分",可能有助于决策置入冠脉支架的患者是否继续 DAPT。

变量	分值
年龄≥76 岁	−2
年龄 65~75 岁	−1
年龄<65 岁	0
吸烟	1
糖尿病	1
MI 表现	1
既往 PCI 或既往 MI 史	1
支架直径<3mm	1
紫杉醇洗脱支架	1
充血性心力衰竭或 LVEF<30%	2
隐静脉旁路血管 PCI	2

DAPT 评分≥2 分提示:延长 DAPT 的获益/风险比较佳
DAPT 评分<2 分提示:延长 DAPT 的获益/风险比不佳

9. 支架内再狭窄:主要问题与对策

遵义医学院附属医院　赵然尊　石　蓓

经皮冠状动脉介入治疗(Percutaneous Coronary Intervention,PCI)是目前冠心病治疗的三大手段(即介入治疗、药物治疗和冠状动脉旁路移植术)之一。尽管PCI治疗大大改善了冠心病患者预后,使冠心病的治疗发生里程碑式改变。但介入治疗后再狭窄(Restenosis)一直是其无法摆脱的,也是基础与临床研究领域的热点。某种程度上说,PCI发展进步史就是心血管介入医师与再狭窄坚持不懈斗争史。单纯球囊扩张时代,再狭窄发生率大约为40%,之后金属裸支架(Bare-metal Stent,BMS)应用时代再狭窄率显著降低(约25%)。尽管再狭窄率与血管解剖、临床和手术操作因素等相关,但BMS提供对血管壁的机械支撑力以预防早期血管弹性回缩,并解决单纯球囊血管成形术造成的冠脉夹层,从而大幅度改善冠心病介入治疗患者的预后,推动了PCI的临床广泛应用。由于BMS置入血管段无法控制的新生内膜增生导致再狭窄,促使药物洗脱支架(Drug-eluting Stent,DES)的发展和应用。DES时代,文献报道再狭窄率小于10%(平均约5%)。但随着心肌梗死发病年轻化和DES应用时间延长,DES后总体再狭窄发生率可能更高,且伴随着晚期和极晚期支架内血栓形成风险增加。目前国内冠心病介入治疗中应用绝大多数为DES。近年来针对DES后动脉粥样硬化病理过程有了新的认识和发展,并提出了支架内新生动脉粥样硬化(neoatherosclerosis,NAS)概念,更新了关于支架内再狭窄(In-stent Restenosis,ISR)病理生理机制的认识,这对于再狭窄防治具有重要意义。

一、再狭窄定义与血管造影分类

支架内再狭窄(ISR)定义为支架内全程和(或)支架两端5mm节段内管腔丢失导致管腔狭窄程度≥50%,这是根据冠状动脉造影结果界定的。临床ISR定义为需要靶病变或靶血管血运重建的症状性(表现为稳定型心绞痛、不稳定性心绞痛或急性心肌梗死等)再狭窄。Mehran等最早于1999年提出了BMS-ISR的Mehran分类系统,但这一分类方法对于DES-ISR患者具有预后指导价值,因此,也适用于DES-ISR患者。该方法将ISR分为四型:①Ⅰ型(局灶型):病变长度≤10mm;②Ⅱ型(弥漫型):病变长度>10mm;③Ⅲ型(增殖型):病变长度>10mm且延伸到支架外;④Ⅳ型(闭塞型):支架所在血管段管腔完全闭塞。Mehran分型有助于指导和预测再狭窄病变的血运重建策略和概率。一般地,局灶型ISR可以再次血运重建,而弥漫型ISR与药物抵抗、BMS、紫杉醇支架和新生动脉粥样硬化相关,这类ISR患者血运重建后再次ISR发生率仍显著增高。总体而言,Ⅰ～Ⅳ型ISR的血运重建概率大约分别为19%、35%、50%和98%。

二、病理生理学

不同介入治疗策略所致再狭窄的病理生理机制是不完全相同的。单纯球囊扩张时期,动脉弹性回缩、内膜损伤与夹层导致急性血管闭塞是再狭窄的最重要因素。BMS时代,再狭窄主要与内皮损伤和新生内膜过度增殖相关;目前DES时代ISR发生机制更多与长期慢性炎症反应、再内皮化不全与延迟及新生动脉粥样硬化(NAS)有关。DES主要有3种成分:①抗增殖药物,如西罗莫司、依维莫司、佐他莫司和紫杉醇等;②支架平台,如钴铬合金、不锈钢或镍钼等;③携带抗增殖药物的多聚体。早期镍钼支架平台或第一代DES多聚物常使机体产生持续过敏反应和炎症反应,而目前第2代DES多为钴铬合金或不锈钢支架平台,且为生物相容性多聚物或可降解多聚物,很少发生过敏反应,因此,随着第二代DES广泛使用,NAS导致ISR的比例增加。

内皮损伤和内皮功能失调及新生内膜增殖是ISR发生的共同特征和基本机制。在正常动脉中,球囊损伤的反应是新生内膜增殖,且内膜增殖与损伤程度呈正相关。单纯球囊扩张和BMS后再狭窄的最重要的病理表现是新生内膜过度增生,这一过程的关键事件是血管平滑肌细胞(Vascular Smooth Muscle Cells,VSMCs)表型改变及其迁移和增殖。生理条件下,VSMCs是高度特异化的几乎均为静止的细胞群,其主要功能是维持血管弹性和血管收缩功能;此时VMSCs为分化状态,特征是增殖率低(仅为5%左右),并表达一系列特有的收缩蛋白(如SM-MHC、α-SMA和钙调蛋白等)。但VMSCs具有很强的可塑性,各种损伤和炎症因子等病理刺激诱导VSMCs表型转换,即从高度特异化的收缩表型变为合成或增殖表型,伴随细胞收缩蛋白表达下降,并迁移至内膜下增殖,形成新生内膜,导致管腔狭窄即为ISR。研究发现,内弹力膜破裂是 VSMCs 迁移和增殖的一个关键事件,当内弹力膜保持完整时,血管损伤后的新生内膜增殖是有限度的,这可以解释为什么 PCI 是新生内膜形成的一个强有力的刺激因素。引起新生内膜增殖的 VSMCs 来源,主要是来源于中膜 VSMCs,也可能包括外膜的血管壁祖细胞和血循环中祖细胞。此外,PCI 过程中内皮剥脱和内皮功能失调也是导致 ISR 的重要机制。研究显示,血管内皮完整性和功能正常,有助于减少循环炎症细胞和免疫细胞浸润,降低血管局部炎症反应,从而降低新生内膜形成。DES 的主要缺点之一是其抗细胞增殖的非选择性作用,即抑制 VSMCs 增殖的同时也抑制内皮细胞增殖,前者有助于降低 ISR,而后者某种程度上促进 ISR。目前尚无有效策略可以促进支架术后内皮再生。Kokkinidis 等总结了 BMS-ISR 和 DES-ISR 的特征比较,见表 1。

表 1　关于 BMS 与 DES 后再狭窄的特征比较

BMS-ISR	DES-ISR
多为弥漫型 ISR	主要为局灶型(PES 和非 SES 为非局灶型)
更高的 ISR 和 MACE 发生率	较低的 ISR 和 MACE 发生率
初期治疗费用低,但最终费用包括 ISR 治疗等可能更高	初期治疗费用高,但某些人群费用和(或)效益比更好
新生动脉粥样硬化发生较晚且少见	新生动脉粥样硬化发生较早且可能更常见
常小于 6 个月发生 ISR	常超过 1 年发生 ISR(晚期追赶现象)
再内皮化需要时间少于 6 个月	再内皮化时间需要超过 3 年
如果 ISR 发生于支架边缘,常是支架末端	如果 ISR 发生于支架边缘,常是支架近端
	药物抵抗可能在 ISR 中具有重要作用
炎症和高敏反应是 ISR 的主要原因	第 2 代 DES 后炎症和高敏反应显著降低
需要 DES 进行再次血运重建	转换策略改善预后,如使用 DCB、不同药物的 DES 等
支架断裂相对少见	支架断裂相对多一些
OCT/IVUS 检查显示均质性内膜增生	OCT/IVUS 显示多为异质性内膜增生

　　注:BMS. 金属裸支架;DES. 药物洗脱支架;ISR. 支架内再狭窄;MACE. 主要不良心血管事件;PES. 紫杉醇洗脱支架;SES. 西罗莫司洗脱支架;OCT. 光学相干断层扫描;IVUS. 血管内超声;DCB. 药物洗脱球囊

　　新生动脉粥样硬化(NAS)是支架时代,尤其是 DES 后 ISR 和支架晚期治疗失败的最重要病理机制之一。NAS 由 Kang 等于 2010 年首次报道,其应用虚拟组织学-血管内超声检测了 70 处 DES-ISR 病变和 47 处 BMS-ISR 病变的新生内膜增殖情况,发现过度增殖的新生内膜中出现纤维和脂肪组织、坏死核心和不同程度钙化,且与支架置入时间和内膜增生面积成正比,因此,作者认为支架后这些含有纤维脂肪组织、坏死核心或钙化的新生内膜即为支架内新生动脉粥样硬化。随后 Nakazawa 等通过尸检标本比较了 BMS 和 DES 后 NAS 的特点,认为 NAS 更常见于 DES 且发生早于 BMS 患者;同年 Kang 等再次用 OCT 分析了 DES 后 NAS 特点,认为 NAS 是 DES 的晚期治疗失败的重要机制。目前,对于 NAS 较一致定义是,支架术后新生内膜组织中出现脂质负荷的巨噬细胞聚集伴有或不伴有坏死核心形成和(或)钙化。NAS 最早出现特征为泡沫样巨噬细胞丛样分布,常见于支架小梁周围或靠近管腔表面;随着泡沫样巨噬细胞聚集进展为纤维粥样斑块,可见于管腔表面或者深层次的新生内膜中;进而含大量游离胆固醇的非细胞碎屑和细胞外基质完全降解并散在分布成为坏死核心;偶有纤维帽裂缝或破裂,坏死核心中富含有纤维蛋白沉积即表现为斑块内出血。同时,泡沫样巨噬细胞的进一步浸润导致新生内膜中 NAS 纤维帽变薄,成为新发支架内易损斑块,甚至发生斑块破裂,诱发急性心血管事件。可见,NAS 具有同原位冠状动脉粥样硬化斑块发生与发展相似的病理过程。

　　众所周知,原位冠状动脉粥样硬化斑块发生和发展常需要数年至数十年时间,然而支架内 NAS 似乎发生在支架术后短短数月至数年时间里。这种支架置入的血管段动脉粥样硬化快速发展的主要机制是什么呢?目前尚未完全阐明,但根据动脉粥样硬化发生基本机制,推测可能与下列因素有关:①支架置入血管段内皮剥脱和内皮功能失调,特别是 DES 患者。支架置入本身引起内皮损伤和内皮细胞剥脱,且 DES 非选择性抑制内皮细胞增殖,导致再内皮化延迟和功能减弱,加之可能还存在非成熟的内皮细胞,使细胞与细胞间连接减弱、抗血栓分子表达和一氧化氮产生减少,最终支架段血管屏障功能显著减弱或丧失,导致血浆脂质和巨噬细胞进入内皮下新生内膜组织,促进 NAS 发展。BMS 患者尽管存在显著的新生内膜增生,但由于血管再内皮化较快,内皮功能恢复较好,因此过度增殖的新生内膜并未较早的发生动脉粥样硬化改变,从而表现为均质性内膜增殖病变。②支架置入引起血流紊乱和血管壁切应力改变,激活再生内皮细胞转变为促炎症细胞表型,促进细胞间黏附分子-1(ICAM-1)和血管细胞黏附分子-1(VCAM-1)等黏附分子表达,后者诱导单核细胞黏附并浸润至内皮下成为巨噬细胞源泡沫细胞,促进了支架内新生内膜中 NAS 进展。③DES包被的多聚物诱导的持续炎症反应,促进巨噬细胞和淋巴细胞等炎症细胞浸润,促进 NAS 发展。研究也发现,DES-ISR 的新生内膜中较 BMS-ISR 含有更多的蛋白聚糖,后者有利于脂质沉积;且 DES 的非特异性抗细胞增殖作用,诱导巨噬细胞和 VMSCs 持续凋亡,促进了坏死核心的形成。原位冠状动脉粥样硬化中斑块进展的一个显著特点是伴有脂质池的病理性内膜增厚,而在 NAS 中常缺乏脂质池且含有由大量巨噬细胞凋亡组成的坏死核心(坏死核心被称为死亡巨噬细胞的"坟墓")。④不稳定的动脉粥样硬化病变显著影响支架置入后 NAS 的形成。支架置入前,不稳定粥样硬化病变富含脂质池、内皮损害和内皮功能不全更严重、炎症反应更显著,这导致支架术后血管愈合和修复延迟,间接促进 NAS 发生发展。总之,在原位冠状动脉粥样硬化病变基础上,在支架术后过度增殖的新生内膜中,各种促动脉粥样硬化因素相互协同促进了 NAS 的发生和快速发展。

NAS 和原位冠状动脉粥样硬化病变是否存在联系呢?既往认为,两者之间可能并无较多的联系。但随着对 NAS 研究深入,逐渐认识到潜在的原位粥样斑块在支架内 NAS 形成中可能具有重要作用。支架置入期间,血管壁扩张使斑块挤压并激活炎症反应;无论是否应用抗动脉硬化药物,这些斑块均可能随时间发展成为各种细胞、生长因子和趋化因子的来源,从而促进 NSA 发展。Andreou 等研究支持这一理论,其系列血管内超声研究结果显示,位于支架后的斑块面积随着时间延长而降低,与随访期间显著新生内膜增殖程度相关,推测支架内 NAS 与潜在的原位动脉斑块存在相互联系和作用,且可能通过支架孔隙发生组织转换。OCT 研究结果也显示,支架置入几乎总是伴随着斑块组织突出于支架孔隙至管腔,这种显著的组织突出是靶病变血运重建的独立预测因素。此外,支架外的毗

连血管段的原位动脉斑块可能也与 NAS 相关。另一项关于支架内 NAS 和原位冠动脉疾病进展的关系的长期随访研究也显示,随访合并支架内 NAS 的 DES患者,其非靶病变血管段的动脉粥样硬化进展也更显著,最小管腔直径下降更明显,这提示支架内 NAS 与靶病变以外的原位冠动脉斑块发展不仅具有相似的病理生理机制,而且共同受机体的整体动脉粥样硬化风险的影响。

NAS 与原位动脉斑块相比具有哪些特点呢?NAS发生可能具有普遍性。再狭窄是伴随着 PCI 应用而出现的,PCI 和药物本身都无法完全治愈动脉粥样硬化,因此 PCI 后 NAS 可能迟早会发生。尸检研究显示,BMS 后 NAS 总体发生率为 16%,第一代 DES 后稍高,约为 31%。Taniwaki 等应用 OCT 随访 DES 后 5年患者,显示 NAS 总体发生率约为 40.9%。支架内NAS 是几乎所有全晚期支架治疗失败的最终共同途径。早期病理研究结果显示,NSA 发生率随着时间而增加,且在第一代 DES 患者较 BMS 患者出现更早和更常见。第二代钴铬-依维莫司洗脱支架在炎症反应、纤维蛋白沉积和支架断裂等方面发生率显著降低,与第一代 DES 相比,晚期和极晚期血栓事件发生率减少,但两者之间的 NAS 发生率并无显著差异。同时,PCI 患者随访时行冠状动脉造影和血管内影像学检查,早期发现并进行了必要的靶病变治疗(如再次靶病变血运重建),阻断了部分 NAS 自然病程,预防了晚期血栓事件和 ISR 等并发症。因此,NAS 的在"真实世界"的临床实践中发生率仍有待明确。NAS 多表现为不稳定斑块,具有薄纤维帽,伴局部炎症反应相对活跃;少部分患者为钙化结节。一项针对第二代 DES 后再狭窄的 OCT 研究结果显示,与早期(<1 年)再狭窄相比,晚期(>1 年)再狭窄病变更多表现为新生内膜富含脂质、薄纤维帽、斑块内新生血管化和较多巨噬细胞浸润,这提示早期再狭窄病变以新生内膜增生为主,而晚期再狭窄病变以 NAS 为主。与原位冠状动脉的最早期进展性斑块特征之一即富含脂质池的病理性内膜增厚不同,早期 NAS 的常见特征为表面新生内膜组织或支架周围区域富含泡沫样巨噬细胞浸润。总之,NAS 的不稳定和易损性导致急性冠脉综合征和晚期支架治疗失败。

三、血管内影像学

血管内超声(Intravascular Ultrasound,IVUS)和光学相干断层扫描(Optical Coherence Tomography,OCT)广泛用于冠心病 PCI 治疗。两者均可以判定斑块性质、识别易损斑块和评估斑块稳定性、发现斑块破裂、夹层和血栓病变,并用于评价冠脉狭窄程度、病变累及范围和钙化程度,指导 PCI 决策和操作等。与

IVUS 相比,OCT 分辨率高 10 倍,达 $10\mu m$,可以准确测定新生内膜厚度和支架小梁内皮化情况,识别斑块炎症反应与活跃程度以及巨噬细胞浸润情况,因此,尽管 IVUS 和 OCT 均可以用于 ISR 评估和指导介入治疗,但 OCT 更适合用于支架内 NAS 的识别与评估,发现均质性或异质性内膜增生等。可以预测,随着 OCT 技术的改进和发展,未来 OCT 将对 PCI 围术期具有更大应用价值。此外,近红外光谱成像也用于识别易损斑块和具有薄纤维帽的 NAS,并可与 IVUS 结合应用,两者取长补短,发挥更重要临床价值。

四、支架内再狭窄的治疗

随着 PCI 技术的广泛应用,接受 PCI 治疗患者也逐年迅速增加。仅 2015 年中国 PCI 患者即超过 56.7 万例,且每年以超过 10% 的速率增加。因此,尽管 DES 应用后 ISR 发生率很低,但 ISR 总体患病人群仍然庞大。近年来许多新技术应用于 ISR 的优化治疗,显著改善患者预后。这些新技术包括:

1. 单纯球囊血管成形术(Balloon Angioplasty, BA)　这即是最早的 PCI 技术,也最早用于治疗再狭窄,适用于局灶型 ISR(Mehran I 型),具有操作简单、即刻效果满意、并发症少的优势,而对于弥漫型 ISR(Mehran II 型)可能再次 ISR 发生率极高。同时可选用血管内超声(IVUS)指导治疗。需注意,对于纤维斑块或伴钙化病变,扩张时球囊易于滑脱,可能导致血管损伤(如夹层),需要更换切割球囊或支架补救治疗。随着药物球囊技术的成熟和价格下降,该技术可能逐渐被药物球囊技术取代。

2. 切割球囊血管成形术(Cutting Balloon Angioplasty, CBA)　该技术通过定向切割斑块和新生内膜的弹力纤维,最大限度增加管腔内径而避免更大的血管损伤和穿孔等风险。一项比较 CBA 和 BA 治疗再狭窄的随机对照试验结果显示,两者在 MACE 和 ISR 发生率方面无差异,但 CBA 减少了球囊滑脱和额外支架应用。但与重复 DES 治疗 DES-ISR 相比,CBA 在晚期管腔丢失和血管造影再狭窄方面没有优势。CBA 也不适用于弥漫型 ISR。目前,CBA 常与药物球囊和支架等技术结合应用。

3. 再次支架置入术　支架术后血管造影即刻效果好,是治疗 ISR 最常用的策略。ISR 发生基本机制涉及新生内膜过度增生,因此,目前极少使用 BMS 治疗 ISR,而最常选用 DES。BMS-ISR 患者首选 DES;对于 DES-ISR 患者也一般再次选用 DES,但往往选用不同抗增殖药物或非同一生产厂家 DES(即所谓转换策略)。但再次支架术也存在明显缺点,包括支架内重叠支架后多层支架小梁显著降低管腔内径,影响边支血管开口与血流,局部炎症反应加重和再内皮化延迟等。

从而导致复发性 ISR。关于第一代 DES(主要是西罗莫司和紫杉醇支架)治疗 ISR 的临床试验(如 RIBS-II、TAXUS 和 SISR 试验)显示 SES 和 PES 治疗 ISR 优于 BA 和血管内近距离放射治疗。但荟萃分析显示,转化策略治疗 ISR 降低靶病变血运重建率和 MACE 发生率。第二代 DES 具有显著的优势,包括更薄的支架小梁、增强抗细胞增殖作用而减弱炎症反应、生物稳定的多聚物,支架生物相容性更高、可通过性和可视性增强等,因此与第一代 DES 相比,第二代 DES 药物释放时间缩短,再内皮化加快,且减少新生内膜增生。第二代 DES 主要有依维莫司洗脱支架(EES)和佐他莫司洗脱支架(ZES)两种。RIBS-IV、RIBS-V 和荟萃分析均支持 EES 治疗 ISR 在最小管腔内径、直径狭窄率等方面优于 SES 和 PES,且与 DCB 比较降低再狭窄率达 40%,靶病变血运重建率下降 64%。关于 ZES 的研究也证明,ZES 在临床实践中作用不劣于 EES。因此,2014 年欧洲心脏病学会(ESC)关于冠状动脉血运重建治疗指南推荐第二代 DES 为治疗 ISR 最理想选择。此外,更新一代 DES 也逐渐在临床中推广应用,包括生物降解多聚物涂层 DES 和无多聚物涂层 DES,其最大程度改善 DES 的生物相容性,降低长期炎症反应与支架血栓风险,但尚无随机对照试验评价其在 ISR 治疗中的应用。生物可吸收支架(Bioresorbable Vascular Scaffolds, BVS)在实现 DES 作用的同时,可完全体内降解,使冠脉达到近乎"正常化"的理想状态,从而最大程度减少由于支架小梁未再内皮化诱导的血栓形成和新生内膜增生等晚期支架治疗失败;但受限于技术原因,BVS 具有较厚的支架小梁,通过性能相对下降,因此目前上市的 BVS 并不适合于 ISR 治疗。仅一些小规模观察性非随机对照研究显示,BVS 治疗 ISR 病变显著降低靶病变血运重建率 7.7%～12.2%,且几乎无血栓形成风险,这显示了 BVS 在治疗 ISR 方面可能具有诱人的前景。

4. 药物洗脱球囊(Drug Coated Balloon, DCB)　DCB 通过单次球囊扩张将超过 80% 的携带药物送至靶病变而无须额外置入支架,从而降低支架血栓形成和再次 ISR 风险。目前最常用 DCB 包被药物为紫杉醇,这是由于紫杉醇高度亲脂性易于进入细胞脂质膜,并可持续存留于血管壁达 3 个月。DCB 较适用于局灶型 ISR,对于长病变、支架断裂或延伸至支架边缘的 ISR,DES 可能更适合。DCB 治疗 ISR 显著优于单纯球囊扩张术,也不劣于第一代 DES。但较多证据如 RIBS-IV 研究结果显示 EES 治疗 ISR 随访 1 年主要临床终点(包括心肌梗死、靶血管血运重建和心脏性猝死的复合终点)均优于 DCB。另有研究报道,DCB 治疗 ISR 可能由于支架内局部扩张导致原支架晚期贴壁不良的后果。

尽管众多技术尤其是新一代 DES 可以有效地治疗 ISR,但优化药物治疗方案仍然是 ISR 治疗的基石。目前指南对于 ISR 患者双联抗血小板治疗疗程未有明确说明,但多数观点支持延长双抗时间或强化抗血小板治疗可以更多获益,尤其是对于高血栓风险患者。此外,指南对 DCB 治疗 ISR 后抗血小板时间也没有特别说明,但一般地 DCB 药物作用时间最长 3 个月左右,因此双抗应用时间应至少 3 个月为宜(1~6 个月)。他汀类药物降低介入治疗后晚期管腔丢失和靶病变血运重建率,是预防和治疗 ISR 的最重要药物之一。研究显示,富含脂质的内膜与支架置入后新生内膜增生程度呈正相关,血脂未达标和停用他汀治疗是导致 NAS 和极晚期支架治疗失败的最重要危险因素之一。

五、展望

近年来,尽管基础与临床研究使我们对 ISR 病理生理机制有了全新的认识,但仍未完全阐明。ISR 可能和动脉粥样硬化发病机制一样,两者都是血管损失修复和炎症反应为基础的多因素综合作用的结果。长期优化药物治疗尤其是调脂和抗血小板治疗是治疗的基石和关键。冠脉介入技术和支架器械的发展显著降低 ISR 发生率,也为 ISR 治疗提供了更好的选择。DCB 和第二代 DES 可以有效地治疗 BMS 和 DES 后 ISR;新一代的 EES 也具有更好的临床效果,尤其是 BVS 结合了 DCB 和 DES 优势。BVS 被称为"支架4.0",随着分子材料的发展,BVS 必将成为未来冠脉 PCI 技术的方向,也向消除 ISR 和治愈动脉粥样硬化前进了一大步。

参 考 文 献

Andreou I, Stone PH. 2016. In-Stent Atherosclerosis at a Crossroads:Neoatherosclerosis … or Paleoatherosclerosis [J]. Circulation,134(19):1413-1415.

Kang SJ,Mintz GS,Akasaka T,et al. 2011. Optical coherence tomographic analysis of in-stent neoatherosclerosis after drug-eluting stent implantation [J]. Circulation, 123 (25):2954-2963.

Kang SJ,Mintz GS,Park DW,et al. 2010. Tissue characterization of in-stent neointima using intravascular ultrasound radiofrequency data analysis [J]. Am J Cardiol, 106 (11):1561-1565.

Kokkinidis DG,Waldo SW,Armstrong EJ. 2017. Treatment of coronary artery in-stent restenosis [J]. Expert Rev Cardiovasc Ther. Online.

Nakazawa G,Otsuka F,Nakano M,et al. 2011. The pathology of neoatherosclerosis in human coronary implants bare-metal and drug-eluting stents [J]. J Am Coll Cardiol, 57(11):1314-1322.

Otsuka F,Byrne RA,Yahagi K,et al. 2015. Neoatherosclerosis:overview of histopathologic findings and implications for intravascular imaging assessment [J]. Eur Heart J,36 (32):2147-2159.

10. AHA 关于女性缺血性心脏病的科学声明

深圳市人民医院　刘启云　董少红

2016 年 2 月美国心脏协会（AHA）发布了女性缺血性心脏病（IHD）防治的科学声明，阐述了女性 IHD 相关的研究、流行病学、性别特异的高危因素及影响女性接受诊治的因素。

心血管系统的结构和功能存在生物性别差异。社会性别差异影响心血管疾病（CVD）的发生及结局，给女性带来更多 IHD 高危因素。IHD 的病理生理学、症状表现、对药物干预的反应和临床结局及救治效率、死亡率均存在性别差异。尽管数个里程碑式的研究奠定了 IHD 性别差异的循证医学基础，然而这种知识积累缓慢，研究常常孤立，女性在接受 IHD 诊断和及时适当治疗方面仍有许多困难。

一、女性 IHD 的流行病学

IHD 的流行病学涉及多方面，包括年龄、种族、基因组学、文化、社会、生活方式和可能对疾病进程产生负面影响的环境。这些因素可以单独表现或者相互作用。

1. 年龄　在 20 岁以上的美国人群中，IHD 在女性中发生率低于男性（5.0% vs 7.6%），但在 45 岁以上的男性与 55 岁以上的女性人群中患病率相似。女性的平均寿命长于男性，也使得老年女性罹患 IHD 的风险增加，但 35～44 岁的年轻女性死亡率在持续上升，而同龄男性的死亡率却在下降。糖尿病、高血压、肥胖、吸烟和代谢综合征是造成这一趋势的主要原因，此外由于大部分年轻女性对 IHD 的前驱症状认识不足，造成研究未能正确评估。

2. 种族　科学表明种族最好被描述为社会性而不是生物性，因为基因变异更多的存在于种族之内，而不是种族之间。在遗传学上所有人的 DNA 序列是 99.9% 相同，这使得种族不可区分，但美国的研究仍发现 IHD 的流行病学和死亡率存在种族差异。与西班牙裔和白种人相比，非裔女性的 IHD 患病率更高，心肌梗死和心绞痛也有同样的特点。IHD 是非裔和白种人死亡的主要原因，在西班牙裔女性则是第二大死亡原因（第一位为癌症）。造成差异的可能原因是这些女性具有更多的 CVD 高危因素。

3. 基因组学　遗传和基因使一些女性发生 IHD 的风险增加。在 AHA 一份科学声明中指出，IHD 是一种复杂的多因素疾病，受多种基因和环境的影响。

女性可以遗传部分等位基因，增加对 IHD 的易感性。但环境因素也影响疾病的发生发展。在遗传易感性基础上，如果从未暴露于环境高危因素可能永远不会发生 IHD。因此，将女性置于更高风险的遗传等位基因并不意味着其注定会发生相应的疾病。

4. 社会和环境　社会和物质环境也是心血管健康的主要决定因素。影响心血管健康的社会环境包括健康行为（吸烟、饮酒）、缺乏社会认同、缺乏教育、低收入和种族歧视。物质环境包括欠发达社区、不合标准的住房、噪声污染、空气污染、犯罪多发的社区及缺乏获得优质卫生服务的机会。女性更有可能生活在这些不良社区，特别是少数民族女性。

(1) 再发急性心肌梗死（AMI）、再住院、致残和死亡率　虽然 2000～2010 年 IHD 的年死亡率下降了 39.2%，但女性 IHD 患者预后比男性差。队列研究（1986～2007）表明男性和女性 CVD 之间存在显著差异：45 岁以上 AMI 患者中，1 年后男性死亡率为 19%，女性为 26%。在发生第 1 次 AMI 事件后 5 年内，男性死亡率为 36%，女性为 47%。稳定性心绞痛和急性冠状动脉综合征（ACS）女性的院内死亡率也高于男性。这种差异在老年女性中尤为明显，但年轻女性的 IHD 死亡率也在持续上升。此外，女性在首次 AMI 之后更易出现并发症，例如较高的 PCI 术后出血风险。女性心绞痛及 ACS 患者合并非梗阻性 IHD 的比例也高于男性，且预后差于男性。

(2) 女性对 CVD 的认识　1997 年第 1 次调查发现只有 30% 的女性认识到 CVD 是女性死亡的主要原因。尽管组织了积极的运动以提高女性认识，2012 年重复调查显示，只有 56% 的白种人女性意识到 CVD 是导致死亡的主要原因，非裔和西班牙裔女性虽然 CVD 风险最高，但认知度更低。一半女性认为自己对女性心脏病的认识很清楚，但是其中绝大多数人却不能准确识别 IHD 的症状。

二、女性 IHD 的高危因素

女性 IHD 的传统高危因素与男性类似，包括肥胖、血脂异常、糖尿病、年龄、高血压、缺乏活动、家族史和吸烟。流行病学研究表明，IHD 高危因素发生率随着年龄而增加，这可解释女性 IHD 一半的年龄相关性风险。超过 80% 的中年女性有 1 个以上高危因素。

IHD的高危因素相互影响,与具有2个以上高危因素的女性相比,无IHD高危因素的18～39岁的女性在平均31年的随访中平均CVD死亡率降低88%。仅仅使用传统高危因素会低估女性,特别是亚临床疾病患者的IHD风险。因此,指南提出了一些新的高危因素。以下是对女性的传统和新型IHD高危因素的简要介绍。

三、女性IHD的传统高危因素

1.女性心理社会风险 对女性心理社会风险和IHD保护因素的文献回顾研究显示,抑郁症是女性IHD的主要高危因素之一,包括偶发性和复发性的IHD事件,而抑郁症在女性中发病率是男性的两倍。此外,焦虑、压力(尤其是在工作和家庭环境中遭受心理压力)、孤独情绪均与IHD事件风险增加相关。甚至有研究报道说,敌意也是女性IHD风险增加的重要预测因素。女性健康倡议(WHI)发现乐观态度有利于降低IHD风险,而国家健康和营养调查报道表明,情绪控制和活力及积极幸福与冠心病风险降低相关。积极的社会关系对女性IHD的一级和二级预防非常重要。

2.肥胖症、代谢综合征、糖尿病和血脂异常 肥胖女性易患CVD,尤其是IHD。绝经后女性肥胖发生率可高达40%,绝经12个月内的女性中发病率开始增加。即使女性在绝经后没有体重增加,也会有身体脂肪的再分配,倾向于腹部脂肪增加。肥胖是代谢综合征的重要特征之一,代谢综合征的女性亚临床动脉粥样硬化疾病的患病率更高,全因死亡率和心血管死亡率也更高。在一项关于IHD和高血压患者的研究中,大多数肥胖个体是女性(67.1%),其糖尿病、血脂异常、左心室肥大和心力衰竭的患病率高于体重正常的女性。此外,肥胖个体中高血压仅有不足35%的控制率,而在正常体重个体中为52%,这一比例在糖尿病患者中更低,仅有18%。

糖尿病女性的CHD死亡风险比没有合并糖尿病的女性高6倍以上。多项研究表明,与男性相比,糖尿病在女性中导致心血管死亡的风险更高。即使是1型糖尿病的女性与男性相比,致死性和非致死性心血管事件的风险高出40%。来源于糖尿病的风险增加,可能与女性病理生理学的差异有关,以及比男性更低的识别率、治疗和控制率有关。虽然近年来糖尿病女性和男性的死亡率一直在下降,但男性的下降幅度大于女性。

血脂异常也是IHD的一个重要高危因素。与男性相比,高甘油三酯是女性IHD风险的更强预测指标,来自护士健康研究14年的随访的数据显示,在具有较高饱和膳食脂肪摄入的女性中,非致死性AMI和IHD的风险显著增加。女性接受降脂治疗或达标的比率也低于男性。

3.缺乏体力活动 缺乏体力活动对IHD的高危因素有负面影响。缺乏体力活动通常与女性肥胖和超重状态、高血压、糖尿病和血脂异常有关。总体而言,年龄较大的女性往往比男性更缺乏身体活动。许多老年女性缺乏团队活动和团体锻炼的经验,进一步导致体力活动缺乏。

4.吸烟 美国有大约17%的成年女性吸烟。女性吸烟者比男性增加25%的风险,独立于吸烟强度或其他心血管高危因素,因此吸烟是女性IHD的一个有力的高危因素。在所有年龄组,吸烟的女性具有显著升高的IHD事件风险。在年轻女性中,吸烟者和非吸烟者之间IHD事件的风险差异最大;然而,与不吸烟者相比,吸烟的老年女性的IHD事件比率显著增加。在任何年龄戒烟的女性都会立即受益,而且从长远来看IHD的额外风险下降到从未吸烟的水平。

5.老龄和高血压 高血压是老年男性和女性发生额外IHD风险的最重要的可控高危因素。绝经后女性中高血压的患病率高于男性。在美国,60岁以上女性中超过75%的有高血压。NHANES IV研究显示,患有高血压的女性的检出率低于男性。此外,在将NHANES III队列(1994年终止)与NHANES IV队列(2002年终止)比较的研究中,接受降压治疗的女性比例低于男性(8.3% vs 14.6%)。非杓型血压增加靶器官损害,对女性靶器官造成的损害比男性更严重。女性绝经后比绝经前更可能出现夜间非杓型血压。

6.雌激素的作用和激素替代疗法(HRT) 早期研究表明女性绝经后HRT(如雌二醇)有利于降低心血管风险。然而WHI研究、心脏和雌激素和(或)孕激素替代研究(HERS)I和HERS II的结果均不支持HRT在IHD一级和二级预防中的作用。雌激素及HRT是否有利于预防CVD仍有争议。尚不清楚HRT的给药模式、剂量及制备工艺是否影响其功效。例如,结合雌激素(来源于怀孕母马的尿液)在制剂中存在大量其他类固醇(例如雄激素)。Ichikawa研究发现,透皮HRT治疗12和24个月时降低了绝经后女性的舒张压和平均压。相反,Prelevic研究了健康的绝经后女性,她们使用HRT至少5年,不仅没有效果,甚至部分女性血压会升高。开始HRT的年龄和治疗时长也可能对上述结局产生影响,例如WHI研究结果显示年龄较小的受试者7～8年后IHD发生率显著降低。

绝经后女性的高血压患病率更高,提示性激素可能发挥作用。Szanecka测量40～60岁的正常血压和高血压女性的动态血压,发现绝经期并未对两组患者的血压造成差异。遗憾的是,目前还没有对围绝经期转变过程中受试者进行连续动态血压监测,以阐明血压变化与绝经转变之间关系的研究。因此,雌激素是否保护年轻女性免受高血压尚不清楚。

FMD 的下降是绝经后女性 CVD 高危因素之一。Taddei 研究发现,血流介导的舒张功能(FMD)在绝经前高血压女性中随着年龄的衰减快于男性;绝经后FMD 反应减弱到与男性同样的程度。40 岁之前卵巢早衰患者也存在 FMD 下降。但在这些女性中,使用结合雌激素和甲羟孕酮进行 HRT 后 6 个月,可以逆转内皮功能障碍。相反,在 WAVE 试验中,HRT 对绝经后女性的 FMD 无效果。因此,年龄的增长使得机体对HRT 的反应下降,这一现象也促进了老年高血压的出现。

一氧化氮(NO)减少是内皮功能障碍的表现之一。雌二醇通过增加细胞内钙来活化内皮 NO 合酶,促进NO 生成。雌二醇还能通过雌激素反应元件上调内皮NO 合酶的合成,有利于血管舒张,从而降低血压。雌二醇是一种适度的抗氧化剂,因为它上调超氧化物歧化酶,而后者可以去除超氧化物,减少氧化应激。超氧化物以高亲和力结合 NO,使得 NO 不能舒张血管。因为完整的 NO 系统对于抗氧化剂降低血压是必要的,在慢性高血压的情况下,当存在内皮功能障碍且 NO水平长期降低时,雌二醇可能失去影响血压的能力。此外,随着雌激素介导的超氧化物歧化酶的增加,可能存在过氧化氢的增加,而过氧化氢也是抵消去除超氧化物的有益效果的强效氧化剂。

此外,还有研究显示绝经后雌二醇的减少可以影响肾素-血管紧张素系统(RAS),倾向于促进 RAS 的活化。

四、女性 IHD 新的高危因素

1. 炎症标记物 研究表明炎症和 IHD 之间存在相关性,这种相关性可用于 IHD 的早期诊断。多种生物标志物可用于检测炎症,包括 hs-CRP,IL-1,IL-6 和TNF-α。但这些生物标志物并不是 IHD 特异性的,诊断价值有限。其中,hs-CRP 是用于检测 IHD 的最常见的炎症标记物,研究表明在女性心血管事件中,hs-CRP 是比低密度脂蛋白胆固醇更强的预测因子。在健康女性代谢综合征的研究中,hs-CRP 水平 >3.0mg/L 的患者患 CVD 的风险是 hs-CRP<3.0mg/L患者的两倍。

2. 自身免疫性疾病 全身性炎症的存在可以加速动脉粥样硬化发展。类风湿关节炎和系统性红斑狼疮(SLE)患者的 CVD 风险显著升高。女性 CVD 预防指南中,系统性自身免疫性胶原血管病被列为"危险"状态的标准。Framingham 子女研究中 35～44 岁的 SLE女性,与没有 SLE 同龄女性相比,患 AMI 的可能性惊人地高出 50 倍。

3. 先兆子痫和妊娠相关性高血压 具有先兆子痫病史的女性比正常人患高血压的风险高出 3.6～6.1倍,发生糖尿病的风险高出 3.1～3.7 倍,发病率与先兆子痫轻重程度有关。先兆子痫也是缺血性脑卒中的高危因素。多项荟萃分析表明,具有先兆子痫病史的女性在妊娠后 5～10 年,IHD、脑卒中和静脉血栓栓塞事件的风险增加 1 倍。女性 CVD 预防指南也将先兆子痫或妊娠高血压史作为"危险"状态的标准。

4. 妊娠期糖尿病(GDM) GDM 病史在产后 4 个月中发生糖尿病的风险加倍,并且仍然是终身的高危因素。怀孕期间的空腹血糖水平≥121mg/dl,产褥期的糖尿病风险增加 21 倍。与没有 GDM 的女性相比,具有 GDM 病史女性的 CVD 风险至少上升 1.5 倍。女性 CVD 预防指南也将 GDM 病史作为风险标准。

5. 生殖激素 对于大多数健康且无 CVD 和高危因素的女性来说,使用雌激素-孕激素口服避孕药具有相对低的发生 CVD 的绝对风险。然而,吸烟者、>35岁女性、高血压未控制的女性和具有 IHD 病史的女性具有与口服避孕药有关的不可接受的高风险。有关绝经后 HRT 与 CVD 的风险如前所述。

6. 多囊卵巢综合征(PCOS) PCOS 与代谢综合征和胰岛素抵抗的发展相关。荟萃分析表明,与没有PCOS 的女性相比,PCOS 患者的葡萄糖耐量降低,代谢综合征和糖尿病的患病率增加。此外,在 PCOS 的绝经后女性 WISE 研究中,PCOS 女性的累积 5 年无CVD 生存率为 79%,而没有 PCOS 的女性的累积 5 年无事件生存率为 89%。

7. 乳腺癌治疗 乳腺癌治疗(包括蒽环霉素治疗,曲妥珠单抗和放射治疗)与各种程度的直接心血管损伤相关。放疗期间心脏暴露于电离辐射,IHD 的发生率增加。该风险与辐射到心脏的平均剂量成正比,每1Gy 辐射增加 7.4% CVD 事件。在接受放射治疗乳腺癌的 2168 名女性的研究中,对心脏的平均放射剂量为4.9Gy。IHD 的风险在暴露后的几年内开始,并且在暴露后持续至少 20 年。

8. 睡眠呼吸暂停(OSAHS) 女性未治疗的 OS-AHS 与高血压、冠心病、脑卒中和心房颤动的风险增加相关,死于 CVD 的风险比正常人高 3.5 倍。OS-AHS 在睡眠期间引起严重的间歇性低氧血症和二氧化碳潴留,破坏正常的自主神经和睡眠的血流动力学反应。OSAHS 在夜间反复出现,并且在呼吸暂停发作结束时血压可以高达 240/130mmHg 水平。这种血流动力学应力与严重低氧血症、高碳酸血症和肾上腺素能活化同时发生,反过来促进 CVD 发展。但是经过适当的持续气道正压治疗后,这种风险降低到与没有OSAHS 的女性相同的程度。

五、未来的方向

声明中还提到,虽然在女性 IHD 的研究方面取得了巨大进展,但是要将理论转化为实践和教育并深入研究,仍有许多工作要做。①临床实践:对医护人员和 IHD 高危女性增加有关新的高危因素的教育,常规评估 IHD 的高危因素;所有医疗机构和妇科医生在体检时,常规评估 IHD 的性别特异性高危因素;用健康的方法降低女性的高危因素。②临床研究:允许对受试者进行性别分析,并报道性别差异结果;在研究间进行数据共享,用大数据分析疗效的性别差异;扩大 IHD 症状的入选标准,而不仅仅局限于胸痛;制定个体化干预措施,以增加女性的参与度和完成度。③政策:为相关研究提供充足经费;进行非梗阻性 IHD 女性患者的诊断、治疗和临床结局的随机化临床试验;识别和排除治疗、临床指南应用上的性别偏见;制定准则,以评价女性 IHD 患者或高危人群的预防、诊断和治疗指南的有效性;改进方法来普及女性 IDH 的医学知识。

参 考 文 献

McSweeney JC, Rosenfeld AG, Abel WM, et al. 2016. Preventing and Experiencing Ischemic Heart Disease as a Woman:State of the Science:A Scientific Statement From the American Heart Association. Circulation, 133 (13):1302-1331.

Sedlak TL, Lee M, Izadnegahdar M, Merz CN, Gao M, Humphries KH. 2013. Sex differences in clinical outcomes in patients with stable angina and no obstructive coronary artery disease. Am Heart J,166(1):38-44.

Yang XP, Reckelhoff JF. 2011. Estrogen, hormonal replacement therapy and cardiovascular disease. Curr Opin Nephrol Hypertens,20(2):133-138.

11. 冠脉分叉病变介入治疗的当代策略

南京市第一医院　张俊霞　张俊杰

冠脉分叉病变(BIFs)手术成功率低和远期不良心脏事件发生率高,仍然是介入心脏病学中具有挑战性的病变类型。尽管术者对这一复杂病变类型饶有兴趣,推荐不同的技术策略,BIF 治疗依旧是个有争议的话题。该文综述了 BIF 的解剖、生理、分类和新近介入策略的评价。

一、基本方面

(一)BIF 的解剖和功能

冠状动脉树是模拟分叉几何学的实例。Murray 法则定义了近端主支血管(PM)和 2 个远端分支,即远端主支(DM)和分支(SB)的直径关系:PM 直径^3＝DM 直径^3＋SB 直径^3。冠状动脉树遵循 Murray 法则,发出非对称分叉和逐渐变细的 BIFs。这些法则可以用 Finet 公式 简化:PM 直径＝(DM 直径＋SB 直径)×0.678。

BIF 是动脉粥样硬化的好发部位,独特的局部流体力学和随之而来的内皮剪切力异常使得它容易形成斑块。沿着主支和分支血管的侧壁,观察到局部低内皮剪切力的血流类型,而在分叉嵴形成高的内皮剪切力。这就导致了大多数病例中分叉嵴没有动脉硬化斑块,而动脉硬化斑块好发于嵴对侧血管壁。

(二)分叉病变的定义、分类和治疗

通常是根据 SB 开口直径和 SB 闭塞可能导致的心肌并发症定义 BIF。欧洲分叉俱乐部(EBC)定义为"冠状动脉狭窄发生在邻近,和(或)累及大的 SB 起始。大的 SB 是指丢失后引起患者症状,该部位缺血,影响供血区域心肌活力,侧支循环和左室功能的分支。

基于造影提出了很多 BIF 的分类。Medina 分类最简单常用。它指出了 BIF 显著狭窄(>50%)的部位。但没有考虑分叉的角度、钙化、病变长度、病变功能意义,而这些对 BIF 支架置入的策略很重要。Medina 分类可以用血管内超声和血流储备分数进一步优化。

二、药物洗脱支架时代的单支架或双支架术式

许多非随机和随机临床研究,比较了单支架与双支架在非左主干(LM)分叉病变的使用。多数随机比较单支架与双支架术的临床研究显示,无论哪种病变

类型,双支架术式不具有优势。这些随机研究的荟萃分析提示就心源性死亡,靶病变血运重建(TLR),支架血栓而言,两种治疗策略结果相似。然而,基于 Nordic I 和 BBC one 研究患者水平的荟萃分析提示,围术期心肌梗死发生率在复杂策略组较简单策略组明显升高,9 个月时单支架策略组死亡率、心肌梗死发生率、靶血管重建率低。但是,入选 SB 直径>2.5mm 的 Nordic Ⅳ 和 EBC TWO 研究提示单支架和双支架技术就主要心脏不良事件而言没有差异。

最近,DKCRUSH-Ⅱ 研究比较了真性分叉病变(Medina 1,1,1 或 0,1,1)采用 Provisional 支架技术和双对吻挤压技术治疗的效果。这项随机研究每组纳入 185 例患者,6 个月临床随访时没有观察到差异,8 个月时进行系统的造影随访,12 个月 TLR 和 TVR 在双对吻挤压组更低。刚刚公布 5 年的临床随访结果仍显示 DK 组的 TLR 更低(8.6% 比 16.2%,P＝0.027)。

1. Provisional 支架术　绝大多数 BIF 病例能够使用 6F 指引导管经桡动脉途径完成。当使用如旋磨去斑块术(>1.75mm 磨头)辅助技术,或同时需要 2 个支架和 3 个球囊时,需要考虑更大的 7F 指引导管。

(1)两个分支的导丝通过:最难到位的分支先下导丝。第二根导丝插入时为避免导丝缠绕,尽量减少旋转操作。常规 SB 置入导丝有利于打开分叉角度,交换导丝时容易进入 SB。这根导丝能够减少 MB 置入支架时分支闭塞的风险,一旦闭塞可以作为 SB 标记。当置入支架直径大于 DM 段直径时,锐角被认为是嵴移位导致 SB 闭塞的预测因素。

再次下导丝进入 SB,建议从 MB 支架的远端网眼进入,SB 中拘禁导丝,无论亲水与否,只要跨越的支架不压在导丝不透光段,都是安全的。

(2)预扩张:基于临床和解剖情况,MB 预扩张由术者决定。然而,推荐优化 MB 病变预处理。SB 预扩一直存在争议。常规 SB 预扩张并不推荐,除非 SB 开口狭窄严重,或极度钙化的 SB 或 SB 导丝难以到位,这时小球囊预扩张可能是必需的。SB 预扩张的弊端包括夹层增加 SB 支架置入,以及扩张后的 SB 开口没有 MV 支架覆盖导致的 SB 再狭窄可能。

(3)支架选择:推荐新一代的 DES 治疗分叉病变。支架直径必须根据 DM 直径来选择。根据 PM 直径选择支架,不仅增加远端夹层风险,同时增加嵴移位风

险,引起 SB 闭塞。相反,按 DM 选择 MB 支架直径会引起 PM 支架贴壁不良,增加导丝交换难度和支架内血栓的风险,但这可以通过近端优化技术(POT)解决。

支架平台的选择要求能满足近端 MV 直径的扩张,这样能够避免支架断裂。因此,必须掌握每个支架平台的最大扩张能力。

(4)近端优化技术:POT 技术重建分叉处原有的生理解剖形态,有利于交换导丝,避免再次下导丝进入 SB 时,导丝从近段 MV 支架下通过。支架应该在跨过 SB 足够近端释放,至少能容下一个 6～8mm 的参考 PM 直径的大球囊。这个球囊的远端标记必须定位在嵴近端。近端支架段的优化使得钢梁突入 SB,钢梁扩张更充分,同时没有或很少嵴移位,导丝交换更轻松。

(5)导丝交换技术:POT 以后,如果需要扩张 SB 开口,就进行导丝交换。正常情况下后撤 MV 导丝进行导丝交换(或者使用第三根导丝),通过最远端网眼进入 SB,使得 SB 嵴对侧开口段有钢梁覆盖。拘禁导丝随后在透视下撤出 SB,尽管相对安全,该操作可能出现指引导管深插带来的夹层或支架长轴变形,特别是 LM 经皮冠状动脉介入时。因此,当右手回撤导丝时,左手要紧紧控制指引导管避免深插。

(6)我们是否需要治疗 SB:Ormiston 等报道通过 MV 支架开通支架网眼,导致严重的支架变形,SB 开口对侧 MB 支架贴壁不良。因此,不推荐单纯通过 MV 支架扩张 SB,提倡系统的 SB 扩张结合对吻球囊扩张(KBI)纠正这种形变。不适合支架置入的<2mm 的 SB、TIMI 血流 3 级、无心绞痛症状和无心电图缺血改变,则不需要干预 SB。但是当前向血流受限(TIMI 血流<3 级)、SB 开口严重狭窄和血流储备分数<0.80,推荐扩张 SB 开口。

近年来系列研究提示,分叉病变单支架术后常规 KBI 无明确临床获益。然而,KBI 和它防止不良后果的有效性取决于如何进行 KBI。KBI 的技术推荐相对清晰:在未置入支架的 SB 使用非顺应性球囊扩张预防夹层发生,为避免 PM 段椭圆状变形采用短球囊,支架直径参考分叉远端血管直径,对吻时先扩张 SB 球囊,SB 和 MB 球囊同时撤除压力。为了减少使用长球囊导致的支架变形,最近 Foin 等提出了不对称扩张压力的"改良的 KBI":SB 球囊先以 12atm 扩张,压力回到 4atm,SB 和 MB 球囊压力再同时升到 12atm。该方法明显减少近端支架变形,降低钢梁贴壁不良和 SB 开口狭窄率。基于体外研究的结果,有人提出了 KBI 外的其他选择。包括"POT-SB 扩张-再次 POT"在内的其他方法已经在日常工作中广泛采纳。"POT-SB 扩张-再次 POT"优化 BIF 单支架置入的最终结果,在保证分叉近端支架的圆形几何结构的前提下,显著减少 SB 开口钢梁堵塞,SB 闭塞风险和整体钢梁贴壁不良。

(7)何时需要第二个支架,采用什么技术:下列情况时,需要考虑 SB 置入支架:①SB 血流受限(TIMI 血流<3 级);②严重的 SB 夹层(B 型以上的夹层);③大 SB 伴有严重的残余缺血;④将来分支的入口很重要。血流储备分数可以指导 SB 介入。Koo 等报道大多数情况下 MV 置入支架后 SB 开口受累通常不具有血流动力学意义。

单支架策略的优势在于 MV 置入支架后,仍可以实现多种技术开通 SB:T 支架术,微突出 T 支架术(TAP)或裙裤技术。术者决定式型,但也要参考分叉角度。通常,T 型分叉选择 T 支架术,Y 型分叉选择 TAP 或裙裤术,使得 SB 开口钢梁覆盖更好。但为了减少新的分叉嵴形成,需要仔细评估 SB 开口 MV 支架钢梁覆盖情况(理想的造影体位,支架增强技术,血管内超声评估)。通常,SB 通过远端钢梁穿越可以获得很好的 SB 覆盖,T 支架术是可行的。如果 SB 开口 MV 支架钢梁覆盖不佳,有必要采用重叠支架技术(TAP 或裙裤技术)。当行 TAP 时,SB 支架定位时在 MV 放置 1 个未膨胀的球囊,SB 支架尽量少突出在 MV 内。这种微小的突入使得 SB 开口既能够充分覆盖,又避免形成过长的新分叉嵴。在所有双支架病例中,为了确保两分支血管开口支架能够充分膨胀,高压扩张 SB 和 MB 是必不可少的,最好是先扩张 SB 内的球囊,接着扩张 MB 内的球囊。随后,低压力 KBI 重新定位嵴,两个球囊同时撤除压力对避免 MV 支架变形很重要。如果两个球囊重叠在多边形融合区近端,最终再次 POT 可以纠正近端 MV 支架变形。

(8)导丝无法进入 SB:对于导丝难以进入 SB 的病例,可以回撤已经进入 MB 的大角度塑性导丝进入 SB("回撤技术")。也可采用扭控力好的亲水导丝(Fielder FC,Fielder XT,Sion)。如果 MB 和 SB 之间成角严重,头端角度可改变的 Venture 导管或有帮助。一些情况下,"反转导丝技术"很有效,双腔微导管对导丝进入 SB 困难的病例也有帮助。最后一招是使用小球囊在嵴近端扩张或旋磨去除斑块来帮助导丝更容易进入分支。

(9)MV 支架置入后 SB 导丝再次进入困难:SB 导丝进入困难并不少见,前面描述过,使用亲水导丝更容易通过。高压反复 POT 也能帮助问题的解决。如果 SB 仍然不能通过导丝,一个保险的方法是使用一个极小外径的球囊(1.0～1.5mm)经过拘禁导丝插入 SB 行扩张,恢复 SB 血流后,再下导丝进入 SB;如果下导丝进入 SB 仍然失败,这个技术可以转换为反向挤压技术。使用一个更大直径的球囊经拘禁导丝插入,挤压 MB 支架,再于 PM-SB 置入第二枚支架,最后完成 KBI。当然也可以预先采用 SB 拘禁球囊保护。

(10)球囊不能进入 SB:导致球囊不能进入 SB 的

常见因素:导丝缠绕,支撑力不够,极度成角,SB 导丝位置不正确。以下方法可以帮助球囊进入 SB:①使用更小直径的球囊(1.2mm 和 1.25mm);②主支远端支架球囊以命名压锚定,这会提高导管支撑力,使得球囊进入 SB;③再次高压或用更大球囊 POT,扩开 SB 开口钢梁;④MB 再次进入导丝纠正导丝缠绕。

(11)药物涂层球囊在 SB 中的运用:药物涂层球囊(DCB)作为 DES 的替代疗法来预防再狭窄。既然单支架技术更受欢迎,DCB 在分叉病变中可能具有优势,对血管壁投递药物,特别是开口处;不会导致分叉部位的解剖变形;减少钢梁在分叉嵴的变形及缩短双联抗血小板药疗程。

使用紫杉醇的 DCB 近期发表了三个随机研究。PEPCAD-BIF 研究了 64 例单支架术 DCB 与单纯球囊扩张治疗 SB 的效果。主要终点晚期管腔丢失在 DCB 组是 0.13mm,单纯球囊扩张组是 0.51mm(P=0.013),再狭窄率为 6% 比 26%(P=0.045)。在 BABILON 研究中,DCB 组进行 MB/SB 序列扩张,随后 MB 置入 BMS 支架。对照组是运用 provisional 术在 MV 置入依维莫司洗脱支架(EES),主要终点是 9 个月的 MB 晚期丢失,DCB 组为 0.31mm,EES 组为 0.16mm(P=0.15),这导致了 DCB 组 MB 再狭窄率更高(13.5% 比 1.8%;P=0.03),以及更高的主要心脏不良事件和 TLR(17.3% 比 7.1%,P=0.1;15.4% 比 3.6%,P=0.045)。在 DEBIUT 研究中,与传统 BMS 行单支架术相比,使用 DIOR 球囊的 DCB 预处理 MB 和 SB 没有显示出造影和临床优势。而且,就造影结果而言,DES 优于 DCB 和 BMS 组。上述研究表明,DCB 在分叉病变的疗效还需要进一步的研究。

2. 双支架技术　当 SB 直径大于 2.5mm,存在＞50% 狭窄,且狭窄从 SB 开口延续＞5mm,常常需要双支架术。陈绍良等组织的 DEFINITION 研究显示:对于复杂分叉病变(DEFINITION 定义),与单支架术相比,使用双支架术可以降低院内心肌梗死和 1 年的心源性死亡率。除 provisional 支架术,分支首先置入支架的策略最常使用。随着临床经验和研究数据的积累,T/TAP、双对吻挤压及裙裤技术成为双支架术的主流。

(1)T 和 TAP 支架术:当单支架术中已经置入一枚支架后,需要优化 SB 支架置入时通常使用 T 或 TAP 支架术,这在前面章节已经描述。然而,由于这项技术稍显复杂,术者更愿意在选择性双支架术时把它作为一个技术步骤。MV 支架根据 MB 直径选择支架大小,并进行 POT。可预见的是,这项技术的弊端是 SB 支架钢梁突入 MV 后,在嵴水平形成的单层钢梁的"新嵴"。SB 发出的角度和导丝穿越钢梁网眼的位置是新嵴长度的决定因素。事实上,当 SB 以"T"形

发出时,SB 支架无须突入或轻微突入 MV,就能确保完全覆盖 SB 开口。另一方面,锐角分叉(Y 形)会导致 SB 嵴更长,呈椭圆形。这种几何构型意味着 SB 支架要突入 MV 更多,方能完全覆盖 SB 开口,但同时会形成更长的新嵴。因此,双支架术中,尽量减少 SB 支架突入 MV 的长度和最终 KBI 同等重要。

(2)双对吻挤压术:从最初提出开始,挤压技术经历了一系列峰回路转,陈绍良对此进行改良,提出双对吻挤压术。其包括如下步骤:①SB 支架置入(突出 MV 2～3mm);②MV 球囊挤压;③第一次导丝从近端网眼穿越进入 SB;④首次球囊 KBI;⑤MV 置入支架;⑥POT;⑦第二次导丝从中远端网眼穿越进入 SB;⑧最终 KBI;⑨再次 POT。经典和双对吻挤压的主要区别是球囊挤压 SB 支架后使用第一次 KBI,使得 SB 开口仅有一层钢梁,变形最小,有利于 MV 支架置入后第二次 KBI。与单支架策略导丝从远端穿越不同,双对吻挤压第一次 SB 穿越应该通过近端网眼。DKCRUSH 系列研究显示,较之经典挤压、provisional 和裙裤支架术相比,双对吻挤压在最终 KBI 成功率、对吻质量和再次血运重建率上占优势。双对吻挤压不受分叉角度影响。

(3)裙裤技术:有两种不同的裙裤技术,第一种是 provisional 策略的一部分;第二种技术通过 PM-SB 置入支架来避免 SB 丢失,由于通常 PM 和 SB 直径差别大,第二个技术要求 SB 置入支架后,在 PM 先行 POT,避免交换导丝时导丝走行在支架下,这会导致意想不到的挤压。因此,需要使用优秀扩张能力的支架。

3. 生物可降解支架用于分叉病变支架置入　最近 Kawamoto 等发表了生物可降解支架(BRS)用于 BIF 治疗的综述。BRS 治疗分叉病变的优势在于支架顺应性和重建 SB 畅通的能力。但是,3.0mm Absorb BRS 支架梁厚度(157μm)和宽度(190.5μm)及 3.5mm Absorb BRS 支架梁宽度(215.9μm)可能增加 SB 闭塞的风险。

关于 BRS 的体外数据已经显示其治疗分叉病变的局限性。对于 Absorb BRS 推荐单支架术,步骤如下:

①SB 和 MB 置入导丝;②1:1 球囊预扩张 MB 保证病变预处理充分;③根据 DM 参考血管直径选择 MB 支架直径,牢记支架膨胀的极限;④按厂家建议缓慢释放支架;⑤在 MB 近端使用 POT 技术使支架贴壁。3.0mm BRS 最大膨胀 3.7mm,3.5mm BRS 膨胀 4.2mm;⑥如果 SB 没有受影响,手术结束;⑦如果 SB 受影响,采用非顺应性球囊开通对着 SB 的小梁(3.0mm Absorb BRS 采用 3.0mm 非顺应性球囊,Absorb BRS 断裂的阈值是 10 atm);⑧BRS 变形可以用 POT-SB 扩张-POT 或 mini-KBI(mini-KBI 或 snuggle

球囊扩张需要 KBI 时最小 SB 球囊突出）低压力扩张纠正（安全阈值≤5atm）。传统的 KBI 可能导致 BRS 断裂,不应使用。

基于 BRS 的厚度,双支架术可能增加血栓风险。我们当前唯一推荐的技术是 T 支架术,采用 2 个 BRS 或 1 个 BRS 在 MB,一个 DES 在 SB。

4.特制分叉支架　过去的 20 年的研究显示:与 provisional 支架术相比,特制分叉支架并无优势。现有 5 种商业化的特制分叉支架:BIOSS 支架、Stentys 支架、Axxess 支架、Tryton 支架和国产的 BIGUARD 支架。Tryton 支架是一种球囊扩张的裸支架,适用于需要双支架术的真性分叉病变。该支架设计使得可以理想覆盖 SB,近端 MV 宽松覆盖,让 MV 通过和置入 MV DES 变得容易。在真性分叉病变的随机研究中,Tryton 支架未能显示出较单支架策略的非劣效应。9 个月时,靶血管失败的主要终点在 Tryton 组为 17.4%,单支架组为 12.8%。然而,入选标准,特别是 SB 直径大于 2.5mm,未能充分满足。在满足纳入标准的患者中,Tryton 支架似乎具有非劣效。一项新的评估 Tryton DES 支架治疗 LM 病变的研究正在进行。

三、LM 分叉病变

LM 是唯一要求技术精细的分叉病变:①LM 为质量占 70% 的心肌供血。②与其他 SBs 不同,LCX 闭塞会导致大量心肌坏死,这是无法接受的。③PM 直径通常在 4～5mm,当前可获得的支架平台和它们的可膨胀能力应该仔细评价。④弥漫 LM 病变可能误导病情判断,缺乏仔细评估可能漏诊。当弥漫 LM 疾病的参考直径和 LAD 相同时,我们应该牢记 Murray's 分支原理。⑤10%～15% 的病例为三分叉,需要多根导丝和 3 个球囊进行最终 KBI。

尚无 LM 末端分叉病变的单支架和双支架策略的比较。许多非随机表明单支架策略更具优势。在 SYNTAX 亚组研究中,单支架策略 3 年心源性死亡,1 年主要心脏不良事件减少。正在进行的 EBC MAIN 和 DKCRUSH-V 研究随机比较了 LM 分叉病变的单双支架治疗,对于 LM 分叉病变的优化治疗将提供重要信息。

四、影像

血管内超声和光学相干断层显像能够提供 BIF 评价和治疗的基本信息。它们能够更多获得斑块结构的信息,通过识别病变程度,减少不必要的双支架术。这在改善治疗结局,选择适合策略时很有作用。在置入支架前,影像能够帮助测量血管直径,识别需要旋磨的钙化。置入支架后,两种手段都能用于评价支架膨胀,边缘夹层和支架贴壁不良。OCT 同样是一个能够帮助穿越拘禁 SB 有用的工具（远端钢梁）,实现远端穿越,有利于 MV 支架钢梁对 SB 开口的覆盖。最近 72 例分叉病变 OCT 研究发现 KBI 组未覆盖钢梁较非 KBI 组明显减少。除此之外,SB 开口附着血栓发生率在 KBI 组明显低于非 KBI 组。尽管对于解剖有更好的理解,仅 1 项 LM 研究提示 LM 支架置入术不使用血管内超声中期随访死亡率更高。所以,对于 LM 支架术,腔内影像学指导是必需的,至少在手术结束后用于评价支架贴壁和膨胀良好与否。

五、结论

Provisional 支架术是简单分叉病变介入治疗的首选术式,MB 和 SB 同时置入导丝,根据 MB 直径选择支架大小,采用 POT 优化 MV 近段支架。如果 SB 需要干预,可行 POT-SB 扩张-POT 或 KBI。如果有必要行 SB 支架置入,可行 T 支架,TAP 或裙裤术。对于 DEFINITION 定义的复杂分叉病变,有理由采用双支架技术。DKCRUSH 系列研究结果显示,双对吻挤压术优于经典挤压和裙裤支架术。

12. 冠脉复杂钙化病变的治疗困境及循证医学进展

首都医科大学附属北京安贞医院　周玉杰　柴　萌

随着人口老龄化进展,血管钙化发生率逐年增加。在冠心病患者中,冠状动脉钙化(Coronary artery calcification,CAC)并不少见。接受择期冠脉介入治疗的患者中,中重度钙化病变比例可达 30.8%,而急性冠脉综合征(acute coronary syndrome,ACS)接受急诊经皮冠状动脉介入治疗(percutaneous transluminal coronary intervention,PCI)的患者中,31.9% 为钙化病变;SYNTAX 研究显示左主干或三支病变中,钙化比例高达 50.6% ~54.2% 。

传统概念认为显著钙化是斑块稳定的标志,2015年的一项荟萃分析间接证实了这一观点,研究显示高剂量他汀治疗组较中、低剂量治疗组显著降低冠脉斑块负荷(血管内超声检测),同时伴随着冠脉钙化程度的增加。然而,另外一些研究发现钙化进展可能独立于动脉硬化斑块,是预后不良的独立危险因素:一项纳入 3398 名患者、随访 7.6 年的 MESA 研究证实,斑块钙化体积的增加是心血管事件发生的独立危险因素(HR 1.81,95% CI 1.47~2.23)。综上所述,冠脉钙化与心血管风险增加相关,但其究竟是由钙化本身独立作用引起,还是仅仅作为高危斑块的标记(marker),仍有待进一步的研究。正是由于钙化的发病机制尚未完全阐明,至今仍缺乏安全有效的治疗方法,现有方法只能起到缓解作用,难以从病因上干预,血管钙化已经成为心血管疾病临床治疗的瓶颈。

一、药物治疗冠脉钙化病变进展

迄今多项研究试图寻找能够抑制甚至逆转 CAC进展的药物,但大多得到的是阴性结果。St. Francis Heart Study 研究中入组 1005 例 CAC 患者,随机分为阿托伐他汀 20mg 与安慰剂组,发现他汀治疗组不能抑制钙化,还有研究甚至发现他汀反而促进了血管钙化的进展。一些小规模的随机前瞻性研究发现,钙通道阻滞剂、激素、磷酸盐结合剂可以延缓 CAC 的进程,但仍缺乏大规模的前瞻性试验证据。

药物治疗冠脉钙化病变研究至今仍未得到突破性进展可能与钙化的检测方法相关,传统的影像学技术(如超声、CT)只能检测出晚期钙化,与早期钙化不同,晚期动脉钙化的特点是显著的不断进行的组织矿化,目前认为晚期钙化是不可逆的。而新的分子成像技术使检测早期钙化成为可能。为了寻找防治钙化的新靶点,结合新型检测技术开展临床及基础研究可能是未来的发展方向。

二、冠脉钙化病变血运重建策略选择

临床研究表明,CAC 的程度能够预测心肌梗死和突发冠状动脉事件死亡的风险,常见于冠脉多支血管病变、左主干病变、分叉病变。临床上常用 SYNTAX评分来评价上述复杂病变,并作为选择 PCI 或外科搭桥(coronary artery bypass grafting,CABG)治疗的依据,重度钙化可使 SYNTAX 积分升高。2013 年,SYNTAX 试验公布左主干或三支血管病变患者行PCI 或 CABG 治疗后 1 年及 5 年期实验结果,发现低分组(SYNTAX 积分<22 分)中 PCI 与 CABG 治疗组MACE 事件无显著差异;高分组(SYNTAX 积分>33分)中 PCI 组 MACE 事件显著增高,即 SYNTAX 分数越高越有可能需要 CABG 术。因此,同时存在严重钙化、多支血管病变及 SYNTAX 积分高的患者需要一个心脏团队来评估收益、风险后,选择最佳的血运重建方式。

三、冠脉钙化病变的介入治疗

(一)冠脉内成像技术诊断钙化病变

冠状动脉造影是诊断冠心病的金标准,但其诊断钙化的敏感性较低,也无法辨别钙化与管腔的关系。腔内影像技术包括血管内超声(intravascular ultrasound,IVUS)、光学相干断层成像(optical coherence tomography,OCT)可以提供钙化病变的角度与位置(内膜、中膜)的准确信息。

IVUS 通过超声波反射形成血管横断面影像,对斑块进行定性诊断,可以弥补冠状动脉造影的局限,增加钙化斑块诊断的敏感性(86.7%)及特异性(93.3%),是目前检测冠状动脉钙化的金标准。钙化病变在 IVUS 中表现为高回声后方有声影,而微小钙化表现为高回声区域。IVUS 定位能力显著优于冠脉造影,可区分出浅表性及深部钙化,测量钙化弧度和轴线长度。其主要缺点在于无法穿透钙化病变,因此,无法评估钙化病变厚度及浅表钙化后的病变。根据

IVUS 图像中钙化弧度的不同可将钙化病变分为Ⅰ～Ⅳ级。Ⅰ级为钙化范围＜90°；Ⅱ级为钙化范围在90°～180°；Ⅲ级为钙化范围在180°～270°；Ⅳ级为钙化范围＞270°。上述分类有效地指导着介入治疗的策略。

OCT 技术是近年来发展起来的另一项血管内成像检查，其通过发射近红外光波到管壁组织并分析反射波特征转化成像。钙化病变在 OCT 成像中表现为边界清晰、分层均质的低信号图像，其检出率与 IVUS 相当，但对钙化的形态、厚度的检测比 IVUS 显示得更清晰。由于其高达 $10\sim20\mu m$ 的分辨率，OCT 能测定钙化面积；同时，OCT 具备无声影效应，能评价钙化病变整体以及钙化后部病变。其缺点在于近红外光穿透性较差，只能达到组织内 2mm 水平，无法评估深部钙化病变，在血管腔较大以及同轴性不好的血管较难获得高质量的结果。

总之，单纯冠脉造影难以准确判定冠脉钙化的部位、程度与范围，因此，在决定手术策略前，IVUS 与 OCT 等腔内影像技术不可或缺。

(二)冠脉钙化病变的介入指征

CAC 的介入指征遵循其他阻塞性冠状动脉疾病的 PCI 指南，研究显示稳定型心绞痛患者，PCI 仅能改善症状或运动耐量，不能改善预后；ACS 患者更适合行血运重建治疗，因为 ACS 引起的心肌缺血更易演变成心肌梗死，甚至死亡。2016 年中国 PCI 指南也明确提出血运重建应有充分的循证医学证据，由于钙化病变的出现使得冠脉造影评估管腔狭窄情况变得更加困难，此时腔内影像学 IVUS 及血流储备分数（Fractional Flow reserve,FFR）检查显得尤为重要，从解剖学检查（IVUS）及功能学检查（FFR）的结果可最终判断是否给予介入治疗。

(三)冠脉钙化病变支架置入前准备——斑块修饰 (Plaque Modification)

CAC 患者 PCI 手术成功率低，常出现支架难以到位、膨胀不佳、贴壁不良及支架血栓、再狭窄等并发症，预后差，是介入手术的难题之一，目前临床上常在支架置入前对普通球囊无法通过或无法扩张的病变进行斑块修饰（Plaque Modification），确保后续器械通过病变，并保证支架充分扩张。常用的方法有以下几种。

1. 切割球囊　切割球囊是将外科的微创切开技术与介入治疗中球囊扩张技术结合起来，在球囊扩张血管前切割球囊上的刀片预先沿血管纵轴方向切开斑块纤维帽、弹力纤维和平滑肌，形成一个扩开的几何模型，然后再挤压斑块，使斑块更易于贴向血管壁内，从而减少单纯球囊扩张所致的损伤，降低再狭窄率。介入医生选择切割球囊处理钙化病变的适应证主要为

轻、中度钙化病变。研究显示在支架置入前给予切割球囊修饰斑块可增加手术成功率、降低再次血运重建率。Vaquerizo 等将切割球囊与旋磨术进行对照，发现中短期预后差异无统计学意义。应用切割球囊在钙化病变中进行预扩张可使支架充分膨胀，是 CAC 患者介入治疗术中的重要辅助方法。

2. 冠状动脉旋磨术　（rotational atherectomy,RA）切割球囊不能移除冠脉钙化斑块，而高速转动的带有钻石颗粒的旋磨头可以祛除钙化的动脉硬化斑块，其旋转速度最高可达 200 000 rpm，可将坚硬组织研磨成极微小的颗粒（＜10mm）。2013 年发表的首个随机对照试验 ROTAXUS 研究，将患者随机分为RA＋DES组（120 例）及常规 PCI 组（120 例），结果显示尽管旋磨增加介入手术的成功率，却未能减少晚期管腔丢失（随访 9 个月），更未能在 MACE 等硬终点上获益。2016 年 ROTAXUS 研究继续公布了 2 年的随访结果，结论与前相同，RA 组与常规 PCI 组的 MACE 发生率无统计学差异（29.4% vs. 34.3%, $P=0.47$），但 ROTAXUS 研究也存在一些缺陷，包括造影随访率较低（80%）、样本量不足以比较 MACE 终点的差异、RA 组病变长度更长，且最终扩张压力明显低于对照组，故可能存在一定偏倚。英国的一项纳入 221 669 例行 PCI 患者注册研究显示行 RA 术的患者死亡率更高。但该研究旋磨治疗组的患者年龄更大、合并症更多，这表明可能是患者的高危因素而不是旋磨影响着预后。

近年来，欧洲、美国专家共识均肯定了旋磨术的有效性及安全性，其规范操作至关重要：旋磨头的选择应从较小的磨头开始，逐渐增大（不大于参考血管直径的70% 为宜），缓慢推进旋磨导管，避免转速下降明显；旋磨时应采取边进边退的手法；每次旋磨时间不宜过长，时刻警惕并发症的发生。其主要并发症包括：慢血流或无复流、冠脉撕裂、磨头嵌顿及穿孔。欧洲专家共识对此提出了相应的预防和处理建议。

(1)慢血流或无复流：应用较小磨头和较低转速，耐心操作；维持动脉血压；冠脉内注射药物（硝酸甘油、维拉帕米、腺苷、硝普钠）；应用旋磨冲洗液。

(2)冠脉撕裂：严格病例选择，排除重度扭曲病变；若发现撕裂，停止进一步旋磨，处理原则同常规 PCI 治疗。

(3)磨头嵌顿：极少发生，与操作经验相关；严格病例选择；尝试来回推送移动旋磨导管；尝试进入第二根导丝，并送入球囊以松动磨头；深插指引导管或应用子母导管深插给推送旋磨导管提供更多支撑，松动磨头；外科手术。

(4)穿孔：通常与操作技术相关（磨头过大、病变过度扭曲、转速过快等）；处理原则同常规 PCI，包括心包

穿刺、应用覆膜支架等。

3.冠状动脉轨道旋切术系统　近年来一种新的钙化病变预处理系统,即冠状动脉轨道旋切术系统(Diamondback 360® Coronary Orbital Atherectomy System)得到人们的关注,也是目前唯一被美国 FDA 批准用于严重钙化病变预处理的装置。它由一个旋转的金刚石涂层冠冕构成,用于在放置支架前先打碎斑块的坚硬部分,但不会触及柔软的结构和组织。旋磨术的管腔获得由磨头来决定,需要更换旋磨头以获得更大的管腔,而此装置的特点是冠冕的直径可随转速增加而增加,转速增加,冠冕直径增加,可获得更大的管腔。

第一个评价该装置在钙化病变中应用的临床研究是 ORBIT Ⅰ 试验,为非随机多中心临床试验,支架置入后残余狭窄<20%定义为操作成功,在入选的 50 例患者中,操作成功率为 94%,30d 的 MACE 发生率为 6%,6 个月为 8%;对其中的 33 例患者进行长期随访,5 年的 MACE 发生率为 21.2%。此后进行的 ORBIT Ⅱ 试验是一项前瞻性、多中心、单组研究,纳入 443 例严重钙化的冠脉病变患者,来自 49 个美国中心。患者均接受了冠状动脉轨道旋切术系统干预,其目的是在置入支架之前减少钙化斑块。主要终点为包括心脏性死亡、心肌梗死或靶血管和(或)靶病变血运重建的复合终点。30d 无 MACE 的发生率为 89.6%,主要有效性终点(支架置入后最终残余狭窄<50%,且住院期间无 MACE 发生)发生率为 88.9%。1 年的 MACE 发生率为 16.4%(其中心源性死亡 3%,心肌梗死 9.7%,靶血管血运重建 5.9%);1 年靶病变的血运重建为 4.7%,1 例患者发生支架血栓(0.2%)。2015 年美国心血管造影和介入学会科学年会上发布了 ORBIT Ⅱ 试验 2 年的随访结果:在置入冠脉支架之前采用该系统去除严重钙化斑块可使患者 2 年时的主要心脏不良事件发生率降低(与历史对照组相比)。Jeffrey Chambers(明尼苏达州明尼阿波利斯 Mercy 医院心导管室主任)介绍,经济学分析还显示,冠状动脉轨道旋切术系统在治疗 1 年后具有较好的成本效益。ORBIT Ⅱ 试验的不足之处是缺乏对照组,与历史对照组比较可能会使研究结果缺乏说服力。2016 年 Lee MS. 等发表的一项回顾性分析,选取了 14 例无保护左主干重度钙化病变行冠状动脉轨道旋切术系统治疗,手术成功率 100%,30d 的 MACE 事件为 0,初步探讨了无保护左主干合并重度钙化病变应用冠状动脉轨道旋切术系统的安全性及有效性,但仍需大样本随机对照研究进一步证实。

总之,目前研究显示 Diamondback 360® 冠状动脉旋切装置有较高的手术操作成功率,长期随访不良事件发生率较其他研究低,在未来可能成为攻克复杂钙化病变的重要辅助装置。

4.准分子激光冠状动脉斑块消融术　激光治疗冠状动脉病变诞生于 20 世纪 80 年代,但因早期并发症较多,以及药物洗脱支架的出现,激光治疗冠状动脉病变逐渐被淘汰。近些年,一种新型的准分子激光冠状动脉斑块消融术(Excimer laser coronary atherectomy,ELCA)问世,由于其应用波长更短的紫外线光源,导管细,并采用脉冲性发射,为冷光源,故安全性较高。在欧美及日本已经开始应用在钙化病变、慢性完全闭塞病变、支架内再狭窄及桥血管病变等高难度冠状动脉病变中,其有效性、安全性得到了进一步验证。ELCA 在消融动脉粥样硬化斑块的同时有促进血栓溶解作用,所以不仅有瓦解病变组织的作用,还有消除血栓、减少血小板聚集的效应。所以 ELCA 治疗还可以应用于急性冠状动脉综合征、急性心肌梗死的血栓性病变及大隐静脉桥血管介入。近年来有研究显示,119 例接受 ELCA 治疗的冠状动脉疾病患者中,CTO 病变 26.9%,钙化病变 21%,大隐静脉桥血管 33.6%,支架内再狭窄 12.6%,急性心肌梗死 5.9%。

我团队近两年完成 50 余例 ELCA 治疗冠脉钙化病变,手术成功率达 100%,高于既往研究的手术成功率(95.5%),这可能与手术操作及病变选择相关。ELCA 的操作原则是选择导管的直径小于血管直径的 2/3,缓慢前进的速度为 1 mm/s,助手同时用盐水进行冷却。在操作的过程中,如果助手配合盐水输注中断或消融过程中混杂对比剂,可能增加冠状动脉穿孔风险。如果选择导管直径过大,病变的消融部位为支架边缘,或为非对称病变、成角病变也可以增加穿孔的风险。随着手术例数的增加与病变的选择,此类并发症可以避免。另外,激光能起到消融作用与激光的能量和脉冲频率有关,同时增加能量与脉冲频率也能使冠状动脉穿孔及并发症的风险升高。如果病变难以通过需要增加能量及脉冲频率时,以先增加脉冲频率后增加能量为宜。国外研究显示,应用高能量密度的 ELCA($80 \, mJ/mm^2$,80 Hz)可以提高通过病变能力,而且并不增加并发症的发生。另外,ELCA 对于严重钙化病变的效果劣于旋磨(79% vs. 96%,$P<0.05$),ELCA 较旋磨的优势是激光导管应用常规的 0.014 in PTCA 导丝;而旋磨导丝的操控力较差,对于严重狭窄的钙化病变可能难以通过,所以国外有联合激光导管及旋磨进行消融的病例报道。

综上所述,ELCA 术是一项创新技术,有待更多研究证实其安全性、有效性,其发展可能成为 CAC 患者的新希望。

(四)冠脉钙化病变支架置入

多项研究表明,冠状动脉钙化病变处置入药物洗脱支架比裸支架更有效,与裸支架相比,置入药物洗脱支架组新生内膜增生面积小,再狭窄率低,再次血运重建率低。此外，Lee 等的研究证实更薄的药物支架可显著改善旋磨术后患者预后，在当代的支架谱中，Cyper 支架的钢梁厚度为 $140\mu m$，Taxus Liberty 为 $132\mu m$，新一代药物支架 Resolute 为 $91\mu m$，Xience V 为 $81\mu m$，Superia 甚至薄至 $65\mu m$。因此，在处理严重钙化病变时，应该优先选择薄梁药物支架。

近年来，生物可降解支架（Bioresorbable Vascular Scaffolds，BRS）逐渐应用于临床，被誉为冠状动脉介入治疗史上第四次革命，是介入心脏病学领域最具前景的技术之一。BRS 的出现无疑为冠脉复杂钙化病变的治疗提供了新的机遇与挑战。ABSORB 系列研究中发现 BRS 置入的有效性不劣于依维莫司洗脱支架，虽然血栓事件有增高趋势，但差异无统计学意义（$P=0.08$）。那么，在冠脉钙化病变中置入 BRS 的效果如何呢？最新发表在 EuroIntervention 杂志上的研究入选了 163 例置入 BRS 的患者，其中 62 例（38%）为钙化病变，研究发现钙化病变的术后即刻管腔获得与非钙化病变无统计学差异（1.83 ± 0.6 vs. 1.86 ± 0.6，$P=0.732$），但需要更长的手术时间（126.4 ± 39.8 vs. 106.9 ± 37.1 min，$P=0.015$）且更易发生围术期心肌梗死（13.1% vs. 5%，$P=0.067$）。尽管目前 BRS 在冠脉钙化病变中的应用仍缺乏大规模的循证医学证据，但随着经验的积累和器械的改进，BRS 有望成为治疗冠脉复杂钙化病变的又一利器。

四、冠状动脉钙化病变的外科搭桥治疗

介入手术治疗钙化病变的并发症多、预后不良，那么外科搭桥手术是否能给患者带来更多获益呢？ACUITY 研究中 755 名因急性冠脉综合征接受 CABG 术的患者，随访 1 年发现冠脉重度钙化为 MACE（HR 1.49，95% CI 1.01～2.21）、死亡或心肌梗死（HR 1.77，95% CI 1.18～2.66）的独立危险因素；另一项研究观察 SYNTAX 试验中接受 CABG 治疗的 1545 名患者，随访 5 年证实重度钙化病变为全因死亡率增加的独立危险因素（HR 1.39，95% CI 1.02～1.89）。冠脉钙化病变可导致靶血管顺应性减低、吻合困难，手术时间增加，并且难以做到完全血运重建；同时，远端血管内皮功能障碍、血管床灌注差亦可造成手术预后不佳。

五、结语

随着对动脉钙化疾病机制的深入研究及临床实践中不断创新，钙化病变的治疗已取得了较为丰硕的成果，已从曾经的禁区性避让转变为选择性干预，相信最终会达到优化处理的境界。冠状动脉轨道旋切术系统、准分子激光冠状动脉斑块消融术等新技术的推广及新一代生物可降解药物支架的诞生，将为治疗冠状动脉复杂钙化病变带来更大的机遇与挑战。

参 考 文 献

Arad Y，Spadaro LA，Roth M，et al. 2005. Treatment of asymptomatic adults with elevated coronary calcium scores with atorvastatin，vitamin C，and vitamin E：the St. Francis Heart Study randomized clinical trial. J Am Coll Cardiol，46：166-172.

Christos V. Bourantas，Yao-Jun Zhang，Scot Garg，et al. 2014. Prognostic implications of severe coronary calcification in patients undergoing coronary artery bypass surgery：An analysis of the SYNTAX Study. Catheterization & Cardiovascular Interventions，85（2）：199-206.

Criqui MH，Denenberg JO，Ix JH，et al. 2014. Calcium Density of Coronary Artery Plaque and Risk of Incident Cardiovascular Events. Journal of the American Medical Association，311（3）：271-278.

Ertelt K，Généreux P，Mintz GS，et al. 2013. Impact of the severity of coronary artery calcification on clinical events in patients undergoing coronary artery bypass grafting（from the Acute Catheterization and Urgent Intervention Triage Strategy Trial）. Am J Cardiol，112：1730-1737.

Farooq V，Serruys PW，Garcia-Garcia HM，et al. 2013. The negative impact of incomplete angiographic revascularization on clinical outcomes and its association with total occlusions：the SYNTAX（Synergy Between Percutaneous Coronary Intervention with Taxus and Cardiac Surgery）trial. J Am Coll Cardiol，61：282-294.

Généreux P，Madhavan MV，Mintz GS，et al. 2014. Ischemic outcomes after coronary intervention of calcified vessels in acute coronary syndromes. Pooled analysis from the HORIZONS-AMI（Harmonizing Outcomes With Revascularization and Stents in Acute Myocardial Infarction）and ACUITY（Acute Catheterization and Urgent Intervention Triage Strategy）TRIALS. J Am Coll Cardiol，63（18）：1845-1854.

Puri R，Nicholls S J，Shao M，et al. 2015. Impact of Statins on Serial Coronary Calcification During Atheroma Progression and Regression. Journal of the American College of Cardiology，65（13）：1273-1282.

13．冠状动脉疾病的遗传和基因组学研究进展

广东省人民医院　唐春梅　单志新

在许多发达或发展中国家,冠状动脉疾病(冠心病)是导致死亡主要原因。心脏血管中富含胆固醇的斑块在炎症因子作用下会导致斑块扩展、血管狭窄、血流量减少甚至可能导致斑块破裂和心肌梗死。一些环境危险因素,如高低密度脂蛋白症、糖尿病、高血压及潜在的遗传因素可能从根本上改变患病的风险,因此,基因组成及基因-环境交互作用可能是影响疾病进展的关键。目前,有关遗传和基因组学领域的研究不断增加,并可望带来重大的突破性进展。

1986 年,Dr. Thomas H. Roderick 首次提出基因组学这一概念,大量与生物进程和疾病相关基因的研究不断展开。基因组学发展中有如下一些里程碑似的事件:20 世纪 90 年代,基因芯片技术发展和进步;2000 年完成人类基因组草图;2004～2005 年,新一代测序技术出现;2005 全基因组关联性研究等。本文将对冠心病的遗传和基因组学研究进展进行概述。

一、GWAS 是冠心病机制的初步研究工具

GWAS 通过随机假设病例对照研究,在不同或大样本中进行验证的方法来发现与复杂疾病相关的新基因。从 2005 年关于黄斑变性的眼部疾病的 GWAS 研究开始,目前,GWAS 研究报道已达 2300 篇。GWAS 数据库不断扩大,截至 2015 年 11 月 21 日,国家人类基因组研究所和欧洲分子生物学研究室登记的已发表的全基因组关联研究总计 2334 篇,发现 15 020 个单核苷酸多态性(SNPs)和 16 831 个 SNP 性状关联(SNP-trait associations)。

冠心病 GWAS 研究的最新大规模荟萃分析显示,已报道的与冠心病高度相关的 58 个基因组位点,其中 10 个是新发现的基因位点,包含了 2213 个冠心病相关的变异。48 个冠心病 GWAS 研究共有 60 801 个患者和 123 504 个健康对照,其中有 57.5 % 的患者和 40.1 % 的健康对照曾被纳入冠心病代谢基础研究的荟萃分析中,提示大量数据聚合能够发现潜在的未重复基因。该荟萃分析是对 1000 个基因组项目提出的大量假设基因型的验证。在 48 个冠心病 GWAS 研究中鉴定了 3800 万个变异型,次要等位基因频率(MAF)＞0.005,可检出率高于 60%。该荟萃分析显示包括 860 万个 SNPs 和 8.36 万个插入缺失,代表了

迄今为止最大的与冠心病相关的变异型集合。该研究的局限性在于大多数的(77%)的参与者是欧洲人,提示其他种族新冠心病基因功能仍待验证。

随着研究的不断进展,GWAS 研究可能将继续用于发现冠心病关联基因变异。然而这些被发现的变异在疾病风险中发挥部分作用,因而限制了其临床及预测价值。最新的冠心病遗传危险评分(GRS)研究显示,接近 50 000 个变异型对不良事件具有高度预测性,提示这些变异与患病风险相关。稀有的基因变异由于等位基因异质性或种群特异性,使一些丢失的可遗传性被认为是少见或稀有型,从而不能被用于基因分型和准确估算。因此,开展荟萃分析、在不同种族和(或)民族中精细基因,以及强大的统计学来更正这些潜在混杂因素来发现新的生物学信息是至关重要。例如,在最新的 1000G 冠心病荟萃分析中,发现 10 个新的基因位点(包括 SMAD3、SWAP70、ABHD2、ADORA2A、MFGE8、BCAS3 和 NOS3),这些新基因参与血管壁和血管平滑肌相关生物学过程中,是关键的冠心病患病风险决定因素。此外,基因-环境交互作用及复等位基因间上位性相互作用可能产生疾病易感性和广义遗传力产生非加性效应,提示冠心病遗传可能性评估失误可能由未知的风险因素或交互作用导致。

二、转录组学在冠心病机制研究中的应用

当代基因组学通常包括对各实验多重数据的综合及实时分析。我们对复杂系统的最终理解依赖于对 GWAS、表观遗传学、转录组学及蛋白质组学的融合。

转录组学是对细胞或生物体中 RNA 分子转录的完整集合。RNA 序列代表了基因芯片技术的演化,目前已经成为主要研究方法,并在转录组分析中占有优势。例如,RNA 序列提供单碱基水平,从而检测转录组的基因变异,如 SNPs、插入缺失、基因融合、结构变异,可从序列数据来解释多转录本基因的可变转录本问题。此外,它在定量检测基因表达上有较大的动态范围,从低表达的编码转录因子基因到高表达的管家基因。

RNA 序列分析与基因分型联合可应用于研究基因变异是如何通过表达数量性状位点(eQTL)来引起基因表达的改变。这些分子特征发挥作用可在局部,

即相同基因组位点(cis),或在远端,在不同基因组位点(trans)。此外,RNA序列分析可用于检测等位基因特异表达(ASE),即杂合位点的两个等位基因的不同表达情况。eQTL和ASE能有效地将数千个GWAS突变型得到的功能性变异区分优先次序并发现与疾病关联的可能机制。ASE测定个体的转录改变,在GWAS水平上可能发现改变基因表达的顺式作用的功能性变异,因此将GWAS和RNA序列分析相结合是研究基因复杂表型机制的有效方法。

大规模的RNA碱基序列转录组分析被应用于类原始淋巴细胞系以揭示复杂性状(如自身免疫性疾病)的遗传结构。然而,要确定冠心病的发病机制,仍然需要在原代心血管细胞或组织上进行大量的研究。RNA序列分析已经应用于人心肌成纤维细胞,由上皮细胞向间质细胞转化的小鼠胚胎心外膜及近期报道的冠状动脉血管壁平滑肌细胞研究中。RNA序列分析显示培养的人冠状动脉平滑肌细胞相关联基因之间存在复杂的体系,包括结构蛋白基因如基质金属蛋白酶、胶原和肌动蛋白,信号分子基因如前列腺素、细胞因子及白介素。此外人冠状动脉平滑肌细胞的RNA序列发现31个新的长链非编码RNA,其中一些长链非编码RNA如SENCR与人冠状动脉平滑肌细胞的迁移与分化相关。

表观遗传学在冠心病机制研究中的应用:DNA甲基化和组蛋白修饰。表观遗传学包括细胞或器官的基因功能发生可遗传改变,而不导致DNA的改变。表观遗传变异如DNA甲基化和组蛋白修饰在不改变DNA碱基序列时仍可开启或关闭基因。考虑到环境引起的动态性自然改变,全基因表观遗传学可能帮助对复杂疾病机制有更深入的理解。

肿瘤的CpG位点的DNA甲基化已经被广泛研究,CpG发生甲基化使抑癌基因失活,可能是所有年龄相关性疾病包括冠心病在内的普遍现象。亚硫酸氢钠转化法可鉴定全基因组DNA甲基化状态。研究表明,外周血白细胞甲基化程度与心血管疾病和肥胖发生正相关。用甲基化敏感性的限制性内切酶检测冠心病患者外周淋巴细胞甲基化水平增强。表观遗传关联分析(EWAS)表明血液和脂肪中的低氧诱导因子HIF3A基因甲基化增强与高体重指数(BMI)相关,高BMI是冠心病的高危因素。据报道,T型钙黏蛋白编码基因CDH13的甲基化定量特性基因位点(meQTLs,依赖于DNA甲基化的基因型)与心血管代谢相关。

组蛋白是一种蛋白质分子,它能结合DNA形成核小体,或结合功能DNA构成遗传物质。核小体组蛋白氨基末端区域的翻译后共价修饰(甲基化、乙酰化或磷酸化)引起染色质结构改变,调控特定组合的基因表达。在原代组织和细胞系中,全基因组组蛋白修饰存

在多种调控特性。特定的组蛋白修饰与活化状态和谱系定向相关。如组蛋白H3K27乙酰化促进基因表达及预测发育情况,而组蛋白H3K27三甲基化位点与多梳复合物结合产生基因沉默作用。在冠状动脉中,MYH11基因的H3K4二甲基化是平滑肌细胞的高特异性表观遗传标志,在粥样硬化病变时的合成型平滑肌细胞中仍然保留。

三、染色质可接近性和高级结构及DNA-蛋白质交作用

细胞分裂间期,DNA存在两种染色质状态:可接近性和(或)开放状态和不可接近性和(或)关闭状态。染色质易接近性是一种基因组调控方式,在基因组范围内染色质可接近性的研究方法很多,如DNase-seq、MNase-seq、FAIRE-seq、ATAC-seq等。脱氧核糖核酸酶Ⅰ可切断特定的比较松散的染色质位点。类似于组蛋白修饰,脱氧核糖核酸酶Ⅰ敏感位点存在于多种调控元件区,包括增强子、启动子、绝缘子、阻遏物及基因座控制区。染色质可接近区域通常与转录因子占位一致,依赖于特定的反式作用因子和染色质重塑因子。在类淋巴母细胞中,基于DNase-seq结果将高达55%的疾病关联性变异作为染色质易接近性数量性状位点(caQTLs)参与这些细胞中基因调节效应。转座酶结合染色质方法(ATAC-seq)是一种敏感的检测方法,需要的原始材料也更少,这种方法可以同时获得"开放"染色质的位置、转录因子的结合位点、核小体的调控区域等信息。考虑到血管组织难获取性,ATAC-seq已被用于研究冠心病相关位点的遗传机制研究。

染色质可接近性的研究方法已有效用于研究核小体占位和调控区域之中,其他方法用于研究染色质高级状态,如拓扑关联域的远程交互和三维结构(TAD)。例如染色体构象捕获(3C)用于研究冠心病关联性9p21位点的CDKN2A/B、MTAP和IFN2A之间两两交互作用,这些基因位于~1 Mb之内,它们的相互作用可被IFNγ所调控。3C曾与染色体构象捕获芯片(4C)技术相结合用于检测单个基因位置与其他基因组位置之间的相互作用。基于4C-测序技术已被用于研究FTO肥胖基因座突变体与下丘脑表达同源异型盒基因IRX3之间的功能相关性。此外,对于TCF21和STAT3这些转录因子作为CAD的候选基因,蛋白-DNA相互作用可以用染色质免疫沉淀测序(ChIP-Seq)的方法进行全基因组规模的研究。

四、CAD靶点—9p21位点的小鼠整体模型

目前小鼠是最广泛用于研究心血管疾病的动物模型,因为它们的基因易于控制并且具有形成动脉粥样

硬化斑块的能力。事实上如果一个疾病相关的 SNP 在基因编码序列或者在靠近启动子区域,使用基因敲除小鼠模型是最直接的方法。多数情况下,确定这些 SNP 可以影响哪些基因是很困难的,正如在一个 CAD 相关性最大的 GWAS 区域发现的 9p21 这个 CAD 易感位点。这个位点是在 2007 年发现的,当时 4 个相互独立的研究同时证实了在 9p21 染色体位点的一个 58kb 区域有 SNP,并且对纯合的风险性等位基因可以增加其 CAD 和心肌梗死概率。

等位基因失衡和 eQTL 研究证明了 9p21 位点有增强子元件,可以调节邻近基因产物的表达,表明了所有邻近的基因都有可能增加 CAD 风险。然而,这些研究也带来了质疑,因为后续研究不能重复这些基因表达的变化。近来许多基因敲除小鼠研究证实了这些基因在 CAD 发展中的作用。体内整个 p14^{ARF} 的敲除增加动脉粥样硬化的发展,然而 p16^{INK4a} 的整体敲除促进颈动脉损伤后的细胞增殖,但在骨髓的特定敲除或过表达对动脉粥样硬化的形成没有影响。值得注意的是,骨髓特异性杂合缺失的 p14^{ARF} 和 p16^{INK4a} 可以加速动脉粥样硬化。最近,小鼠 CDKN2B 缺失可以通过改变平滑肌细胞(SMC)生理活性提高动脉瘤和动脉粥样斑块的形成。

五、用小鼠模型研究 CAD 靶点-TCF21 位点

2011 年,14 个 CAD 的 GWA 研究的荟萃分析将基因组显著位点扩大为 46 个,包括一个在 6q23.2 位点。这个位点主要的 SNP,rs12190287,位于基本螺旋-环-螺旋转录因子基因 TCF21 3′非翻译区(UTR)的,它也是一个强大的 eQTL。随后的调查显示,少数保护的 rs12190287 的 G 等位基因可以改变激活蛋白 1(AP-1)增强子元件和抑制 WT1 基因的结合位点,从而改变对 PDGF-β 信号转录因子的结合和减少体外 TCF21 表达。有趣的是,少数保护的 rs12190287 的 G 等位基因也改变了 miR-224 种子结合序列,导致 miR-224 结合减少从而增加 TCF21 mRNA 转录本。由于在多基因调控机制的交叉点这种变异的存在,在疾病的过程中其对体内 TCF21 基因表达的影响将是复杂的。

TCF21 因其在冠状动脉血管发育中的作用,是特别引人注目的 CAD 相关基因。在心脏发育的背景下,TCF21 表达细胞最初在 E9.5 的前心外膜附近,然后迁移到发育中心脏表面,参与形成多潜能的心外膜。小鼠胚胎谱系追踪研究表明这些表达 TCF21 心外膜细胞发生表皮间质转化(EMT),迁移到心脏然后分化为心脏成纤维细胞和冠状动脉平滑肌细胞(caSMCs)。在 TCF21 敲除小鼠胚胎,caSMCs 可以形成但过早分

化而且外膜成纤维细胞几乎完全没有,说明 TCF21 在一个共同的祖细胞分化为上述两种细胞类型中起着关键性的作用。的确,TCF21 后来发现在培养人 caSMCs 直接结合并抑制 α-平滑肌肌动蛋白(ACTA2)的表达,在这些细胞用 siRNA 介导敲减 TCF21 可导致更多分化基因的表达,包括 ACTA2、TAGLN 和 MYH11 等。

尤其是,TCF21 谱系追踪研究中 TCF21 表达的细胞参与动脉粥样硬化病变的发展。在低密度脂蛋白受体敲除的动脉粥样硬化模型,在血管外膜 TCF21 可增殖、从血管中层迁移进入内膜,最终排列在病变的纤维帽,在这些地方表达的成熟平滑肌细胞标志物包括 Acta2、Tagln 和 Tgfbrb。这个 CAD 相关基因的表达在对病变的纤维帽形成起了重要作用,进一步表明 TCF21 在动脉粥样硬化血管壁的病理改变中的重要作用。然而,最终要确认 TCF21 致病原因并确定其对斑块稳定性的影响,必然要干预 TCF21 表达然后确定其对斑块的大小、结构和脆弱性的影响。

六、CRISPR/Cas9 基因组编辑技术在研究 CAD 位点中的应用

目前是基因组技术空前发展的时代,利用多种核酸操作技术可以在各种细胞和生物体快速、准确地对特定基因组区域进行编辑。锌指核酸酶(ZFN),转录激活因子样效应核酸酶(TALENs)和最近开发的规律成簇间隔短回文重复(CRISPR)-Cas9 技术已相继开展,上述技术在特异性,编辑效率,和脱靶效应等方面各有优势和局限性。

高效灵活的 CRISPR/Cas9 系统只需要一个 20 碱基对长的靠近 5′-NGG-3′ 间前区序列邻近基序(PAM)为指导的 RNA 进行杂交,根据不同的应用使它产生一个相邻的双链断裂(DSB)或单链缺口。CRISPR/Cas9 最近在 HepG2 细胞用来研究破坏 CAD 相关 TRIB1 基因对脂蛋白代谢的影响。通过去除 CAD 相关的 PHACTR1 内含子区内含有 SNP rs9349379 的 MEF2 结合位点,这种含该 SNP 杂合子的内皮细胞中 PHACTR1 表达水平降低,表明了在血管壁这种变异和 CAD 风险之间有未知的功能性联系。在 PHAC-TR1 水平在 VEGF、TNF-α 刺激、或剪切应力扰动下仍保持不变的情况下,这些基因如何改变血管损伤后的反应仍需要深入的研究。CRISPR/Cas9 进一步应用于在体内使用腺病毒介导 PCSK9 基因位点功能丧失的研究。这些研究表明,降低血浆 PCSK9 水平与血浆胆固醇水平的降低相一致,为控制人的高胆固醇血症提供一个有前景的治疗方法。这种方法的主要优点是这种腺病毒干预提示一次注射可以有效地改变和降低血液循环中调节低密度脂蛋白胆固醇的关键调节

途径。

最近,通过 CRISPR/Cas9 原位饱和诱变分析 BCL11A 12 kb 的复合增强子作用,发现增强子缺失抑制 BCL11A 的表达及其诱导 β-珠蛋白和胎儿血红蛋白(HbF)的水平,这为恢复血红蛋白水平提供了一个潜在的靶向治疗策略。但 CRISPR/Cas9 是否应用于靶向治疗在血管壁中的调节通路还有待研究。

七、结论

以上综述了与 CAD 相关在基因组学领域的研究进展,需要强调的是为研究导致发病的变异在疾病中适应性、不适应性的血管壁反应机制,对血管细胞和(或)组织进行高通量基因组研究是必不可少的。更广泛采用基因组学方法研究对下游后续分析优先候选变异和基因,并应结合采用理想的整体损伤和疾病模型。将来采用 CRISPR/Cas9 技术,开展可诱导和细胞特异性基因的缺失研究,对解开基因与疾病相互作用的复杂网络具有重要意义。

探究确切的 CAD 因果变量、基因和机制,未来还有许多的挑战和困难,但从不同实验和组织来源大数据的汇合将增加对 CAD 更全面的认识。由于下一代测序的价格持续下降及生物医学群体的多学科融合发展,可以预见未来的科学研究将不断从基因组学研究中获取重要的生物学认识。

14. 院内发生的急性 ST 段抬高型心肌梗死的危险因素、治疗及预后

上海交通大学医学院附属仁济医院　张维峰　杨　淦　何　奔

一、摘要

急性 ST 段抬高型心肌梗死（STEMI）的发生基础是冠状动脉的急性血栓性闭塞病变。对于院外发生的 STEMI，早期再灌注治疗能够一定程度上降低患者的并发症风险，从而改善其生存预后。STEMI 的诊疗系统包括：急诊医疗服务（EMS）、急诊救治、心内科相关治疗、护理干预及住院治疗等方面；而其核心实质在于再灌注治疗。这一系列诊疗措施能够有效地减少 STEMI 患者的心肌缺血时限，进而降低疾病死亡率。与院外发生的 STEMI 相比，在院内发生 STEMI 的患者中，高龄、女性及多发合并症所占比例更高，其预后也相对较差。然而目前该疾病的认识相对有限，导致其诊断及再灌注治疗的延后，极大地影响了患者的生存预后。

急性 ST 段抬高型心肌梗死（STEMI）是急性冠脉综合征的一种类型，其发生基础是冠状动脉的急性血栓性闭塞病变，从而导致心肌缺血及损伤。其治疗的关键在于尽早开通闭塞血管，恢复血供。据统计，由于早期再灌注治疗的成功开展，STEMI 患者的死亡率从 20 世纪 80 年代的 20%，逐步下降至 5%（2008 年）。目前，对于早期再灌注治疗的重要性已达成共识。在此基础上，一系列行动措施应运而生，包括美国国家心和血液研究所（National Heart, Lung, and Blood Institute, NHLBI）建立的全国心肌梗死预警计划、美国心脏病学（American College of Cardiology, ACC）牵头的进门至球囊扩张（D2B）时间同盟、美国心脏协会（American Heart Association, AHA）发起的"生命线"行动、卡罗来纳州急诊部建立的急性心肌梗死再灌注治疗计划，以及在欧、亚、非、南美洲范围内发起的"生命的支架"行动和在中国开展的 STEMI-PCI 计划等。这一系列行动在全球范围内建立起工作网络，有效减少了 STEMI 患者的 D2B 时间，从而降低疾病的死亡率。而专业机构也就 D2B 时间、进门至溶栓（Door-to-needle, D2N）时间、入室至出室（Door-in-door-out, DIDO）时间、进门至器械（First-medical-contact-to-device time, FMD）时间等一系列重要指标提出推荐标准。STEMI 的诊疗系统包括：急诊医疗服务（EMS）、急诊救治、心内科相关治疗、护理干预及住院治疗等方面；而其核心实质在于再灌注治疗。这一系列诊疗措施能够有效地减少 STEMI 患者的心肌缺血时限，进而降低疾病死亡率。

这一诊治系统在院外发生的 STEMI 的急救中卓有成效。相较而言，院内发生的 STEMI 有着更高的在院死亡风险（是院外 STEMI 的 3～10 倍），但对该类疾病的认识却相对有限。本文拟就目前对院内发生的 STEMI 的现况作一综述，通过与院外 STEMI 进行比较（表 1），提出相应的措施以改善其诊疗规范。

二、STEMI 的再灌注治疗

心肌梗死（MI）的发病基础是冠状动脉的闭塞，心脏的损伤程度与闭塞时间相关，表现为时间依赖性；而持续的完全性闭塞会对心脏产生永久性的损伤。在 STEMI 情况下，心肌细胞的坏死程度与冠脉闭塞时间、受累心肌细胞数量及侧支循环的建立与否密切相关。当冠脉闭塞发生 30～40min 时，心肌细胞即出现不可逆的坏死；而若闭塞时间达到 3h，可以挽救的受损心肌细胞仅只有 1/3。通过心脏 MRI 发现，STEMI 的治疗每延迟 30min，心肌透壁性坏死风险将增加 37%。若于 90min 内开展再灌注治疗，可挽救的心肌细胞比例最高；而若治疗延迟，则可挽救的心肌细胞数量急剧下降。再灌注治疗包括溶栓及经皮冠脉介入治疗（PCI）。它能够有效挽救心肌细胞，降低院外 STEMI 的发病率与死亡率。溶栓治疗每延迟 1h，绝对获益将减少 1.6/1000 名患者；而急诊 PCI 治疗每延迟 30min，相对风险将增加 7.5%～10.0%。一系列大规模随机临床试验结果显示，相较于溶栓治疗，急诊 PCI 治疗能够有效降低再发缺血、再发心肌梗死、多次血运重建、颅内出血及死亡发生率。早期再灌注治疗旨在缩短心肌缺血时间，以减少心肌细胞的坏死。目前指南也推荐 PCI 以作为 STEMI 患者早期再灌注治疗。

三、院内发生的 STEMI

院内发生的 STEMI 的定义包括：非冠心病住院患者发生的 STEMI，或任何住院患者发生的 STEMI 等。2007～2011 年，在一个大型、三甲、大学附属的教学医院中，其发病率约 3.4/10 000 名患者；而 2008～2011 年，通过美国加利福尼亚州住院患者数据库分析，院内

的 STEMI 的发病率为 2.7/10 000 名患者。据美国医院协会统计,美国 2013 年的总住院人数为 3600 万,而院内 STEMI 的发病人数 10 000～12 500 人,其发病率为普通人群中的 40～50 倍。

(一)对于院内发生 STEMI 的早期研究

1978 年,美国南加利福尼亚州哥伦比亚市首次报道一例非冠心病住院患者发生心肌梗死的病例,其特点表现为心电图上病理性 Q 波和相应导联 ST 段压低(表2)。与院外发生的 MI 相比,院内 MI 的死亡率显著升高(66% vs 22%;$P<0.0001$)。除此之外,发病症状不典型、Killip 分级更高也是其特征性表现,由此导致患者从发病至收治入重症监护室的时间明显延长。在一项纳入德国西南部 54 家医院总计 5888 名 STEMI 患者的 MITRA 研究中,共有 403 名院内发生 STEMI 患者(6.8%)。研究结果显示,院内发生 STEMI 患者的在院死亡率为院外 STEMI 患者的两倍(27.3% vs 13.9%)。其中大部分患者合并冠心病基础疾病(包括稳定型心绞痛、不稳定型心绞痛、或冠脉造影或 PCI 前后发生的 MI 等,占所有院内发生 STEMI 患者人数的 73%)。除此之外,在院内发生 STEMI 的患者中,女性、高血压病、糖尿病、肾功能不全以及存在溶栓禁忌证等所占比例均显著低于院外 STEMI 患者。在另一项研究纳入 2003 年 7 月～2004 年 8 月,美国退伍军人医疗保健系统中的 792 名院内发生 MI 的患者中(包括 STEMI 和 NSTEMI),共包含 75 名 STEMI 患者(9.5%)。相较于院外发生 STEMI 的 6 262 名患者,该 75 名患者的平均年龄、合并症所占比例以及在院及 30d 死亡风险显著升高。

此外,瑞典 AMIS Plus 研究结果显示,在 35 394 名 2002～2014 年的住院患者中,共有 356 名院内发生 MI 的患者(1%),其平均年龄、女性及合并症所占比例,STEMI 或 NSTEMI 发生风险及死亡率均显著升高;然而,其接受 PCI 治疗所占比例却低于院外 MI 患者。

(二)院内发生 STEMI 患者的人群特征及危险因素

两项针对非冠心病患者院内发生 STEMI 的研究结果显示,与院外发生 STEMI 的患者相比,院内 STEMI 患者的年龄、女性及合并症所占比例均显著升高(表1)。除此之外,在院内发生 STEMI 的患者中,高血压病、糖尿病合并慢性并发症、充血性心衰、慢性肾脏病、既往冠心病病史、外周血管疾病、凝血功能异常、转移癌、瓣膜病以及既往吸烟史等所占比例均显著升高。此外,接受外科手术治疗的患者的院内 STEMI 发生风险将增加。

表1 院外与院内发生 STEMI 诊疗特征的比较

	院外发生的 STEMI	院内发生的 STEMI
发病地点	社区	卫生机构
首诊者	EMS 或急诊科医生	院内医务人员
患者主诉	典型、明确	不典型、复杂;难以描述
首诊者对 STEMI 的警惕性	高;组织良好	低;通常关注于其他原发疾病
首诊者对 STEMI 识别诊断的预备性	高;受过专业培训	通常未受过专业培训
心电图检查	10min 内完善并诊断	通常延迟
STEMI 诊疗团队系统的启动	通常由 EMS、急诊科医生或心脏专科医生启动	心脏专科医生启动的会诊
血运重建治疗的决策	相对简洁	相对复杂;受患者原发病或合并症等因素所限

注:EMS.急诊医疗服务;STEMI.急性 ST 段抬高型心肌梗死

表2 院外与院内发生 MI 的比较(包括 STEMI 和 NSTEMI)

	Zmyslinski et al.(1981[29])	Zahn et al.(2000[30])	Maynard et al.(2006[31])	Erne et al.(2015[32])
病例数	50 vs 460	403 vs 5485	792 vs 6262	356 vs 35 038
年龄(岁)	67 vs 63*	70 vs 66#	74 vs 69#	74 vs 66#
女性(%)	42 vs 30	44 vs 33	1.5 vs 1.7	35 vs 27

	Zmyslinski et al.(1981[29])	Zahn et al.(2000[30])	Maynard et al.(2006[31])	Erne et al.(2015[32])
在院死亡率(%)	66 vs 22	27.3 vs 13.9	27.3 vs 8.6	14.3 vs 5.5
STEMI(%)	NR	100 vs 100	9.5 vs 19.5	35.5 vs 55.5
PCI(%)	NR	12.4 vs 10.2	NR	56.6 vs 81.1

*.中位数;♯.平均数;NR.未报道;PCI.经皮冠脉介入治疗;STEMI.急性 ST 段抬高型心肌梗死

表 3　院外与院内发生 STEMI 诊疗特征的比较

	Dai et al.(2013[10])	Garberich et al.(2014[12])	Kaul et al.(2014[11])	Richmond et al.(2014[13])
病例数	48 vs 227	83 vs 907	3068 vs 58 953	35 vs 137
纳入标准	因非冠心病住院而于院内发生的 STEMI	院外与院内发生 STEMI,并行冠脉造影检查	因非冠心病住院而于院内发生的 STEMI	院外与院内发生 STEMI,并行 PCI 治疗
年龄(岁)	68 vs 60	66 vs 63	72 vs 65	65 vs 62
女性(%)	50 vs 33	35 vs 31	47 vs 32	46 vs 32
在院死亡率(%)	39.6 vs 3.9	8.4 vs 4.6	33.6 vs 9.2	14.0 vs 5.8
心电图至球囊扩张时间(分钟)	129 vs 60♯	76 vs NR(D2B 51[EMS]/66[self/family-driven])♯	NR	357 vs 137*
住院时间(d)	16 vs NR	5 vs 3♯	13.4 vs 4.7*	9 vs 4*§
MI 后射血分数	55 vs 55	44 vs 48*	NR	44 vs 50
冠脉造影(%)	71 vs NR	100 vs 100	33.8 vs 77.8	100 vs 100
PCI(%)	56 vs NR	91 vs 94	21.6 vs 65.0	100 vs 100

.中位数;♯.平均数;§.心肌梗死后;EMS.急诊医疗服务;NR.未报道;MI.心肌梗死;PCI.经皮冠脉介入治疗;STEMI.急性 ST 段抬高型心肌梗死

(三)临床预后

院内发生 STEMI 患者的在院死亡率、住院时间以及医疗资源消耗均显著高于院外 STEMI 患者(表2,表3)。与院外发生 STEMI 的患者相比,院内 STEMI 患者的在院死亡率显著升高 2～10 倍。一项研究显示,院内 STEMI 患者的在院死亡率达 33%;而在另一项单中心临床试验中,死亡率更是高达 40%。不难理解,两种疾病死亡率的区别源于两者在年龄、合并症等一系列因素的差异。因此,能否制定出最合适的治疗措施以降低院内 STEMI 患者的死亡率就显得至关重要。

有研究表明,接受过 PCI 治疗的院内 STEMI 患者的死亡率显著降低。这一发现提示介入治疗有可能降低该病死亡率。研究还表明,对于明确诊断为冠心病的患者(包括急性冠脉综合征、PCI 后急性血栓形成及运动负荷试验提示 ST 段抬高),或及时接受 PCI 治疗的患者,其死亡率同样显著降低。

(四)PCI 的应用

高龄、合并症及近期手术史导致了院内发生的 STEMI 与院外 STEMI 在死亡率方面的差异。然而,经过年龄、性别及合并症等因素的校正之后,两者死亡率的差异仍然存在。其他影响因素包括诊断延误、PCI 治疗率等差异(表3)。

尽管 PCI 治疗在院内发生的 STEMI 的疗效有效性尚未明确,但再灌注治疗能够显著改善院外 STEMI 的预后(详见表2,表3)。由于出血风险、急性神经系统症状、家庭或患者对非手术治疗的倾向性及严重合并症等因素,院内发生 STEMI 患者的再灌注治疗比例明显低于院外 STEMI 患者。然而,经过年龄、性别、合并症及医疗情况等因素的校正之后,两者再灌注治疗比例的差异仍然存在。

通过校正分析发现,接受 PCI 治疗的院内 STEMI 患者,其在院死亡率显著低于未 PCI 治疗患者,提示了再灌注治疗对于院内 STEMI 患者的获益。通过建立模型,将院内 STEMI 患者根据在院死亡风险进行分层分析,结果表明,高危患者 PCI 治疗的接受比例显著低于低危患者。更为重要的是,在所有亚组中,接受 PCI 治疗的患者的生产率显著高于未 PCI 治疗患者,提示了再灌注治疗对院内 STEMI 患者的生存预后的获益,无论是对于高危患者抑或是低危患者。

(五)PCI 的抗栓治疗

患者行 PCI 治疗过程中需予以抗栓治疗,术后则需长期服用阿司匹林。置入支架的患者更需要长期双联抗血小板治疗。对于许多围术期患者,抗栓治疗及抗血小板治疗与出血风险密切相关。相似的是,非手术患者(诸如胃肠道出血、白血病合并血小板减少或颅内出血等)在抗凝治疗时同样存在高出血风险。尽管目前因抗凝或者抗血小板治疗引起的出血风险尚未明确定义,但不能因此禁止此类患者 PCI 治疗的实施。未来需要更多数据及证据,对院内发生 STEMI 且合并高出血风险患者的风险——获益进行评估,指导相应的治疗方案选择。

尽管目前关于院内发生 STEMI 患者的抗凝及抗血小板治疗的证据非常有限,但是间接证据提示,此类患者的出血风险尚可被接受。例如,一项包含 41 项研究、总计 49 590 名经手术治疗患者的 Meta 分析结果显示,手术时持续予以低剂量阿司匹林治疗的患者,其出血风险较停用阿司匹林的患者增加 1.5 倍;但除颅脑手术外,患者严重出血并发症的发生风险并未增加。院内发生 STEMI 患者的抗凝和抗血小板治疗是一个重大课题,然而目前该方面的相关证据仍非常有限。尽管有部分研究对围术期患者给予抗血小板或者抗凝治疗的出血风险进行了评估,但对于院内发生 STEMI 的患者,用药的风险性尚无明确定论。此类患者抗凝治疗的风险性与再灌注治疗的获益相比,两者孰轻孰重尚不明确。急性肾功能损伤、贫血、创伤后出血及合并其他相关高出血风险因素可能并非院内发生 STEMI 患者 PCI 治疗的绝对禁忌证;尽管出血风险增加,但患者的生存预后却可能因 PCI 治疗而得到显著改善。因此,亟须相关研究数据以评估院内发生 STEMI 患者抗凝治疗的风险性及血运重建后的潜在获益。目前,急诊 PCI 治疗对于院内发生 STEMI 患者获益与否的数据非常有限,且缺乏相关指南指导。除此之外,对于院内 STEMI 患者进行介入治疗的禁忌证,或是 STEMI 发病后 PCI 治疗的时间窗,抑或是将患者从无 PCI 治疗条件的医院转入具备 PCI 机构能否带来获益等问题,均亟待进一步研究。

(六)治疗的延误

通过对院外发生 STEMI 患者的研究结果进行推断,院内 STEMI 患者再灌注治疗的获益与否取决于恢复血流的速度;治疗的延误将对生存预后产生不良影响。主要的延误点在于院内发生 STEMI 的诊断,心电图检查的实施及急诊冠脉造影的治疗决策(表3)。相较于上述延误,当 STEMI 治疗团队启动时,院内与院外发生 STEMI 患者的再灌注治疗时间并无差异。院外发生 STEMI 的患者最初经由 EMS 或急诊科医生接诊,他们经验丰富,能够识别 STEMI 的发病症状及相应特征性的心电图改变;相较而言,非心脏相关科室的医生对此类情况相对经验不足,无法及时诊断 STEMI 的发生。此外,非心脏相关科室的医生对 STEMI 发病的敏感性相对欠缺。虽然某些延误情况无法避免(诸如和患者及其家庭成员沟通疾病治疗的风险性及获益),但其他延误情况能够加以避免,如同对于院外发生 STEMI 的诊疗过程。

院内与院外发生的 STEMI 在临床表现上存在差异。在一项针对 48 例院内发生 STEMI 患者的分析结果表明,临床特征的变化(诸如精神状态的改变、低血压、呼吸窘迫、心电遥测变化及心肌酶学指标升高等)是促使医生对患者进行心电图检查的最重要因素(占所有患者的 67%);而缺血性主诉(诸如胸痛、气促、心悸等)仅占 1/3。在所有的 48 例患者中,有 9 例是医生在发现心肌酶学指标升高之后才进行心电图检查的。院内发生 MI 的患者首次心肌酶学指标显著升高,提示了对于 MI 诊断的延迟。院内发生 MI 症状不典型,也降低了患者及医生对于潜在心源性相关疾病诊断的敏感性;此外,其他治疗(诸如麻醉、镇静及镇吐药等)对于疾病临床表现的干扰影响,同样是院内 MI 患者延迟诊断的可能原因所在。

在院内发生 STEMI 的诊断中,常常出现心电图识别及解读的延迟。自缺血性事件发生到心电图检查的进行,在不同情况下差异极大,从几分钟甚至到几小时,中位时间约 41min。与之相反,目前急诊科医生或 EMS 人员对于院外 STEMI 患者的心电图检查的时间在 10min 以内;一旦明确诊断,则迅速启动 STEMI 治疗团队。

第三个延误在于 STEMI 诊断明确后,STEMI 治疗团队启动与否的必要性。对于院内发生 STEMI 的患者,从心电图诊断到球囊扩张(E2B)时间反映了从心电图明确诊断到成功再灌注治疗的时间,与院外 STEMI 的 D2B 时间类似。在数个 PCI 中心开展的研究结果显示,院内发生 STEMI 的患者在 E2B 时间上差异很大,且较院外 STEMI 患者的 D2B 时间显著延长(表3)。该差异源于院内发生 STEMI 患者从心电图诊断至到达心脏导管室时间的延长。而在到达导管室至球囊扩张的时间上,两者并无明显差异。与院外发生 STEMI 的患者相比,院内 STEMI 患者在心电图诊断及再灌注治疗决策时间上显著延长。相较于非心脏疾病患者,因心脏疾病(诸如急性冠脉综合征或 PCI 术后急性支架内血栓形成等)住院继而发生 STEMI 的患者,从发病到心电图诊断及 E2B 的时间显著缩短。

(七)质量改进

针对院内发生的 STEMI 患者诊疗系统的一系列改进措施已在部分医院施行,包括 STEMI 诊疗团队及其迅速启动以及经培训的由心电图专家识别诊断 MI 并自动快速报告当班的心脏介入医生的流程。通过院内发生 STEMI 的标准化诊疗流程的实施,平均再灌注时间从 85min 缩短至 67min,在院死亡率从 15.4% 降低为 5.3%。

院内发生 STEMI 的质量改进计划(IS-QIP)是第一项针对介入治疗对院内发生 STEMI 的诊断时间及治疗时间改善情况的多中心临床试验;通过质量改进措施前后的对比,比较院内发生 STEMI 患者生存预后的差异。它包含 17 个临床中心,总计 700 名注册患者。IS-QIP 包括四种干预方式:①在医院范围内,改善院内发生 STEMI 的症状识别和及时治疗重要性的相关宣教;②对心源性症状起病、并可能进一步临床恶化的患者,建立其 30min 内进行心电图检查的系统;③建立自动识别 STEMI 心电图表现、并于 10min 内汇报心脏介入医生的机制;④建立院内发生 STEMI 的诊疗流程和(或)迅速启动的诊疗团队。一系列措施的实施,旨在于 60min 内获得患者心电图结果,并实现血运重建,从而改善院内发生 STEMI 患者的生存预后。

IS-QIP 的一大目标在于,对院内发生 STEMI 的患者建立标准化诊疗流程。院外 STEMI 系统的发展来源于流程的标准化,它有助于 STEMI 的诊断,并迅速启动诊疗团队。与之相反,目前院内发生 STEMI 的诊断及治疗需要多个步骤,并且每一步都可能引起诊疗过程的延误。IS-QIP 的建立能够加强院内医务人员对冠脉缺血的诊断识别,完善配备能够识别心电图的心脏科医生早期参与,快速决策是否适合再灌注,以及 STEMI 诊疗团队的迅速启动。IS-QIP 是第一项用于评估质量改善措施对于院内发生 STEMI 患者预后影响的多中心临床试验。

四、结论

相较于院外发生的 STEMI,院内 STEMI 患者高龄、女性及多发合并症的所占比例更高,且症状不典型。此外,院内 STEMI 患者同样有着更高的短期死亡率及医疗资源消耗。无论是对于高危患者抑或是低危患者,急诊 PCI 治疗均能够显著改善生存预后。诊断延误及盲目启动再灌注治疗可能导致住院 STEMI 患者的不良预后。通过尽早诊断、快速心电图检查解读及血运重建治疗决策等诊疗质量改进措施,能够有效缩短住院发生 STEMI 患者的心肌缺血时限。

参 考 文 献

Braunwald, E. 1993. The open-artery theory is alive and well—again. N. Engl. J. Med,329:1650-1652.

Jollis,J. G. et al. 2012. Expansion of a regional STsegmentelevation myocardial infarction system to an entire state. Circulation,126:189-195.

Krumholz,H. M. et al. 2011. Improvements in doortoballoon time in the United States, 2005 to 2010. Circulation,124:1038-1045.

Ornato,J. P. 2007. The STsegmentelevation myocardial infarction chain of survival. Circulation,116:6-9.

Roe,M. T. et al. 2010. Treatments,trends,and outcomes of acute myocardial infarction and percutaneous coronary intervention. J. Am. Coll. Cardiol,56:254-263.

15.2016 AHA 关于女性急性心肌梗死的科学声明

广东省人民医院　周颖玲　张　莹

心血管疾病(CVD)是导致女性死亡的最主要疾病。从 1984 年开始,女性 CVD 年死亡率增长速度快于男性,而且,女性 CVD 患病和死亡的人数也远高于男性。尽管过去 20 年间女性 CVD 死亡率显著降低,但是目前针对女性冠心病(CAD)的临床研究证据仍然较为缺乏。而且,由于女性 CAD 在诊断和治疗方面存在其特殊性,公众对女性心肌梗死(MI)的认识、医护对女性特殊性的重视度,以及女性 MI 诊疗的规范性均存在不足。

因此,美国心脏病学会(AHA)2016 年发表了首部针对女性患者的急性心肌梗死(AMI)的科学声明,该声明回顾了现有的针对女性 AMI 的临床试验证据,阐述了 MI 危险因素、病理生理、临床表现、治疗和预后等方面的性别差异,并呼吁大家重视女性 AMI,提高诊断和治疗率,降低病死率、致残率。

一、流行病学

(一)AMI 患病率

导致女性 AMI 发生率增加是多种因素共同作用的结果,包括年龄、种族、宗教。CAD 每年影响 660 万美国妇女,仍然是女性发病率和死亡率最高的疾病。其中,270 万人有 MI 的病史,>53 000 死于 MI,约 262 000 名妇女因急性冠脉综合征(ACS)住院治疗。女性 MI 患者预后较男性更差。Framingham 心脏研究和 MILIS 研究显示,女性 AMI 后 30 d 死亡率较男性高 16%～28%,早期死亡风险约为男性的 2 倍。根据 2015 年 AHA 报道,发生 AMI 的 1 年内男性和女性的死亡率分别为 19% 和 26%,5 年死亡率分别为 36% 和 47%。导致该差异的原因主要与延误治疗、依从性较差、并发症较多相关。通常,女性 MI 患者较男性更多存在治疗的延误。现有数据显示,女性的高死亡风险趋势可长期存在。

研究报道显示女性患糖尿病(DM)、心力衰竭、高血压、抑郁症和肾功能不全的比例比男性高。与男性相比,女性患者更常见非 ST 段抬高 MI(NSTEMI)和非阻塞性冠状动脉疾病。女性发病的原因也更易于使少见的 CAD 病理生理机制,如自发性冠状动脉夹层(SCAD)或冠状动脉痉挛(CAS)。ACS 和冠状动脉血

运重建后的女性患者,比男性住院时间更长、住院死亡率更高,出现出血并发症更多,并且出院后再次入院率增加多达 30%。

(二)年龄

年龄因素是 AMI 性别差异的首要体现,相较于男性,女性早发 CAD 的患者数量少,年轻女性 ACS 患者较罕见,但年轻女性 AMI 死亡率显著高于男性。证据显示,在 45～54 岁人群中,女性 CAD 患者的发病率和死亡率有所增加。女性首次发生 AMI 的平均年龄(71.8 岁)大于男性(65 岁)。虽然雌激素的保护作用已得到证明,但是在绝经后妇女采用激素替代疗法仍未观察到阳性结果,目前仍不推荐绝经后妇女采用激素替代疗法进行心血管疾病的一级或二级预防。但是激素治疗在年轻女性中的作用尚不明确,需要进一步研究。

(三)种族差异

以往研究表明,非白种人女性发生首次心肌梗死的年龄低于非西班牙裔白种人女性。黑种人女性的 AMI 发病率高于其他各种族女性,黑种人女性首次 CAD 发病时较非西班牙裔白种人女性更易发生心脏猝死。心肌梗死发作时,黑种人女性与西班牙裔女性较非西班牙裔白种人女性更易合并糖尿病、肥胖及高血压等心血管相关危险因素。与白种人女性相比,黑种人女性接受心导管检查的比例较低。

印度裔及美国印第安女性也是高危群体,自 2003～2010 年,印度裔女性的 CAD 死亡率持续增加。美国印第安女性的心血管事件发病率几乎是普通人群的 2 倍,占美国印第安女性糖尿病患者心血管事件的 3/4。

二、病理生理学机制

研究证据支持男女之间发生 AMI 的机制有所不同。不同性别 MI 患者发病原因在斑块特征(破裂和糜烂),冠状动脉痉挛和自发性冠状动脉夹层这些病理生理学机制上存在差异。

病理结果显示,虽然斑块破裂与 76% 男性的致死性 MI 有关,但是仅与 55% 的女性有关。而尸检研究显示,斑块糜烂更多见于年轻女性,这可以解释为什么

年轻患者和女性更多见无冠状动脉闭塞的 MI。

冠脉痉挛与自发性冠脉夹层是较少见的 AMI 原因，目前冠脉痉挛导致 AMI 是否存在性别差异尚缺乏研究证据。冠脉痉挛的常见症状为休息时反复胸痛和短暂的 ST 段抬高，但少见引发急性心肌梗死。其原因亦是多因素的，包括迷走神经因素、血管平滑肌高反应性、内皮细胞功能失调和自主神经系统失衡。吸烟是 ACS 主要的危险因素，也可由自主神经活动变化、吸食可卡因、服用麻黄碱和其他药物诱发。与男性相比，女性冠状动脉痉挛患者年龄更大、较少吸烟、较少有严重冠状动脉疾病。与老年女性比较，年轻女性冠状动脉痉挛患者的 5 年生存期明显缩短。

自发性冠脉夹层是 AMI 极其罕见的病因，但多发生于女性，在小于 50 岁女性 ACS 患者中 10.8% 的患者存在自发性冠脉夹层。所以如果年轻女性有 ACS 的临床表现但无典型的动脉粥样硬化危险因素，则应高度怀疑该病因。

三、心血管危险因素

与男性比较，大量吸烟、2 型糖尿病、抑郁和心理因素对女性的影响更大。吸烟是女性发生 MI 的最重要的危险因素，是 <55 岁女性患者发生 MI 的头号原因，使发病风险增加 7 倍。

和男性患者相比，高血压病与女性发生 MI 关系更密切。总胆固醇和低密度脂蛋白水平升高与中年女性的心源性死亡关系更密切。高密度脂蛋白和甘油三酯水平降低是女性发生 CAD 的一个强力预测因素。

肥胖是女性发生 AMI 的重要危险因素，可使发病风险增加 3 倍。年轻女性代谢综合征患者 MI 发病风险增加 5 倍。合并糖尿病的女性发生冠状动脉事件风险高于男性，是年轻女性发生 ACS 的一个强力危险因素，其发病风险增加 4～5 倍。

心理压力和情绪紧张对女性 CAD 的治疗影响更大，抑郁会给日常生活带来困难，并逐渐改变患者的正常生活方式。与男性相比，女性患有糖尿病、抑郁症和既往接受经皮冠脉介入治疗（PCI）的比例更高。女性发生抑郁的比例是男性的 2 倍，是发生 MI 或心源性死亡的重要危险因素，至少增加发病风险 50%。与男性相比，女性更缺乏规律的日常锻炼，这是女性心脏病发病的主要因素之一。女性绝经后雌激素水平下降是导致微循环障碍性心脏病的主要危险因素；高血压等妊娠并发症或孕期糖尿病都是导致产后母亲或后代子女高血压或糖尿病的远期危险因素。

四、临床症状

越来越多证据显示，ACS 患者的临床表现存在性别差异。尽管大多数 AMI 患者都会出现典型的胸痛或胸部不适症状，但女性常表现为不典型胸痛和心绞痛样症状如呼吸困难、乏力和消化不良等症状（表 1）。性别差异是导致女性 AMI 患者误诊、延迟血运重建及死亡率高的原因之一。

了解临床表现的性别差异有助于及时鉴别缺血症状、准确分诊及更好的检查与治疗，否则或可导致女性患者被误诊、耽误血运重建的最佳时间并增加 AMI 死亡率。另外，有研究显示 AMI 发病后，女性就医普遍比男性慢，可能是缺乏危险意识、较为被动、错误理解病因和自我护理能力低的缘故。

表 1　女性 AMI 典型和非典型症状

典型症状	非典型症状
胸痛和（或）不适（压榨感、紧缩感）	胸痛（刺痛、肋膜炎痛、烧灼痛、酸痛）
额外症状：	其他症状包括：
包括胸痛放射至下巴、颈部、肩部、手臂、背部、上腹部	异常疲惫、异常呼吸短促
	上背部或胸部疼痛
相关症状：	颈、背、下巴、肩、手臂、上腹部疼痛
包括呼吸困难、恶心、呕吐、头昏目眩、出汗	感冒样症状
	眩晕
	恐惧和焦虑
	虚弱无力
	消化不良
	心悸

五、治疗

尽管治疗可以降低死亡率，但 AMI 发病期间女性还是经常得不到合理治疗。在溶栓治疗或 PCI 方面女性的预后常比男性差，表 2、表 3 总结了女性 AMI 再灌注策略和药物治疗的结果。

（一）ST 段抬高型心肌梗死（STEMI）的血运重建

1. 溶栓治疗　无论性别和年龄的差异，发病早期及时溶栓都可以降低死亡率。最新指南指出，如果患者就诊的医院没有能力行 PCI 或者预测患者入院后无法在发病后 120min 黄金时间内及时行 PCI，且患者无溶栓禁忌证，推荐使用溶栓治疗。但指南中并没有进一步指出性别差异的推荐治疗方案。

有研究发现，或许是女性基础状态比较差的缘故（包括年龄和糖尿病、高血压和心衰的发病率），女性溶栓后死亡率和患病率明显比男性高。另外,女性更容易发生非致死性的并发症,如休克、心衰、再梗死、反复缺血、出血和脑卒中。尽管临床预后有性别差异,但溶栓效果并没有表现出太多的性别差异。

由于女性的出血风险较高(尤其是中度和重度出血),而且有较多的相对禁忌证(老龄、高血压和体格较小),使得内科医生不太愿意对女性患者使用溶栓治疗。另外,即使是月经期的女性,溶栓治疗所带来的严重出血和非经期女性的差异并不明显。

总的来说,溶栓治疗还是利大于弊,可有效减少发病后12h内的死亡率。另外,针对没有禁忌证且预测患者入院后无法在发病后120min黄金时间内及时行PCI,纤维蛋白溶解对STEMI患者的治疗起着很重要的作用。

2.急诊PCI 鉴于女性有较多的溶栓禁忌证,所以优先选择急诊PCI。血管成形术消除了颅内出血的风险,也是女性生存率的独立预测因素。有研究发现,急诊PCI有利于提高诊断的准确性,但女性的院内死亡风险高于男性。而且新型支架的出现也改变了早期支架对女性的负面影响,减少了死亡和心肌梗死及靶血管血运重建的风险。

3.冠脉搭桥手术 尽管急诊冠脉造影发现50%的STEMI患者可见多支血管病变,但很少在AMI期间紧急行冠脉搭桥治疗(CABG)。一般是哪条血管堵了就行PCI通哪条血管,等血流通畅了,再考虑是否进一步行冠脉搭桥治疗。有研究显示,行CABG治疗的女性大多为年纪较大且病情较重。

(二)NSTEMI的血运重建

NSTEMI女性患者的并发症比男性多,包括出血、心衰、休克、肾衰竭、再梗死、脑卒中和再入院。研究结果也显示,介入治疗对NSTEMI患者治疗有益,早期且及时的介入治疗可有效降低死亡率和心肌梗死发病率。最新的ACC/AHA指南推荐,对于孕妇,如果发生威胁生命的并发症而且药物治疗效果不佳时可以使用心肌血运重建治疗。

NSTEMI女性患者接受搭桥手术后比男性容易发生术后并发症,如需要血管加压素、主动脉内球囊反搏、呼吸机支持、透析和输血,但死亡、MI或脑卒中的

长期风险并无性别差异。

(三)药物治疗

药物治疗的目的是减少患病率和死亡率,预防并发症,改善生活质量。梗死后的核心治疗方案包括抗血小板药物、β受体阻滞剂、ACEI、ARB和他汀类药物。大量的随机对照临床试验已证实这些药物的有效性和安全性,也逐渐发现了其中的性别差异。

2014年ACC/AHA NSTEMI指南推荐NSTEMI女性患者发生AMI时的治疗或者对MI二级预防都可以使用和男性一样的药物。但同时也指出,需充分考虑女性的高出血风险,谨慎使用抗血小板和抗凝药物。尽管指南这样推荐,对于非阻塞性冠脉疾病和MI的女性患者,医师较少开药行MI的二级预防,这无疑增加了再入院率、再梗死率和死亡率。

由于缺乏获益的证据,对MI后女性患者不推荐使用雌、孕激素、抗氧化剂(如维生素E、维生素C、胡萝卜素)、叶酸(无论是否联合维生素 B_6 或维生素 B_{12})进行MI后二级预防。如发病时正在服用激素,也需停止。如果因某些原因,女性患者仍坚持激素治疗,则需要权衡好利弊,但要意识到心血管疾病的风险很大。

(四)非药物治疗

1.心脏康复治疗(CR) 目前国际公认心脏康复治疗是AMI后护理的重要环节,有助于减少患病率和死亡率。但基于过去30年的研究结果显示大部分有心脏康复治疗需要的女性并没有接受CR治疗,而且现行的女性心脏康复也大多照搬男性患者的治疗方案。相比门诊随访模式,以家庭为基础的CR模式或许是更加有效而又可行的办法。

2.性健康咨询 相比男性,女性AMI后性功能失调问题并没有得到过多地关注,能得到性健康和性生活方面的合适的指导更是少之又少。有研究显示,仅有12%的年轻女性患者会在AMI后一个月跟医师提及性生活问题。AMI康复期的女性患者急需一些有效的建议,包括处理阴道干涩、性欲低下、性高潮障碍或药物不良反应等。心理因素,包括恐惧、焦虑和抑郁,也可对性生活的恢复造成负面影响。有必要开展面对面的性咨询,帮助女性患者及其伴侣调整性生活问题。

表2 女性STEMI治疗预后和指南建议

STEMI血运重建策略	
溶栓	死亡率和出血并发症发生率高于PCI治疗
	预计FMC-PCI时间超过120min的非PCI中心
	溶栓剂使用无性别差异
PCI	急诊PCI30d死亡率低于溶栓治疗

	颅内出血风险低于溶栓但其他血管并发症仍较高与单纯造影相比较支架置入可减少 MACE 事件和靶血管血运重建
CABG	PCI 治疗无性别差异
	女性住院死亡率风险高于男性
	器械使用无性别差异

表 3　女性 NSTEMI 治疗预后和指南建议

NSTEMI 血运重建策略	
PCI	早期侵入性策略降低高危女性患者死亡率和再梗死
	高危女性患者应选择早期侵入性策略
药物治疗	阿司匹林可减低缺血事件风险
	抗栓药物可降低血栓并发症风险
	抗血小板和抗栓药物会增加女性出血风险
	女性 NSTEMI 患者在急诊和二级预防时均应与男性应用同样的药物治疗（阿司匹林、P2Y12 受体抑制剂、抗凝药物、他汀、β 受体阻滞剂和 ACEI）
	对于 STEMI 无性别差异
强化行为干预	戒烟
	生活方式改变，减压、保持体重、改变饮食和运动

目前，女性 CAD 的防治措施尚不到位，其原因是当前 CAD 防治指南多以男性为主，在用药剂量及时程等诸多方面没有充分地考虑到男女差异；缺乏以女性为主的大规模研究，女性 CAD 患者的循证依据欠缺。

六、AMI 后并发症

尽管 MI 治疗成功率男女无差别，但心肌梗死后女性的并发症却多于男性。AMI 后女性患者更可能发生出血并发症，出血常继发于药物治疗或介入治疗。与男性相比，接受抗血小板和抗凝治疗的女性患者住院期间发生出血性并发症的风险升高 43%，接受 PCI 后住院期间的严重出血（穿刺部位出血）发生率明显升高，因而增加死亡率。接受溶栓治疗的女性患者颅内出血发生率明显升高。

机械性并发症、心源性休克和心衰也更常见于女性，但室性心律失常的发病率无性别差异。女性 MI 患者更容易发生心源性休克，与女性患者年龄较大及较多合并糖尿病、高血压病和心衰有关。女性患者发生急性二尖瓣关闭不全的风险升高。老年女性和不吸烟女性发生室间隔穿孔的风险升高。游离壁破裂和心脏压塞更常见于女性，与年龄大、前壁 MI 和溶栓治疗延迟有关。此外，女性患者发生房颤和缓慢性心律失常的风险升高。

除了以往认识到的预后相关的风险因素，心理风险因素对 MI 后女性患者预后的影响也逐渐引起重视。

七、总结

自从 2000 年以来，由于女性在冠脉疾病方面的特别之处得到重视和医学的进步，死亡率已经大幅度下降，但仍没有到放松警惕的时候。本文以 AMI 为背景回顾了性别差异对发病机制、临床表现及治疗方面的影响。为了进一步改善治疗，有必要提升女性本身对这些建议的依从性。最后，呼吁开展多学科的研究，制定更加合适的二级预防护理模式，使女性的身心健康得到全面改善。

16．急性冠脉综合征主要出血事件的判定：判定标准的标准化指引

南方医科大学南方医院　黄　铮　洪承路

一、概述

有效的抗血栓治疗可显著降低急性冠脉综合征（Acute Coronary Syndromes，ACS）患者缺血性事件复发和死亡风险，但同时也不可避免地增加医源性出血的并发症。经皮冠状动脉介入治疗患者和 ACS 患者的严重出血并发症与患者短期死亡率和发病率有关，导致住院时间延长和巨大的资源浪费。因此，随机对照试验（RCT）将出血作为安全终点事件用于评估新型抗血栓药物及介入技术是必不可少的。

在过去的研究中，众多的出血分类用以报告出血并发症（当前出血分类的总览可参见在线版中的补充材料，表1）。对出血的定义不同，研究中报道的出血发生率可能有很大的不同，这种出血定义分类的不同，也就影响了不同试验中出血并发症发生率的直接比较。为了克服出血定义的异质性，出血学术研究协会（BARC）制定了一个标准化的分级出血分类系统。BARC 定义的出血并发症用来判定择期 PCI、ACS 及 ST 段抬高型心肌梗死（STEMI）患者的预后价值。标准化的出血分类的引入，是改善临床试验及注册研究的安全性结果解读的第一步。然而，出血发生率取决于多个因素，包括研究人员如何积极寻求跟踪出血事件，以及如何定义出血事件。

以前的一些研究，尽管研究人群相似，治疗策略相似，并应用相同的研究方法，但即使出血定义也是相同的，出血发生率仍存在很大差异。为了说明这一点，我们以 STEMI 患者急诊经皮冠状动脉介入治疗的主要或次要的心肌梗死溶栓治疗出血发生率的 RCTs 为例。为了尽量减少不同抗血栓药物对出血的影响，我们只报告接受普通肝素、阿司匹林和氯吡格雷治疗的患者。通过 PubMed 和 EMBASE 数据库对 2001 年 1 月 1 日至 2015 年 5 月 25 日为止的文献进行检索，使用搜索主题词包含："经皮冠状动脉介入治疗"或"经皮冠状动脉腔内成形术"或"急诊经皮冠状动脉介入治疗"或"急诊冠状动脉成形术"或"心肌梗死"或"ST 段抬高型心肌梗死"或"ST 段抬高型急性冠状综合征"。先对标题和（或）摘要进行筛选然后获取全文。对确定研究的参考文献及相关综述进行筛选，以获取潜在的合适研究。非英语论文、个案报告、非随机性研究、综述及数据重复的研究被除外。只有那些应用 UFH、阿司匹林和氯吡格雷进行 PPCI 患者抗栓治疗并提供了 TIMI 大出血或小出血发生率的研究被纳入。研究策略的流程图可参考在线版的附录中的图 S1。最终，我们确定了 15 项应用 UFH、阿司匹林和氯吡格雷行抗栓治疗，行 PPCI 的 STEMI 患者且提供了 TIMI 主要或次要的出血发生率的研究。表1提供了这些研究的概述，包括一些重要的出血相关因素的发生率和 TIMI 出血率。经股动脉途径行 PPCI 并应用了糖蛋白 Ⅱ b/Ⅲ a 抑制剂治疗患者，其住院期间或 30d 的 TIMI 主要出血发生率为 0.8%～9.5%，TIMI 轻微出血发生率为 1.2%～12.9%。另外，经股动脉途径行 PCI 但限制应用糖蛋白 Ⅱ b/Ⅲ a 抑制剂（＜13%）的 STEMI 患者，其住院或 30d TIMI 主要出血发生率介于 1.8%～5.5%，TIMI 轻微出血发生率介于 1.8%～9.1%。TIMI 主要和次要出血发生率之显著差异。出血发生率的差异可以由以下几个因素来解释，包括各地方实践的差异、基线变量和不可预测因素的差异。另外，血管闭合装置使用百分比的差异可能也会影响到各研究报告之间的出血发生率。然而，出血并发症的发生率也很大程度上依赖于所获取的文件及判定的数量和质量。临床事件委员会（Clinical Event Committee，CEC）对复杂案例出血分类的解释空间较大可能会导致判定的差异。表1提供了4个可能发生判定差异的案例。案例1显示了一例在健康检查中表现为胃肠道出血的患者，计算其血红蛋白（haemoglobin，Hb）减少量是困难的，因为不清楚哪次的 Hb 测量值应被视为"基线值"，何次测量值为"最低值"。此外，在 ACS 患者中无明显出血但 Hb 减少的情况也比较常见，可能是血液稀释的结果（如静脉补液后）。这种情况就使基于 Hb 减少而定义的出血的判定复杂化了。对于由于血液稀释而导致的 Hb 或血细胞比容降低，或是患者刚好发生了出血并发症，人们是难以确定 Hb 减少是由于血液稀释还是出血事件或兼而有之（表2中的案例4说明了这点）。这一结果高估了出血的严重程度及其对死亡率的预测价值，因为人们不能区分 Hb 减少是由于血液稀释还是出血所致。对于需要静脉补液治疗的患者（如心源性休克、右心室梗死），可能由于血液稀释导致 Hb 减少而高估了出血与死亡率的

表 1　概述心肌梗死溶栓（TIMI）随机对照试验报道 ST 段抬高心肌梗死经皮冠状动脉介入术后应用肝素、阿司匹林、氯吡格雷后主要或轻微出血发生率

研究	观察周期	试验时间	病例数	女性(%)	平均年龄	抗凝剂	桡动脉途径	糖蛋白 IIB/IIIA 抑制剂的使用率	Killip II~IV(%)	抗血小板治疗	出血事件率
MULTISTRATEGY	30d	2004-10—2007-4	744	24.1	63.9	普通肝素 40~70 U/kg (ACT. 200 s)	10.3%	100	15.9	160~325 mg 阿司匹林,300 mg 氯吡格雷	2.0% TIMI 主要 5.5% TIMI 轻微 7.5% TIMI 主要或者轻微
On-TIME 2 Tirofiban arm	30d	2006-6—2007-11	473	23.4	61.6	普通肝素 5000 U	未报道	100	11.3	500 mg 阿司匹林	非冠状动脉旁路移植术相关的 1.9% TIMI 主要 非冠状动脉旁路移植术相关的 4.7% TIMI 轻微
Placebo arm	30d	2006-6—2007-11	477	24.9	62.0	普通肝素 5000 U	未报道	0	13.4	500 mg 阿司匹林,600 mg 氯吡格雷	非冠状动脉旁路移植术相关的 1.5% TIMI 主要 非冠状动脉旁路移植术相关的 2.7% TIMI 轻微
BRAVE-3 Abciximab arm	30d	2003-6—2008-1	401	24	62.4	普通肝素 60 U/kg (最大 5000 U)	0	100	24	500 mg 阿司匹林,600 mg 氯吡格雷	非冠状动脉旁路移植术相关的 1.8% TIMI 主要 非冠状动脉旁路移植术相关的 3.7% TIMI 轻微
Placebo arm	30d	2003-6—2008-1	399	27	61.8	普通肝素 130 U/kg	0	0	23	500 mg 阿司匹林,600 mg 氯吡格雷	非冠状动脉旁路移植术相关的 1.8% TIMI 主要 非冠状动脉旁路移植术相关的 1.8% TIMI 轻微

续表

研究	观察周期	试验时间	病例数	女性(%)	平均年龄	抗凝剂	桡动脉途径	糖蛋白IIB/IIIA抑制剂的使用率	Killip II~IV(%)	抗血小板治疗	出血事件率
HORIZONS-AMI (heparin arm)	30d	2005-3—2007-5	1802	23.9	60.7	普通肝素 60 U/kg ACT 目标值 200~250	6.0	97.7	8.5	324 mg 阿司匹林 300~600 mg 氯吡格雷	5.0% TIMI 主要 4.6% TIMI 轻微 9.6% TIMI 主要或者轻微
ATOLL (UFH arm)	30d	2008-7—2010-1	460	22	60	普通肝素 70~100 U/kg 未应用 GPI 50~70 U/kg 应用 GPI (ACT<250 s)	66	83	11	阿司匹林和 300~600 mg 氯吡格雷	4% TIMI 主要或者轻微
RIFLE-STEACS	30d	2009-1—2011-7	1001	26.7	65	普通肝素 70 U/kg + 额外注射(ACT<, 250 s)	50.0	69.9	32.3	阿司匹林和 600 mg 氯吡格雷	2.3% TIMI 主要 5.6% TIMI 轻微
BRAVE-4 (heparin + clopidogrel arm)	30d	2009-9—2013-12	275	21	61.4	普通肝素 5000 [IQR 4000~7000] U	0	6.1	19.0	500 mg i. v. 阿司匹林 600 mg 氯吡格雷	TIMI 主要 2.9% TIMI 轻微 7.3% TIMI 主要或轻微 10.2%
ASSIST Heparin + eptifibatide arm	30d	2005—2008-3	201	19.4	60.4	普通肝素 60 U/kg (最大 4000 U)	12.9	100	9.4	160 mg 阿司匹林 600 mg 氯吡格雷	TIMI 主要 9.5% 非冠状动脉旁路移植术相关的 TIMI 主要 5.5% TIMI 轻微 12.9% TIMI 主要或轻微 17.9%
Heparin alone arm	30d	2005—2008-3	199	28.1	60.6	普通肝素 60 U/kg (最大 4000 U)	12.6	75	13.6	160 mg 阿司匹林 600 mg 氯吡格雷	TIMI 主要 5.5% 非冠状动脉旁路移植术相关的 TIMI 主要 2.5% TIMI 轻微 9.1% TIMI 主要或轻微 11.6%

续表

研究	观察周期	试验时间	病例数	女性(%)	平均年龄	抗凝剂	桡动脉途径	糖蛋白 IIB/IIIA 抑制剂的使用率	Killip II~IV(%)	抗血小板治疗	出血事件率
ARMYDA-6 MI 600 mg clopidogrel arm	30d	未报道	103	29.1	62	普通肝素 70 U/kg	28.2	56.3	21.4（Ⅲ+Ⅳ）	500 mg 阿司匹林 600 mg 氯吡格雷	TIMI 主要 1.9% TIMI 轻微 7.8%
300 mg clopidogrel arm	30d	未报道	98	38.8	65	普通肝素 70 U/kg	26.5	49	23.5（Ⅲ+Ⅳ）	500 mg 阿司匹林 300 mg 氯吡格雷	TIMI 主要 2.0% TIMI 轻微 6.1%
MISTRAL Prehospitalabciximab arm	30d	2005—2009-6	127	20.4	56	普通肝素 40 U/kg + 额外注射（ACT<250s）（最大 5000 U）	22.8	100	7.9	250mg 阿司匹林 i.v. 300~600 mg 氯吡格雷	TIMI 主要 0.8%
Hospital abciximab arm	30d	2005—2009-6	129	17.8	57.7	普通肝素 40 U/kg + 额外注射（ACT<250s）（最大 5000 U）	27.1	100	9.3	250mg 阿司匹林 i.v. 300~600 mg 氯吡格雷	TIMI 主要 1.6%
FATA Abciximab arm	住院期间	2004-11—2007-8	341	21.1	63.4	普通肝素 70 U/kg	22.3	100	15.3	250 mg 阿司匹林 i.v. 300 mg 氯吡格雷/500 mg 噻氯匹定	TIMI 主要 1.8% TIMI 轻微 1.2%
Tirofiban arm	住院期间	2004-11—2007-8	351	28.2	65	普通肝素 70 U/kg	23.6	100	16.2	250 mg 阿司匹林 i.v. 300 mg 氯吡格雷/500 mg 噻氯匹定	TIMI 主要 1.4% TIMI 轻微 0.3%
ICT-AMI Placebo arm	住院期间	2006-6—2010-3	224	17.9	64.7	普通肝素 100 U/kg	未报道	0	15.6	300mg 阿司匹林 600 mg 氯吡格雷	TIMI 主要 1.8% TIMI 轻微 8.5%
Intracoronary tirofiban arm	住院期间	2006-6—2010-3	229	21.0	64.6	普通肝素 100 U/kg	未报道	100	13.5	300 mg 阿司匹林 600 mg 氯吡格雷	TIMI 主要 0.9% TIMI 轻微 9.6%

注:GPI.糖蛋白 IIB/IIIA 抑制剂;MULTISTRATEGY.单次高剂量替罗非班与阿昔单抗与西罗莫司洗脱支架金属支架或裸金属支架在急性心肌梗死研究的多中心评价;UFH.普通肝素;ACT.活化凝血时间;On-TIME.在心肌的评价中应用替罗非班;NR.未报道;BRAVE.巴伐利亚的灌注方案评价;HORIZONS AMI.血管重建和支架的结果;ATOLL.急性 STEMI 经血管成形术和静脉注射依诺肝素或普通肝素治疗降低缺血事件和出血事件的短期和长期随访;RIFLE-STEACS.ST 段抬高型急性冠脉综合征绕动脉与股动脉途径随机对照研究;ASSIST.ST 段抬高心肌梗死强化抗栓合 PCI 与最先 PCI 安全性和疗效研究;ARMYDA.抗血小板治疗减轻心肌梗死血管成形;MISTRAL.ST 段抬高冠状动脉介入治疗的早期管理;FATA.替罗非班或阿昔单抗促进血管成形

— 221 —

关系。从表2的案例3可见,很难确定是由于出血并发症导致的低血压需要应用血管活性药物,还是由于先前心源性休克而应用血管活性药物。由于不能区分血管活性药物是因为出血事件而应用,抑或由于心源性休克而应用,出血和死亡率的关系可能会因为心源性休克而应用血管活性药物而混淆,因为心源性休克本身也具有高死亡率。

二、改进建议

如果数据收集和判定过程都通过标准化的方法来执行,我们就可以提高对不同临床试验中出血事件发生率的比较能力。在线的补充材料中的表S2对数据标准化收集提供了几点建议。表3概述了判定中的一些挑战及可能的建议,在出血事件的判定中提供指导,并有助于标准化出血事件的判定程序。CECs在未来的临床试验中制定如何评判出血事件的分类和标准化判定程序可能提高各个研究中出血时间发生率的可重复性。理想的情况下,出血的分类也应包括临床试验中判定的真实案例,从而让CECs及全球的医生都可以用共同的标准来对临床研究进行判定,这样才能使医学界在未来的临床试验中真正比出出血率。

表2 案例判定后可能会发生出血率的差异

案例1

一位76岁的女患者因急性冠脉综合征收入冠心病监护病房(CCU),PCI术后右侧腹股沟形成一个3cm左右的血肿,不需干预,住院时间不延长。2d后,获得PCI术后几个实验室测量数据,包括血红蛋白。从可获取的数据资源而言,无论是作为常规护理所需要的实验室数据还是轻微出血事件,是没有差异的。在这种情况下,不能确定出血事件作为BARC 2或BARC 1。因为很难决定血红蛋白是由于常规测定还是由于血小板而检测

案例2

一位72岁的男性患者因急性冠状动脉综合征住入CCU。他入院时血红蛋白测量为13.6g/dl。出院4d后经非手术治疗血红蛋白为12.8g/dl。3个月后,因患社区获得性肺炎,收入内科静脉注射抗生素治疗。院内期间,可能是继发于感染以及静脉输液复苏,血红蛋白降低从12.2降到11.4g/dl。出院22d后因不稳定性心绞痛再次收入CCU,贫血继发于胃肠道出血。在入院时血红蛋白为6.8g/dl,然后输入3个单位的红细胞,血红蛋白随之上升。如果认为11.4g/dl是患者的基线血红蛋白,血红蛋白下降至4.6g/dl,会判定为BARC 3A或TIMI轻微出血。如果认为13.6g/dl是基线血红蛋白,Hb下降至6.8g/dl时,满足BARC 3B和TIMI主要出血标准。如果认为6.8g/dl为基线血红蛋白,然后无血红蛋白降低发生,此类出血将会满足BARC3a和TIMI出血极少的定义

案例3

一位68岁男性患者因左冠状动脉前降支近端闭塞所致ST段抬高型心肌梗死急诊PCI术后出现心源性休克收入重症监护病房(ICU),以主动脉内球囊反搏术(IABP)和静脉血管活性药物治疗。收入ICU 13h后,血细胞开始丢失,血红蛋白减少了4.8g/dl,输入3U的红细胞,2d后患者血流动力学仍然不稳定,但不需要增加血管活性药物剂量

有人可能会说,由于出血发生后没有必要增加静脉正性肌力药物剂量,这种出血事件不符合BARC 3b标准,因此,可能会判定为BARC 3a。然而,还有人认为,出血事件发生时最初的血管活性药物的剂量减少是不可能的。因为出血事件会延长药物依赖,应归类为BARC 3b

案例4

一名64岁男性患者外周动脉疾病史的,因急性下壁及右室心肌梗死行急诊PCI术,予右冠近端置入药物洗脱支架。入院血红蛋白测量为14.2μg/dl,PCI术后,腹股沟处形成一个7cm的血肿,不需要进一步的干预。由于右心室衰竭,大量补充液体复苏。血红蛋白最低值是11g/dl。根据病史,3.2g/dl血红蛋白丢失可能是右侧腹股沟血肿及血液稀释共同的结果,因此,这种出血事件符合BARC型3A或TIMI轻微出血(Hb下降3~5g/dl)和GUSTO轻微出血标准

表 3 潜在解决方案判定出血事件面临的挑战

标准	出血分类	案例	问题	潜在解决方法
出血引起的血流动力学改变	GUSTO STEEPLE	一例应用双联抗血小板治疗出现黑粪急诊入院的患者,血压 94/63mmHg,脉搏 87 次/min(正在应用倍他乐克)。不需要使用血管加压药,但是输入 4U 的红细胞。因为入院时血红蛋白是 6.8 g/dl。这个出血事件应该被归类为出血导致的血流动力学不稳定吗?	目前还不清楚如何定义血流动力学的不稳定	血流动力学不稳定定义为以下之一: 收缩压<90mmHg 或平均动脉压<65mmHg 需要使用方法才能维持收缩压≥90mmHg 或平均动脉压≥65mmHg 血浆乳酸水平升高(≥4 mmol/L) 少尿(不包括肾性和肾后性原因),定义为尿量<30ml 或 0.5ml/kg 至少 1h
出血需要静脉注射血管活性剂	BARC CURE CURRENT—OASIS 7 PLATO	见表~案例 3	目前对那些已经应用血管活性药物治疗的出血事件如何处理还不清楚	出血需要应用血管活性药物定义为: 出血后血管活性药物的应用出血后血管活性药物剂量增加
出血需要静脉注射血管活性剂	BARC CURE CURRENT—OASIS 7 PLATO	一个合并心源性休克的 STEMI 患者应用 IABP 治疗。出血导致血流动力学进一步恶化,没有给血管活性药物但 IABP 辅助比例增加	增加辅助比例或增加左心室辅助装置流量是否被认为是相当于需要使用血管活性药物?	对于 BARC 型 3B 的出血,不合适的增加 IABP 辅助比例或流量相当于血管活性药物使用
出血导致血红蛋白下降	BARC TIMI ISTH HORIZONS—AMI CURE CURRENT—OASIS 7 ESSENCE PLATO ISAR—REACT STEEPL	见表 2 案例 4	由于血液稀释导致血红蛋白降低以及同时伴有出血并发症,不能确定血红蛋白减少是由于血液稀释还是血红蛋白减少,还是共同影响	去除血红蛋白减少的出血分类。另外,输入>5U 的红细胞作为标准。非出血导致血红蛋白减少的患者是不太可能接受输血,因为值班医生知道血红蛋白减少的原因,很少的出血很少会引起医生的过度警觉。通过输入≥5 红细胞定义的出血,出血事件的判决更能代表真正严重的出血
心脏压塞	BARC ISTH PLATO	前壁心肌梗死后左心室游离壁破裂导致心脏压塞	心肌梗死机械并发症是否应考虑心包内出血不明确	心肌梗死后引起的心包积血应分类为出血
出血导致血红蛋白降低	BARC TIMI ISTH HORIZONS—AMI CURE CURRENT—OASIS 7 ESSENCE PLATO ISAR—REACT STEEPLE	见表 2 案例 2	基线血红蛋白测量的定义	基线血红蛋白测量定义为以下之一: 住院患者,基线血红蛋白测量是出血前最后记录的血红蛋白测量 没有住院的患者,基线血红蛋白测量被定义为入院前最后可用的血红蛋白测量

续表

标准	出血分类	案例	问题	潜在解决方法
出血需要外科的干预	BARC STEEPLE CURRENT OASIS 7	一例应用双联抗血小板患者红细胞逐年丢失导致血红蛋白低至 3.4 g/dL。结肠镜检查确定直肠癌,液体复苏后患者症状明显好转。但出血仍然没有解决,直到 2 周后,她接受腹部手术切除肿瘤	限期手术阻止潜在出血进程是否可以认为手术控制了出血	手术控制出血是指任何急救手术(48 h 的出血事件包括牙科、鼻、皮肤、痔疮手术)以直接目的控制出血

17. 没有斑块破裂的急性冠脉综合征

广东省人民医院　张　斌

一、概述

斑块成像技术的新进展不仅给临床医生治疗急性冠脉综合征（ACS）提供新的视角，而且使斑块形态成为除临床表现、造影图像特点和生物标志物外的制定治疗方案的推荐依据。虽然大部分的 ACS 事件都存在完整的纤维帽斑块，但是目前临床医生仍认为大部分的 ACS 等同于发生自薄弱纤维帽的斑块破裂。在本篇综述中，我们讨论了关于具有完整纤维帽斑块的 ACS 的最新研究进展并回顾分析了最近几年的血管内成像数据库。探讨这种成像技术能否帮助临床医生为 ACS 患者提供更多的有效处理。

脆弱的冠状动脉粥样硬化斑块是急性冠脉综合征（ACS）发生的病理学基础。冠脉罪犯血管病变的尸检解剖形态学特点提示纤维帽破裂导致脂质核心接触血流从而形成血栓是 2/3 的心血管事件发生的原因。大约还有 1/3 的心血管事件发生于内膜的侵蚀但不伴有纤维帽的破裂。其余小部分（<5%）的心血管事件是因为内膜破坏、钙化结节和其他的原因。虽然斑块的病理学特征只能通过尸体解剖获得，但是斑块的形态学特点可以在患者生前通过影像学技术如血管内超声（IVUS）、光学相干断层扫描（OCT）等方式获得。另外，使用近红外光谱技术（NIRS）不管病变的形态结构如何都可以识别出富含脂质的斑块。罪犯病变的血管内成像技术可以把 ACS 分为与纤维帽破裂（RFCs）相关的 ACS 和具有完整纤维帽（IFCs）的 ACS。纤维帽破裂相关的 ACS 一般有薄弱的纤维帽覆盖坏死核心，更常见于那些具有冠心病高危因素的人群。而具有完整纤维帽的 ACS 患者（不仅限于斑块侵蚀）则更多见于不具有心血管高危因素（吸烟除外）的年轻个体，尤其是女性。

近 10 年来，斑块成像技术的新进展不仅给临床医生治疗 ACS 提供新的视角，而且使斑块形态成为除临床表现、造影图像特点、生物标志物外的个体化治疗的依据。虽然大部分的 ACS 事件都存在完整的纤维帽斑块，但是目前临床医生仍认为大部分的 ACS 等同于薄弱纤维帽的斑块破裂。在此背景下，本篇综述的目的是讨论我们所认知的具有完整纤维帽的 ACS 的斑块形态学进展及回顾分析目前的血管内成像数据。探讨这种成像技术能否为 ACS 患者的个性化治疗提供更多的依据。本综述数据来自于尸体解剖、回顾性分析研究、个案报道及前瞻性分析研究。

二、具有完整纤维帽的 ACS 中的斑块侵蚀

20 多年前，Stary 团队第一次描述了冠状动脉粥样硬化斑块的形成和发展。Ⅰ 型病变由致粥样硬化的脂蛋白促进巨噬细胞的增殖并帮助巨噬细胞形成泡沫细胞。18-21 Ⅱ 型病变由巨噬细胞型泡沫细胞及富含脂质的平滑肌细胞形成冠状动脉脂肪纹。Ⅲ 型病变则出现细胞外的脂肪滴并干扰内膜平滑肌细胞的正常功能。与 Ⅲ 型病变相比，Ⅳ 型病变（粥样瘤）具有更多的细胞外脂肪滴并相互融合。随着年龄增长，具有脂质核心的病变上层慢慢覆盖一层厚厚的纤维结缔组织（Ⅴ 型病变）、裂纹、血肿或血栓（Ⅵ 型病变）。Ⅴ 型病变有钙化（Vb 型）和负载纤维结缔组织（Vc 型）两种亚型。

在随后的研究中证实，因为 ACS 猝死的大部分患者中并没有出现斑块的破裂。在一项包含 20 名猝死患者的病例系列研究中，Vander Wal 团队发现其中 40% 的患者没有斑块破裂的证据。在另一项病例系列研究中，Virmani 团队研究了两百多个猝死病例，发现 35% 存在血栓的病变并没有出现斑块的破裂。这些数据提示没有斑块的破裂也能出现血栓。根据这些观察研究，Virmani 团队在 1995 年美国心脏协会（AHA）中提出修改原有的病变形态学分类。他们推荐使用描述性的病理学术语来描述斑块的表型，包括内膜黄色瘤、内膜增厚、病理性内膜增厚、纤维帽粥样瘤、薄纤维帽的粥样瘤和纤维钙化斑块。这种分类方式考虑了脂质的积累与脂质或坏死核心、覆盖的纤维帽厚薄以及血栓形成的关系，符合斑块形成的自然进展。比起创造斑块破裂与血栓形成这种单独的病变类型，Virmani 团队倾向于把血栓形成分成三个不同的过程：斑块破裂、斑块侵蚀以及很少出现的斑块钙化结节。斑块破裂与钙化结节相关的 ACS 一般起源于较成熟的纤维粥样瘤病变，而与斑块侵蚀相关的血栓形成一般起源于病理性内膜增厚。

斑块侵蚀的过程在组织病理学上是不涉及纤维帽破裂的。在血管表面侵蚀斑块形成血栓的下层可以观察到大量的蛋白聚糖和平滑肌细胞。这种血管表面侵

蚀斑块的特征是内膜的剥脱。与斑块破裂、病理性内膜增厚以及不伴有坏死、出血、钙化的厚纤维帽粥样瘤相比,血管腔的狭窄程度较轻。他们认为,表面的侵蚀斑块不会引起严重的狭窄,冠脉的闭塞是在侵蚀内膜上慢慢沉积变大的血栓导致的。20年前发表的一项研究显示50名心源性猝死的患者中有22名存在冠脉斑块的侵蚀。这种斑块侵蚀在组织病理学研究及伴或不伴心源性猝死的老年患者中十分常见。

三、斑块侵蚀的诊断

在过去,斑块侵蚀仅在尸体解剖研究中有报道。2014年,使用能够识别纤维帽厚度,轴向分辨率为10～15um的OCT技术,在血管原位发现了斑块侵蚀。虽然OCT的使用被其深度识别能力差和无法识别红色血栓所限制,但是通过对OCT数据的研究发现,部分具有完整纤维帽的ACS患者中存在斑块侵蚀和覆盖血栓。Ozaki团队提出根据斑块的形态学分类将ACS患者分为存在斑块破裂和没有斑块破裂两种类型(其中大多数死亡患者表现为斑块侵蚀,而不是斑块破裂)。Jia团队随后对这一分类进行了补充,将具有完整纤维帽的ACS患者分为明确存在侵蚀(定义为可见完整纤维帽并伴有血栓),很有可能存在侵蚀(定义为具有完整纤维帽不伴有血栓,但是纤维帽表面不规则,或者是存在血栓,但是尸体解剖中没有发现血栓且表面没有脂质和钙化)。因为OCT诊断斑块侵蚀只能在少数的尸体解剖研究中得到证实,所以建议使用OCT诊断斑块侵蚀只能应用于发生ACS伴有血栓但是明显不存在斑块破裂或溃疡的病例中。Shin团队在2015年发表的一项研究中描述了连续的OCT帧数中可见伴或不伴血管腔不规则的明确斑块侵蚀附着血栓。而可能斑块侵蚀则可见管腔内血栓,但是斑块下层结构无明确特征。具有完整纤维帽的管腔表面不规则被认为是"不典型"的斑块表型。

四、斑块侵蚀在OCT中的特征

CT扫描可以无创、量化以及在一定程度上描述冠脉斑块的形态。易损斑块的特征包括正性的重塑及少量的血小板减少。32几项回顾性随访研究显示CT识别斑块特征在短期随访中主要阳性预测值为0.22,风险比为45。一项中期随访研究证实了CT识别斑块特征对评估患者预后有重要作用。斑块的易损性与多斑点钙化、巾环核心钙化和延迟增强斑块的形态学标志相关。在另外一项研究中,无回音区的巨大偏心斑块被认为能够预测未来不稳定的斑块。斑块破裂可以应用IVUS发现,也可以结合OCT提高检测的敏感度。仅有斑块侵蚀而没有发生斑块破裂则很难单独使用IVUS或CT扫描来描述斑块的特征。

为了探讨性别差异是否影响ST段抬高型心肌梗死(STEMI)的病理生理学特征,OCTAVIA研究纳入了140对年龄匹配的发生STEMI的男性与女性,发现其非破裂斑块(占总STEMI25%)发生率、抽吸血栓的成分、免疫及炎症标志物都没有显著差异。OCT仍是目前描述具有完整纤维帽斑块特征最有用的影像学技术。当血栓存在,OCT看到存在完整纤维帽、没有钙化、病变近端及远端表面都没有脂质等特征时有助于诊断斑块侵蚀。OCT的使用可以帮助临床医生区分斑块破裂与侵蚀,基于这种区别的治疗可能可以提高ACS患者的预后。

在描述斑块特征时,较高分辨率的OCT可以证实完整纤维帽的存在及鉴别红色血栓与白色血栓。红色血栓具有高后反射和高衰减,类似血液,而血小板含量高的白色血栓则较均匀,低后反射及低衰减。然而,使用OCT检测血栓容易与小夹层或内膜中断相混淆。血栓会使内层结构产生阴影或变得模糊。红色血栓有时会被误认为是纤维粥样瘤的坏死核心。另外,使用OCT很难鉴别组织来源血栓的特征。

五、ACS和斑块侵蚀的治疗

美国估计每年有635000人新发心血管事件(定义为因心肌梗死住院治疗或死于冠状动脉性心脏病),大约有300000心血管事件复发。42STEMI事件的发生有所减少,但是非ST段抬高型心肌梗死(NSTEMI)的发生在稳固增加。目前制定ACS患者的治疗策略主要根据患者的临床表现(STEMI、NSTEMI、不稳定性心绞痛或猝死)及冠脉造影的特点。随后将根据表现及患者意愿接受导管介入血运重建、冠脉搭桥手术(CABG)或药物保守治疗,且所有患者都将接受指南推荐的冠心病药物治疗。近几年关于在患者生前对斑块形态特征进行描述及分类的影像技术基础使快速识别及针对梗死相关病变的治疗模式成为可能。把引起ACS的病变根据影像学特征分为破裂的纤维帽和完整的纤维帽,并以此制定个体化治疗方案。2015年发表的一项研究称,具有完整纤维帽的ACS患者主要心血管不良事件(包括心源性死亡、非致死性心肌梗死、目标血管再次血运重建)发生率比斑块破裂的患者低(发生率分别为14.0%和39.0%,$P=0.001$)。具有完整纤维帽的ACS患者,血管壁及斑块的纤维帽没有中断,冠脉血管腔一般也不会受到覆盖斑块的严重破坏。在这些患者中,如果前向血流能如愿保留或恢复,则保守治疗策略(抗血小板±抗凝剂溶栓治疗)比置入冠脉支架更吸引人。Prati团队报道了31名STEMI患者在自愿选择血栓抽吸或溶栓治疗后行OCT检查显示没有明显的残余斑块阻塞血管。根据术者的决策,19名患者接受支架置入治疗,另外12名患者接受保守双联抗血小板治疗。术后两组患者的冠脉残余狭窄程度是相似的。经 2 年随访发现,12 名只接受了血栓抽吸的患者中没有人需要再次血运重建,而 19 名接受了支架置入治疗的患者中有 1 名患者需要再次血运重建。这种方法值得进一步行大规模的研究。但是,这种有利的结果能否在斑块破裂负载血栓,但狭窄程度不太严重的患者中取得是未知的。

六、冠脉自发性夹层:罕见的具有完整纤维帽的 ACS 的病因

冠脉自发性夹层(SCAD)是具有完整纤维帽的 ACS 的罕见病因,一般好发于年轻女性,但男性的发生也有报道。SCAD 可以同时累及多支冠脉,临床表现可以是胸痛、ACS 甚至是猝死。具有完整内膜的情况下,内膜下可以出现夹层,在血管壁更深的地方可以出现血肿,这是诊断患者具有完整纤维帽 ACS 需要考虑的。在大多数的 SCAD 病例中,始动事件主要是夹层还是血肿目前暂不清楚,但是当两种情况同时出现时则可以引起管腔的狭窄甚至闭塞。自发性内膜下血肿需要与经皮冠脉介入治疗(PCI)后内膜下血肿相鉴别。PCI 术后内膜下血肿是术后并发症,发生率约 6.7%。尸体解剖研究认为自发性内膜下血肿是 Ⅵ 型病变——一种冠脉斑块自然进程中的复杂病变。鉴别引起 SCAD 的内膜下血肿与复杂粥样硬化斑块主要从是否存在动脉粥样硬化的高危因素分析,其中包括:性别(女性)、典型冠脉造影特点以及与血管发育不良相关。

传统上,一般诊断 SCAD 主要依靠冠脉造影图像及 IVUS。目前有三种特征性的造影表现已被描述。1型:明显的血管壁斑点,这是 SCAD 的特征性表现,包括多个可透过射线的血管壁造影剂斑点。2 型:不同程度的弥漫性狭窄,冠脉直径突然改变是弥漫性狭窄与正常冠脉的区别,一般累及冠脉的中远段。3 型:类似动脉粥样硬化性狭窄,但是在其他血管找不到动脉粥样硬化表现,造影特点包括长病变(11~20mm)、模糊和线样狭窄。需要高度怀疑 SCAD 的指标包括女性、不存在传统冠心病高危因素、特征性的造影表现(如串珠样改变和弯曲)。存在冠脉和其他血管床的纤维肌层发育不良,IVUS 或 OCT 的特殊表现也有助于帮助诊断 SCAD。

Erbel 团队应用 IVUS 对动脉粥样硬化病变进行分类,发现具有内膜下血肿的 Ⅵb 型病变是许多表现为 SCAD 患者的特征性表现。这些病变一般表现为 IVUS 较难识别的反射率下降的不规则区域。在 IVUS 下,根据是否存在内膜破口将 SCAD 分为两种类型。但是两者都很少或没有 IVUS 下的动脉粥样硬化斑块表现。除了血管中层破坏,病理学表现还包括中央囊性坏死及嗜酸性粒细胞浸润。

OCT 成像技术提高了图像的分辨率,成为了目前诊断内膜下血肿的主要技术。一项研究纳入了 326 名使用 OCT 评估冠脉情况的 ACS 患者,发现 SCAD 约占 4%。SCAD 与斑块破裂在年龄上没有显著差异(平均年龄分别为 67.3 岁和 66.5 岁)。与 IVUS 相同,使用 OCT 也可以把 SCAD 分成两种类型。第一种是具有一个"入口"型,血管中层与外膜之间的假腔通过内膜破口与血管腔相连通。第二种是"假腔内血栓"型,不管是否存在内膜破口,血管中层与外膜之间都存在壁间血肿。

七、SCAD 性 ACS 的治疗

当没有冠心病高危因素的绝经前期妇女出现 ACS 则应高度怀疑 SCAD。如果冠脉造影没有发现典型的 SCAD 表现,则应行 IVUS 或 OCT 来明确诊断。48 可以通过多排螺旋 CT 扫描进一步检查是否存在其他血管床纤维肌发育不良。目前 SCAD 的首选治疗方案仍不确定。通过对大多数的夹层患者行冠脉造影随访发现,对前向血流保留的患者行抗凝治疗,如果患者梗死或缺血症状能缓解,则保守治疗能改善患者预后。而对此类患者行 PCI 术失败率较高,因为指引导丝容易进入夹层的假腔内。或者是在使用球囊扩张或释放支架时容易引起夹层撕裂扩大或内膜下血肿移位导致冠脉血流消失。2012 年发表的一项研究提出应限制 SCAD 伴心肌缺血的患者行 PCI 术并推荐使用 IVUS 或 OCT 评估 SCAD 的类型及程度来指导靶血管的血运重建。仍需要更多的研究来明确此类患者的首选治疗方案以及明确血管内成像技术在多大程度上有助于此类患者的诊断和治疗。

八、冠脉痉挛导致的具有完整纤维帽的 ACS

目前冠脉痉挛的发病机制仍不是很清楚,可能与内膜和 K_{ATP} 通道功能紊乱导致一氧化氮的活性及生成减少,使血管平滑肌收缩力亢进。冠脉痉挛跟血管收缩导致的心肌缺血程度、易感的高危因素和病理生理学机制都不同。冠脉痉挛定义为血管直径减少90% 以上并出现心肌缺血的表现,而血管收缩通常只是轻度的调节反应,不会引起任何缺血表现。冠脉痉挛的发病率因研究人群、是否使用激发试验诱导痉挛出现而不尽相同。文献报道在冠脉造影的人群中约有 20~30% 可出现冠脉痉挛,且好发于老年男性及绝经期后妇女。在一项包含 1089 名患者的研究中,Betrand 团队报道称 20% 新发心肌梗死的患者和 15% 主诉有胸痛的患者中可被麦角新碱诱发出冠脉痉挛。在系统性、有创的麦角新碱或乙酰胆碱激发试验下,冠脉

痉挛的发病率有所增加。因稳定性心绞痛行冠脉造影的患者中,约有一半左右患者冠脉未见明显异常。这些患者中的2/3可被乙酰胆碱激发引起心外膜或微小冠脉的痉挛。

考虑到如此多表现为ACS的患者中存在冠脉痉挛,当诊断具有完整纤维帽的ACS时应考虑冠脉痉挛。斑块侵蚀经常与冠脉痉挛一起出现,但是冠脉痉挛好发于分支开口及没有斑块的地方。当冠脉造影没有明显异常且患者心血管疾病风险低则需要注意是否存在冠脉痉挛。2014年发表的一项研究称,921名非阻塞性冠心病患者行冠脉内注射乙酰胆碱激发试验,其中41人(4.5%)表现为肌钙蛋白阳性的ACS。在随后的一项包含1601名NSTEMI患者的多中心观察研究中发现,72%患者存在罪犯病变。其中非阻塞性冠心病患者中有320名(20%)存在自发性痉挛或乙酰胆碱诱发出痉挛,这可能是ACS的病因。此项研究中的关于冠脉痉挛的多变量预测因素包括年龄大于70岁、肌酐清除率大于60ml/(min·1.73m²)、既往心肌梗死病史、生物标志物升高、没有心血管高危因素(高血压、糖尿病、脂质代谢异常)。平均随访时间20个月,15名冠脉痉挛性NSTEMI患者出现主要心血管不良事件,这提示对冠脉造影未见明显异常的冠心病患者进行仔细的随访是必要的。在CASPAR研究中,488名患者中有138名没有明显的罪犯病变;86名患者中有42名患者行乙酰胆碱试验诱发出冠脉痉挛。

冠脉痉挛的发病率存在种族差异,其中亚洲人种发病率最高。日本人往往存在弥漫性冠脉高反应性。然而人种发病率明显差异的原因暂不明确。

冠脉痉挛可导致原本有动脉粥样硬化的患者预后变差。梅奥诊所根据对乙酰胆碱的反应将患者分为三组:1组:内皮功能正常的患者(n=83);2组:轻度内皮功能障碍的患者(n=32);3组:严重内皮功能障碍的患者(n=42)。在平均随访的28个月期间,1组和2组没有患者发生心脏事件。3组中6名严重内皮功能障碍的患者中出现了10次心脏事件(心因性死亡、再次血运重建和心肌梗死)。这些结果表明,内皮功能的严重障碍提示患者预后较差。血管内成像技术揭示了冠脉痉挛患者发生ACS的病理生理学机制和冠脉内膜下结构。Shin团队对69名变异性心绞痛或ACS的患者中的80个痉挛位置进行评估。运用OCT技术在80个痉挛位置中识别斑块,发现其中79个位置存在斑块。其中明确有20个位置可见斑块侵蚀伴有血栓和管壁不规则。这些结果揭示了斑块侵蚀伴血栓在冠脉

痉挛位置上并不少见,表明抗血小板治疗的潜在作用。

也可运用射频IVUS评估冠脉痉挛和罪犯病变。Hong团队比较30名变异性心绞痛患者和32名使用IVUS确定没有冠脉痉挛的不稳定性心绞痛患者的病变。发现变异性心绞痛患者斑块少、负性重构重、钙化少的低回声斑块多、薄帽纤维粥样瘤少以及较少的坏死核心。发现运用斑块基质和血管反应性差异对ACS患者进行分类十分有用且可以指导选择最优的治疗方案。

九、冠脉痉挛性ACS的治疗

明确ACS的罪犯病变是否存在破裂斑块对治疗具有重要影响。因为大部分的ACS患者存在冠脉痉挛,所以当患者没有明显的斑块破裂时,我们应该怀疑是否为冠脉痉挛。目前仍缺乏系统的冠脉痉挛诊断流程,因此,可能会漏诊一部分冠脉造影正常的冠脉痉挛患者。Radico团队推荐在冠脉造影时结合使用血流储备分数来明确斑块与冠脉功能的关系。当冠脉造影未能明确ACS病因时推荐使用乙酰胆碱试验来明确是否存在冠脉痉挛。生物标志物阳性的ACS患者行冠脉造影未见明显异常,使用OCT(在一个或多个冠脉中)可能可以发现斑块侵蚀、SCAD、冠脉痉挛等ACS的病因。具有完整纤维帽的患者不管是具有血栓还是斑块侵蚀都可以使用OCT来明确诊断并指导治疗。因为OCT比IVUS分辨率高,所以在影像诊断斑块侵蚀和造影不明确的血栓时更推荐OCT。

十、总结

过去20年里,ACS患者的治疗方法在不断发展,从最开始的药物保守治疗到药物溶栓再灌注治疗,到最后认为对所有真正的ACS患者行紧急介入血运重建是最合适的。这种方法在大多数患者中是有效的,特别是存在斑块破裂的罪犯病变时,但是,有大于25%的ACS患者存在完整的纤维帽。这类患者可能可以从先进的诊断技术跟替代治疗中获益。在冠脉造影没有明显斑块破裂的患者中使用OCT可以帮助识别和明确罪犯斑块的形态学特征以指导后续的治疗。具体来说,对于大部分具有完整纤维帽的患者行药物保守治疗较血运重建合适。需要进一步的临床研究来确定在没有明显斑块破裂或具有完整纤维帽的ACS患者中常规的使用血管内成像技术是否能为指导治疗提供帮助。

第 5 篇

心律失常

1. 心房颤动的脑卒中风险评估研究进展

中山大学附属第一医院　刘帅烨　何建桂

一、心房颤动临床特点和评价

(一)房颤的定义

心房颤动是一种室上性快速心律失常,出现不协调的心房激动并导致心房收缩无效。心房因无序电活动而失去有效收缩,且房室结对快速心房激动呈现递减传导,造成极不规则心室律以及快速或缓慢心室率,导致心脏泵血功能下降,心房内附壁血栓形成。其心电图特征包括:规则有序的 P 波消失,代之以不规则的心房颤动波;R-R 间期绝对不规则(房室传导存在时)。

(二)房颤的临床分类

房颤的分类繁简不一。根据房颤发作的持续时间,可将房颤分为阵发性房颤、持续性房颤、长程持续性房颤和永久性房颤(表 1)。此外,临床诊疗上还有首诊房颤和非瓣膜性房颤之分。首诊房颤是指第一次检测到的房颤,不论其是否首次发作、有无症状、是何种类型、持续多长时间、有无并发症等。非瓣膜性房颤指的是无风湿性二尖瓣狭窄、机械和(或)生物瓣膜、二尖瓣修复情况下发生的房颤。

表 1　房颤的临床分类和定义

分类	定义
阵发性房颤	发作后 7d 内能够自行或干预后终止的房颤 发作频率不固定
持续性房颤	持续时间超过 7d 的房颤
长程持续性房颤	持续时间超过 12 个月的房颤
永久性房颤	医生和患者共同决定放弃恢复或维持窦性心律的一种房颤类型 反映了患者和医生对于房颤的一种治疗态度,而不是房颤的病理生理特征 可在患者和医生的治疗倾向性、治疗方法的有效性和患者症状发生变化时改变其分类

引自:黄从新.中国心脏起搏与心电生理杂志.2015

二、心房颤动与缺血性脑卒中

(一)心房颤动的脑卒中风险评估概述和假说

心房颤动是与心房的电、机械和结构异常有关的复杂疾病。虽然与房颤相关的缺血性脑卒中的研究尚不完善,但目前已知的机制与心房病变基质、心房节律相关。研究发现房颤和缺血性脑卒中之间存在时间分离,由此推论:纤维化前心房基质是房颤患者血栓形成的重要原因,且该因素独立于心房节律。当前脑卒中风险评分在个体患者中预测脑卒中风险的准确性存在局限性,所以我们期望通过添加新的危险因素来改善脑卒中评估,其中许多危险因素与心房纤维化有关。我们使用新的脑卒中危险因素比如临床危险因素、生物标志物和心脏成像数据等,来改善缺血性脑卒中的风险预测,并且为房颤患者和可能具有房颤风险的个体提供最佳的治疗信息。

(二)缺血性脑卒中的新型危险因素

目前的 ACC/AHA 和 ESC 指南建议系统地使用风险评分来评估抗凝治疗预防卒中的相对风险和益处。然而这些风险评分的评估能力有限,所以心脏病学家们积极地创建更完善的脑卒中风险评分系统。

有研究者认为,独立于心房节律的心房纤维化会增加血栓栓塞的风险。心房纤维化可以通过心脏 MRI 显示的晚期钆增强而实现可见且可量化,同时心房纤维化也可能在临床上表现为心房增大、心房收缩功能降低和房颤的日常负荷更高,这些临床表现都与房颤的脑卒中相关。实验研究阐明整合直接和间接的心房肌病标记物可能有助于完善脑卒中的风险预测,一些新出现的危险因素已被证明在房颤的脑卒中风险预测中具有附加价值,并且超出了传统的临床风险评分。这些因素包括临床危险因素、血清脑钠肽和肌钙蛋白、通过超声心动图检测的心房增大和功能障碍标记物以及心脏 MRI 检测的心房纤维化。目前心房肌病假说与各项大型试验结果的综合对比表明左心耳封堵在脑卒中的预防方面具有有效性,同时这也支持了左心耳中的血液栓塞、淤滞与脑卒中之间存在因果关系。另外,一些临床生物标志物比如心房脑钠肽和肌钙蛋白(分别为肌细胞应激和损伤的标记物)的血清水平也已被证明是房颤中血栓栓塞性脑卒中的有效的预测因子。

在本章中,我们总结了房颤的脑卒中风险评估的当前实践和未来方向,特别是在心房肌病假说方面。本章将从心房肌病的发病机制、临床风险评分、新型临床危险因素、血清生物标志物、心房成像数据以及房颤前心房病变这些方面进行阐述。最后,我们将讨论关于心房肌病假说的脑卒中预防策略及左心耳封堵对脑卒中的影响。

三、心房肌病假说与房颤的脑卒中危险因素

(一)心房肌病的假说

在病理学上,心房肌病的特征在于间质性纤维化程度不同、心肌细胞渐进性消失和糖原颗粒沉积。这些变化可能源于不同因素之间相互的复杂作用,例如,老化、炎症、心房壁受牵拉(如高血压病、心力衰竭和二尖瓣疾病)、电生理紊乱、内皮功能障碍、神经激素紊乱

和遗传因素。心房肌病假说是指在一些复杂的因素比如年龄、心房壁应力和炎症等作用下,形成一种异常的心房病变基质。异常的心房病变基质除了会造成电、机械性心房功能障碍以外,心房病变所造成的心房纤维化还会成为血栓栓塞的主要介质,并且该过程与心房节律无关。这些过程在宏观上可能表现为心电图显示的房颤、心脏 MRI 上的晚期钆增强、心房扩张和心房收缩功能障碍。

心房肌病假说的核心是一个悬而未决的问题:血栓栓塞性脑卒中是由心律失常还是由心房病变基质介导?控制心律并不能显著地降低脑卒中的风险,同时通过心律监测可以发现阵发性房颤和脑卒中之间缺乏具体的时序关联,该结果更加支持了纤维化心房肌病作为血栓栓塞介质的假说。虽然与房颤相关的缺血性脑卒中的确切机制仍然未确定,但是对于房颤患者,心房肌病标志物能显著改善现有的脑卒中风险评分的预测能力(图1)。

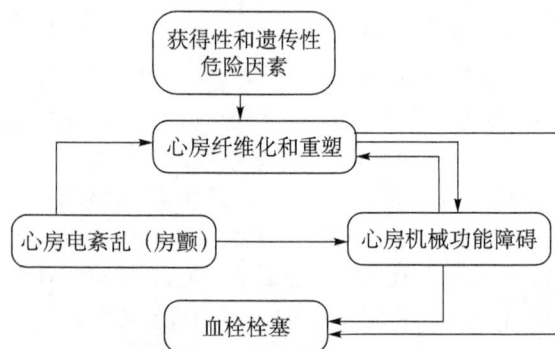

图1 新型血栓栓塞介质的作用的理论模式

引自:Brandon W. Calendal, NATURE REVIEWS, CARDIOLOGY,2016

(二)建立合适的风险评分系统

房颤是脑卒中的独立危险因素,因此预防房颤引起的血栓栓塞事件是房颤治疗策略中重要的一环。具有血栓栓塞危险因素的房颤患者使用华法林抗凝治疗后可明显减少脑卒中和血栓栓塞事件,同时显著降低颅内出血的风险。目前,临床上广泛使用 CHADS2 评分和 CHA2DS2-VASc 评分评估房颤患者的脑卒中风险,最近新出现的 ATRIA 评分方法也被证实能有效地评估房颤患者的脑卒中风险。

(1)CHADS2 评分:房颤患者的血栓栓塞性脑卒中风险是连续的且不断变化的,所以房颤患者应定期评估血栓栓塞风险。根据以前的 ACC/AHA 指南,CHADS2 评分已被推荐用于脑卒中风险评估。CHADS2 评分法是根据患者是否有近期心衰(1分)、

高血压（1 分）、年龄≥75 岁（1 分）、糖尿病（1 分）和血栓栓塞史（2 分）确定房颤患者的危险分层，CHADS2 评分≥2 的患者血栓栓塞危险因素较高，应接受抗凝治疗。CHADS2 相对简单，便于应用，但其不足在于对脑卒中低危患者的评估不够细致。由于口服抗凝剂的药物种类已经增多，并且出现了一些比华法林具有更低的出血风险的新型抗凝血药物，所以期望创建一种能够更精确地识别低危患者的评分系统。

（2）CHA2DS2-VASc 评分：CHA2DS2-VASc 评分是在 CHADS2 评分系统的基础上将年龄≥75 岁由 1 分改为了 2 分，增加了血管疾病、年龄 65～74 岁和性别（女性）3 个危险因素，最高积分为 9 分。CHA2DS2-VASc 积分≥2 分者需服抗凝血药物；积分为 1 分者，口服抗凝血药物或阿司匹林或不进行抗栓治疗均可；无危险因素，即积分 0 分者不需抗栓治疗。与 CHADS2 积分相比，CHA2DS2-VASc 积分对卒中低危患者具有较好的血栓栓塞预测价值，并且将许多 CHADS2＝0 的患者重新分类为更高风险级别。在针对以上 2 种评分的验证试验中，由 CHADS2 评分分类为低危患者（得分＝0）在随访期间的卒中率为 1.4%；而在由 CHA2DS2-VASc（评分＝0）确定为低危患者中未检测到脑卒中事件。国人的数据也提示，与 CHADS2 积分相比，CHA2DS2-VASc 评分可更准确地预测栓塞事件；房颤患者的生存曲线也与 CHA2DS2-VASc 评分相关，但与 CHADS2 评分不相关。

CHA2DS2-VASc 评分对卒中低危患者可能具有较好的血栓栓塞预测价值，能找出真正的低危患者。该评分最明显的优势在于既能找出低危患者中需抗凝治疗的患者，又能避免对无危险因素的患者进行过度的抗凝治疗。

（3）ATRIA 评分：在对房颤队列试验的危险因素进行外部验证的过程中，另一个风险预测评分 ATRIA 评分开始进行初步试用。ATRIA 评分包括 CHADS2 得分的核心要素与另外一些扩展的特点：更广泛的年龄分类、卒中史、女性、肾小球滤过率（GFR）＜45ml/

min/1.73m² 和蛋白尿（表 2）。在验证房颤队列研究中，ATRIA 评分比 CHADS2 和 CHA2DS2-VASc 评分的统计学一致性≥0.7。对高、中和低危脑卒中人群的临界点进行检查、重新分类时，使用 ATRIA 评分对患者进行重新分类的正确率比 CHA2DS2-VASc 评分高 8.6%，并且比 CHADS2 评分高 20%，主要是因为降低了患者进入低危级别的概率。更为重要的是，ATRIA 评分在预测严重致残性脑卒中（Rankin 评分≥3 或 30d 内的死亡）中具有最高的辨别值（其 C-统计量为 0.76）。

为什么 ATRIA 评分优于之前的评分系统？它的优势之一在于认识到并非所有的危险因素都是平等的，有些危险因素可能与其他因素相互影响。年龄和脑卒中史是脑卒中的主要危险因素，并且年龄（特别是年龄＞85 岁）与脑卒中风险密切相关。所以 ATRIA 评分根据患者的脑卒中史，对患者的年龄进行加权。此外，ATRIA 评分在对低危人群进行分类时，其评分可能优于 CHA2DS2-VASc 评分。根据 CHA2DS2-VASc 评分的性质，CHA2DS2-VASc 评分旨在识别真正的低危患者，从而降低了定义为低危患者的数量。这个特点使得 CHA2DS2-VASc 评分在高危人群（给予更多抗凝治疗）之中特别有效，但在低危人群中却可能适得其反。

在高危人群中，CHA2DS2-VASc 评分往往优于 ATRIA 评分。例如，大于 200 000 名住院患者的丹麦队列研究显示卒中事件发生率为每年患者的 3.2%。并且对于低危患者，CHA2DS2-VASc 评分具有比 AT-RIA 评分略微更好的 C-统计量（即与未脑卒中的患者相比，脑卒中患者被识别为高危患者的概率）。通过 ATRIA 评分识别为低危患者的脑卒中风险显著高于通过 CHA2DS2-VASc 评分识别为低危患者的脑卒中风险。一项近 19 万名台湾省患者参与的研究提供了相似的结果，脑卒中率与丹麦试验相当（2.9%/患者年）。与丹麦队列研究一样，尽管两个评分都可以预测脑卒中，但 ATRIA 评分不如 CHA2DS2-VASc 评分能准确地识别出低风险患者。

表 2　脑卒中风险评分系统的比较

危险因素	CHADS2 评分	CHA2DS2-VASc 评分	ATRIA 评分	
			脑卒中史	无脑卒中史
年龄	（＞75 岁）1	（＞75 岁）2	（≥85 岁）6	9
		（65～75 岁）1	（75～84 岁）5	7
			（65～74 岁）3	7
			（＜65 岁）0	8
心力衰竭	1	1	1	1

续表

危险因素	CHADS2 评分	CHA2DS2-VASc 评分	ATRIA 评分	
			脑卒中史	无脑卒中史
高血压病	1	1	1	1
糖尿病	1	1	1	1
脑卒中史/短暂性脑缺血发作	2	2	—	—
女性	—	1	1	1
心肌梗死史				
复杂的主动脉斑块或外周动脉疾病	—	1	—	—
肾小球滤过率＜45ml/(min·1.73m²)	—	—	1	1
蛋白尿	—	—	1	1

(4)低危人群:大型观察性研究已经确定了一种称为"孤立性房颤"的疾病,其特征在于脑卒中风险非常低,其年血栓栓塞风险显著低于1%。例如,在丹麦队列研究的随访期间,CHA2DS2-VASc 评分＝0的患者保持无脑卒中事件。因此,具有 CHA2DS2-VASc 评分＝0的患者可以被定义为脑卒中的低危人群,并且这类人群无法从抗凝血药物中受益。目前将 CHA2DS2-VASc 评分＝1的患者是否也归为低危人群存在争议。目前的 ACC/AHA 指南对于这些患者的治疗建议是可以考虑不使用抗凝治疗或用口服抗凝剂、阿司匹林治疗。相反,ESC 指南指出对于 CHA2DS2-VASc 评分＝1(不包括女性该项危险因素)的患者应考虑口服抗凝治疗。那么哪个是更好的治疗方案呢?Friberg 等从国家医院数据库中的一项140 000名瑞典房颤患者参与的队列研究中发现 CHA2DS2-VASc 评分＝1的女性的脑卒中风险较低,其年缺血性卒中风险率为 0.1%～0.2%;而 CHA2DS2-VASc 评分＝1的男性脑卒中风险稍高,但仍然处于一个相当低的水平,其年脑卒中风险率为 0.5%～0.7%。但这些研究结果与之前的房颤队列研究结果相反,比如之前的丹麦队列研究报道 CHA2DS2-VASc 得分＝1的患者年脑卒中风险率为 2.0%,仍处于一个较高的年脑卒中风险水平。Lip 等同样发现当存在一个脑卒中危险因素(不包括女性)的情况下,患者能够从抗凝治疗中获得净临床益处。

瑞典队列研究的研究人员推测该研究中 CHA2DS2-VASc 得分＝1的患者脑卒中率之所以会低于丹麦队列研究中所观察到的数据,很大程度上是因为该研究终点事件仅限于缺血性脑卒中,不包括短暂性脑缺血、非特异性卒中、全身性血栓栓塞或肺栓塞(之前的研究包括了这些终点事件)。以上列举的研究中 CHA2DS2-VASc 评分＝0或1的年脑卒中风险率总结,CHA2DS2-VASc 评分＝0的患者通常被认为处于

血栓栓塞的极低风险(每年持续≤1%)。CHA2DS2-VASc 评分＝1的患者的脑卒中率的分布显著不均匀(主要由于研究方法差异性和定义终点事件的严格性)。尽管如此,每项研究的年卒中发生率均≤2%。

根据以上的试验结论,目前可以将 CHA2DS2-VASc 评分＝0的男性或 CHA2DS2-VASc 评分＝1的女性定义为低危人群,并且这类人群无法从抗凝治疗中受益。目前 CHA2DS2-VASc 评分＝1的男性的抗凝治疗仍存在争议,但医生仍然应该告知这些患者关于抗凝治疗的利弊,并与患者共同讨论是否使用抗凝血药物治疗。那么对于 CHA2DS2-VASc 评分＝2的患者,抗凝治疗是否有益呢?在瑞典队列研究中严格地将终点事件定义为缺血性脑卒中,CHA2DS2-VASc 评分＝2的患者的年脑卒中风险率为2%,一些指南强调处于该风险水平的患者使用非华法林药物足以保证抗凝效果。丹麦队列试验指出 CHA2DS2-VASc 评分＝2的患者的年脑卒中风险存在较高的变异性,其变异性的程度取决于患者存在哪些危险因素,比如血栓栓塞史的脑卒中风险最高,年龄＞75 岁位居第二。一般来说,尽管 CHA2DS2VASc 评分＝2的患者的脑卒中风险会根据其危险因素的不同而变化,但其年脑卒中风险率＞2%说明这些患者仍能从抗凝治疗中受益。

(三)抗凝出血风险评估

是否使用抗凝治疗不仅仅取决于脑卒中风险,还必须评估患者的出血风险。对于脑卒中风险非常低的患者,其抗凝治疗窗口狭窄,则更应该仔细考虑其出血风险。从房颤患者血栓栓塞风险评估和抗凝出血风险评估可以看出,血栓栓塞和出血风险具有很多相同的危险因素,比如高龄、脑卒中史、高血压、慢性肾疾病等,所以血栓栓塞和出血风险之间的这种一致性常常使得抗凝治疗的决定变得复杂。出血风险增高者发生

血栓栓塞事件的风险往往也高,这些患者接受抗凝治疗的临床净获益可能更大;同时具有脑卒中和出血风险的高危患者也常常受益于华法林的抗凝治疗。

目前有一些出血风险评估系统可量化出血风险,比如 HAS-BLED、HEMORRZHAGES、RIETE 和 AT-RIA 评分系统。与 HEMORRZHAGES 和 ATIRA 评分比较,HAS-BLED 评分系统能够更好地判别出血风险,但也只有中等适用性能和较差的预测精度。出血的危险因素包括高血压、肝肾功能损害、脑卒中、出血史、国际标准化比值(INR)易波动、老年(如年龄>65岁)、药物(如联用抗血小板或非甾体类抗炎药)和嗜酒。HAS-BLED 评分有助于评价房颤患者抗凝出血风险,评分≤2 分为出血低风险者,评分≥3 分时提示出血风险增高。包括 7 329 例房颤患者的 SPORTIF Ⅲ 和 SPORTIF Ⅳ 临床试验显示 HAS-BLED 评分能很好地预测房颤患者的出血风险,HAS-BLED≥3 较 0 分患者的出血风险比值比为 8.56(3.86～18.98)。因此,只要患者具备抗凝治疗的适应证(CHA2DS2-VASc 评分≥2)则应进行抗凝治疗,而不应将 HAS-BLED 评分增高视为抗凝治疗的禁忌证。对于 HAS-BLED 评分≥3 的患者,应注意筛查并纠正增加出血风险的可逆因素,并在开始抗凝治疗之后加强监测。若服用华法林,应尽量保证 INR 在有效治疗窗内的稳定性。

另外,抗凝治疗必须结合患者的脑卒中风险及患者自身对抗凝治疗的偏好来考虑。衡量出血和脑卒中风险的合理方法是结合考虑出血评分中所独有的危险因素:肝病、嗜酒史、抗血小板或非甾体抗炎药用药史、国际标准化比率(INR)的变异性(在华法林使用期间)、贫血、出血史,并且这些危险因素是可以调整的(图 2)。出血风险中特别需要重视和调整的危险因素是阿司匹林的用药史,同时,有胃肠道出血史的患者应考虑使用保护胃部的药物。

四、房颤与缺血性脑卒中的时序关联

房颤和脑卒中之间的时序关联是复杂的,目前暂时没有试验能够明确地证明房颤与脑卒中在发作的先后顺序上存在关联。在一些临床试验中,置入性心脏监测设备检测到的房颤与临床上表现明显的房颤有所不同,通过对一些关于研究设备检测到的房颤与脑卒中之间的时序关联的大型试验进行分析,研究人员并没有得到一致的试验结论。此外,由于方法上的局限性,当脑卒中风险升高时,阵发性房颤和脑卒中的研究无法准确地对房颤负荷进行评估。无论患者是否处于窦性心律或房颤,多次试验的结果支持血栓形成性心房基质的假说。

TRENDS 研究者通过置入性双腔心脏起搏器的监测数据来评估心房高速率活动(房颤或房扑)的日常负荷,并确定其与脑卒中在时间上的关联。研究者观察到每天持续时间超过 5.5h 或 30d 内持续时间超过 10.8h 的房颤与脑卒中风险的增加相关,但这些数据未能说明具体哪一种程度的房颤负荷能使患者免于脑卒中。同时值得注意的是,超过 75% 的脑卒中患者在发生脑卒中前的 30d 内没有发生房颤。

ASSERT 试验研究者通过在无房颤史患者的体内置入心脏起搏器来监测患者房颤发作的情况,在 3 个月的随访期间内发现>10% 的患者存在亚临床房颤(即持续时间>6min 的房颤),这与接下来的 2 年半内患者脑卒中率的增加相关,更加证明了亚临床房颤与脑卒中之间存在明确的联系。值得注意的是在发生脑卒中事件前的 30d 内,仅在 8% 的患者身上监测到了亚临床房颤,51% 的脑卒中患者在之后的随访期间内相继发生了房颤。

美国退伍军人健康管理局进行的一项大型试验研

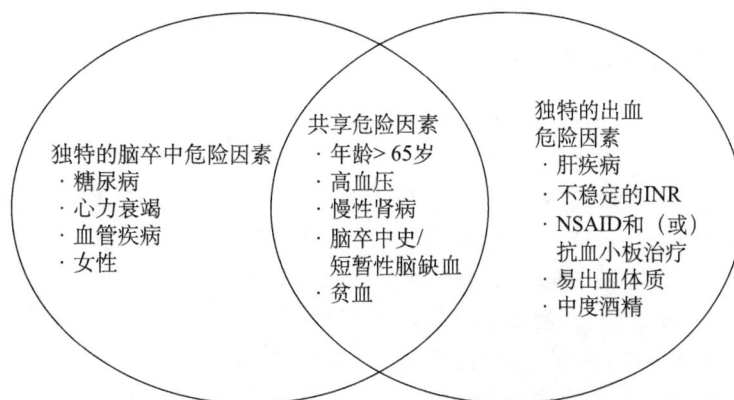

图 2　出血和脑卒中的独特和共享的危险因素
引自:Brandon W. Calendal,NATUREREVIEWS,CARDIOLOGY,2016

究脑卒中率与脑卒中前的 30d 内、脑卒中前的 90～120d 内房颤负荷之间的相关性。研究人员发现在房颤的患者中(仅 17%),持续时间超过 5.5h/d 的房颤负荷与脑卒中风险的增加有显著的联系,并且脑卒中风险在房颤发作后的 2 周内中达到高峰,大约在 30d 内正常化。与 TRENDS 试验类似,该试验仍无法清楚地阐明持续时间超过 5.5h/d 的房颤负荷和卒中在发作的先后顺序上存在什么样的关联。

SOS-AF 试验证实根据 CHADS2 评分而调整的房颤负荷、抗凝剂与脑卒中风险之间存在成比例的相关性。此外,该研究还发现持续时间大于 5 分钟的房颤与脑卒中风险的成倍上升有关,并且每当房颤持续时间延长 1h,脑卒中风险率增加大约 3%。

尽管以上试验说明通过心脏监测设备检测到的房颤(包括亚临床房颤)与脑卒中之间存在明确的联系,但使用抗凝药物是否能够改善这类房颤的预后还不能确定。一项研究根据设备检测到的房颤负荷对患者进行分组并且随机给予抗凝治疗(根据 CHADS2 评分)和非抗凝治疗,然后对患者的预后进行评估。该研究发现抗凝治疗组和非抗凝治疗组的脑卒中率、颅内出血率及死亡率没有显著差异。另外,有试验说明低于 20% 的患者在血栓栓塞事件发生前的 30d 内曾经有过房颤事件,于是研究人员认为房颤和脑卒中的发作之间存在明显的时间分离。对房颤持续性地监测是否有助于指导患者的抗凝治疗以及如何使用置入性监测装置指导抗凝治疗仍是目前需要研究的问题。

房颤的表现常常是亚临床的,并且随着房颤负荷的增加,脑卒中风险似乎也会随之增加。但对于大多数的脑卒中患者而言,他们近期并没有发生房颤事件。以上这些都为心房肌病假说提供了一定的证据,心房肌病虽然在临床上呈现周期性的房颤,但其主要特征是在心房持续地形成血栓。因此,对于有房颤史的患者,应该更多地根据危险因素来考虑是否给予抗凝治疗,而不是近期是否有房颤发作史。

五、房颤的临床分类与缺血性脑卒中

新近研究发现持续性或永久性房颤与恶化的心房超声心动图存在相关性,但阵发性房颤患者的心房纤维化程度却远远比想象的严重得多。越来越多的证据表明,与持续性或永久性房颤相比,阵发性房颤可能与较低的脑卒中风险有关。一项荟萃分析显示,持续性或永久性房颤患者的脑卒中率、死亡率和出血率显著高于阵发性房颤患者;在 ROCKET-AF 试验中同样发现阵发性房颤患者的血栓栓塞率和死亡率低于持续性房颤患者。有试验说明分别在阵发性,持续性和永久性房颤的患者中仅使用阿司匹林抗凝治疗,其脑卒中率呈现分级式地递增。此外,AMADEUS 试验表明,

与非永久性房颤患者相比,永久性房颤患者使用抗凝治疗之后的心血管死亡率、脑卒中率或全身性栓塞率总事件增加。

因此,研究人员认为对房颤进行负荷分类可能有助于精确地评估脑卒中风险,特别是对于危险因素较少的患者。与非房颤人群相比,阵发性房颤患者仍然属于脑卒中高危人群,持续性和永久性房颤患者的脑卒中风险也可能增加。这种现象是因为房颤负荷的增加,还是心房肌病导致血栓的形成? 可能这 2 个原因都有。

六、慢性疾病与房颤的脑卒中

(一)阻塞性睡眠呼吸暂停综合征

阻塞性睡眠呼吸暂停综合征在房颤患者中很常见,可能是因为这 2 种疾病常常伴随同样的基础病比如肥胖、高血压、糖尿病。在一项研究发现 46% 的房颤患者有阻塞性睡眠呼吸暂停综合征,而在此前他们并不知道自己患有此病。阻塞性睡眠呼吸暂停综合征对心血管系统的影响很大,还会导致间歇性低氧血症、睡眠调节异常和交感神经的激活。此外,阻塞性睡眠呼吸暂停综合征也已经成为心血管事件的一项独立危险因素,并且是普通人群和房颤患者的脑卒中独立预测因子。

根据该研究结果,研究人员提出了这样一种观点:连续气道正压通气(CPAP)治疗有可能会降低阻塞性睡眠呼吸暂停综合征患者的总体事件发生率。另外,研究人员通过对一项超过 17 000 例进行 CPAP 治疗的兼患房颤和阻塞性睡眠呼吸暂停综合征患者的队列试验进行分析,评估阻塞性睡眠呼吸暂停综合征是否会增加脑卒中风险。由于该研究对象为经过 CPAP 治疗的患者,其脑卒中事件发生率较低,所以该实验只能简单地表明经过 CPAP 治疗的阻塞性睡眠呼吸暂停综合征并不是脑卒中的危险因素。因此,研究者认为任何兼患房颤和阻塞性睡眠呼吸暂停综合征的患者均应考虑使用 CPAP,同时在排除禁忌证的情况下应采取抗凝治疗。

(二)慢性肾功能不全

慢性肾功能不全和房颤密切相关,并且患有这 2 种疾病的患者不仅常常处于高龄阶段,而且合并一些相同的基础疾病,例如,高血压、糖尿病、心力衰竭和血管疾病,以上这些都是与房颤相关的脑卒中的危险因素。大多数研究说明慢性肾功能不全似乎是非瓣膜病房颤血栓栓塞事件的独立预测因子。一项 978 例非瓣膜性房颤患者的前瞻性队列研究发现大于 80% 患者的肾小球滤过率(eGFR)小于 60ml/(min·1.73m²),但是该实验将慢性肾功能不全作为纳入危险因素后,

CHADS2 或 CHA2DS2-VASc 评分的 C-统计量并没有显著地改善。考虑到该研究对象为已使用抗凝治疗且具有较高的脑卒中风险的患者,所以此研究检测的相关差异性具有局限性。于是,ROCKET-AF 和 ATRIA 试验针对已使用抗凝治疗的高危脑卒中患者群体,重新确定了包括 eGFR<45 ml/(min/1.73m²)(或终末期肾病)和蛋白尿在内的 8 个变量,其 C-统计量和 NRI 指数均优于 CHADS2 和 CHA2DS2-VASc 评分。但是目前慢性肾功能不全还未被确定是与房颤相关的脑卒中的独立危险因素。

肾功能作为低危人群的卒中预测因子具有一定的价值。ARISTOTLE 试验说明肾功能损伤与脑卒中、出血风险的增加具有相关性(肾功能监测包括半胱氨酸蛋白酶抑制剂 C 水平)。一项 338 例 CHA2DS2-VASc 评分≤1 分的患者的试验显示肾功能不全(eGFR<60ml/min·1.73m²)患者的年血栓栓塞率为 2.9%,而未患肾功能不全患者的年血栓栓塞率仅为 0.2%,尽管肾功能不全患者更有可能因为接受抗凝治疗而对年血栓栓塞率产生一定的影响,但仍然说明肾小球滤过率的下降增加了房颤患者脑卒中、死亡及脑卒中和死亡复合终点的风险。该研究说明肾功能不全不仅使房颤脑卒中风险增加 1 倍,而且能提高 CHADS2 和 CHA2DS2-VASc 的 NRI 值,但同时也增加了 60% 的出血率。对于房颤的低危脑卒中患者,无论是否将肾功能不全纳入正式的风险评分系统,都应该将肾功能不全视作是脑卒中风险增加的标志,并考虑抗凝治疗。

七、脑卒中风险分层的生物学标志物

近年有大量研究表明,一些生物标志物与房颤的脑卒中相关,而且这些生物标志物可优化基于 CHADS2 或 CHA2DS2-VASc 评分的脑卒中风险分层模型。

(一)心房脑钠肽

B 型脑钠肽(BNP)是心肌细胞分泌的神经激素,proBNP 是 BNP 非活性前体,可裂解为有活性的 BNP 和无活性的 N 端碎片(NT-proBNP)。众所周知,BNP 和 NT-BNP 作为心力衰竭的标志物在临床上使用广泛,目前研究人员逐渐将其应用扩展到房颤的诊断和预后。有研究发现 BNP 可独立预测房颤患者的左心耳血栓(经食管超声证实),BNP ≤500 pg/ml 时存在左心耳血栓的概率极小。一项大规模 RE-LY 试验显示 NT-proBNP 与非瓣膜性房颤血栓栓塞事件独立相关,NT-proBNP 位于最高四分位者较 NT-proBNP 正常者脑卒中和全身性栓塞风险增加 1 倍;将 NT-proBNP 纳入危险因素可提高 CHADS2 和 CHA2DS2-VASc 评分的判别值。另一项更大规模的 ARISTOT-

LE 研究也证实 NT-proBNP 与房颤缺血性和出血性脑卒中均独立相关,与缺血性卒中相关性更强。ARISTOTLE 研究结果显示 NT-proBNP 水平(>1,250ng/L)位于最高四分位数者的年血栓栓塞性脑卒中率为 2.2%,而最低四分位数的患者仅为 0.7%;将升高的 NT-proBNP 数值纳入 CHA2DS2-VASc 评分后,C-统计量从 0.62 提高到 0.65,同时其在低危人群之中可作为心源性死亡的较强的一项预测因子。

NT-proBNP 水平升高是非瓣膜病房颤血栓栓塞事件的独立预测因子,其预测价值仅次于既往脑卒中或短暂性脑缺血史。总之,这些研究表明利尿钠肽对于预测卒中风险存在一定的价值,特别是对于 CHA2DS2-VASc 评分较低、中等的患者。

(二)肌钙蛋白

肌钙蛋白(Tn)是心肌损伤的敏感指标,由 TnI、TnT 和 TnC 三个亚基组成。在房颤患者中可观察到肌钙蛋白轻度升高。RE-LY 试验首先发现房颤患者的肌钙蛋白是脑卒中和血栓风险的独立预测因子;TnI 最高组(≥0.040μg/L)和最低组(<0.010μg/L)脑卒中年发生率分别为 2.09% 和 0.84%。ARISTOTLE 研究证实 TnI 单独应用或联合应用 cTnI 不仅能显著增加 CHADS2 评分预测脑卒中或复合血栓栓塞事件,而且能明显改善 CHA2DS2-VASc 评分的风险预测能力。

近年来使用更加灵敏、精确的方法检测 cTn,即 hs-cTn。"hs-cTn"并非心肌 cTn 的新形式,而是反映检验灵敏度及准确性的提高。hs-cTn 精确地反映了心肌受损的程度,持续心肌细胞受损会导致心肌纤维化进而引起心脏结构改变和功能下降,进一步的研究分析发现升高的 hs-cTn 与患者预后密切相关。随后一项大规模的 ARISTOTLE 试验结果也显示房颤患者 hs-TnT 与脑卒中独立相关。该研究根据 hs-cTnT 的四分位数对患者进行分组,hs-cTnT 最高四分位组(hs-cTnT>16.7ng/L)与最低四分位组(hs-cTnT≤7.5ng/L)脑卒中发生率分别为每年 2.13%、0.87%,心源性死亡率分别为每年 4.24%、0.46%,大出血事件率分别为每年 4.21%、1.26%。该研究将 hs-cTnI 与 CHA2DS2-VASc 评分联合应用能将该评分预测脑卒中或外周动静脉血栓风险的 AUC 从 0.629 升至 0.653,也能将预测心源性死亡的 AUC 从 0.591 升至 0.731。ARISTOTLE 试验的子研究也证实了肌钙蛋白浓度的升高与脑卒中或全身性栓塞密切相关,将肌钙蛋白水平的升高纳入 CHA2DS2-VASc 评分,其 C-统计值从 0.63 提高到 0.65。

结合以上研究,hs-cTn 可能是独立于 CHADS2 及 CHA2DS2-VASc 评分之外的血栓栓塞风险因素,联合应用 hs-cTn 与 CHADS2 评分或 CHA2DS2-VASc 评分能更好地预测房颤患者的预后,并为临床抗凝等治疗提供依据。

将以上生物标志物应用于房颤患者中能够提高脑卒中风险预测能力,但由于目前尚缺乏相关的队列研究,因此生物标志物指导的抗凝治疗是否优于现行的分层抗凝方案还不得而知。如果证实生物标志物指导的抗凝治疗可改善预后,那么未来的房颤抗凝方案需定期根据生物标志物水平的变化而升、降级。

八、脑卒中风险分层与心脏成像系统

目前,各种器械检查如超声心动图(包括经胸壁、经食管)、颈部及双下肢血管超声、计算机断层扫描、磁共振成像等从不同方面来评估心脏的结构与功能来预测脑卒中风险,因而逐渐广泛应用于临床。其中,特别是心房大小、心房功能、左心耳形态和功能及左心房纤维化可作为与房颤相关的脑卒中潜在的预测因子。

(一)心房扩大与心房功能障碍

经胸超声心动图(TTE)是一种简单和广泛可用的技术,在判定心脏结构、血流速度及左心室收缩功能(左心室射血分数)等方面有实用价值,能直观检测左心房大小、计算左室射血分数、左心房应变和应变率等,以帮助脑卒中风险的评估。有研究认为左心房、左心室扩大或功能障碍是血栓栓塞风险升高的标志,所以在评估房颤患者脑卒中的风险时,应综合考虑左心房的静态(尺寸)和动态(功能)。

通过 TTE 检测的左心房体积增大与一些脑卒中的风险标志物比如通过经食管超声心动图(TEE)检测的左心耳血栓显著相关。这可能与扩大的左心房可导致房颤的持续发生而容易形成血栓有关。有研究通过 TTE 对房颤患者进行左心房检查,认为心房面积增大是房颤患者缺血性脑卒中的独立危险因素。国外一项针对房颤患者的前瞻性试验发现,该研究中所有患者都是在左心房增大的基础上发生脑卒中,特别是左心房容积指数≥32 ml/m²(正常值<28 ml/m²)时。

左心室射血分数(LVEF)是 TTE 常规检查指标,反映左心室的收缩功能,LVEF 降低反映房颤患者脑卒中风险增加。CHA2DS2-VASC 评分系统以 LVEF<40%(正常 LVEF>55%)视为心力衰竭(1分),是房颤患者脑卒中的危险因素。此外,TTE 其他相关指标如左心室质量指数、左房应变和应变率及二尖瓣环速度等对评估房颤脑卒中风险可能也有帮助。LVEF 与左心房容积指数联合应用还可判断左心耳血栓情况,如 LVEF 比左心房容积指数<1.5 时预测左心耳血栓的特异度为 55.6%,灵敏度达 100%,而 LVEF 及左心房容积指数在正常范围时则未发现左心耳血栓,适用于有经食管超声心动检查禁忌证的患者。

另一项关于无房颤史患者的研究指出左心房体积

是脑卒中的独立危险因素。除了左心房大小、功能,心肌变形(应变和应变率)也可能是血栓栓塞风险的标志物。应变率的降低、通过 MRI 检测的心房纤维化、CHADS2 评分增高和持续性或永久性房颤的存在都与左心房的功能密切相关。一项关于房颤患者的回顾性研究说明下降的左心房峰值纵向应变和应变率与脑卒中独立相关。阵发性房颤中其他经胸检查的心房功能障碍标记物比如二尖瓣流入和心房机电的延迟,均可能与左心房流速的降低及脑卒中的发生相关。

总之,TTE 作为不可替代的一种检查手段,可用于房颤脑卒中的风险评估。除 TTE 外,CT、MRI 也都是检查左心耳血栓、主动脉斑块、左房大小等指标的较好辅助检查手段。此外,组织多普勒成像、三维 TEE 等新技术也在临床上用于检查左心耳病变,从而全面评估相关风险。颈动脉及双下肢动脉超声可评价动脉粥样硬化、斑块形成,这些都是房颤脑卒中的危险因素。

(二)左心耳的形态与功能

虽然左心房大小和功能在房颤患者中是重要的脑卒中风险评估因素,但大多数心源性栓塞性脑卒中的血栓的起源可能在左心耳(LAA),这与 LAA 的形态有关。与发育成熟的左心房(LA)不同,LAA 内有丰富的梳状肌及肌小梁,表面不光滑,血流流速减慢而容易产生旋涡,是促使血栓形成的解剖条件,在一定程度上决定了 LAA 为 LA 血栓形成的好发部位。通过计算机断层扫描(CT)、磁共振成像(MRI)和经皮选择性 LAA 造影可以显示 LAA 形态。

窦性心律下,LAA 具有正常收缩功能而不易形成血栓;房颤时 LAA 内血流速度显著降低,容易产生旋涡,促进血栓形成。尤其在 LA 内压力增高的情况下,LA 及 LAA 需通过增大内径、增强主动收缩来缓解心房内压力,保证左心室有足够的血液充盈。随着 LA 增大,LAA 的充盈和排空速度将进一步降低。除此之外,房颤时 LAA 开口明显增宽,心耳呈球形或半球形改变,心耳壁的不规则内向运动难以使 LAA 排空,加之 LAA 内肌小梁凹凸不平,易使血流产生旋涡,导致血液在 LAA 淤积,进而易化血栓形成。Zateyshchikov 等的研究发现,LAA 充盈和排空速度低于 20 cm/s 是持续性房颤患者发生 LAA 内血栓的独立危险因素。

有研究表明与其他危险因素相比,特定的 LAA 形态与脑卒中更加密切相关。Di Biase 等应用 CT 或 MRI 对 932 例药物治疗无效、拟行导管消融治疗的房颤患者的 LAA 进行形态学研究,根据影像学结果(测量长度、角度及分叶数等结构特点)将 LAA 分成四类:"鸡翼形""仙人掌形""风向袋形"和"菜花形",其中鸡翼形比例最多,占 48%。其中 8% 的患者存在缺血性脑卒中和(或)暂时性脑缺血史;在校正 CHADS2 评分、性别和房颤类型后显示,鸡翼形 LAA 患者脑卒中风险最低,而仙人掌形的脑卒中风险是其 4.08 倍(风向袋形是其 4.5 倍,菜花形是其 8 倍。Kimura 等对低 CHADS2 评分的非瓣膜性房颤患者进行了 LAA 解剖学特征与脑卒中危险分层相关性的分析,发现 LA 直径大小、LAA 血流速度及左心室功能等均不能预测脑卒中风险,而菜花形 LAA 则是脑卒中的独立预测因子。因此,LAA 的形态与血栓栓塞的发生有密切关系。

然而,另一项大规模的研究虽然没有确定 LAA 形态与脑卒中之间的关联,但发现 LAA 小梁、LAA 孔径的大小与脑卒中相关。Beinart 等利用 MRI 测定房颤患者的 LAA 容积、长度、开口面积及分叶数目,分析各参数与患者缺血性脑卒中和(或)暂时性脑缺血病史的相关性。结果显示,除年龄、服用阿司匹林外,LAA 的开口面积是脑卒中的独立预测因子。

通过 TEE 检测的 LAA 功能与脑卒中也具有相关性。脉搏波多普勒也可评估 LAA 收缩功能指标:顺行血流速度。SPAF Ⅲ 试验显示房颤(特别是持续性房颤)中心房顺行流速的减小、血流速度的降低(<0.2m/s)与 LAA 血栓和血栓栓塞事件相关。

目前由于 TEE 作为一种创伤性操作而在临床应用有一定的局限性,故临床上需合理选择,力求个体化,最终达到尽量准确地评估脑卒中风险这一共同目的。

(三)左心房纤维化

纤维化心房肌病假说的提出解释了心房功能障碍、心房增大、心房心律失常与血栓栓塞之间存在的联系。心房的纤维化程度可以通过 MRI 定量观察到。房颤患者的心房晚期钆增强也反映了心房纤维化的程度,与高 CHADS2 评分、脑卒中史也有很强的关联。心房纤维化 MRI 评估的理论基础将使其成为评估脑卒中风险的实用研究工具。

九、整合脑卒中风险因素

研究人员详细地整合了本章节所提及的脑卒中风险评估流程(图 3)。根据已经通过验证的临床风险因素,首先可以对新诊断为房颤的患者进行简单的脑卒中风险评估。当一个女性房颤患者具有一个或一个以上的风险因素,在排除禁忌证的情况下应该对其进行抗凝治疗;由于无脑卒中风险患者的房颤频率下限是未知的,所以即使患者出现短暂的房颤,也应该考虑抗凝治疗;对于房颤患者,还应该系统地评估出血风险,同时一些抗凝出血危险因素是可以调整的,特别是

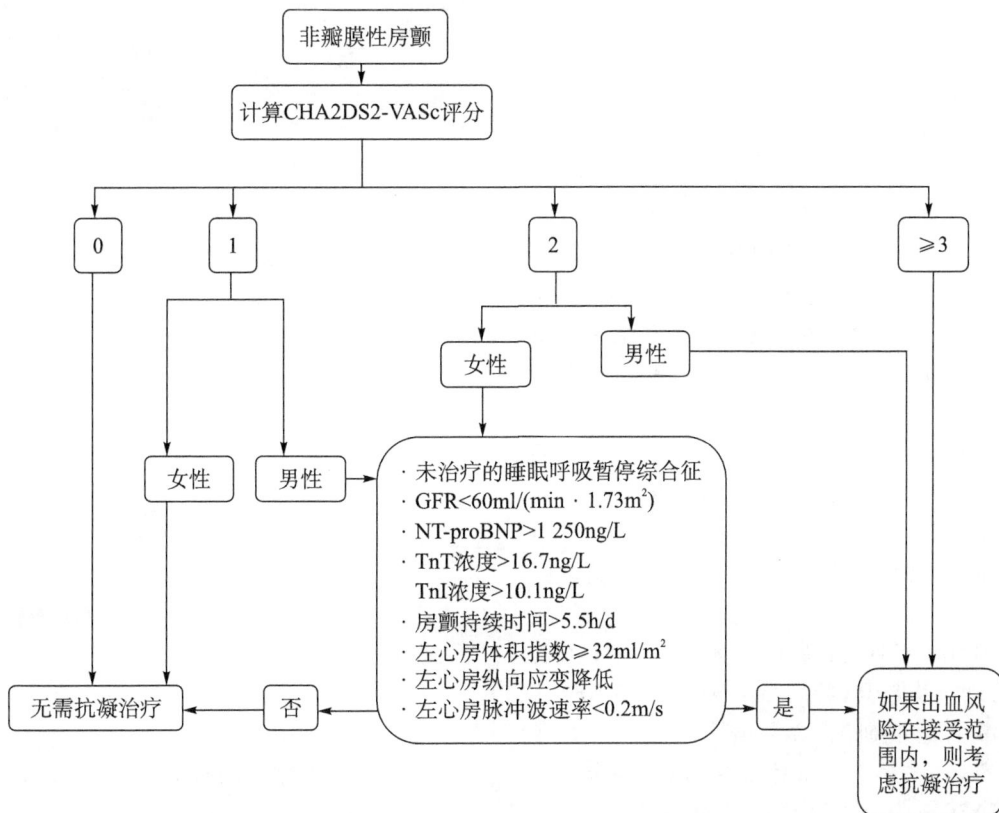

图 3　房颤的脑卒中风险评估流程
引自:Brandon W. Calendal,NATUREREVIEWS,CARDIOLOGY,2016

那些独特的出血风险因素比如出血史、贫血、抗血小板药物用药史;通过TTE检测的左心室功能能够评估左心房大小、功能以及瓣膜功能,这些因素均与脑卒中相关;血清生物标志物(特别是使用高灵敏度测定的NT-proBNP和肌钙蛋白)可能有助于进一步的风险分层;最后,研究人员认为CKD或未治疗的阻塞性睡眠呼吸暂停综合征也是与房颤相关的脑卒中的高风险标志物,另外根据左心房的结构评估进行风险评估分层仍然处于理论研究水平。

十、房颤前心房病变

如果在诊断房颤之前检测到患者心房存在病变,那么具有房颤风险的患者是否能够看作是"房颤前心房病变"? 在房颤确诊之前心脏是否合并电、结构生理异常,以及是否应该抗凝治疗还不确定。因为房颤常常是亚临床的,所以房颤不易被发现而容易耽误患者的病情。对于脑卒中高危的房颤患者,则建议长期监测房颤,并且只需监测几周或几个月便能诊断房颤。

非房颤的房性心律失常可能暗示心房病变基质和房颤的易感性。常见的房性异位(定义为心房期前收缩或短期房性心律失常)与房颤及不良心血管事件密切相关。此外,在长期的随访期间,心房的扩张程度或阵发性室上性心动过速均与脑卒中风险相关,并且其相关性独立于房颤。所以,心房异位可以作为心房肌病的电学标志物,并且是脑卒中风险的潜在标志物。

对于一些监护仪未检测到房颤的患者,心房扩大和收缩功能障碍可作为心房肌病的标志物;对于患有或不患有心血管疾病的患者而言,试验发现通过非冠状动脉CT检测的左心房扩张与新发的房颤相关;有关试验证明通过斑点跟踪超声心动图检测到的左心房功能降低也是房颤的独立危险因素。2013年发表的一项试验显示减肥对减少左心房扩大是有效的,但在肥胖患者中是否存在额外的临床脑卒中危险因素还不清楚。根据以上研究,研究者认为应该对含有以上这些危险因素的患者进行关于基础疾病比如高血压、心力衰竭和肥胖症的上游治疗。而在没有监测到房颤的基础上,对于心房的结构或功能异常的患者,并不一定需要进行抗凝治疗。

对于没有确诊为房颤同时具有多种脑卒中危险因素的患者,抗凝治疗是否有效? 一项有关心力衰竭患者的研究发现无论患者是否患有房颤,其脑卒中、血栓栓塞或死亡风险均较高,特别是CHA2DS2-VASc评分≥4的患者。该研究结果显示患有房颤者CHA2DS2-VASc评分的C-统计量为0.67,而未患有房颤者CHA2DS2-VASc的C-统计量为0.64,两者C-统计量相差不大,更加支持了具有多种脑卒中危险因素的患者无论是否有房颤,都应该考虑抗凝治疗。

十一、左心耳封堵对脑卒中的影响

口服抗凝血药物(如阿哌沙班,伊多沙班,达比加群和利伐沙班)作为非瓣膜性房颤的血栓预防手段是安全和有效的。虽然AHA/ACC/HRS指南推荐将这些Ⅰ类、证据级别为B的药物作为一线药物,但仍然有许多患者在接受抗凝治疗后出现出血事件。基于房颤中大多数心源性脑卒中的栓塞起源于LAA的理论,研究人员提出针对这些患者可以推荐使用经皮的经导管LAA封堵器Watchman装置治疗方案替代长期抗凝治疗。Watchman装置(图4)是一种经皮LAA封堵器,它由可置入装置、输送导管、12F房间隔穿刺鞘三部分组成。可置入装置包括一个自膨胀的镍钛合金框架,框架带有固定钩和可浸透薄膜,框架直径为21～33 mm之间。Watchman装置预防脑卒中的疗效已经被多个前瞻性随机研究所验证。

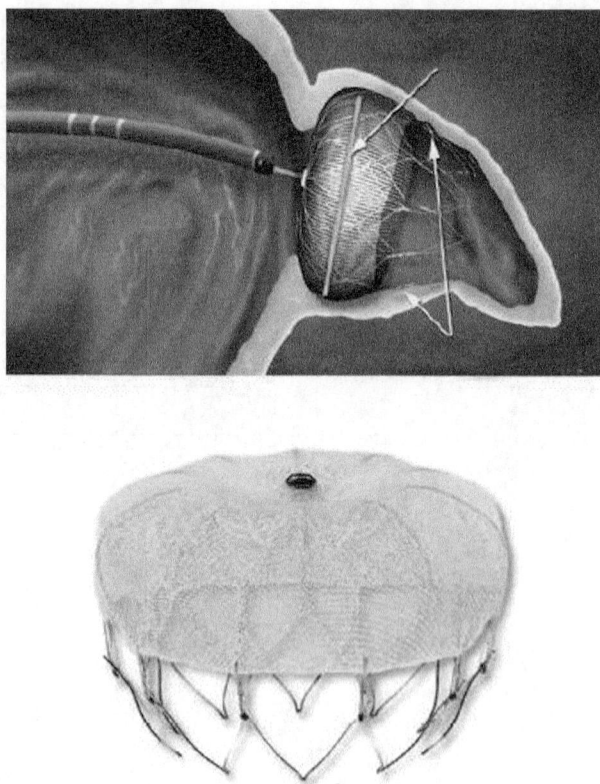

图4 LAA封堵器Watchman装置
引自:侯东明.中国实用内科杂志.2015

(一)Protect-AF研究

Protect-AF随机临床研究是一项前瞻性多中心随机对照研究,一系列强说服力的临床研究验证了Watchman装置的安全性和有效性。该研究共入选707例非瓣膜病房颤患者,CHADS2评分≥1分,且适合华法林治疗。这些患者按照 2∶1 的比例随机分成 Watchman 介入治疗(介入治疗组,463 例)和继续华法林治疗(对照组,244 例),入选时间为 2005—2008 年。试验首要有效终点是脑卒中、心血管死亡或体循环栓塞的复合终点,首要的安全终点为大出血、心包积液和器械栓塞的复合终点。随访 18 个月的中期结果表明,左心耳封堵术在有效终点方面不劣于华法林[(3.0 vs. 4.9)/100 人·年],但安全性终点发生率较高[(7.4 vs. 4.4)/100 人·年]。其 23 个月的长期结果表明,左心耳封堵术组在有效终点方面不劣于华法林[(3.0 vs. 4.3)/100 人·年]。更长期的 45 个月随访证实,左心耳封堵术组不仅在有效性上首次证实优于华法林[(8.4 vs. 13.9)/100 人·年],而且在安全性上首次证实不劣于华法林[(3.6 vs. 3.1)/100 人·年]。另外,该研究还发现左心耳封堵术在心源性死亡[(1.0 vs. 2.4)/100 人·年]及全因性死亡[(3.2 vs. 4.8)/100 人·年]上优于华法林。然而,Protect-AF 研究也暴露出左心耳封堵术存在较多手术并发症的问题,比如心包积液(4.8%)、器械栓塞(0.6%)、大出血(3.5%)和手术相关性脑卒中(1.1%)。对此的合理解读是,和所有的介入技术一样,左心耳封堵也有其学习曲线,随着术者经验和器械的改进的积累,手术的并发症会逐渐降低。

(二)PREVAIL 研究接力并补充 Protect-AF 研究

鉴于 Protect-AF 研究的 18 个月安全性劣于华法林的随访结果,2009 年 4 月 23 日,美国 FDA 直接在 Watchman 装置"市场准入"的第一轮投票中亮出了"红灯",并要求组织新的临床试验按照 FDA 给出的关键问题再次深入评估 Watchman 装置的安全性和有效性。于是,Watchman 装置的第二个 RCT 即左心耳封堵术的第二个 RCT,PREVAIL 研究于 2010 年 7 月展开。

尽管都是前瞻性随机对照研究,PREVAIL 研究在设计上纠正了 Protect-AF 研究的一些缺陷。第一,Protect-AF 研究允许纳入低风险的房颤患者,其中 34% 的患者 CHADS2 评分仅为 1 分,这部分患者根据当时的专家意见指南可以仅使用阿司匹林而不必非使用口服抗凝血药。对此,PREVAIL 研究纳入了 CHADS2 相对较高评分的患者。第二,Protect-AF 研究允许入组患者术后长期使用阿司匹林和(或)氯吡格雷长期抗凝,这种混杂的因素影响了其对终点事件的评价。因此,PREVAIL 研究排除了术后需要长期单独使用氯吡格雷的患者。第三,Protect-AF 研究发现大部分(56%)主要安全事件发生在手术当天,而研究方案缺少对术中安全性的检验假说。PREVAIL 研究则预先设定了一个共同主要安全终点假说来评估随机化以后到术后 7d 内的手术相关主要事件。

PREVAIL 研究继续由梅奥医学中心牵头,入选美国 41 个中心的 407 例非瓣膜性房颤患者(CHADS2 ≥ 2 分或 1 分但存在另一个危险因素),以 2∶1 的方式分配到 Watchman 组及口服华法林组,入选时间为 2010—2012 年。研究的有效终点是脑卒中、心血管死亡或体循环栓塞的复合终点,首要的安全终点是大出血、心包积液和器械栓塞。PREVAIL 研究旨在进一步评估 Watchman 装置的有效性和安全性,因此设定了 3 个共同的临床终点,包括 2 个有效性终点和 1 个安全性终点,随访时间共计 18 个月。第一个有效性终点设定为出血性和(或)缺血性脑卒中、系统性栓塞、心源性死亡及无法解释的死亡事件的复合终点,Watchman 组发生概率为 0.064,华法林组 0.063,其 95% 可信区间上限(1.89)超过了预先设定的最高上限(1.75),因此不能做出 Watchman 不劣于华法林的结论。尽管如此,该研究结果仍被多数人认为有说服力及可信的,并被美国 FDA 接受。第二个有效性终点为随机化 7d 以后发生缺血性脑卒中或系统性栓塞复合终点。这一终点的设立同时也评价左心耳封堵术的基本假设,即左心耳封堵是否能有效地降低缺血性脑卒中的发生。研究结果显示 Watchman 组发生概率为 0.023,华法林组为 0.020,证实了 Watchman 不劣于华法林。同时与 Protect-AF 研究相比,PREVAIL 研究显著降低了早期安全事件概率,达到了预设假说。尽管这一结果极大地缓和了对于 Watchman 装置是否能预防缺血性脑卒中的担忧,但是 Watchman 装置是否能预防总脑卒中事件的疑问仍然使得这一临床研究被美国 FDA 认定为不能据此得出 Watchman 装置能预防总脑卒中事件"盖棺定论"。

而随着 Protect-AF 研究 45 个月长期随访结果的公布,基于 Watchman 装置的卓越表现以及 PREVAIL 研究的补充支持,美国 FDA 在 2015 年 3 月第三轮投票中终于首次批准在房颤患者中应用 Watchman 装置行左心耳封堵术。

Watchman 装置成为唯一一个经过美国 FDA 批准的左心耳封堵器。这一结果得益于 Protect-AF 研究的长期随访结果,该长期结果首次证实左心耳封堵术在有效性上优于华法林,而且在安全性上不劣于华法林。另外,也发现左心耳封堵术在心源性死亡上优于华法林。

(三)新一代 Watchman FLX 封堵器

新一代 Watchman FLX 封堵器的设计理念是进一步降低与装置相关的栓塞及围术期相关心包积液的风险。新型封堵器包括 18 个支柱[当前一代的 Watchman 封堵器(CG-WM)有 10 个支柱,防止封闭远端受损(目前 CG-WM 远端是开放的)],封堵器尺寸降低。Watchman FLX 是第一个在完全或部分回收后可以再次放置的封堵器；而 CG-WM 封堵器则必须在全部回收的情况下才能再次放置。Watchman FLX 封堵器已经显示出更容易置入操作的优势。在一个对 14 条狗进行的动物模型试验中，100% 的 Watchman FLX 封堵器（6/6）和 75%（6/8）CG-WM 封堵器放置成功。Watchman FLX 与 CG-WM 比较，需要全部或者部分回收的比例更少（分别是 0∶4 和 1∶3）。

综上所述，Watchman 装置从 2009 年开始进行国际化的商业推广，在全球经皮左心耳封堵装置中居于领先地位。Watchman 封堵器已经在 75 个国家注册，超过 10 000 例患者接受了 Watchman 装置的治疗。Watchman 封堵器适用于非瓣膜性房颤患者、基于 CHADS2 或者 CHA2DS2-VASc 评分具有脑卒中或者体循环栓塞的高危因素的患者、以及医生认为必须接受华法林治疗以减少来自左心耳血栓栓塞的风险，在对比考虑华法林治疗和封堵器治疗的安全性和有效性后，具有适当的理由采取替代华法林的非药物治疗方法的患者。

参 考 文 献

陈牧,李毅刚.2014.生物标志物与心房颤动卒中风险分层.中国心脏起搏与心电生理杂志,28(2):161-163.

陈晓丽,陈秀.2015.心房颤动的脑卒中风险评估研究进展.现代临床医学,41(6):406-419.

侯东明,Akinapelli A,Alex P,等.2015.左心耳封堵术之 Watchman 装置.中国实用内科杂志,35(12):991-997.

黄从新,霍勇,张澍,等.2014.左心耳干预预防心房颤动患者血栓栓塞事件:目前的认识和建议.中国心脏起搏与心电生理杂志,28(6):471-486.

黄从新,张澍,黄德嘉,等.2015.心房颤动:目前的认识和治疗建议.中国心脏起搏与心电生理杂志,29(5):377-434.

李双,陈维,唐恺.2015.经皮左心耳封堵术临床研究进展.中国实用内科杂志,35(12):985-990.

李根林,江华,李菊香.2015.心房颤动的生物标记物研究进展.广东医学,36(3):470-472.

梁峰,胡大一,沈珠军,等.2014.2014 年美国心房颤动管理治疗指南概要.中国医药科学,4(19):9-16.

唐映红,陈庆伟.2016.高敏肌钙蛋白升高在心房颤动患者中的临床意义.现代医药卫生,32(17):2677-2680.

王紫,苏立.2016.心房颤动患者脑卒中风险评估及抗凝治疗选择.现代医药卫生,32(15),2348-2350.

王祖禄,韩雅玲.2015.心房颤动卒中危险分层和抗栓治疗进展.中国实用内科杂志,35(1):27-30.

Brandon W. 2016. Calendal, Valentin Fusterl, Jonathan L. Halperinl, Christopher B. Granger. Stroke risk assessment in atrial fibrillation:risk factors and markers of atrial myopathy. Nature Reviews,Cardiology. Advance Online Publication,1-11.

2. 2015 ACC/AHA/HRS 成人室上性心动过速管理指南解读

广东省人民医院　薛玉梅

2015 年 9 月美国心脏病学会（ACC）、美国心脏协会（AHA）和美国心律协会（HRS）联合发布《2015 年 ACC/AHA/HRS 成人室上性心动过速管理指南》。该指南纳入了近年来高质量的大规模临床研究，与 2003 年 ACC/AHA/ESC 指南相比更注重临床实践。新版室上性心动过速（Supraventricular tachycardia, SVT）指南详尽描述了 SVT 的完整定义、流行病学特点、临床表现、急症处理与长期治疗，具有很强的临床指导价值。指南最后还将特殊患者的内容如儿科患者、成人先天性心脏病患者、妊娠及老年患者做简要概述，本文旨在对该指南进行解读。

一、SVT 完整定义

室上性心动过速指起源于希氏束或希氏束部位以上的心率＞100/min 的心律失常。SVT 主要包括房室结折返性心动过速（Atrioventricular nodal reentrant tachycardia, AVNRT）、房室折返性心动过速（Atrioventricular reentrant tachycardia, AVRT）、局灶性房性心动过速（Atrial tachycardia, AT）。但也涵盖规律的窄 QRS 心动过速、不规则 SVT（如不规则房扑和多源性房速）、少见的窦房结折返性心动过速、异位交界性心动过速等。指南同时也提及，尽管心房颤动（Atrial fibrillation, AF）从严格定义上归属 SVT，但由于房颤有相应的管理指南，因此 2015 年 SVT 指南明确指出房颤不在所述范围中。

二、机制未明的 SVT 急、慢性处理原则

指南指出，每年约有 50 000 例的 SVT 患者于急诊就诊，急诊科医生无疑是第一个接触并评估这些 SVT 患者的临床医生。在对 SVT 机制的判断上，12 导联心电图比临床症状价值更高。而对复杂的机制不明确的 SVT，则需要电生理检查才能准确获知，并于术中进行导管消融终止心动过速。指南针对各种机制未明的急性或慢性 SVT 清晰地以流程图形式给出了全面的治疗建议。详见图 1、图 2。

三、窦性心动过速

窦性心动过速包括生理性窦性心动过速及不适当

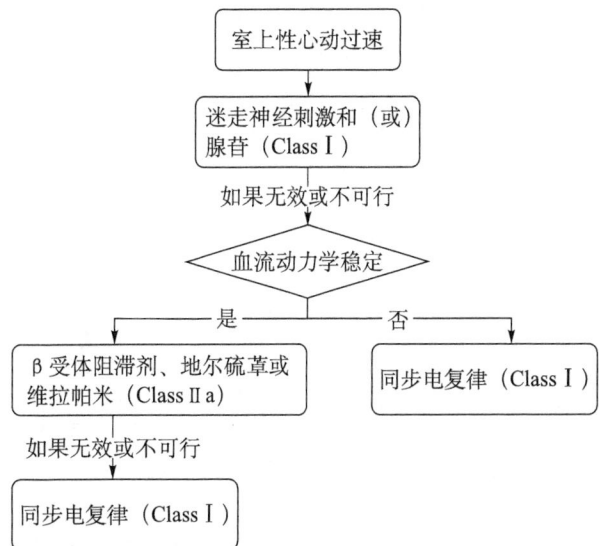

图 1　一般室上性心动过速急救治疗流程

的窦性心动过速（Inappropriate sinus tachycardia, IST）。前者往往有具体的病因，临床上不难诊治。而指南篇幅则更为着重描述后者，IST 静息心率往往＞100/min。诊断 IST 需排除引起交感神经兴奋性增加的疾病。此外，还需评估体位性心动过速综合征（Postural orthostatic tachycardia syndrome, POTS）的可能性，因为 β 受体阻滞剂可能加重 POTS，而对 IST 是有益的。IST 的急性处理并无特殊，而持续治疗方面指南指出需要对 IST 患者进行评估并针对其可逆转的病因进行治疗（推荐级别Ⅰ）。较 2003 年指南相比，新版指南对新药依伐布雷定的讨论和使用指导进行了增补。依伐布雷定可降低窦房结自律性，对 IST 患者可能有益（推荐级别Ⅱa）。而由于射频消融改良窦房结治疗 IST 并发症较高，指南并未做出推荐。

四、非窦房结性局灶性房性心动过速和多源性房性心动过速

局灶性房性心动过速可为持续性或非持续性，机制为起源于一个提前激动的局灶兴奋点，并向其余心房组织呈离心性扩散。其心房率往往在 100～250/

室上性心动过速

窦性心律伴预激综合征

是　　　　　　否

拟行射频消融或有愿行射频消融　　　拟行射频消融或患者倾向于消融

是　　　否　　　　　　否　　　是

心脏电生理研究和射频消融（Ⅰ级推荐）　　如果无效　　药物治疗　　如果无效　　心脏电生理研究和射频消融（Ⅰ级推荐）

药物选择

β受体阻滞剂，地尔硫䓬或维拉帕米（没有预激时）（Ⅰ级推荐）　　氟卡尼或普罗帕酮（没有SHD）（Ⅱa级推荐）　　胺碘酮，多非利特或索他洛尔（Ⅱb级推荐）　　地高辛（没有预激时）（Ⅱb级推荐）

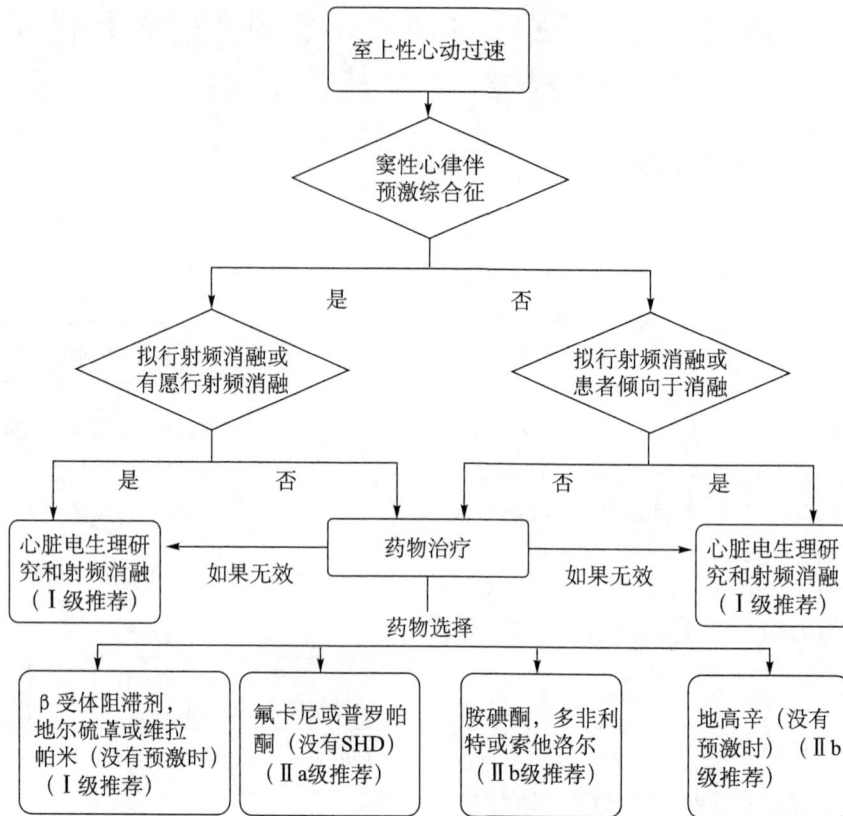

图2　一般室上性心动过速持续治疗流程

min,节律通常规则。而多源性房性心动过速（Multifocal atrial tachycardia,MAT）在体表心电图上表现为至少有3种不同形态P波的快速不规则节律。其通常与一些基础病因相关,如肺部疾病、肺动脉高压、冠心病、心脏瓣膜病、低镁血症、茶碱治疗等。

Ⅰ类推荐:①静脉注射β受体阻滞剂、地尔硫䓬或维拉帕米在血流动力学稳定的局灶性房性心动过速患者的急性治疗中是有效的。②对血流动力学不稳定的患者,推荐使用同步直流电复律。③导管消融可作为有症状的局灶性房速患者药物治疗以外的另一选择。④对于MAT患者,静脉注射美托洛尔或维拉帕米在急症治疗中有效。

Ⅱa类推荐:①对疑诊局灶性房速的患者,使用腺苷可恢复窦律或判断心动过速的机制。②口服β受体阻滞剂、地尔硫䓬或维拉帕米对有症状的局灶性房速患者的持续治疗是合理的。③氟卡尼或普罗帕酮用于非结构性心脏病或缺血性心脏病的局灶性房速患者的持续治疗是有效的。④口服维拉帕米、地尔硫䓬或美托洛尔对复发的、有症状的MAT患者的持续治疗是合理的。

Ⅱb类推荐:①口服索他洛尔或胺碘酮对局灶性房速患者的持续治疗可能是合理的。②静脉注射胺碘酮对血流动力学稳定的局灶性房速患者恢复窦律或减慢心室率可能是合理的。③使用伊布利特对血流动力学稳定的局灶性房速患者恢复窦律是合理的。

五、房室结折返性心动过速

Ⅰ类推荐:①刺激迷走神经或使用腺苷推荐用于急救治疗。②当上述两者无效或不可行且患者出现血流动力学不稳定时,推荐使用同步电复律。③对于心动过速发作时药物无效或禁忌的血流动力学稳定患者,也推荐使用同步电复律。④口服β受体阻滞剂、维拉帕米或地尔硫䓬推荐可用于不愿行导管消融的AVNRT患者持续治疗。⑤而对于拟行导管消融的患者,推荐行慢径路导管消融。

Ⅱa类推荐:①静脉使用β受体阻滞剂、地尔硫䓬或维拉帕米对血流动力学稳定的AVNRT患者的急救处理是合理的。②对没有结构性心脏病和缺血性心脏的AVNRT患者,不愿行导管消融、且存在β受体阻滞及维拉帕米或地尔硫䓬无效或禁忌时,使用氟卡尼或普罗帕酮是合理的。③对症状较轻的患者,只进行随访而不进行药物或消融是合理的。

Ⅱb类推荐：①口服β受体阻滞剂、地尔硫䓬或维拉帕米对血流动力学稳定的AVNRT患者的急救处理是合理的。②当其他治疗无效或禁忌时，可考虑静脉使用胺碘酮。③口服索他洛尔、多非利特、地高辛或胺碘酮，对不愿行导管消融患者的持续治疗是合理的。④自行服用β受体阻滞剂、维拉帕米或地尔硫䓬对于发作频率少、耐受性良好的AVNRT患者的持续治疗也是合理的。

六、显性或隐匿性房室旁路

房室旁路可正向传导、逆向传导或两者兼有，并且可与几种不同的室上性心律失常相关。最常见的AVRT是顺向性房室折返性心动过速，一些顺向性的旁道会使患者面临心脏性猝死的风险。当存在房室旁路的患者合并房颤时，心房激动会通过旁路快速激动心室，增加心室颤动和心脏性猝死的可能。既往有心动过速发作的患者猝死风险较高，但存在旁路的患者也可能首次发作即表现为猝死，与预激相关的猝死往往发生于20岁以前。

Ⅰ类推荐：①顺向性AVRT的急救治疗推荐刺激迷走神经，腺苷亦有利于急性期治疗。②如果药物治疗无效或不可行，且患者存在血流动力学不稳定，应行同步电复律。③而对于药物治疗无效或禁忌的血流动力学稳定患者，或预激合并房颤血流动力学不稳定者，应行同步电复律。④伊伐利特或静脉使用普鲁卡因胺能使血流动力学稳定的预激并房颤患者获益。

导管消融推荐用于AVRT和（或）房颤合并预激的患者旁路消融；口服β受体阻滞剂、地尔硫䓬或维拉帕米可用于静息心电图无预激的AVRT患者持续治疗。

Ⅱa类推荐：①窦性心律时静息心电图没有预激的顺向性AVRT患者静脉使用地尔硫䓬、维拉帕米或β受体阻滞剂是有效的。②对无结构性心脏病的AVRT和（或）预激并房颤，且不能或不愿行导管消融的患者，口服氟卡尼或普罗帕酮是合理的。

Ⅱb类推荐：①静息心电图有预激的顺向性AVRT患者其他治疗无效时，可考虑静脉使用β受体阻滞剂、地尔硫䓬或维拉帕米。②不能或不愿行导管消融的AVRT和（或）预激并房颤的患者口服多非利特或索他洛尔可能是合理的。③而当β受体阻滞剂、地尔硫䓬、维拉帕米、氟卡尼或普罗帕酮无效或禁忌时，可考虑口服胺碘酮。④静息心电图上有预激的顺向性AVRT患者，且不能或不愿行导管消融，口服β受体阻滞剂、地尔硫䓬或维拉帕米可能是合理的。⑤静息心电图上没有预激的顺向性AVRT患者，且不能或不愿行导管消融，口服地高辛可能是合理的。

指南同时提及，预激并房颤的患者急性期间静脉使用地高辛、胺碘酮，静脉或口服β受体阻滞剂、地尔硫䓬和维拉帕米可能加速旁路传导，导致血流动力学不稳定，应当避免使用这些药物。静息心电图上有预激的AVRT或房颤患者，口服地高辛治疗有潜在的危害。

最后需要特别指出的是无症状预激综合征的治疗。12导联心电图表现为预激但无症状的患者可认为是WPW模式。静息心电图表现为间歇性预激或运动试验时预激波突然变小的患者其发生致命性心律失常的风险较低。而其他无症状预激患者则需行电生理检查来进行危险分层（推荐级别Ⅰ）。若电生理检查发现高危特征，应对旁路进行导管消融。在窦性心律中，心室预激未出现时，"不作为"的随访观察也是应对SVT的一种方法。当患者由于WPW模式无法应聘身体条件要求较高的工作（如飞行员等）时，可考虑行射频消融。

七、心房扑动

心房扑动是一种大折返性的房性心律失常。当其折返环包括三尖瓣环峡部时，则成为三尖瓣峡部依赖型房扑。此外，尚有一些由于外科术后瘢痕、或是围绕二尖瓣环的心房扑动。症状性房扑或药物治疗不能控制心率的患者可考虑三尖瓣环峡部（Cavotricuspid Isthmus，CTI）导管消融。但需要注意的是，在随访中可能会发生房颤。应按照常见房颤危险分层的方法对房扑患者进行分层，并根据实际情况给予口服抗凝血药治疗。非峡部依赖的房扑常见于长程持续性房颤、巨人左心房或行线性消融的患者，这些患者的折返不依赖于三尖瓣环，导管消融成功率低于峡部依赖型房扑。通过激动标测和拖带技术，二次消融手术成功率约90%。

Ⅰ类推荐：①口服多非利特或静脉用伊布利特对房扑患者的药物复律是有效的；静脉或口服β受体阻滞剂、地尔硫䓬或维拉帕米对血流动力学稳定的房扑患者的心率控制是有效的。②对正在进行节律控制策略的耐受良好的稳定房扑患者提示选择行同步电复律；药物治疗无效的血流动力学不稳定的房扑患者，推荐同步电复律。③对带有起搏导线的永久起搏器置入者或可置入复律除颤器或心脏外科手术后临时心房起搏的患者，快速心房起搏对房扑转复是有效的；房扑患者推荐抗血栓治疗，使用和房颤相同的危险分层方案。④对药物心率控制耐受或有症状的房扑患者行CTI导管消融是有效的；β受体阻滞剂、地尔硫䓬或维拉帕米对血流动力学上可耐受的房扑患者心室率的控制是有效的。⑤对至少一种抗心律失常药物治疗失败的反复发生有症状的非CTI依赖房扑患者，导管消融是合理、有效的。

Ⅱa类推荐：①对房扑患者和收缩性心衰控制心

室率(无预激),当β受体阻滞剂禁忌或无效时,静脉使用胺碘酮是有效的。②对有症状的复发房扑患者维持窦律,下列药物有效:胺碘酮、多非利特、索他洛尔;由氟卡尼、普罗帕酮或胺碘酮治疗房颤引起的CTI依赖性房扑的患者,导管消融术是合理的。③对进行导管消融的房颤患者,有资料证实有伴发的CTI依赖的房扑时,行CTI导管消融术是合理的。④在抗心律失常药物治疗试验之前,谨慎衡量治疗选择的潜在风险和利益,导管消融术作为复发有症状的非CTI依赖性房扑患者治疗是合理的。

Ⅱb类推荐:①对无结构性心脏病或缺血性心脏病的有症状的复发房扑患者维持窦律,氟卡尼或普罗帕酮是可以考虑的。②复发无症状的房扑患者行导管消融术是合理的。

八、交界性心动过速

交界性心动过速指包括希氏束在内的房室交界区自律性增高的窄QRS波心动过速,频率可规整或不规则,在120~220/min。常见于先天性心脏病术后的婴幼儿,而在成人中少见。指南指出β受体阻滞剂、地尔硫䓬、氟卡尼、普鲁卡因胺、普罗帕酮、维拉帕米都可用于交界性心动过速的治疗(Ⅱa类推荐),胺碘酮仅可用于儿科患者,而地高辛在该领域尚无更多的证据支持。当药物治疗无效时,导管消融可考虑用于交界性心动过速的治疗(Ⅱb类推荐)。

九、特殊人群管理

新版指南针对婴幼儿、成年先天性心脏病、孕妇及老年患者四类特殊人群SVT的管理措施进行了概述。

由于未成年SVT患者在发病机制、手术相关风险、心理影响等方面与成年人存在很大不同,因此需在危险评估和治疗方案上特殊对待。临床经验表明,体重<15kg的患儿其手术并发症风险相对于其他患儿更高。尽管如此,考虑到预防心动过速心肌病的发生或者今后手术可能影响导管消融入路,指南仍倾向于对小体重的SVT患儿行导管消融。

对于先天性心脏病合并房性心动过速、心房扑动的患者也应该接受抗凝治疗,抗凝方案策略与房颤相同。

妊娠可能使既往无基础心脏病的女性增加新发心律失常的风险,也有可能加重其原有的心律失常。受限于临床数据及用药经验,指南建议倾向选择经典老药治疗妊娠期间发作的SVT。

而针对老年患者,需从有创操作带来的风险与获益,以及长期用药依从性等方面进行综合考虑治疗策略。

最后,本指南从循证角度给各种类型室上性心动过速的治疗方案选择给出了极有说服力的推荐意见,以大量表格及流程图展现出极强的可操作性,对临床具有重要意义。

参 考 文 献

Bittar G, Friedman HS. 1991. The arrhythmogenicity of theophyline. A multivariate analysis of clinical determinants. Chest,99:1415-1520.

Bohnen M,Stevenson WG,Tedrow UB,et al. 2011. Incidence and predictors of major complications from contemporary catheter ablation to treat cardiac arrhythmias. Heart Rhythm,8:1661-1666.

Calkins H, Kuck KH, Cappato R, et al. 2012. 2012 HRS/EHRA/ECAS expert consensus statement on catheter and surgical ablation of atrial fibrillation:recommendations for patient selection, procedural techniques, patient management and follow-up, definitions, endpoints, and research trial design:a report of the Heart Rhythm Society(HRS) Task Force on Catheter and Surgical Ablation of Atrial Fibrillation. Developed in partnership with the European Heart Rhythm Association(EHRA),a resistered branch of the European Society of Cardiology(ESC)and the European Cardiac Arrhythmia Society(ECAS);and in collabora-tion with the American College of Cardiology (ACC), American Heart Association (AHA), the Asia Pacific Heart Rhythm Society(APHRS),and the Society of Thoracic Surgeons(STS). Heart Rhythm,9,632-696.

Cappato R,Castelvecchio S,Ricci C,et al. 2012. Clinical efficacy of ivabradine in patients with inappropriate sinus tachycardia:a prospective,randomized,placebo-controlled, double-blind, crossover evaluation. J Am Coll Cardiol, 60:1323-1329.

Kang KT, Etheridge SP, Kantoch MJ, et al. 2014. Current management of focal atrial tachycardia in children:a multicenter experience. Circ Arrhythm Electrophysiol, 7:664-670.

Lee G,Ssnders P,Kalman JM. 2012. Catheter ablation of atrial arrhythmias:state of the art. Lancent,380:1509-1519.

Olshansky B, Sullivan RM. 2013. Inappropriate sinus tachycardia. J Am Coll Cardiol,61:793-801.

3. 应激与心理状态对心律失常的影响

中山大学孙逸仙纪念医院　伍　卫　中山大学附属第五医院　陈　剑

心律失常的发生常需要致心律失常的异常结构（即"基质"）和急性诱因（即"扳机"）。尽管并非所有心律失常能追踪到明确诱因，但越来越多证据指出在某些情况下，心理应激伴发自主神经功能改变是房性或室性心律失常发生的触发因素。此外，慢性心理应激事件如抑郁和对抗状态通过对自主神经功能长期作用，增加心律失常易感性。早期研究指出，针对减少消极情绪体验及其产生的生理学影响的治疗可能减少那些已有心律失常结构基础的个体心律失常发生率。

一、室性心律失常及猝死

（一）急性应激事件是室性心律失常和猝死触发因素

应激导致猝死的事件广为人知，许多年前就有关于应激致心脏性猝死（sudden cardiac death，SCD）的报道。大型灾难性事件例如地震及战争期间 SCD 增加的流行病学报道是最初的关于心理应激触发 SCD 的科学证据。例如，1994 年美国北岭地震期间，SCD 例数较地震前后增加 6 倍。在 24 例 SCD 中只有 3 例发生在体力活动（如清理废墟）时，这提示灾难导致死亡率增高的原因在于灾难对心理的影响而不是体能。同一时期，Meisel 等报道了 1981 年伊拉克导弹危机期间 SCD 死亡率增加，与躯体损伤也无关。从以上 SCD 的报道中，尚不能确定应激是直接导致心肌缺血还是心律失常。很长时间以来，普遍认为应激通过血小板活化、血管收缩等机制能促成心肌缺血和心肌梗死。但是，Steinberg 等对纽约市单中心研究显示，"9·11"事件发生后置入型心脏除颤器（Implantable Cardioverter Defibrillator，ICD）治疗后的患者室性心律失常发生有所增加，提示应激所产生的自主神经功能改变可能直接影响心律失常发生。

一项纳入置入 ICD 患者的前瞻性研究进一步为心律失常的心理触发提供了证据。在 ICD 术后随访 1 年中，患者须在日记中记录每次 ICD 放电前 15min 和前 2h 活动和情绪，并接受 1 年随访。受试者要用 5 点量表评价当时愤怒或其他情绪的程度并记录当时活动。此外，在 1 周后对应时间点再做相关记录。最终共有 42 名患者记录了 107 次 ICD 放电。在 ICD 放电前记录得到"≥3 分的愤怒"最为常见，占放电总数 15%，而对照组中仅占 3%。愤怒与放电前 15min 明显相关。

愤怒诱发心律失常（即放电前记录"≥3 分的愤怒"的心律失常）相较于非愤怒诱发心律失常，更多表现为多形性与间歇依赖性。一般认为，愤怒能增加动物与人类室性期前收缩负荷，而愤怒可能就是通过引发室性期前收缩诱发多形性室性心动过速。上述心律失常发作特征提示愤怒不仅增加室性心律失常发生频率，而且增加室性心律失常致死率。

（二）慢性应激增加室性心律失常的易感性

慢性应激例如抑郁和焦虑等病理心理状态可能促使室性心律失常发生。在对护士及其他人群的健康研究中，抑郁患者 SCD 风险增高 1 倍。对于存在缺血性心肌病基础，在抑郁、应激和对抗情绪等下发生 SCD 患者，常被认为是急性冠状动脉闭塞或心律失常导致，这样也符合动脉粥样硬化转归。而慢性情绪应激与 SCD 相关性可能是由于消极情绪对危险因素如高血压、行为改变（如对健康生活习惯依从性低）的影响。

但是，对于已置入 ICD 患者的研究提示，消极情绪可以在没有新发缺血或结构改变情况下触发心律失常。在 TOVA（Triggers of Ventricular Arrhythmias）临床试验中显示，在控制临床危险因素后，抑郁仍与 ICD 放电增加相关。置入 ICD 后高度焦虑患者，会较其他患者有更高室性心律失常发生率。在另一研究中，心理特点表现为愤怒焦虑的个体更可能因这些情绪发生心律失常。

（三）关联情绪和室性心律失常潜在的电生理通路

应激致心律失常的第一步通路是强烈情绪引发自主神经功能改变。消极情绪能增加儿茶酚胺水平，减少迷走传出。慢性应激原如抑郁可以改变自主神经功能平衡。多项实验研究显示上述自主神经功能改变（即交感兴奋、迷走抑制）可致心律失常。1964 年，Han 等通过刺激星状神经节兴奋心室交感神经可使心肌梗死动物模型发生室颤，而高水平的迷走活动可预防缺血性心律失常。

Child 等最新研究提供了生理学上应激对复极影响的详细数据。他们进行了侵入性电生理研究，测量患者在休息和观看"垂直极限"时的激动-恢复间期。心脏起搏维持心率不变，根据应激时呼吸频率校正休息时呼吸频率。激动-恢复间期一定程度上代表动作电位时限，在应激时变短，且对于左、右心室存在区域差异。该研究纳入的患者原心室结构、功能正常，也已经出现上述改变,由此推测,对于那些结构或电生理异常患者而言,很有可能心室复极化时间缩短可能更加不均一。

发表于1973年的一篇里程碑式研究,Lown利用狗模型通过类似于程序电刺激方法探究精神应激诱导室性心律失常的可能。研究发现对于休息状态下的狗,高达35mA电流输出只能诱导出一个室性期前收缩;而对于应激状态下(用绳悬挂)的狗,使用5mA即可诱导出2个室性期前收缩。另一项研究,在既往有室性心律失常病史并置入ICD患者中开展类似研究,以衡量精神应激诱发心律失常作用。研究中所有患者均有室性心动过速病史且在前期电生理检测中经抗心动过速起搏可以终止。部分患者在研究早期因很少额外刺激即出现室性心动过速但没有显著差异。然而,心理应激状态下诱发心律失常较静息状态下心律失常心室率更快且更难终止。某些病例中,一般状态下室性心动过速可经起搏终止,但回忆愤怒状态下诱发室性心动过速需要除颤方可终止,这提示愤怒导致的自主神经功能变化改变了室性心动过速环路传导性和不应期特性,从而缩短了可激动间隙。关于应激导致心律失常机制是未来的研究重点。此外,在现有大多数相关研究中女性患者入组较少,不具有代表性,所以探究性别与应激对室性心律失常的影响是否有相互作用也将是未来研究重点之一。

(四)遗传性心律失常综合征中的应激与室性心律失常

上述研究描述了应激对于患有常见心脏疾病(如缺血性心肌病)患者的致心律失常作用。此外,应激在一些遗传性心律失常疾病发病中也起关键作用,在个别病例中,儿茶酚胺在潜在离子通道病中作用明确。在一项长QT综合征研究中,26%～43%心律失常事件前由情绪触发,所占比例因基因型而有所不同,应激下心律失常发生概率增加1倍。尤其对于LQT2患者,突然巨响可诱发心律失常。LQT2基因型带有潜在HERG突变,β受体激动能延长动作电位并导致早期后除极而最终产生尖端扭转性室性心动过速。在儿茶酚胺依赖多形性室性心动过速中,肾上腺能刺激可使Ryanodine受体功能获得型突变而使病情恶化,该疾病早期常表现为情绪相关晕厥,而β受体阻滞剂是治疗此类疾病的基石。

(五)对新疗法的启示

在最新AHA年会上,Dunbar等回顾了为改善ICD患者预后教育及心理干预等方法。许多研究使用心理教育法(如认知行为疗法等),大部分研究发现对患者焦虑及生活质量有所改善。有趣的是,部分研究同时发现心理教育法减少了心律失常发生率。Che-

valier等对置入ICD患者进行3个月认知行为疗法以评估该方法是否能减少放电率。他们将70名患者随机分配到治疗组和对照组。治疗组经治疗后3个月和12个月的焦虑程度都有所降低,且心率变异性更大,心率更慢。治疗组放电频率在治疗后3个月和12个月均减少,其中术后12个月数据无统计学差异,可能与入组人数较少有关。在另一个小型研究中,Toise等将ICD患者随机分入瑜伽班组和对照组,发现瑜伽能降低患者焦虑并提高他们对ICD接受程度,ICD放电也有所减少。进一步研究还需明确降低应激以减少ICD患者心律失常频率的最有效方法是辅助性方法如瑜伽,还是传统模式如认知行为疗法。

二、心房颤动

目前应激与室性心律失常关联的证据较为充分,但关于应激与心房颤动(简称:房颤)关系的研究才刚开始。

(一)急性应激是房颤的触发因素

50年前病例系列分析就指出急性应激可以触发房颤。常报道触发房颤的情绪波动来自家庭成员的死伤、被警报惊醒。一些病例分析还指出了交感与迷走对房颤发生的作用。2%～30%房颤描述发生在极度情绪波动或过度劳累时,1%～30%在咳嗽、呕吐、进食或睡眠后发生。这些小型观察性研究提出迷走或交感兴奋可能分别通过自主神经作用于心房电生理活动导致房颤发生。

近期首次发表了关于房颤情绪诱因的前瞻性研究。该研究持续一年,以电子日记为基础,95名阵发性房颤患者通过事件记录器记录房颤症状时心律,患者在电子日记问卷记录房颤发生前30min情绪,并在当天晚上总结当天情绪(如愤怒、焦虑、伤心、应激或快乐)。然后,患者接受每月1次24h动态心电图监测,白天(非睡眠状态)每小时完成2次电子日记。比较房颤发生前30min情绪与24h动态心电图显示为窦性心律记录下情绪,并比较房颤前一天晚上情绪与未发生房颤前一天情绪。消极情绪(伤心、紧张、愤怒、压力)增加了2～5倍房颤发生率($P<0.01$)。愉悦情绪降低了85%房颤发生风险($P<0.001$),前一天愤怒或应激状态分别增加后一天房颤发生风险(HR分别为1.69和1.82,$P<0.05$)。该研究首次提供了真实世界里情绪波动诱发心律失常的前瞻性研究证据。以往研究多在心脏事件发生后询问患者情绪,因为存在回忆偏倚,常很难确定临床心脏事件触发因素。该研究所使用电子日记消除了不少混杂因素。更重要的是,前一天情绪记录和后一天症状性房颤之间的时间关联能最大程度消除回忆偏倚。

(二)慢性应激增加房颤的易感性

除了急性应激诱发房颤,慢性应激也可易化房颤发生。一些长期应激源可影响自主神经功能,与房颤的发生与维持有关。在 Framinghan 研究中,测量愤怒、敌意和压力等并用于预测男性患者房颤 10 多年发展情况。另一个研究中,54 名房颤患者进行复律治疗后,抑郁评分高的患者 85% 在 2 个月随访中复发,而抑郁评分低的患者仅 39% 复发。有趣的是,消极情绪对女性产生了不同于男性的生理作用。尽管不同性别的反应模式因应激源而不同,但男性较女性对应激表现出更明显的血流动力学和神经内分泌变化。不同性别应对应激产生的大脑活动也有所不同。雌激素可减弱心动过速致心房不应期缩短的效应,从而可能表现出不同性别在应激时房颤倾向性差异。

(三)关联情绪和房颤潜在的电生理通路

消极情绪如愤怒能兴奋交感抑制迷走,改变自主神经功能平衡。实验中调节自主神经系统可以干扰心房电生理特性,缩短心房有效不应期,增加传导性和复极化异质性,而这两者均可易化房颤。当前大多数研究表明交感刺激会缩短心房有效不应期,例如,早晨儿茶酚胺水平最高,心房有效不应期最短,与房颤发生相关。此外,通过测量心率变异性也证实交感兴奋可易化房颤。

另外,拟交感类药物的临床作用也提示交感兴奋的促房颤作用。临床常应用异丙肾上腺素(单用或与程序电刺激联合)对进行房颤导管消融术的患者于术中诱发房颤。多巴酚丁胺用于负荷超声心动图或维持心排血量时可能出现诱发房颤的不良反应。上述交感刺激也有可能是引发迷走反应而导致房颤。迷走刺激对心房电生理特性的影响表现在不均一缩短动作电位及心房有效不应期,这可能与房颤的持续时间有关。

除了直接电生理作用,情绪可以通过血压增高继而导致心房压增加而间接诱发房颤。无论是实验室研究还是人体研究均证实,心房压力增加可缩短心房有效不应期,和(或)增加心房不应期的离散度,进而与程序性电刺激诱发的房颤相关联。未来进一步的研究重点在于明确消极情绪与房颤之间潜在的生理学机制。

(四)对新疗法的启示

一些小型研究评估了辅助性治疗对于减少房颤发生、改善症状和提高生活质量的效果。Lakireddy 入组了 52 名阵发性房颤患者,经过每周 2 次持续 3 个月瑜伽课程后,与瑜伽课程前比较,瑜伽减少了症状性和(或)非症状性房颤的发作,改善了生活质量,并减轻了焦虑与抑郁状态。另一个小型随机研究中,针灸组相比于假针灸组及常规治疗组,房颤转律后的复发明显减少。总之,瑜伽和其他辅助治疗对房颤的改善作用尚需进一步大型随机临床研究的评价。

三、小结

目前,无论导管消融还是药物治疗对于上述心律失常疗效欠佳。对房性或室性心动过速的患者而言,控制心律失常发生的频率对于改善生活质量尤为重要。大量数据提示消极情绪与房性、室性心律失常相关,而且已有初步数据指出辅助治疗和传统压力管理方法可能有利于减少心律失常的发生。

参 考 文 献

Child N, Hanson B, Bishop M, et al. 2014. Effect of Mental Challenge Induced by Movie Clips on Action Potential Duration in Normal Human Subjects Independent of Heart Rate. Circulation: Arrhythmia and Electrophysiology, 7:518-523.

Dunbar SB, Dougherty CM, Sears SF, et al. 2012. Educational and Psychological Interventions to Improve Outcomes for Recipients of Implantable Cardioverter Defibrillators and Their Families. Circulation, 126:2146-2172.

Lakkireddy D, Atkins D, Pillarisetti J, et al. 2013. Effect of yoga on arrhythmia burden, anxiety, depression, and quality of life in paroxysmal atrial fibrillation: the YOGA My Heart Study. J Am Coll Cardiol, 61:1177-1182.

Whang W, Albert CM, Sears SF Jr, et al. 2005. Depression as a predictor for appropriate shocks among patients with implantable cardioverter-defibrillators: results from the Triggers of Ventricular Arrhythmias(TOVA)study. J Am Coll Cardiol, 45:1090-1095.

Wilde AA, Jongbloed RJ, Doevendans PA, et al. 1999. Auditory stimuli as a trigger for arrhythmic events differentiate HERG-related (LQTS2) patients from KVLQT1-related patients(LQTS1). J Am Coll Cardiol, 33:327-332.

4. 线粒体功能障碍与心房颤动

天津医科大学第二医院 刘 彤 张晓伟 李广平

心房颤动(房颤)是临床上最为常见的持续性心律失常之一,不仅会引起患者心悸等不适症状,更可使充血性心力衰竭和脑卒中的发生风险分别提高 3 倍和 5 倍,有很高的致残和致死率。长期以来,尽管人们对房颤的发病机制进行了广泛深入的研究,但其确切的发病机制仍不十分清楚。近些年来,线粒体功能障碍在心律失常的发生和维持过程中的作用日渐受到人们的重视。有学者进一步研究发现,接受冠状动脉旁路移植手术患者的心房肌线粒体功能状态与术后房颤的发生密切相关。实际上,不论是心室肌还是心房肌细胞,为满足其不间断的机械活动和电活动,对能量都有着巨大的需求,而线粒体在心肌的能量代谢中处于中心地位,线粒体功能障碍会使三磷腺苷(ATP)生成不足,并产生过量的活性氧族(ROS),损害心肌细胞内离子的稳态和膜的兴奋性,进而导致心律失常的发生。

一、线粒体的结构、功能及其功能障碍的表现

(一)线粒体的结构与功能

线粒体是一种具有双层膜结构的细胞器,存在于大多数真核细胞中。不同组织细胞因对能量的需求不同,线粒体的含量相差很大,心肌细胞能量代谢旺盛,线粒体的容量可达 35% 左右。线粒体由外至内可划分为线粒体外膜、膜间隙、内膜和基质四个功能区,其外膜和内膜之间形成线粒体膜间隙,由内膜包裹的部分称为线粒体基质。其中,线粒体外膜较光滑,起细胞器界膜的作用;线粒体内膜则向内皱褶形成线粒体嵴,承担大部分主要的生化反应。正常的线粒体功能与细胞生长的全过程密切相关,包括细胞内信号转导、离子稳态的调节、细胞凋亡、产生 ROS 等,但其最基本的功能是产生 ATP。线粒体利用葡萄糖及游离脂肪酸通过三羧酸循环生成还原型烟酰胺腺嘌呤二核苷酸(NADH)和还原型黄素腺嘌呤二核苷酸(FADH2)等高能分子,通过线粒体内膜上的复合物 I、II、III 和 IV,即电子传递链,利用氧化还原反应释放的能量逆浓度梯度将质子从基质泵到膜间隙,形成跨内膜两侧的电化学梯度,即线粒体膜电位($\Delta\Psi m$),并驱动 ATP 合酶将 ADP 转化为 ATP,此过程即为氧化磷酸化。在心肌细胞中,90% 以上的 ATP 是通过线粒体内膜氧化磷酸化生成的,理论上每天可产生高达 30kg 的 ATP。

(二)线粒体功能障碍的表现

线粒体功能障碍主要表现在以下几个方面:①线粒体能量代谢障碍,氧化磷酸化水平受到抑制,$\Delta\Psi m$ 降低,ATP 合成减少,某些依赖 ATP 的离子通道或转运体功能发生改变。②由于电子传递链功能受损,溢出电子传递链的电子增多,致使产生大量的 ROS,在病理状态下,如糖尿病、心肌肥厚、缺血再灌注、心力衰竭等,线粒体被认为是心肌细胞内 ROS 的最主要来源。过量的 ROS 会损伤心肌细胞内的功能蛋白,使其电活动和机械活动受损,细胞内离子稳态失衡,ROS 也可直接作用于线粒体 DNA(mtDNA)使其发生突变。③线粒体功能障碍可造成 Ca^{2+} 稳态失衡,出现 Ca^{2+} 超载,不仅进一步增加 ROS 的产生,还可使渗透性转换孔(mPTP)及内膜阴离子通道(IMAC)开放,使线粒体 $\Delta\Psi m$ 降低甚至完全崩溃,最终导致细胞凋亡。④mtDNA 突变,拷贝数减少,影响线粒体呼吸酶某些亚基的合成,使电子传递链受损。⑤线粒体生物合成下降,即生成新的线粒体能力降低。

二、线粒体功能障碍与房颤的关系

(一)能量代谢障碍与房颤

心肌细胞中所产生的 ATP 除了用于满足自身的机械活动外,其中约 1/3 用于维持细胞膜和肌浆网上各种离子通道和转运体的功能,以实现心肌细胞正常的电活动。在心肌能量代谢严重下降时,各种依赖 ATP 的离子通道或转运蛋白的功能必然受损。心肌细胞膜 ATP 敏感型钾离子通道($sarcK_{ATP}$)是一种对细胞内能量代谢高度敏感的离子通道,已有研究证实,$sarcK_{ATP}$ 离子流强弱与 $\Delta\Psi m$ 波动有关。当线粒体功能障碍时,$\Delta\Psi m$ 降低,ATP 生成减少,导致 $sarcK_{ATP}$ 通道开放,心肌局部电活动传导减慢,不均一性增加,易于形成折返以及与此相关的心律失常。已知某些家族性房颤与钾离子通道基因突变有关。据报道,编码 $sarcK_{ATP}$ 亚基 SUR2 的基因 ABCC9 突变可使心房肌电活动不稳定,易于发生阵发性房颤,而之前就有研究发现,在慢性房颤患者的心房肌细胞 $sarcK_{ATP}$ 电流密度明显降低,由此引发细胞内 Ca^{2+} 超载,进一步加重心房肌的结构重构和电重构。心肌细胞线粒体功能障碍,能量代谢下降,ATP 合成减少,还会影响到钠-钾 ATP 酶和依赖 ATP 的钙离子泵,出现细胞内 Ca^{2+} 超

载,有利于房颤的发生和维持。Seppet 等研究发现,AF 患者比窦性心律者心房琥珀酸呼吸链功能增强及质子漏增多,这提示线粒体氧化磷酸化相关的改变可能参与了房颤的发病机制。

(二)ROS 与房颤

ROS 是线粒体氧化磷酸化过程不可避免的副产物,估计有 0.1%～1% 的电子通过 ETC 渗出与氧结合生成超氧阴离子,当线粒体 ETC 专递电子的速度过快或过慢都会产生过多的 ROS,复合物 Ⅰ、Ⅱ、Ⅲ 被认为是产生 ROS 的主要部位。线粒体内同样存在抗氧化系统,包括锰超氧化物歧化酶(manganese superoxide dismutase,Mn-SOD)、谷胱甘肽(GSH)和谷胱甘肽过氧化物酶等,当这些酶的抗氧化能力降低或线粒体 ROS 生成增多时,就会导致氧化应激(oxidative stress)。过量的 ROS 不仅会损害线粒体呼吸酶的活性,减慢呼吸链的电子传递,降低 $\Delta\Psi m$,直接抑制 ATP 的合成,还可引起线粒体 DNA、蛋白质和脂质的损害。ROS 本身也可以诱导线粒体产生更多的 ROS,即 ROS 诱导的 ROS 释放(ROS-induced ROS release,RIRR)和线粒体内 Ca^{2+} 超载,后者又加重 ROS 的过度产生。动物实验和临床研究证实,ROS 与房颤的发生、发展密切相关。有研究显示,快速起搏的心房肌组织线粒体肿胀明显,氧化磷酸化水平受到抑制,ROS 产生增多。Xie 等研究发现,在慢性房颤组患者心房肌细胞中氧化型 RyR2 受体显著高于窦性心律组,而氧化的 RyR2 受体会出现 Ca^{2+} 的渗漏从而促进房颤的发展。笔者经动物研究证实,在 RyR2 受体突变的小鼠心肌细胞中,除了出现 Ca^{2+} 渗漏外,还表现出线粒体功能障碍,ROS 大量产生,易于诱发房颤等特点。值得注意的是,抑制线粒体 ROS 产生及 RyR2 受体 Ca^{2+} 渗漏治疗后显著降低了房颤的发生率。

(三)线粒体 Ca^{2+} 稳态失衡与房颤

心肌线粒体内储存有大量 Ca^{2+},可作为细胞内 Ca^{2+} 库参与其正常的生理活动。线粒体 Ca^{2+} 摄取和排出的动态平衡共同维持线粒体内钙的稳态。Ca^{2+} 的摄取主要通过线粒体 Ca^{2+} 单向转运体(mitochondrial uniporter,MCU)来实现,该转运体由膜电位来驱动。在生理状态下,Ca^{2+} 可激活三羧酸循环中脱氢酶和 ATP 合酶的活性,促进氧化磷酸化和 ATP 的产生。线粒体 Ca^{2+} 的外流主要由 Na^+-Ca^{2+} 交换体(NCX)、Ca^{2+} 反向转运体(antiporter)和 mPTP 介导。线粒体在维持心肌细胞兴奋-收缩偶联及细胞内 Ca^{2+} 平衡方面有着重要作用。有研究证实,线粒体功能障碍除了表现为 $\Delta\Psi m$ 降低、ATP 合成减少外,还可使细胞内的钙平衡紊乱,从而促进心律失常的发生。另外,在病理情况下,线粒体增高的 Ca^{2+} 浓度可促进线粒体过度分

裂,影响其功能,更可刺激三羧酸循环和氧化磷酸化,使呼吸链电子漏出增多,产生过量 ROS,还可诱发 mPTP 不适当开放,诱发细胞凋亡。线粒体 Ca^{2+} 稳态失衡与房颤的关系目前日渐受到人们的重视。Montaigne 等研究发现,冠状动脉旁路移植术后出现房颤的患者与维持窦率者相比,其心房肌线粒体对 Ca^{2+} 的摄取能力显著降低,表明对 Ca^{2+} 诱发的 mPTP 开放的敏感性增加。Bukowska 等也发现,对于快速起搏的心房肌组织,应用 Ca^{2+} 阻滞剂可减轻线粒体肿胀等形态学异常,并明显改善氧化磷酸化功能。

(四)mtDNA 突变与房颤

与其他细胞器不同,线粒体具有自己的遗传物质,即 mtDNA。mtDNA 能够独立地进行复制、转录和翻译部分线粒体蛋白质。由于 mtDNA 是裸露的,缺乏组蛋白和 DNA 结合蛋白的保护,处于线粒体呼吸链氧化磷酸化产生的高活性氧的环境之中,又缺少有效的修复系统,因此,mtDNA 非常容易受氧自由基攻击而致突变。动物研究发现,mtDNA 突变可导致线粒体功能障碍,生物合成下降,$\Delta\Psi m$ 降低,ATP 产生减少。一项对慢性房颤患者的研究表明,慢性房颤与心房肌组织体细胞 mtDNA 突变有关,而另外一项研究也显示,非瓣膜性房颤患者外周血白细胞线粒体 mtDNA4977 缺失突变明显增加,并且与心房的结构重构和电重构有关。

(五)线粒体生物合成与房颤

线粒体生物合成是指生成新的线粒体及其生成 ATP 的能力,过程涉及核基因组(nDNA)与 mtDNA 的转录调控途径,通常用 mtDNA 的含量来反映线粒体生物合成。过氧化物酶体增殖物激活受体 γ 辅助活化因子 1α(PGC-1α)是线粒体生物合成中的关键调节因子。PGC-1α 募集具有组蛋白乙酰转移酶功能的蛋白(如 SRC-1,CBP,p300),通过蛋白质-蛋白质直接相互作用,辅助激活转录因子的活性,启动基因表达。PGC-1α 通过刺激核呼吸因子(nuclear respiratory factor 1 and 2,NRF-1,2)进而激活线粒体转录因子 A(mitochondrial transcription factor A,mt-TFA)表达,使编码线粒体蛋白的基因表达上调,线粒体生物合成增加。线粒体生物合成受损可导致线粒体功能障碍,而上调 mt-TFA 的表达可以减轻心肌梗死后线粒体功能障碍。另外有研究显示,在快速起搏兔心房的房颤模型中,PGC-1α、NRF1、mt-TFA 明显降低,表明房颤时线粒体生物合成受损。但促进心房肌线粒体的生物合成能否抑制房颤的发生和发展仍需要大量的基础及临床研究。

三、总结

线粒体是机体能量代谢的核心,在氧化应激、细胞

内钙稳态的调节、细胞内信号转导及 mtDNA 的易损伤性在房颤的发生和维持机制中具有重要作用,为我们预防及治疗房颤提供了新的启示,这些环节有可能成为治疗房颤的潜在靶点。目前针对线粒体的特异性抗氧化剂也被大量应用于动物实验,结果令人鼓舞。但目前对线粒体与房颤的关系仍缺乏全面系统的认识,需要更加全面和深入的研究。

参 考 文 献

Akar FG, O'Rourke B. 2011. Mitochondria are sources of metabolic sink and arrhythmias. Pharmacol Ther, 131(3):28.

Brown DA, O'Rourke B. 2010. Cardiac mitochondria and arrhythmias. Cardiovasc Res, 88(2):241-249.

Camm AJ, Lip GY, De Caterina R, et al. 2012. 2012 focused update of the ESC Guidelines for the management of atrial fibrillation:an update of the 2010 ESC Guidelines for the management of atrial fibrillation-developed with the special contribution of the European Heart Rhythm Association. Europace, 14(10):1385-1413.

Jeong EM, Liu M, Sturdy M, et al. 2012. Metabolic stress, reactive oxygen species, and arrhythmia. J Mol Cell Cardiol, 52(2):454-463.

5.先天性长 QT 综合征的器械治疗

天津医科大学第二医院 刘 彤 何锦丽

一、先天性 Q-T 间期综合征

先天性长 Q-T 间期综合征(Long QT-syndrome, LQTS)是一种以心室复极过程中 Q-T 间期延长且发生危及生命的多形性室性心律失常即尖端扭转性室速为特征的遗传性心电疾病。现已发现 13 种编码心脏离子通道的 LQTS 的相关基因,其中 LQT1 和 LQT2 共占所有 LQTS 病例的 90%,而 LQT3 占 5%～8%。LQTS 的治疗方式有 3 种:①抗肾腺素能治疗:包括使用 β-受体阻滞剂和左侧心脏交感神经切除术(LCSD),通过减少心脏交感神经兴奋性起作用;②心脏起搏治疗;③置入式心脏转复除颤器(ICD)。本文主要探讨 LQTS 的器械治疗进展,但同时也会关注 β-受体阻滞剂和 LCSD 治疗,因为三种治疗手段互为补充。由于多数进行 ICD 置入术后患者在使用 β-受体阻滞剂的基础上仍有复发,因此,有专家推荐这些患者在置入 ICD 前行 LCSD 术,一般来说,LCSD 在充分药物治疗后 ICD 仍频繁放电的患者中推荐使用。目前 LQTS 治疗的困惑是如何确定哪些患者仅使用 β-受体阻滞剂治疗而不需置入 ICD;哪些患者需切除交感神经和置入 ICD。

二、LQTS 患者发生心脏事件的危险因素

研究表明 LQTS 发生心脏事件的风险与 QTC 间期的长短直接相关,QTC 间期大于 500ms 患者发生心脏骤停或心源性猝死的概率为 QTC 间期小于 500ms 患者的 2 倍,而 QTC 间期大于 550ms 患者发生心搏骤停或心源性猝死的风险则增加四倍。此外,年龄和性别也是 LQTS 患者发生心脏事件的危险因素,儿童期男孩的发生心脏事件的风险高于女孩,而女孩在青春期后相对危险逐渐增加。

LQT1 和 LQT2 患者发生心脏事件的风险显著高于 LQT3,然而 LQT3 患者发生致死性心脏事件的风险较 LQT1 和 LQT2 患者明显增加。此外,离子通道的突变部位有助于危险分层,包括其突变引起的离子通道的动力学异常及突变的表型,具有一个跨膜突变的 LQT1 患者发生心脏事件的风险是非跨膜突变患者的 2 倍;然而,在细胞质环突变患者中,女性发生心搏骤停和心脏性猝死的风险是男性的 2.7 倍。在 LQT2 中,有 S5-S6 跨膜环突变的患者发生心脏事件的风险增加。在 LQT2 男性中,存在孔环突变的患者发生首次心脏事件是非孔环突变的 2 倍;但是对于女性来说无论突变部位如何,心搏骤停和心源性猝死的风险均较高。

美国和欧洲的 ICD-LQTS 登记处表明,大多数患者置入 ICD 前并无 β-受体阻滞剂治疗失败或发生过心搏骤停。欧洲 LQTS 登记调查的 233 名置入 ICD 的患者中只有 28% 接受了适当的 ICD 治疗。预测 ICD 治疗的危险因素包括:置入年龄<20 岁,QTC>500ms,心搏骤停史,药物治疗过程中发生心脏事件。因此,有学者应用 M-FACT 评分系统(表 1)(M:治疗大于 10 年中从未发生心脏事件减 1 分;F:QTC 间期 500～550ms;A,置入年龄小于 20 岁;C,心搏骤停;T:药物治疗过程中的心脏事件)评估 LQTS 患者的远期风险。由于基因型的测定较长时间,无法在短期内决定是否进行 ICD 置入,因此基因型未能包括在评分系统中。随访 7 年发现,没有以上任何一种临床危险因素的患者都没有进行 ICD 治疗,而同时存在四项危险因素患者中的 70% 都接受了 ICD 电击治疗。因此,M-FACT 评分为 0 的患者无需置入 ICD。

表 1 M-FACT 评分系统

评分项目	-1分	0分	1分	2分
治疗>10 年未发生心脏事件	是	—	—	—
QTC(ms)	—	≤500	>501,≤550	≥551
发生过心搏骤停	—	否	是	—
治疗中发生心脏事件	—	否	是	—
置入年龄	—	>20 岁	≤20 岁	—

资料来源:Priori SG 等研究的患者,入选者均为置入 ICD 的 LQTS 患者,相关数据来自欧洲长 Q-T 间期综合征登记研究

三、抗肾上腺素能治疗

1.β-受体阻滞剂 β-受体阻滞剂是先天性长 QT

综合征治疗的一线药物,通过缩短 Q-T 间期预防长 QT 综合征相关的恶性心律失常、晕厥及心源性猝死。LQT1 患者在使用 β-受体阻滞剂过程中只要依从性好,注意避免应用延长 Q-T 间期药物,则今后发生恶性心律失常的风险很低。有研究显示,LQT1 患者应用 β-受体阻滞剂可以使恶性心脏事件风险减少 70%。

2. LCSD 术　LCSD 可降低 LQTS 患者临床心脏事件风险。因此,有专家推荐,在置入 ICD 前,如患者在 β-受体阻滞剂服药过程中仍反复发生晕厥及心脏骤停可行 LCSD 术。多数情况下,ICD 置入适用于服用 β-受体阻滞剂过程中发生临床事件的患者,而对于 ICD 频繁放电的患者,LCSD 是唯一的方法。LCSD 推荐用于使用 β-受体阻滞剂最佳剂量治疗后仍出现晕厥和 ICD 反复放电的患者。

四、心脏起搏治疗

β-受体阻滞剂治疗过程中仍反复出现症状的患者,特别是发生心动过缓相关尖端扭转性室速的患者可以考虑心脏起搏治疗。专家建议 LQT3 患者起搏治疗可能获益更大,因为这些患者常合并心动过缓,可进一步导致复极离散度增加,引起长间歇依赖的室性心律失常。2012 年 ACC/AHA/HRS 心律置入装置治疗指南对 LQTS 行永久起搏治疗的建议如下。

Ⅰ类推荐:永久性起搏治疗可用于持续性长间歇依赖的室性心动过速的治疗,无论有无 Q-T 间期延长(证据分级:C 级)。

Ⅱa 类推荐:永久性起搏治疗用于先天性 LQTS 的高危患者是合理的(证据等级:C 级)。

起搏治疗常选择双腔起搏器,用以维持 LQTS 患者房室同步,此外,LQTS 患者容易发生房室传导阻滞,特别是在使用大剂量 β-受体阻滞剂的过程中。其中心房起搏优于心室起搏,因为心室起搏会导致心室肌的不均一除极,也会引起 Q-T 间期延长。心房起搏能缩短 QTC 间期,并且抑制可能触发尖端扭转性室速的室性期前收缩。

有研究入选 37 例使用 β-受体阻滞剂和永久起搏治疗的 LQTS 患者,其平均心率为 82/min(60～100/min),其中起搏器治疗者平均 QTC 间期为 500ms,较基线水平下降 50ms。在平均 6.3 年的随访中,76% 的患者无临床症状,而心脏骤停或心脏性猝死发生率为 24%,这些患者中的 17% 仍在使用 β-受体阻滞剂。由此可见,虽然心脏起搏和 β-受体阻滞剂治疗在 LQTS 患者中十分有效,但不能完全避免心脏骤停或心脏性猝死的风险。因此,在考虑永久起搏治疗时,应考虑置入 ICD 的可能。目前,美国越来越多的

LQTS 患者置入 ICD 治疗。

五、ICD 治疗

2012 年 ACC/AHA/HRS 心律置入装置治疗指南关于 LQTS 患者 ICD 置入的推荐意见如下。

Ⅰ类推荐:非可逆性原因引起的室颤或血流动力学不稳定的持续室速所致的心脏骤停。主要适用于缺血性或非缺血性心肌病患者心脏性猝死的二级预防(A 级证据)。然而,对于心脏骤停幸存者的 LQTS 患者并非 A 级证据,而是 B 级证据。

Ⅱa 类:服用 β-受体阻滞剂期间发生晕厥和(或)室速的 LQTS 患者。

Ⅱb 类:存在心脏性猝死危险因素的 LQTS 患者。专家建议 Jervell-Lange-Nielson 综合征患者应早期置入 ICD,因为这些患者即使在药物治疗过程中其发生致死性心律失常的风险仍高于其他 LQTS。

一些小规模临床研究已经证实了 ICD 在先天性 LQTS 中的疗效。最初的报道发现在置入 ICD 的 14 名儿童(平均年龄 8 岁)中,其中 8 名随访期间发生 ICD 放电。另一项入选 35 例患者的回顾性研究显示随访中 74% 的患者发生了流产性心脏骤停,17% 发生了晕厥,而 9% 发生了症状性尖端扭转性室速,在平均 31 个月的随访期内无 1 人死亡,然而 3 个患者发生了器械相关并发症包括 1 例感染和 1 例电极故障。另一项研究入选 20 例置入 ICD 的症状性 LQTS 患者[QTC:540ms±64ms;85% 为女性;63% 有心脏骤停;33% 在药物治疗中发生了晕厥;4% 有严重的基因表型],研究者同时选取 81 例 LQTS 患者接受传统药物治疗(28 例 LQT1,39 例 LQT2,1 例 LQT3,13 例 LQT5),并随访(65±34)个月,ICD 组中共 37% 的患者发生了共 178 次电击治疗,他们大多数为心脏骤停的幸存者,有 1 名 ICD 组患者死亡。最近一项回顾性研究对 3 家儿童医院的 128 名患儿(平均年龄为 8 岁)行 ICD 置入,其中 98% 使用 β-受体阻滞剂治疗,有 21% 由于 β-受体阻滞剂服药过程中症状复发而置入 ICD。

六、永久起搏器和 ICD 置入术后的程控

目前对 LQTS 患者置入 ICD 后的程控方法和流程没有正式建议,但由于 LQTS 患者的室性心律失常和尖端扭转性室速可能为非持续性,我们应该对器械进行合理程控以减少不适当 ICD 电击。此外,适当或不适当的 ICD 治疗导致的大量儿茶酚胺释放可能会导致恶性心律失常的恶性循环和 ICD 反复放电。另外,可以将 ICD 程控为电击后启动超速起搏以增加心率、缩短 QTC 间期、从而抑制可能再次诱发恶性心律失常的室性期前收缩。对置入双腔起搏器的患者,应优

先心房起搏,减少心室起搏,同时联合使用 β-受体阻滞剂,把 QTC 缩短至 440ms 以下,可以有效减少恶性心律失常复发,同时抑制触发尖端扭转性室速的室性期前收缩。

七、ICD 治疗的并发症

然而,置入 ICD 可能出现一些并发症:如气胸、感染、电极脱落、电极穿孔或断裂等,不适当的 ICD 放电还会导致精神异常。对儿童和青少年应特别重视 ICD 置入的并发症预防。

八、小结

先天性长 QT 综合征的最重要的治疗措施为 β-受体阻滞剂的使用和避免应用延长 Q-T 间期的药物。置入 ICD 可以有效预防心脏性猝死,目前主要用于心搏骤停幸存的 LQTS 患者以及服用 β-受体阻滞剂期间发生晕厥和(或)室速的 LQTS 患者。最后,ICD 置入后应对器械进行合理程控以减少不适当 ICD 放电导致的风险。

参 考 文 献

Goldenberg I,Moss AJ. 2008. Long QT syndrome. J Am Coll Cardiol,51:2291-2300.

Napolitano C, Priori SG, Schwartz PJ, et al. 2005. Genetic testing in the long QT-syndrome:development and validation of an efficient approach to genotyping in clinical practice. JAMA,294:2975-2980.

Schwartz PJ. 2011. Pharmacological and non-pharmacological management of the congenital long QT syndrome:the rationale. Pharmacol Ther,131:171-177.

Splawski I, Shen J, Timothy KW, et al. 2000. Spectrum of mutations in long QT syndrome genes. KVLQT1,HERG, SCN5A, KCNE1, and KCNE2. Circulation, 102: 1178-1185.

Zareba W, Cygankiewicz I. 2008. Long QT-syndrome and short QT-syndrome. Prog Cardiovasc Dis,51:264-278.

6. 窦房结功能障碍和房性心律失常

中山大学附属第一医院　唐安丽　江竞舟　邢福威

窦房结功能障碍和房性心律失常经常共存,它们可相互作用,相互促进。在诊断窦房结功能障碍的患者中有40%~70%出现房性心律失常。然而,2者间的关系仍然不是很清楚。目前认为,右心房心肌结构的退行性病变是导致窦房结功能障碍的主要原因,双心房进展性纤维化是器质性心脏病和老年人群常见的病理改变。另外,在无器质性心脏的人群中仍可发现心房颤动,这提示可能存在着不一样的病理学改变,比如可逆性的电重构。

一、窦房结的结构及疾病

成人心脏的窦房结呈半月形结构,长1~2 cm,宽0.5 cm,位于右心房与上腔静脉交界处的界沟处。"结点"由呈短指状突起并呈平行排列的起搏细胞簇组成。这些起搏细胞簇与周围的心房组织紧密交织。神经和毛细血管穿插在细胞之间。在交感和迷走神经的刺激下,主要起搏点的位置在窦房结内部不断变换。

病态窦房结综合征指的是包括慢性窦房结功能障碍、频发的低位逸搏及房室结传导异常的临床综合征。病态窦房结综合征可引起严重的窦性心动过缓、窦性停搏、窦房结传出阻滞以及运动或应激时对生理需求无恰当反应的心脏变时功能不全等。心脏变时功能不全经常被忽视,它是患者运动不能耐受的重要原因,同时也是不良心血管事件的预测因子。病窦综合征可伴随心房内传导延迟,房室结传导障碍,以及和快慢综合征中阵发性房性心动过速的部分。

二、窦房结病变及房性心律失常基础

(一)快慢综合征

快慢综合征虽然常指房性快速性心律失与心脏停搏的交替发作,也可以泛指任何心动过速与心动过缓交替发作的情况。例如,无症状的窦性心动过缓患者,可伴有快速心室率的阵发性心房颤动。但同时有着快速及缓慢心室率的持续性或慢性心房颤动患者并不属于这一范畴。同时存在快速和缓慢心律失常的临床意义在于其限制了在没有心脏起搏保护时,对患者进行负性变时药物的使用。

(二)窦房结病变流行病学与房性心律失常的关系

窦房结功能障碍的患病率在大于45岁的成年人

中估计为0.1%,其发病率随年龄增长而增加,在大于65岁的成年人中估计为1/600。窦房结功能障碍的发展以渐进性心律失常和心血管不良事件为特征。时间可能会很长,并且不可预知的,从心率过缓到窦房阻滞或窦性停搏平均超过13年(7~29年)。然而,窦房结功能障碍的一个显著的特征就是伴随室上性心律失常,其中以心房颤动最常见。在大样本的研究,初次诊断窦房结功能障碍时的患者新发或伴发心房颤动的比例是40%~70%。而初次诊断窦房结功能障碍时没有心房颤动的患者,在随访中也有4%~22%的患者发现心房颤动。长期的随访中大概有68%的患者通过可起搏器诊断为心房颤动。

窦房结功能障碍增加心血管事件的风险,包括晕厥、显著的心力衰竭和耐受性差的房性心律失常。每年此类患者血栓栓塞发病率大概为1%,其发生与房性心律失常有关。患者并发的心血管病理状态对死亡风险的预测价值比窦房结功能障碍本身更高。

(三)窦房结功能障碍与心房颤动的相关证据

心房颤动和窦房结功能障碍的临床相关性的主要机制可能在于结构重构和电生理重构。重构主要在结构、离子、细胞和基因水平。窦房结功能障碍和心房颤动随着年龄的增长变得越来越普遍。潜在的病理过程在一些患者中不会表现出相关临床症状,而在另一些人群主要表现为临床性的窦房结功能障碍或心房颤动。临床电生理研究表明,在健康人群中存在与年龄增长有关的电传导缓慢,心房不应期改变,窦房结功能减退。同样的,即使没有心房颤动的患者,只要存在心房重构和心房牵拉扩张相关的疾病(如充血性心力衰竭),也会有窦房结功能改变。

在临床实践中我们发现,在电转复或导管消融将房性心律失常转为窦性心律之后,窦房结恢复时间会延长。另外,在电复律后存在延长的窦性停搏的患者更加有可能发生射频消融后的心房颤动复发。

(四)窦房结功能障碍和心房颤动常见的病理生理学

窦房结功能障碍可由冲动产生的减少或"结点"到周围的心房肌的传导缺陷(窦房阻滞)引起。暂时性窦房结功能障碍可能由一些外在因素导致,而永久性窦房结功能障碍通常归因于内在因素,如进展性的纤维化和缺血,并且浸润和炎症过程也可以是房性心律失常的原因之一。副交感神经刺激,可产生窦房结功能障碍,也可诱发心房颤动。

间质纤维化存在于人类窦房结中。对于人类,年龄引起的右心房纤维化增加,与心脏固有心率的减缓,窦房传导时间的延长密切相关。

心房颤动的病理生理是多种多样的。大多数阵发性心房颤动的最常见的异位起搏点是肺静脉肌袖。持续性和长期的心房颤动涉及更复杂的基础病因。反复发作的房性心律失常或持续性心律失常引起心房结构重塑,通常包括心肌的细胞凋亡、进行性纤维化、扩张和电解耦。一系列的结构和电重构改变是心脏复律后早期复发,进行性耐药的持续性心房颤动,以及阵发性心房颤动是进展为永久性心房颤动的原因。

在一些临床研究中,窦房结功能障碍和心房颤动之间的关系已被验证。电生理标测窦房结功能障碍的患者表明此类患者在临床性的心房颤动发生之前就已表现出弥漫心房肌病变。与没有窦房结功能障碍或临床性的房颤的对照人群相比,窦房结功能障碍的患者具有整体和局部心房传导减慢,广泛分布的心房瘢痕,以及线状瘢痕附近异常和迂回的心房传导。这些表明潜在的无症状弥漫性的心房重塑发展可能产生临床窦房结功能障碍。此外,这些结果与正常窦房结区域的破坏需要一定的过程的观念相一致,同时也说明改良或废除窦房结功能通常需要对广泛的区域进行消融。

(五)窦房结功能障碍和心房颤动中普遍存在的基因突变

家族性窦房结功能障碍中遵循孟德尔遗传模式的一些基因突变已被确定。这些基因突变可导致窦房结功能障碍和心房颤动。最常见的是 SCN5A 基因突变和 HCN 基因。窦房结功能障碍也可能遵循多基因的遗传模式;全基因组关联研究还发现在 21 位点的多态性,包括决定正常人心率的 HCN4 和 NKX-2.5。

SCN5A 基因突变可导致不同的临床表现,窦房结功能障碍是其中一部分的表现,其他还包括 Brugada 综合征、先天性长 QT 综合征 3 型、家族性房室传导阻滞,与家族性扩张型心肌病。家族 HCN4 突变可影能引起家族性的病态窦房结综合征 HCN4 蛋白的不同区域,包括细胞内 C-末端和离子孔区。临床表现既可以是窦性心动缓,也可以是有症状的窦房结功能障碍与心房颤动。

三、窦房结功能障碍与心房颤动相互影响及治疗效果

(一)心动过缓与心房颤动相互影响

窦房结功能障碍和弥散心房心肌病是并存的,本身就易发生心房颤动,心动过缓,也可通过增加心房异位的可能性和更显著的不应期离散来促进心房颤动。在心血管健康研究中,老年人中的低心率与心房颤动风险增加相关。

快速心房起搏或房性心律失常可导致窦房结功能障碍。研究显示即使是短时间的起搏或阵发性心房颤动也与窦房结重塑和窦房结储备减少或功能障碍相关。心房扑动消融后,在消融 3 周后校正窦房结恢复时间减少 35%,提示房性心律失常对窦房结功能有可逆的影响。

在众多动物和人类的研究显示心房颤动终止后窦房结功能恢复的过程中,存在心房重塑的逆转,但窦房结重塑的逆转仍需有深入的研究结果。研究显示在阵发性心房颤动和长时间窦性停搏的患者中,导管消融后窦房结的功能逐渐发生了改善。这类患者导管消融术后与随访 2 年后的进行对比,表现为平均心率,最大心率,心率范围,校正窦房结恢复时间的增加。然而,有一些患者尽管通过导管消融成功地消除房颤,心房的逆转不会发生,反而会进一步加重。这表明,一些患者可能有一个潜在的独立性肌病,该病变的进展与重塑相关的刺激逆转无关。

(二)窦房结功能不全和房性心律失常的治疗

当存在显著慢性心律失常的时候,考虑到会进一步加重慢性心律失常,抗心律失常药物的使用经常受到限制。在伴有阵发性房颤的运动员患者中,常常是因为迷走神经兴奋静息时显窦性心动过缓。在运动中往往可以表现出适当的变时性反应,不像窦房结功能障碍老年患者,经常表现心脏变时性功能不全。对没有显著的窦房结疾病的阵发性心房颤动患者,房颤发作的时候,常用具有内在拟交感活性的 β 受体阻滞剂防止心室率过快。ⅠC 类抗心律失常药物中,普罗帕酮和氟卡胺两者都对正常的窦房结影响较小,但在窦房结病变中会损害窦房结功能。普罗帕酮有额外的 β 受体阻断的效果,降低心率的效果更加突出,是不具选择吸引力的药物。Ⅲ类抗心律失常药如多非利特,在有显著窦性心动过缓存在的时候,更容易发生尖端扭转型心律失常。I_{kr} 阻滞剂对窦房结功能也有直接影响。

(三)窦房结功能障碍的起搏及射频消融治疗

如果没有明显的可逆因素,心脏起搏是唯一有效治疗窦房结功能障碍的方式。早期的随机研究表明,VVI 起搏比频率自适应 AAI 或 DDD 起搏表现较低的房颤、脑卒中风险。心房起搏可以预防因为心动过缓、异位搏动、房室不同步的机械牵拉等因素引起的心房颤动。AAI 起搏的好处在于可以缓解因二尖瓣反流而引起的长 P-R 间期。然而,右心室起搏的 DDD 模式会

加重心衰,尤其是已经存在左心室功能障碍的患者。最小心室起搏比概率可预防房颤。

在房性心律失常停止的时候,有症状的窦性停搏通常被视为安装起搏器的指征,然后通过抗心律失常治疗来控制房颤。然而,这种治疗方案的缺点主要是持续性心动过速的相关症状及较差的药物疗效,与心脏起搏相关的疾病发病率,包括脑卒中在内会影响生存结局的并发症的可能性。最新的数据显示,导管消融在成功消除房性心律失常的同时可以解决缓慢性心律失常,避免了安装起搏器。非随机研究显示阵发性房颤的治疗策略中,导管消融优于起搏和抗心律失常药物治疗。此外,大多数接受消融的心房颤动患者不再有安装起搏器的指征。然而,在消融后阶段,持续监测是必要的,导管消融后房性心律失常的早期复发可能使窦性停搏复发。这类研究方案的随机试验需要多中心的研究,因为,在房性心律失常患者中,仅仅8%～10%才会发生与阵发性心房颤动相关的症状性窦性停搏。然而考虑到长期的起搏伴有一些疾病的发生,特别是对于年轻的患者导管消融仍然是一个有吸引力的一线治疗。

四、总结及展望

近年,我们对房性心律失常和窦房结功能障碍之间相互作用,以及它们的电生理机制和重构过程均有了更深的了解。这两类心律失常有几个共同的常见病因。然而,个体的临床表现是多元化的。显然在某些患者中,心房颤动和窦房结功能障碍可能会导致单纯的电重构,治疗两者之一可以使另一个疾病消失,至少是在短期内可出现此效果。另一些患者,即使没有明显的器质性病变,进行性结构重塑也会促进这两种心律失常的发生和发展。因此,重要的是提高对其基础病理机制的认识,可使我们设计出更好的治疗方案。影像学研究可以判断纤维化程度,这对明确心房基质的状态将是至关重要的。置入起搏器在检测早期的房性心律失常预防心源性脑卒中治疗产生了重要影响。这些置入性和非置入性的监测设备的大容量数据,将提高我们对这两类心律失常的发生发展的认识。另外,基于对引起窦房结功能障碍和心房颤动的遗传异常更多的了解,也使我们得以更早地诊断和实施干预措施并改善临床预后。

参 考 文 献

Jensen PN,Gronroos NN,Chen LY,Folsom AR. 2014. 2014. Incidence of and risk factors for sick sinus syndrome in the general population. J Am Coll Cardiol, 64:531-538. doi: 10.1016/j.jacc.03.056.

Lien WP,Lee YS,Chang FZ. 1977. The sick sinus syndrome: natural history of dysfunction of the sinoatrial node. Chest,72:628-634

Monfredi O,Boyett MR. 2015. Sick sinus syndrome and atrial fibrillation in older persons-A view from the sinoatrial nodal myocyte. J Mol Cell Cardiol, 83: 88-100. doi: 10.1016/j.yjmcc.2015.02.003

Nielsen JC,Thomsen PE,Højberg S. 2011. A comparison of single-lead atrial pacing with dual-chamber pacing in sick sinus syndrome. Eur Heart J. 32: 686-696. doi: 10.1093/eurheartj/ehr022.

Sanders P,Morton JB,Kistler PM. 2004. Electrophysiological and electroanatomic characterization of the atria in sinus node disease:evidence of diffuse atrial remodeling. Circulation. 109:1514-1522. doi:10.1161/01.CIR.0000121734.47409.AA

7. 2016 ACC/AHA 房颤管理的临床能力和质量指标

南方医科大学珠江医院　杨平珍

一、概述

房颤是美国最常见的心律失常,合并心力衰竭、心肌梗死、冠状动脉旁路移植术后、脑卒中和高血压者死亡率将增加。而且,房颤患者脑卒中的风险将增加 4～5 倍。据估计房颤影响了 2 700 000～6 100 000 美国成年人,预计到 2050 年该数目将翻倍。享受医疗保险中≥65 岁的患者,每年房颤发病率平均增加 5%。

自 1996～2001 年,房颤的住院率增加了 34%,其中一半以上住院者为男性(50.8%),而其诊疗费用也是相当昂贵。每年的医疗预算波动于 60 亿～260 亿,其中 60 亿直接用于房颤诊疗,99 亿用于其他心血管疾病,而 101 亿用于非心血管疾病。基于以上信息,实施房颤管理的临床能力和质量指标不仅有助于改善患者的诊疗,也可通过减少房颤并发症削减相关费用。

2015 年夏 ACC/AHA 组织编委会对 2008 年发布的房颤和(或)房扑临床管理指标系统(具体细则已在 2011 年发表)进行修订,同时提出新的管理指标以规范和改善房颤和(或)房扑患者的诊疗质量。除非有特殊说明,本文中所提及的房颤均包括房扑。

该房颤管理的临床能力和质量指标系统是值得关注的,首先,编委会考虑拓宽原先的指标范围至住院人群,即将单一的门诊诊疗部延伸到住院诊疗部以维持诊疗的延续性。其次,新提出的指标包括了尚未涉及的内容,如患者安全性的指标、有效临床诊疗的指标、医患交流和诊疗协调的指标。系统共有 24 个指标:6 个临床能力指标(Performance Measure,PM,包括 3 个住院指标和 3 个门诊指标)和 18 个质量指标(Quality Measure,QM,包括 10 个住院指标和 8 个门诊指标)。经过全面的内部讨论、同行评议和公众评论后,编委会提出并更新了房颤管理相关的指标。

二、房颤管理的临床能力和质量指标

PM-1:出院前 CHA2DS2-VASc 风险评分记录

指标描述	患者百分比,年龄≥18 岁,非瓣膜房颤或房扑患者医疗记录 CHA2DS2-VASc 风险评分
实施人群	出院前非瓣膜房颤或房扑患者医疗记录上记录 CHA2DS2-VASc 风险评分
	对于非瓣膜性房颤和(或)房扑患者,血栓栓塞风险评估应包括:

CHA2DS2-VASc	评分
充血性心力衰竭	1
高血压	1
年龄≥75 岁	2
糖尿病	1
脑卒中、TIA 或血栓栓塞	2
血管疾病(陈旧性心肌梗死,外周动脉性疾病,或动脉斑块)	1
年龄 64～74 岁	1
性别分类(如女性)	1

适合人群	所有非瓣膜性房颤/房扑患者
适合人群排除情况	患者年龄<18 岁
	一过性或可逆性原因导致的房颤(如肺炎、甲状腺功能亢进、怀孕或心脏手术)
	患者依从性差

	住院期间死亡的患者
	住院舒适护理的患者
	转诊至其他急诊护理医院的患者
	有其他抗凝适应证的患者
适合人群例外情况	医疗原因未给予 CHA2DS2-VASc≥2 的患者华法林或 FDA 批准的抗凝药,并做出医疗记录,包括左心耳封堵
	患者原因未给予 CHA2DS2-VASc≥2 的患者华法林或 FDA 批准的抗凝药预防血栓栓塞,包括患者选择左心耳封堵术
	患者纳入房颤和(或)房扑相关的临床试验
测量间期	随机
数据来源	医疗记录或其他数据库(如行政管理数据、临床数据、注册数据)
分布	医疗机构或医生汇报的指标数据
诊疗部门	住院部

PM-2:房颤和(或)房扑:出院前抗凝处方

指标描述	患者百分比,年龄≥18 岁,非瓣膜房颤或房扑患者出院前处方华法林或 FDA 批准的抗凝药预防血栓栓塞
实施人群	出院前非瓣膜房颤或房扑患者处方华法林或 FDA 批准的抗凝药
适合人群	所有非瓣膜性房颤和(或)房扑 CHA2DS2-VASc 评分非 0 或 1 的患者
适合人群排除情况	患者年龄<18 岁
	一过性或可逆性原因导致的房颤(如肺炎、甲状腺功能亢进、怀孕或心脏手术)
	患者依从性差
	住院期间死亡的患者
	住院舒适护理的患者
	转诊至其他急诊护理医院的患者
适合人群例外情况	医疗原因未给予 CHA2DS2-VASc≥2 的患者华法林或 FDA 批准的抗凝药,并做出医疗记录,包括左心耳封堵
	患者原因未给予 CHA2DS2-VASc≥2 的患者华法林或 FDA 批准的抗凝药预防血栓栓塞,包括患者选择左心耳封堵术
	患者纳入房颤和(或)房扑相关的临床试验
测量间期	随机
数据来源	医疗记录或其他数据库(如行政管理数据、临床数据、注册数据)
分布	医疗机构或医生汇报的指标数据
诊疗部门	住院部

PM-3:房颤和(或)房扑:出院前华法林治疗的 PT/INR 随访计划记录

指标描述	患者百分比,年龄≥18 岁,非瓣膜房颤或房扑患者出院前处方华法林或 FDA 批准的抗凝药预防血栓栓塞
实施人群	出院前非瓣膜房颤或房扑患者处方华法林并安排了 PT/INR 随访日程。初次服用华法林 2 周内安排随访,曾服用华法林的 30d 内安排随访。医疗记录上需用"是"或"否"明确有无安排 PT/INR 随访

适合人群	处方华法林的非瓣膜性房颤和(或)房扑的患者
适合人群排除标准	患者年龄＜18 岁
	一过性或可逆性原因导致的房颤(如肺炎、甲状腺功能亢进、怀孕或心脏手术)
	患者依从性差
	住院期间死亡的患者
	住院舒适护理的患者
	转诊至其他急诊护理医院的患者
适合人群例外标准	无
测量间期	随机
数据来源	医疗记录或其他数据库(如行政管理数据、临床数据、注册数据)
分布	医疗机构或医生汇报的指标数据
诊疗部门	住院部

<h3 style="text-align:center">PM-4:CHA2DS2-VASc 风险评分记录</h3>

指标描述	患者百分比,年龄≥18 岁,非瓣膜房颤或房扑患者记录 CHA2DS2-VASc 风险评分
实施人群	非瓣膜房颤或房扑患者记录 CHA2DS2-VASc 风险评分
适合人群	所有非瓣膜性房颤或房扑患者
适合人群排除标准	患者年龄＜18 岁
	一过性或可逆性原因导致的房颤(如肺炎、甲状腺功能亢进、怀孕或心脏手术)
	住院舒适护理的患者
	有其他抗凝适应证的患者
适合人群例外标准	医疗原因未给予 CHA2DS2-VASc≥2 的患者华法林或 FDA 批准的抗凝药,并做出医疗记录,包括左心耳封堵
	患者选择左心耳封堵术
测量间期	每年监测 1 次
数据来源	医疗记录或其他数据库(如行政管理数据、临床数据、注册数据)
分布	医疗机构或医生汇报的指标数据
诊疗部门	门诊部

<h3 style="text-align:center">PM-5:房颤和(或)房扑:抗凝处方</h3>

指标描述	患者百分比,年龄≥18 岁,非瓣膜房颤或房扑患者出院前处方华法林或 FDA 批准的抗凝药预防血栓栓塞
实施人群	非瓣膜房颤或房扑患者处方华法林或 FDA 批准的抗凝药
适合人群	所有非瓣膜性房颤和(或)房扑 CHA2DS2-VASc 评分非 0 或 1 的患者
适合人群排除标准	患者年龄＜18 岁
	一过性或可逆性原因导致的房颤(如肺炎、甲状腺功能亢进、怀孕或心脏手术)
	住院舒适护理的患者
适合人群例外标准	医疗原因未给予 CHA2DS2-VASc≥2 的患者华法林或 FDA 批准的抗凝药,并做出医疗记录,包括左心耳封堵

	患者原因未给予 CHA2DS2-VASc≥2 的患者华法林或 FDA 批准的抗凝药预防血栓栓塞,包括患者选择左心耳封堵术
	患者纳入房颤和(或)房扑相关的临床试验
测量间期	每年监测 1 次
数据来源	医疗记录或其他数据库(如行政管理数据、临床数据、注册数据)
分布	医疗机构或医生汇报的指标数据
诊疗部门	门诊部

PM-6:房颤和(或)房扑:华法林治疗的每月 INR 监测

指标描述	年龄>18 岁,具有非瓣膜性房颤或房扑的患者的百分比,如果接受华法林抗凝治疗,对于 INR 至少每月 1 次的医疗记录
实施人群	每月至少监测 1 次 INR
适合人群	监测年度里接受华法林治疗的非瓣膜性房颤或房扑患者至少每月监测 1 次 INR
适合人群排除情况	患者年龄<18 岁
	住院舒适护理的患者
适合人群例外情况	存在患者自身原因导致无法监测 INR
	存在系统原因导致无法监测 INR
测量期间	每年监测 1 次
数据来源	医疗记录或其他数据库(如行政管理数据、临床数据、注册数据)
分布	医疗机构或服务提供者汇报的指标数据
诊疗部门	门诊部

QM-1:房颤和(或)房扑:出院前接受 β 受体阻滞剂治疗(当 LVEF≤40%)

指标描述	年龄>18 岁的患者的百分比,诊断为房颤或心房扑动,LVEF 小于或等于 40% 的患者在出院前接受 β 受体阻滞剂治疗
实施人群	诊断为房颤或房扑且 LVEF 小于或等于 40% 的患者,在观察期间使用 β 受体阻滞剂
适合人群	所有房颤或房扑且 LVEF 小于或等于 40% 的患者
适合人群排除情况	患者年龄<18 岁
	具有房颤的短暂或可逆原因(如肺炎,甲状腺功能亢进,怀孕,心脏手术)
	患者依从性差
	住院期间死亡的患者
	住院舒适护理的患者
	转诊至其他急诊护理医院的患者
适合人群例外情况	存在医疗原因无法使用 β 受体阻滞剂的情况
	存在患者自身原因无法使用 β 受体阻滞剂的情况
	患者纳入房颤/房扑相关的临床试验
测量周期	随机
数据来源	医疗记录或其他数据库(如行政管理数据、临床数据、注册数据)
分布	医疗机构或医生汇报的指标数据
诊疗部门	住院部

QM-2:房颤和(或)房扑:出院前使用 ACEI 或 ARB 处方(当 LVEF≤40%)

测量描述	诊断为房颤或房扑的患者的百分比,LVEF≤40%,在出院前开出 ACEI 或 ARB 处方
实施人群	在观察期间,诊断为房颤或房扑,心力衰竭伴有 LVEF≤40% 的患者,按规定给 ACEI 或 ARB 治疗
适合人群	所有患有房颤或房扑,心力衰竭,LVEF≤40% 的患者
适合人群排除情况	患者年龄<18 岁
	患者脱离医疗咨询
	住院期间死亡的患者
	住院舒适护理的患者
	转诊至其他急诊护理医院的患者
适合人群例外情况	存在医疗原因无法使用 ACEI 或 ARB 的情况
	存在患者自身原因无法使用 ACEI 或 ARB 的情况
	患者纳入房颤和(或)房扑相关的临床试验
测量周期	随机
数据来源	医疗记录或其他数据库(如行政管理数据、临床数据、注册数据)
分布	医疗机构或医生汇报的指标数据
诊疗部门	住院部

QM-3:房颤:对持续性心房颤动的患者出院前使用不恰当的抗心律失常药物控制心律

指标描述	患者百分比,年龄≥18 岁的永久性房颤患者在出院前接受抗心律失常药物治疗控制心律
实施人群	诊断为房颤的患者不适当地开出了用于心律控制的抗心律失常药物
	抗心律失常药物:
	Vaughan Williams 分类 ⅠA
	吡啶酰胺
	奎尼丁
	Vaughan Williams 分类 ⅠC
	氟卡尼
	普罗帕酮
	Vaughan Williams 分类 Ⅲ
	多非利特
	决奈达隆
	索他洛尔
适合人群	所有永久性房颤患者
适合人群排除情况	年龄<18 岁的患者
	服用胺碘酮用于心率控制的患者
适合人群例外情况	无
测量周期	随机
数据来源	医疗记录或其他数据库(如行政管理数据、临床数据、注册数据)
分布	医疗机构或医生汇报的指标数据
诊疗部门	住院部

QM-4:出院前给房颤合并终末期肾病或肾透析的患者予不当处方多非利特或索他洛尔

指标描述	部分年龄＞18 岁的房颤合并终末期肾病(CR＜15ml/min)或肾透析的患者在出院前予不当处方多非利特或者索他洛尔
实施人群	肾功能不全的房颤患者出院前给予处方多非利特或者索他洛尔
适合人群	房颤合并终末期肾病(CR＜15ml/min)或肾透析的患者
适合人群排除情况	年龄＜18 岁
适合人群例外情况	无
测量间期	随机
数据来源	医疗记录或其他数据库(如行政管理数据、临床数据、注册数据)
分布	医疗机构或医生汇报的指标数据
诊疗部门	住院部

QM-5:房颤:房颤患者合并心脏机械瓣膜出院前给予不当处方直接凝血酶或Ⅹa 因子抑制剂

指标描述	部分年龄＞18 岁的房颤合并机械心脏瓣膜置换术后患者出院前给予不当处方直接凝血酶或 Xa 因子抑制剂
实施人群	房颤合并机械心脏瓣膜患者出院前给予处方直接凝血酶或 Xa 因子抑制剂
适合人群	房颤合并机械心脏瓣膜患者
适合人群排除情况	年龄＜18 岁
适合人群例外情况	无
测量间期	随机
数据来源	医疗记录或其他数据库(如行政管理数据、临床数据、注册数据)
分布	医疗机构或医生汇报的指标数据
诊疗部门	住院部

QM-6:房颤:房颤合并终末期肾病(CR＜15ml/min)或肾透析患者出院前给予不当处方直接凝血酶或Ⅹa 因子抑制剂

指标描述	部分年龄＞18 岁的房颤合并终末期肾病(CR＜15ml/min)或肾透析患者出院前给予不当处方直接凝血酶或 Xa 因子抑制剂(利伐沙班或者依度沙班)
实施人群	房颤肾功能正常患者出院前处方直接凝血酶或 Xa 因子抑制剂(利伐沙班或依度沙班)
适合人群	所有房颤合并终末期肾病(CR＜15ml/min)或肾透析患者
适合人群排除情况	年龄＜18 岁
适合人群例外情况	无
测量间期	随机
数据来源	医疗记录或其他数据库(如行政管理数据、临床数据、注册数据)
分布	医疗机构或医生汇报的指标数据
诊疗部门	住院部

QM-7:房颤:予无冠心病或血管疾病的患者出院前不当处方抗血小板联合抗凝治疗

指标描述	部分年龄＞18 岁的房颤患者近期无冠心病或血管疾病出院前给予不当处方双联抗血小板联合抗凝治疗
实施人群	房颤患者近期无冠心病或血管疾病出院前给予处方双联抗血小板联合抗凝治疗
适合人群	所有房颤患者近期无冠心病或者血管疾病

适合人群排除情况	年龄<18 岁、机械瓣膜置换术后
适合人群例外情况	无
测量间期	随机
数据来源	医疗记录或其他数据库(如行政管理数据、临床数据、注册数据)
分布	医疗机构或医生汇报的指标数据
诊疗部门	住院部

QM-8:房颤:不适当的处方对于出院前的患者(射血分数降低)使用二氢吡啶钙通道拮抗剂

指标描述	患者比例,年龄为 18 岁,射血分数减少(≤40),诊断为房颤,不适当地规定出院前使用二氢吡啶钙通道拮抗剂
实施人群	患者诊断为房颤,且射血分数减少(≤40),规定出院前使用二氢吡啶钙通道拮抗剂
适合人群	所有房颤患者且射血分数减少(≤40)
适合人群排除情况	患者年龄<18 岁
适合人群例外情况	无
测量周期	随机
数据来源	医疗记录或其他数据库(如行政管理数据、临床数据、注册数据)
分布	医疗机构或医生汇报的指标数据
诊疗部门	住院部

QM-9:接受过房颤导管消融但未予抗凝治疗(包括消融手术期间或之后)的患者

指标描述	患者比例,年龄 18 岁,接受过房颤导管消融但未给予抗凝治疗(包括消融期间或之后)的患者
实施人群	未给予抗凝治疗(包括消融期间或之后)的患者
适合人群	所有接受了导管消融的房颤患者
适合人群排除情况	患者年龄<18 岁
	依从性较差的患者
	住院期间死亡的患者
	有舒适护理措施的患者
	转诊到急症护理医院的患者
适合人群例外情况	记载一个医学理由对于不予华法林或其他 FDA 批准的抗凝物 CHA2DS2-VASc 得分 2 分的患者
测量周期	随机
数据来源	医疗记录或其他数据库(如行政管理数据、临床数据、注册数据)
分布	医疗机构或医生汇报的指标数据
诊疗部门	住院部

QM-10:心房颤动/心房扑动:出院前在抗凝处方中医生和患者之间的共同决策

指标描述	年龄为 18 岁的房颤或房扑患者的百分比,他们已被告知接受抗凝治疗的好处和风险以及医生推荐的特定类型的抗凝治疗,他们商议决策过程中考虑出院前是否开出抗凝药物,及哪种抗凝药物应该开出
实施人群	房颤或房扑患者参与决策过程中关于抗凝的益处和风险以及治疗
	房颤或房扑的特定类型的抗凝治疗的文档

续表

适合人群	所有房颤或房扑的患者
适合人群排除情况	患者年龄＜18岁
	依从性差的患者
	住院期间死亡的患者
	有舒适护理措施的患者
	转诊到急症护理医院的患者
适合人群除外情况	记录一个医疗原因,对于CHA2DS2-VASc评分为2分且未予华法林或其他FDA批准的抗凝剂的患者
	目前参加与房颤和(或)房扑相关的临床试验的患者
测量周期	随机
数据来源	医疗记录或其他数据库(如行政管理数据、临床数据、注册数据)
分布	医疗机构或医生汇报的指标数据
诊疗部门	住院部

QM-11:心房颤动/心房扑动:β-受体阻滞药规定(当 LVEF 为 40)

指标描述	患者的百分比,关于年龄＜18岁,诊断为房颤或心房扑动和LVEF为40,在测量期间给予处方β受体阻滞剂
实施人群	诊断为房颤或房扑和LVEF≤40的患者,在测量期间为其开出β受体阻滞剂
适合人群	心房颤动或心房扑动患者和LVEF为40
适合人群排除情况	患者年龄＜18岁
	拥有舒适护理措施的患者
适合人群例外情况	存在医疗原因无法使用β受体阻滞剂的情况
	存在患者自身原因无法使用β受体阻滞剂的情况
	患者纳入房颤和(或)房扑相关的临床试验
测量周期	每年监测1次
数据来源	医疗记录或其他数据库(如行政管理数据、临床数据、注册数据)
分布	医疗机构或医生汇报的指标数据
诊疗部门	门诊部

QM-12:房颤:不适当的处方抗心律失常药物对持续心房颤动患者的节律控制

指标描述	患者的百分比,年龄18岁,永久性房颤,不适当地规定抗心律失常药物用于节律控制
实施人群	诊断为房颤的患者被规定用于节律控制的抗心律失常药物
	抗心律失常药物
	Vaughan Williams Class ⅠA
	吡啶酰胺
	奎尼丁
	Vaughan Williams Class ⅠC
	氟卡尼
	普罗帕酮
	Vaughan Williams Class Ⅲ

	多非利特
	决奈达隆
	索他洛尔
适合人群	所有永久性房颤患者
适合人群排除情况	患者年龄<18 岁
	患者使用胺碘酮控制率
适合人群例外情况	无
测量周期	每年监测 1 次
数据来源	医疗记录或其他数据库（如行政管理数据、临床数据、注册数据）
分布	医疗机构或医生汇报的指标数据
诊疗部门	门诊部

QM-13：房颤：对于房颤伴终末期肾病或透析患者不适当地使用多非利特或索他洛尔

指标描述	患者比例，年龄>18 岁，诊断为房颤，同时伴终末期肾病（CrCl<15 ml/min）或依靠透析治疗者，使用多非利特或索他洛尔
实施人群	患者诊断为房颤且伴肾功能不全，使用多非利特或索他洛尔者
适合人群	所有房颤患者且伴终末期肾病（CrCl<15 ml/min）或依靠透析治疗者
适合人群排除情况	患者年龄<18 岁
适合人群例外情况	无
测量周期	每年检测 1 次
数据来源	医疗记录或其他数据库（如行政管理数据、临床数据、注册数据）
分布	医疗机构或医生汇报的指标数据
诊疗部门	门诊部

QM-14：房颤：对于机械心脏瓣膜的房颤患者不适当地使用直接凝血酶或 Ⅹa 因子抑制剂

指标描述	患者比例，年龄>18 岁，具有机械性心脏瓣膜并且诊断为房颤的患者，不适当地使用直接凝血酶或 Ⅹa 因子抑制剂者
实施人群	具有机械性心脏瓣膜并且诊断为房颤的患者，不适当地使用直接凝血酶或 Ⅹa 因子抑制剂者
适合人群	所有具有机械性心脏瓣膜并且诊断为房颤的患者
适合人群排除情况	患者年龄<18 岁
适合人群例外情况	无
测量周期	每年检测 1 次
数据来源	医疗记录或其他数据库（如行政管理数据、临床数据、注册数据）
分布	医疗机构或医生汇报的指标数据
诊疗部门	门诊部

QM-15：房颤：对于房颤伴终末期肾病或透析患者不适当地使用直接凝血酶或 Ⅹa 因子抑制剂（利伐沙班或依度沙班）

指标描述	患者比例，年龄>18 岁，诊断为房颤，同时伴终末期肾病（CrCl<15 ml/min）或依靠透析治疗者，使用直接凝血酶或 Ⅹa 因子抑制剂（利伐沙班或依度沙班）
实施人群	患者诊断为房颤且伴肾功能不全，使用直接凝血酶或 Ⅹa 因子抑制剂（利伐沙班或依度沙班）者

续表

适合人群	所有房颤患者且伴终末期肾病(CrCl＜15 ml/min)或依靠透析治疗者
适合人群排除情况	患者年龄＜18 岁
适合人群除外情况	无
测量周期	每年检测 1 次
数据来源	医疗记录或其他数据库(如行政管理数据、临床数据、注册数据)
分布	医疗机构或医生汇报的指标数据
诊疗部门	门诊部

QM-16:房颤:对于无冠脉疾病或血管疾病患者不适当地使用抗血小板药物和口服抗凝药物

指标描述	患者的百分比,年龄≥18 岁,有房颤但不伴有冠脉疾病或血管疾病且联合使用抗血小板药物及口服抗凝药的患者
实施人群	有房颤但不伴有冠脉疾病或血管疾病且联合使用抗血小板药物及口服抗凝药的患者
适合人群	所有有房颤但无冠脉疾病或血管疾病的患者
适合人群排除情况	患者年龄＜18 岁
	具有机械心脏瓣膜患者
适合人群例外情况	无
测量周期	每年监测 1 次
数据来源	医疗记录或其他数据库(如行政管理数据、临床数据、注册数据)
分布	医疗机构或医生汇报的指标数据
诊疗部门	门诊部

QM-17:房颤:对于心脏射血分数减低患者不适当地使用非二氢吡啶钙通道拮抗剂

指标描述	患者的百分比,年龄为 18 岁,诊断为房颤,射血分数减低(≤40),不适当地应用非二氢吡啶钙通道拮抗剂
实施人群	诊断为房颤且有射血分数减低(≤40),使用非二氢吡啶钙通道拮抗剂的患者
适合人群	所有房颤且有射血分数减低(≤40)的患者
适合人群排除情况	患者年龄＜18 岁
适合人群例外情况	无
测量周期	每年监测 1 次
数据来源	医疗记录或其他数据库(如行政管理数据、临床数据、注册数据)
分布	医疗机构或医生汇报的指标数据
诊疗部门	门诊部

QM-18:房颤和(或)房扑:共同商讨决定抗凝方案

指标描述	患者的百分比,年龄≥18 岁,诊断为房颤或房扑患者,被医生告知抗凝治疗的风险和获益及特定的抗凝治疗方案,并在决策过程中咨询了是否应用及应用何种抗凝剂
实施人群	房颤或房扑,参与抗凝治疗的风险和获益评估及抗凝方案的选择过程的患者
适合人群	所有房颤或房扑患者
适合人群排除情况	患者年龄＜18 岁
	有舒适护理措施的患者

续表

适合人群例外情况	从未使用过华法林或 CHA2DS2-VASc 评分≥2 分的患者
	目前参与房颤或房扑临床试验的患者
测量周期	每年监测 1 次
数据来源	医疗记录或其他数据库(如行政管理数据、临床数据、注册数据)
分布	医疗机构或医生汇报的指标数据
诊疗部门	门诊部

8. 药物诱发的 QT 延长和尖端扭转型室速

南方医科大学南方医院　陈燕玉　陈益臻　彭　健

药物诱发的长 QT 综合征（diLQTS）和原发性长 QT 综合征（cLQTS）有很多共同的特点，其中两者都可导致有生命危险的尖端扭转型室性心动过速（TdP）发生。对机制和遗传学相似性的了解有利于临床对于两者的管理。然而，目前对 diLQTS 尚无有效的预防方法，使得许多药物退出市场和中断研发。而对于 diLQTS 遗传学和临床危险因素的认识为其预防提供了可能性。临床决策支持系统（CDSS）可通过电子健康系统评估 diLQTS 患者危险因素和警告医生所开的药可能导致 TdP。CDSS 通过减少延长 Q-T 间期药物来预防 diLQTS，但对于减少 TdP 来说只是冰山一角。随着对 diLQTS 和 cLQTS 遗传学深入的研究，基因结合临床的治疗为 TdP 的预防开辟了新的路径。

对于药物诱发的 QT 延长和 TdP 的认识始于奎尼丁（quinidine）诱发的晕厥。大约 100 年前，奎尼丁是治疗房颤的一线药物，心血管医生注意到一些患者应用奎尼丁后可出现奎尼丁性晕厥，他们发现奎尼丁性晕厥患者有两个特征：Q-T 间期延长和反复出现 TdP。在 1982 年，Schwartz and Moss 提出一些药物可导致 Q-T 间期延长，并出现 TdP，并大胆地提出药物诱发的 Q-T 间期延长和原发性 cLQTS 有一定的关联。1996 年，法国心血管医生 Dessertenne 记录并描述了该室性心动过速的模型，并命名"尖端扭转型室性心动过速"和指出 TdP 和 Q-T 间期的延长有着显著的联系。20 世纪 70 年代至 80 年代，越来越多的抗心律失常药物治疗的患者出现 TdP 的病例被报道，如：奎尼丁、丙吡胺、普鲁卡因胺。因此，认为心血管药物是造成 TdP 的罪魁祸首。但是在 1990 年非心血管也能引起 Q-T 间期延长和 TdP 大大改变了人们对 TdP 的认识，如抗过敏类阿司咪唑，消化类药物西沙必利，抗生素类红霉素，麻醉类美沙酮，抗真菌药物，抗肿瘤药物等。任何药物都能引发 TdP 成为了学术界的共识，包括已知的和尚未发现的。越来越多的药物也被迫退出市场。至 1989 已有 14 种药物因为该不良反应被终止使用。同时美国食品和药物管理局（FDA）欧洲药品管理局（EMA）已要求所有新研药均要测定其对 Q-T 间期的影响。至今，39 种确认能诱发 TdP 和 72 种能延长 Q-T 间期的上市药物已被列在 CredibleMeds 上。

一、CredibleMeds 药物危险分类

社会越来越关注药物诱发 TdP 导致的晕厥，为了让临床医生更好的了解何种药物可引起 Q-T 间期延长，2012 年，美国亚丽桑那教育研究中心（Arizona Center for Education and Research，AZCERT）编写了可引起 Q-T 间期延长的药物目录，并将其放在 CredibleMeds 网站上。CredibleMeds 将能引起 Q-T 间期延长和 TdP 的药物分成四类：①有确凿证据能引起 TdP，即使是 FDA 管理推荐的药品；②在常规剂量能延长 Q-T 间期，但并没有明确证据能引发 TdP，即"潜在性 TdP"药品；③在某些特殊情况下（如大剂量、低钾血症、低镁血症、心动过缓）可引起 TdP 的药物，该类药物还包括为其他药物诱发 TdP 创造条件的药物以及抑制延长 Q-T 间期药物代谢的药物；④原发性 Q-T 间期延长的患者避免使用的药物。

CredibleMeds 已经成为了临床上管理 cLQTS 患者的重要工具。当有经验的中心遇到 cLQTS 的患者时，可以指导他们和其家属参阅 CredibleMeds 从而避免他们服用引发 TdP 的药物。而对于药物引起的 TdP 尚无认知的医生来说可以更好地管理离子通道病的患者。

二、TdP 发生机制

diLQTS 的 TdP 发生机制的认识大多数源于 cLQTS，主要是阻断 I_{kr}。而其他危险因素如电解质紊乱（低钾、低镁、低钙）、甲状腺功能减退、低体温症、严重的心动过缓等引起的 Q-T 间期延长也可发生 TdP。

Q-T 间期延长是 TdP 发生的关键第一步，但 Q-T 间期延长不一定导致 TdP。当 QTc>500ms 或短期内增加 60～70ms 时，TdP 的发生率高。其他促使 TdP 发生的条件有：①动作电位时程钙离子介导的早期后除极（early afterdepolarization，EADs），EADs 达到一定阈值引起室性期前收缩，室性期前收缩出现在心室肌的易损期可发生 TdP；②药物阻断 HERG 钾通道，延缓 I_{Kr} 外流造成 Q-T 间期延长。Yang 等近期报道了一些能阻断 I_{Kr} 药物，包括：多非利特、E-4031、索他洛尔、甲硫哒嗪、红霉素。

1978 年，Schwartz 和 Wolf 随访了一组急性心肌梗死患者 7 年的心电图，首次提供了非心血管药物延长 Q-T 间期造成患者猝死风险增加的危险因素的证据，之后的更多的研究也证明 Q-T 间期延长是猝死的独立危险因素。然而，在 Q-T 间期延长的患者中只有

少数的患者进展为 TdP 和猝死,提示 Q-T 间期延长对于预测 TdP 不是唯一的指标,要结合临床多种危险因素。

三、药物诱发 TdP 和猝死的流行病学

对于某些特殊药物来说,很难衡量能否引起 TdP。因为不同药物引起 TdP 概率大小差别相当大,如:大环内脂类抗生素 1.5%,而奎尼丁 9%,但同为心血管类药物的索他洛尔为 0.5%。正是因为这些不同,药物种类和其使用频率成为判断 TdP 事件是否发生的重要因素。例如:因为频繁使用抗心律失常药物,CCU 患者 TdP 的发生率较使用常规剂量的门诊患者高。

除此之外,TdP 是一种瞬时变过程和其诊断需要记录到典型的心电图表现,也是造成其难识别的重要因素。不仅如此,在国际疾病分类中并没有药物诱发的 TdP 或过度延长 Q-T 间期的专有疾病诊断编码。TdP 往往被室速、室扑、猝死等诊断替代。欧洲药物安全中心报道瑞士、德国和意大利每年有 80 万～120 万 diLQTS 或 TdP 患者。一项流行病学研究发现,有症状的长 QT 患者中每年有 250 万名男性患者和 400 万的女性患者,其中 60% 是 diLQTS 患者。

TdP 死亡率亦难以估计,由于患者死亡时心电图未被记录,因此 TdP 无法被认为是致死的原因。大量的研究发现许多延长 Q-T 间期的药物与猝死风险息息相关。Straus 等从 CredibleMeds 网站上制定了一份延长 Q-T 间期的非心血管药物列表,研究发现,服用这些药物的患者猝死风险是未服患者的 3 倍。在这个基础上他们推测,在美国和欧洲这些药物造成的死亡人数每年大于 1.5 万。而这些药物大多数有替代药品,尤其是抗生素,如:左氧氟沙星、红霉素、克拉霉素、阿奇霉素等。所以很大可能避免这部分死亡。抗生素的使用和滥用也成为了全世界关注的话题。2013 年,FDA 就对抗生素的滥用颁布警告及表示担忧。指出 2011 年在美国大约有 4000 万人服用阿奇霉素,与阿莫西林相比,21 000 张阿奇霉素的处方就造成 1 名非正常患者死亡,导致仅在美国每年就有 1900 例非正常死亡。最近一项 20 779 963 例患者的 Meta 分析提示,猝死风险、室性心动过速发生与服用大环内酯类药物呈正相关。目前 FDA 正致力于抗生素的安全使用来降低 TdP 的风险。

四、TdP 的危险因素

目前,国际上将药物引起的 Q-T 间期延长和 TdP 的危险因素分为三类:患者自身因素、药物因素与疾病本身。

患者自身因素。一些患者在药物作用下易发生 Q-T 间期延长和 TdP,另一些患者则不易发生,可能与基因异常有关。此外,女性、心动过缓、低钾血症、低镁血症、低钙血症、甲状腺功能低下、利尿剂使用、低体温、既往心脏病史等均易发生 Q-T 间期延长和 TdP。

药物因素。有些药物引起 Q-T 间期延长和 TdP 的发生率较高,如:多非利特、索他洛尔,而有些药物引起 Q-T 间期延长和 TdP 的发生率相对较低。而且与药物的给药剂量、时间、途径等也有关联。剂量越大,发生率越高;用药时间越长,发生率也越高;静脉用药比口服给药的发生率高。各个药物之间也有差别,如索他洛尔所致 TdP 作用与剂量呈正相关,而奎尼丁与剂量关系不大;氟哌啶醇口服 Q-T 间期延长作用较弱,静脉应用时较强。多种药物同时使用也不同,同时使用两种延长 Q-T 间期的药物可使 Q-T 间期延长和 TdP 发生率增高,应避免使用。与药物的代谢也有关联,特非那定、阿司咪唑均有较强的 I_{kr} 阻滞作用,但药物吸收后迅速代谢,失去 I_{kr} 阻滞作用,Q-T 间期延长和 TdP 的发生率并不高;只有当其代谢途径受到抑制或干扰时,Q-T 间期延长和 TdP 的发生率才增高。因此,在使用延长 Q-T 间期的药物时,应尽量避免或减少使用抑制其代谢的药物。

疾病因素。药物引起的 Q-T 间期延长和 TdP 的危险因素尚与患者的疾病状态有关,如:一些近期发生肝功能或肾功能恶化的患者,可使经肝代谢或肾排泄的延长 Q-T 间期的药物浓度增高;一些服用 β 受体阻滞药、利尿药的患者,可引起心动过缓、低钾血症,使 Q-T 间期延长和 TdP 的危险性增高;心力衰竭加重期的患者肾功能恶化、药量增加(利尿药),使 Q-T 间期延长和 TdP 的危险性增高。因此,患者即使在应用延长 Q-T 间期药物的剂量并未增加,但是在疾病变化的情况下亦可出现恶性心律失常。

五、药物诱发的长 QT 综合征和原发性长 QT 综合征关系

实际上 diLQT 和 cLQTS 都是以 Q-T 间期延长和 T 波异常为特征的致死性心律失常,两者有着密不可分的关系。1982 年,Schwartz 和 Moss 首次提出 diLQTS 是"隐匿性"cLQTS 假设。这一假设直到 1995～1996 年 2 型 cLQTS 的基因 hERG 突变的发现才被认可,hERG 基因的突变可造成 I_{kr} 通道蛋白功能障碍,从而使复极钾离子电流减弱,而 I_{kr} 通道缺失越多,引起 TdP 的风险越高。另一个重要里程是 Roden 提出"复极储备(repolarization reserve)"理论。这个理论认为每个人都有生理性的心脏复极储备,它由基因决定,基因突变时,复极储备减少,受试者使用钾通道阻滞剂时更易诱发 TdP。

有研究者从服用西沙必利心搏骤停患者进行基因检测发现携带基因 KCNQ1 突变,且 QTc 显著延长,撤

药后 QTc 恢复正常。该患者的两个儿子也携带这一基因突变,这表明发生恶性心律失常的 diLQTS 可能是一种 QTc 正常的隐匿性 cLQTS,提示了不是所有 diLQTS 都无法预测,可通过基因检测的方法预判。也为揭示 diLQTS 和 cLQTS 的关系提供新的思路。

报道发现 10%~15% diLQTS 患者携带 cLQTS 的基因突变。多项研究表明 KCNE1 D85N 基因多态性增加 diLQTS 风险。Itoh 等通过比较 188 例 diLQTS 患者和 2379 例 cLQT 患者,得出下列重要结论:①28% 药物诱发的 Q-T 间期延长患者具有基因异常;②药物诱发的 Q-T 间期延长患者中基因异常者 Q-T 间期原发性 Q-T 间期延长综合征患者短,但显著长于无基因异常者;③药物诱发的 Q-T 间期延长患者中基因突变主要为 KCNH2,而非 KCNQ1;④药物诱发的 Q-T 间期延长患者中无基因突变的评分。

与基因突变通过调控离子通道表达直接增加 TdP 发生的风险一样,那些通过影响药物代谢从而提高药物在心脏的血药浓度的基因同样也可以引起 TdP。例如:甲硫哒嗪和美沙酮诱发 TdP 的风险就与到药物代谢的基因多态性相关,而索他洛尔则不受其影响。

六、展望

药物安全性受到多种因素影响,人们对药物安全的关注和重视,促进了 CDSS 的发展,CDSS 可以帮助临床医生和健康管理团队制定理想的药物治疗策略,同时能够降低住院患者 TdP 风险。不幸的是,75%~95% 临床医生和药剂师忽视 CDSS 的警报,导致 CDSS 在这一层面上减少 TdP 事件发生的效力有限。为了提高警报的接受程度和 CDSS 的高效性,专家小组建议 CDSS 只提供决策性的措施,避免不必要的信息而使临床医生和药剂师们无所适从。为了避免医生忽视错误处方的警告,"医疗自动导航"被建议作为 CDSS 的首选方法。这个程序会监测患者的电子病历并发生信息给开处方者以形成最大获益和最小风险的格局。希望在几年后 CDSS 可以把患者发生 TdP 的临床和基因的危险因素相结合,使我们医生更好地预防 TdP 发病。

七、总结

药物诱发的 TdP 是一种致死性的心律失常,其临床的危险因素不断地被认知,然而对其防治让很多医生抓襟见肘。但是,随着在遗传学上的发现,基因在 diLQTS 中扮演着重要的角色,也为我们对 TdP 的防治提供新的思路。而可穿戴式监测器能够动态跟踪 QTc 的变化,识别 Q-T 间期延长的高危患者,为 TdP 的防治提供更多可能。

参 考 文 献

Cheng Y, Nie X, Chen X, et al. 2015. The Role of Macrolide Antibiotics in Increasing Cardiovascular Risk[J]. J Am Coll Cardiol,66(20):2173-2184.

Drew B, Ackerman M, Funk M, et al. 2010. Prevention of torsade de pointes in hospital settings: a scientific statement from the American Heart Association and the American College of Cardiology Foundation endorsed by the American Association of Critical-Care Nurses and the International Society for Computerized Electrocardiology.[J]. J Am Coll Cardiol,55:934-947.

Itoh H, Crotti L, Aiba T, et al. 2016. The genetics underlying acquired long QT syndrome: impact for genetic screening [J]. Eur Heart J,37(18):1456-1464.

Molokhia M, Pathak A, Lapeyre-Mestre M, et al. 2008. Case ascertainment and estimated incidence of drug-induced long-QT syndrome: study in Southwest France[J]. Br J Clin Pharmacol,66(3):386-395.

Sarganas G, Garbe E, Klimpel A, et al. 2014. Epidemiology of symptomatic drug-induced long-QT syndrome and Torsade de Pointes in Germany[J]. Europace,16(1):101-108.

Schwartz P, Wolf S. 1978. QT interval prolongation as predictor of sudden death in patients with myocardial infarction[J]. Circulation,57(6):1074-1077.

Straus S, Sturkenboom M, Bleumink G, et al. 2005. Non-cardiac QTc-prolonging drugs and the risk of sudden cardiac death[J]. Eur Heart J,26(19).

Yang T, Chun Y, Stroud D, et al. 2014. Screening for acute IKr block is insufficient to detect torsades de pointes liability.[J]. circulation,130(3):224-234.

9. 无症状预激患者心律失常事件的风险分层 2015 ACC/AHA/HRS 成人室上性心动过速患者管理指南系统评价

南昌大学第一附属医院　郑泽琪　聂俊刚

一、概述

1.目的　系统性回顾文献,对非侵入性或侵入性检查进行风险分层,例如对无症状预激的患者进行电生理学(electrophysiology,EP)检查等,从而降低心律失常事件的风险并改善预后。

2.方法　在 PubMed,EMBASE 和 Cochrane 注册对照研究中(所有 1970 年 1 月 1 日至 2014 年 8 月 31 日文献)检索,检索对无症状预激患者无创或侵入性检查进行风险分层的随机对照试验和队列研究。排除设计质量低或缺乏结果或人群数据,研究者有利益冲突,或使用非英语发表的文献。

3.结果　发现 778 篇文献,9 项研究满足所有的入选标准,纳入本研究。在 9 项研究中,1 项为双重设计——76 例消融和无消融的随机对照试验和 148 例其他非对照的前瞻性队列研究和 8 项非对照的前瞻性队列研究(n＝1594)。在研究报告中,平均年龄范围为 32～50 岁,中位数年龄范围为 19～36 岁。大多数为男性患者(50%～74%),结构性心脏病＜10%。在双重设计随机对照试验中,5 年 Kaplan-Meier 生存曲线估计的心律失常事件的发生率在接受消融的患者中为 7%,在未进行消融的患者中为 77%(RR:0.08;95% CI:0.02～0.33;P＜0.001)。未进行导管消融队列观察中(n＝883,随访时间:8～96 个月),室上性心动过速或良性房颤(最短 R-R 间期＞250 ms)发生率 0～16%,恶性房颤(最短 R-R 间期≤250ms)0～9%,心室颤动 0～2%,其中多数为儿童患者。

4.结论　证据表明对无症状的预激患者进行电生理检查风险分层可能是有益的,需要考虑对心律失常高风险的患者进行旁道消融。考虑到现有数据的局限性,进一步的结果需要更多设计优良和执行可靠的研究。

二、引言

预激综合征样心电图占普通人群比例 0.1%～0.3%,若伴有症状如晕厥或心悸等,可以诊断为 Wolff-Parkinson-White(WPW)综合征。WPW 综合征

患者获心源性猝死风险(sudden cardiac death,SCD)增加,终身患病比例可能接近 4%。对这些有症状的患者,进行危险分层以及电生理检查和导管消融旁道是值得推荐的。然而,仅有心电图预激而无症状时,如何对心律失常事件进行风险分层尚不清楚。在这些患者中,第一次心律失常事件就可能导致 SCD。因此,如何准确量化无症状患者 SCD 的风险已经争论了多年,并且对这类患者的管理仍然有争议。

2003 年 ACC/AHA/ESC(American College of Cardiology/American Heart Association/European Society of Cardiology)室上性心律失常患者管理指南对无症状预激患者"不治疗"作为 I 级推荐而导管消融作为 II a 级推荐。指南写作委员推荐的原因在于权衡 EP 检查的阳性预测值太低,不能常规用于无症状的高危患者筛查,而导管消融的主要并发症约 2%。尽管指南强调无心律失常相关症状的预激患者需要寻求医疗帮助,但并没有提供使用有创性及无创性 EP 检查及导管消融在降低心律失常事件中作用的相关证据。在"ACC/AHA 临床实践指南方法论报告峰会"的基础上,ACC/AHA 指南工作组认识到在《2015 ACC/AHA/HRS(Heart Rhythm Society,HRS)成人室上性心动过速患者的管理指南》中,需要由独立的证据审查委员会(Evidence Review Committee,ERC)对无症状的预激患者管理的相关文献证据进行审查评价。

(一)方法

ERC 进行了该系统评价,以解决指南写作委员会对该临床实践指南提出的以下具体临床问题。

1.在无症状预激患者中,侵入性 EP 检查(未进行旁道的导管消融)与非侵入性检查预测心律失常(包括 SCD)的相对准确性如何?

2.在无症状预激患者中,进行侵入性 EP 检查(未进行旁道的导管消融)与不检查预测心律失常(包括 SCD)的有效性如何?

3.在无症状预激患者中,侵入性 EP 检查(未进行旁道的导管消融)与非侵入性检查在无症状预激患者中预测心律失常(包括 SCD)的有效性如何?

4.在无症状的预激患者中,侵入性 EP 检查(进行

旁道的导管消融)与非侵入性检查与治疗在减少心律失常(包括 SCD)及改善预后的疗效及有效性如何?

(二)检索策略

对 PubMed,EMBASE 和 Cochrane 注册对照研究进行检索,时间为 1970 年 1 月 1 日至 2014 年 8 月 31 日,使用检索词为:"asymptomatic or incidental"和"pre-excitation"或"Wolff-Parkinson-White or WPW"或"delta wave"或"accessory pathway",同时检索既往相关系统评价的所有书目(图 1)。

(三)入选标准

纳入随机及非随机对照试验,试验比较在无症状成人预激患者(≥18 岁)中,侵入性 EP 检查及非侵入性检查(包括静息心电图、压力测试、超声心动图等)预测及预防心律事件中的作用。纳入儿童的研究要求入选患者平均年龄≥18 岁。如果研究仅入选 WPW 综合征的患者,或者入选 WPW 综合征患者和无症状预激患者,但没有将后组数据单独报告,则排除该研究。入选还包括病例系列和单组(非对照)观察性研究,要求至少 20 名患者和随访至少 80%。符合条件的研究必须报告以下 7 项预先指定的结果:SCD 或心律失常死亡,心房颤动(atrial fibrillation,AF),普通室上性心动过速(supraventricular tachycardia,SVT),全因死亡率,生活质量,住院或心血管事件二次住院和消融相关的并发症。检索仅限于以英文发表的文章,未发表的研究不纳入。

(四)评价方式

确定研究是否符合入选标准,ERC 中 2 名成员独立审查每篇摘要和所有参考文献。如果出现分歧则协商一致或通过第三方审查者来解决(S. M. Al-Khatib)。摘要数据输入 Indico 临床指南平台(Indico Solutions Pty Ltd.,Melbourne,Victoria,Australia),该平台为基于 Web 的软件平台。对于每个入选的研究,ERC 成员提取研究作者的数据、出版年份、样本量、入选和排除标准、研究设计、设置(门诊与住院患者)、参与者特征(年龄、性别、结构性心脏病的存在情况)、检测和(或)操作及其结果和短期结果;远期结果(包括 SCD 或心律失常死亡)、房颤、普通 SVT、全因死亡率、生活质量、住院和(或)心血管事件的再住院和消融相关并发症、随访时间、失访。整体研究质量评估的偏倚风险,与研究问题的相关性,以及实施的可靠性。为评估偏倚风险,Cochrane 协作风险的偏差工具用于随机对照研究,和新城渥太华量表(Newcastle-Ottawa Scale)用于队列研究。不具有任何研究质量领域高危偏倚风险的 RCT 认为存在低中度偏倚。

(五)统计学分析

鉴于 RCT 和队列研究之间方法上的巨大差异,分别分析两种类型的研究。对于每个感兴趣的结果,完成可行性定量合成(如荟萃分析)。3 项及以上研究在类似人群中报道相同的结果时,考虑 Meta 分析,但是由于数据不完整,事实上并不可行。从观察性队列研究中加权合并心律失常事件的计数/百分比。

(六)结果

我们筛选了 778 个摘要,评估了 31 篇全文,包括 7 篇论著。此外,在检索完成后发表了 ERC 已知的 1 份文献,将其添加到综述中。检索一篇文献的参考引文发现另外 1 篇文章也包括在内。共有 9 项研究符合标准,1 项为双重设计,76 例消融和未消融的患者随机对照试验和 148 例其他患者非对照的前瞻性队列研究和 8 项非对照的前瞻性队列研究。

这 9 项研究包括了 1818 名参与者的数据(一些患者不止入选于一个研究中),未进行旁道导管消融的无症状患者样本范围为 29～550 例,进行旁道导管消融的无症状患者为 37～206 例。所有 9 篇研究回答了问题三:无症状的预激患者中,侵入性 EP 检查(未进行旁道的导管消融)与非侵入性检查在无症状的预激患者中预测心律失常(包括 SCD)的有效性如何。双重设计的随机对照试验回答了问题四:在无症状的预激患者中,侵入性 EP 检查(进行旁道导管消融)与非侵入性检查与治疗减少心律失常(包括 SCD)及改善预后的疗效及有效性。

研究中参与者的特征在表 2 中给出。平均年龄范围为 32～50 岁,中位数年龄范围为 19～36 岁,男性占多数(50%～74%),少数患者伴有结构性心脏病(<10%)。1 项研究中的排除标准包括间歇性预激,另一项研究中报道间歇性预激比例为 23%,其余研究未报道预激是间歇性的还是持续性的。

(七)研究结果

研究比较和结果列于表 2。2003 年 Pappone 等 RCT 的双设计研究中报道,平均随访 27 个月,消融组 37 例患者中有 5 例(5%)出现普通 SVT,35 例无消融组有 21 例心律失常(60%),其中 15 例患者普通 SVT,5 例房颤,1 例心室颤动。

在双重设计随机对照试验中,5 年 Kaplan-Meier 生存曲线估计心律失常事件发生率在进行消融患者中为 7%,在未进行消融的患者中为 77%(RR:0.08;95% CI:0.02～0.33;$P<0.001$)。5 年内发生不同类型心律失常事件的比率没有报道。在观察性队列研究中,148 例患者中有 6 例(4%)出现症状性 SVT。

Milstein 等于 1986 年报道,平均随访 29 个月,42(10%)例患者因不明原因心悸而开始使用普萘洛尔,其他患者无症状。

1989 年 Klein 等发现,随访 36～79 个月,29 名患

者中 2 名发生持续 SVT(7%),其余 27(93%)名患者无症状。

1990 年 Leitch 等报道 75 例患者平均随访 4.3 年,5 例(7%)患者发生症状性房室折返性心动过速,1 例患者(1%)发生症状性房颤。患者随访期间是否出现症状与患者在 EP 检查时是否发作持续性房室折返性心动过速无关。

在 Satoh 等学者 1989 年的研究中,平均随访 15 个月未发生心律失常事件。

2001 年 Brembilla-Perrot 等报道,未报道随访时间,入组后数年,92 名患者中 3 名(3%)患者出现严重房性心律失常。在这 3 名患者中,1 名成人出现 AF,在主动脉瘤切除术后 1 天出现 VF。

2003 年 Pappone 及其团队在另一个研究表明,209 例患者中 129 名患者(62%)在随访结束时仍无症状(平均随访 38 个月),而 33 例(16%)发生心律失常事件,其中 25 例为普通 SVT,8 例为 AF,6 例发生 VF(2 例 SCD 后存活,1 例死亡,3 例均有房颤)。

2009 年 Santinelli 等的研究报道,平均随访 67 月(8~90 个月),293 名患者中 262 例(89%)未发生心律失常事件,完全无症状;31 名(11%)患者有心律失常事件,17 名患者(6%)有潜在的生命危险,其中快速性心律失常导致心脏骤停复苏 1 例,晕厥前期 7 例,晕厥 4 例及头晕 5 例。

在 2014 年 Pappone 等的一项研究中,平均随访 22 月(15~41 个月),未消融的 550 例无症状患者中有 13 例(2%)发生 VF,几乎所有的患者都是儿童。平均随访 46.5 个月(36~58.5 个月),48 名(9%)既往无症状的患者发生恶性心律失常。在所有患者中,VF 在预警症状后数几分钟发生并导致心脏骤停,经复苏后无神经系统后遗症。

这些恶性心律失常事件与旁道的电生理特性相关。756 例(550 例未进行导管消融与 206 例导管消融的无症状患者)中的 86 例(11%)发生良性心律失常(房室折返性心动过速和房颤)。报道中消融成功率为 98.5%,射频消融后,随访 8 年没有患者出现恶性 AF(最短 R-R 间期≤250ms)或 VF。

两项研究报道了 EP 检查和消融相关并发症。第一个为 2003 年 Pappone 等报道 EP 检查相关并发症发生在 3 例患者中(1%)(2 例气胸和 1 例腹股沟血肿)。37 例患者中有 1 例(3%)消融导致的永久性右束支阻滞。Pappone 等 2014 年报道 EP 检查的并发症包括气胸 5 例(0.2%),穿刺处腹股沟血肿 25 例(1%),瘘管 2 例(0.09%)。消融相关并发症包括 10 例(0.9%)右束支传导阻滞;左束支阻滞 3 例(0.3%)(患者为前间隔旁道)和 2 名双侧旁道儿童(0.2%)出现少量的无症状心包积液,需要延长住院时间。严重并发症包括三度

房室传导阻滞 1 例(0.1%),无死亡病例。

三、证据综合

因为 9 篇论文中有 4 篇是由同一组作者发表,一些患者在超过 1 项研究中出现,所以只纳入了这些研究中最新的和包容性最强的研究。在双重设计的随机对照研究中(n=76),导管消融组心律失常事件的发生率为 7%,对照组为 77%(P<0.001)。在未进行导管消融的无症状患者观察队列中,随访 8~96 个月(n=883),0~16% 患者出现普通 SVT 或良性 AF(最短 RR>250ms),恶性 AF(最短 RR≤250ms)比例为 0~9%。VF 出现比例为 0~2%(883 例患者中发生 14 例),除了 3 例患者(1 例为 Brembilla-Perrot 等报道,2 例为 Pappone 及其团队完成的研究),其余均是儿童(n=11,Pappone 等报道)。旁道消融后,这些患者未出现猝死。在 2 项研究中,1 名患者同意接受电生理检查,在进行电生理检查前突然出现猝死,因为资料模糊,未纳入 VF 统计。

四、入选研究质量

纳入研究的质量评估见表 3。所有研究在研究人群、检测方式、干预和结果测量等方面,具有中度到高度的相关性。5 个研究所纳入的研究试验者不能完全代表实际临床中遇见的患者。Pappone 等报道的随机对照试验因为对结果使用了独立盲法进行评估,所以其偏倚风险较低。所有其他研究为中度偏倚风险,因为他们没有使用盲法对结果进行评估。

五、讨论

在这项系统评价中,仅发现一项 RCT 满足无症状预激患者的最佳管理策略。未进行导管消融(n=883)的无症状预激患者的队列观察数据表明,大多数患者预后良好,在随访期间几乎没有伴有临床症状的心律失常事件,随访时间为 8~96 个月,恶性房颤(最短 R-R 间期≤250ms)发病率达 9%,VF 达 2%。鉴于这些事件的潜在致命性,这个比例不容忽视。重要的是,恶性心律失常与患者症状无关,而与旁道 EP 性质关系紧密。值得注意的是,在接受消融与未消融的 RCT 中,接受消融患者的 5 年心律失常事件发生率为 7%,对照组为 77%。因此,对无症状预激患者进行 EP 检查确定危险分层可能是有益的,对心律失常高风险的患者需要考虑进行旁道消融。EP 登记研究中入选了 2169 名患者,显示电生理检查并发症风险较低,为 0.09%~1%,其中包括气胸和穿刺点并发症,这进一步支持上述观点。

对于在 EP 检查中发现的高危患者是否要进行导管消融,只有 1 项 RCT 回答了这个问题。在该研究入

选的 76 例患者中,进行旁道消融患者的心律失常事件比率为 7%,未接受消融患者为 77%。Pappone 等报道了最大和最长的前瞻性队列研究是否需要导管消融。在该研究中,无症状的预激患者经过导管消融后,随访 8 年,所有患者未发生恶性心律失常或 VF。但是,试验组及非试验组存在不匹配,研究者未进行选择性偏倚调整。考虑到入选的随机对照研究的样本量较少以及观察性研究的方法学局限性,大部分研究纳入的病例数较少,进行设计精良并且顺利执行地前瞻性随机对照试验,对进一步比较导管消融及非导管消融非常必要。

对旁道是否进行导管消融除了考虑手术的有效性外,还需要考虑手术的安全性及并发症。9 项研究中的 7 项没有报告并发症,而 Pappone 等提供了 1168 例接受导管消融患者并发症的详细信息。并发症的风险从 0.1%(完全性房室传导阻滞)至 0.9%(消融引起的右束支传导阻滞),没有出现消融相关的死亡。

六、局限性

这篇系统评价有几个重要的局限性。其一,因为缺乏来自 RCT 和前瞻性对照研究的数据,以及观察性研究无法避免的选择偏差,所以证据不能定量加权合并。其二,一些患者重复出现在不止 1 个研究中,使得

不能从所有可用研究中提取整体数据,因此使用最新、包容性最强的研究。其三,与其他系统评价一样,本评价可能有发表偏倚,以及存在研究中结果定义的不一致的局限。其四,必须排除几个潜在的合格研究,因为他们纳入了无症状和有症状的预激患者,没有分别报告这些组的特征和结果。其五,纳入儿童的研究可能影响研究结果对成年人群中的适应性。其六,检索的时间范围是自 1970 年以来发表的研究,因此 1968 年发表的一项重要研究被排除在外,该研究对 128 名健康的美国空军男子随访 5～28 年。此研究表明,在没有心脏病和心律失常的情况下,无症状性预激并不影响预后,研究发现 3 例患者死亡,死亡原因为非心源性因素。考虑到该研究的人群高度特殊性,排除该研究可能不会对我们的发现产生明显影响。

七、结论

无症状预激患者的最佳管理策略在 RCT 发现的证据很少。根据 883 名未接受消融患者的数据显示,高达 9% 的患者出现恶性心律失常,2% 的患者在随访期间出现 VF。电生理检查风险较低,对无症状的预激患者进行电生理检查可能获益,对高危患者可以考虑旁道消融。考虑到本研究的局限性,进一步的结论需要更多的临床试验证据。

表 1　入选研究汇总

研究(作者,年份)	试验设计	样本量(N)	入选者特征	纳入标准	排除标准
Pappone C, et al, 200317 14602878	RCT 与前瞻性观察性队列研究。所有患者进行电生理试验。将≤35 岁在电生理试验中存在可诱导性心律失常的患者随机分配至消融手术组和非消融手术组。其余患者进行观察性队列研究	224(电生理试验确定了 76 名高危患者,并纳入 RCT 试验,148 名低危组纳入前瞻性观察性队列研究)	消融手术组患者,中位数年龄 23 岁,四分位区间(15～30 岁);非消融手术组患者,中位数年龄 22 岁,四分位区间(15～30 岁)。男性患者占手术组人数 53%,占非手术组人数 47%。两组中均无结构性心脏疾病 观察队列研究患者,中位数年龄 36 岁,四分位区间(27～48 岁)。男性患者占队列研究中患者 59%,7% 患者存在结构性心脏疾病	12 导联心电图记录的心室预激 没有心律失常相关症状	参与其他研究性试验操作 年龄<13 岁 妊娠期 合并其他疾病

研究(作者,年份)	试验设计	样本量(N)	入选者特征	纳入标准	排除标准
Brembilla-Perrot B, et al, 200118 11707045	无对照前瞻观察性研究。对所有患者进行经食管电刺激试验	92	年龄均数(±标准差): 34 岁(±15 岁),年龄范围 11~69 岁 68 名男性,24 名女性 无结构性心脏疾病	心电图显示WPW并无症状者 无心动过速记录并且无持续性心动过速既往史	实时监测室上性心动过速
Klein GJ, et al, 198919 2710202	无对照前瞻观察性研究。对所有患者进行电生理检查	29	年龄(±标准差): 预激消失亚组,50 岁(±18 岁);预激持续亚组,39 岁(±11 岁) • 性别:17/29(58.6%)男性,12/29(41.4%)女性 无结构性心脏疾病	心电图显示WPW并无症状者 无心动过速记录并且无持续性心动过速既往史	无
Leitch JW, et al, 199020 2225373	无对照前瞻观察性研究。对所有患者进行电生理检查	75	年龄平均数(±标准差)34 岁(±13 岁),年龄范围 7~77 岁 男性患者 44(59%) 结构性心脏病 5/75(7%): (1 例冠状动脉疾病,2 例心肌病,1 例心脏瓣膜疾病,1 例 Ebstein 畸形)	心电图显示WPW并无症状者	所有患者进行症状限制性运动实验以及 24h Holter 检测,若任何时间记录到 SVT,排除该患者 其他特异性排除条件为,在静息、运动以及 EP 时出现间歇性预激
Milstein S, et al, 198622 3706161	无对照前瞻性研究。对所有患者进行电生理检查	42	年龄均数(±标准差)36 岁(±12 岁); 年龄范围 7~77 岁 • 性别:21(50%)男性,21(50%)女性 无结构性心脏病	常规心电图显示 WPW,患者既没有心动过速的记录也没有持续心动过速的既往史,即认为无症状者	无

续表

研究(作者,年份)	试验设计	样本量(N)	入选者特征	纳入标准	排除标准
Pappone C,et al, 200321 12535816	无对照前瞻观察性研究。对所有患者进行电生理检查	212	总体平均年龄(±标准差):35.8岁(±20.5岁),年龄范围7～63岁。总体人群性别比例:无记录.总体中结构性心脏疾病10/212(5%)(5例MVP,2例HCM,3例高血压) 完整随访的162名患者,平均年龄(±标准差)为33.6岁(±14.3岁),年龄范围 7～63岁,男性105/162(65%) 结构性心脏病4/162(3例MVP,1例HCM)	常规体检或进行激烈运动和高危职业前进行查体发现的无症状WPW心电图	无
Satoh M,et al, 198923 2466266	无对照观察性研究。对所有患者进行电生理检查	95 (34例无症状患者,61例有症状患者)	平均年龄(±标准差)32岁(±19岁) 男性73% 结构性心脏病13% 间断性预激23%	WPW样心电图无症状者(既没有记录的心动过速,也没有心悸史和阵发性心动过速)	无
Santinelli V,et al, 200916 19808453	无对照前瞻观察性研究。对所有患者进行电生理检查	293	平均年龄(IQR)36岁(28～48岁) 男性61%	偶发/WPW样ECG 机遇既往史,无症状者	参与其他试验
Pappone C,et al, 201415 25052405	无对照前瞻观察性研究。对所有患者进行电生理检查。并提供经导管消融治疗后的数据	2169(756例无症状者,550例无症状者并且未做消融,以及1413例有症状患者)	年龄中位数19岁,男性占无症状者比例(63%). 结构性心脏病占1.5%	无症状或有症状者无既往消融手术史,也无既往恶性心律失常史,并同意进行EP试验	无

表 2　比较和结果

研究（作者，年份）	研究分组	非侵入性检查结果	侵入性电生理检查结果	导管消融即刻结果	感兴趣的临床结果	随访时间	失访
Pappone C, et al, 2003, 14602878	组1:消融 组2:无消融 组3:低风险组 作为观察性队列	N/A	消融组 15/37（41%）诱发 AVRT。另外8位患者 AVRT 退变为持续性 AF。消融时平均放电9次	所有患者消融成功。EP检查并发症为3例（1%）（2例腹股沟血肿和1例气胸）。消融相关并发症为永久性右束支传导阻滞 1/37（3%），患者为前间隔旁道	消融组患者 2/37（5%）有心律失常事件，EP检查发现15个月。平均随访15个月。无消融组 21/35（60%）患者有心律失常事件，其中SVT为15例，AF为5例，VF（发作前未出现症状）1例。在高风险对照组（第2组）中，心律失常事件的5年发生率为77%，VS 7%（消融组）	消融组平均随访27个月（9~60个月）对照组平均随访21个月，范围（8~60）个月	无
Brembilla-Perrot B, et al, 2001, 11707045	组1：经食管刺激	所有患者在研究入组前仅进行24h动态心电图和运动测试，没有室上速发作	没有报道旁道数量。未报道基线和异丙肾上腺素使用后旁道的ERP。AF最短R-R间期（<250 ms）存在于 20/92（22%）患者中。房速发作27例	未消融	3/92（3%）患者数年后出现症状性房颤。其中1例房颤患者在主动脉内切除术后1d发作VF。42例良性WPW综合征患者，无临床症状，仅1例死于意外	—	—
Klein G, et al, 1989, 2710202	组1：非消融的侵入性EP检查	N/A	28/29（97%）患者仅有1个旁道，1/29（3%）患者>1个旁道。劳动基线ERP为334ms（±SD）ERP为334ms（±105ms），随访检查为301ms（±78ms）。诱导AF期间最短的R-R间期（±SD）为266ms（±39ms）。开始研究时持续性房颤发作2/29（7%），随访研究时11/29（38%）发作房颤	无消融	持续的阵发性SVT 2/29（7%）（在36~79个月随访期间）；27/29（93%）保持无症状;9/29（31%）在ECG上丢失了WPW特征	36~79个月	无

续表

研究 (作者,年份)	研究分组	非侵入性 检查结果	侵入性电生理检查结果	导管消融即刻结果	感兴趣的临床结果	随访时间	失访
Leitch JW, et al.1990, 2225373	组 1:无导管消融的侵入性 EP 检查	N/A	基线时旁道的平均 ERP 为 293ms(IQR 280~310ms),旁道逆行 ERP 均值为 288ms(IQR 240~320ms)。房颤时的最短 R-R 间期均值为 274 ms(IQR 240~325 ms),23 名患者≤250ms,8 名患者≤200ms。12/75(16%)患者发作持续性房颤	未消融	3/75(4%)死于非心源性原因,1/75(1%)在初始咨询后但在进行 EP 检查之前突然死亡。5/75(7%)出现症状性 AVRT 1/75(1%)出现症状性房颤。随访过程中出现症状的患者与无症状的患者在 EP 检查过程中发作 AVRT 无差异。23 例患者在 EP 检查中诱发房颤,仅 1 例出现临床房颤	平均随访 4.3 年,(1~9 年)	无
Milstein S, et al.1986, 3706161	组 1:无症状 WPW	N/A	42 名无症状患者共计 43 条旁道。旁道平均(±SD)ERP 为(333±106)ms(无症状组)vs.(298±42)ms(有症状组)($P<0.025$)。AF 最短 R-R 间期为 277±48ms(无症状组)vs. 247±51ms(症状组)($P<0.025$)。仅 1 例诱发持续 AVRT	未消融	1 例患者在 43 个月后死于转移性癌,1 例患者在同意参加研究后但在进行 EP 检查之前突然死亡。4 例患者因为未记录的心悸接受普萘洛尔,其他患者仍无症状	29±18 个月	无
Pappone C, et al.2003, 12535816	第 1 组:无导管消融有创 EP 检查	N/A	17/162(10%)有多条旁道。基线(±SD)ERP 均值为 275.2ms(±33.8ms)。点滴异丙肾上腺素后均值(±SD)246.1ms(±30.5ms)。AF 最短 R-R 间期未报道。诱发心律失常:非持续性房颤 17 例,持续性 AF19 例和 11 例发作 AVRT 后退化为完全预激合并房颤 47/162(29%)	未消融	129/209(62%)随访期间无症状,而 33(16%)出现心律失常事件:25 例 SVT,8 例 AF,3/209 例记录到 VF:(猝死后存活 2 例,2 例有症状性 AF)和猝死 1 例/209	37.7±16.1 个月;(14~60 个月)	3/212 (1.4%),47/212 例因拒绝 5 年后的 EP 检查被排除

续表

研究（作者，年份）	研究分组	非侵入性检查结果	侵入性电生理检查结果	导管消融即刻结果	感兴趣的临床结果	随访时间	失访
Satoh M, et al,1989, 246626	组1：无症状 WPW	23%心电图示间歇预激	未报道多条旁道的数量。无症状的患者旁道基线平均 ERP 为(288±29)ms。未报道 AF 时最短 R-R 间期。在无症状组 6/34 (18%)诱发 AVRT，2/34(6%)诱发持续性 AF	未消融	组1：无事件	平均15个月(2~47)	—
Santinelli V, et al,2009, 19808453	第1组：无导管消融有创 EP检查	N/A	39/293(13%)旁道前传 ERP≤250ms，13(4%)存在多条旁道 47(16%)诱发心律失常	未消融	262/293(89%)无心律失常事件，完全无症状，而 31/293(11%)患者出现心律失常事件，17例可能危及生命：1例心搏骤停复苏后存活，近似晕厥 7例，晕厥 4例和头晕 5例	EP检查后平均随访时间 67个月(8~90个月)	—
Pappone C, et al,2014, 25052405	组1：无症状 WPW(提供症状相关数据和是否导管消融旁道，但是组间不匹配且未进行选择偏倚调整)	—	未消融组：多旁道 59例(6%)，旁道平均(IQR) ERP 280 ms(250~300 ms) 47(5%)患者诱导 AVRT 后触发 AF 消融组：多旁道 80例(7%)，旁道平均(IQR) ERP 280 ms(250~300 ms)。73(6%)的患者诱导 AVRT 后触发 AF	206/756例无症状患者行消融；消融成功率98.5%	未消融：平均随访 22个月，VF 发生在 13/550例(2%)无症状的患者(几乎都为儿童)平均随访 46.5个月，其他无症状患者 48/550(9%)经历恶性心律失常和 86/756 (11%)出现良性心律失常(AVRT 和 AF)消融组：8年随访期间没有患者出现恶性心律失常或 VF	平均96个月	未消融组：完成1年随访比例为 99.8%、92.3%，在研究结束时完成随访 消融组：完成1年随访比例为 95.5%、90.2%，在研究结束时完成随访

注：AF.心房颤动；AVRT.房室折返性心动过速；ECG.心电图；EP.电生理；ERP.有效不应期；IQR.四分位数范围；N/A.不适用；SD.标准偏差；SVT.室上性心动过速；VF.心室颤动；WPW.Wolf-Parkinson-White

表3 入选研究质量评估

研究(作者,年份)	队列代表性	选择未暴露队列	暴露确认	描述入选时不存在的感兴趣结果	对结果的独立的盲法评估	随访时间较长	窗体顶端充足的队列随访(包括失访)窗体底端	发现的精确性
Pappone C, et al, 2003,14602878	有问题	是	是	合理,基于缺乏症状	独立委员会成员评估事件,不清楚分组情况	是	是	相当精确,心律失常事件 CI: 0.02～0.33 和无事件生存 0.002～0.104
Brembilla-Perrot B, et al,2001, 11707045	是	N/A(无比较组)	所有患者接受EP检查	合理,基于缺乏症状。患者需要普通心电图,压力测试,24h动态心电图	—	不确定,因为未报道随访时间	随访及失访未报道	N/A(无比较组)
Klein G,et al, 1989, 2710202	是	N/A(无比较组)	所有患者接受EP检查	2/29患者拟行EP检查,在EP检查前发作SVT	—	是	是	N/A(无比较组)
Leitch JW,et al, 1990, 2225373	有问题	N/A(无比较组)	所有患者接受EP检查	是	—	是	是	N/A(无比较组)
Milstein S,et al, 1986, 3706161	是	N/A(所有患者接受EP检查)	所有患者接受EP检查	是	—	是	是	不准确,样本量小
Pappone C,et al, 2003, 12535816	有问题	N/A(无比较组)	所有患者接受EP检查	是	—	是	有问题	N/A(无比较组)
Satoh M,et al, 1989, 246626	是	N/A(所有患者接受EP检查)	所有患者接受EP检查	是	—	是	—	不准确(无事件)

续表

研究（作者，年份）	队列代表性	选择未暴露队列	暴露确认	描述入选时不存在的感兴趣结果	对结果的独立的盲法评估	随访时间较长	窗体顶端充足的队列随访（包括失访）窗体底端	发现的精确性
Santinelli V,et al, 2009, 19808453	有问题	N/A（无比较组）	所有患者接受 EP 检查	是	—	是	—	N/A（无比较组）
Pappone C,et al, 2014, 25502405	有问题	N/A（无比较组）	所有患者接受 EP 检查	是	—	是	—	N/A（无比较组）

注:CI,置信区间;EP,电生理;N/A,不适用;SVT,室上性心动过速

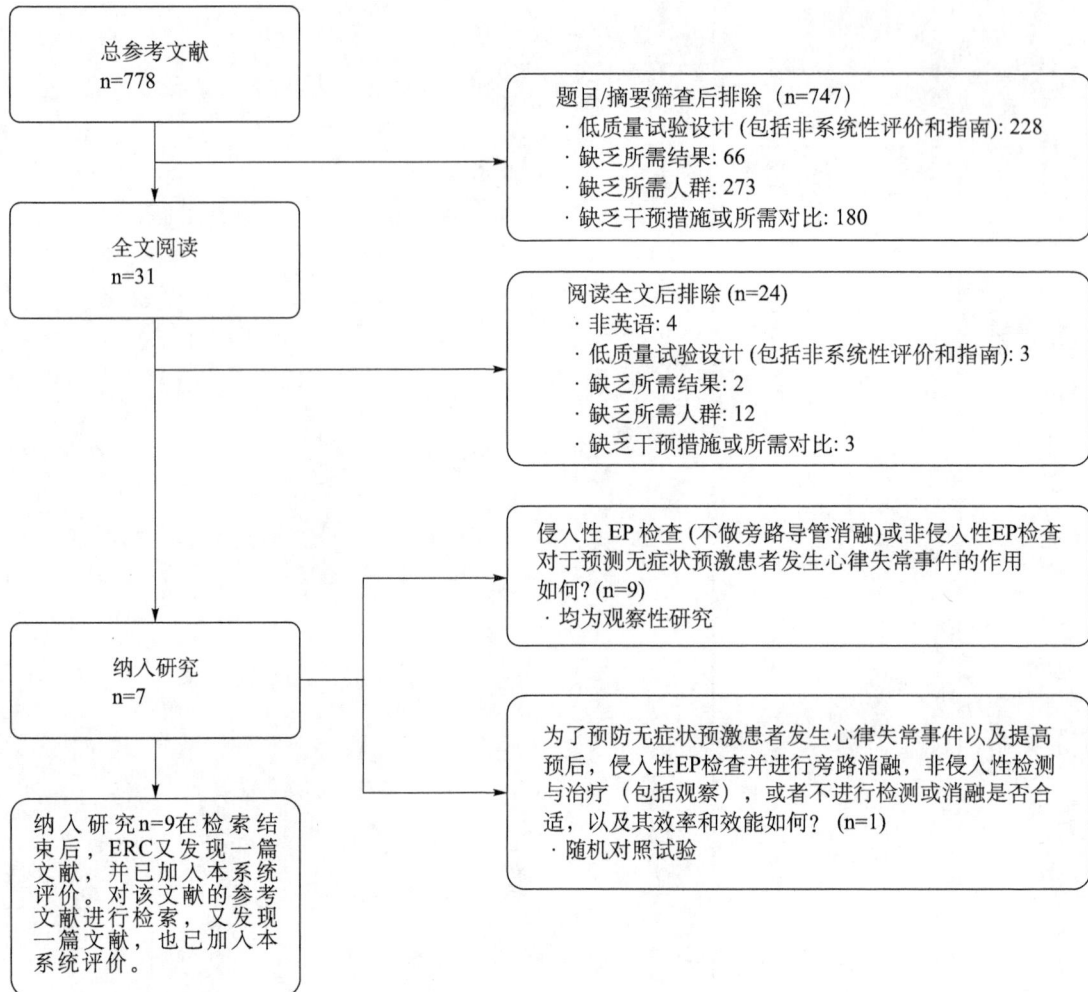

图 1　检索策略 QUORUM 图

参 考 文 献

Al-Khatib SM，Pritchett EL. 1999. Clinical features of Wolff-Parkinson-White syndrome. Am Heart J，138：403-13.

Blomström-Lundqvist C，Scheinman MM，Aliot EM，et al. 2003. ACC/AHA/ESC guidelines for the management of patients with supraventricular arrhythmias—executive summary：a report of the American College of Cardiology/American Heart Association Task Force on Practice Guidelines and the European Society of Cardiology Committee for Practice Guidelines（Writing Committee to Develop Guidelines for the Management of Patients With Supraventricular Arrhythmias）. Developed in collaboration with NASPE-Heart Rhythm Society. Circulation，108：1871-909.

Hiss RG，Lamb LE. 1962. Electrocardiographic findings in 122 043 individuals. Circulation，25：947-61.

Klein GJ，Bashore TM，Sellers TD，et al. 1979. Ventricular fibrillation in the Wolff-Parkinson-White syndrome. N Engl J Med，301：1080-5.

Munger TM，Packer DL，Hammill SC，et al. 1993. A population study of the natural history of Wolff-Parkinson-White syndrome in Olmsted County，Minnesota，1953-1989. Circulation，87：866-73.

10．房颤的射频消融：患者选择、围术期抗凝治疗技术及消融后的预防手段

广东省人民医院　罗少玲　刘方舟　詹贤章

目前，在美国约有 5 百万人诊断为房颤，预计在未来的 25 年会翻 1 倍。欧洲的患病趋势也大体一致。房颤会增加一些疾病的发生率及病死率，例如，较正常人 5 倍的脑卒中风险、3 倍的心力衰竭风险以及使病死率增加一倍。对房颤患者的管理已经成为心内科医生工作中的重大任务，尤其对于抗凝治疗和消融治疗的考虑。房颤的消融从难以想象的概念转变为一种被普遍认为安全并且有效的治疗方法，跨越了整个 90 年代的时间。针对房颤消融治疗的信息在过去几年不断涌现，因此，一份全面的综述对于心内科医生十分有用。这篇综述集中阐述对于房颤患者围术期的管理，包括如何选择合适的患者，手术前后的抗凝治疗，各种消融的技术，以及术后针对如何避免复发的药物和非药物治疗手段。

对于房颤发生机制的认识直接关系到消融时选择的技术。传统理论认为，房颤继发于心房 Rotor 样的各向异性除极。因此，早期消融技术集中探讨如何中断心房的颤动波，开始时通过外科手术方法，然后通过经皮介入导管的方法。随后，在 1998 年，一个里程碑式的发现证实了肺静脉中存有心房肌肌袖，而房颤的发生正是这些肌袖产生的早搏或心动过速所导致的，消除这些刺激灶就可以消除房颤。现在，除了肺静脉以外的触发点也被阐明。改变心房基质、消除肺静脉和肺静脉以外来源的触发灶已经成为房颤消融治疗的 2 个基础理论。阵发性房颤也许只有触发机制参与，非阵发性房颤则更可能是心房基质的改变所致。因此，消除触发灶能治愈阵发性房颤。然而，房颤的发病机制实际上更复杂，还包括自律性的重整、心肌纤维化、心脏重构、心肌缺血、心脏扩大及牵拉以及其他的机制。

一、选择合适的患者

进行房颤消融治疗的决定应该由医生与患者共同决定。考虑的因素应包括房颤发作的频率、发作时的症状、年龄、病死率以及房颤治疗的其他方法。对于无症状或症状轻微的房颤患者，尤其老年及虚弱的患者，心率控制更合适。对于症状明显的患者则建议节律控制，方法则需要在药物及消融治疗中做选择，必须权衡两者的利弊后方可决定。

消融治疗是否成功与患者的特点尤为相关。阵发的、不伴有心脏疾病和左房大小正常的患者考虑能获得最佳疗效。阵发房颤定义为房颤持续小于 7d。这些患者的消融成功率接近 80%。然而，在过去的 10 年，大家越来越认识到持续性（＞7d）和永久性（持续房颤＞1 年）房颤的患者行消融治疗同样获益。另外，充血性心力衰竭或左心室收缩功能减退的患者也可能获益。然而，如果合并有更严重的潜在心脏基础疾病，消融治疗的成功率将会明显降低。尤其是合并以下情况的时候：左心房增大、二尖瓣病变和慢性心力衰竭。以往认为，患者接受消融治疗前必须经过至少一种药物治疗失败的过程。而现在，基于对抗心律失常药物毒性和消融手术成功率的认识，消融已经成为首要的节律控制手段，尤其对于阵发性房颤的患者。美国 2014 年和欧洲 2012 年出版了最新的房颤消融指南。对于有症状的阵发性房颤，Ⅰ类或Ⅲ类抗心律失常药物治疗无效或不能耐受药物治疗的患者，AHA/ACC 的推荐级别是Ⅰ级。而对于有症状的持续性房颤则是Ⅱa 级推荐，永久性房颤的推荐级别则降至Ⅱb 级。需要指出的是：对于永久性房颤的患者，为了不需要长期抗凝治疗而进行房颤消融，指南并不推荐。ESC 指南对于阵发性房颤的建议也基本一致。对于药物治疗无效的阵发性房颤是Ⅰ级推荐，而对于不接受药物治疗直接行消融治疗的推荐级别是Ⅱa 级。对于持续性房颤，2012 年 ESC 指南仍然延续 2010 年的建议，对于药物治疗无效的患者选择消融治疗为Ⅱa 级推荐，首选消融治疗则是Ⅱb 级推荐。

重复的消融治疗在许多患者中是需要的，尤其是合并心脏基础疾病的患者。总体上讲，年龄较小、症状较严重、房颤导致的心力衰竭或心肌病是重复消融的高危因素。然而重复消融的成功率貌似较前一次降低，经过 3 或 4 次消融后的手术成功率是非常低的，这时应该选择消融以外的策略。手术者的经验及手术中心的经验对于重复手术的成功率来说尤为重要。

二、抗凝治疗

维生素 K 拮抗剂华法林被认为房颤抗凝治疗的金标准。20 世纪 80 年代及 90 年代早期的 RCT 证实它能降低栓塞事件的发生。但华法林的治疗效果容易

受到饮食、药物的影响,并且需要经常抽血检验 INR 值。因此,更安全且方便的替代药物成为一种迫切的需要。

希美加群,直接凝血酶原抑制剂,成为第一个替代华法林的 RCT 研究药物。它能达到抗凝治疗的有效标准,但它具有肝毒性副作用,这使得它未能得到广泛应用。因此,另一种直接凝血酶原抑制剂(达比加群)和直接 Xa 因子抑制剂(利伐沙班、阿哌沙班、依度沙班)是目前可以考虑的替代用药。这些新型抗凝血药物都做过与华法林的对照试验,但它们两两之间的比较则暂时没有。尽管所有的临床研究结果都相似,但由于研究设计、血栓栓塞风险评估及终点事件的不同使得它们之间不能做直接的比较。CHA2DS2-VASc 评分已广泛取代 CHADS 评分用于评估房颤患者的脑卒中风险。它的内容包括充血性心力衰竭、高血压、年龄、糖尿病、脑卒中/TIA、血管疾病、性别。在美国指南中,CHA2DS2-VASc 评分≥2 分的患者建议接受抗凝治疗。ESC 指南则建议 1 分或以上患者均应接受抗凝治疗(Ⅱa 级推荐)。由于对于 CHA2DS2-VASc 评分为 1 分的患者脑卒中风险的评估存在矛盾,所以美国跟欧洲指南并未达成共识。

围术期的抗凝治疗策略也在不断发展。最开始,华法林应用需要低分子肝素作为桥接,但后来的数据显示:继续使用华法林而不用低分子肝素进行桥接的出血并发症实际上更少,而且血栓栓塞事件的发生也减少。应用新型抗凝血药物治疗则需更加谨慎地评估出血并发症的风险,因为暂时仍然缺乏相应药物的拮抗剂。登记研究的数据显示消融治疗时可以不停用新型抗凝血药物。另外,这些药物的拮抗剂应该更具有可控性,并且在消融过程中不中断抗凝效果。

消融术后抗凝治疗至少坚持 2 个月,并且根据 CHA2DS2-VASc 评分适当延长抗凝时间。2012 年 ESC 指南认为 CHA2DS2-VASc 评分≥2 分需要长期抗凝,而美国指南则建议根据 CHA2DS2-VASc 评分调整抗凝的时间。美国指南中指出,CHA2DS2-VASc 评分较低的患者消融手术成功后只需要抗凝治疗 2~3 个月。另外,不能根据消融术后是否有症状决定是否停止抗凝治疗。

三、消融技术

房颤的消融技术目前仍在继续发展,各种技术的差异仍然未能消除。消融的能量、损伤的位置不尽相同。各种技术差异的深入讨论这里不做赘述,这里只针对非电生理医生做一些简单的介绍。

消融治疗的能量来源包括射频、冷冻和激光,前两者是目前最常用的方法。射频消融通过发热(>60℃)产生损伤,而且是否选用盐水灌溉的导管均可。盐水

灌溉导管可减少局部组织烧焦的风险并且可以产生更深更广的损伤,因此,这是射频消融中最常用的导管。最近新出的压力导管能较以前的导管产生更连贯的损伤。冷冻消融是指把球囊送至左房,通过堵闭每一根肺静脉并使其温度降至-50℃。激光消融是通过特殊设计的导管在每一根肺静脉的周围产生一圈连贯的损伤。在美国,射频和冷冻是被批准用于消融的,而在欧洲则 3 种均可(图1)。

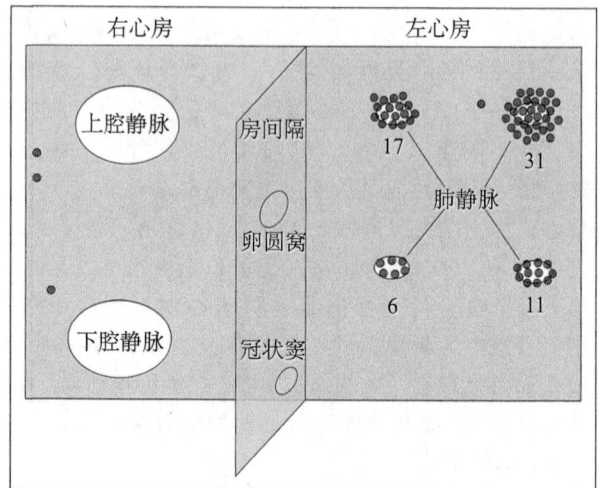

图1 常见的心房颤动触发灶的位置

线性消融损伤的设计是争议的热点。对于阵发性房颤不伴有心力衰竭的患者,行肺静脉电隔离术有很高的治愈概率,不管用的是哪种能量。随机对照的临床试验针对消融和抗心律失常药物治疗之间进行了对比。在一项大型 RCT 研究,RAAFT 研究(射频消融与抗心律失常药物治疗房颤的研究)的结果显示,导管消融治疗比抗心律失常药物治疗能维持窦性心率的时间长 2 年以上(图2,图3)。(45% vs.28%;$P=0.02$)。在 A4 随机试验中,导管消融后的 1 年窦性心律发生率是 89%,而药物治疗则是 23%($P<0.001$)。MAAN-TRA-PAF 研究中,导管消融治疗的患者的 2 年治愈率更高(85% vs.71%;$P=0.004$),并且患者的生活质量更高。但是,房颤的总时长并没有明显差异,而且平均需要导管消融治疗的次数为 1.6 ± 0.7 次。在冷冻消融方面,STOP-AF 研究结果显示 70% 的术后 1 年成功率,药物治疗为 7.3%。其他的一些 RCT 研究结果也得到大致相同的结果。而对于非阵发性房颤,目前也仍是未有明确的推荐术式。在这类人群中,仅肺静脉的隔离是不足以达到预防房颤复发的目的。而这些附加的消融设置,有的是依据解剖设计的,而有的是依据于电特性设计的。最为常见的附加消融即是双上肺静

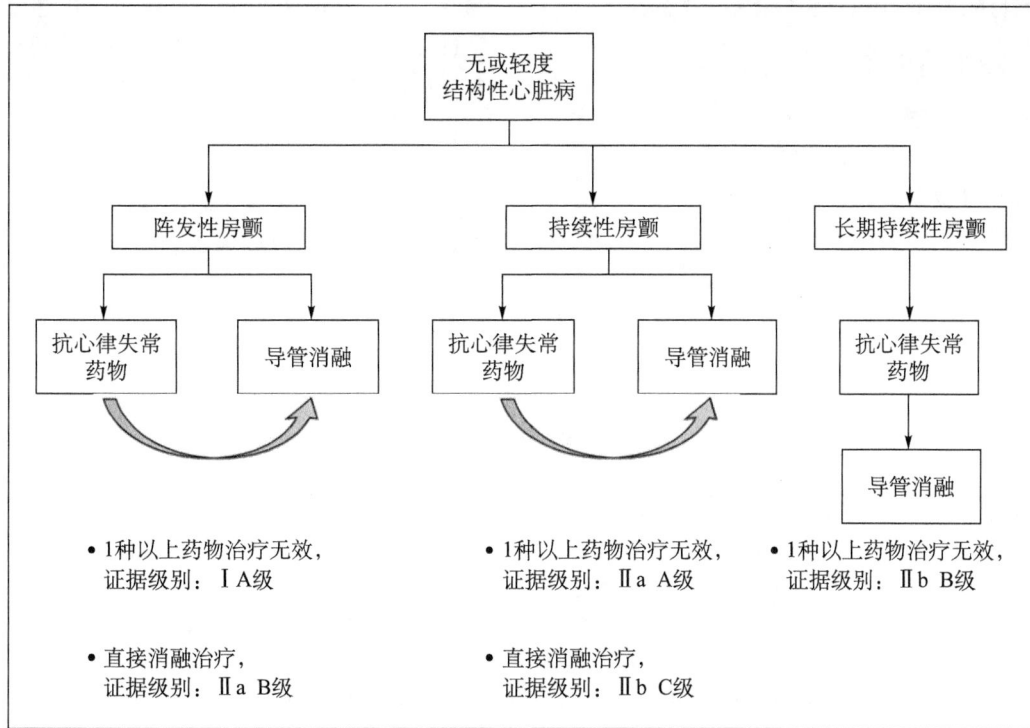

图 2　无明显器质性心脏病的 AF 患者的消融选择

脉连线的顶部线。其余的线性消融也可设计在双下肺静脉连线、二尖瓣峡部线和三尖瓣峡部线,已有大量的 RCT 研究证实了这些附加线性消融设置对预防房颤复发的价值。相反,也有不少研究,尤其是 STAR-AFⅡ研究,认为附加线性消融在远期对预防房颤复发没有太多价值,反而增加手术时间、消融时间及射线曝光量。

射频消融围术期的并发症相对少见,其中又以心包相关并发症为主(约占 1% 左右)。脑卒中与一过性的脑缺血(约 1%)、动静脉瘘和假性动脉瘤(1%)、肺静脉狭窄(熟练的中心可能几乎没有)及膈神经麻痹。还有一些更为少见的并发症,比如二尖瓣损伤、空气栓

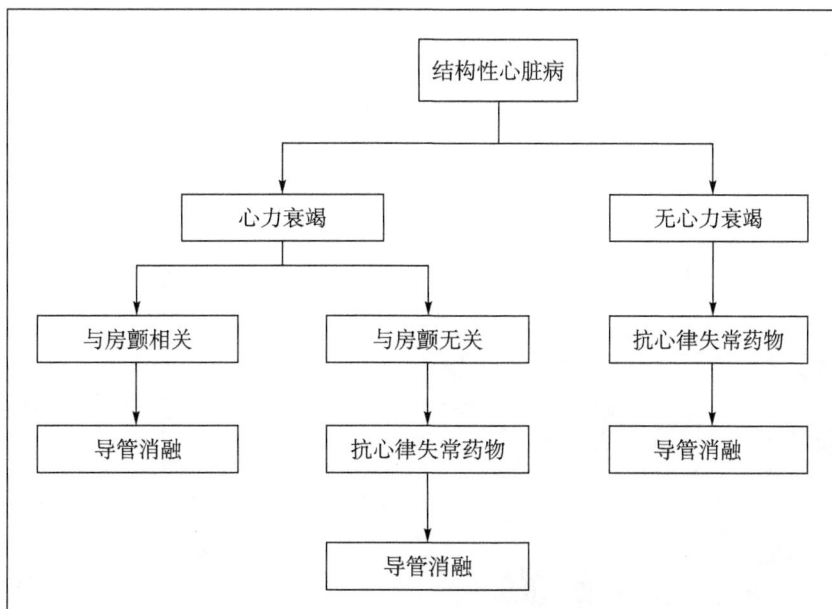

图 3　有器质性心脏病的 AF 患者的消融选择

塞、心房食管瘘、胃肠动力功能失调及死亡。

四、消融术后的预防手段

消融术后的预防被越来越多的证据证实是远比我们想象的更重要。它在整个病程管理中心扮演着和消融手术本身同等重要的角色。但很遗憾的是,尤为重要的几大因素我们却几乎无能为力,比如:年龄、性别以及基因易感性。但是也仍有不少是我们可以去主动调控的因素,如高血压、糖尿病、睡眠呼吸暂停、肥胖、酗酒、抽烟、甲状腺功能亢进、肺病以及空气污染,甚至是过度运动。这些潜在的因素如果能得以良好的控制,将能够显著的提高消融术后无房颤复发的预后。

即便消融术后,房颤的抗凝管理也仍应继续,但持续多长却仍是有待争议。获益与风险应是每位患者个体化考虑的,尽管房颤可能已经得到消除,但仍应按照CHA2DS2-VASc评分来评估脑卒中风险,调整抗凝策略。

参 考 文 献

Haïssaguerre M,Jaïs P,Shah DC, et al. 1998. Spontaneous initiation of atrial fibrillation by ectopic beats originating in the pulmonary veins. N Engl J Med. 339:659-666. doi:10.1056/NEJM199809033391003.

Heeringa J,van der Kuip DA,Hofman A,et al. 2006. Prevalence,incidence and lifetime risk of atrial fibrillation:the Rotterdam study. Eur Heart J, 27: 949-953. doi:10.1093/eurheartj/ehi825.

January CT,Wann LS,Alpert JS, et al. 2014. ACC/AHA Task Force Members. 2014 AHA/ACC/HRS guideline for the management of patients with atrial fibrillation:a report of the American College of Cardiology/American Heart Association Task Force on Practice Guidelines and the Heart Rhythm Society. Circulation, 130: e199-e267. doi:10.1161/CIR.0000000000000041.

Kannel WB,Wolf PA,Benjamin EJ,et al. 1998. Prevalence, incidence,prognosis,and predisposing conditions for atrial fibrillation:population-based estimates. Am J Cardiol, 82:2N-9N.

Wang TJ,Larson MG,Levy D,et al. 2003. Temporal relations of atrial fibrillation and congestive heart failure and their joint influence on mortality:the Framingham Heart Study. Circulation, 107: 2920-2925. doi:10.1161/01.CIR.0000072767.89944.6E.

11. 年轻人的突发心脏性猝死

中山大学孙逸仙纪念医院　王景峰　麦憬霆

虽然年轻人突发心脏性猝死（sudden cardiac death,SCD）是罕见的事件，但是其危害很大并且社会关注度很高。近年来，年轻人群的 SCD 越来越被视为一个重要的公共卫生问题。本文拟从流行病学、高风险人群识别、预防策略、SCD 复苏等方面进行讲述。

一、年轻人 SCD 的流行病学

要分析年轻人 SCD 的发病率和风险因素，一般来说需要精心设计的、区域性或多中心研究的统计数据。

目前，大部分数据来源于行政数据库的回顾性分析。各研究间年轻人 SCD 的发病率差异较大（表 1），总体发病率介于 1～10 例/10 万人口每年，儿童中 SCD 的发生率比年轻成人小 1～2 个数量级（排除<1 岁的婴儿及>18 岁的成人）。年轻人 SCD 的发病率虽低，但由于他们原预期寿命较长，丧失生命年的负担也相对较高。年轻人 SCD 的流行病学数据对于为早期发现，预防，提供治疗，及制定有用的公共卫生政策是必要的。

表 1　年轻人猝死流行病学研究汇总

研究	人群	年龄（岁）	SCD 发病率,每年 10 万患者	备注
Molander,et al	所有意想不到的死亡,瑞典南部	1～20	0.7	15% 心源性猝死
Driscoll,et al	死亡证明调查,奥姆斯特德县,明尼苏达州	1～22	1.3	>50% 死亡心脏相关
Gerein,et al	心肺脏停搏患者,安大略省,加拿大	<17	1.5	16% 心脏相关
Puranik,et al	法庭对猝死的审查,澳大利亚东部悉尼	5～35	1.0	29% 尸检阴性
Chugh,et al	猝死调查,马特诺玛县,俄勒冈州	1～17	1.7	同样的研究包括婴儿,占所有事件的 76%
Park,et al	院外心搏骤停,韩国	<19	4.2	包含 25% 婴儿,30% 可能与心脏相关
Papadakis,et al	猝死,英格兰和威尔士	1～34	1.8	14% 心源性猝死
Hendrix,et al	死亡证明调查,荷兰 12 个省	1～40	1.6	30 岁以上发生率更高
Winkel,et al	猝死,丹麦	1～35	1.9～2.8	发生率与是否尸检相关
Margey,et al	猝死统计,爱尔兰	15～35	2.9	猝死 27%,心肌肥大 15%
Wren,et al	所有死亡,1 个英语健康区	1～20	2.5	一半的心源性猝死与之前诊断的疾病相关
Winkel,et al	所有死亡,丹麦	1～18	1.5	2/3 患者没有病史
Bardai,et al	院外患者,荷兰	<21	3.2	39% 心源性
Meyer,et al	院外患者,华盛顿	<35	2.3	>25 岁患者,冠状动脉病变是最主要原因

续表

研究	人群	年龄(岁)	SCD 发病率,每年 10 万患者	备注
Atkins,et al	院外患者,多个美国地区	1～11	3.73	复苏结果联盟
Atkins,et al	院外患者,多个美国地区	12～18	6.4	复苏结果联盟
Kitamura,et al	院外患者,日本	<12	2.4	全国院外猝死的注册研究
Daya,et al	院外患者,美国	<18	10.1	纳入婴儿猝死

二、年轻人 SCD 的病因

年轻人 SCD 的病因包括遗传性和获得性心肌病、心律失常综合征(离子通道病)、结构性先天性心脏病、心肌炎和冠状动脉异常等。SCD 风险的高低因诊断而异,防治措施所能降低心脏骤停风险的效果也不同。

遗传相关的心肌病包括肥厚型心肌病(hypertrophic cardiomyopathy,HCM),致心律失常性右心室心肌病(Arrhythmogenic right ventricular dysplasia,ARVC),扩张型心肌病,左心室致密化不全性心肌病;以及一些遗传性离子通道病,包括长 QT 综合征,短 QT 综合征,Brugada 综合征和儿茶酚胺敏感性多型性室性心动过速。这些疾病都有潜在的 SCD 风险,但可通过相关的治疗措施使风险降低。各研究中 SCD 病因的组成及发病率有所不同(图 1),较常见两种疾病,HCM 的发病率约为 1:500,而 LQTS 的发病率约为 1:2000。

在美国,每年约有 4 万名患先天性心脏病的儿童出生。与一般人群相比,先天性心脏病患者具有更高的 SCD 风险,特别是当年龄进入成年后风险进一步增加,SCD 可占全部死亡的 15%～25%。不同先天性心脏病间 SCD 发生率也存在较大差异。但总体来说,先天性心脏病患者 SCD 发生率显著低于获得性心脏病

如扩张型或缺血性心肌病患者的发生率。在先天性心脏病中,法洛四联症发病率相对较高,研究较多,而且手术后容易随访,目前的资料显示,法洛四联症患者的 SCD 发生率平均为每年 0.1%～0.2%。当合并室性心动过速、房性心律失常、心脏传导阻滞等心律失常都可能进一步增加 SCD 的风险,而这些心律失常的发生率也是随着年龄增长而增加的。

三、运动员的 SCD

在年轻人的群体中,运动员具有较高的公众关注度,目前临床研究对运动员 SCD 的关注也较多。运动员 SCD 发生率的估计值在不同研究中有高达 100 倍的差异,例如美国全国大学体育协会第一级别(NCAA Division 1)的男篮运动员 SCD 发生率为 1:3000/年,而明尼苏达州高中运动员的发生率则为 1:917 000/年。另有研究发现,美国大学运动员 SCD 的年发病率在 1:43 000～1:67 000 之间。

早期的一项来自意大利的病例系列研究,对发生 SCD 的年轻成年运动员进行尸体解剖,发现 ARVC 和冠心病占总病例 200 例的接近 50%,而另外 50% 病因包括瓣膜性心脏病、非动脉粥样硬化性冠状动脉畸形、心肌炎及心脏传导系统异常。根据美国运动员 SCD 案例的研究发现,HCM 是发生 SCD 的运动员心脏主

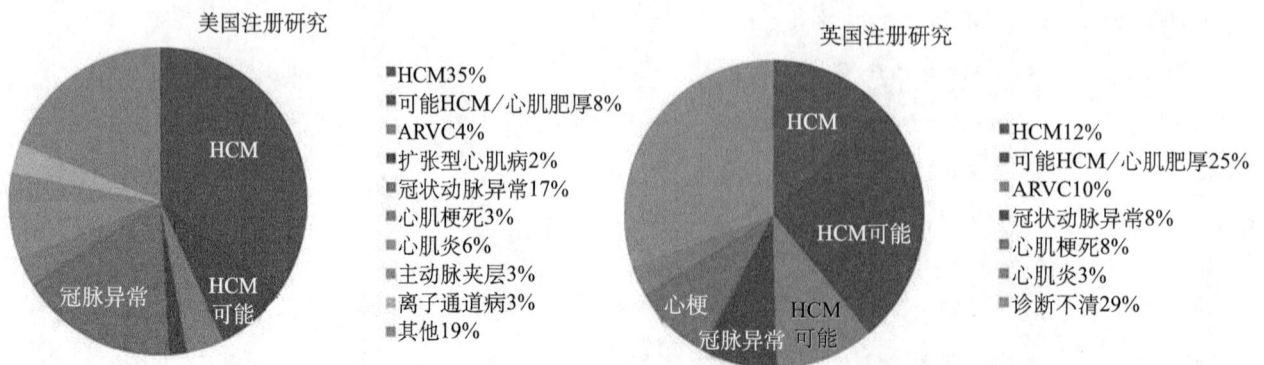

美国注册研究

- HCM35%
- 可能HCM/心肌肥厚8%
- ARVC4%
- 扩张型心肌病2%
- 冠状动脉异常17%
- 心肌梗死3%
- 心肌炎6%
- 主动脉夹层3%
- 离子通道病3%
- 其他19%

英国注册研究

- HCM12%
- 可能HCM/心肌肥厚25%
- ARVC10%
- 冠状动脉异常8%
- 心肌梗死8%
- 心肌炎3%
- 诊断不清29%

图 1 两项 SCD 病因学研究

要病理表现之一。另外一份超过 25 年,记录了 1 866 人次运动员猝死的登记研究发现,其中考虑为 SCD 的是 1 049 人(56.2%)。SCD 发生在运动中的为 844 人(80.4%),在非运动中出现 SCD 为 205 人(19.5%)。1 049 例 SCD 患者中,诊断仍未明确的 359 人,诊断明确的 690 人,其中包括:HCM 251 人,疑似 HCM 57 人,冠状动脉异常 119 人,心肌炎 41 人,ARVC 30 人,离子通道病 25 人,二尖瓣脱垂 24 人,前降支心肌桥 23 人,冠心病 23 人,主动脉夹层 19 人,主动脉瓣狭窄 17 人,扩张型心肌病 14 人,预激综合征 11 人,其余诊断 36 人。可见,HCM 和冠状动脉先天畸形为运动员 SCD 常见的病因。但也有报道认为,尸检阴性的猝死才是最常见的表现形式,也就是说很多 SCD 没有找到明确病因。非心源性猝死在运动员中也很常见,包括中暑和创伤性损伤。最近一项对美国大学运动员所有死亡事件的综述显示,最常见的死亡原因是意外(通常是车祸),占所有死亡的 50%,其他非心脏相关的原因如谋杀、癌症、药物和酒精过量等占 26%.

运动员 SCD 的风险高于一般人群 2～3 倍。SCD 的流行病学调查也表明,积极参与运动可能是年轻人 SCD 的一个危险因素,其中的潜在促发机制可能是体育运动引起的肾上腺素激活,特别是在 HCM、LQTS、ARVC 和冠状动脉解剖异常的患者中。也有研究表明,禁止体育运动可能减少 SCD 的发生率。然而,目前尚不清楚运动与 SCD 是否一定存在因果关系,有研究显示运动员的 SCD 在休闲娱乐、安静或睡眠期间也有发生。再者,通过运动前筛查或者禁止运动等手段能否有效降低运动员 SCD 的发生率仍存在争议。意大利的研究发现强制对运动员进行心血管筛查能够减少 SCD,然而来自以色列、丹麦和美国的研究发现筛查并不能减少 SCD。一项国家卫生研究院资助的前瞻性研究,拟探讨 HCM 患者、LQTS 患者进行生活方式调节＋运动对比单纯生活方式调节对预后的影响,于 2015 年初开始患者登记(NCT02549664)。目的是验证 LQTS 或 HCM 患者具有更高的生活质量,但没有增加心律失常风险的假设。临床医生不应一概禁止该类人群进行运动,目前指南建议,能否参与运动及运动的形式,应该尊重患者/家庭自主权和知情权,与医生共同决定。2013 年 LQTS 管理指南同样提倡医患的共同决定,该指南指出患 LQTS 的运动员,不强制禁止参加运动,但参加比赛前应该与相关专科医生共同讨论。

四、SCD 与胸部创伤相关

在少见的情况下,SCD 与钝性胸部创伤相关,见于无基础心脏疾病的年轻人。在尸检阴性的 SCD 患者中,有相当部分人之前有明确的胸部创伤史。胸部创伤诱发心律失常的机制可能是强外力作用于复极间期相对脆弱的心室,诱发恶性心律失常。

五、与使用药物相关的 SCD

兴奋剂药物与年轻人的 SCD 风险的相关性是比较明确的。在 2003 年,美国有 250 万儿童接受兴奋药物治疗,包括治疗注意力缺陷、多动症以及学校和社会功能障碍。这些药物具有一定的拟交感神经效应,有研究发现在接受治疗的患者中 SCD 事件的发生率明显增加,致使加拿大暂停了一种相关药物的使用(哌甲酯制剂)。最近一项的大型 LQTS 注册数据发现,在 LQTS 患者中使用兴奋剂药物,与心脏事件风险的增加明显相关,特别是在男性患者。美国 FDA 发布了相关的黑框警告,并建议在使用兴奋药物之前完善心电图的评估,但筛查是否有效降低 SCD 的发生,仍有待更多临床试验的验证。

六、识别和筛查年轻 SCD 高风险患者

1.症状、体征、事件和预警参数的价值　某些前驱症状和临床事件有助于识别 SCD 高风险的人群。其中最有力的预测事件是曾经发生心脏骤停。在这些年轻患者中,心脏骤停再发可能性是明确的显著增高的,即使部分患者病因诊断仍不清楚,都应置入 ICD。

常见与 SCD 的风险相关的其他前驱症状包括:心悸、胸痛、晕厥和癫痫,提示非持续性心律失常的发生。在表面健康而发生 SCD 的儿童中,约有 1/4～1/2 的患者有先兆症状,通常表现为晕厥或癫痫发作,如果症状发生于运动中,对 SCD 的预测价值就更大。

2.年轻人 SCD 的筛查　针对 SCD 的筛查方案是最近美国国家心脏-肺-血液研究所研究的主题之一。筛查方案是否合理可通过以下标准衡量:首先,筛查的手段必须对目标疾病具有一定诊断的敏感性。其次,测试的成本和假阳性诊断造成的潜在成本应该是较低的。最后,该疾病目前能够提供有效的治疗方法。

目前心血管筛查策略主要包括:心电图,病史和体格检查,以及超声心动图,三者可单独或联合使用。针对不同筛选方法的研究已在不同的人群中开展,包括社区人群、特定年龄人群(如新生儿心电图筛查 LQTS)、运动员以及使用兴奋药物的人群。目前众多的文献表明,心电图对于大多数导致 SCD 的心脏疾病,包括 LQTS、预激综合征、HCM 和 Brugada 综合征是一种敏感和有效的筛查试验,也符合经济学的要求。

3.年轻人 SCD 的风险分层　有一小部分(12%～18%)经历 SCD 的年轻患者先前有已知的心脏病。根据已知的诊断,以及是否合并心律失常等因素,可以对年轻人 SCD 进行风险分层。目前,风险分层仅限于发病率相对较高并且研究较充分的疾病,例如 HCM 和

某些离子通道病(LQTS),具体危险分层的内容在相关的指南有明确提到。

七、年轻人SCD的一级预防和复苏

1.年轻人SCD一级预防 对于SCD高风险的年轻患者,考虑置入ICD进行一级预防可能是合理的。根据在成年人群对缺血性心肌病和左心室功能障碍患者的研究,置入ICD的获益已经得到充分证明。然而,在儿童中,置入ICD是否获益大于风险仍不太明确。从置入风险的角度来看,儿童置入器械发生并发症的概率相对较高,包括不适当电击,导线故障,以及心内解剖(心脏小)导致的ICD放置困难。另一方面,儿童置入ICD的获益可能相对较少。虽然ICD在缺血性心肌病和左心室功能障碍患者被证明有效,但先天性心脏病和多种心律失常性心肌病SCD的发生率要显著低于前者。(如法洛四联症SCD发生率为每年0.1%~0.2%)。

2.SCD复苏 心脏骤停后的生存率取决于立即开始复苏的时机,CPR每延迟开始1min,生存的可能性降低10%。CPR由4部分组成,包括:胸部按压,除颤,通气和药物。其中有效的胸部按压和早期除颤对生存率的影响最显著。

CPR的基本原理适用于婴儿和儿童,但是应该根据年龄相关的身体尺寸、胸壁弹性的差异做出技术上的调整。相对于成人,AHA指南建议婴儿使用不同的按压通气比例和较小的按压深度。目前指南也不建议对幼儿进行单纯胸部按压的CPR(没有同时辅助通气),主要是基于2项来自于日本的研究,发现仅接受胸部按压的儿童神经预后更差。

随着AEDs的发展,使仅接受少量培训的人也可以使用除颤器。在有AEDs的特定地点,例如,政府建筑物、机场、交通中心及赌场,已经证明了AEDs可以明显改善SCD生存率。同时进行CPR和AEDs除颤,相对于单纯CPR,成人SCD复苏的生存率提高2倍,并具有更好的神经功能保护。

院外心脏骤停在美国的生存率存在巨大差异。来自10个北美网站的数据显示,存活率为7.7%~39.9%,社区医疗保健系统是其中主要的影响因素。良好的社区医疗保健系统包括领导力,强大的社区参与,有效的医疗急救系统,以及适当的SCD院内处理。

八、总结

在过去10年中,已有大量研究着力于识别和管理处于SCD风险的儿童和青少年。年轻人猝死的发病率低,但其后果是非常严重的,应该得到充分重视。年轻人SCD的管理主要包括:使用适当的筛查方法识别处于SCD危险的患者,对具有SCD相关疾病的患者进行风险分层,提供适当的预防性治疗和关于生活方式的建议,广泛普及心脏骤停复苏的技术,完善院内诊断评估服务,以及对受影响家庭提供后续服务。

参 考 文 献

Chugh SS, Reinier K, Balaji S. 2009. Population-based analysis of sudden death in children: The Oregon Sudden Unexpected Death Study. Heart Rhythm, 6:1618-1622.

Driscoll DJ, Edwards WD. 1985. Sudden unexpected death in children and adolescents. J Am Coll Cardiol, 5(6 suppl):118B-121B.

Gerein RB, Osmond MH, Stiell IG, et al. 2006. OPALS Study Group. What are the etiology and epidemiology of out-of-hospital pediatric cardiopulmonary arrest in Ontario, Canada? Acad Emerg Med. 13:653-658.

Molander N. 1982. Sudden natural death in later childhood and adolescence. Arch Dis Child, 57:572-576.

Park CB, Shin SD, Suh GJ. 2010. Pediatric out-of-hospital cardiac arrest in Korea: a nationwide population-based study. Resuscitation, 81:512-517.

Puranik R, Chow CK, Duf ou A. 2005. Sudden death in the young. Heart Rhythm, 2:1277-1282.

12. 早期复极的困惑和对策

广东省人民医院　蒋祖勋

一、概述

无论是早期复极心电图改变或早期复极综合征、还是与早期复极相关联的概念，都是近期一个非常热点的领域。在心律失常机制的认识上，它给我们带来巨大进步同时，也带给我们不少困惑。这些困惑对科学研究、临床工作都带来了一定的影响。当然，这都是对早期复极不断深入认识过程中的困惑。更多的认识到这些导致我们困惑的原因，对我们今后更好、更有效率地开展工作无疑具有重要的意义。

二、早期复极的定义及混乱的来源

研究早期复极时面临的挑战是缺乏定义的一致性。历史上，早期复极首先用于描绘无胸痛 ST 段抬高以便鉴别急性心肌梗死和心包炎。除了心肌梗死和心包炎，早期复极改变还出现在下列病理状态中，包括急性心肌损伤、应激性心肌病和低温（Osborn 波）。在排除了胸痛等这些状态时，这种早期复极的改变认为是正常心电图变异，因为它在普通人群中十分常见。

早期复极改变初始被认为是正常变异，有良性预后。然而，在 1980 年，在独立的病例报道中，J 点的异常与特发性心室颤动和猝死挂上了钩。在 2000 年，Gussak 和 Antzelevitch 出版的实验模式阐述，当加上 ST 段抬高的状态时，在致心律失常作用方面，早期复极改变类似于 Brugada 综合征。2008 年，早期复极的致心律失常假说得到了 Haissaguerre 及合作者的支持，他们发现，相比对照组患者，特发性心脏骤停的幸存者中更多见到 QRS 末端的顿挫或切迹。他们定义这个切迹或顿挫为早期复极，并且不要求 ST 段的抬高。接下来，一个系列人口研究使用的早期复极术语指的是 QRS 末端顿挫和切迹，没有要求 ST 段抬高。因此，开始了持续到今天的语义混乱。

在心电图上，J 点是一个十分重要的标志点，它被赋予 QRS 复合波结束和 ST 段开始的连接点，也就是除极和复极的分界点。2009 年 AHA/ACCF/HRS 心电图标准化文件中也采用这个定义。因为有些研究根据 J 点作为判别早期复极的依据，事情就变得更加复杂了。J 波的出现使 J 点的判断出现了歧义。历史上，QRS 末端顿挫和切迹被认为是 QRS 复合波的一部分，1985 年标准心电图工作组共同标准支持这个发现。

更近期，早期复极改变由 QRS 顿挫和切迹限定，J 点限定在 QRS 末端顿挫的顶部或 QRS 末端切迹的峰上，并且认为是动作电位 1 相的结果。

在早期复极改变和 J 点判断的定义上缺乏共识，导致 2013 HRS/EHRA/APHRS 关于遗传性心律失常综合征专家共识中解释的困难。这个文件中，早期复极改变定义为两个或两个以上相邻的下壁或侧壁导联中 J 点抬高≥1mm。在这个共识文件中，笔者认识到早期复极改变涉及 ST 段抬高。然而，这个共识文件在早期复极定义上只是聚焦在 J 点抬高，并未要求 ST 段抬高。笔者也最有可能把 J 点定在 QRS 顿挫或切迹的顶部。尽管在家族特发性心室颤动的病例中发现了 QRS 末端的切迹或顿挫，但作为定义是不清楚的。

我们知道，从定义上看，J 点是除极和复极的分界点。当早期复极表现为切迹或顿挫时，这个切迹或顿挫本身是否归入 QRS 波都存在争议；其顶部作为除极和复极的分界点是否合理就值得商榷了。

因此，标准化早期复极的定义是十分重要的。如果早期复极的定义是一个伞状术语，那么这个术语可能包含着下列任何一项：非胸痛性 ST 段抬高、QRS 终末部顿挫或切迹。用早期复极作为术语的临床研究应该清晰地陈述这些心电改变的哪一项被应用着。另一方面，目前早期复极心电图改变的机制仍然不是十分清楚。它可以是一个特定的疾病，以区别于 Brugada 综合征、长 QT 综合征和短 QT 综合征；也可能是一个更大的伞状术语（如离子通道病）中一个特殊的病理情况。一些人已经建议，总体术语上淘汰早期复极。也有建议，用 J 波形态把 ST 段抬高从 QRS 顿挫和（或）切迹区分开来。

早期复极的定义从最初的无胸痛 ST 段抬高，逐渐加上了 QRS 末端顿挫或切迹和 J 点抬高（涉及 J 点的确认的困难）。临床研究使用的早期复极定义也在这些术语之间变动。定义的不统一损害了科学研究的可比性，也导致了临床工作者实际工作中的困惑。

目前制定一致的早期复极定义还很困难的情况下，2016 年 AHA 的《心电图描记的早期复极》中建议，当使用早期复极这个术语时，应当进一步赋予伴随的具体改变的内容，例如，早期复极伴 ST 段抬高或早期复极伴 QRS 末端顿挫和（或）切迹，并清晰地用与早期复极相关的其他术语定义。

三、生物学和遗传学的不确定

在过去 20 年,早期复极潜在生理机制和病原学是大量聚焦的领域,许多精炼的研究成就了我们目前的认识。当然,一些争议也是存在的,如:是否心电图发现代表早期复极、后除极或两者都不能代表。有两种假说可能解释早期复极在心电图上的改变,复极假说和除极假说。这两个假说的解释也用在了 Brugada 综合征。复极假说认为,早期复极心电图改变反映了心肌不应期的离散度的局部异质性,这是复极中净外向电流增加引起的。降低内向钠离子电流或钙通道电流或增加的一过性外向钾离子电流(Ito)都可以促进不应期的离散性。增加的复极离散度加上 2 相折返,使室性期前收缩能够触发心室颤动。外膜的 Ito 相对于内膜处于优势,产生一定的跨壁电压梯度。增加的净复极外向电流可加大电压梯度,这可加强动作电位 1 相切迹和 J 波或 ST 段抬高。复极假说受到犬左心室楔形标本实验研究的支持。复极假说也暗示早期复极和 Brugada 心电图改变的机制没有本质的区别,只是发生在不同的心脏部位。除极假说则提出,存在碎裂电位或晚电位的右心室流出道出现传导减慢是致心律失常作用的原因。一些临床研究则支持除极假说。

几个观察做出了推测,早期复极改变的遗传学基础是存在的。证据来自几个方面:第一,相比对照者,在特发性心脏骤停患者的亲属中,早期复极改变更加常见。第二,来自 Framingham 研究和 British cohorts 的数据提示,在下侧壁早期复极改变患者的后代中,早期复极改变的遗传概率增加 2～2.5 倍。第三,早期复极改变已经作为其他遗传心律失常综合征的一个特点进行观察和研究,如 Brugada 综合征和短 QT 综合征。第四,一些报道的与早期复极改变相联系的基因变异已经和其他心律失常综合征联系起来,包括 Brugada 综合征。

实际上,在早期复极受累患者进行候选基因扫描的研究中,已经观察到了支配心脏复极基因的罕见的遗传变异,包括 KCNJ8,SCA5N 和 L 型钙通道亚单位。但是,尽管报道的导致早期复极改变的遗传成分很广泛,一个大规模染色体组领域的关系研究的荟萃分析并不能鉴定任何明显的与早期复极相联系的常见变异。早期复极改变的定义的不一致可能使得这些分析做出的结论变得毫无意义。总之,这些观察低估了遗传学复杂性。因此,早期复极改变的各种遗传形式都可能存在,从简单的单基因形式到复杂的多基因形式。

四、流行病学

观察研究提示,早期复极改变的流行是 1%～18%。Shipley 和 Hallaran 在 1936 年报道了 200 例男性和女性的心电图早期复极改变,阳性率在男性达 25%、女性达 16%。接下来的研究显示:早期复极改变在黑种人、男性、年轻人(<40 岁)和运动员更常见。

尽管早期报道证明在早期复极改变的患者,死亡风险没有增加,由 Haissaguerre 及合作者做的里程碑式病例对照研究则首次显示了两者之间的关系。对比 412 例对照者,在 206 例心室颤动患者中有更高的早期复极改变(J 点≥0.1 mV)(危害比 2.1;95% 可信区间,1.2～3.5;$P<0.001$)。另一个由 Rosso 等做的病例对照研究揭示:对比 121 例年龄和性别拟合的对照者,45 例特发性心室颤动患者下侧壁早期复极的表现率是更频繁的。附加的研究证明了,在已知的结构性心脏病的患者,早期复极改变和心律失常的关系。例如,相比年龄和性别拟合的对照者,在心肌梗死后早期复极改变的患者观察到了心室颤动风险的增加。

尽管一个增加的早期复极改变的频率在病例对照研究中报道了,但来自大的流行病学研究的数据是混乱的。在芬兰一个 10 864 例人群的大规模研究发现:下侧壁早期复极(J 点≥1mm 存在于 2 个连续的导联)存在于 5.8% 的人口,并且和增加的心脏性猝死(SCD)的风险相关,特别在下壁早期复极≥2mm 的患者(相对风险,2.92;95% 可信区间,1.45～5.89)。相反,Uberoi 及同伴发现:in the VA Palo Alto Health Care System 研究中 29 281 例患者,早期复极改变和增加的心血管死亡率之间没有关系。尽管荟萃分析揭示心律失常的风险,这个风险的绝对幅度差是很低的(0.0007%)。来自 Rosso 等的数据显示,在年轻成人早期复极改变的发现将增加特发性心室颤动的可能性,从 3.4/10 万～11/10 万。当然,这些报道的数据的精确度会受到定义不一致的影响。

五、早期复极的处理及干预策略

由于较高的流行和其相对低的心律失常风险,如何应对早期复极者的咨询和处理显得特别有挑战性。第一,众多的早期复极改变者中,哪些人是正常变异,哪些人是室性心律失常或心室颤动的高危者,两者如何区分? 第二,假定早期复极改变代表了致心律失常的基质,导致心律失常发生的触发因素是什么? 第三,如果确实需要触发因素,需要一个因素、还是多个因素共同作用? 第四,如果触发因素起作用,那么阈值是多少? 几个人口研究暗示:早期复极改变,在缺血和心肌梗死的时候,增加了心室颤动的风险。但就具体的触发因素或如何发挥作用,目前还很难识别和鉴定。

从有效和经济的角度考虑。致心律失常因素的不确定,也导致了是否干预和干预措施的选择陷入困难。目前早期复极综合征的患者选用可置入除颤器(ICD)没有异议,但大量的早期复极心电图改变者的处理却十分困惑。药物(如奎尼丁和异丙肾上腺素)干预的选择、指征、效果和场景都存在不十分确定,因为数据来源于有限随访的小样本中。需要药物治疗的危险阈值仍然不清楚,一级预防用药是否有效也不知道。在早期复极改变的患者,是否存在可避免的致心律失常作用的触发因素(如药物),现在也仍然不肯定。可能与增加的早期复极改变流行有关的运动试验的预后意义,同样不明确。

目前的早期复极综合征治疗干预选择可参考2013 年《HRS/EHRA/APHRS 关于遗传性心律失常综合征患者诊断和处理的专家共识声明》中的推荐(表 1)。它的重点主要聚焦在早期复极综合征的诊断和处理。2016 年《心电图描记的早期复极:一个来自AHA 的科学声明》也给出了自己的推荐(表 2)。这篇文章的重点则主要聚焦在早期复极心电图改变的认识及应对之策,其推荐的级别都是Ⅱb 或Ⅲ级。除了无症状、无 SCD 家族史的早期复极改变患者的 SCD 的风险十分低外,同时也凸显了定义不一致导致的对早期复极改变处理的困境。尽管没有纳入推荐表中,这篇文献中也提出,一些临床特点可能提示发生致命性心律失常的危险。弄清楚这些临床特点表型下的遗传变异可能有利于从分子水平做出确切的诊断,也有利于判断无症状的亲属的风险状况。然而,由于对早期复极的基因基础认识有限,基因检测的敏感性和特异性很低。即使有发现,临床意义也不一定清楚;因此,如果高度怀疑早期复极的恶性可遗传的病原,尽管基因检测可能是合理的,但临床应用仍然需要前瞻性评估。

表 1　HRS/EHRA/APHRS 早期复极治疗干预的专家共识推荐*

分级	推荐
Class Ⅰ	在心脏停搏的幸存并诊断早期复极综合征的患者,推荐 ICD 置入
Class Ⅱa	异丙肾上腺素可用在诊断早期复极综合征的患者抑制交感风暴
	奎尼丁加 ICD 可用于诊断早期复极综合征患者做心室颤动的二级预防
Class Ⅱb	ICD 置入可考虑给因晕厥史伴有 2 个以上下壁或侧壁导联 ST 抬高>1mm 的早期复极综合征患者的有症状的家庭成员
	ICD 置入可考虑给有高危早期复极心电图改变[高幅 J 波,水平和(或)下斜 ST 段]、存在青年不明原因猝死家族史的、伴或不伴致病性突变的无症状个人
Class Ⅲ	ICD 置入不推荐给孤立的早期复极心电图改变的无症状患者

*摘自 2013《HRS/EHRA/APHRS 关于遗传性心律失常综合征患者诊断和处理的专家共识声明》

表 2　AHA 早期复极处理的推荐*

推荐	级别	证据水平
在偶然发现心电图上早期复极改变、无心脏性猝死家族史的无症状患者,不推荐进一步的评估	Ⅲ	C
在不明原因的晕厥的患者,把许多早期复极心电图的发现纳入危险分层并未很好建立起来	Ⅱb	C
在有早期复极心电图发现的猝死幸存者或心室颤动复苏者,不推荐进行程控心室刺激	Ⅲ	B
在不明原因晕厥和一级猝死家族史的患者,在适当的猝死的心律失常原因评估中,早期复极的存在可以认为处在总体危险分层中	Ⅱb	C

*摘自 2016《心电图描记的早期复极:一篇来自 AHA 的科学声明》

参 考 文 献

Goldman MJ. 1953. RS-T segment elevation in mid and left precordial leads as a normal variant. Am Heart Journal, 46:817-820.

Gussak I, Antzelevitch C. 2000. Early repolarization syndrome:clinical characteristics and possible cellular and ionic mechanisms. J Electrocardiol, 33:299-309.

Maury P, Rollin A. 2013. Prevalence of early repolarisation/J wave patterns in the normal population. J Electrocardiol, 46:411-416.

Otto CM, Tauxe RV, Cobb LA, et al. 1984. Ventricular fibrillation causes sudden death in Southeast Asian immigrants. Ann Intern Med,101:45-47.

Rautaharju PM, Surawicz B, Gettes LS. 2009. AHA/ACCF/HRS recommendations for the standardization and interpretation of the electrocardiogram, part Ⅳ: the ST segment, T and U waves, and the QT interval: a scientific statement from the American Heart Association Electrocardiography and Arrhythmias Committee, Council on Clinical Cardiology; the American College of Cardiology Foundation; and the Heart Rhythm Society. Circulation,119:e241-e250.

13. 心脏神经分布:黑箱中不可见的网格

中山大学孙逸仙纪念医院　陈　颖　曾华媛　周淑娴

一、概述

自主神经系统是一个强大的网络,它可以通过复杂的反馈机制调节包括血压、心率在内的一系列生理活动。心脏自主神经系统将交感和副交感神经传入的信号整合起来直接影响心脏功能,影响局部心肌细胞动作电位。自主神经功能异常可见于心房颤动、室性心律失常及高血压。机体可以通过反馈机制对心脏病理情况做出反应(如当前壁心肌梗死时可伴随心率减慢及血压升高,称为 Bezold-Jarisch 反应)。

病理情况下心脏电生理特性受自主神经功能影响,目前已有一些通过调节自主神经传入信号治疗疾病的手段。为了更好地理解这其中的联系、临床效应和未来的研究方向,我们需要学习、了解心脏自主神经系统的解剖结构、信息整合中心以及不同区域之间神经交联。本文将解释神经中枢、神经末梢及心脏系统如何互相作用,共同影响心脏功能,并介绍一系列通过调节自主神经系统功能而治疗心脏疾病的临床手段。虽然不能深入介绍,但是希望借此使读者初步了解心脏神经系统的解剖结构及其临床意义,并为有兴趣的读者提供一些可用的参考书籍。

二、解剖学

已有许多文献从解剖学及生理学上介绍了心脏自主神经系统,这里我们简单介绍其重要组成部分,包括神经中枢、神经末梢及心脏固有神经系统。

三、自主神经系统中枢:皮质层的作用

心脏活动时刻受到自主神经系统的影响,体位变化和运动相关的自主神经系统功能改变主要受皮质及皮质下区调节。许多心血管活动(如心率、血压)变化可以在机体运动之前就出现,此时这些变化并不受外周肌肉或者器官的传入信号调控而是直接受皮质控制。1900 年,Krog 和 Lindhard 首次发现自主神经功能受高级神经中枢支配,此后人们进行了大量的动物及人体试验来解释高级神经中枢如何影响自主神经功能。抑郁和焦虑状态下交感-副交感平衡差异的研究和某些药物对自主神经张力影响的研究都证实了前脑在自主神经系统作用中的重要地位。

大脑皮质在心脏自主神经调节中扮演重要角色,

位于感觉运动区的前额叶皮质内侧及岛叶皮质可以调节心脏自主神经活动。当这些区域受到激动或抑制的时候,会直接影响交感-副交感平衡(如刺激前额叶内侧区域可以引起血压降低、交感神经兴奋减弱)。通过功能 MRI 研究还发现一些引起交感兴奋的行为能够使前额叶内侧区域兴奋性增加,形成一个正反馈使交感神经活动维持在一个稳定的水平。而刺激大脑皮质运动区会引起交感神经兴奋增强。另外,皮质活动对交感-副交感平衡也有作用[如阳极经颅刺激可能通过抑制前额叶内侧区域和(或)刺激运动皮质引起交感神经兴奋]。

通过头颅功能 MRI 研究发现大脑的许多部位都与交感神经活动变化有关[如肌肉交感兴奋和(或)皮肤交感兴奋的增加和大脑不同区域活动有关]。研究发现自主神经作用具有偏侧性,人们也因此逐渐认识到交感神经活动可能受多重控制。其中一个典型就是岛叶皮质,刺激右侧岛叶皮质可能引起交感兴奋增强而刺激左侧岛叶皮质则引起副交感兴奋增强。这种复杂的机制进一步强调我们要加强理解"中枢指挥"在自主神经控制中的重要地位,同时要了解交感-副交感平衡除了反馈调节机制以外还有其他部分参与。

刺激运动皮质后通过检测不同部位 c-fos 蛋白的表达发现,可能受大脑皮质冲动影响的脑干区域包括孤束核、迷走神经背核及延髓头端腹外侧核。孤束核是压力反射传入信息的一级整合中心,迷走神经背核参与调节心率而延髓头端腹外侧核参与血压的持续性和阶段性交感控制。Sequeira 等在一篇文章中详细总结了关于皮质和脑干是如何共同调节心血管自主神经反射的相关研究及成果。

四、自主神经系统的主要组成部分:疑核和孤束核

自主神经系统的主要组成部分位于脑干,心脏的交感及副交感活动主要由孤束核和疑核调控,迷走神经背核和延髓头端腹外侧核也在其中发挥作用。孤束核是一群位于延髓的神经核,可以接收由面神经、舌咽神经和迷走神经传入纤维传入的信号。孤束核发出的神经投射至副交感神经的节前神经元、下丘脑、丘脑和网状结构,这些部分都参与调节自主神经系统活动。孤束核尾部专门负责调控循环呼吸功能,包括心脏对

外周压力感受器、化学感受器和心肺感受器激活的反应。

心肺迷走神经传入纤维在孤束核形成第一级神经突触,同时也有一些从脊髓发出的交感传入纤维在孤束核形成第一级神经突触,调节孤束核神经信号输送。节状神经节管理从心脏发出的内脏传入神经以及在孤束核形成突触的其他神经,主要是由副交感纤维通过,交感纤维只占极少部分。孤束核对心脏的反馈调控部分依赖于孤束核发出至脊髓胸上段侧角的神经引起的交感节前神经元抑制,从而减少交感信号发出。孤束核还可以直接调控疑核神经活动,疑核内有副交感节前神经元,可以发出心脏抑制神经,从而调节血压和心率。

迷走神经背核发出副交感神经到心脏调节心脏活动,同时心脏又发出传入神经至孤束核调节迷走神经背核神经活动。

孤束核、疑核和迷走神经背核之间的相互作用,连同自主神经系统的外周组成部分(脊髓节段)共同影响了心脏的交感-副交感平衡,这一平衡同时还受到外周化学感受器、温度感受器和机械感受器发出的刺激信号调节。

五、自主神经系统的次要组成部分:交感链

心脏神经系统的许多复杂反应都不受脑干调控,脊髓在其中发挥了重要作用。在脊髓胸段神经信号通过椎旁神经节反馈至颈交感神经链,引起交感兴奋信号传至心脏。这些信号初始的处理在脊柱外侧区域完成。研究发现 $T_{1\sim2}$ 至 $T_{5\sim6}$ 节段的脊髓发出的信号可以通过交感链神经节直接调节血压、心率。

脊髓发出交感神经节前纤维,后者发出的几个神经节组成了交感链神经节。交感链神经节包括 3 个颈神经节和 3~4 个胸神经节,可以接收多个水平的脊髓节段发出的交感神经反馈信号并在处理这些信号以后输出信号至心脏,心脏收到信号后又反馈至中枢自主神经系统。孤束核对交感节前神经和延髓尾端的反馈抑制以及延髓头端腹外侧核发出的反馈激动。

六、自主神经系统的外周组成部分:心脏自主神经的迷走成分以及椎前交感神经节

与交感神经相比副交感神经的分布相对简单,但是它们在脑干对交感神经张力的抑制中发挥重要作用,正常状态下血压、心率和呼吸频率调定点保持恒定正是依赖于此。

自主神经系统中的椎前交感神经节也可能与多种心脏疾病相关。椎前交感神经节管理盆腔多脏器发出的神经信号。神经离开脊髓后沿腹侧支下行,经过椎旁白交通支,在脊髓颈胸段发出分支直接分布于靶器官,剩余部分继续下行在盆腔发出内脏神经至靶器官周边的椎旁神经节,并在节后神经元形成突触,节后神经元发出节后分支至靶器官。这些神经节可以提供传入神经和传出神经信号,神经信号反馈至颈胸交感链并直接影响心血管反应性。机体对生理刺激做出反应也有这些神经节的参与,包括排尿晕厥、肾血流量调节和消化这些生理反射,若针对这些生理刺激的神经反应性降低则正常的交感反应会减弱,反之亦然。

七、心神经丛

以上提到的神经对心脏的调控取决于它们在心脏的分布。通常来说,在心脏分布的副交感纤维主要来自迷走神经,而交感纤维则来自不同的胸外神经,包括右侧 4 支(心脏星状神经或称右侧节间神经、颅迷走神经、尾迷走神经和心返神经)和左侧 3 支(无名神经、腹内侧神经和腹外侧神经)。这些神经的命名尚未统一,但是它们的走行与分布是恒定的,由心脏基底部的心神经丛决定。心神经丛可以分为浅部和深部,浅部源于左侧交感神经上支和左迷走神经颈上支,靠近主动脉,位于右肺动脉正前方。大多数情况下,走行于浅部的神经在交叉处形成一个神经节——心脏 Wrisberg 神经节——位于主动脉弓下方,动脉导管的右侧。许多主要的神经分支从这里发出,包括:①从肺动脉后方绕行至心脏背面并沿左冠状动脉走行的分支,②发至肺神经丛前部的分支,③从主动脉后方、肺动脉前方穿行而过,沿右冠状动脉走行至心脏前部的分支。这个神经节可能并不是传统意义上的神经节,而是心神经丛浅部在形成分支之前的一个交汇点,而这个点可能成为今后的治疗靶点。

心神经丛深部来源于交感干的颈神经节及迷走神经和喉返神经发出的心脏支,位于主动脉弓后部气管权前方。所有不被浅部接收的心脏传入神经都由心神经丛深部接收,心神经丛深部可以分为左右两个部分,右侧部分发出分支在右肺动脉前后走行,是冠状动脉前丛的主要组成部分,少部分神经纤维分布至右心房和冠状动脉后丛。左侧部分是冠状动脉后丛的主要组成部分,部分纤维分布至左心房和肺动脉前丛,还有一部分纤维与心神经丛浅部相连。冠状动脉丛指的是心脏固有的沿着左右冠状动脉走行的神经丛,肺动脉丛指的是沿着肺动脉和右心室流出道走行的神经丛。需要注意的是,心神经丛的分布十分复杂,可能因人而异。

从电生理学上来看,心神经丛的右侧部分可能支配窦房结而左侧部分可能支配房室结。分别刺激左右两侧神经丛可能对心室不应期带来不同影响,刺激左

侧神经丛可能缩短心室后部的不应期而刺激右侧神经丛可能缩短心室前部的不应期。因为心神经丛自身复杂的交联,左右两侧功能不是完全独立,有时候两者区分并不像上面描述的那么简单。除此之外,心神经丛与心外膜心神经节也有分支联系。

八、管理心脏神经支配:心包神经节及其解剖定位

心脏传入神经一部分直接支配心肌(如节后神经),一部分到达心脏神经节(如节前神经)。一般来说,交感和副交感神经的节前纤维会在心脏神经节形成第一级神经突触,这些神经节作为一个汇集点,控制着心脏神经输出,对交感和副交感反馈做出反应。因其不依靠心脏传入神经系统也能产生刺激信号,对心脏功能的影响可独立于自主神经系统以外。

心脏神经节主要分布于心房的心外膜,少部分位于心室壁主要的冠状动脉分支处。这些神经节互相关联,向心肌细胞发出分支,形成一个复杂的反馈网络。对于心脏神经节的解剖和生理功能的研究从过去一个世纪到现今依然活跃,许多文章对其进行了详细的阐述。据估计,心脏神经节的总数为700~1500个,神经元总数为14 000~94 000个。有趣的是,随着年龄的增长,心脏神经元的数量可以减少超过50%,局部的缺血也会使其数量减少。胞外电极可以记录到这些神经元自发的电活动。现在提出在心内膜标测时可利用电生理学手段确认心外膜神经节位置,不过准确度有待探讨。

心脏神经节位于心包内,被心外膜脂肪组织所包裹,集于某些部位。不同部位的神经节支配作用不同,因此可以按解剖分布或者功能来加以区分。从解剖上可将其分为房后神经节(左房和右房后部),瓣环-心室神经节(心房心室交界处的二尖瓣环或三尖瓣环处)和大血管旁神经节[左心室流出道和(或)主动脉以及右心室流出道和(或)肺动脉附近]。解剖部位的明确为介入手段提供路径参考(如斜窦通向房后神经节而横窦通向大血管旁神经节)。

心房神经节根据分支分布不同分为支配窦房结和支配房室结两部分。窦房神经节从右肺静脉延伸至界沟,分布在窦房结前后。房室神经节位于房间沟内或靠近房间沟部位及冠状动脉沟交点。两神经节之间存在交联,窦房神经节也会对房室神经节有影响,反之亦然。这种接收单向和(或)双向反馈的复杂调节模式使得相关研究更为困难。心脏神经系统之间的复杂联系在既往文献中已有阐述。心脏和主要血管接受机械刺激后通过心脏神经节引起的心脏-心脏反射和血管-心脏反射在既往文献中也有阐述。

相比对心脏神经节的研究,对心室神经节如何影响心脏电生理功能的研究比较少。在心肌梗死后,心室神经节可能受到影响,进而影响神经生发,导致心室节律异常。其解剖和生理功能尚不明确。

九、直接心脏神经支配:心脏感觉传入纤维和相关神经节

众所周知,心脏感觉传入纤维在调节心脏功能发挥关键作用。它们与交感神经共同支配心脏,反映心脏疼痛、心肌缺血,反过来激活自主神经(如血管迷走神经反射)。背根神经和心脏传入纤维之间的相互作用,以及这些相互作用是如何对心血管发挥反馈作用,在其他地方做了阐述,此处不再赘述。

十、临床相关

(一)心律失常的发生

自主神经在心律失常中的作用已经详细阐述。随着对自主神经系统的深层次认知,相关疾病如心房颤动、室性心动过速和不适当的窦性心动过速的新的治疗目标不断更新。个别患者心律失常发生率增加,部分原因可能是继发于心血管疾病的自主神经系统重构(包括梗死边缘区神经重构、星状神经节内突触密度增加、神经肥大导致增生和异构可能发生交感激活)(如心力衰竭、心肌梗死等)。需要进一步的研究来更好地了解自主神经系统重构的致心律失常性及其相关机制。

(二)心房颤动

自主神经系统紊乱致心房颤动的发病机制一直是过去10年的研究热点。该研究热点部分是基于在去神经心脏(如原位心脏移植后)中观察到心房颤动发生大大减少。反过来,肺静脉隔离之所以是一种有效房颤消融技术在于隔离了肺静脉,也就是部分去自主神经。这可能是由于部分密度相对较高的神经末梢发生在肺静脉和左心房交界处。临床试验也关注自主神经节靶向消融在心房颤动发生中的作用,目前数据表明该方法可能有些获益。然而,研究将进一步揭示神经节的具体作用及哪些神经节在发挥最关键作用。

自主神经节在心房颤动中的作用可能与已知的神经节刺激对心肌动作电位有关。然而,这是否反应了自主神经系统调节心脏功能失调或心房纤维化的潜在趋势,尚不清楚。不论是"交感神经"还是"迷走神经"型心房颤动,自主神经节消融只能证明对某些心房颤动亚型有效。因此,神经节消融还需要更进一步研究。

目前的局限性在于我们缺乏有效手段去识别靶向神经节而同时不损伤底层心肌。比如,专家们曾建议使用复杂的分次心电图或寻找一种自主对应高频率刺

激的标记来识别目标神经节。然而,鉴于这些神经节通常包裹在心外膜的脂肪垫里面,这被认为是替代标记。来自我们实验室的最新数据表明,可能通过心外膜的方式使用不同的能量源来消融神经节,而避免损伤底层心肌,但这种方式仍需进一步确定。此外,通过心内膜方式神经节消融的数据显示该方式会增加心律失常发生风险,包括其他折返性房性心律失常。这一方面的研究价值在于有证据支持神经节消融在治疗电生理异常疾病如心房颤动的潜在作用,诚然,更加权威的证据有赖于高选择性神经节消融,继而研究其临床效应。

在心房颤动治疗中,另一个前景看好的研究领域是心脏外的神经调制,无需消融神经节。实现这一目标的方法包括肾交感神经去除术、脊髓刺激和迷走神经刺激(无论是直接通过侵入性刺激或非侵入性的刺激耳迷走神经的分支)。目前发表的相关文章局限于动物研究,人类肾交感神经去除术研究令人兴奋。

(三)室性心律失常

室性心律失常往往难以治疗,尤其是有基础心脏病的患者。自主神经调节在室性心律失常治疗中的作用已被阐述,星状神经节阻滞,无论是暂时静脉注射或通过胸腔镜交感神经去除术,业已证明在抗心律失常中有重要作用(如长 QT 综合征)。然而,这种干预措施是否适用于所有或部分室性心律失常的治疗尚不清楚。

有趣的是,研究表明抗心律失常效应的实现,不仅仅通过在星状神经节水平阻滞交感神经,还可以通过肾交感神经去除术或脊髓直接刺激。这种可能性在于上述复杂的组件连接外周、中枢及心脏的自主神经系统。因此,一系列的治疗方案可能具有相似的效果,亦可以避免开胸性交感神经切除术或肾脏交感神经去除术带来的永久、不可逆的破坏。

心脏固有神经系统在心律失常发生中的作用,目前研究尚少。多项研究表明,陈旧心肌梗死患者梗死容易导致室性心律失常的发生。类似的,在此类患者中行[131]I MIBG 扫描显示交感神经支配与室性心律失常发生风险的异质性。动物研究表明,梗死边缘区靶向消融可能使室性心律失常发生率降低或不发生。心脏固有神经系统解剖、神经芽生及超神经支配发生的机制、患者的个体差异性及靶向治疗的选择需要更进一步研究。

(四)心力衰竭

心力衰竭患者交感活性过度输入往往预示着更糟糕的结局。相反的,交感神经节后刺激有助于减少心脏反应。这两者间的平衡使得我们认识到 β 受体阻滞剂有助于改善心衰患者预后。脊髓神经刺激及

肾交感神经去除术已被研究来看心功能是否能够通过调节交感活性输出而改善,但仍需要更充分的数据支持。

为了抵消交感过度兴奋,迷走神经刺激也是研究热点。De Ferrari 等在一个纳入 32 名患者的多中心开放试验中发现,通过置入式刺激系统对迷走神经慢性刺激可显著改善患者的 NYHA 心功能分级、6min 步行试验、左心室射血分数、左心室收缩容量,可持续长达 1 年。然而在这项有创研究的严重不良事件发生率较高(13/32,40.6%)以及 3 人死亡。另一个小随机临床试验研究表明,无论是左侧还是右侧迷路神经刺激,即可行又可以改善心衰患者耐受情况、NYHA 心功能分级、6min 步行试验和绝对射血分数。然而,尽管慢性迷走神经刺激有助于改善患者生活质量如 NYHA 心功能分级,但是能否改善心脏重构或者功能容量尚不可知。日后的科技可能能够改善有创的迷走神经刺激带来的不良事件。刺激迷走神经耳分支作为无创手段有很大前景。

自主神经调节在心力衰竭的治疗中是否发挥作用及其效果如何,心脏固有神经系统导致心衰患者预后变差的病理基础是什么,目前尚不清楚,需要更进一步研究。虽然初步研究显示脊髓刺激和迷走神经刺激有很大前景,但对于具体患者来讲,数据解读仍需谨慎。

(五)高血压

治疗高血压利用药物直接影响自主神经系统或血管对交感神经刺激的反应。药物,包括 β 受体阻滞剂、α 受体阻滞剂、甲基多巴,其他则被认为是直接改变血管对交感神经刺激的反应性。然而,最近正有研究尝试通过非药物方式,直接改变交感神经张力来治疗高血压。鉴于椎前神经节在调节交感神经张力的作用,最近已发表很多关于肾交感神经去除术作为难治性高血压的治疗方案。然而,数据可能有混杂因素,仍需进一步明确。

(六)未来的研究方向

未来的研究方向着重于:①由于不可逆的自主神经系统调节而产生的负面效应;②积极调节自主神经系统存在何种潜在的副作用。例如,心外膜心脏神经节或肾交感神经不可逆消融是否有长期不可预估的副作用,尤其是仍未清除自主神经系统的内在联系。多项关于肾交感去神经和脊髓刺激治疗心律失常及高血压的临床协议正在拟定。然而,我们仍需更好的方法研究自主神经系统的个体差异性。自主神经系统调节在治疗高血压、心房颤动很可能发挥不到效果,或者个体差异性较大,因此,我们需要首先确定适当的研究人群。鉴于此,任何关于心脏神经分布的研究都需要充分理解心脏基本解剖、自主神经系统功能关系及新治

疗方案临床疗效的细微差别。

十一、结论

自主神经系统是既强大又复杂的交互作用系统，可直接影响生理刺激对心血管的反应，在各种心脏疾病的发病机制发挥重要作用。理解这些交互作用，才能更深刻理解各种不同心脏疾病如心律失常、高血压及晕厥背后的的生理学基础，具有举一反三的效果。因此，为了验证及创新心血管疾病的治疗，自主神经系统的基础研究、转化及临床研究仍是亟须的。

14. 无症状预激综合征的风险评估及处理

广东省人民医院　林炜东　方咸宏

正常人心房至心室通过房室结传导电冲动,但有部分人群可存在除房室结以外的房室传导,即房室旁路。若存在显性房室旁路,其心电图可出现预激现象,表现为 P-R 间期缩短,QRS 波群起始端可见预激波形(delta 波)。预激现象发生率为 0.1%～0.3%。倘若这类患者合并有预激引起的房室折返性心动过速,则称为预激综合征(Wolff-Parkinson-White syndrome,简称 WPW)。WPW 可引起心悸、晕厥甚至心脏性猝死(sudden cardiac death,SCD)。Al-Khatib SM 的研究显示 WPW 患者心脏猝死概率高达 4%,较正常人群明显增加。心内电生理检查及射频消融术可精确判断 WPW 患者显性旁路的位置并根治 WPW,从而起到治疗作用。由于该项技术较为成熟,对 WPW 患者行心内电生理检查并射频消融显性旁路得到了指南推荐。然而,有部分人群仅体检发现心电图存在预激现象,并未有心悸、晕厥或记录到阵发性房室折返性心动过速发作,此类患者被称为无症状预激患者。对于无症状预激患者,目前仍没有可靠的方法评估以后是否发生心律失常事件,且这类患者有可能一发作即表现为 SCD。如何准确量化无症状预激患者的 SCD 风险现仍有争议。

2003 年 ACC/AHA/ESC 发表的室上性心动过速患者管理指南推荐"不治疗"无症状预激患者(Ⅰ类推荐),行射频消融为Ⅱa 类推荐。指南制定委员会认为,心内电生理检查对预测高危的无症状预激有效性较低,并不能作为无症状预激患者的常规检测方法,即便检测出高危患者,也须平衡射频消融所带来的约 2% 严重并发症风险。尽管该指南强调了在无症状预激患者经历心律失常相关症状时寻求医学专业咨询的重要性,但它没有提供关于侵入性电生理检查和非侵入性电生理检查在预测无症状预激患者心律失常事件发生有效性的有用信息,对于这类患者行心内电生理检查及射频消融术消融旁道以预防心律失常事件是否有获益也无详细阐述。

鉴于此,制定"2015ACC/AHA/HRS 成人室上性心动过速患者管理指南"的专家委员整理了有关无症状预激的研究(表 1,表 2),旨在解决以下问题:

①对于无症状预激患者,侵入性的心内电生理检查(无导管消融旁路)与非侵入性电生理检查哪种预测心律失常事件(包括 SCD)的准确性高?

②对于无症状预激患者,行侵入性电生理检查(无导管消融旁路)是否比未行侵入性电生理检查更能有效预测心律失常事件发生(包括 SCD)?

③无创或有创心内电生理检查(无导管消融旁路)是否能有效预测无症状预激患者的心律失常事件发生(包括 SCD)?

④相比无创性的治疗方案(无创检查或观察),有创性电生理检查及导管消融旁路是否能有效预防心律失常事件发生(包括 SCD)并提高患者的预后?

一、无创检查可用于评估无症状预激患者是否为恶性心律失常发生的低危患者

无创性检查(窦性心律时的平板运动试验或动态心电图)可用于评估患者无症状预激患者的旁道不应期,若其旁道不应期较长,则心房颤动时心房激动经旁路前传引起致命室性心律失常的风险较低。当心率增加,心房激动不经过旁路下传时,平板运动试验心电图或者动态心电图可见预激图形消失(图 1)。在观察患者心电图改变时需注意其 delta 波是否真实消失,因有部分旁道位于后间隔位置,其窦性前传同时经过旁道及房室结,其 delta 波并不明显。无创性检查可预测无症状预激患者致命性心律失常风险,其阳性预测价值达 90%,阴性预测价值约 30%。"2015ACC/AHA/HRS 成人室上性心动过速患者管理指南"推荐对无症状预激患者进行平板运动试验或动态心电图检测以评估患者旁路特性从而鉴别是否为致命心律失常事件的低位患者(Ⅰ类推荐,证据级别 B-C)。

二、有创的心内电生理检查可能可以评估高危无症状预激患者的致命心律失常风险

无症状预激患者若于心电生理检查时发现以下现象,则可认为当患者心房颤动时存在快速传导,可能引起致命心律失常:①当诱发心房颤动时,其相邻预激波形 R-R 间期<250ms;②存在多旁道;③可诱发持续的房室折返性心动过速;④房室折返性心动过速导致心房颤动;⑤旁道不应期<240ms。

表 1 无症状预激相关研究概要

研究（作者，时间）	研究方法	样本量(N)	患者特点	入选标准	排除标准
Milstein S 1986 [29]	不受控的前瞻性队列研究，所有患者都行电生理检查	42	·平均年龄（±SD）36 岁（±12 岁）；年龄介于 7~77 岁 ·性别：21(50%)男性 ·结构性心脏病：	·常规心电图检查发现预激现象，这些患者被认为无症状因为无记录到心律失常的心电图，也没有持续性心悸发作	—
Satoh M 1989 [30]	不受控的观察性队列研究，所有患者都行电生理检查	95（34 例患者者无症状，61 例患者者有症状）	·平均年龄（±SD）32 岁（±19 岁） ·男性 73% ·结构性心脏病 13% ·同数性预激 23%	·预激图形 ·无症状（无记录到心律失常的心电图，也没有持续性心悸发作）	—
Klein GJ 1989 [27]	不受控的前瞻性队列研究，所有患者都行电生理检查	29	·年龄（±SD）：预激消失组为 50 岁（±18 岁）预激持续组为 39±11 岁 ·性别：17/29(58.6%)男性 ·结构性心脏病：	·无症状的预激心电图改变 ·无记录到心律失常的心电图，也没有持续性心悸发作	—
Leitch JW 1990 [28]	不受控的前瞻性观察性队列研究，所有患者都行电生理检查	75	·平均年龄（±SD）34 岁（±13 岁）、年龄介于 7~77 岁 ·男性 44(59%) ·结构性心脏病 5/75(7%)：(1 例冠状动脉粥样硬化性心脏病，2 例心肌病，1 例瓣膜病，1 例三尖瓣下移畸形)	·无症状的预激心电图改变	·所有患者入组前均行平板运动试验及 24h 动态心电图检查，若有记录到室上性心动过速发作则不予入选 ·检查时（包括无创检查或电生理检查）时若发现为同数性预激则不予入选
Brembilla-Perrot B 2001 [16]	不受控的前瞻性观察性队列研究，所有患者行食管电生理检查	92	·平均年龄（±SD）：34 岁（±15 岁）、年龄介于 11~69 岁 ·68 例男性 ·无结构性心脏病	·无症状的预激心电图改变 ·无记录到心律失常的心电图，也没有持续性心悸发作	·既往有记录到室上性心动过速发作

续表

研究（作者，时间）	研究方法	样本量（N）	患者特点	入选标准	排除标准
Pappone C 2003 [25]	不受控的前瞻性观察队列研究，所有患者都行电生理检查	212	• 整体平均年龄（±SD）:35.8岁（±20.5岁），年龄介于7～63岁。 • 整体性别比例:N/A • 10例有结构性心脏病（5%）（5例患有二尖瓣脱垂，2例患有肥厚型心肌病，3例患有高血压）	• 体检时发现无症状预激心电图改变	—
Pappone C 2003 [17]	随机对照合合前瞻性队列研究。患者均接受电生理检查。对于诱发出心律失常且≤35岁的患者随机分组至预防消融及无射频消融组，其他患者为观察组	224（76例患者经电生理检查提示为高危患者并进入随机对照研究，其余148例患者则入组观察队列研究）	• 消融组中位（四分位距）年龄23岁（15～30岁），无消融组为22岁（15～30岁） • 消融组男性为53%，无消融组47% • 两组均无结构性心脏病患者 • 观察组中位（四分位距）年龄36岁（27～48岁），男性占59%，结构性心脏病患者有7%	• 心电图提示预激改变 • 无心律失常相关症状	• 参与其他的研究 • 年龄＜13岁 • 怀孕状态
Santinelli V 2009 [31]	不受控的前瞻性观察队列研究，所有患者都行电生理检查	293	• 中位（四分位距）年龄36岁（28～48岁） • 男性61%	• 预激心电图改变 • 无记录到心律失常的心电图，也没有持续性心悸发作	• 参与其他的研究
Pappone C 2014 [13]	不受控的前瞻性观察队列研究，所有患者都行电生理检查	2169（1306例患者无症状,1413例患者有症状）	• 中位年龄19岁，无症状者男性占63% • 无症状患者有1.5%合并结构性心脏病	• 既往无射频消融或记录到危及生命心律失常者，所有患者心电图均有预激改变,且同意行电生理检查	—

SD,标准差；——无法获得

表 2 结果对比

研究（作者，时间）	研究人群	无创性检查结果	有创性电生理检查结果	射频消融即时成功结果	临床结果	随访时间	失访率
Milstein S 1986 [29]	组 1:无症状预激患者	N/A	42 位患者发现有 43 种显性旁路。无症状患者旁路不应期平均为（333±106）ms,有症状患者为（298±42）ms（$P<0.025$）。心房颤动时无症状患者平均最短的 R-R 间期为（277±48）ms,有症状患者平均为（247±51）ms（$P<0.025$）。仅有 1 例患者能诱发持续的房室折返性心动过速	无射频消融	1 例患者于随访 43 个月时死于癌症,1 例患者在同意参加研究但行电生理检查前突然死亡,4 例患者口服普萘洛尔因自觉有心悸感,但心电图普萘洛尔未察觉异常,其余患者维持无症状	29±18 个月	无
Klein GJ 1989 [27]	组 1:有创性电生理检查但无射频消融	N/A	28/29(97%)患者仅有 1 种旁路,1/29(3%)患者存在超过 1 种旁路,研究初始旁路不应期平均为 334ms（±105ms）,随访中旁路不应期平均为 301ms（±78ms）,诱发心房颤动后最短的 R-R 间期平均为 266ms（±39ms）,2/29（7%）患者诱发时诱发的心房颤动,随访再检查时诱发持续性房颤动的有 11/29(38%)	无射频消融	2/29(7%)随访时发生阵发性室上性心动过速（36～79 个月）;27/29（93%）维持无症状;9/29（31%）随访中心电图预激现象消失	36～79 个月	无
Satoh M 1989 [30]	组 1:无症状预激患者	23% 患者心电图提示为间歇性预激心电图	无多旁路患者,基线平均旁路不应期(288±29)ms,心房颤动时最短的 R-R 间距未有报道,6/34(18%)患者可诱发房室折返性心动过速,2/34（6%）患者可诱发持续的心房颤动	无射频消融	组 1:无事件 组 2:2 例患者有症状预激患者出现心室颤动并成功服律	平均 15 个月（2～47 个月）	—

续表

研究（作者、时间）	研究人群	无创性检查结果	有创性电生理检查结果	射频消融即时成功结果	临床结果	随访时间	失访率
Leitch JW 1990 [28]	组1:行电生理检查但未行导管射频消融术的患者	N/A	中位旁路前传不应期为293ms，中位旁路逆传不应期为288ms 72例患者房颤合并预激时中位最短R-R间期为274ms，有23例患者≤250 ms，有8例患者≤200ms 有12/75（16%）患者诱发房室折返性心动过速，23/75（31%）患者发生持续的心房颤动	无射频消融	3/75（4%）患者非心源性死亡，1/75（1%）患者在参与研究后但行电生理检查前突然死亡，5/75（7%）患者发展为有症状的房室折返性心动过速，1/75（1%）患者进展为有症状的心房颤动 电生理检查能诱发房室折返心动过速的患者中，有症状及无症状的患者数无明显差异，术中诱发出心房颤动的23例患者中仅有1例术后进展为房颤	中位时间4.3年（1~9年）	无
Brembilla-Perrot B 2001 [16]	组1:行食管电生理刺激的无症状预激患者	所有患者于入组前均行24h动态心电图及平板运动试验检查，只有检查发现室上性心动过速的患者被入组	检查的显性旁路数量及旁路不应期并未报道，诱发心房颤动时最短R-R间期<250ms 的有20/92（22%）例 27%，患者可诱发房性心动过速	无射频消融	3/92（3%）患者数年后进展为有症状的心房颤动，其中1例患者由心房颤动进展为心室颤动 42例考虑为良性预激的患者随访无发生临床事件，除了一例因意外死亡	—	—
Pappone C 2003 [25]	组1:行电生理检查但未行导管射频消融术的患者	N/A	17/162（10%）患者存在多旁道，平均旁道不应期为 275.2ms（±33.8ms），异丙肾上腺素下旁道不应期平均 246.1ms（±30.5ms），心房颤动时最短的RR间期末提及 47/162（29%）患者能诱发心律失常，其中有17例为持续性心房颤动，19例为非持续性心房颤动，11例患者诱发了房室折返性心动过速后进展为预激合并心房颤动	无射频消融	129/209（62%）患者直到随访结束时仍无症状，有33（16%）例患者发现心律失常事件:25例有房室折返性心动过速，8例有心房颤动，3例出现心室颤动，其中1例猝死	37.7±16.1个月；14~60个月	3/212（1.4%）有47例患者拒绝随访于随访后5年后行电生理检查，这部分患者未纳入数据分析

续表

研究（作者，时间）	研究人群	无创性检查结果	有创性电生理检查结果	射频消融即时成功结果	临床结果	随访时间	失访率
Pappone C 2003 [17]	组1：射频消融组；组2：无射频消融组；组3：低危患者被纳入观察组	N/A	射频消融组患者中15/37（41%）诱发房室折返心动过速，另外8例患者由房室结折返心动过速进展为持续的心房颤动	所有射频消融患者均获得即时成功，3（1%）例患者出现电生理检查的相关并发症（2例气胸及1例血肿），有1例（3%）射频消融相关的并发症，为右束支传导阻滞	射频消融组有2例（5%）患者再发心律失常事件，后行电生理检查证实为房室结折返心动过速，无射频消融组15个月的随访中，无射频消融组发生心律失常事件，包括室上性心动过速15例，心房颤动5例，心室颤动1例，对于高危的无射频消融对照组，其5年心律失常事件风险为77%，在低危观察组中，6例患者进展为室上性心动过速，20例患者预激波形消失	消融组平均随访时间27个月，无射频消融组平均随访时间21个月	无
Santinelli V 2009 [31]	组1：行电生理检查但未行导管射频消融术的患者	N/A	有39例（13%）患者前传旁道不应期<250ms；13（4%）例患者发现多旁路；47（16%）例患者诱发心律失常	无射频消融	262/293（89%）患者无发生心律失常事件，维持无症状；其余31/293（11%）患者发生心律失常事件，其中17例可能危及生命，包括1例心搏骤停，7例晕厥前状态，4例晕厥，5例眩晕	电生理检查后中位随访时间67个月（8～90个月）	—
Pappone C 2014 [13]	组1：无症状预激患者（他们提供有症状预激患者的数据和是否进行旁路消融的数据，但其基线偏移组并无配对，也没进行校正）	—	无消融组：59（6%）例患者检测到多旁路，中位旁路不应期为280ms，47（5%）例患者诱发房室折返性心动过速并诱发心房颤动；射频消融组：80（7%）例患者发现多旁路，中位旁路不应期为280ms，73（6%）例患者诱发房室折返性心动过速并诱发心房颤动	206/756无症状预激患者接受了射频消融术，射频消融成功率98.5%	无射频消融组：随访期间，有13/550（2%）无症状预激患者发生室颤（大多出现在小孩），在46.5个月的中位数随访期间，48/550（9%）例额外无症状的预激患者经历恶性心律失常，86/756（11%）无症状的患者发展良性心律失常（房室折返心动过速和心房颤动）；射频消融组：8年随访期间无患者发展为恶性心律失常	中位随访时间96个月	无射频组1年随访率99.8%，研究结束时随访率92.3%；射频组1年随访率95.5%，研究结束时随访率90.2%

—，无法获得；N/A，不适用

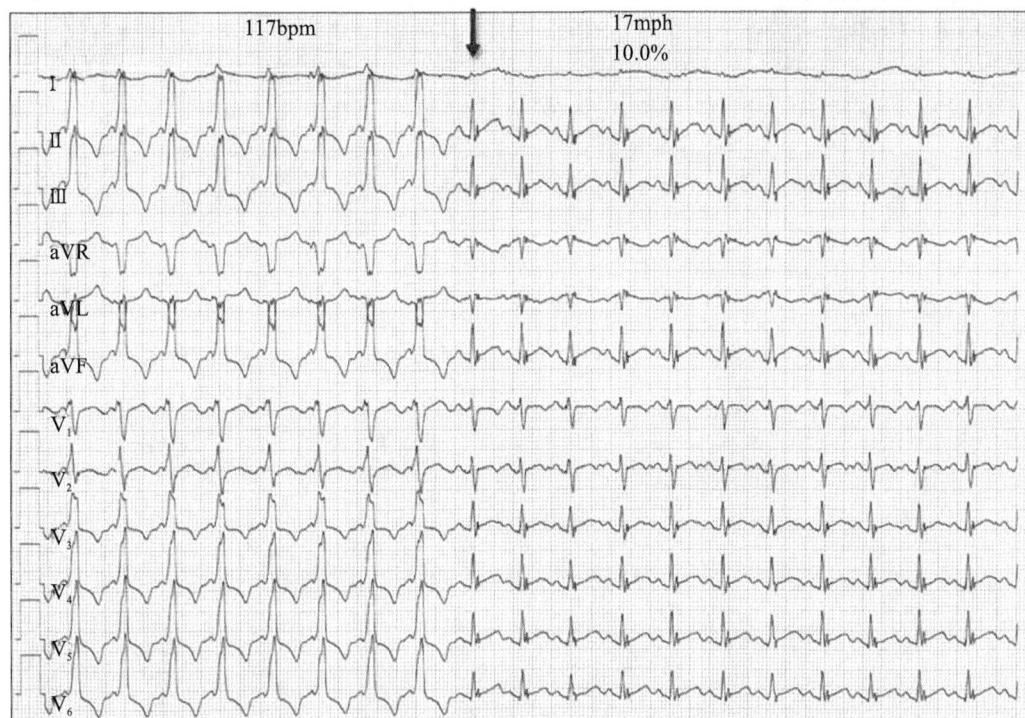

图 1　平板运动试验时可见预激图形消失（箭头指向处），可见 P-R 间期变为正常，QRS 波由宽变窄，此时患者心率为 117/min

目前仅有一项研究无症状预激患者管理策略的随机对照试验。该研究中观察组（n＝883）经过 8～96 个月的随访提示大部分无症状预激患者呈现良性进程，但有 9% 的患者在观察中出现恶性心房颤动，有 2% 患者进展为心室颤动。考虑到这类事件的潜在致命性，我们不能认为其发生率微不足道。需关注到研究中恶性心律失常多与电生理检查诱发相关，在旁路消融与无消融的随机对照研究中，接受消融的患者的预测 5 年心律失常事件发生率为 7%，而对照组为 77%。因此，无症状预激患者行心腔内电生理检查评估其风险并对认为高危的患者行旁路射频消融术或许是有益的。研究认为这种方法总体并发症发生率约 1%，是安全有效的选择。

三、导管消融治疗无症状预激患者是否必要仍需探讨

仅有 1 项 76 例患者的随机对照研究探讨了对于心内电生理检查为高危的无症状预激患者行旁路射频消融术是否有获益。在该研究中，射频消融组心律失常事件发生率预测为 7%，无射频消融组为 77%。Pappone 的一项大样本的观察研究提示旁路射频消融的无症状预激患者，经过约 8 年的随访并未发生恶性心律失常事件。尽管如此，射频消融组与无射频消融

组并无配对，研究者也没有校正入组患者的偏差。目前发表的随机对照研究样本量仍较小，观察研究具有一定的方法学局限性，需要样本量大、设计良好的前瞻性随机对照研究验证射频消融是否有获益。

指南指出，无症状预激患者如果发生血流动力学显著的心律失常，其工作（如飞行员）活动将使他们或其他人处于危险中，是导管消融的潜在候选者。射频消融的成功率阶接近 95%，主要并发症约 3%（随访时间 6 个月至 8 年）。对于从事中高强度运动的运动员同样建议行心内电生理检查。

是否行射频消融不仅要关注其有效性，也要注意手术引起的并发症。九项研究中仅 1 项研究报道了无症状预激行射频消融的并发症发生率为 0.1%（完全性束支传导阻滞）～0.9%（消融引起的右束支传导阻滞），未有患者因消融死亡。

大多数观察性队列研究表明，绝大多数无症状性预激的成年患者没有接受旁路射频消融也具有良好的进程，随着时间的推移很少发生临床显著的心律失常事件。可以认为不使用药物或导管消融治疗是一种可选的方案，因 SCD 发生率很低且多见于儿童。观察无症状预激患者需先告知未来在没有治疗的情况下有小概率会发生危及生命的心律失常以及射频消融的成功率及并发症。

综上所述,无创的检查(包括食管电生理检查、平板运动试验、24h动态心电图等)可评估无症状预激患者是否为低危患者,倘若该患者为低危患者,可不给予治疗,但须告知患者今后的风险。若无创检查提示为高危患者,可建议患者行有创的心内电生理检查,评估其致命心律失常风险。目前对于无症状预激患者是否行射频消融治疗仍存在争议,但因手术成功率高,总体并发症发生率较低,对于电生理检查筛查出的高危患者可行射频消融术治疗。目前关于无症状预激患者的研究大多为注册登记研究或观察研究,真正探讨无症状预激患者管理方案的随机对照研究较少,因此,指南对无症状预激患者的管理推荐证据等级不高,需要样本量大、方法设计良好的研究进一步证实研究所得结论。

15. 长程监测发现的隐匿房颤管理

广东省人民医院 华南理工大学临床医学院 廖洪涛 刘方舟

先回顾一个病例：一位 60 岁的扩张型心肌病男性患者，因为 CRTD 治疗后返院随访，起搏器程控时发现房性高频事件，占总心搏数的 30%。他的血压良好，而且没有糖尿病或其他心血管危险因素。最近一次查经胸心脏彩超提示 LVEF 为 40%，左心房直径为 42mm。他的 CHA2DS2-VASc 评分为 1 分，HAS-BLED 评分为 0。目前的药物治疗方案包括阿司匹林、ACEI、他汀、β 受体阻滞剂。我们应该如何管理这样的患者？是否需要抗凝治疗？他的房颤负荷是否有影响？

一、概述

房颤增加了脑卒中和血栓栓塞的风险，与非房颤相关的脑卒中比较，房颤相关的脑卒中事件有更高的病死率和致残率。临床中，目前许多指南都推荐用 CHA2DS2-VASc 评分评估患者的脑卒中风险。即使是阵发性房颤，仍然有较高的脑卒中风险，最近的指南均建议不管房颤类型以及选择心率还是节律控制，均应该行预防脑卒中的治疗。

即使原因不明的脑卒中（一般指不明来源的栓塞性脑卒中），在长期心率监护下，房颤的发现也比较高。因此，对于不明来源的栓塞性脑卒中患者，应该考虑通过置入性的心电记录仪发现无症状性房颤。许多复杂的置入性监护器械都能满足上述功能需要。除了这些器械（如置入性循环记录仪），许多起搏器具有检出房性高频事件的功能，当中有许多可能为房颤。这些房性心律失常，通常为无症状性，被称为亚临床房性快速心律失常。

二、长程监护发现的隐匿性房颤与血栓栓塞的关系

很多情况下可以出现隐匿性房颤。既往没有房颤病史的患者，也许合并许多心血管疾病危险因素，而且刚起病时表现为没有症状或者只有轻微症状的阵发性房颤。最终，进一步发展至有症状（持续性和永久性）房颤。更长时间的心电记录对于房颤的发现率更高，例如高达 14d 以上的动态心电监测。在一些无法解释的心悸症状患者中，皮下循环记录仪的置入能通过更长时间的监护从而得到房颤的诊断。另外，对于首发症状表现为脑卒中的无症状性阵发性房颤，而来诊时

为正常心律的患者，普通心电图或脑卒中急性期期间也许未能找到房颤的证据，置入循环记录仪同样可以提供更长期的监护。

在一项对缺血性脑卒中事件的 30d 心脏事件记录的研究中（EMBRACE 研究），患者房颤的发现与心电监护时间的长短有很强的相关性：24h，1、2、4 周相对应的检出率为 2.2%、7.4%、11.6% 和 14.8%。在脑卒中或 TIA 的患者中，新发现的房颤检出率接近 1/4。

三、临床观察及研究给了我们什么启示

目前，针对无症状性房颤的影响及预后有几个观察研究。在一份关于房颤节律控制的随访研究（AF-FIRM）中，无症状的患者趋向于伴随更轻微的心脏疾病及脑血管疾病，但无房颤症状并未预示着更好的预后。

ASSERT 研究显示起搏器发现的房性快速心律失常与脑卒中和（或）血栓栓塞及临床的房颤或房扑有很强的相关性。相对于脑卒中的风险，CHA2DS2-VASc ≥2 分为 2.14%/年，而 CHA2DS2-VASc 1 分且没有房性心律失常的患者为 0.19%/年。然而，有明显症状的房颤患者，以上事件的发生率较亚临床房颤患者高很多。例如，对于 CHA2DS2-VASc 0 分的患者中的事件发生率，国家房颤注册研究的结果为 1.9%/年，而 ASSERT 研究中仅为 0.56%/年。TRENDS、ASSERT 及 IMPACT 研究中，栓塞事件发生前发现房颤的概率较高，但在栓塞事件发生前 30d 发现房颤的概率只有在 TRENDS 研究中比较高，而其余两个研究则只得到较低的发生率。3 个研究对于栓塞事件发生后才发现房颤的概率在 13%～16%。并未明确显示栓塞事件发生时与房性心律失常存在直接关系，提示也许有其他的病理生理机制可以解释。其中一个假设是阵发性房颤引起血流淤滞在左心房并足以形成左心耳血栓，进一步导致栓塞发生，从而使栓塞事件的发生在房性心律失常发生后的某个相隔较远的时间点。

到底要持续多久的房颤才会导致血栓栓塞事件呢？以前的研究已经给出了房颤（或心房率增快状态）时间增长与血栓栓塞事件的等级关系。CRYSTAL-AF 研究指出，在有心脏起搏器置入组中，94.9% 的患者一天的房颤负荷＞6min，59.0% 的患者则＞6h。在

ASSERT 研究中,我们也观察到了一个明显的缺血性脑卒中与房性心律失常在时间维度上的依赖关系。其量效关系约浮动在发作持续 6min 的 1.77 倍风险和发作 24h 的 4.96 倍风险之间。但是这个特定检测时间段捕捉到的特定的房性心律失常发作也不完全能代表随后的房性心律失常的相关风险,其原因主要归咎于房颤时间维度上的变异性。Sposato 等发现在所有脑卒中后的房颤患者中,56.3% 的患者有频发的小于 30s 的房颤发作。但是这些短阵房颤对临床和预后意义还尚未明晰。

四、隐匿性房颤的隐源性脑卒中

缺血性脑卒中患者常规推荐完成 24h 以上的心电图监测来排查是否合并房颤,但是最合适的监测时间与方式仍是一个未知数,而且即便完成了所有诊断并且找寻到了阳性的结果,也不能就完全诊断缺血性脑卒中真正的病因。

在 OXVASC 研究中,Li 等报道了来自 2 555 例患者的队列,其中 812(32%)的患者合并隐源性脑卒中,6 个月后的死亡和瘫痪的发生率较高,隐源性脑卒中与非心源性脑卒中相似(23% vs.27%)。房颤被检测到是十分常见的,尤其是在大于 60 岁,既往有梗死史的人群中约为 30%。因此,长期的连续的置入式心电检测技术应该被考虑使用在那些罹患脑卒中,而同时又找寻不到栓子来源的患者中,以期检测出无症状房颤。

CRYSTAL-AF 研究是一个随机对照研究,入选了441 患者来评价长程置入式心电监护装置的有效性。

该研究结果证明了置入式的心电检测比传统的临床随访更为有效且可靠。在 12 个月的随访中,约有12.4% 的置入式心电监护患者被捕捉到了房颤发作,而传统的随访方案中仅 2% 的患者发现房颤。更为重要的是 75% 的房颤发作是无症状的。所以在隐源性卒中后检出房颤,置入式心电监护的价值凸显无疑。

总之,这些亚临床的房性心律失常是显著与脑卒中事件相关的。然而长程的体外检测是否能达到和置入式检测相当的效益呢?这样短阵的心房颤动是否需要积极抗凝呢?这些还需要进一步的临床试验来解答。

五、仅有一分的危险因素是否值得抗凝

近来不少的研究已经着手在阐述这一问题,Chao 等评分分级只有 1 分的患者(CHA2DS2-VASc 评分男性 1 分,女性 2 分)的未抗凝脑卒中发生率是 2.5% ~ 2.7%。如果仅有 1 分的危险因素,我们应进一步去细分评价,因为不是所有的危险因素的风险都是相似的。在欧洲,一项丹麦国家的队列研究报道了 1 分患者的脑卒中事件率约为 1.5%,而使用了抗凝治疗的患者中,华法林可以显著降低这一发生率,而阿司匹林却无效。全因死亡率约为 11%,使用口服抗凝治疗后可降低至 4%(图 1)。这一结果和过往的研究结果类似,过往的研究认为抗凝治疗与安慰剂相比,能够降低脑卒中和(或)系统性栓塞 68%,降低全因死亡率 26%。

尽管在 1 分的患者中,抗凝是具有临床获益的,但是也不可避免地会带来严重出血的事件发生。尽管阿

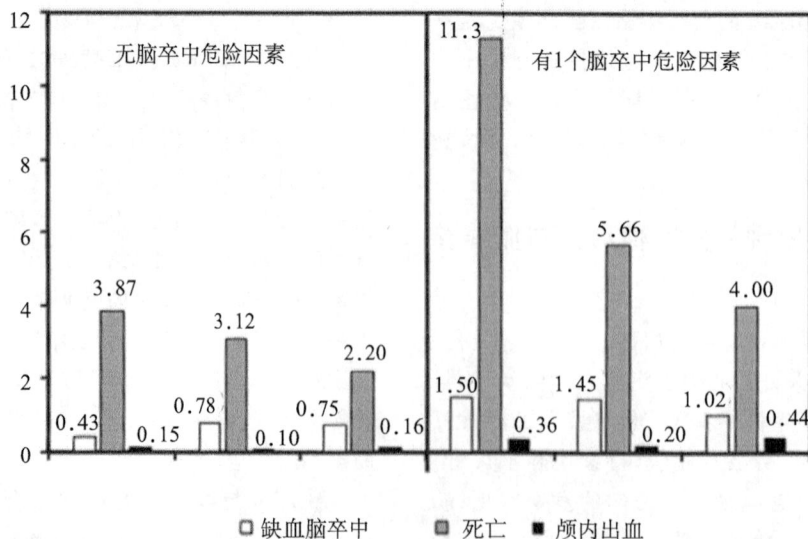

图 1　在脑卒中评分 0~1 分的患者,使用阿司匹林、口服抗凝药与未治疗的患者,不良事件发生率

司匹林在临床使用中的证据及获益是不足的,但是权衡净获益的同时,阿司匹林的地位也不能完全被口服抗凝药所替代,因此,一个分类式抗凝流程也被应用于鉴别患者的卒中风险(图 2)。结合了 CHA2DS2-VASc 和 SAMe-TT2R2 评分公式后,这些连续的步骤可以提供一个有效的脑卒中预防。让临床工作者在选择阿司匹林、新型口服抗凝药与华法林有了一定的依据参考。

六、回到篇头的病例

该病例 CHA2DS2-VASc 评分为 1 分,ACC/AHA/HRS 指南建议可以考虑使用华法林或阿司匹

林,亦可以不抗凝。但是,ESC 指南对此类患者的建议是结合患者的意见,考虑使用口服抗凝药(Ⅱa 类推荐)。该患者经过考虑,决定停用阿司匹林,使用阿哌沙班预防脑卒中。

综上所述,无症状房颤是常见的而且相较于有症状性房颤常会带来更为差的预后;器械检测房颤是十分常用的手段,但是是否使用置入式检测装置还需要临床证据的积累;当前的临床证据已经充分证明亚临床房颤与脑卒中事件的发生高度相关;对于存在危险因素的患者,需要积极进行脑卒中预防,可选择华法林或新型口服抗凝药。

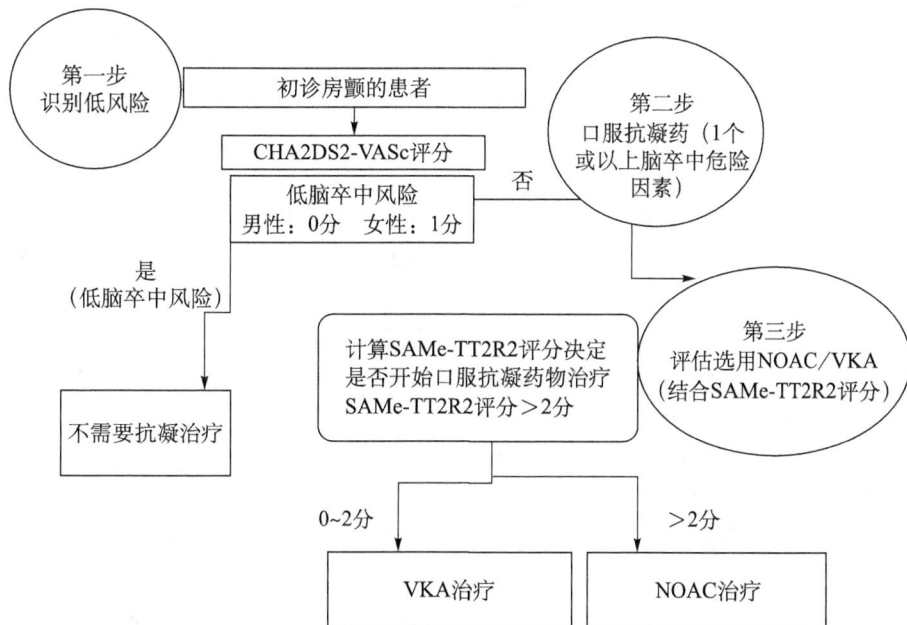

图 2　房颤患者抗凝决策和管理的流程

第 6 篇

心肌疾病

1. 限制型心肌病

广州市第一人民医院 李广镰

随着对心衰的关注,近些年来发现约 50% 的心衰患者表现为保留射血分数的心衰(HFpEF),而保留射血分数的心衰原因很多,其中限制型心肌病占 HFpEF 发病率的 10%～15%,但这部分患者几乎在所有的大型的心衰临床研究的入选标准中都是被排除在外的,所以这部分患者的治疗和预后难以评估。应该说,未经治疗的限制型心肌病的患者的预后非常差,所以在早期做出正确的诊断并给予恰当的治疗对于这类患者临床症状的缓解,预后的改善还是有很大帮助的,本文就限制型心肌病的现状做一初步阐述。

一、限制型心肌病的病因

限制型心肌病就其发病原因来说可以分为原发性限制型心肌病和继发于其他病因的限制型心肌病,比如贮积性或浸润性疾病等,多种原因导致的心肌细胞浸润,心肌纤维变性或心内膜心肌瘢痕组织形成导致心脏的舒张功能异常,心室壁僵硬,充盈功能受损。

原发性限制型心肌病可以在儿童或成年发病:病理生理学特点是心肌细胞的肌丝蛋白对钙的敏感性增加,以及肌纤维蛋白和Ⅲ型胶原蛋白的聚集,发病病例中家族和散发的报道都有,家族性限制型心肌病多为常染色体显性遗传的不完全表性,突变的基因编码了一些相关蛋白比如肌钙蛋白 I,肌钙蛋白 T,α 肌动蛋白和 β 肌浆球蛋白重链等,同时还多伴随骨骼肌的病变。心脏移植是这类患者终末期的治疗的有效手段,但这类患者多伴随着严重的肺动脉高压,而严重的肺动脉高压是心脏移植的禁忌证。

继发性限制型心肌病:分为浸润性、非浸润性和贮积性疾病型,常见的继发原因如下。

1.心内膜纤维化(EMF) 是最常见的引起限制性心肌病的原因,总患者数约为 1200 万,有明显的地域性,常见于热带和亚热带的非洲,亚洲,南美洲,非热带地区报道较少,仅散发报道,多以寄生虫感染,自身免疫功能紊乱,恶性血液病导致以发热和心肌炎为首发的急性炎症反应,时常伴嗜酸性粒细胞增多,颜面部及眼眶的水肿,荨麻疹,俗称为 Loeffler 心内膜炎,随后会引起左心室和右心室的肌间血栓形成,终末阶段在数月或数年后出现,表现为心内膜的纤维化,伴有二尖瓣、三尖瓣反流,心彩超显示心内膜心肌增厚,心尖部或一侧或双侧心室的瓣下区域的心内膜发生密集的纤维性增厚,心脏的磁共振检查可以提供相对清晰的心内膜改变,包括肌间血栓和心内膜下的心肌纤维化。

2.心脏淀粉样变性 心脏淀粉样变性一种浸润性疾病,是由于无法溶解的纤维蛋白在组织间隙沉积导致,在光学显微镜下刚果红染色显示为双折射的苹果绿色。这种疾病典型的表现为全身性淀粉样变性的疾病,病变可以累及肝、肾、肠道、神经、皮肤和舌头。对于心脏淀粉样变的表现目前的认识分五型,每一种类型与不同的前驱蛋白相关,原发的或者全身性的淀粉样病变由浆细胞单克隆细胞群所分泌的一种淀粉样蛋白所引起,这种蛋白成分由免疫球蛋白的轻链部分组成(称为 AL),通常是多发性骨髓瘤的结果,一旦累及心脏,预后很差,诊断后中位生存时间为 1 年。野生型的由甲状腺素运载蛋白(TTR)引起的淀粉样变性多在老年人中发病,在超过 80 岁老年人中的发病率为 25%～36%,预后比原发性淀粉样变性好,中位生存时间约 6 年;突变型的甲状腺素(m-TTR)运载蛋白引起的淀粉样变性是一种常染色体显性遗传病,由于不同的蛋白比如甲状腺素运载蛋白,载脂蛋白 A-Ⅰ,载脂蛋白 A-Ⅱ在组织中沉积后引起的器官功能的异常,时常伴有自主神经和(或)外周神经病变。到目前为止,大约有 80 个系的 m-TTR,心脏被累及时出现的心力衰竭的报道比 AL 导致的心肌淀粉样变性的少。当 HFpEF 的患者心彩超提示左心室壁肥厚,而心电图提示低电压时应高度怀疑心肌淀粉样变性,心脏的磁共振检查对淀粉样变性的诊断很有帮助,核素 Tc 检查有助于鉴别是 AL 型还是 TTR 型,对于全身性的淀粉样变可以通过直肠黏膜或腹部脂肪抽吸来活检以证实,直肠黏膜活检基本已被腹部脂肪抽吸活检取代,因为后者的并发症少,对于 AL 或野生型的 TTR 型的鉴别也比较敏感,但对于 m-TTR 的敏感性则较低,直接的心肌活检可以达到 100% 的敏感性,特别的免疫组化染色可以区分心肌淀粉样变性的具体类型,质谱分析仪比免疫组化诊断的敏感性更高。心肌淀粉样变性治疗的首要目标是减轻临床症状,利尿剂可以减轻心衰症状,但必须密切监测血压和肾功能,地高辛和钙通道阻滞剂禁忌使用,β 受体阻滞剂和血管转化酶抑制剂耐受性较差,早期的化疗和干细胞移植对 AL 型淀粉样变性可以延长生存率改善预后,干细胞移植对原发性淀粉样变性也有一定的治疗效果,另外,以硼替佐米为基础的化疗方案对浆细胞性的恶病质有一定的治疗效果。目前针对治疗 m-TTR 的淀粉样变性减少淀粉样蛋白的药物正在进行临床研究。心脏除颤起搏器对于有恶性室性心律失常的患者可以避免心脏性猝死。在 m-TTR 的患者心脏移植时应注意肝功能,必要时需要肝联合移植才能改善预后。

3. 药物导致的限制型心肌病　发病较少,多数是在长期使用氯喹或羟基氯喹治疗疟疾时出现,心内膜活检可以发现正常肌纤维的结构被破坏,Z 线及肌球蛋白消失,代之的是丰富的溶酶体,曲线体,髓样体以及糖原在肌纤维间和核周区域沉着,心脏传导系统的异常和心瓣膜的增厚比较常见。在停药后心脏彩超检查可以发现增厚的心内膜得以改善。

4. 放射性心脏病　放射后心脏病不是心肌浸润性疾病,是由于放射治疗后导致心内膜心肌细胞的损伤和继发的微血管病变导致的心肌纤维化所致,被放射后的心室组织可见组织胶原浓度增加,心脏的舒张性下降,这种放射治疗还会影响冠状动脉,心脏瓣膜和心包。心脏彩超检查可以发现左心室壁增厚,左心室充盈异常,瓣膜钙化甚至部分患者有心包缩窄。

5. 糖原贮积症　包括 Anderson-Fabry 病,Pompe 病,Donon 病和蛋白激酶 AMP 激活的非催化的亚单位 γ2 缺陷性心肌病(PRKAG2)这些类型,均导致全身性的疾病和不同程度的心肌病变。心电图和心脏彩超表现和肥厚型心肌病类似,Anderson-Fabry 病是最常见

的糖原贮积症,发病率大概为 1/50 000,为 X-连锁糖鞘脂代谢异常的隐性遗传病,系缺乏溶酶体酶 α-半乳糖苷酶 A,导致细胞内贮积中性糖脂,可累及肾、神经和心脏。儿童或成年发病,伴随不同程度的智力发育迟缓,蛋白尿和(或)难以解释的左心室肥大和 HF-pEF。其他的糖原贮积症也与骨骼肌病变相关,伴随肌酶升高。Anderson-Fabry 病的心电图改变包括 P-R 间期缩短,QRS 波增宽,右束支传导阻滞,左心室肥大以及巨大的负向 T 波,而在 Donon 病和 PRKAG2 病的心电图可以出现室性期前收缩和预激综合征。Anderson-Fabry 病心脏彩超在还未出现左心室肥大时已表现出心室的收缩舒张速度减慢。心脏磁共振检查也有一些发现,不过这些发现都不是特异性的,能够证实溶酶体酶 α-半乳糖苷酶 A 的缺乏才是确诊关键,心肌活检可以显示出特征性的改变,比如心肌细胞的胞质内板层小体增多,或者空泡形成等。治疗方法为半乳糖苷酶替代治疗,在一定程度上可以改善心肌肥厚,减轻心脏重量,改善左心室收缩及舒张功能,不过酶体替代治疗的有限性及其费用昂贵使得这类药物的使用受到一定的限制。

6. 血色素沉着病　是一种以铁过多沉积在不同组织细胞的肌浆网内,包括肝、胰腺、心脏以及性腺的细胞内而导致器官功能受损的疾病,可以是常染色体隐性遗传,也可以是特发性,表现为小肠对铁的吸收增加,继发的血色素沉着病由于输血过多导致。约 15% 的血色素沉积症的患者伴有心脏症状,在疾病早期,铁超载可以导致心脏舒张功能不全,限制性的生理改变,而当出现心衰时则可以为扩张性心肌病的表现。心电图可以有室上性心律失常,如房颤,心脏磁共振可以比较准确地显示出细胞内的铁超载,优于血清铁水平的检测,而且也可以作为治疗效果的评价指标。心肌活检可以发现心肌细胞内铁的沉着,超载。对于原发性血色沉着病放血治疗是首选,而对于因为贫血输血过多导致的血色素沉积症则可以长期给与去铁胺治疗。心脏移植作为进展期的药物治疗无效的心衰,可以使 10 年生存率达到 40%。

7. 弗里德希共济失调(Fridreich's ataxia)　为常染色体隐性遗传的由于基因突变导致的神经变性的疾病,在 20 岁或 30 年岁出现糖尿病,共济失调及心衰,仅见于高加索人种,发生率约 1/50 000,室性心律失常和猝死比较常见。疾病的早期心电图和心彩超类似肥厚型心肌病的表现,表现为对称性的左心室肥大,心脏的舒张功能异常,左心室流出道受阻,随着疾病的进展,由限制型心肌病表现变为扩张型心肌病,治疗上除了标准的抗心衰治疗,没有其他更好的治疗方法,心脏自动除颤复律起搏器可以预防心脏性猝死,但对生存率的提高不明显。

二、限制型心肌病的临床表现及诊断

限制型心肌病的常见症状:可有典型的心衰症状,比如呼吸困难,体力下降,易疲劳,体检可以发现颈静脉压升高,第三或第四心音,肺部听诊湿啰音,腹水,周围性水肿,心房颤动以及心电图上的传导阻滞也经常见到。

限制型心肌病患者在临床症状出现之前心脏彩超就可以出现左心室壁增厚,而左心室腔可以正常或缩小,左心室舒张功能下降,顺应性逐渐下降,但心室容积的变化不明显导致左心室舒张期心室内的充盈压增加,进而导致左心房的扩大,心脏彩超显示 E/A<1。B 型尿钠肽在心衰的时候升高。

心脏的磁共振检查左心室的射血分数早期是保留的,在进展期则逐渐下降,左心室和右心室的室壁厚度在原发性限制型心肌病一般可以正常或轻度增厚,在继发性限制型心肌病则增厚明显,心房扩大也很明显,磁共振对限制型心肌病的病因诊断有一定的帮助。

心内膜活检对限制型心肌病的诊断及分型意义很大。必要时基因的检测以及家系的调查也有助于诊断。诊断限制型心肌病在诊断时应注意排除缩窄性心包炎。

三、限制型心肌病的治疗

限制型心肌病是一种预后较差的疾病,少数继发性限制型心肌病比如血色素沉着病,放射性心肌病,药物性心肌病在早期可以通过去除病因达到一定的治疗疗效,而大多数患者经诊断后仅能给予对症支持治疗。现有的抗心衰的药物比如 ACEI,ARB,β受体阻滞剂或醛固酮拮抗剂疗效不确定,甚至对于部分继发性限制型心肌病可能是禁忌使用药物。终末期心衰时部分患者可以考虑心脏移植。

2. 扩张型心肌病的诊断及评估

南方医科大学南方医院　周忠江

一、概述

扩张型心肌病（DCM）是多种遗传及环境因素共同作用于心肌而导致的心肌病变。仔细甄别和筛查并排除其他原因所致的左心室扩张及功能不全具有特殊重要意义，部分导致心腔扩张的疾病可能有特殊的治疗方法，扩张型心肌病都应该进行家系筛查。部分DCM发病具有潜在的遗传或炎症基础。左心室体积和射血分数的测定对该病的诊断、危险分层和治疗具有指导意义。心肌重塑对预后及治疗方案制定具有指示意义。心肌纤维化的评估可预测心源性猝死的风险以及左心室功能恢复的似然比，并且对指导心脏复律除颤器的置入具有重要意义。详尽的二尖瓣功能评估凸显出急诊经皮介入治疗功能性二尖瓣反流的重要性。早诊断临床前期DCM，可通过早期启动心脏保护性治疗降低发病率和死亡率。

扩张型心肌病（DCM）是指在无冠状动脉疾病和与左心室损伤程度不相称的异常负荷情况下发生的左心室扩张及收缩功能不全。作为心衰（HF）的主要病因之一，DCM主要影响年轻人，而且是心脏移植最常见的适应证。DCM通常不列为一种独立的疾病，而是心肌对多种遗传及环境因素作用的最终共同反应的非特异性表型之一。直至最近，对DCM的评估才从收缩性心衰评估的标准流程中独立出来。先进的影像技术、现代基因分析技术、生物标志物检测及组织活检技术为更精确的病因及心肌重塑的评估、更早期的疾病诊断提供了更多的方法。在这篇综述中，我们将探讨一系列详细的DCM诊断及评估流程、当代临床实践中的作用以及在指导个体化治疗策略中的潜在应用价值。

二、病因评估

在诊断DCM之前，有必要排除表型重叠的情况。所以，鉴别特异性病因将有助于制定疾病治疗方案，指导家族性病变筛查及判断预后。

1. 排除其他病因　缺血性心肌病通常表现为通过有创或CT冠状动脉血管造影发现左主干及左前降支近段，或超过2支心外膜冠状动脉管腔狭窄超过75%，可与DCM鉴别。延迟钆显像（LGE）、心血管磁共振成像（CMR）可作为DCM和非阻塞性冠状动脉疾病的鉴别手段。心内膜下或透壁性LGE能鉴别出高达13%的早期心肌梗死病例。除缺血性心肌病外，DCM还须与其他非缺血性心肌及能够导致相似类型左心室重塑的生理性适应相鉴别。

2. 常规病因检查　对DCM患者病因评估的推荐筛查流程。经常饮酒至少80g/d并超过5年与左心室扩张及功能不全相关。蒽环类抗生素的心脏毒性主要与总累积量相关，而且可能暴露超过10年后方可显现。尽管孕晚期或产后短期内出现的心肌病表现多提示围产期心肌病，但因孕期血流动力学改变可能会使隐匿性心肌功能不全表现出来，故仍需排除其他病因。尽管通过有效的抗反转录病毒治疗已使HIV感染相关性心肌病的发病率显著下降，但仍有很多患者直至晚期才确诊HIV感染，因此建议对不明原因的DCM病例行HIV检测。

出现持续性快速性心律失常（心率＞100/min）应警惕心动过速介导的心肌病。通常在4周内经有效的心脏频率或节律控制后左心室功能显著恢复可确诊。出现房室传导阻滞提示可能存在遗传病因（如层粘连蛋白A/C突变或强直性肌营养不良）或炎性疾病（如肉瘤、巨细胞性心肌炎或莱姆病）。

超声心动图在DCM病因诊断中的作用有限。然而，肌营养不良和急性心肌炎常观察到显著的下壁运动减弱或消失。CMR通过检测心肌水肿（如活动性心肌炎或肉瘤）、对LGE分布进行分级（如肌营养不良、陈旧性心肌炎、肉瘤或Chagas病）可协助DCM病因评估。此外，PET-CT将成为心脏肉瘤的诊断及疾病活动度监测的有效手段。

3. 炎症性心肌病及心肌活检的意义　心肌炎症（心肌炎）合并心功能不全成为炎症性心肌病。在新发DCM病例中，对心肌炎的鉴别具有重要临床意义，因为后者左心室功能恢复的可能性非常大。症状急性发作，"流感样"前驱症状或血清肌钙蛋白和（或）炎性标志物升高均需引起注意。在欧洲和南美洲，虽然病毒感染是最常见的诱因，但因背景血清阳性率很高，故血清学检测一般对诊断帮助不大。经组织学证实的病例中，部分急性心肌炎患者进展为慢性DCM的发生率在14%～52%。

CMR可通过3种联合的组织特性技术（"Lake Louise标准"）对心肌炎进行无创检测（图1E、1F）。该技术对急性心肌炎具有高度诊断特异性,但对慢性炎性疾病的灵敏度较低。心内膜心肌活检(EMBx)仍是诊断的金标准;相比于传统的组织病理学Dallas标准,现代免疫组织化学检测技术的应用提高了诊断的灵敏度。对怀疑巨细胞性心肌炎、嗜酸性粒细胞性心肌炎或肉瘤导致的DCM病例均有进行心内膜心肌活检指征,且活检结果对制定治疗方案具有指导意义(图2)。

除此之外,对活检组织进行嗜心脏病毒分子基因分析可甄别慢性炎症是因病毒持续感染还是对心脏蛋白的自身免疫。早期免疫抑制治疗心肌炎获得阴性临床结果的重大局限之一就是缺乏此类分析。因为免疫抑制在持续病毒感染的情况下是无效的。近期一项在伴有慢性活动性炎症、但未检测到病毒基因的DCM病例中进行的安慰剂对照临床试验研究表明,免疫抑制治疗可显著提高左心室射血分数(LVEF)和心功能分级。有限的数据也表明,在持续嗜心脏病毒感染的患者中使用干扰素-β进行抗病毒治疗可能获益。

所以,心肌炎的治疗代表了DCM中以发病机制

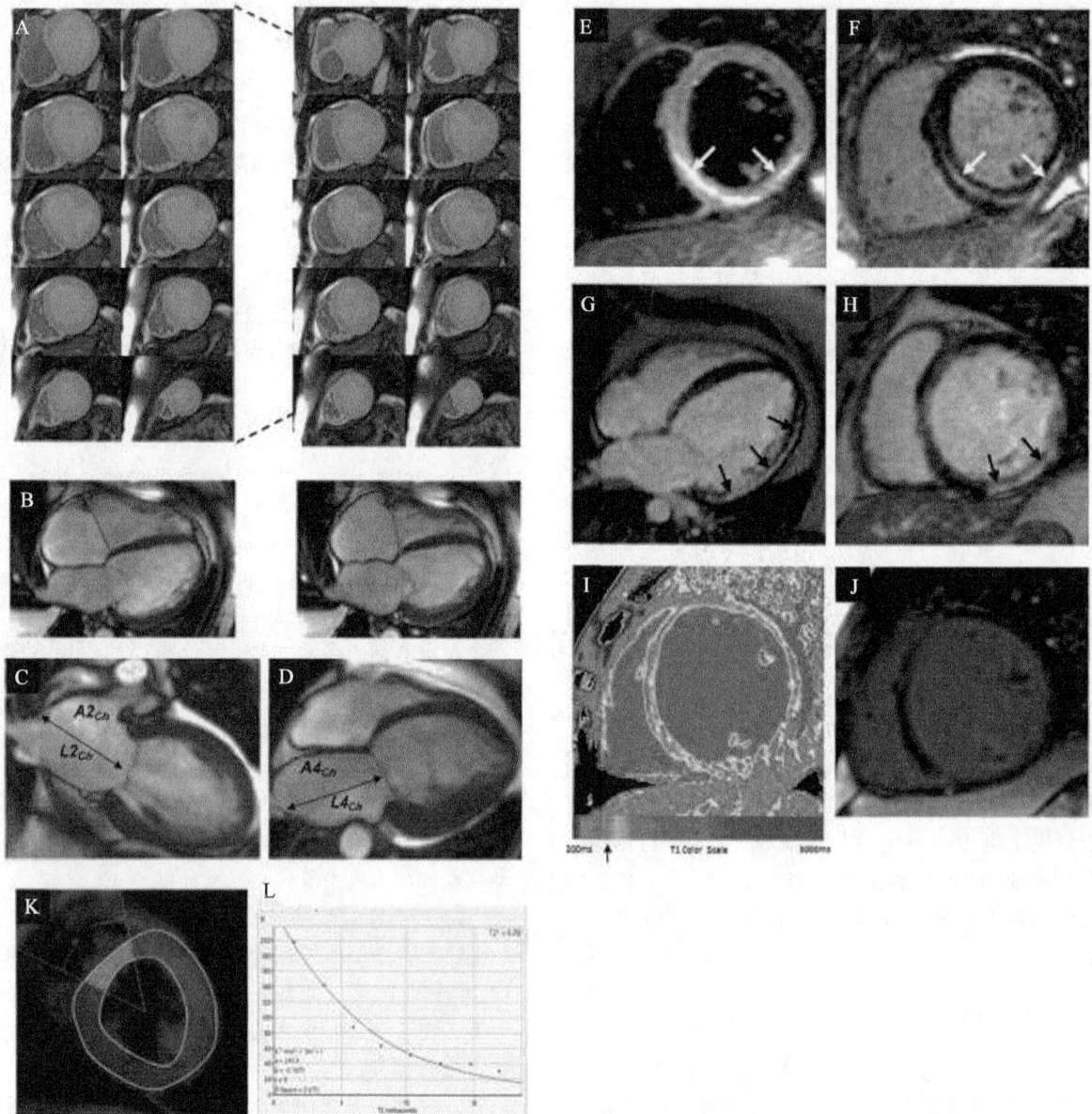

图1　CMR在扩张型心肌病诊疗中的多重作用

A和B,双心室容量及射血分数的测量。C和D,通过双平面面积-长度法对左心房容量的测量。E、F,心肌炎的诊断。E,T_2加权STIR序列短轴图像显示局部水肿(箭头所指)。F,对应于STIR序列,LGE-CMR显示局部心肌呈强化表现。G和H,LGE-CMR检测显示室壁中层被纤维组织替代(箭头所指)。I和J,间质纤维化的评估。I图显示LGE-CMR未见组织纤维化;J图显示与正常心肌(968ms)相比,室间隔T_1信号增高(1043ms)。K和L,心肌铁超载的诊断。K,ROI(绿色扇形区域)在延长回波时间获得的短轴切面中被圈出来。L,从ROI信号密度中估测的T_2值与回波时间关系的散点图

为基础、具有广泛前景的一种治疗方法。然而,以 EM-Bx 为导向的治疗所能带来的确凿的获益尚需进一步观察。近期欧洲心脏病工作小组协会为提高心肌炎的诊断开始呼吁拓宽 EMBx 指征。当运用到 DCM 的诊断中,他们所提倡的多参数标准在任何无明确病因但有症状的患者中最终会导向 EMBx,这与之前的会议声明及国际心衰指南明显相悖。目前处理这种指南冲突的合理方案是对某一特定患者应考虑到 EMBx 日益增加的诊断价值。试验性免疫抑制或抗病毒治疗并不在考虑范围之内,鉴于目前的诊断结果及 EMBx 的操作风险,将难以判断 EMBx 在 DCM 诊断中广泛应用的价值。

4.DCM 的遗传因素　目前通过分子基因分析技术已在超过 60 个基因中发现了能导致 DCM 发生的突变。2012 年,研究发现在 25% 的家族性或移植性 DCM 病例中出现肌联蛋白(TTN)基因的截断突变。最近的研究在约 13% 的非选择性非家族性 DCM 病例中发现 TTN 截断,这一比例在全人群中为 2%。尽管 DCM 患者中 TTN 截断致病的可能性很大(>95%),但是携带有 TTN 截断突变的对照人群似乎由于额外的修饰基因效应、环境因素或疾病迟发却总是表现出正常的心脏表型。

在一些遗传性 DCM 患者中,心脏传导异常(如 LMNA 或 SCN5A 突变)或血清肌酸激酶升高和(或)肌无力(如肌营养不良或 LMNA 突变)可能提示特定基因缺陷。然而,绝大多数病例并无特异的表型特征。所以,对有遗传基础的家族来讲对其他受累家族成员的鉴别显得尤为重要,所有患者都有超过 3 代的详细的家族史。由于单纯根据家族史会显著低估家族性 DCM 的发病率,所以推荐在明显原发性 DCM 患者的一级亲属中通过心电图(ECG)和超声心动图进行筛查。

目前,仅推荐在累及超过 2 个家族成员的家族性疾病中进行常规基因检测,而这一检测的诊断阳性率在 30%～35%。当前,因果突变基因的检测为索引病例的诊断和治疗提供了一些线索,检测的主要目的是对家族成员进行特异性突变的瀑布式筛查。LMNA 突变是个例外,该突变与传导系统疾病、室性心律失常和心源性猝死(SCD)的高发生率相关,而且因此降低了预防性心脏复律除颤器(ICD)置入的阈值。

就像最近在携带有 SCN5 基因变异的患者中进行的一项研究那样,将来,稀有等位基因的表型鉴别特征之间的联系和相关分子通路的阐明会使治疗方法获得革命性的突破。该队列研究展示了一种与多种心律失

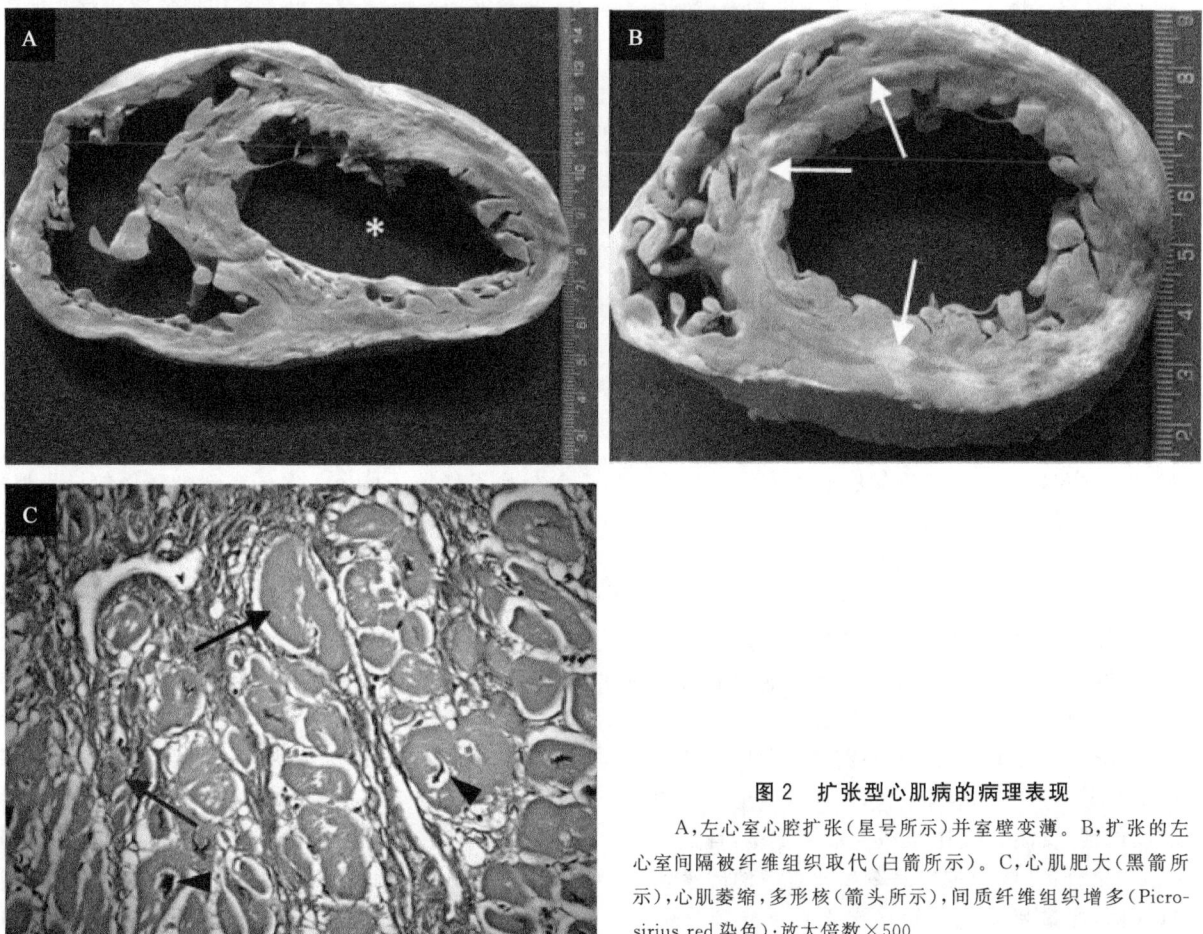

图 2　扩张型心肌病的病理表现

A,左心室心腔扩张(星号所示)并室壁变薄。B,扩张的左心室间隔被纤维组织取代(白箭所示)。C,心肌肥大(黑箭所示),心肌萎缩,多形核(箭头所示),间质纤维组织增多(Picrosirius red 染色);放大倍数×500

常和频发室性期前收缩相关的特殊DCM表型。对该突变的体外功能特性研究发现了Nav1.5钠通道的激活效应,预测该效应可引起频率依赖性的室性期前收缩。尽管患者对传统心衰治疗反应较差,但使用钠通道阻滞剂可显著减少异搏发生及改善左心室功能。

三、心室重塑的评估

DCM病例中,左心室扩张及收缩功能损害程度是不良结局的主要决定因素,而逆转功能异常及左心室重塑是治疗的主要目标。除了左心室室壁变薄、心腔扩张(图2A),DCM中不良重塑特征还包括功能性二尖瓣反流(FMR)、心肌纤维化(图2B、2C)、心室非同步收缩和其他心腔的扩大。详细测定这些参数对判断预后及指导治疗发挥重要作用。

1.左心室体积及收缩功能　经胸二维(2D)超声心动图(TTE)是评估左室容量及射血分数的首选检查。与二维图像相比,三维(3D)TTE避免了几何学假定,并且有更好的重复性,这一特性将使其在DCM选择机械或药物治疗、连续监测心脏毒性的评估中发挥重要作用。超声对比剂的使用提高了2D/3D对容量测定的准确性,尤其是当所获图像欠佳时。

CMR联合能清晰描绘血-心肌界面的高空间分辨率、多平面成像可精确定量心腔容量(图1A、1B)。尽管CMR是心室测评的金标准,但因难以普及、费用高昂及设备不兼容限制了其常规应用。心肌变形成像技术(如斑点追踪超声心动图或CMR心肌标记)对轻微心肌收缩功能异常的测定比LVEF更灵敏,可能会在疾病早期诊断中发挥作用(见第四部分)。

2.其他心腔的重构　在DCM病例中经常观察到左心房(LA)扩张,而其正是舒张功能障碍、FMR、房颤及左室心腔扩大的后果。左房容量是测定左房大小较好的指标(图1C、1D),且能预测DCM的不良结局。作为继发性肺动脉高压或原发性心肌病结果之一的右心室重塑在DCM也很常见。TTE可准确评估三尖瓣反流及肺动脉收缩压,但在评估右室大小及功能方面有其局限性。CMR能较准确测量右心室容量及射血分数,且具有良好的重复性(图1A、1B)。这两个指标可作为判断DCM预后的独立指标。

总之,DCM中左心房和右心室重塑可补充左心室重塑未能完全反映出来的问题。未来应重点研究这些变量随着时间的改变能否更好地预测疾病发展及对治疗的长期反应。

3.功能性二尖瓣反流　左心室体积和球度的增加导致二尖瓣瓣叶脱垂、瓣环扩大,进而导致瓣叶关闭不全及"功能性"反流。FMR促进左心室重塑,且是独立于LVEF之外的、能增加发病率和死亡率的因素。在DCM病例,通过接受优化治疗或心脏再同步化治疗

(CRT)减轻FMR严重程度与提高非心脏移植存活率有关。外科瓣环成形术也可改善FMR,而且能够改善左心室重塑及减轻症状。

随着经皮导管二尖瓣治疗术(如MitraClip对切修复系统)的出现,对DCM患者进行FMR评估显得越来越重要。对FMR严重程度进行分级是目前存在的主要挑战。3D超声心动图彩色多普勒技术可直接精确测量反流口面积,并能够描绘出其几何学形状进行2D评估。截至目前为止,这种测量是耗时的,而且需要一定的技术,但随着3D超声心动图技术及自动分析软件的不断发展,这种技术将会逐步取代2D方法。尤其当超声心动图测量模棱两可时,可旋转速度编码CMR来评估FMR。

4.心肌纤维化　通过LGE-CMR检测发现约1/3的晚期DCM患者出现心肌替代性纤维变性(肌细胞损伤或坏死后的局灶性"修复"瘢痕),最典型的表现在室间隔(图1G、1H)。这一表现为折返性心律失常的发生提供了基础,并且与DCM增高的死亡率和HF发生率呈独立相关。而且,通过LGE-CMR进行评估发现DCM心脏的心肌纤维化的出现和范围实质上决定了通过药物治疗及CRT来逆转左心室重塑的似然比。这些观察论证了一个直觉概念:出现修复瘢痕替代心肌的DCM心室比没有纤维化的心室更难以恢复。这一概念在当前可能提示患者需选择装置治疗。展望未来,左心室辅助装置技术的发展和干细胞治疗初显前景可确立心肌纤维化的评估将成为DCM评估的一个重要组分,而且将在具有广泛心肌瘢痕及低重塑潜力的DCM患者中产生一种新的以LGE-CMR为导向的治疗方案,而这些患者的治疗目标为替代和再生治疗。

5.心室收缩不同步　在心室收缩不同步的DCM患者通过双心室起搏使心室收缩再同步化可显著改善左心室重塑及疾病结局。在CRT的关键临床试验中,QRS间期延长是心室非同步化的主要诊断标准和病例纳入标准,尤其是当与左束支传导阻滞(LBBB)形态有关时。最近,长期结局分析及重要临床试验的Meta分析已经确证了体表心电图在选择病例的核心地位,而且明确了伴有LBBB和QRS间期≥150 ms的患者可从CRT治疗中明确、长期获益。

通过超声心动图可在多达50%的不伴有QRS间期延长的HF患者中检测到心室机械收缩不同步。然而,心室非同步收缩的超声心动图指标除了用来确立标准外,没有能够预测CRT反映的指标。而且,对于超声心动图诊断为心室非同步收缩但QRS间期<130 ms的患者,并不能从CRT获益,反而可能会增加死亡率。现在看来通过超声心动图评估心室非同步收缩在伴有LBBB和QRS间期≥150 ms或窄QRS间期的患者并无太大意义。其在筛选具有临界QRS间期

(130～150ms)或不伴 LBBB 患者中的潜在作用尚需进一步探索。

四、ICD 置入的评估

在有适应证的 DCM 患者,置入 ICD 能降低 SCD 的发病率及总体死亡率。当下指南推荐对有可观的预期寿命和生活质量或符合下述条件之一的 DCM 患者进行 ICD 置入:①既往发作过伴有血流动力学不稳定的室性心律失常者(二级预防);②纽约心功能分级 Ⅱ/Ⅲ级、LVEF≤35% 者(一级预防),尽管这类患者的最佳选择是药物治疗。然而,ICD 也具有价格比较昂贵、不能提高生活质量和能显著增加死亡风险的缺陷。所以,对 ICD 置入的评估需要个体化综合判断其潜在的风险及获益。

1. 对左心室功能恢复的预测　约 1/3 的 DCM 患者通过药物治疗可达到部分或完全恢复,这也提示其具有较好的预后。所以患者在正式进行 ICD 评估前应接受至少 3 个月的最优化药物治疗。但是通过药物治疗后左心室功能有可能获得持续恢复,从而导致不必要置入的风险。通过 LGE-CMR 可了解逆转重塑的似然比,识别在 ICD 置入前可能需要较长期药物治疗才能获得较高重塑潜能的患者,从而优化对 ICD 置入患者的选择。这一原则同样适用于具有"可逆"病因的 DCM 患者,如酒精相关 DCM、围产期 DCM 和急性炎症性心肌病,但同时需注重对病因评估的重要性。这一方法的主要缺陷在于延缓置入 ICD 期间 SCD 发生的风险,而这一缺陷可通过可穿戴心脏复律除颤器对室性心律失常提供暂时性的保护来弥补,同时也避免了长期 ICD 置入的并发症。

2. 新型 SCD 风险预测工具　当下 ICD 指南的局限性是很明确的:大多数置入 ICD 的患者未能接受合适的治疗,然而多数 SCD 发生于不符合置入标准的患者。因此为改善 ICD 的评估出现了新型整合 SCD 危险分层工具,但是在临床实践中也遇到很大的挑战。

最近一项对 DCM 患者 SCD 危险分层技术的 Meta 分析表明,几个左心室重塑和电生理参数与增加的心律失常结局风险相关。除了分离的 QRS 综合波(似然比:6.73),其他这些参数各自只能提供中等程度的预测权重(似然比:2～4)。但是,整合这些参数进行综合 SCD 风险评分或许能取得更有临床意义的危险分层,而这种方法需要未来更进一步的评估。值得注意的是,这项 Meta 分析并未包含 LGE-CMR,而该技术已经在多项研究中被用于预测心律失常结局。我们前期的研究已证实通过 LGE-CMR 检测到的心肌纤维化是 SCD 风险及全因死亡率的独立预测因子。这些发现已被一项包含 1488 名 DCM 患者的 Meta 分析证实。按目前指南指导进行一级预防安装 ICD 的 DCM

患者中,LGE 的表现与随后的发生的风险比为 10%～15% 的 SCD 或适当的 ICD 治疗相关。相反,室间隔 LGE 表现缺乏纤维化则可识别 SCD 低风险的 DCM 患者,甚至当 LVEF≤35% 时。LGE-CMR 与标志物分析的联合应用可提高对满足目前 ICD 置入标准中具有心律失常"超低"风险(如 1%～3%/年)DCM 患者的识别力。

五、临床前期 DCM 的检测

临床前期 DCM 的诊断具有重要意义。因为早期治疗能阻止心室重塑、阻止心衰的发生、增加预期寿命。此外,DCM 表型诊断的建立可能以更为隐匿的心肌损伤、功能异常及重塑等临床表现为先导。对隐匿性疾病的诊断提高,再加上有效的干预,可显著降低 DCM 的临床负担。

1. DCM 的家族筛查　对缺乏明确病因的 DCM 患者的一级亲属需通过 ECG 和超声心动图进行临床筛查。由于 DCM 表现出年龄依赖的外显性,建议反复的临床筛查(如每隔 2～5 年,直至 50—60 岁)以发现迟发型 DCM。对致病基因突变的识别使得通过突变特异性级联检测对家族成员进行筛查变得合理。无突变的亲属可予以排除,但突变携带者需更频繁的临床监测(如每 1～3 年)。

预测性基因检测的局限性在于伴随而来的心理负担、不能预测发病时间及严重程度,以及缺乏有效的治疗来避免疾病发展,这些局限性在携带有致病突变的亲属身上显得尤其明显。这一问题更加凸显了在促进检测知情决策和支持患者跟踪结果时基因咨询的重要性。

2. 隐匿性疾病的检测(临床前期 DCM)　左心室扩大(LVE)不伴收缩功能障碍是遗传性 DCM 的一种前驱表现。通过超声心动图筛查发现,在原发性或家族性 DCM 患者的无症状亲属中,<5% 符合 DCM 的诊断标准,但有 15%～25% 表现为 LVE,其中有 10%～20% 在 5 年内进展为临床 DCM。

心肌变形成像可比 LVE 更早呈现隐匿性 DCM 的表型标志。在肌原纤维基因突变导致 DCM 的患者亲属中,突变携带者尽管也有正常的 LV 大小及 LVEF,但比非携带者的心肌变形能力及应变速率显著下降。在接受具有心脏毒性的抗癌药物治疗的患者,首先发生整体纵向应变力下降≥10%,而且预示着显性 LV 功能异常的发生。对这些患者进行亚临床检测至关重要,因为及时的干预(如更改化疗方案)能阻止疾病的进展,尽管一旦出现 LVEF 下降就提示收缩功能损害不可逆。

在核层纤维蛋白病和贝克型肌肉萎缩症的患者,LGE-CMR 可在明显 LV 重塑发生前检测到心肌纤维化。然而,通过新兴的 T_1 作图法(图 1I、1J)对弥漫间质纤维化(图 2C)的评估可在无 LGE 的情况下对受损心肌与健康心肌进行区分,而且对 DCM 的早期诊断具有广泛的应用前景。对 LMNA 突变携带者进行的一项研究表明,通过 T1 作图法发现突变携带者的心肌细胞外基质体积分数显著高于健康对照人群,甚至在缺乏 DCM 表型表达的任何临床或 LGE-CMR 证据的携带者亦是如此。

T_2 是另一项 CMR 组织特性技术,该技术证明了早期疾病检测能阻止 DCM 发展的可能性,尤其在具有心脏铁超载风险的依赖输血的患者(如 β-重型地中海贫血)。T_2 CMR 可对心脏铁进行精确、无创的监测(图 1K、1L),能够优化在 LV 功能异常及 HF 发生前进行铁螯合治疗和逆转心肌铁超载。从 2000 年开始,T_2 检测技术的引入已经使英国因心脏铁超载造成死亡的地中海贫血患者减少了 70%。

血清蛋白标志物可从多方面反映心脏重塑,包括心肌细胞死亡、细胞外基质重塑、心室扩张和氧化应激,因此,在发现隐匿性病例中可起辅助作用。例如,高敏肌钙蛋白检测可为早期、亚临床心肌损伤提供线索。在接受心脏毒性化疗药物治疗的癌症患者,血清肌钙蛋白升高强烈提示随后将发生左心室功能障碍。从长远看来,在 DCM 的诊断中应用蛋白组学能为促进疾病发展的分子和细胞通路的研究提供线索。最终,将会在疾病发展的极早期转变检测手段,同时为分子治疗提供新的靶点。

亚临床 DCM 检测策略的临床实用性还需从几个方面来证实。一项以接受心脏毒性化疗药物治疗的患者为研究对象的临床试验正在进行,该试验目的在于检验对这些患者进行应力监测是否比对 LVEF 进行监测更能降低显性 LV 功能障碍的发生在家族性 DCM,LVE 对研究早期神经体液阻滞能否阻止有风险亲属的疾病进展的随机临床试验来讲是一个有前景的指标。目前,应变力成像、T_1 做图法和血清标志物在遗传性 DCM 的诊断中作为表型表达的早期标志物仍停留在概念阶段。仍需首先确认这些技术对疾病发展的预测能力及明确其最佳界限值。

六、小结

DCM 是多种心肌损伤均能造成的一种广谱心脏病。严格的病因评估可指导针对潜在病因的特异靶向治疗。尽管对基因异常和心肌炎的特异治疗目前仍在研究阶段,分子基因检测和 EMBx 仍可揭示病因不明病例的首发因素。详细了解心肌重塑的特征,尤其是通过 CMR 技术,有助于进一步确定病因及预后,也可指导主要治疗策略的制定。新型成像技术和血清标志物为疾病的早期检测提供了线索,也为延缓、甚至有可能阻滞疾病发展提供了机会。这些评估 DCM 的手段能否对疾病结局产生有意义的改善尚需进一步的研究。

参 考 文 献

Alan G. Japp, Ankur Gulati, Stuart A, et al. 2016. The Diagnosis and Evaluation of Dilated Cardiomyopathy. J Am Coll Cardiol,67(25):2996-3010.

Caforio AL, Pankuweit S, Arbustini E, et al. 2013. Current state of knowledge on aetiology, diag-nosis, management, and therapy of myocarditis:a position statement of the European Society of Cardiology Working Group on Myocardial and Pericardial Diseases. Eur Heart J,34:2636-2648.

3. 肥厚型心肌病的整合成像

广东省人民医院　费洪文　王　雨

一、概述

肥厚型心肌病（Hypertrophic cardiomyopathy HCM）有多种多样的临床表现，因而需要采用多形式的影像学来评估与处理。这份综述着力于介绍 HCM 患者心脏影像学的临床运用。探讨结合多种形式的心脏超声与心脏磁共振（cardiac magnetic resonance CMR）运用于诊断、评估、处理、危险分层与 HCM 患者家族筛查这些临床方面。突出显示了围手术期影像技术的使用在指导外科和经导管心室中隔减容术中的作用。相比之下侵袭性或者计算机断层（computed tomography　CT）冠状动脉造影在伴有胸痛以及冠状动脉疾病危险因素的 HCM 患者中使用。核医学技术尽管已经使用了数十年，在实时常规处理中仍然受到限制，但是可以帮助评估风险。较新的 CMR 与超声成像技术逐渐显露出在进一步描述 HCM 患者及其家族特征以便于做临床前诊断方面的作用。在此展示了不同的影像学形式在处理这类疾病中的优势以及一张总结了综合运用影像学的流程图。总的来说，基于临床，综合使用以心脏超声与 CMR 为主的多种影像学形式在处理 HCM 患者上是必不可少的。

肥厚型心肌病是最常见的单一基因异常引起的心脏疾病，表现为左心室（left ventricle, LV）肥厚并且排除其他可能引起类似程度心室肥大的因素。HCM 有多种多样的临床表现，因而需要采用多形式的影像学来评估与处理。心脏超声以及 CMR 在描绘 HCM 中 LV 肥厚的形态、识别心肌纤维化，与危险分层方面有必不可少的作用。心肌灌注显像，包括单光子发射断层显像与正电子发射断层显像（positron emission tomography PET）用于帮助预测不良预后的风险。对于携带变异致病基因的人群，影像学同时可以显示临床前阶段细微的异常。这篇综述着力于介绍应用心脏影像学为 HCM 患者建立诊断、判断心脏形态、评估以及处理症状、评定不良预后的风险以及家族筛查。

二、HCM 的诊断

HCM 患者通常没有明显症状，并且通常由心脏杂音，异常的心电图，或者偶然间因无关目的而做的超声心动图被诊断出。通常也基于对心脏症状的评估或者因存在 HCM 家族史而做的筛查或者猝死被发现。

一旦怀疑 HCM，必须采用影像学明确诊断。心脏超声是建立 HCM 诊断最主要的检查，根据增加的 LV 壁厚度（≥1.5 cm），并且没有另一个会导致心肌同等程度肥厚的因素同时存在这一标准。心肌肥厚可以位于 LV 壁的任何部位，对于有 HCM 家族史或者携带变异致病基因的患者，相比诊断标准，较小程度的肥厚即可诊断。二维经胸超声心动图可以定性以及定量评估 LV 形态（图 1）与功能、左心房容量、二尖瓣解剖结构与功能，包括二尖瓣收缩期前移（systolic anterior motion SAM）。彩色多普勒血流图与频谱多普勒可用于评估血流动力学，包括 LV 流出道（LV outflow tract LVOT）梗阻、二尖瓣反流（图 2A）、与肺动脉收缩压，是心脏超声不可缺少的部分。M 型超声心动图特别适用于观察 SAM（图 2B）。心脏舒张功能可用二尖瓣口速度与多普勒组织成像（图 3）共同评估。异常舒张期充盈方式与增大的左心房容量和左心房压力相关，并且这些异常提示与更高的严重不良事件发生率相关。比如说，这些患者有可能发展成为房颤或者脑卒中的危险，并且可能需要更频繁的评估。独特的应变成像可以发现基因型阳性但还未发展到心肌肥厚的 HCM 患者心肌功能中的早期异常，并且随着将来药物的发现可能提供在发展到 LV 肥厚前修饰 HCM 基因型的机会。这项技术也可以用于区分因运动心脏重塑而造成的生理性 LV 肥厚与 HCM 造成的病理性肥厚。CMR 技术也可以用于解释在 HCM 患者中局灶心肌功能异常，通过磁化空间调制（spatial modulation of magnetization SPAM）标记组织可以发现，在这些患者的心脏收缩期末期，心脏周缘被抑制，并且心脏纵向长度缩短。CMR 组织标记技术已经被用于评估由刺激回波位移编码 MR 电影成像（displacement encoded stimulated echo DENSE）技术计算出的 LV 扭力。携带有变异 HCM 基因的患者在没发展为 LV 肥厚前已经显示出较高的 LV 扭力。在一项使用 DENSE 评估在 HCM 中心脏壁内功能以及纤维化范围的研究中，壁内收缩应变力不仅在延迟钆显像（late gadolinium enhancement LGE）的区域内显著地降低，而且同样在心肌肥厚最明显而没有 LGE 的区域也有显著降低，提示肌原纤维排列紊乱或者其他非纤维化过程影响 HCM 患者的心脏收缩功能。另一个最近的 CMR 的弥散张量成像技术，通过分析横断肌细胞的弥散成分，表明 HCM 患者的心肌在舒张期呈异常的板状排列，并且不依赖于 LGE。与用于检测肉眼可见纤维化程度的 LGE 形成对比，新兴的 T1-Mapping CMR 技术可以用于估量 HCM 中，与弥散间质纤维化相关的细胞外容量分数，并且这与 HCM 中心脏舒张功能相关。这些新兴的 CMR 技术尽管可以更加详细地阐明在 HCM 中异常的心肌结构与心肌功能，但是他们在临床实践中并不常规使用。超声心动图适用于检查在 HCM 中通常会出现的二尖瓣的异常（图 4A），包括其中一叶或者两叶瓣膜的延长、异常的乳头肌或腱索、乳头肌直接嵌入二尖瓣瓣膜（图 4B）、腱索断裂及二尖瓣脱垂。一条离心的、向前的二尖瓣反流束应提示二尖瓣内在的异常。通常在二维超声心动图上显示不明确的心肌肥厚部位可以在 CMR 上显示清楚，因为 CMR 对于描绘包括双侧心室肥厚（图 5A）在内的全部心肌肥厚轮廓范围与分布有高分辨率，不会因为成像窗口或是患者的体型而产生图像伪影。异常的乳头肌形态（图 5B）与嵌入可以在 CMR 上清楚地观察到，也可能导致 LVOT 梗阻。CMR 适用于显示在 HCM 中常见的心肌纤维化（图 5C 与图 5D），也可以识别 HCM 的变异型，比如心尖肥厚（图 5D）或动脉瘤。其他导致 LV 壁增厚的疾病可能与 HCM 类似，影像学在将 HCM 从这些疾病中区分出来时扮演了重要的角色（表 1）。在 CMR 中，心肌延迟增强可以分辨出其他的诊断，比如心脏淀粉样变（图 6）、结节病或法布瑞症。一个常见的难题就是区分 HCM 与运动训练后生理性心脏适应。曾经有关于采用高强度训练运动员最大范围并且最权威的报道显示，心肌厚度最厚有达 1.6cm，而仅有 1.7% 的男性运动员心肌厚度大于 1.2cm，在女性运动员中未发现。并且，LV 壁厚度大于 1.2cm 的男性运动员也存在 LV 扩张（LV 舒张期末期直径 5.5～6.3cm）。这种程度的 LV 扩张在 HCM 中并不常见，而通常出现在这类疾病的发展晚期，表现为在 CMR 上可见 LV 扩张与纤维化（图 6C）与出现收缩功能逐渐障碍、心力衰竭症状相关。CMR 上测量出舒张期室壁厚度与舒张末期 LV 容积的比值小于 0.15，对于判断运动引起的心脏肥厚，有 80% 的敏感性，99% 的特异性。在 HCM 患者与轻度心肌肥厚（心室壁厚度 1.2～1.5cm）重叠的中间地带，除了腔室尺寸以外，别的特征，比如左心房增大、不寻常的非均匀性 LV 肥厚、LV 异常的舒张期充盈都是对于诊断有用的。通过组织多普勒衍生出的纵轴应变力及应变率成像测量出的运动员 LV 收缩期局域形变在正常范围中，而 HCM 患者收缩功能则受损，表现在不均匀的心肌运动速度与非同步的运动。不同影像学在评估 HCM 表型的关键特征时的优势均总结在表 2 中。CMR 可以描绘出 LVOT 的解剖轮廓，CMR 或经食管超声心动图

（transesophageal echocardiography TEE）适用于观察一些怀疑主动脉瓣下隔膜是致病因素或导致主动脉瓣下压力阶差的患者，特别是其中仅有轻度心肌肥厚，压力阶差却很明显的患者（图 7）。

三、症状评估

HCM 患者症状产生的主要病理生理机制是 LV 舒张障碍、LVOT 梗阻、二尖瓣反流、心肌缺血及心律失常。影像学在阐明症状产生的病因学上起了很重要的作用。舒张功能不全、LOVT 梗阻、二尖瓣反流间复杂的相互作用导致患者呼吸困难，发生其中任意一项或者几项同时发生都可以导致明显的肺高压。超声心动图通过分析流经二尖瓣的血流速度以及组织多普勒成像来评估二尖瓣舒张功能不全。大部分 HCM 患者不管在静息状态还是在运动状态都会有 LVOT 梗阻。二尖瓣反流导致的 SAM（图 2）在运动时加重，因此负荷超声心动图（图 8）可以阐明，在静息状态下没有明显 LVOT 压力阶差表现而运动时出现症状的患者中，动态的 LVOT 梗阻状态，因此进一步阐明这部分患者即使在间隔减容手术失败的情况下，仍可使用 β-受体阻滞药包括或者不包括丙吡胺的治疗方案。因此，相比瓦氏动作或者硝酸戊酯给药，运动时的负荷超声心动图更优于评估劳力性症状。事实上，为这类患者推荐负荷超声心动图不仅是利用它来阐明运动可诱发的 LVOT 梗阻是劳力性症状发作的一项机制，也说明了可以导致劳力性呼吸困难的肺动脉收缩压升高是运动时二尖瓣反流增加引起的。即使负荷超声心动图没有发现患者有明显的可诱发性 LVOT 梗阻，但显示明显的二尖瓣反流引发了患者劳力性呼吸困难，这部分患者可以考虑手术修复二尖瓣。并且，运动后肺动脉收缩压的估测可以很有效地用于说明运动诱发的肺高压（可能是舒张功能不全）是劳力性呼吸困难的一项潜在机制。负荷超声心动图阐明的血流动力学参数在这类大部分无阻塞性心外膜冠状动脉疾病（coronary artery disease CAD）的患者中，通常比评估室壁运动异常更加重要。因此这些测量值通常在测量室壁运动，也就是最大运动量前获取。负荷超声心动图在评估有 CAD 危险因素的老年 HCM 患者心肌缺血方面变得更加重要。不能解释的晕厥是 HCM 患者心源性猝死的一个危险因素。然而，在 HCM 患者中头晕或者晕厥可以是血流动力学造成的。诱发这些症状的同时，在负荷超声心动图上显示出明显存在的 LVOT 压力阶差与运动中（或立即结束运动后）血压的降低验证了这项机制，因此提供一种晕厥发作的解释，所以不再自动将放置 ICD 考虑为这类患者心源性猝死的一级预防措施。超声心动图以及 CMR 也可识别出将会发展至有症状的 LV 收缩功能不全的患者（图 6C,D）。在 HCM

患者中,胸痛通常代表存在因为冠脉微血管障碍造成的心肌缺血,再加上 LV 肥厚与 LVOT 梗阻增加了氧需求。负荷超声心动图对于发现微血管缺血敏感性低,因为当有微血管缺血时室壁运动功能可能被保留。而心肌灌注显像通常揭示不存在阻塞性心外膜 CAD 的 HCM 患者中可逆性灌注缺损。因此,灌注显像有

助于在没有阻塞性心外膜 CAD 的患者中评估由冠脉微血管缺血造成的胸痛。相反的,在较年老或者是有 CAD 危险因素的患者中,有必要使用侵袭性或者 CT 冠状动脉血管造影以发现伴随的阻塞性 CAD。冠状动脉造影术或者 CT 血管造影也用于识别 HCM 患者中常见的肌桥。

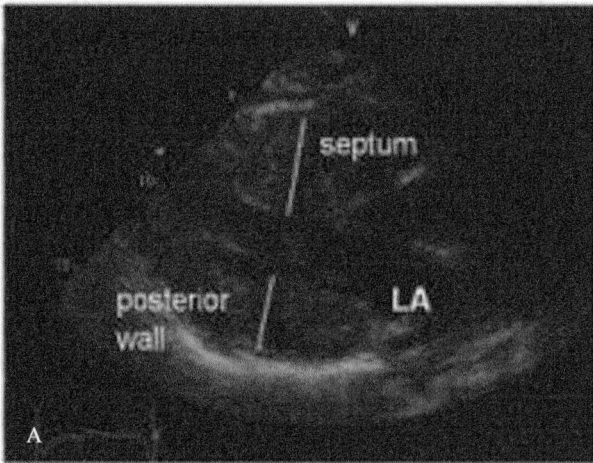

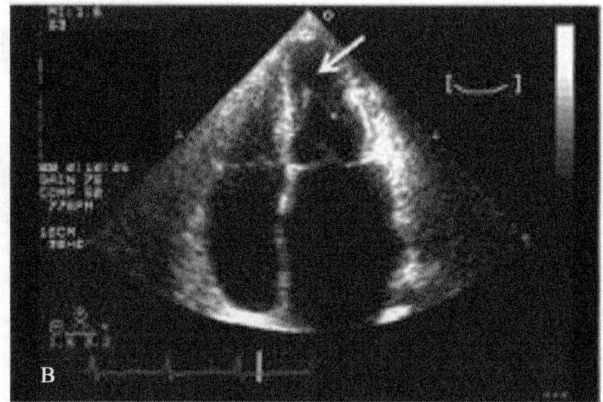

图 1　A.胸骨旁左心室长轴超声心动图显示巨大的(40mm)间隔肥大;B.心尖切面显示心尖部 HC(箭头)。LA.左心房

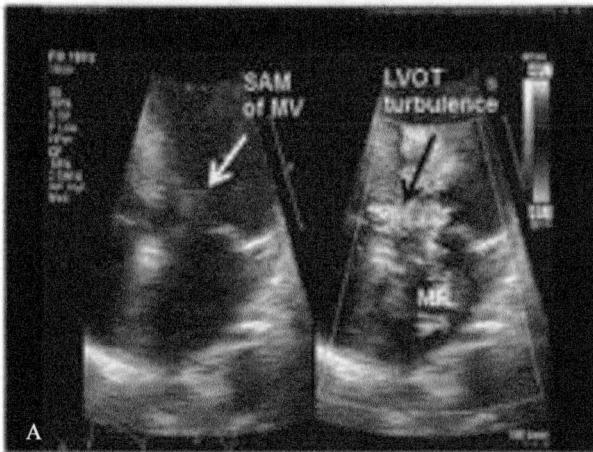

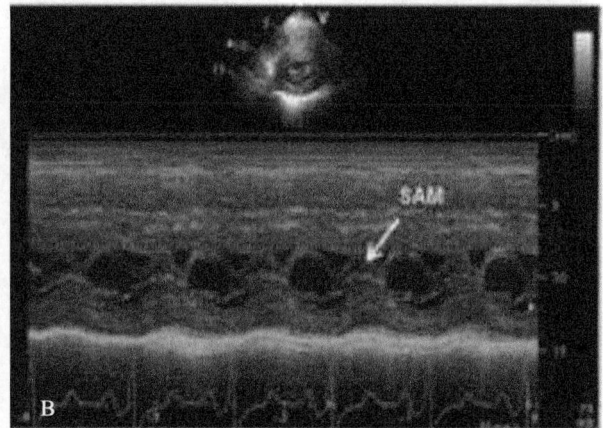

图 2　A.心尖四腔心切面显示二尖瓣收缩期前移(白色箭头),同时彩色多普勒显示二尖瓣反流与 LVOT 湍流 B.M 型超声心动图显示二尖瓣收缩期前移(箭头)。LVOT.左心室流出道,MR.二尖瓣反流,MV.二尖瓣,SAM.收缩期前移

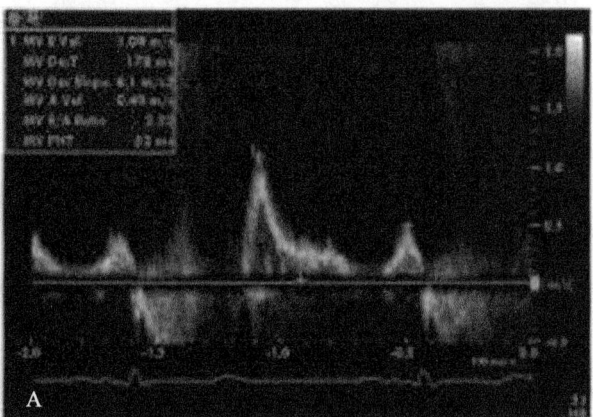

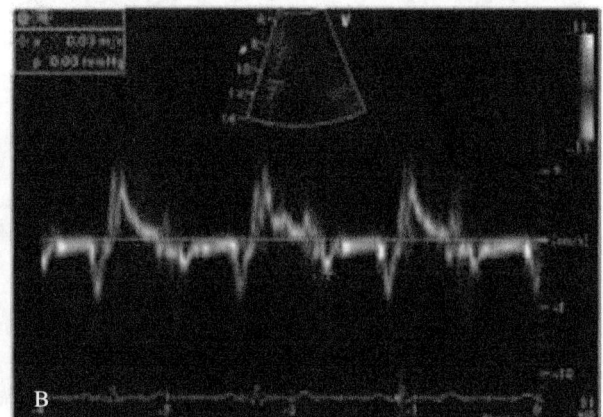

图 3　A.二尖瓣口流入血流多普勒频谱提示舒张功能异常;B.隔环组织多普勒成像。多普勒发现左心室充盈压力升高(E/e' = 36)

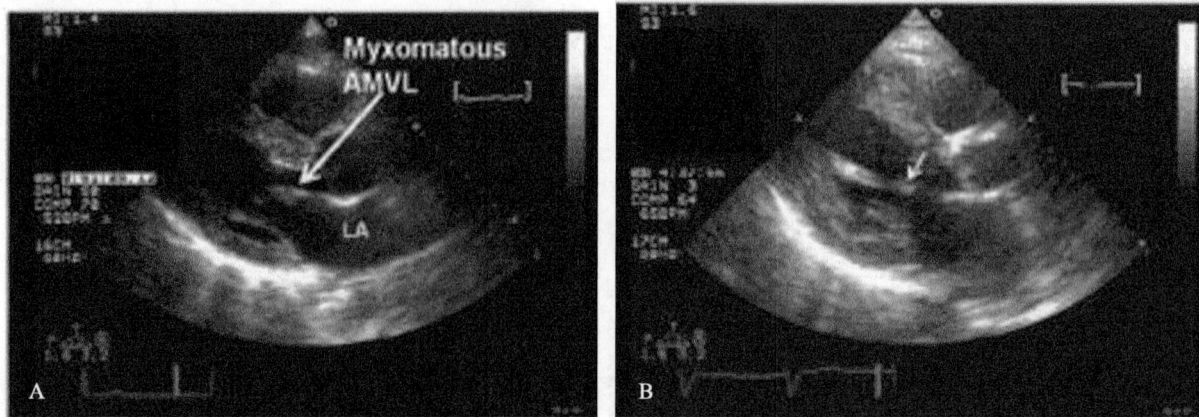

图4 A.HC患者中的二尖瓣黏液性变;B.异常的乳头肌直接嵌入二尖瓣小叶(箭头)。AMVL.二尖瓣前叶

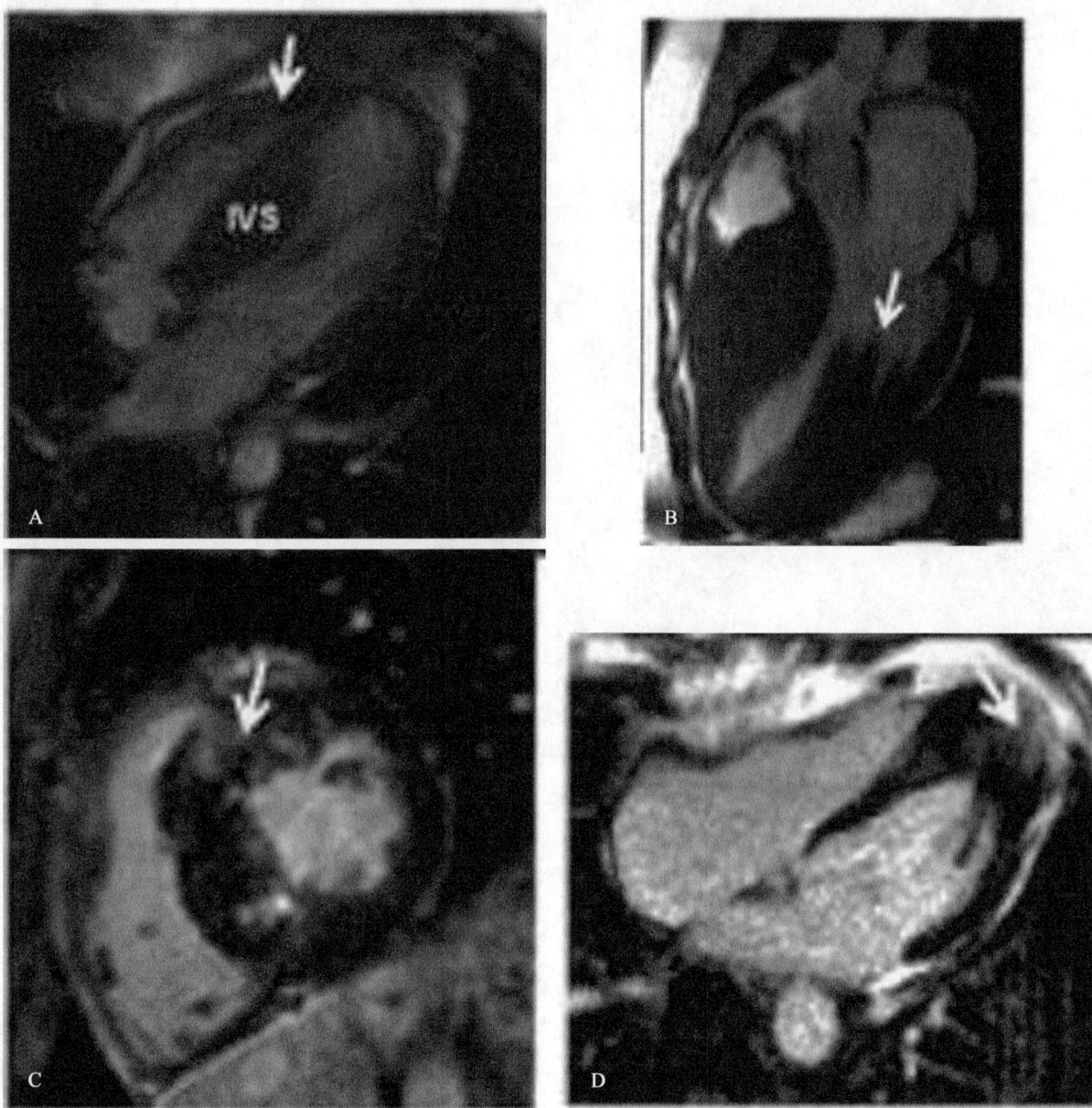

图5 心脏电影磁共振成像;A.四腔心切面显示室间隔肥大与右心室心尖壁肥大(箭头);B.多头的异常乳头肌(箭头);C.短轴切面显示心肌瘢痕(箭头),位于黑色代表的正常心肌部分中的灰白色区域;D.CMR在心尖HC中显示心肌瘢痕(箭头)。IVS=室间隔

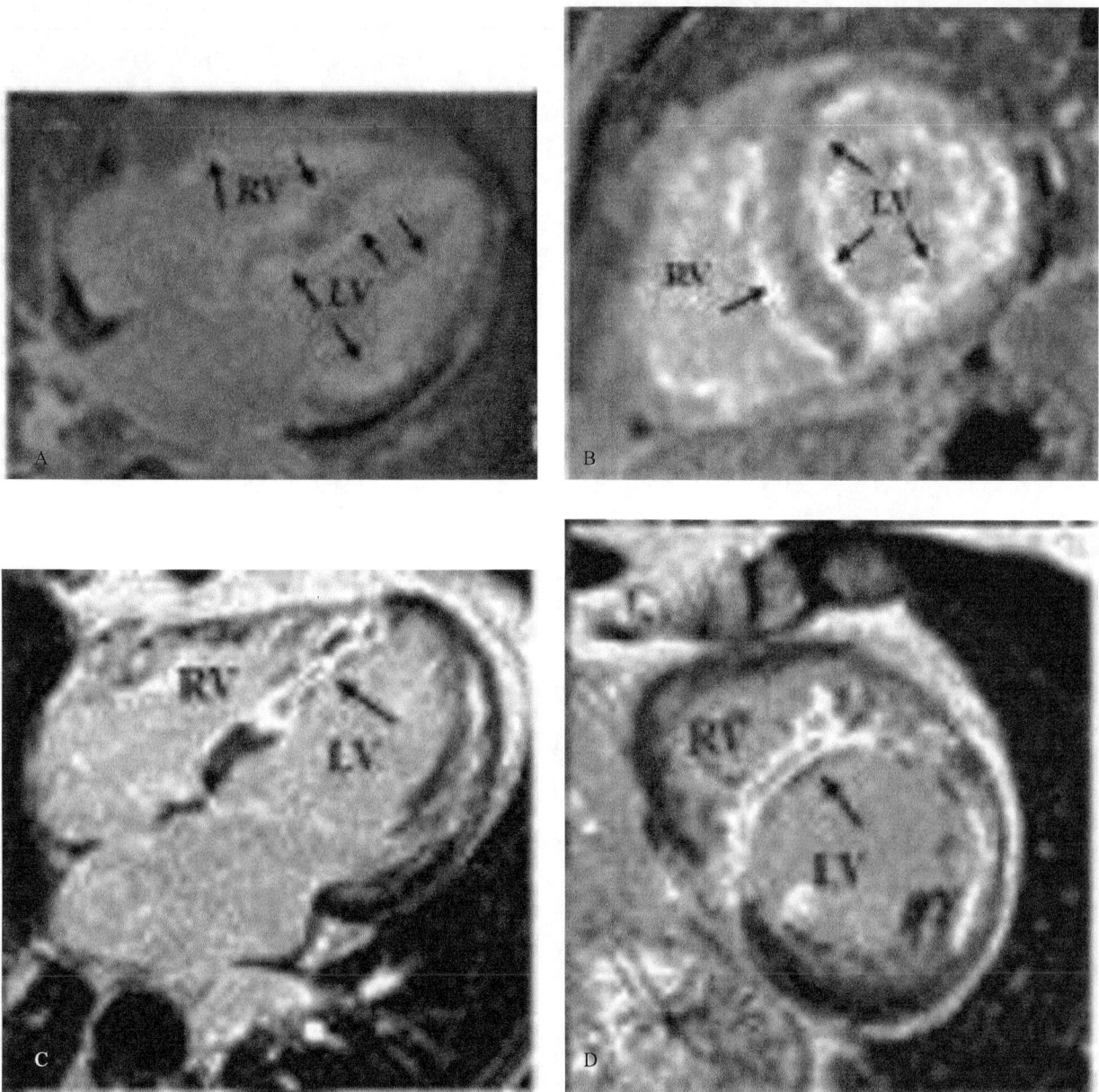

图6　心脏磁共振成像。A.显示在心尖二腔观切面,AL.心脏淀粉样变患者心内膜下弥散的延迟增强(箭头)与 B.短轴切面 C.在伴有收缩功能不全的 HC 晚期患者在四腔心切面显示 LV 扩张与大面积心肌延迟增强(箭头)与 D.短轴切面

表 1　在超声心动图以及 CMR 上可以帮助区分其他导致 LV 肥厚情况与 HCM 的影像学特点

超声心动图参数	HCM	高血压性心脏病	运动员心脏	浸润性心脏病
LV 室壁厚度	↑↑	↑	↑	↑↑
LV 腔室尺寸	↓	—	↑	—
舒张功能不全	+	+	—	+
乳头肌异常	+	—	+	—
腱索附着异常	+	—	—	—
MV 的 SAM	+	—	—	—
二尖瓣小叶延长	+	—	—	—

超声心动图参数	HCM	高血压性心脏病	运动员心脏	浸润性心脏病
二尖瓣偏心反流	+	－	－	－
CMR 上获取的 LGE				
出现 LGE	+	－	－	+
前间隔与下间隔的病灶	+	－	－	
心内膜下的 LGE	－	－	－	+
心肌中央的 LGE（点状）	+	－	－	+/－
心肌中央的 LGE（线状）	－	+	－	－

注：LGE.延迟钆显像；LV.左心室；CMR.心脏磁共振；SAM.收缩期前移；MV.二尖瓣；＋.可能会出现；－.可能不会出现；↑.增加；↓.降低

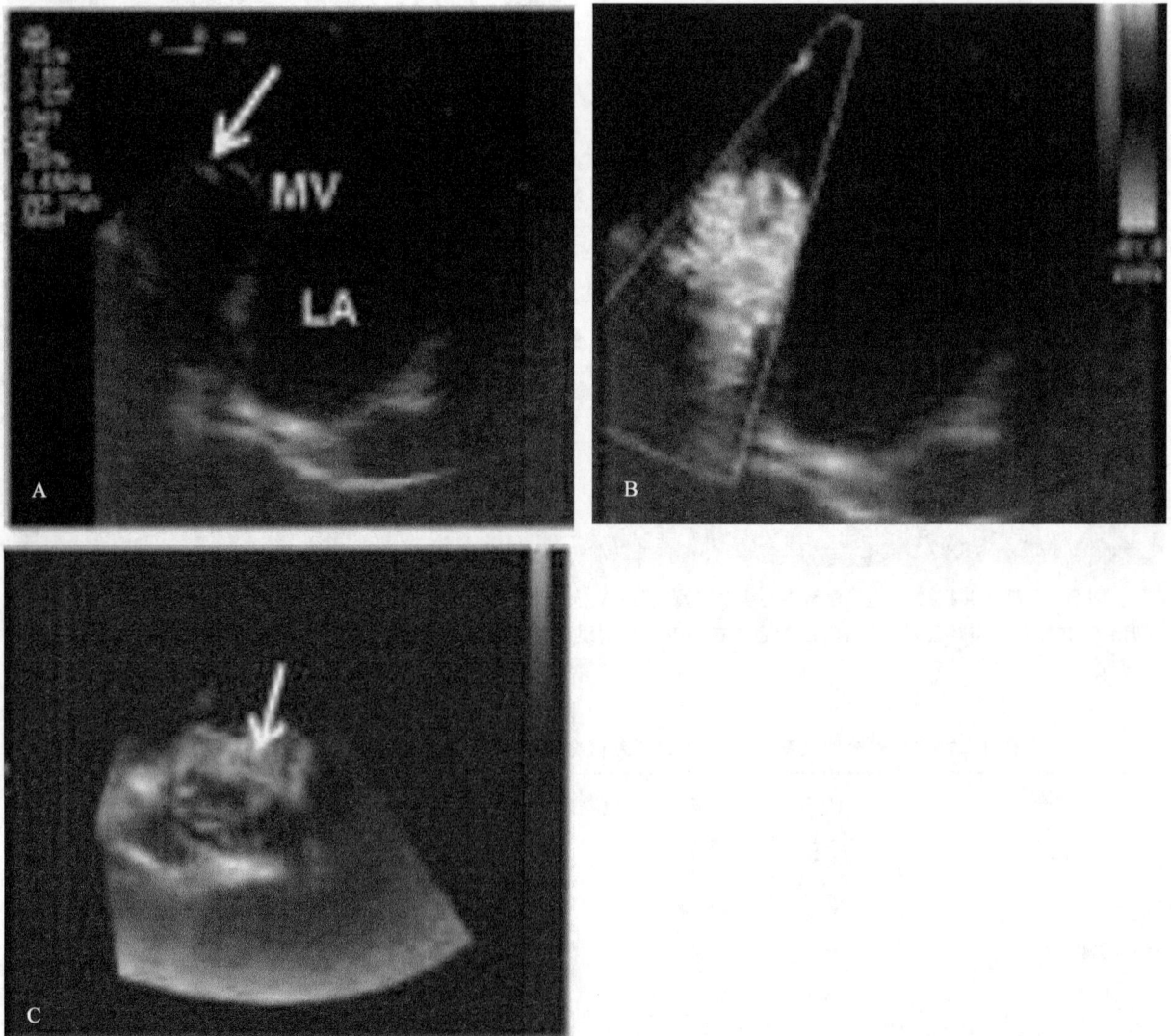

图7　A.有轻微心室肥大与严重左心室流出道(LVOT)梗阻的患者在经食管超声下可见主动脉瓣下隔膜(箭头)。MV.二尖瓣,LA.左心房;B.彩色多普勒成像可见 LVOT 湍流;C.三维 TEE 下的主动脉瓣下隔膜(箭头)

表 2　每种影像学模式用于评估 HCM 表型关键特征时的优势

	LVH	HCM 分型 (LV 形态 与 LA 扩 大)	LVOTG	舒张功能 不全	MR	PH	纤维化	缺血性 CAD 或 者肌桥	异常的 心肌 力学
超声多普勒	+	+	+	+	+	+			+
负荷超声	+	+	+	+	+	+		+	+
CMR	+	+					+		
经食管超声±多巴 酚丁胺	+	+	+		+	+		+	
心导管		+	+					+	
心脏 CT							+	+	
SPECT								+	
PET								+	
超声应力成像									+
更新的 CMR 模式： 　DENSE, DTI									+

注：LVH＝左心室肥厚，LA＝左心房，LVOTG＝左室流出道压力阶差，CAD＝冠状动脉病，CMR＝心脏磁共振，CT＝计算机断层成像，SPECT＝单光子发射体层成像，PET＝正电子发射成像，DENSE＝刺激回波位移编码 MR 电影成像，DTI＝弥散张量成像，PH＝肺高压

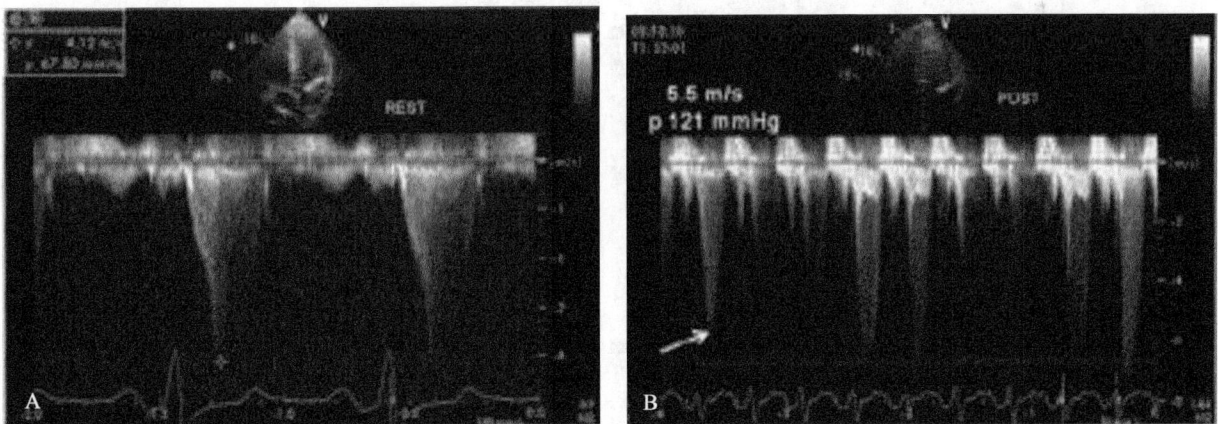

图 8　负荷超声心动图衍生的频谱多普勒左心室流出道流速显示在梗阻性 HC 患者中，A. 静息状态(LVOT 峰值速度 4.1m/s，峰值压力阶差 68mmHg)与 B. 平板运动状态下(LVOT 峰值速度 5.5m/s，峰值压力阶差 121mmHg)(箭头)。B. 面板中剩余的频谱多普勒信号来源于混杂的二尖瓣反流

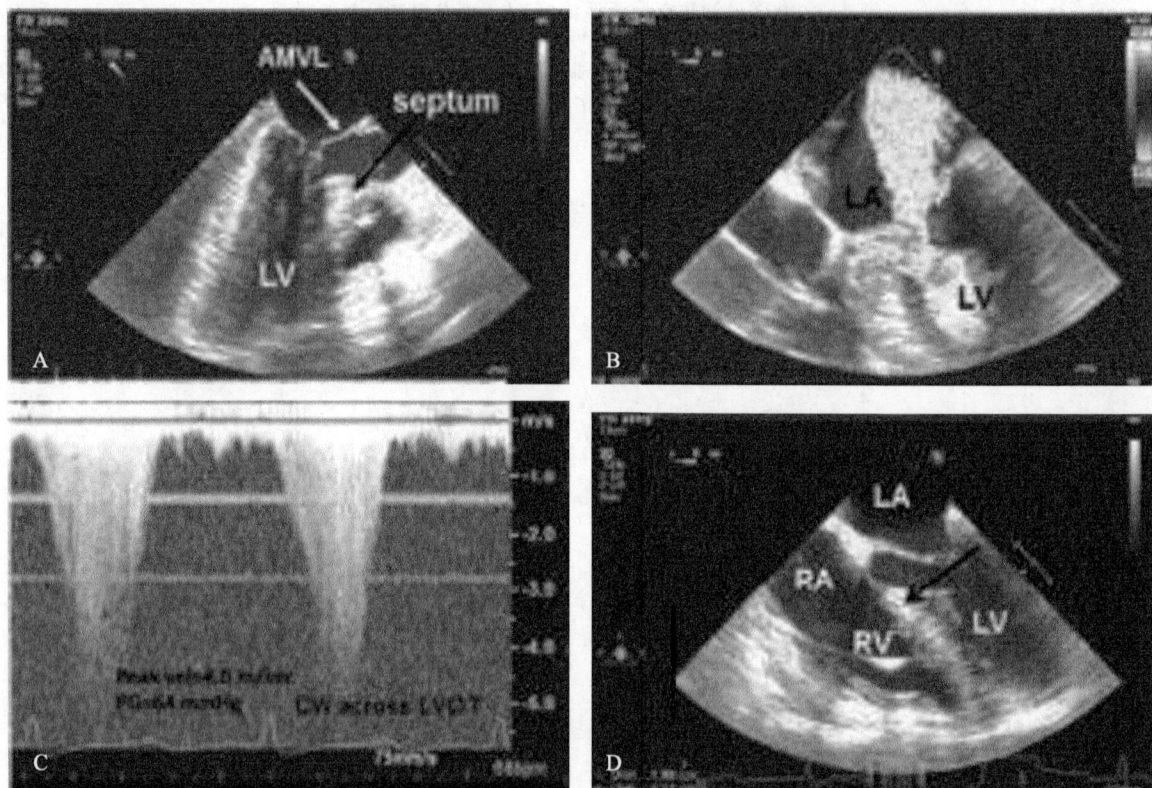

图9 术中经食管超声显示。A.二尖瓣收缩期前移;B.二尖瓣反流;C.连续波多普勒谱下的左心室流出道压力阶差;D.最厚间隔壁离主动脉环的距离(箭头)。AMVL.二尖瓣前叶,CW.连续波,LA.左心房,LV.左心室,LVOT.左心室流出道,RA.右心房,RV.右心室

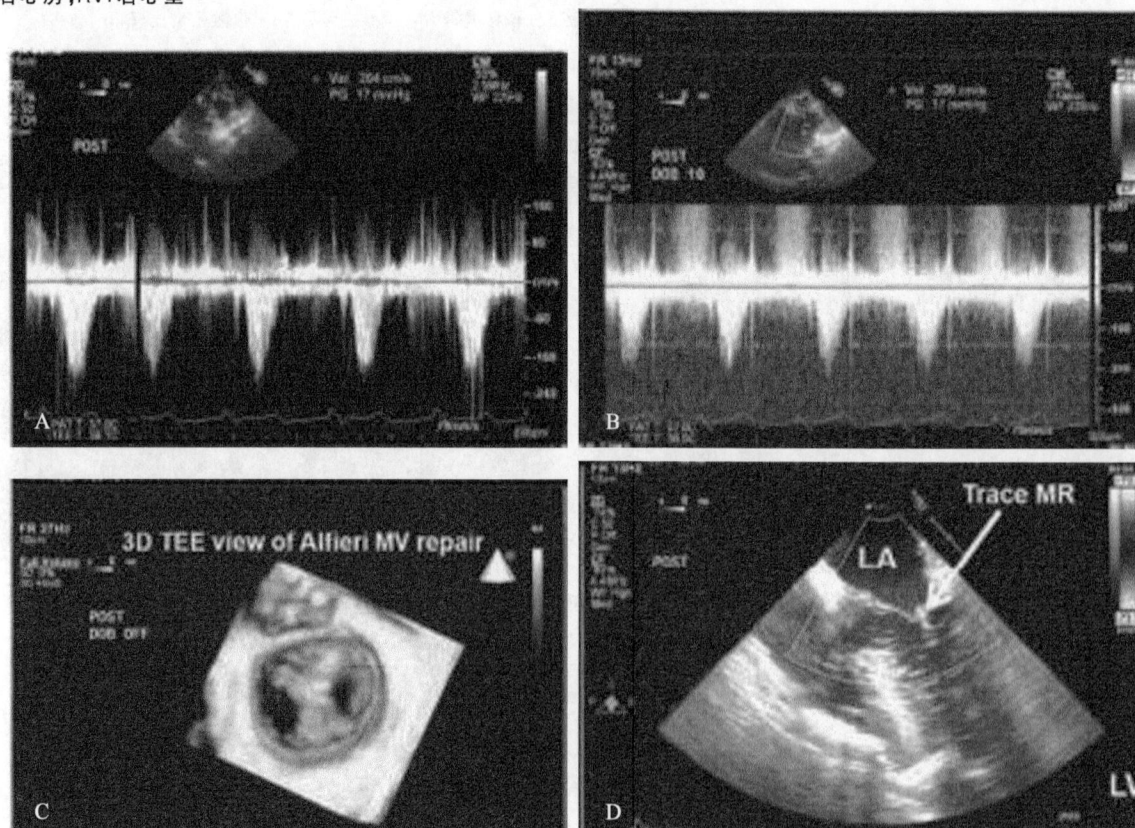

图10 心肺转流后术中经食管超声显示。A.心室中隔心肌切除术后意义不大的左心室流出道(left ventricular outflow tract LVOT)压力阶差;B.多巴酚丁胺给药后意义不大的 LVOT 压力阶差;C.在 3 维 TEE 下从左心房透视二尖瓣。注意这两个圆孔是两个中间扇贝形结构之间的 Alfieri 针造成的;D.跟踪二尖瓣反流。LA.左心房,LV.左心室,MR.二尖瓣反流

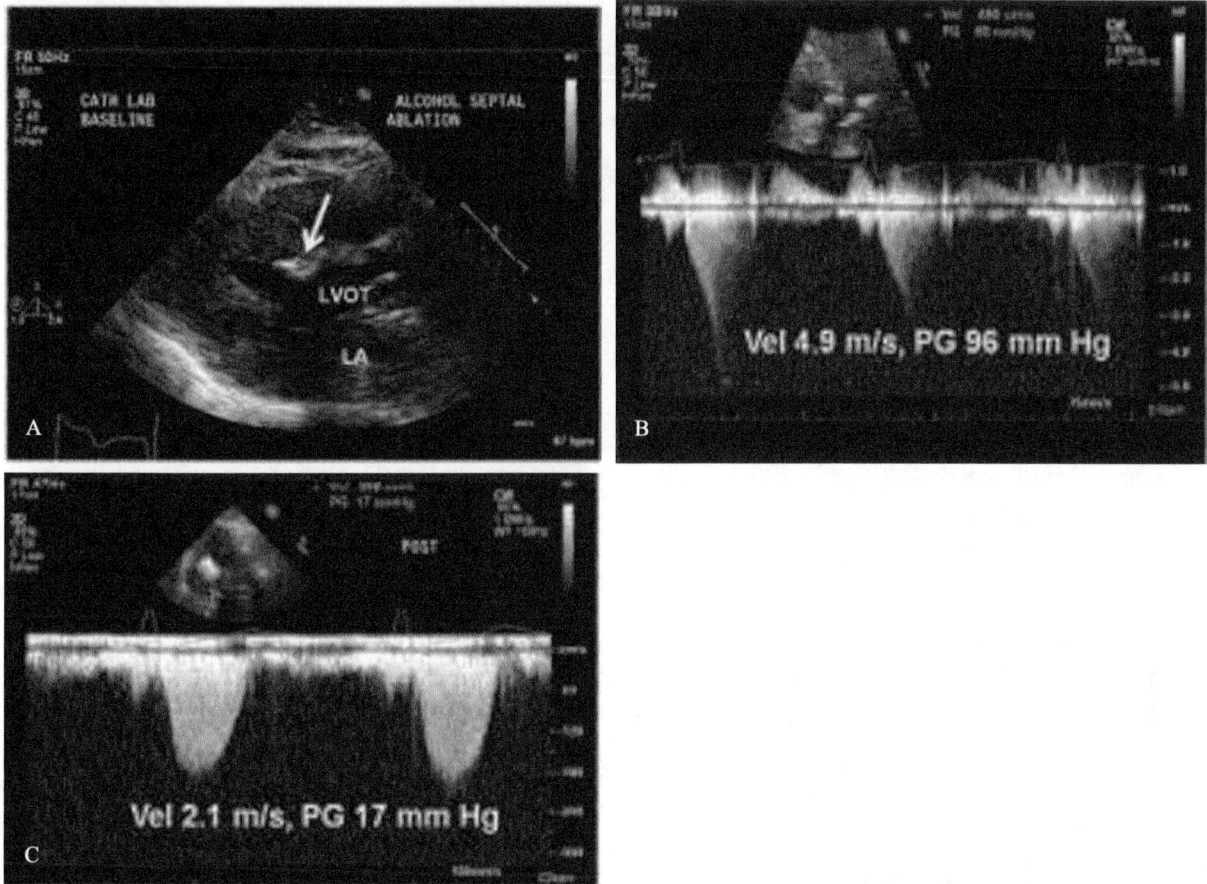

图 11　A.室间隔酒精消融前胸骨旁的长轴切面显示造影剂位于基底间隔(箭头)。左心室流出道峰值速度与峰值压力阶差;B.室间隔酒精消融前;C.室间隔酒精消融后。LVOT.左心室流出道,Vel.速度,PG.峰值压力阶差

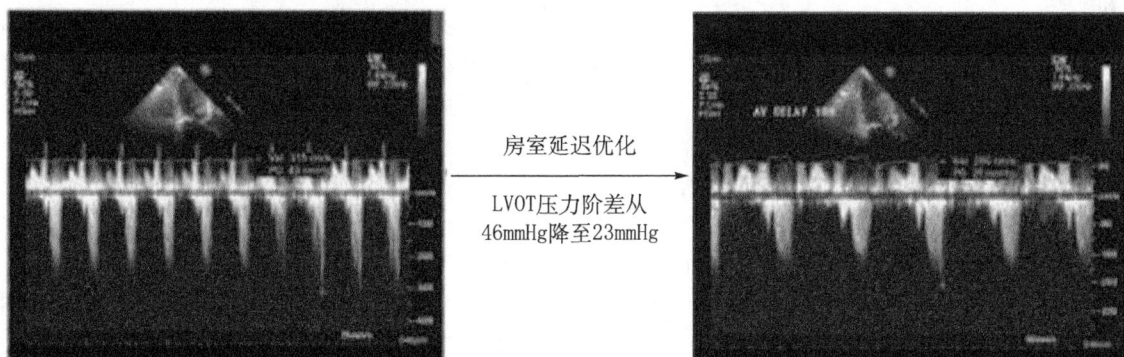

房室延迟优化

LVOT压力阶差从
46mmHg降至23mmHg

图 12　超声心动图指导双腔起搏器的调节,房室延迟来减轻左心室流出道的梗阻;A.A-V 延迟最优化前与 B 房室延迟最优化后。A-V.房室的,LVOT.左心室流出道

四、处理

当 HCM 患者因为 LVOT 梗阻表现出症状时,推荐的首要处理方法是药物治疗。影像学在接受治疗后稳定的 HCM 患者中的作用主要退居到连续评估 LV 室壁厚度、LVOT 梗阻、二尖瓣反流、腔室的尺寸和功能。用负荷超声心动图评估 LVOT 压力阶差有助于评估接受治疗后症状的发展情况。超声心动图也有助于识别有严重的二尖瓣反流,且不论 LVOT 压力阶差大小,需要接受二尖瓣修复的有症状的患者。症状反复的患者与静息状态下或者可诱发出 LVOT 压力阶≥50mmHg 的患者适合使用室间隔减容治疗方案,

这种方案包括室间隔心肌切除术或室间隔酒精消融。影像学对于辨别适合干预措施的患者以及在围术期决定最佳方案是必要的,而术中 TEE 的使用对于获取好的手术结果十分重要。对于计划室间隔心肌切除术,二维多普勒超声心动图是决定手术部位,间隔心肌肥厚、二尖瓣反流、LVOT 梗阻严重程度,最终是否适合手术治疗以及估测术后情况的主要检查手段。而术前 CMR 用于识别其他与制订手术计划相关的重要特征,比如异常的乳头肌嵌入、多余的腱索结构、过多的心室中间部分、乳头肌肥厚或者是主动脉瓣下隔膜,这些特征的存在提示需要除了室间隔心肌切除术以外的手术矫正方案。术中 TEE(图 9)对于确保准确手术切除与决定是否同时需要二尖瓣修补十分重要。它也用于评估手术的直接结果与排除一些重要的并发症,如室间隔缺损或者是主动脉瓣关闭不全,以及评估室间隔心肌切除术后在多巴酚丁胺给药下剩余的压力阶差(图10)。有创性的冠状动脉造影也有助于在规划好的室间隔心肌切除术前评估是否同时需要进行冠状动脉搭桥手术,可以在室间隔酒精消融前明确间隔动脉穿支解剖结构以及显示是否需要行经皮冠状动脉介入治疗以消除由心外膜冠状动脉狭窄所引起的症状。对于行室间隔酒精消融的患者,心脏声学造影(图 11)可以分辨被目标血管灌注的心肌范围。酒精灌注前,在目标间隔穿支动脉内扩张球囊期间,多普勒超声心动图可以明确是否在该范围内阻塞血流可导致 LVOT 压力阶差的降低。双腔起搏治疗方案在治疗有症状的患者时受限,但是有益于存在 LVOT 梗阻却有过高手术心肌切除风险,并且没有适合的冠脉解剖结构行室间隔酒精消融的老年患者。多普勒超声心动图(图 12)可以指导房室延迟的调节以达到最理想的 LVOT 压力阶差降低效果。超声心动图或者 CMR 有益于评估室间隔减容治疗后 LV 与乳头肌的形态。超声心动图特别益于在侵入性治疗后症状复发的患者中评估可能残余的 LVOT 梗阻或者二尖瓣反流。评估猝死风险是评估每一位 HCM 患者的重点,由于置入型心律转复除颤器(implantable cardioverter defibrillator ICD)可有效地预防这类疾病中的心源性猝死(sudden cardiac death SCD)。每位患者在 HCM 中发生 SCD 的风险主要取决于病史而不是来源于影像学。长期可识别的、与猝死紧密相关的 HCM 形态特征是过度的 LV 肥厚(LV 室壁厚度>3cm),尽管大部分猝死发生在患者有最大达 2~3cm 室壁厚度时。LVOT 梗阻的严重程度与 HCM 中心力衰竭相关的死亡有关联。超声心动图是评估这些参数的主要依据。最近,应变成像可能也可在危险分层中起到作用,因为最近的数据已经提供了非持续性室速与明显减少的收缩期心脏纵轴峰值应变相关的动态证据。与此同时 CMR 提供了对 LV 肥厚尺度更加精确的评估,(一个参数,尽管刚开始已经被超声心动图确立为危险因素,在用 CMR 测量时仍被认为具有同样的诊断价值),它在风险评估中独有的贡献是,在 CMR 造影基础上获取 LEG 后,经过视觉方法及专业的软件系统处理来分辨及定量心肌纤维化。在猝死患者的尸检中通常都会发现大量的心肌纤维化。并且从 CMR 上获取的 LGE 提示的大量心肌纤维化已经证实与 HCM 患者中的室性心律失常以及不良事件的发生有关联。心肌纤维化也与收缩功能不全以及心力衰竭有关。有轻度 HCM 临床表现,在 CMR 成像上仅有轻度心肌肥厚,并且没有明显心肌纤维化的患者属于不考虑将放置 ICD 作为 SCD 一级预防措施的低风险患者。因此尽管需要进一步的研究,CMR 正作为必要的常规为 HCM 评估风险的工具在兴起。在不能行 CMR 检查的患者中,双源 CT 心脏冠脉成像可以作为发现与定量心肌纤维化的另一选择。心肌灌注显像也可提供诊断信息,因为有缺血情况的年轻 HCM 患者有更高的死亡率。并且已经暗示缺血是心肌瘢痕形成的一个原因。在老年 HCM 患者中,不管是否存在心外膜 CAD,心肌灌注显像提示的缺血都会与更多的不良事件有关。在定量的 PET 灌注成像上,冠脉有最低血流量的患者发生不良心血管事件的风险相应增高。然而,因为有限的可用性,PET 不会常规用于 HCM 的危险分层。左心房扩张可以同时用超声心动图与 CMR 评估,并且它可以强有力地预示 HCM 患者是否会发生房颤。进而说明,房颤的形成与一些不良预后有关,比如更严重的心力衰竭及脑卒中等。因为 HCM 是一种基因疾病,强烈建议每隔几年使用超声心动图持续地筛查 HCM 患者的家族成员,甚至对于已经有症状或者影像学发现边界性异常的家族成员,建议更早进行筛查。如果超声心动图质量欠佳或者有边界性心肌肥厚,CMR 可以作为家族筛查的方法。CMR 检查对于超声心动图检查结果正常但是心电图异常的患者尤其重要,并且尽管现在的指南没有推荐使用 CMR 为 HCM 患者所有的家族成员做诊断,我们也建议当存在家族成员心源性猝死的病史时,降低使用 CMR 作为筛查手段的限制,因为在这类家族中,HCM 表型的辨别对于他们一级预防措施的实施有重要的影响。携带 HCM 突变基因的个体可以在影像学上表现出先于 LV 肥厚的异常,比如 CMR 上提示心肌隐窝,超声心动图上提示异常的应力显像,定量 PET 灌注成像上提示冠脉血流减少。这些考虑是早期 HCM 表型的表现,并且这些个体应该定期随诊,观察 LV 室壁是否在继续增厚。联合成像,主要是超声心动图与 CMR,在 HCM 患者诊断、评估、处理、危险分层以及家族筛查上必不可少(图 13)。负荷超声心动图补充关于 HCM 症状产生机制方面有价值的信息,因此能够为患者选择正确的治疗方案。比如,没有梗阻性的 HCM 患者不需要考虑选用室壁减容的治疗方案。二尖瓣异常在 HCM 中很常见,并且有症状的、伴有严重二尖瓣反流的患者,不管 LVOT 压力阶差如何,都应该考虑二尖瓣修复。使用超声心动图对有 SCD 家族史的 HCM 患者进行家族筛查,当得到的结果可疑或者不满意时,CMR 有助于发现这类人群的 LV 肥厚,为这类患者及时诊断出 HCM 对于开始 SCD 一级预防措施的实施有重要的影响。CMR 有助于区分 HCM 与其他类似于 HCM 的情况。使用 CMR 得到的延迟钆显像是唯一适合用于评估心肌纤维化范围的技术,它在为不良预后做危险评估中也扮演着越来越重要的角色。CMR 的纵向弛豫时间映射图技术正在被开发成为用于评估 HCM 中弥漫性心肌纤维化及其相关因素的辅助工具。TEE 可以被用于排除主动脉瓣下隔膜作为潜在原因导致 LVOT 压力阶差的情况,尤其是对于尽管只有轻度间隔肥厚却存在高的 LVOT 压力阶差的患者。术中 TEE 与围术期经胸超声心动图合并造影对于指导手术与经导管室壁减容都起到必不可少的作用。侵入性或 CT 冠状动脉造影是

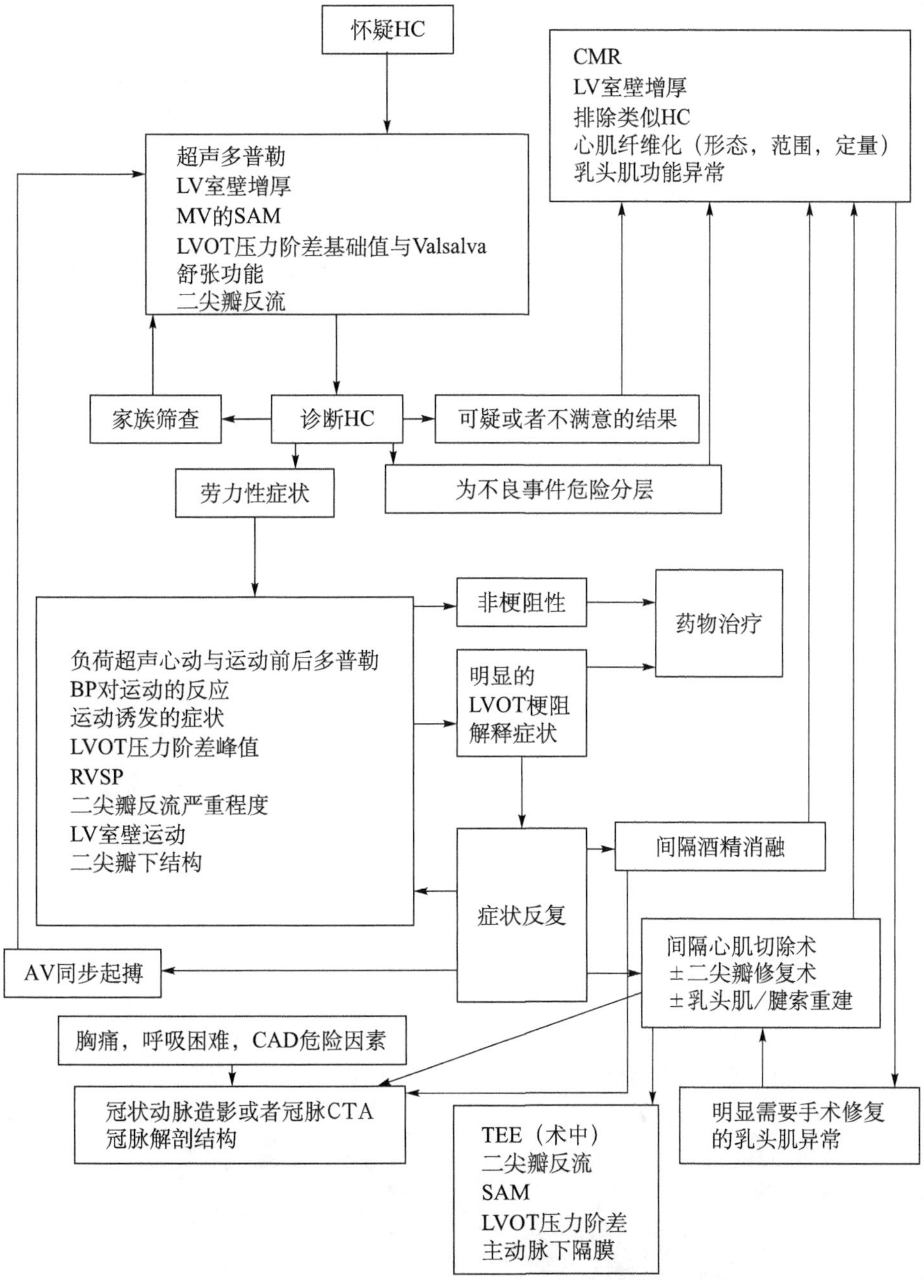

图 13　在 HC 中运用影像学的流程图;LV. 左心室,MV. 二尖瓣,LVOT. 左心室流出道,RVSP. 右心室收缩压, SAM. 收缩期前移,CAD. 冠状动脉疾病,BP. 血压,CTA. 计算机断层血管造影术

伴有胸痛并且 CAD 危险因素的 HCM 患者的预留检查方案。核技术相比起来受到更多的限制,但是可以帮助评估风险。组织多普勒成像技术是一项新兴的检查技术,可以用于评估携带有肌小节基因突变,但还没有显露 LV 肥厚表型的患者。较新的 MRI 与超声技术可以提供一些关于 HCM 中异常心脏力学的解释并且需要进一步的研究来决定其在 HCM 影像学中的作用。

参 考 文 献

Elliott PM,Anastasakis A,Borger MA,Borggrefe M,Cecchi F,Charron P,Hagege AA,Lafont A,Limongelli G,Mahrholdt H,McKenna WJ,Mogensen J,Nihoyannopoulos P,Nistri S,Pieper PG,Pieske B,Rapezzi C,Rutten FH,Tillmanns C,Watkins H. 2014. 2014 ESC guidelines on diagnosis and management of hypertrophic cardiomyopathy. The Task Force for the Diagnosis and Management of Hypertrophic Cardiomyopathy of the European Society of Cardiology(ESC). Eur Heart J,35:2733-2779.

Gersh BJ,Maron BJ,Bonow RO,Dearani JA,Fifer MA,Link MS,Naidu SS,Nishimura RA,OMen SR,Rakowski H, Seidman CE,Towbin JA,Udelson JE,Yancy CW. 2011. 2011 ACCF/AHA guideline for the diagnosis and treatment of hypertrophic cardiomyopathy:executive suMary:a report of the American College of Cardiology Foundation/American Heart Association Task Force on Practice Guidelines. Circulation,124:2761-2796.

Klues HG,Schiffers A,Maron BJ. 1995. Phenotypic spectrum and patterns of left ventricular hypertrophy in hypertrophic cardiomyopathy:morphologic observations and significance as assessed by two-dimensional echocardiography in 600 patients. J Am Coll Cardiol,26:1699-1708.

4. 肥厚型心肌病新理念

辽宁省人民医院　李占全　石蕴琦

肥厚型心肌病（hypertrophic cardiomyopathy, HCM）是最常见的遗传性心血管疾病，发病率 1/500。由于早期表型不完全，可能低估了发病率。肥厚型心肌病的临床表现为心脏舒张性功能不全、左心室流出道梗阻、心肌缺血、房颤、异常血管反应、5% 的患者进展至终末期，出现收缩障碍。最常见的死亡原因是心源性猝死（sudden cardiac death, SCD）、心力衰竭和栓塞性脑卒风。青春期后（包括青春期），每年死亡率为 0.5%，类似普通人群。除外先天性、代谢性、畸形和神经肌肉等疾病，儿童年死亡率为 1%。大多数肥厚型心肌病有正常或接近正常的预期寿命，部分归功于现在的管理策略，如家庭筛查、危险分层，血栓栓塞性预防和置入心脏复律除颤器（Implantable Cardioverter Defibrillator, ICD）。

关于肥厚型心肌病主要有 ACCF/AHA 及 ESC 发布的两大指南，两大指南与时共进、不断更新，有助于疾病的评估和管理，本文通过 5 个方面解读，帮助医生更好的从事临床实践。

一、肥厚型心肌病定义

ACCF/AHA 和 ESC 定义肥厚型心肌病有重叠，也存在不同。ACCF/AHA 定义肥厚型心肌病是一种疾病状态，其特征为无法解释的左心室肥大、且心室腔无扩大，排除其他可以引起心室肥厚的心脏及系统性疾病。需注意，肥厚型心肌病患者可以基因型阳性、但表型阴性，无明显的心室肥大。ESC 的定义包含负荷导致左心室肥大的非肌小节疾病。两个定义都是基于左心室肥大，但存在不足，需要完善。

（一）肥厚型心肌病肌小节拟表型

在已知病因的肥厚型心肌病中，细胞收缩装置的肌小节基因编码突变，在婴儿期后的各个年龄组中占主导地位。最常见的突变位于粗丝编码肌球蛋白 7（MYH7）和肌球蛋白结合蛋白 C（MYBPC3）。

类似肥厚型心肌病原发肌小节病变也可存在其他疾病中，成人估计 5%，儿童患者比例更高。拟表型特指一种环境诱导的遗传紊乱性疾病状态，也广泛应用于遗传疾病，心脏表型与肥厚型心肌病类似（严格地说，"拟基因型"）。当前指南间一个争论点是 ESC 在肥厚型心肌病的疾谱中，包括拟表型和拟基因型，而 ACCF/AHA 定义较窄，明确排除它们。把语义放在

一边，及时识别拟表型非常重要，因为它们具有独特临床资料、发病史、治疗方法和遗传模式。许多症状、体征、心电图和影像异常是拟表型的标志，病程不同于肥厚型心肌病，导致诊断、治疗及评估、家庭筛查等存在区别。如：Anderson-Fabry 疾病等。

（二）左心室肥大为基础定义的局限性

ACCF/AHA 和 ESC 共同的缺点是把左心室肥大作为定义肥厚型心肌病依据，反驳最好的例证是没有左心室肥厚、来源同一家族的 4 个 SCD 患者尸检被证实为肥厚型心肌病。在宏观上，他们的心脏质量、心腔大小、室壁厚度均在正常范围，然而，组织学分析显示广泛的心肌紊乱。随后发现这个家族中，包括在一个幸存的亲戚（其超声心动图未见异常，但心电图及血压在运动时异常），存在细丝基因 TNNT2 突变。大量尸检证实具有 TNNT2 突变和严重心肌细胞紊乱者，可过早发生 SCD，很少见左心室肥大和心肌纤维化。

提出疑义如何定义肥厚型心肌病？是以心肌紊乱为特征替代左心室肥大吗？虽然心肌细胞混乱是肥厚型心肌病的组织学标志，但缺乏肌小节疾病的特异性，可存在拟基因型中，如 Anderson-Fabry 病等。

在体外检查发现心肌细胞紊乱广泛存在于血压运动异常反应、运动试验出现胸痛、ST 下移和（或）灌注异常等缺血及突然死亡的个体中。因无法评价体内是否存在心肌紊乱及其程度，所以心肌紊乱不能作为临床替代，限制了其组织学定义的应用。

在遗传学基础上，定义肥厚型心肌病作为一种肌小节疾病具有双重优势，可检测也可发现其他亚临床疾病。成人和儿童肥厚型心肌病肌小节突变的发生率在 40%～60%，ACCF/AHA 指南中所述 5%～10% 的肥厚型心肌病患者为拟表型或拟基因型，应属于其他疾病谱。

另一争论是基因定义肥厚型心肌病缺乏特异性，例如，在一些家族中，不同个体存在相同的 TNNI3 缺陷，却导致了有人患肥厚型心肌病，另外的患限制型心肌病。

二、评估挑战

（一）临床诊断检查

对可疑者，应查询临床病史、疾病谱系、体格检查、

12 导联心电图和影像,通常是二维超声心动图。对确诊病例,进行最大直立运动试验和心律检测,以提供预后信息,阐明症状的病因。超声心动图评估瓣膜结构及功能、潜在左心室流出道梗阻无可争议,心血管磁共振(CMR)辅助超声心动图评估肥厚型心肌病被认为越来越有价值。

需要注意的是心电图在前壁或后壁导联出现病理Q波,和(或)T波低平、倒置,在区分肥厚型心肌病与负荷介导的左心室肥大特别有价值。超声心动图的经胸模式,推荐行筛选或基线检查,并作为预后及新症状发作后评估的一部分。注入对比剂模式可以提高心内膜的精确度,有利于左心室心尖部显影。在酒精间隔消融前,应行冠状动脉内造影,除外二尖瓣与间隔接触的部位。经食管模式通常外科手术前,及对怀疑瓣膜异常或计划行侵入性间隔减容术时,评估二尖瓣装置。运动心电图作为预后评估的一部分,也可诱发轻微症状。如果收缩压下降或未能上升≥20 mmHg(在最大直立运动试验期间),提示可能存在血管不稳定性,是SCD的预测因子。

(二)诊断标准的限制

目前成人肥厚型心肌病的诊断标准为左心室舒张末期一处或多处室壁厚度≥15 mm,不考虑年龄、性别或体表面积。M型超声心动图存在的问题是获得最大室壁厚度(MWT)和可靠的截点受限。仔细多个水平测量MWT是肥厚型心肌病最好的诊断和预后指标。

ACCF/AHA和ESC指南都推荐儿童肥厚型心肌病的诊断应基于左心室壁厚度,大于年龄、性别和体表面积平均值的2个标准偏差以上。对于儿童标准需要在特异性的基础上,优先增加灵敏性。在总体人群平均值之上2~3个标准差区间,为区分生理和病理性左心室肥厚的灰色地带,与成人一样,异常心电图和超声心动图易于区分儿童肥厚型心肌病及负荷介导的左心室肥厚。

(三)心脏舒张功能评价

评估肥厚型心肌病的舒张功能存在很多变异,但两套指南都强调其重要性。ESC测量多普勒心肌成像,肺静脉血流速度,肺动脉收缩压和左心房大小。舒张功能障碍是肥厚型心肌病产生呼吸困难和运动受限的主要原因之一,也作为风险预测。

(四)左心房大小的评估

左心房大小作为肥厚型心肌病心脏充盈压力和临床结果的指标,重复性最好的指标是左心房前后直径。左心房重塑可能对室壁产生不同的影响,推荐左房体积作为更精确的临床评估指标。由于左心房体积不是很好重现测量,左心房直径仍然是常选的参数,与血栓栓塞和SCD风险相关。

(五)左心室射血分数受限

肥厚型心肌病无论整体还是局部,纵向收缩功能低下,这与肥厚心肌位置相关。评价整体和径向的功能产生不一致的结果,有减少和增加代偿两种报道。决定左心室射血分数有两个因素:心肌缩短(应变)和舒张末期室壁厚度;当后者增加,存在左心室肥厚时,可导致高估左心室射血分数。

(六)评估左心室流出道梗阻的不足

静息左心室流出道梗阻≥30 mmHg,是引起肥厚型心肌病患者临床症状的主要原因,是其相关死亡独立的预测因子,因此,在初始诊断中,常规行超声心动图检查。尽管尚未揭示检测应激梗阻的预测价值,还是推荐在坐位、半斜位,必要时立位,行Valsalva动作采集图像。在缺乏明显的静息或应激左心室流出道压力阶差(≥50 mmHg)时,AHA指南建议进行运动负荷超声心动图,用于识别潜在的梗阻。而ESC建议取决是否存在左心室流出道梗阻的症状[如呼吸困难、胸痛、运动受限和(或)意识障碍]。如果存在,应行运动负荷超声心动图。对无症状者,没有必要进一步检查潜在的左心室流出道梗阻,除非影响生活方式和医疗决定。多巴酚丁胺和硝酸盐是广泛使用的激发用药,多巴胺耐受性差,容易产生假阳性,最好避免。对无法进行运动试验者,可使用硝酸盐。

(七)高通量基因分型

ACCF/AHA和ESC指南都推荐提供遗传测试来确诊肥厚型心肌病,高达60%肥厚型心肌病的患者,预计将有可识别的致病突变。检测致病突变可级联筛查其亲戚,平均约50%为无携带者,临床检查的目的是发现携带者。发现其错义突变>75%,余下的大部分为小插入和缺失。儿童肥厚型心肌病患者,约50%存在肌小节突变,最常见于MYH7和MYBPC3,类似成人。在儿童应高度警惕拟表型和拟基因型。

三、临床诊断的挑战

(一)家庭前瞻性评价

文献显示肥厚型心肌病基因突变携带者,随着年龄的增长,其诊断比例增加,呈年龄相关性表达,故需终身监测发现基因对个体的影响。通常10~12岁开始,每年评价12导心电图和影像(如果阴性,则每年2次)直至成年。成年后,需要每5年检查。40%家庭并没发现明确的致病突变,有症状患者的一级亲属应该检测阳性基因型。10岁以下儿童是否应进行临床筛查或基因检测有不同的意见,与ESC指南建议相反,除非他们有早期发病家族史、临床症状、或参与剧烈的体育活动并考虑父母的意见。

（二）孤立性基底间隔肥厚

孤立性基底间隔肥厚，也称乙状间隔，随着年龄的增长越来越多见。＞70 岁患者中占 7.8%，疾病对两性影响一致，但女性多发，经常伴有高血压。其临床表现：活动受限，胸痛和呼吸困难，不能充分由左室收缩功能障碍或冠状动脉疾病解释。存在舒张功能障碍和二尖瓣收缩期前向运动，导致左心室流出道梗阻。

四、管理争议

（一）SCD 的风险分层

2003 年 ACC/ESC 肥厚型心肌病共识整合了一些研究结果，确定了预后指标，成功将危险分层广泛应用临床实践中。所有指南均将发生过心搏骤停或自发性和（或）持续性室速，作为 I 类 ICD 置入指证，作为二级预防。随着对肥厚型心肌病认知的深入，纳入很多 SCD 新的危险因素。目前已知的可作为一级预防的危险因素有：SCD 家族史、最大左心室壁厚度≥30mm、无原因晕厥、非持续性室速（≥120/min）、血压运动异常反应、年龄、左心房大小、左心室流出道梗阻（静息/Valsalva）、心脏磁共振中最大延迟钆增强、＞1 突变、左心室心尖室壁瘤、合并冠状动脉疾病、微小血管性缺血、起搏心室心电图分离、酒精间隔消融前、终末期心脏等因素。近期应用 HCM-Risk-SCD 预测模型，较前引入更多的变量，并增加了左心房内径及临床评估年龄，提供了个体化的 5 年风险评估。该模型对儿童和肥厚型心肌病的拟表型有局限性，此外，未能考虑预后因素从治疗中获益，例如侵入性间隔减容，β 受体阻滞剂和胺碘酮；排除附加的预测因素，如缺血。最重要的是遗漏血压对运动异常反应，它存在 95% 的阴性预测价值，对轻度或重度左心室肥大者，是最重要的风险分层因素之一。

（二）左心室流出道梗阻

肥厚型心肌病患者侵入性间隔减容的适应证中增加在技术精湛的中心，可以选择有症状的心功能 II 级（NYHA）患者。建议儿童采用间隔肌切除术。在成人，ESC 指南建议多学科团队协助制定治疗策略，ACCF/AHA 指南建议室间隔切除术作为一线治疗，而酒精间隔消融主要适于手术高风险或不接受手术者。药物难治性、左心室流出道梗阻患者中，左心室壁厚度≤16mm，不适合行间隔切除术和酒精间隔消融，双腔起搏是一种选择。有报道对 HCM 病例行二尖瓣夹合术，成功将残留的前叶移开，远离左心室流出道。同时外科管理有创新，包括微创、机器人辅助心肌切除，开展经左心房和二尖瓣切除室间隔。

（三）抗生素预防内膜炎

损坏或异常的原位心脏瓣膜和心内膜被湍流的血流破坏，导致细菌侵蚀，形成感染性心内膜炎。作为并发症，感染性心内膜炎存于左心室流出道梗阻患者（压力阶差≥30mmHg），其年发病率为 0.38%，合并左心房扩大（≥50mm）时，可增至 0.92%。没有确定的抗生素，虽然不被指南推崇，但亚组结果显示预防心内膜炎的好处可能超过使用抗生素的风险。

五、前沿治疗

ESC 指南建议当不适用维生素 K 拮抗剂时，可使用新型口服抗凝血剂，如，选择性 Xa 因子抑制剂（阿哌沙班、依达沙班和利伐沙班）或凝血酶抑制剂（达比加群）。ACCF/AHA 指南指出达比加群不劣于维生素 K 拮抗剂预防房颤的血栓栓塞，但警示无肥厚型心肌病患者的证据。

肥厚型心肌病房颤导管消融发展迅速，逐渐成为一线治疗，其并发症类似普通人群，消融后复发的预测因素为左心房重塑和舒张功能障碍，左心室流出道梗阻还有争议。

采用基质调节剂治疗，例如：应用肾素-血管紧张素抑制剂和其他血管扩张剂可能恶化肥厚型心肌病患者的血流动力学，加重静息或潜伏左心室流出道梗阻，除非终末期存在收缩功能障碍。试验应用于非梗阻的肥厚型心肌病患者，发现可以改善心肌重构。

目前肥厚型心肌病治疗进展已从代谢调节到小分子及基因治疗，在生化缺陷水平探索新的方法。晚期钠通道抑制剂雷诺嗪，可以改善心脏舒张功能，减少心律失常。有研究针对突变钙敏感的肌丝，实施靶向治疗也取得良好的效果。地尔硫䓬可用于肥厚型心肌病，调节钙离子的代谢。针对其能量代谢不足，应用代谢调节剂哌可昔林显示明显改善运动时耗氧量峰值及舒张功能和心肌磷酸肌酸/ATP 的比值。抗氧化剂谷胱甘肽前体 N-乙酰半胱氨酸（NAC）在进行有效性及安全性试验阶段。

六、结论

应该荟萃肥厚型心肌病多个指南，制定规范化、个体化的诊疗策略。应重视左心室肥大前的心电图和影像特征，积极做好筛查，提高肥厚型心肌病早期诊断率。开拓新的治疗模式，采用靶向治疗。随着基因分型技术和基因组库的快速发展，为遗传学研究提供了强大的平台。目前存在主要问题是对大量原始复杂数据的解析，出现了瓶颈，未来需要将新的遗传发现整合到临床实践中。

第 7 篇

心力衰竭

1. 急性心力衰竭的病理生理和临床评估

汕头大学医学院第一附属医院　朱金秀　谭学瑞

心力衰竭(heart failure,HF)是当今社会主要的公共卫生问题,影响全球约 2500 万患者的生活质量甚至危及生命。住院治疗的 HF 患者死亡率接近 20%,一年内再住院率逾 50%,长期生存率低于恶性肿瘤。截至 2010 年,中国的 HF 患者高达 420 万,且每年新确诊病例数高达 50 万。欧洲和北美洲的调查数据表明,所有住院患者中,1%～2% 与 HF 有关,其中 80～90% 是由于慢性 HF(chronic HF,CHF)失代偿。大多数 HF 患者在患病过程中会经历病情的急性恶化。CHF 患者症状加重、需要住院治疗及严重程度升级,统称为急性心力衰竭(acute heart failure,AHF)。AHF 发生发展过程十分复杂,与原发性心脏结构异常、循环系统功能紊乱等临床情况相关,如血压不稳定、炎症,以及并存的其他疾病,包括肺部和肾疾病以及睡眠呼吸紊乱等。

过去几年中,CHF 的治疗进展逐渐优化,然而 AHF 患者的住院治疗和出院管理却缺乏新的治疗方案。虽然处方模式存在地区差异,但 AHF 的药物治疗主要包括静脉利尿剂、血管扩张剂和正性肌力药物。治疗方案的匮乏导致 AHF 患者的治疗效果和预后差强人意。新近的研究中一些潜在的目标可能成为 AHF 新的治疗靶点,包括内皮功能障碍、神经激素激活、静脉淤血、心肌损伤与进展性肾功能不全。

一、临床评估

(一)疾病史

AHF 患者临床评估通常涉及临床病史、体格检查、实验室以及与诊断相关的辅助检查(表 1)。因

AHF 住院的患者多数有 HF 病史,进展为 AHF 的 HF 患者除常规检查外需重新评估,并从患者的临床病史中阐明 HF 患者症状加重的潜在原因。OPTI-MIZE-HF 研究数据表明,合并肺炎、心肌缺血、心律失常、肾功能恶化以及高血压是大多数 CHF 患者急性发作的原因,并且这些诱发因素与患者的入院以及出院预后独立相关。因此,确定诱发或加重疾病的因素有助于制定个性化的治疗目标和优化疾病的预后提供基础依据。其他相关病史包括 AHF 复发住院和对治疗药物不耐受。例如,患者因症状性低血压、肾功能恶化或电解质紊乱不能耐受药物(如血管紧张素转化酶抑制剂)治疗,可认定为不良事件的风险很高。同样,反复因 AHF 住院的患者也增加不良预后的风险,特别是在出院后的几周和几个月时间内。合并肺部和肾疾病的存在也有助于明确预后评估,并可决定 AHF 患者的分类管理。复杂的并发症往往是临床医生管理这些患者的重大负担,并与不良预后相关。

与 AHF 患者症状相关的具体问题也应得到重视,如这些患者的基线呼吸困难严重程度的增加与 AHF 的发病率和死亡率升高相关,并且增加治疗费用。2014 年发表的一项研究报道指出,患者身体向前弯曲时出现呼吸暂停或短促呼吸与左心室充盈压升高有关,在心脏指数降低的情况下尤为明显;心绞痛患者无论射血分数正常与否,都因增加住院和血运重建的风险从而影响 HF 患者的预后;此外,经常出现睡眠呼吸障碍和抑郁症状的 AHF 患者,临床表现和治疗过程都更加复杂。因此,临床病史是 AHF 患者初级评估的重要指征。

表1　急性心力衰竭的临床评估

疾病史

　　诱发因素（如感染、缺血、心律失常、高血压、肾功能恶化、不遵医嘱和饮食要求）

　　症状（如严重的呼吸困难、身体前屈时呼吸困难以及心绞痛）

　　体征（如端坐呼吸、阵发性夜间呼吸困难、水肿、体重增加）

　　心力衰竭药物不耐受（如症状性低血压、肾功能恶化与高钾血症）

　　心力衰竭住院史

　　并发症（如肺部疾病、贫血、糖尿病、睡眠呼吸紊乱、肥胖、抑郁、体质虚弱）

体格检查

　　整体评估

　　生命体征（如脉压和心率）

　　颈静脉怒张、S3 奔马律及杂音

　　充血和灌注状态

实验室检查

　　常规实验室检查（如血清钠、血尿素氮、血红蛋白和肌酐）

　　肝功能检查

　　钠尿肽水平

　　肌钙蛋白和乳酸水平（特殊患者）

　　潜在的新的生物标志物（如 ST-2 和半乳糖凝集素-3）

其他检查

　　心电图对心肌缺血、心律失常以及预后标准（包括 QRS 时限）的常规应用

　　基于临床情况考虑是否进行超声心动图检查

　　特殊检查：心导管术（冠状动脉血流动力学评价）、心内膜心肌活检、心脏 CT 和 MRI

（二）体格检查

全面的体格检查是除了临床病史外，在 AHF 患者临床评估中另一个关键组成部分。体格检查的主要目的是对 AHF 进行确诊、识别可能的不利因素、确定疾病的严重程度以引导分诊以及优化患者管理。体格检查从患者的整体观察和生命体征开始，收缩压降低是 AHF 患者不良预后的重要临床因素。CHF 治疗中，心率升高与预后不良有关，因此降低心率是 CHF 的重要治疗靶点。然而，心率与 AHF 预后的关联性尚不明确，生理性的心率增加可能对一些患者有益，而对于心脏变时性功能不全的患者则可使预后更差。

血流动力学分布是基于 AHF 患者充血和灌注程度分类的实用方法。灌注不足的症状和体征包括：脉压小、四肢发凉、疲劳及肾功能恶化；充血（容量负荷过重）包括颈静脉压升高、水肿、端坐呼吸和腹水。依据颈静脉、肺部、腹部和四肢的检查数据，可将 AHF 患者分为四种状态，即 A（温暖和干燥）、B（温暖和潮湿）、C（潮湿和冰冷）和 L（干燥和冰冷）四种临床表现，其中 A 为 HF 患者最佳状态。这些不同的临床表现，有不同的预后结果也有助于 AHF 患者的管理。应用血流动力学分布作为分组方法研究结果发现，低灌注和充血（湿和冷）的患者与灌注相对稳定（温暖和潮湿）的患者相比预后较差。

体格检查可能洞察到 HF 患者潜在的异常情况，如颈静脉压升高与 S3 奔马律，是 HF 患者发病率和死亡率增加的独立相关因素，然而这些体格检查结果的评估需要一定程度的临床经验和技巧，所以 HF 患者的整体评估应结合临床病史和其他检查资料。

（三）实验室检查

基线和连续的实验室检查是 AHF 患者临床评估的重要组成部分。常规实验室检查参数包括血清钠水平、血尿素氮水平和肌酐水平，可以提供神经激素和代谢状态，帮助识别肾功能不全。特别是血尿素氮升高，为 AHF 预后不良的最强实验室指征。其他常规实验室检查，包括低血红蛋白、高红细胞分布宽度、肝功能异常等，提示 AHF 患者潜在的炎症程度和终末器官功能障碍。脑钠肽在 AHF 的诊断和预后作用中均有明确意义，但在临床表现典型时往往不作为 AHF 患者的必须检测项目。但在诊断不明确的情况下，如合并肺部疾病难以鉴别时，脑钠肽的检测是有价值的。

心肌纤维化新的生物标志物,如半乳糖凝集素-3 和 ST-2,已被一些研究证实与临床结果相关,但还需进一步的研究。

(四)其他检查

除了临床病史、体格检查和实验室检查,诊断评估也是 AHF 的临床评估的一部分。AHF 患者应常规进行心电图检查,以筛查心肌缺血和心律失常等诱发或加重 HF 症状的潜在因素。例如,心电图出现 ST 段压低增加 AHF 患者 30d 死亡率的风险;QRS 间期延长是增加出院后事件发生率的重要预测因子。超声心动图检查应于 HF 患者的初始评价过程中进行,但不需要反复检查,除非怀疑 AHF 患者在住院期间存在潜在疾病变化会因此改变患者的治疗方案。超声心动图三维成像和应变成像技术也可协助 AHF 的评估。鉴于本类患者缺血性疾病的高患病率,心导管检查可在初步诊断 HF 后作为常规检查。有创血流动力学评估、心肌活检应在特定情况下进行,包括疑似心肌炎(尤其是巨细胞心肌炎)或原发性心脏淀粉样变性。

二、评估与诊断进展

在过去的 10 年中,AHF 患者的临床评价研究进展包括以团队为基础的临床评估与管理方法,以及基于设备的方法。

已证明以多学科团队参与为基础的 HF 患者管理方案优于单个的临床医生或护士管理。团队角色包含医生、护士、精神卫生专科护理人员、社工和营养师。监测和管理指标包括患者的体重、钠和液体摄入量、HF 症状、体力活动、目前用药、生命体征以及抑郁症状。目的在于加强药物依从性和减少再住院事件。多学科团队管理作为新的模式,仍需大样本和长期的研究数据评估该方案对 AHF 出院患者的益处。

到目前为止,置入式装置对 AHF 患者的评估作用尚不清楚,压力监测装置仅用于早期识别 CHF 患者液体超负荷状态;可穿戴设备技术可提供 HF 患者活动水平数据,有助于评估 HF 患者的心血管功能状态,减少 HF 患者因症状加重导致 AHF 住院的概率。

三、AHF 的病理生理学

与 CHF 患者预后改善相比,近 20～30 年的临床与研究进展并未使 AHF 住院患者不良事件发生率得到改善。美国和欧洲每年超过 100 万的患者因 AHF 住院治疗,这些患者 90d 内再住院率和 1 年死亡率均约 30%。迄今,没有新的治疗方案能减少 AHF 患者的高发病率和死亡率。AHF 的病理生理机制研究进展为临床医生对 AHF 患者评估提供了新的策略,有可能在未来能够改善 AHF 患者的治疗和预后。图 1

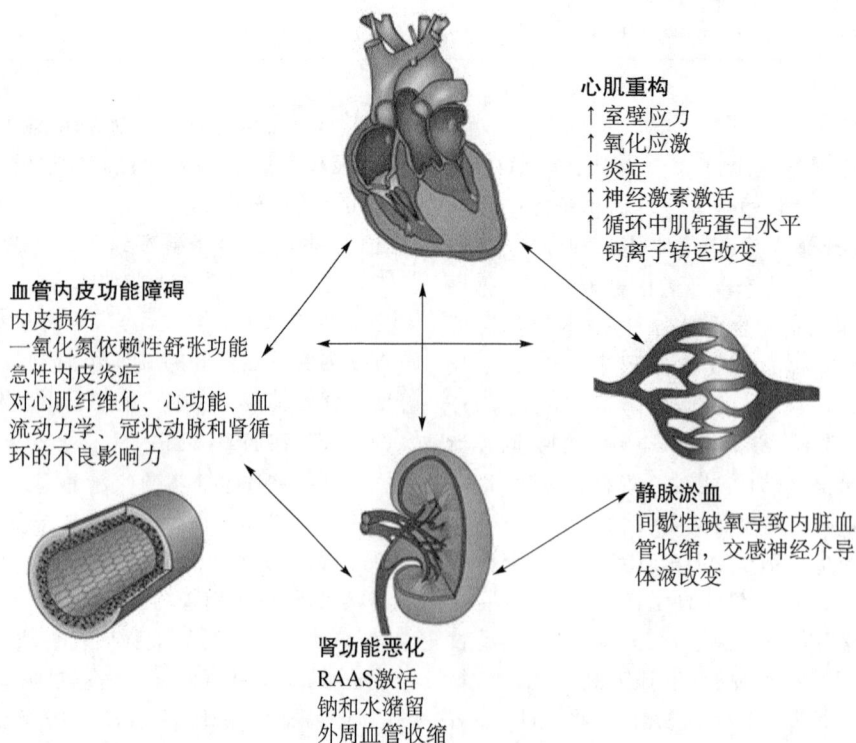

图 1　急性心力衰竭机制

心肌重构、血管内皮损伤、静脉淤血及肾功能恶化均可能是急性心力衰竭的病理生理机制;RAAS. 肾素-血管紧张素-醛固酮系统

详细解释了的血管内皮功能障碍、神经内分泌激活、静脉淤血以及心肌重构对 AHF 形成与发展的病理生理学机制。

四、神经激素的激活

自 20 世纪 60 年代以来,神经内分泌激活在心脏功能中的重要作用已被公认,且是 HF 的基本机制。在 HF 早期的过程中,肾上腺素能神经系统激活和 RAAS 诱导适应性变化以维持灌注水平,包括增强心肌收缩力、钠和水潴留,外周血管收缩。然而,随着时间的推移,这些机制逐渐成为不良适应,并通过增加成纤维细胞增殖,氧化应激和细胞外基质沉积进一步导致心脏和终末器官功能障碍。以往的研究表明,AHF 患者的神经内分泌标志物包括:血浆肾素、醛固酮、去甲肾上腺素和内皮素。药物抑制 RAAS 和肾上腺素能系统是 CHF 患者的一线治疗药物,但在 AHF 患者中的治疗作用尚不清楚。

五、静脉淤血与内皮功能障碍

静脉淤血在 AHF 病理生理机制中发挥着核心作用,其中涉及神经内分泌激活、内皮细胞激活和肾功能恶化。静脉淤血的进程导致不同 AHF 患者的症状不同。在一些 AHF 患者中,右心功能障碍明显晚于肝脏和体静脉血管淤血,如出现腹水和周围组织水肿。这些患者的临床特征往往是在因 AHF 入院以前出现容量负荷加重导致的体重渐进性增加;相反,许多患者没有实质性的体重增加或表现为直接出现 AHF 症状且迅速进展。间歇低氧可触发交感神经兴奋,导致神经内分泌系统的激活,从而导致血液转移,增加有效循环血量。当体内神经激素被激活,通过正反馈机制,使血管紧张素原的表达增加,导致下游纤维化和细胞凋亡的不良影响。持续的心肌拉伸、局部 RAAS 激活、静脉淤血最终导致心内膜下缺血和不良心室重构进而影响心功能,进而加剧 AHF 患者的肾功能下降。

内皮功能障碍也与 HF 的发生和发展有关。内皮一氧化氮的生成和代谢,除了前列腺素和细胞因子水平,还可影响心肌功能、血流动力学、冠状动脉和肾循环。AHF 过程中发生内皮一氧化氮依赖性血管舒张被认为是一种危机状态。一氧化氮水平的不平衡和氧化应激的增加也加重心肾综合征的发生和进展。总之,静脉淤血和血管内皮功能障碍均是 AHF 的病理生理机制。

六、肾功能不全

心肾综合征中描述心脏和肾相互依存,互为因果,终致心脏和肾功能的损害而衰竭。肾功能不全是 CHF 患者不良事件的危险因素和住院、出院都预后不良的独立危险因素,许多 HF 患者因出现肾功能不全入院。同样,肾功能恶化也预示 AHF 住院患者预后较差。然而,短暂肾功能恶化可能不一定影响预后,适当的控制可以改善预后。肾功能不全的机制还知之甚少,AHF 肾功能不全传统假说是与动脉充盈不足和血流速度降低相关。但过去 10 年的研究结果表明,静脉淤血是肾功能不全的主要启动因素而不是心排血量降低。

七、心肌损伤

测定心肌肌钙蛋白的循环水平通常可以确定 HF 患者的心肌损伤。多数 AHF 患者由于室壁压力增加、氧化应激、炎症、神经内分泌激活和钙离子转运异常导致的缺血情况下血清肌钙蛋白水平升高。AHF 患者心肌损伤的病理生理机制尚不清楚。AHF 患者的心肌损伤和细胞外基质的附加标志物的表达增加表明,与 CHF 相比,AHF 的心肌坏死和心肌重塑更迅速。复发性 AHF 对心肌的损伤可能是疾病进展的重要机制和治疗的新靶点。

八、伴发疾病

伴发疾病如肺部疾病、贫血、糖尿病、睡眠呼吸障碍、抑郁症、肥胖和体质虚弱均可通过 RAAS 和交感神经系统激活以及炎症机制加速 AHF 的发展。例如,慢性阻塞性肺疾病促进炎症反应,诱导内皮细胞和心肌细胞功能障碍与纤维化,由此诱发 HF。潜在肺疾病通过对肺和全身血管的影响导致心室功能障碍。此外,睡眠呼吸障碍也是促进炎症反应的机制,如低氧血症和高碳酸血症可诱导氧化应激增加和交感神经激活。

这些评估的重要特征包括识别诱发因素、循环-肾脏局限性心衰治疗药物的使用、现因 HF 住院、充血和灌注曲线以及终末器官功能障碍和并发症。神经激素激活已是 HF 的基本机制,且对静脉淤血、血管内皮功能障碍以及心肌损伤在 AHF 中的作用越来越明确。新的观点应为临床医生对 AHF 患者的管理提供指导以期提高临床治疗效果。

2．心力衰竭的当代治疗策略

广东省人民医院　靳立军　广东药科大学附属第一医院　王宗涛

一、概述

心力衰竭治疗的关键在于对原发疾病的治疗和可逆性因素的控制,生活方式的矫正、药物治疗是心力衰竭治疗的基础。但是随着疾病进展,药物治疗无法满足目前的临床需要。尤其是终末期心力衰竭,药物用至最大剂量仍然无法控制心力衰竭症状时,机械辅助循环设备是必要的治疗方法,可以作为心脏移植前桥接治疗或者终末期替代治疗方案。尽管目前心力衰竭的治疗不断发展,但仍然有较高的发病率和死亡率。因此,关于心力衰竭的治疗需要不断探索,寻找更新的、有效的治疗方案。

心力衰竭是一个世界性的公共医疗卫生问题,目前大约有570万美国人将受到该疾病的影响,预计至2030年将会增加50%,而且每年大约有87万新发心力衰竭患者,＞65岁的人群中,有近1%罹患心力衰竭。在美国,心力衰竭已经成为主要死因,每9人中就有一位死于心力衰竭,同时也带来了巨大的经济负担。据估计2012年,用于心力衰竭治疗的费用约307亿美元,这其中约68%的费用直接来源于医疗费用的支出。随着年龄的增长,心力衰竭发病率也逐渐增长,40岁以上人群中,每5个人中就有一个心力衰竭患者。急性心力衰竭是常见的住院原因,每年因此而住院的患者超过一百万,且30d内再次入院率为25%,1年内再次住院率约60%。心力衰竭的诊断率低,一旦明确诊断,5年内死亡率超过50%。

心力衰竭治疗的关键在于针对病因的治疗和对潜在的可逆性危险因素的控制,如对高血压、冠心病等疾病的早期诊断与治疗。其治疗策略主要包括药物治疗与非药物治疗,以药物治疗或者非药物治疗为主要治疗方式的治疗策略,能控制心力衰竭症状,甚至逆转心力衰竭。生活方式的矫正是治疗的基础,包括膳食控制,从而控制体重,并且鼓励适量运动。最优化的药物治疗是目前一线的治疗方案,根据患者心功能和左心室功能情况,可以选用的药物主要包括利尿剂、血管紧张素转化酶抑制剂（ACEI）、血管紧张素受体阻滞剂（ARB）、β受体阻滞剂、正性肌力药以及醛固酮受体阻滞剂等药物。除药物治疗外,心脏再同步治疗、置入式除颤仪也是合理的治疗方案。但随着疾病的进展,尤

其是终末期心力衰竭,药物用至最大剂量仍然无法控制心力衰竭症状时,机械辅助循环设备往往就是必要的选择,诸如心室辅助装置的机械辅助循环设备,可以作为心脏移植前桥接治疗或者终末期替代治疗方案。尽管目前心力衰竭的治疗不断发展,但是目前仍然有较高的发病率和死亡率。因此,关于心力衰竭的治疗需要不断探索,寻找更新的、有效的治疗方案。

发病机制之左心室重构:心肌重构是临床心力衰竭常见的原因,心肌细胞、非心肌细胞的改变,心室腔结构的改变都在心力衰竭的病程中起重要作用。心肌细胞的破坏和心室壁的破坏导致心室扩大,继而出现心肌重构,伴随着心肌重构最终出现左心室功能衰竭。心室扩大和左心室壁变薄增加了左室壁张力和心肌耗氧。变薄的室壁与增加的左室后负荷不能代偿,最终导致心排血量降低。

目前心力衰竭的治疗策略包括药物治疗与非药物治疗,除外积极的药物治疗,器械辅助治疗也是重要的治疗方式,特别是终末期心力衰竭,药物治疗无效时,等待心脏移植的患者需要器械辅助治疗。

二、药物治疗

心力衰竭的基本治疗包括治疗原发疾病、去除诱发因素、生活方式的纠正、药物治疗以及心脏康复训练。神经内分泌系统的异常是心力衰竭病理生理过程中的重要环节,而药物治疗关键在于阻断心力衰竭的病理生理过程中所有神经内分泌激活,作为打断心力衰竭病理生理过程,ACEI、ARB、β受体阻滞剂、醛固酮受体阻断剂是心力衰竭治疗的有效药物,硝酸酯类、α受体阻断剂被认为有助于改善心室重构。然而,内科治疗仅仅对部分患者有效。对心源性猝死、心源性休克等患者,内科药物治疗往往无效。

心源性猝死是心力衰竭患者的常见临床结局,大约1/3的心力衰竭患者死于恶性心律失常,主要是心室颤动、心室扑动。ICD是预防猝死的重要方法,已有大量的多中心临床研究证实了安装ICD对预防猝死的益处。目前关于器械辅助治疗的指南推荐左心室射血分数低于35%的患者均应安装ICD。但是因纽约心功能Ⅳ级的患者死于心力衰竭的风险极高,因此,不推荐常规对这部分患者置入ICD,除非作为心脏移植前的替代治疗或者同时行心脏再同步化治疗。

三、非药物治疗

非药物治疗包括心脏再同步化治疗，器械辅助治疗及组织学工程、外科手术以及注射性生物材料等治疗方式。

(一)心脏再同步化治疗

大于 20%～30% 的有症状的心力衰竭患者存在室内差异性传导，这部分患者中，因为左右心室收缩不协调导致心力衰竭，这种不协调的收缩可进一步降低心力衰竭患者的射血分数，心脏再同步治疗可通过单心室或双心室的起搏，从而减少左、右束支传道差异，从而降低心脏收缩的不同步。推荐配合 ACEI、ARB、β 受体阻断剂、醛固酮受体阻滞剂等药物治疗，亦可同时置入 ICD，在达到改善心脏功能、左心室射血分数的同时，预防心源性猝死。

(二)器械辅助治疗

顽固性心力衰竭的优化治疗，除药物治疗外还有器械辅助治疗、外科手术及最终的心脏移植。左心辅助装置可作为心脏移植前的过渡治疗，部分患者经过几个月的心脏辅助治疗，拆除左心辅助装置后患者心脏功能可以完全康复。随着左心辅助装置的改进，其实际应用已经超过了上述的心力衰竭，作为心力衰竭终末期的替代治疗，可长期应用，甚至可永久性替代左心衰竭患者的心功能。近年来，左心辅助装置的发展已经成为了心力衰竭的一个独立分支，其应用也不仅仅只限于心脏移植前的过渡治疗或者终末期替代治疗。

一个纳入了 126 名患者的临床研究评估了 heartmate I 对终末期心力衰竭患者的治疗作用，研究结果显示，对比单纯药物治疗，器械辅助治疗组在第一年和第二年有巨大的临床获益。总体来讲，患者全因死亡率下降了 48%。heartmate I 是搏动式器械，目前已被体积更小的轴流式心脏辅助装置替代。对比搏动式心脏辅助装置与轴流式辅助装置，轴流式左心辅助装置可降低两年内卒中发生率和机械故障的发生率，且并发症的发生率较低。

关于 Impella2.5 的两个前瞻性随机临床试验亦证实了该装置在心力衰竭患者应用的价值，特别是 protect I、protect II 两个研究结果，为临床应用提供了可靠的临床证据。但是因该类装置价格昂贵，国内尚无临床应用的报道。

左心辅助装置的主要并发症主要包括血栓事件、出血、精神异常、右心衰竭、心律失常、设备故障及设备相关的机械损伤和感染。有临床研究已经证实，那些需要更换装置的患者，30d 生存率明显降低，尽管如此，设备的质量和患者临床结局正在变得越来越好。

随访数据显示，heartmate II 可降低 1 年内的严重器械相关及非器械相关的感染、严重的器械故障、脑卒中、严重出血、严重的心律失常等约 73%，2 年约降低 63%。

(三)外科手术

左心室重构术是针对心肌梗死后心室扩张、左心室收缩功能异常所引起的顽固性心力衰竭患者的一种术式，试图通过降低左心室容积实现左心室结构的修复。左心室重构术通常与冠脉旁路移植和瓣膜置换等手术一起进行，通过室内修补达到去除心肌梗死后的心室瘢痕的目的。有研究证实心室重构术合并冠脉旁路移植与单纯冠脉旁路移植相比，前者可降低五年死亡率。RESTORE 研究纳入了 1198 名心室重构术患者，所有患者均为左室射血分数低于 35% 的前壁心肌梗死的患者，五年生存率为 69%，但是如果患者为心功能 IV 级或合并左心室容积大于 $120ml/m^2$，则生存率较低。

虽然有研究证实了心室重构术的有效性，但是 STICH 研究结果并没有得出心室重构术有效的结果，研究结果显示心室容积的改善并没有使缺血性心力衰竭患者获益。此外，也有一些研究显示心力衰竭患者从左心室重构术中获益，对 ESVI$<90\ ml/m^2$ 的患者，应用左心室重构术将左心室容积降低 33%，其生存率可达到 82.9%；而几乎对所有 ESVI$>90\ ml/m^2$ 的患者，左心室容积减少 15% 均能看到生存获益。所以也有观点认为 STICH 研究未能观察到获益的原因在于未能将左室容积减小达到一定程度。ESC/EACTS 并不认同 STICH 研究结果，推荐有经验的中心可对 LVESVI 指数$>60ml/m^2$ 的前降支导致的心肌梗死患者行心室重构术＋冠脉旁路移植手术。

(四)约束装置

约束装置试图改变心室的几何结构。该装置由两个心室膜片和一个有弹性的经心室张力部分构成，三种装置通过置入可建立一个合适的形状从而改变心室的结构，开胸置入被证实是安全的置入方式。

ACORN 研究所涉及的约束装置是 CorCap Cardic Support Device(CSD)，该装置由纤维网格包绕整个扩大的心脏，早期的动物模型研究显示，该装置能提高左心室的收缩功能。该研究所纳入的大部分患者为非缺血性心力衰竭患者。但是 CSD 能同时降低收缩末和舒张末容积指数，但是对左心室射血分数指数改变是很小的。虽然这些研究都显示 CSD 能减少左心室容积，但并没有达到统计学意义。尽管对左心室结构有改善，但 3 年的随访对生存率的改善并无统计学差异。

Paracor HeartNet 是一种具有弹性的心脏设备，该装置适用于有心力衰竭症状的正在重构的患者或者临床症状未进一步恶化的持续左心室重构的患者。

(五)组织学工程

心肌梗死后心室重构的关键因素是左心室壁张力增加,从而导致左心室扩大。一些生物材料能通过加厚左心室壁和稳定心室大小,最终降低心室壁张力。关于大鼠的动物模型已经证实了,通过注射脱细胞性内皮细胞至梗死部位改善已发生心力衰竭动物的心肌细胞再生。但也存在一些未能解决的难题,一是这些使用的水凝胶或者生物材料未能获得一致的认可,二是这些再生的心肌细胞是否会在长期的病程中引发心律失常等情况。

(六)左心室附加装置

比起组织学工程,可注射的支持结构能保证血流灌注的通畅。通过注射硅酸盐、纤维蛋白至心肌梗死部位,饲养2天及5周后,对比基线资料,变薄的左心室壁几何结构被改善,且有减小梗死面积和减小扩张的重构左心室容积的倾向。这些生物材料包括纤维蛋白凝胶、胶原蛋白、海藻酸等,通过直接注射至梗死部位,达到改善梗死部位心肌梗死的面积等作用。其机制最可能是增加左心室壁厚度和降低室壁张力,从而逆转正在重构的心室和阻止心功能进一步恶化。

(七)注射治疗

2014年底美国心脏学会(AHA)年会首次报道了Algisyl-LVR可置入的水凝胶治疗,并在后期报道了欧洲多中心随机试验(AUGMENT-HF)研究,该研究为一个国际性、多中心、前瞻、随机、对照临床试验,研究报道了Algisyl-LVR可置入性水凝胶注射手术在顽固性心力衰竭患者应用的有效性和可行性。该研究所涉及的生物材料为海藻酸与海藻酸钙的混合物,研究纳入标准为:扩大的心力衰竭患者是必要条件;有旁路移植或者瓣膜置换的开放性手术;左心室射血分数低于40%;左心室舒张末期内径/体表面积 30～40 mm/m^2。该研究将所有患者分为标准药物治疗组和药物支架基础上加用左心室肌内注射 Algisyl(可注射型藻酸钙水凝胶)能否改善心功能。早期发布的6个月随访研究显示,Algisyl 治疗组6个月时 VO2 峰值较基线显著增加,且基线时 6min 步行试验<287m 的患者从 Algisyl 中获益最大。进一步公布了随访12个月的研究结果,Algisyl 治疗能改善12个月 VO2 峰值、提高6min 步行距离、改善 NYHA 分级。该研究结果支持将来进一步评估这种新型疗法在晚期心衰患者中的应用。但 Algisyl 组1年死亡率较对照组高(22.5% vs. 10.5%),应警惕其安全性。

四、总结

心力衰竭的治疗已经在不断发展,药物治疗已经取得了较大的获益,但是仍然无法满足目前降低心力衰竭患者死亡率的目标。器械辅助治疗已经带来了心力衰竭患者生存率的获益,但仍无法修复心脏功能;组织学工程的发展可能最终修复残存的心脏功能,虽然充满希望,但必须指出,组织学工程用于心力衰竭的治疗仅仅只是个开端,需要有更多的研究来证实,并为临床提供可靠的证据。

3. 心力衰竭时的右心功能和肺动脉高压

第三军医大学新桥医院　黄　岚　陈剑飞

肺动脉高压(Pulmonary hypertension,PH)是临床中常见的疾病,多由肺血管疾病、肺部或左心疾病、肺栓塞等引起。在各种引起肺动脉高压的原因中,又以左心衰竭(left ventricular heart failure)最为常见。在左室射血分数(LVEF)降低的左心衰患者中,肺动脉高压的发病率为40%～75%,而在射血分数正常的左心衰竭患者中,肺动脉高压的发病率为36%～83%。左心疾病所致的肺动脉高压(Pulmonary hypertension due to left heart disease,PH-LHD)占所有肺动脉高压患者的65%～80%,左心衰竭患者出现肺动脉高压和右心功能不全,对患者的诊疗及预后具有重要的影响。左心衰竭伴有肺动脉高压患者的短期和长期死亡风险均高于不伴肺动脉高压的患者。因此,近年来这一类型的肺动脉高压越来越引起人们的重视。

一、定义

2015年欧洲心脏病学会(ESC)及欧洲呼吸学会(ERS)发布了新版肺动脉高压诊断与治疗指南,新指南中将肺动脉高压分为五大类:动脉性肺动脉高压(PAH);左心疾病所致的肺动脉高压(PH-LHD);肺部疾病和(或)缺氧所致的肺动脉高压;慢性血栓栓塞性肺动脉高压和其他肺动脉栓塞性疾病;原因未明和(或)多因素所致肺动脉高压。其中PH-LHD又包括:左室收缩功能障碍、左心室舒张功能障碍、心脏瓣膜疾病、先天性和(或)获得性左心室流入道和(或)流出道阻塞和先天性心肌病、先天性和(或)获得性肺静脉狭窄五个类型,其中以前三种最为常见。

PH-LHD血流动力学定义:静息时肺动脉平均压(mean pulmonary artery pressure,mPAP)≥25 mm Hg且肺动脉楔压(pulmonary arterial wedge pressure,PAWP)>15 mm Hg。它区别于其他类型肺动脉高压最主要的特点在于左心充盈压升高,属于毛细血管后肺高压。根据是否伴有舒张压力阶差(diastolic pressure gradient,DPG)和肺血管阻力(pulmonary vascular resistance,PVR)的升高,PH-LHD又可进一步分为单纯毛细血管后性肺动脉高压(isolated post-capillary PH,Ipc-PH)和混合性肺动脉高压(combined post-and pre-capillary PH,Cpc-PH)。Ipc-PH又称为被动性肺动脉高压,占PH-LHD的1/2左右,以mPAP和PAWP升高同时伴有DPG<7 mm Hg和(或)PVR≤3 WU为主要表现,提示肺动脉高压是由左心压力升高逆向传导所致,而肺血管结构和功能基本正常。Cpc-PH又称为反应性肺动脉高压,mPAP和PAWP升高伴有DPG≥7 mm Hg和(或)PVR>3 WU,提示除外左心压力升高的逆向传导,肺血管结构和功能也已经发生改变。

二、病理生理机制

左心衰竭导致的肺动脉高压病理生理学因素复杂多样,其共同特点是左心充盈压升高,肺静脉回流受阻,肺静脉压力升高,从而继发肺动脉压力升高。左室舒缩功能障碍后出现左心室充盈压升高,进而造成血流逆向传输,出现左心房压力升高,进一步导致肺静脉及毛细血管网压力升高,出现肺淤血和肺循环阻力增加。随着病程的进展和压力的传导,肺动脉发生血管内皮功能障碍,出现反应性的血管收缩以及神经内分泌系统的激活。出现肺小动脉重构、一氧化氮等扩血管因子释放减少、内皮素等缩血管因子分泌增加、钠尿肽的舒张血管作用降低、炎症细胞激活等改变。最终导致发生肺血管重构,形成肺动脉高压。肺动脉压及肺血管阻力的升高引起右心负荷增加,右心功能失代偿及右心结构重塑。

三、诊断

PH-LHD区别于其他类型肺动脉高压的最大特点为存在基础左心疾病。PH-LHD较特异的症状包括端坐呼吸和夜间阵发性呼吸困难,其他常见症状包括劳力性呼吸困难,右心衰竭及低垂部位的水肿。PH-LHD的劳力性呼吸困难与肺血管阻力增加,舒张能力降低相关。左心衰竭合并肺动脉高压的患者,可以根据患者的心血管危险因素、基础心脏疾病、临床表现,以及由非侵入性到侵入性的辅助检查方法,逐步明确诊断并与毛细血管前性肺动脉高压进行鉴别。

对于怀疑肺动脉高压的患者,推荐首先进行非侵入性检查明确诊断。常用的非侵入性检查包括:心电图、X线胸片、肺功能、心肺运动试验、肺动静脉CTA、肺通气和(或)灌注扫描等。

多普勒超声心动图是筛查PH-LHD的最常用手段。超声心动图不仅可以直接测量心腔的大小和心室的收缩功能,它还可以间接估算左心室充盈压和肺动脉收缩压,能够综合评价心脏的收缩和舒张功能。超声心动图可以测定左心室射血分数直接获得左心室收缩功能,因此对于射血分数降低的心力衰竭(heart failure with reduced injection fraction,HFrEF),超声心动图诊断一般较为明确。但是,对于射血分数保留的心力衰竭(heart failure with preserved injection fraction,HFpEF),尽管超声心动图可通过测得的几种参数来间接反映左心室舒张功能,但真实的左心室舒张功能情况仍较难反映。使用超声心动图可以根据三尖瓣反流压差估算肺动脉收缩压,无论左心室射血分数正常与否,肺动脉收缩压升高都是判断心力衰竭患者预后的独立危险因素,对慢性心力衰竭相关性肺动脉高压患者的全因死亡和心血管事件死亡均有预测价值。肺动脉高压可进一步导致左心衰竭患者的右心室重塑。右心结构与功能也是判断左心疾病相关性肺动脉高压预后的重要因素,在左心衰竭伴有肺动脉高压的患者中,如果出现右心室肥大其死亡风险是无右心室肥大者的2.8倍。此外,右心室面积变化分数、三尖瓣环运动速度、右心室应变等指标也被认为是评估PH-LHD患者的预后危险因素。

与射血分数减退心力衰竭相比,射血分数保留心力衰竭主要发生在有许多心血管共存疾病的老年患者,并有逐渐增加的趋势。左室舒张性功能障碍伴肺高压的高危因素包括:年龄、性别、代谢综合征相关疾病、房性心律失常和左心房扩大等。①年龄:众多研究得出同样结论,肺动脉收缩压随年龄增长而增加,患有PH-HFpEF患者的年龄大于未患有PH-HFpEF的患者;②女性:PH-HFpEF患者中女性比例更高,与动脉型肺动脉高压中女性患者的比例基本相当;③代谢综合征相关疾病:研究显示高血压、肥胖、高脂血症、糖尿病等均与PH-HFpEF成正相关性;④也有研究表明严重心功能不全、房性心律失常(特别是心房颤动)与PH-HFpEF的进展有关。

虽然超声心动图是非常有用的筛查工具,但确诊左心疾病相关性肺动脉高压仍然需要行右心导管检查。右心导管是判断肺动脉高压的金标准,同时血流动力学指标与PH-LHD的预后密切相关。患者进行右心导管检查主要有三个目的:①确认患者是否存在肺动脉高压(mPAP≥25 mm Hg);②获得完整的肺部血流动力学资料,包括PAP、右心室压、心排血量和(或)心指数、混合静脉氧饱和度、跨肺动脉瓣压力阶差、舒张压梯度、肺血管阻力等;③鉴别肺动脉高压亚型,包括毛细血管前肺动脉高压、孤立性毛细血管后肺动脉高压、毛细血管前及毛细血管后复合肺动脉高压。检测是需要注意的是:零位参考值应设置与胸正中水平;肺毛细血管楔压(PCWP)与左室舒张末压(LVEDP)均可用于诊断毛细血管后肺动脉高压,但PCWP

有一定的误差,应在患者呼气末检测PCWP值,如果PCWP测量值不可靠,或患者具有严重左心疾病,可考虑直接检测LVEDP;为了鉴别诊断毛细血管前肺动脉高压与毛细血管后肺动脉高压,阈值应设置于15 mmHg,而鉴别诊断射血分数保留的心力衰竭患者肺动脉高压,应将阈值设置在12~15 mmHg,这点对于接受利尿药治疗的患者尤为重要。

四、治疗

1.针对左心衰竭的治疗 根据2015年ESC/ERS肺动脉高压指南,心力衰竭合并肺动脉高压的治疗仍以治疗基础左心疾病、控制左心功能衰竭、降低左心充盈压为主。针对原有左心疾病,冠心病患者应考虑冠状动脉血运重建,心肌病患者应考虑ICD或心室再同步化治疗,心脏瓣膜疾病应考虑换瓣手术等;针对慢性左心衰竭应予以优化的药物治疗方案,包括血管紧张素转化酶抑制剂、β受体阻滞剂、醛固酮抑制剂等,并根据患者情况逐渐增加剂量,使药物剂量达到目标值。CHAMPION研究发现,降低肺动脉收缩压可降低射血分数降低的心力衰竭和射血分数保留的心力衰竭患者再入院率,但研究中发现肺动脉收缩压的降低主要归因于心力衰竭优化药物治疗而不是使用针对肺动脉高压的靶向药物;二尖瓣反流是导致PH-LHD最主要的原因,因此需尽早减少二尖瓣反流修复二尖瓣,从而阻断肺循环血流动力学改变,降低mPAP、PAWP提高心指数。二尖瓣修复可以有效降低肺动脉压、改善临床症状运动耐量、提高生活质量、降低再入院率;有研究表明吸氧可降低肺动脉高压患者的PVR,尽管缺乏大规模临床研究的证据支持,目前仍普遍推荐持续低流量吸氧以逆转低氧血症;终末期心功能不全并发肺动脉高压的患者可考虑行心脏移植或心肺联合移植手术。

2.肺动脉高压靶向药物治疗 肺动脉高压靶向药物用于治疗动脉性肺动脉高压已显示出较好的短期疗效,由于部分PH-LHD,特别是反应性肺动脉高压,与PAH存在相类似的肺动脉结构改变,使得靶向药物用于治疗PH-LHD成为一种可能。支持肺高压靶向药物治疗PH-LHD的证据包括使用前列腺素类、内皮素受体拮抗剂、5型磷酸二酯酶抑制剂及Rho激酶抑制剂等。大多数研究认为这些药物可以改善患者的血流动力学指标、提高运动耐量以及改善症状。

(1)前列环素:前列环素是一类强烈的肺血管扩张剂,早期研究发现它可以改善PH-LHD患者的血流动力学状态。使用依前列醇治疗严重充血性心力衰竭患者,可以降低患者PCWP及PVR,增加心排血量,降低外周循环阻力和增加肾素-血管紧张素-醛固酮活性。但是,在FIRST研究中发现,尽管依前列醇可以改善心力衰竭患者的血流动力学状态,但是相对于对照组,治疗组的患者有死亡率增加的趋势,因此这也导致该研究的提前终止。

(2)内皮素 1 受体拮抗剂:慢性心力衰竭患者内皮素系统激活,血浆内皮素水平和心力衰竭患者的血流动力学指标和症状密切相关,几项小型的临床研究发现使用内皮素 1 受体拮抗剂可以改善慢性心力衰竭患者急性期血流动力学状态。但是 ENABLE、EARTH、VERITRS 等大规模随机对照研究的结果均未能证实内皮素 1 受体拮抗剂能使 PH-LHD 患者长期获益。

(3)5 型磷酸二酯酶抑制剂:5 型磷酸二酯酶抑制剂通过增加细胞内环磷酸鸟苷水平促进一氧化氮合成,起到扩张肺血管的作用。慢性心功能不全患者给予西地那非治疗后可迅速降低 PVR 和肺动脉压,并可改善内皮依赖的肺血管扩张。研究表明 5 型磷酸二酯酶抑制剂在 PH-LHD 治疗中可能具有一定的前景。但是,在 2013 年进行的 RELAX 研究却得出相反的结果。RELAX 研究入选了 216 例 HFpEF 患者,给予西地那非治疗 24 周,研究者最终认为西地那非并不能改善 HFpEF 患者的运动耐量和临床结局。

(4)Rho 激酶抑制剂:Rho 激酶是一种较强的血管收缩介质,法舒地尔等 Rho 激酶抑制剂可以阻断 Rho 激酶活性。可以降低 mPAP,增加心脏指数,提高 PH-LHD 患者 6min 步行试验距离,明显改善临床症状。

虽然肺动脉高压靶向药物在动物实验和部分临床研究提示可能是一种治疗 PH-LHD 有效措施,但是其疗效及安全性目前仍存在争议。①给予 PH-LHD 患者肺血管扩张剂,理论上可提高左室充盈压,从而诱发肺水肿和加重左心失代偿;②既往关于靶向药物治疗 PH-LHD 临床研究没有区分被动性肺动脉高压和反应性肺动脉高压,不同类型 PH-LHD 患者对靶向药物治疗的效果可能不同;③绝大多数研究以运动耐量和血流动力学指标的改善作为观察终点,但这些指标的改善并不意味着生存率的提高。因此,基于目前的证据,指南对 PH-LHD 仍不推荐使用靶向药物治疗。

五、预后

年龄是心力衰竭相关性肺动脉高压预后的独立危险因子,年龄每增长 10 岁死亡风险增加 40%。心力衰竭病史时间、心功能分级、肺动脉收缩压、肾功能不全、肺部疾病等也与预后明确相关,病史越长,心功能越差,预后也越差。肺动脉收缩压每增加 10mmHg,死亡风险增加 28%,与被动性肺动脉高压相比,混合性肺动脉高压具有更严重的心力衰竭症状及更高的病死率;肾功能不全是心力衰竭相关性肺动脉高压患者预后的独立危险因素,急性心力衰竭引起的肺动脉高压患者肾小球滤过率每减低 10ml/min,6 个月内全因死亡的风险增加 30%;同时合并慢性肺部疾病的患者,其死亡的风险明显增高;贫血也往往预示心力衰竭相关性肺动脉高压患者预后不良。

六、总结与展望

对于左心功能衰竭的患者,肺动脉高压是一种常见并且严重影响预后的并发症,但在目前的临床工作中往往被忽视。肺动脉压力升高、肺血管阻力升高和右心功能障碍都是心力衰竭伴肺动脉高压的独立危险因素,通过右心导管检查进行分型对诊断和后续的规范治疗具有重要意义。利用靶向药物治疗改善肺动脉压力、肺血管阻力和右心功能在理论上可以改善患者的预后,目前治疗 PAH 有效的肺动脉高压靶向治疗药物也被初步应用于部分 PH-LHD 患者的治疗,但仍缺乏足够的循证医学研究支持,肺动脉高压靶向治疗药物对 PH-LHD 短期和长期治疗的价值有待于进一步研究。针对原发左心疾病的治疗和心力衰竭的治疗仍是首选治疗方案。今后的研究需进一步明确 PH-LHD 病程中肺动脉重构的机制,明确肺动脉高压靶向药物对 PH-LHD 的远期疗效及安全性。

参 考 文 献

Lala A,Pinney SP. 2016. Recognizing Pulmonary Hypertension and Right Ventricular Dysfunction in Heart Failure, Prog Cardiovasc Dis. ,58(4):416-424.

Rosenkranz S,Gibbs JS,Wachter R,et al. 2016. Left ventricular heart failure and pulmonary hypertension. Eur Heart J,37(12):942-954.

4. 2016 ESC 急慢性心力衰竭指南解读

广东省人民医院 陈文中 黎励文

2016 年 5 月 20 日，欧洲心脏病学会（European Society of Cardiology，ESC）发布了新版的《急、慢性心力衰竭诊断和治疗指南》（以下简称"新指南"）。该指南详细阐述了急、慢性心力衰竭诊断及治疗领域的最新视点，本文摘取新指南中有重要变动的内容介绍如下。

一、心力衰竭类型的改变

根据左心室射血分数（left ventricular ejection fraction，LVEF），将心力衰竭分成三种类型（表1）：射血分数降低心衰（heart failure with reduced ejection fraction，HFrEF）、射血分数中间范围心衰（heart fail-ure with midrange ejection fraction，HFmrEF）、射血分数保留心衰（heart failure with preserved ejection fraction，HFpEF）。首次提出了"射血分数中间范围心衰"这一概念，并提出了明确的诊断标准。既往指南认为在 HFrEF 和 HFpEF 之间存在一个灰区，这些患者 LVEF 范围在 40%～49%，这部分患者的特征处于 HFrEF 和 HFpEF 之间，但需要进一步研究以更好地描述这个人群，作为一个单独的组识别 HFmrEF，将有助于这组患者潜在的特征、病理生理和治疗的研究。目前认为 HFmrEF 患者很可能主要为轻度收缩功能不全，但有舒张功能不全的特点。

表 1 心力衰竭分型

心衰类型	HFrEF	HFmrET	HFpEF
1	症状±体征[a]	症状±体征[a]	症状±体征[a]
2	LVEF<40%	LVEF<40%～49%	LVEF>50%
3	—	1.利钠肽水平升高[b] 2.至少符合以下一条附加标准 a.相关的结构性心脏病［LVH 和（或）LAE］ b.舒张功能不全	1.利钠肽水平升高[b] 2.至少符合以下一条附加标准 a.相关的结构性心脏病［LVH 和（或）LAE］ b.舒张功能不全

a.心衰早期（尤其是 HFpEF）和用利尿治疗的患者可能没有体征；b.BNP>35pg/ml 和（或）NT-proBNP>125pg/ml
注：LVEF＝左室射血分数；LAE＝左心房扩大；LVH＝左心室肥大

二、非急性情况下心衰的诊断流程

在初级保健或门诊就诊的首次、非紧急出现症状和体征的患者，首先应根据患者的既往诊疗史（如 CAD、高血压、利尿剂的使用等）、症状（如端坐呼吸）、体征（如双侧水肿、颈静脉压升高、心尖搏动移位）和静息 ECG 来评估心衰的可能性。如果所有项目正常，不考虑心衰，反而需要考虑其他的诊断。当有至少一项异常时，如果可行，应当测定血浆利钠肽（2016ESC 指南新增），以检出需要超声心动图检查的患者（如果利钠肽水平高于排除域值或循环利钠肽水平不能评估，超声心动图检查是指征）。在非急性情况下的正常值上限切点为：B 型利钠肽（BNP）为 35 pg/ml，N 末端 B 型利钠肽前体（NT-proBNP）为 125 pg/ml；上述切点阴性预测值高（0.94～0.98），但阳性预测值低，为 0.44～0.57。因此，推荐使用利钠肽来排除心衰，但不用来确诊。

三、强调急性心力衰竭的早期治疗价值

对于急性冠脉综合征（ACS）治疗，"时间就是心

肌"的观念早已深入人心。随着急性心衰（AHF）相关研究逐渐增多，AHF 也必须考虑早期治疗。识别和管理、紧急治疗和（或）纠正平行、共存的危及生命的临床情况和（或）诱因，迫在眉睫。AHF 诊断的初步检查是排除引起患者症状和体征的其他原因（即肺部感染、严重贫血、急性肾衰竭）。一旦确诊 AHF，选择进一步处理前，必须进行临床评估。初步诊断应当建立在详细的系统病史评估、既往心血管病史和潜在的心脏和非心脏诱因、充血和（或）低灌注体征和（或）症状的评估，并通过另外一些相关检查如 ECG、X 线胸片、实验室评估（特异性生物学标志物）和超声心动图来进一步证实。对于 AHF 患者，早期启动基于临床症状的治疗（与相关检查一起）至关重要。对于首发 AHF，所有患者和不明确心脏功能的患者，需要早做超声心动图检查（如果条件具备，最好在入院 48h 内完成）。如有超小型（袖珍型）超声心动图，可作为首选。

临床医生在实践中应该识别存在并发症高风险的患者，并创建个体化的诊疗路径，以特定目标直接进行管理。在大多数情况下，患者表现为收缩压正常（90~140 mmHg）或收缩压升高（≥140 mmHg；高血压性 AHF）心衰。全部患者中只有 5%~8% 表现为低收缩压（即<90mmHg；低血压性 AHF），这与预后不良相关，特别是同时存在低灌注时。临床上，根据是否存在充血（如果存在为"湿"、没有为"干"）或低灌注（如果存在"冷"，没有为"温"）：温和湿（灌注良好和充血）——最常见；冷和湿（低灌注和充血）；冷和干（低灌注无充血）；温和干（已代偿，灌注良好无充血）。并由此分类采取相应初始治疗措施以及判断预后。

四、血管紧张素受体脑啡肽酶抑制剂在 HFrEF 中使用推荐

血管紧张素受体脑啡肽酶抑制剂（ARNI）是一类作用于 RAAS 和中性肽链内切酶的新型药物。该类中的第一个药物是 LCZ696，它是缬沙坦基团和沙库巴曲（脑啡肽酶抑制剂）相结合的单一物质分子。该药通过抑制脑啡肽酶，从而使利钠肽、缓激肽和其他肽类的降解被延缓。而高浓度的 ANP 和 BNP，可以通过与利钠肽受体结合和 cGMP 生成增多而发挥生理作用，从而增强利尿、尿钠排泄、心肌松弛和抗心肌重构 ANP 和 BNP 还抑制肾素和醛固酮分泌。选择性血管紧张素 1-型受体阻滞可减轻血管收缩、钠水潴留和心肌肥厚。

PARADIGM-HF 研究，比较了沙库巴曲和（或）缬沙坦与 ACEI（依那普利）对 HErEF 患者发病率和死亡率的影响。结果表明，沙库巴曲和（或）缬沙坦（97/103 mg b.i.d.）在降低心衰恶化住院、心血管死亡和全因死亡方面，优于 ACEI（依那普利 10 mg b.i.

d.）。但与此同时，在沙库巴曲和（或）缬沙坦组中症状性低血压更常见（在年龄≥75 岁的患者中，沙库巴曲和（或）缬沙坦组为 18%，而依那普利组为 12%），尽管停药率没有因此增高。此外，ACEI（ARB）与沙库巴曲和（或）缬沙坦联合治疗是禁忌的。为了减少由于重叠使用 ACEI 和脑啡肽酶抑制剂引起的血管性水肿的风险，在启动沙库巴曲和（或）缬沙坦之前，应停用 ACEI 至少 36h。

由于该药仍有待进一步临床研究，因此目前新指南只根据 PARADIGM-HF 试验结果，推荐在不卧床、有症状、LVEF≤40%（在研究期间改变到≤35%）、利钠肽水平升高（BNP≥150pg/ml 或 NT-proBNP≥600pg/ml，或在既往 12 个月内因心衰住院，BNP≥100 pg/ml 或 NT-proBNP≥400 pg/ml）、eGFR≥30ml/（min·1.73m²）、在洗脱期间，能耐受用依那普利（10mg b.i.d.）和沙库巴曲和（或）缬沙坦（97/103 mg b.i.d.）单独治疗期的患者中使用沙库巴曲和（或）缬沙坦。此外，该药物的长期安全性尚需解决。

五、伊伐布雷定的推荐使用

伊伐布雷定通过抑制窦房结中的 If 通道而减慢心率，因此，只应用于窦性心律的患者。新指南推荐，对于既往 12 个月内因心衰住过院、正在接受循证剂量（或最大耐受剂量）的 β 受体阻滞剂、ACEI（或 ARB）和 MRA 治疗、LVEF≤35%、窦性心律，心率≥70/min，有症状的 HFrEF 患者，伊伐布雷定可降低死亡和心衰住院联合终点。欧洲药品管理局（EMA）批准，在欧洲伊伐布雷定可用于 LVEF≤35%、窦性心律，心率≥75/min 的 HFrEF 患者，因为根据 EMA 提请的一个回顾性亚组分析，伊伐布雷定可为这部分患者带来生存率获益。

六、CRT 适应证的改变

CRT 治疗经过适当选择的患者，能改善心脏功能，缓解症状，提高生活质量，降低死亡率，对于中重度心力衰竭患者来说，CRT 的功效 2/3 是提高生活质量、1/3 是延长寿命）。与 2012 年指南相比，新指南对 CRT 适应证进行了修改：①对于优化药物治疗下 LVEF≤35% 的症状性心力衰竭患者，窦性心律，QRS 时限≥130ms，QRS 波呈左束支传导阻滞图形，建议置入 CRT 以改善症状、降低心力衰竭发生率和死亡率（I 类推荐，B 级证据；QRS 时限≥150ms 为 A 级证据）；②对于优化药物治疗后仍有症状的窦性心律患者，QRS 间期≥150ms，QRS 波呈非左束支传导阻滞图形，LVEF≤35，可以考虑使用 CRT 以改善症状并降低发病率和死亡率（Ⅱa 类推荐，B 级证据；对于 QRS 波间期≥130ms，Ⅱb 类推荐）；③对 HFrEF 患者，无论

分级如何,若存在心室起搏适应证和高度房室传导阻滞,推荐 CRT 而不是右心室起搏(包括心房颤动患者),(Ⅰ类推荐);④对于优化药物治疗后 LVEF≤35,QRS 波群宽度≥130ms,NYHA Ⅲ级或Ⅳ级患者可考虑置入 CRT,如果是心房颤动患者,应采取相应的措施保证双心室起搏或预期患者将恢复窦律(Ⅱa,B);⑤QRS 波群宽度<130ms 是置入 CRT 的禁忌证。

七、推荐在症状出现前预防和延缓临床心衰的发展

相当多的证据表明,通过改变心衰危险因素或治疗无症状左室收缩功能不全,可以延缓或预防心衰的发生。对于这部分患者,新版指南对部分常用心血管药物以及对危险因素及生活方式的干预进行了推荐,旨在通过这些途径预防和延缓明显心衰的发展。例如,很多研究表明控制高血压可延缓心衰的发作,有些研究还表明降压治疗可延长寿命。不同的降压药(利尿剂、ACEI、ARB、β 受体阻滞剂)都是有效的,特别是对老年人,无论有无心肌梗死史,随着对高血压非糖尿病患者的最佳目标血压的持续讨论,最近的 SPRINT 研究已经表明,对老年高血压患者(≥75 岁)或高危高血压患者,将血压降到更低的目标(SBP<120 mmHg vs<140 mmHg),可降低心血管病、死亡和心衰住院风险。其他具体推荐见表2。

表 2 推荐在症状出现前和延缓临床心衰

推　　荐	推荐类别	证据水平
为了预防或延缓心衰的发作和延长寿命推荐治疗高血压	Ⅰ	A
对于有 CAD 或存在 CAD 高风险的患者,无论其是否存在左室收缩功能不全,为了预防或延缓心衰的发作和延长寿命,推荐用他汀治疗	Ⅰ	A
对于吸烟或过量饮酒的人,为了预防或延缓心衰的发作,推荐戒烟咨询和治疗,减少酒精摄入量	Ⅰ	C
为了预防或延缓心衰的发作,应考虑治疗其他的心衰危险因素(如肥胖、血糖异常)	Ⅱa	C
为了预防或延缓心衰的发作和延长寿命,应考虑用思格列净治疗 2 型糖尿病	Ⅱa	B
推荐用 ACEI 治疗无症状性左心室收缩功能不全并心肌梗死病史的患者,以预防或延缓心衰的发作和延长寿命	Ⅰ	A
推荐用 ACEI 治疗没有心肌梗死病史、存在无症状性左室收缩功能不全的患者,以预防或延缓心衰的发作	Ⅰ	B
对于稳定性 CAD 患者,即使没有左室收缩功能不全,应考虑用 ACEI 治疗,以预防或延缓心衰的发作	Ⅱa	A
推荐用 β 受体阻滞剂治疗无症状性左室收缩功能不全并心肌梗死病史的患者,以预防或延缓心衰的发作和延长寿命	Ⅰ	B
为了预防猝死和延长寿命,对如下患者推荐用 ICD: ①急性心肌梗死后至少 40d,缺血性的无症状左室收缩功能不全(LVEF<30%) ②接受了优化的药物治疗,非缺血性、无症状性扩张型心肌病(LVEF≤30%)	Ⅰ	B

八、多学科团队管理心衰

心衰患者的管理目标是提供一个"无缝的"医疗保健体系,这个体系包括贯穿医疗保健全程的社会和医院。心衰患者的医疗保健标准预期应由 ESC 的 HFA 出版。为了达到这个目标,其他服务如心脏康复和姑息治疗,必须整合到心衰患者总体条款中。其中重要的是多学科管理方案的设计,这些方案成功的关键是,协调心衰保健的连续性和医疗保健系统内,由各种服务提供的整个医疗保健的链条。除了心衰从业人(主要是心血管病专家、心力衰竭护士和全科医生)之外,新版指南更是将其他专家包括药剂师、营养师、理疗师、心理学家、姑息治疗提供者和社会工作者纳入到多学科团队中来,上述人员之间的密切协作,可以通过患者教育、药物治疗的优化、心理支持和提高医疗保健的使用,进行结构式随访,来改善预后(表 3),从而降低患者出院后的心衰住院率和死亡率。

表 3　多学科团队管理心衰

特性	应当采用多学科的方法(心脏病专家、初级保健医生、护士、药剂师、理疗师、营养师、社会工作者、外科医师、心理学专家等)
组成成分	应当针对高危有症状的患者
	应当包括主管和受过专业教育的员工
	优化药物和装置管理
	充分的患者教育,特别强调依从性和自我保健
	患者参与症状监测和利尿剂使用
	出院后随访[定期临床和(或)基于家庭的访视,如可能给予电话支持或远程监测]
	增加医疗保健联系(通过面对面随访和电话联系,如可能通过远程监测)
	失代偿发作时促进就医
	对体重、营养状态、功能状态、生活质量或实验室所见不明原因的变化进行评估(并采取相应的干预)
	获得先进的治疗选择
	对患者及其家人和(或)看护者提供心理支持

参 考 文 献

Lam CSP,Solomon SD. 2014. The middle child in heart failure：heart failure with mid-range ejection fraction (40%～50%). Eur J Heart Fail,16：1049-1055.

Maisel A,Mueller C,Adams K,Anker SD,Aspromonte N,Cleland JGF,Cohen-Solal A,Dahlstrom U,DeMaria A,DiSomma S,Filippatos GS,Fonarow GC,Jourdain P,Komajda M,Liu PP,McDonagh T,McDonald K,Mebazaa A,Nieminen MS,Peacock WF,Tubaro M,Valle R,Vanderhyden M,Yancy CW,Zannad F,Braunwald E. 2008. State of the art：using natriuretic peptide levels in clinical practice. Eur J Heart Fail,10：824-839.

McMurray JJ V,Adamopoulos S,Anker SD,Auricchio A,et al. 2012. ESC Guidelines for the diagnosis and treatment of acute and chronic heart failure 2012：The Task Force for the Diagnosis and Treatment of Acute and Chronic Heart Failure 2012 of the European Society of Cardiology. Developed in collaboration with the Heart. Eur J Heart Fail,14：803-869.

Ponikowskip,VoorsAA,AnkerSD,et al. 2016. 2016 ESC Guidelines for the diagnosis and treatment of acute and chronic heart failure：The Task Force for the diagnosis and treatment of acute and chronic heart failure of the European Sociey of Cardiology(ESC)Developed with the special contribution of the Heart Failure Association(HFA)of the ESC[J]. Eur Heart J,5：20-128.

5. 心力衰竭时的限盐证据

福建省立医院　郭延松　杨清勇

一、概述

一些饮食指南、健康机构和政府政策推荐全民限钠为预防高血压及其如心衰等并发症。当前欧洲心脏病学会(ESC)和美国心脏病学会(ACC/AHA)心衰指南推荐在心衰患者中限钠。然而,这个推荐是基于专家意见(证据水平 C),导致在应用上大相径庭和主张饮食限盐者中缺乏共识。

虽然关于心血管护理的药理学和技术有了长足的进步,但是心衰仍然是入院和再入院的最常见原因。虽然随着广泛的制药设备和如心脏再同步治疗设备的可用性,但身体锻炼和饮食限水限盐仍然是心衰管理中的基本措施,并被近来所有心衰指南中推荐。在 2013 年 ACCF/AHA 指南中推荐心衰 A 和 B 阶段患者限钠 1.5g/d,而心衰 C 和 D 阶段建议限盐小于 3g/d,远低于一个普通美国人饮食中含量(约 3.7g/d)。然而这个盐摄入大量减少的推荐在心衰患者中仍然是个未解决的争议。为了评估当前在心衰患者中推荐饮食限盐证据水平的强度,本文着重探讨这些推荐的安全性和有效性。

二、心衰的病理生理学

心衰被定义为由于心肌结构和(或)功能缺失,充盈能力下降(舒张性心衰)和(或)射血能力降低(收缩性心衰),导致心排血量(CO)的减少。心脏结构损伤(如扩张型心肌病)或功能性损伤(如在心肌梗死中)被视为质变(指示)事件。在质变(指示)事情前,虽然心脏泵能力进行性下降,但由于丰富的代偿机制(主要通过心脏和机体系统中神经-体液系统激活的精心调控),患者早期大部分无明显症状。心排血量的下降以及其后的有效循环容量的减少导致位于左心室、主动脉弓和颈动脉窦压力感受器负荷降低,其结果导致副交感神经输出缺失、交感神经放电增加和精氨酸加压素(AVP,抗利尿激素)非渗透性分泌量上升。交感神经系统(SNS)的激活减少肾血流量,引起钠转运减少,肾脏致密斑感受器兴奋,导致球旁细胞肾素释放,激活肾素-血管紧张素-醛固酮系统(RAAS)。在 RAAS 和 AVP 强大的血管收缩下增加肾脏集合管的渗透性,导致水和盐的重吸收增加。另一方面,在心衰利钠肽系统,它可以调节如血管紧张素 II 和 AVP 等多肽的作用,但由于肾小管利钠肽受体的下调和利钠肽肽链酶的降解作用使利钠肽的不当裂解和效能的减弱,利钠肽变得不足抵消神经激素激活的不利作用。所以,在面对心衰上即使这些代偿机制尝试保持内环境稳态,但它们最终通过如心脏重构和过度水分潴留(易发生低钠血症、肺水肿和增加发病率和死亡率)等不同机制导致器官损害。

三、饮食限钠:当前实践和证据

美国心力衰竭学会临床实践指南强调:"饮食限钠(2～3g/d)对有临床综合征的左心室射血分数保留或减少的心衰患者是推荐的。更严格限制(<2g/d)在中度到严重心衰中可以考虑(证据强度 C)"。在本节中,我们将探讨在心衰患者中减少钠摄入增加发病率和(或)死亡率和饮食限钠的推荐源自哪里。

在一般人群中限盐的概念(为防止高血压和高血压导致心衰的发生)和相关并发症来源于著名的观察性横断面研究 INTERSALT。在 52 个 INTERSALT 中心中,24h 尿钠排泄量中位数在 0.2～242.1mmol。在对血压和食盐摄入(通过 24h 尿钠排泄量估算)的相关性研究(已对性别和年龄调整)发现,其中 39 个中心呈正相关(15 个显著相关)和 14 个中心负相关(2 个显著相关)。在血压中位数及高血压患病率与钠排泄中位数相关性分析中,发现排除 4 个低钠值人群后所有 52 个中心呈正相关。另一份 1499 个样本量的前瞻性研究中,通过 6 年随访他们血压和尿钠排泄测量值,发现收缩压平均值每年上升 0.37mmHg 和舒张压平均值上升 0.47mmHg,但 24h 尿钠排泄平均值并没有随时间变化。然而对个别参与者进行多变量调整分析发现,24h 尿钠排泄量每增加 100mmol 与收缩压增加 1.71mmHg 显著相关,但不伴随舒张压改变。综上告诉我们,钠摄入似乎与血压不平行。

如前所述,在心衰中心排血量和肾灌注不足导致 RAAS 激活引起水钠潴留,这可能会导致或加重心衰充血症状。在这方面,由于水被认为伴随着盐(摄入更多盐导致口渴和液体潴留增加),心衰患者低盐饮食的推荐似乎具有说服力。然而实验证据表明,在没有限钠的受试者中,没有增加机体液体总量下钠的摄入会扩大血管内的容积(液体通过从间质转移到血管)。在一项 24 个患者(12 个代偿性心衰和 12 个对照)随机分成 1 周低钠饮食组（70mmol/d 即 1 575mg/d）和 1 周高钠组（250mmol/d 即 5 625mg/d）研究中，高钠组血浆容量增加了 9%，心脏指数增加 14%，每搏排血量指数增加 21%，总外周阻力增加 10%。所以在药物治疗的代偿性心衰患者中高钠摄入不会导致过量水钠潴留，心衰患者中高钠摄入引起心脏状况的改善不建议限钠治疗。Lennie 等研究表明对 NYHA 分级Ⅲ和Ⅳ级患者饮食限钠 3g/d 是适宜的，但对 NYHA 分级Ⅰ和Ⅱ级患者是不利的，24h 尿钠≥3 g 的无事件生存率风险比 HR，NYHA 分级Ⅰ和Ⅱ级是 0.44（95% CI=0.20～0.97）；NYHA 分级Ⅲ和Ⅳ级是 2.54（95% CI=1.10～5.84）。一项包含 58 份研究的荟萃分析显示在正常血压个体中限钠平均动脉压仅下降 0.6mmHg，而在高血压患者中下降 3mmHg。但是这个血压的小水平降低需要与 SNS 和 RAAS 激活带来的后续效应权衡利弊。最近由 Adler 等撰写的 Cochrane 综述表明限盐对在正常血压和高血压个体中心血管疾病发病率和死亡率上没有任何益处。PURE 调查显示钠摄入在 3～6g/d 比不在此范围的摄钠水平更与心血管事件低发生率相关。这些数据挑战了在低钠摄入和血压间为减少不良临床事件的外推法。所以，单纯血压减少不足于在普通人群中推荐饮食限盐，而来预防高血压和后续相关病理生理学结局（如心衰）。

四、饮食限盐和心血管事件

（一）饮食限钠的意外后果

46 年来（1957～2003 年）美国进行的 38 项研究中发现尿钠排泄量缺乏变化。一份 14 年随访研究表明在老年住院心衰患者中更低血清钠水平（<135mmol/L）是预测更短生存时间的独立变量（HR 1.67；95% CI，1.19～2.32）。在未经选择的组患者的其他数据中，非透析依赖性慢性肾病、充血性心力衰竭、心血管疾病或肝病也支持这个意见。所以在这些患者中限钠可能使临床状况恶化而并非改善。

在两项早期高血压治疗试验的一份受试者回顾性分析中发现一种关于钠摄入量和心血管病预后的"J"形关系，其钠摄入量在 4.0～5.99g/d 风险最低，而小于或大于这个范围将使风险增加。Graudal 等调查了暴露在不同饮食钠水平人群的全因死亡率（ACM）和心血管病（CVD）事件发生率，发现普通钠摄入量（2.6g～5g/d）的 ACM 和 CVD 事件风险较低钠摄入量（<2.6g/d）减少（ACM：HR=0.91,95% CI；CVDE：HR=0.90,95% CI）；并且高钠摄入量的 ACM 和 CVD 事件风险较普通钠摄入量增加（ACM：HR=1.16,95% CI；CVDE：HR=1.12,95% CI）。因此，在钠摄入量和健康预后间存在一个 U 形曲线。这个可能由于较高和较低钠摄入量两者激活 RAAS 和 SNS。

心衰患者限钠可能有相似的增加风险。实际上，在 50 个轻到中度心衰门诊患者中低钠饮食（2g/d）较 6g/d 被发现能增加血浆去甲肾上腺素和血清醛固酮水平，并且与心衰进展相关。

限盐导致 SNS 强度和心率的增加，这个需要权衡下相当低水平血压减少。这通常会导致心率和平均动脉压净增加，最终导致左心室和全身动脉负荷增加。重要的是，心率的增加导致心肌耗氧量增加，使心衰有不利进展。一项研究表明在链佐星诱导的糖尿病小鼠中，1 型糖尿病者低钠摄入量很可能通过激活 RAAS 加速动脉粥样硬化斑块形成和增加心血管病死亡率。另一项载脂蛋白 E 敲除的小鼠研究中表明，6 周低盐饮食（包含 0.03% 钠）较接受包含 0.3% 钠饮食的小鼠增加 4 倍斑块蓄积。再次发现低盐摄入与 RAAS 激活的联系，增加血管黏附分子、炎症细胞因子的表达和增强血管内白细胞的黏附力。低盐摄入也能减少缓激肽和增加血管紧张素Ⅰ和血管紧张素Ⅱ。所以，低盐摄入可能减弱内皮功能或增加内皮细胞凋亡由于缓激肽实际上可以产生内皮 NO。在另一方面，因为缓激肽在激肽系统处于关键地位（比如具有纤维蛋白溶解作用），所以低钠摄入可能增加血栓形成倾向和心血管病发病率。所有这些因素增加心肌梗死的风险，它是心衰的主导病因。

（二）低钠血症：心衰的致死因子

进展性低钠血症对心衰患者是高风险的，它是住院心衰患者中最常见的电解质紊乱。心衰中多种机制协调促进低钠血症的发展。①心排血量的减少导致肾血流和肾小球滤过率的下降。这个导致在近端小管水钠重吸收的增加（为了代偿肾血流灌注）。肾血流减少也导致远端小管和集合管水钠转运的减少。所以肾脏排泄稀释尿液能力受损。②心衰激活 SNS 和 RAAS 也增加 AVP 的分泌，从而导致增强钠吸收和水分优先潴留。③进展性心衰的低钠血症患者经常有血浆 AVP 不适当的难于降低的升高，甚至急性水中毒。④心衰标准用药包含利尿剂，其常导致低钠血症。饮食限钠可能促进低钠血症发生发展，这本身是预后不良的有力指标，并且与更长住院天数和再入院率增加相关。研究表明纠正低钠血症与更好的预后相关。在一份招募 1000 名慢性心衰的患者研究中，血钠水平范围 140～145 mmol/l 的病死率是最低的，而大于或小于这个范围病死率增加。

（三）盐成分不仅仅有钠

在血浆渗透压、血压和心血管事件的调节下，我们重视钠但是氯仍然是一个被忽视且研究较少的电解质。然而盐成分不仅仅只有钠组成。两项研究已经表明较更高氯水平，低氯（血清浓度≤100 mmol/L）是全因和心血管病死亡率的独立预测因子。此外,血清氯每增加 1 mmol/L 与全因死亡率降低 1.5% 相关(HR=0.985,95% CI=0.98~0.99)。虽然血清低氯如何增加病死率的争论仍然难于理解,但潜在的理解包括动脉粥样硬化的扩散、致心律失常病灶的产生和RAAS 激活的增加。

五、正常钠饮食和心衰患者的预后

在收缩性心衰患者中,较低钠饮食保持正常钠饮食已经显示可以预防 RAAS 激活和心衰的进展。一项 2642 位老年人(年龄范围:71-80 岁)10 年随访的前瞻性队列研究数据显示:较接受<1.5g/d 低钠组(33.8%)和>2.3g/d 高钠组(35.2%),接受 1.5~2.3g/d 钠组(30.7%)的 10 年心血管病死率没有明显降低。即使在调整模型中,较 1.5~2.3g/d 钠组,钠摄入量大于 2.3g/d 组病死率没有显著更高(HR:1.15;95% CI,0.99~1.35;$P=0.07$)。

正常钠饮食已经显示可以提高收缩性心衰肾血流量。肾血流的改善促进肾脏被更好灌注和后续肾小球滤过率提高,它促进襻利尿剂更好地接近作用位点。在多个随机对照试验中已证实,较低钠饮食(钠约1.8g/d),正常钠饮食(钠约 2.8g/d)可以减少醛固酮、肾素、去甲肾上腺素、脑钠肽、血浆肾素活性、血管紧张

素Ⅱ、IL-6 和 TNF-α 水平。此外,正常钠饮食可能有助于防止代偿性 RAAS 的激活因为襻利尿剂和限水摄入,从而改善心脏功能。

尽管心衰被认为是液体过负荷状态,但当这些患者被置于襻利尿剂和有限的液体摄入量下,会发生细胞外容量消耗状态如机体水合状态的减少。在急性代偿性和失代偿收缩性心衰患者中,相较于低钠饮食,正常钠饮食被证实可增加血清钠水平、水合状态(通过改善细胞外容量消耗)和降低再入院率。多个试验表明,低钠饮食心衰发病率和入院率大约是正常钠饮食的 2 倍。当然在任何一个研究都存在局限性。这些试验来源于同一研究者,他们使用了相当大剂量的襻利尿剂,这些结果可能不适用于收缩性心衰人群。另外,这些研究可靠性已经被质疑,所以在心衰患者中应该进行更进一步的随机试验。尽管当前仍有争议,但上述研究清楚地表明在心衰患者推荐限钠之前需要更多证据。

六、饮食限盐利与弊

考虑到证据的可用性和权衡利弊,在普通人群(为降低高血压和继发心衰的风险)和确诊心衰患者中推荐低盐摄入是受质疑的。钠的摄入量应该个体化,需进一步研究来澄清这个重要的争议(表1)。

表 1　在心衰患者中饮食限盐利与弊

弊	利
可能增加低钠血症风险(导致住院、恶化和过早死亡)	可能缓解气促和改善水肿
激活 RAAS	可能降低血压
激活 SNS	可能改善 NYHA 功能分级
可能使肾功能恶化	
可能增加炎症细胞因子	
可能增加心率	
可能恶化心排血量、心脏指数和外周血管阻力	

参 考 文 献

Dickstein K,Cohen-Solal A,Filippatos G,et al. 2008. ESC guidelines for the diagnosis and treatment of acute and chronic heart failure 2008:the Task Force for the diagnosis and treatment of acute and chronic heart failure 2008 of the European Society of Cardiology. Developed in collaboration with the Heart Failure Association of the ESC (HFA)and endorsed by the European Society of Intensive Care Medicine(ESICM). Eur J Heart Fail,10:933-989.

Heidenreich PA,Albert NM,Allen LA,et al. 2013. Forecasting the impact of heart failure in the United States:a policy statement from the American Heart Association. Circ Heart Failure,6:606-619.

6. 容量负荷与充血性心力衰竭

广东省人民医院　黄道政　覃铁和

一、概述

液体管理既是重症医学的永恒主题,也是充血性心力衰竭(congestion heart failure,CHF)诊疗过程中必须面对的重要课题。容量状态和容量反应性评估既是制定重症患者液体管理策略、也是处理 CHF 的重要依据。在心血管重症领域,液体管理策略仍然是 CHF 患者的基本问题。CHF 病理生理学变化极其复杂,血流动力学异常往往累及多系统多器官,加之与 CHF 密切相关的血管内容量与组织液之间又是一个相互作用、动态平衡的过程。因此,对 CHF 患者容量过负荷的认识仅仅停留在血管内容量过负荷是片面的,CHF状态下机体体液的重新分布在 CHF 病情进程中扮演更重要角色。此外,CHF 状态下,不同器官的容量状况各异,甚至截然相反。例如,肺水肿发生的同时,肾脏等脏器的血流灌注往往是不足的,即肾脏经常处于缺血状态。因此,CHF 的诊疗过程必须强化 CHF 病理生理改变的全面认识。重症医学领域的患者经常存在感染的因素,相比单纯充血性心力衰竭的患者,容量的评估和管理更加复杂。把握 CHF 的病理生理状态、结合床旁各种监测手段(如脉搏指示剂连续心排监测,PiCCO,超声等)是临床上使用利尿剂和(或)血液净化等方法,以改善和(或)维持 CHF 患者的器官灌注与功能、保持恰当的血管内容量、实现 CHF 患者个体化评估与治疗的重要前提。

CHF 既涉及心脏本身的因素,也受到心脏外器官、组织、神经系统等多方面的相互影响。多种因素的综合作用,影响各系统器官的功能并最终通过体液的变化决定 CHF 的病理进程以及诊疗的效果。故理解并把握这些复杂的病理生理变化是处置 CHF 的关键所在。

CHF 的评估和处理的重要环节之一是液体的管理。人体内的液体称为体液(body fluid)。正常成年人的体液量约占体重的 60%,其中约 2/3 分布于细胞内,称为细胞内液(intracellular fluid,ICF);其余约 1/3 分布于细胞外,称为细胞外液(extracellular fluid,ECF)。细胞外液是细胞直接接触和赖以生存的环境,故又称为机体的内环境(internal environment)。细胞外液约 3/4 分布于细胞间隙内,称为组织间液(interstitial fluid,ISF)或组织液(tissue fluid);其余约 1/4 在血管中不断地循环流动,即为血浆(plasma)。此外,还有少量的淋巴液和脑脊液等。正常情况下,组织液和血浆在毛细血管壁侧相互交换成分,处于动态平衡状态,因此,两者均属于功能性 ECF。正常情况下,组织间液中有极少的一部分分布于一些密闭的腔隙(如关节囊、颅腔、胸膜腔和腹膜腔等)中,但功能上却不再与组织液和血浆有直接的联系,故称这部分被隔绝的体液为第三间隙液,所在的区域即为第三间隙。体液的流动和分布与心功能密切相关,体液的量及其内在成分、酸碱状态等与 CHF 也有密切的相互关系。

正常情况下,动脉血管内血容量(blood volume,BV)仅仅占总 BV 的 30%～40%;收缩性心衰患者动脉血管内 BV 占总 BV 的比例更低,即有效循环容量明显不足,需要更多液体负荷以维持有效的组织灌注。病变早期机体可以通过代偿机制维持有效的循环血容量;但随着时间的推移,各种机制作用的结果最后导致血管内容量和组织液病理性增加、液体过负荷和器官充血水肿,这些病理变化对机体产生不利影响,形成恶性循环。容量过负荷将导致中心静脉压(CVP)增高,并使受累的系统器官出现相应的症状和体征。容量过负荷、器官充血一般是一个缓慢的过程,早期可能没有明显的症状和体征,但是一旦发展至慢性 CHF 阶段,患者血管内容量必定处于过负荷状态,而且,此时组织液增加的量通常超出临床的评估。

另有研究显示,组织液库(interstitial fluid compartment)中的液体可以透过特定的机制发挥维持正常血管内容量的作用。人体总 BV 通常占体重的 6%～7%,BV 占机体体液 11%～12%。众所周知,足够的 BV 是维持正常器官灌注的重要保证;CHF 等各种原因引起的血管内血容量变化,可导致毛细血管静水压和胶体渗透压变化,促使组织液通过毛细血管与组织交换成分的形式对 PV 进行补充,最终使组织液和血管内液体重新分布。通常所说的 Starling 力在血管内和组织间的液体移动中起决定作用。伴有心排血量(CO)降低的 CHF 患者常常出现毛细血管静水压下降,为了维持足够的 BV 并保持正常的器官灌注,部分组织液将通过毛细血管代偿性转化为血管内容量。因此,组织液库在 CHF 患者 PV 代偿性增加过程中发挥着储备库的作用。但是,由于存在个体差异及许多混杂因素(包括收缩压、毛细血管通透性、淋巴回流、神经内分泌激活和基础肾功能等)存在,组织液库影响 PV 代偿性增加的程度各异,在缺乏定量容量评估方法的情况下,这种 PV 代偿机制究竟对机体是好是坏难以一概而论。非 HF 患者在失血时 PV 代偿性增加以维持有效的 BV,对维持正常生命体征稳定是有利的;但是 HF 患者由于 CO 下降导致 PV 代偿性增加,从长远来看将对患者产生不利影响。

组织液库容量的增加或减少与 PV 变化密切相关,且两者变化呈线性关系。有研究显示,在未经治疗的症状性 HF 患者(LVEF 31% ±4%),使用指示剂热稀释法定量容量状态,结果显示肺部组织间液和血管内容量均超过正常范围 33%～35%。肾脏的水钠潴留效应是造成上述结果的原因之一。组织液和血管内容量代偿性增加幅度与 NYHA 心功能分级的严重程度相关,心功能不全患者和纽约分级Ⅳ级的患者血容量较正常血容量增加幅度分别为 20% 和 55%。容量扩张的变异程度和利尿效果与收缩压、血浆蛋白浓度、基础肾功能、神经内分泌激活程度、治疗方案和血管扩张剂应用等相关。另一个容易被忽略的因素就是组织液库储存液体的容量大小或可扩张性。通常情况下,间质属于低顺应性组织,容量扩张性差,组织液增加时势必造成组织间压力相应增加,从而导致 PV 相应增加。慢性 HF 患者,间质的顺应性有所增加,导致间质储存组织液的能力有所提升,容易出现组织水肿、器官功能障碍(如消化道功能)等情况。有研究显示,即使不存在容量过负荷的临床表现,如外周肢体水肿或气促等,通过某些措施以减少组织液的累积、控制慢性 HF 患者 BV 过负荷状况,效果也常强差人意。Seymour 等进行的一项研究显示,通过对持续性容量过负荷患者进行利尿处理,并通过监测发现减少血管内容量 1.2L 或约 25% 的机体血容量时,虽然机体平均减少的体液重量可能达到约 12.7L,但是监测数据显示血管外容量仍然高于正常值 50% 以上。

正常情况下,组织间液库的容量是血管内容量的 3～4 倍,且组织间液库容量是影响血管内容量的直接决定因素。慢性 HF 患者由于有效循环血量减少和收缩压下降等因素引起毛细血管静水压下降,后者是导致组织液向血管内重新分布的重要因素。当然,CHF 患者亦存在毛细血管渗透性和血浆胶体渗透压下降等促进液体从血管内向组织间隙分布的因素。组织液净累积量通过增加组织张力,进而促进血管内 PV 代偿性增加。血管内 PV 属于功能性细胞外液,且受组织间液库影响;而正常的血浆蛋白浓度亦是维持血管内容量的重要因素。收缩性 HF 可引起组织液显著增加,后者增加的幅度与组织间隙顺应性有关。研究显示,CHF 患者组织间隙顺应性是正常人的 3～4 倍,这样的间质容量状态是利尿治疗效果不佳的重要影响因素,且顽固性的容量过负荷还将随着 HF 的进程而进展。

随着组织液库的容积增加,血管内容量容积亦相应增加。组织液库可以在心肌损伤后的几个月甚至几年内扩张,扩张的程度取决于组织液库容量大小。血管内容量过负荷的发生是 HF 血流动力学异常和出现充血性心力衰竭临床表现的病理生理学基础。

Miller 等认为血管内容量过负荷、机体液体累积和重新分布是急性或慢性 HF 患者病情进展的主要形成机制,但其部分观点仍然存在争议。也有学者认为静脉血管容积增加以及内脏血管血液重新分布是急性或慢性 CHF 事件的形成机制。机体液体重新分布受到多种因素影响,例如创伤、心肌缺血、高血压急症、治疗方案更改、肾功能恶化和交感神经兴奋等因素均可导致大量血管床开放,大量的外周或内脏静脉血将通过液体重新分布形式进入心肺循环血管内,使原本已经存在血管内容量过负荷的 CHR 患者病情恶化。液体重新分布还包括液体通过组织液库转移至血管内引起中心静脉压和心室充盈压增高,进一步引起液体渗漏至肺泡间质或实质,最终导致气促等心衰状态出现或加重。有研究显示,CHF 患者在无体重变化的前提下,渗漏至肺部的液体量可高达 1L,此时血管扩张剂的使用或许比单纯利尿处理更加合适。

研究显示,慢性 CHF 患者常合并红细胞增多症。但 CHF 患者 PV 过负荷时,血液常存在稀释,红细胞代偿性增加的表现并不明显,甚至表现为稀释性贫血,或者归因为肾性贫血等因素所致等,通过外周血常规往往很难鉴别真性贫血和稀释性贫血,容量过负荷通常被认为是纯粹 PV 的异常增加,红细胞质量(RBCM)对容量过负荷的影响常常被忽略。HF 患者在实施利尿、限制液体等措施时,由于红细胞增多的因素容易出现血液黏稠度增加甚至发生血栓栓塞事件。因此,对 CHF 患者应关注 CRBM 和 PV 同时增加的情况,尽量避免由于医源性因素导致血液黏稠度增加和血栓栓塞事件的发生。有研究报道可通过促红细胞生成素(EPO)的疗效或对 BV 的定量分析鉴别是否存在红细胞代偿性增加。至于红细胞增多症对慢性 HF 患者长期预后的影响,仍有待进一步研究探索。

慢性 CHF 的主要特征是水钠潴留效应并导致血管内容量过负荷和组织水肿。心脏功能受损导致心排血量下降、有效循环血量减少,首先导致肾动脉充盈压下降引起肾功能受损;肾功能障碍亦可激活肾素-血管紧张素系统(renin-angiotensin system,RAS),进一步加重水钠潴留效应。病变的早期,交感神经兴奋引起血管收缩,这种效应在短期内可维持一定的器官灌注压;但如果血管长期处于收缩状态必将引起不同程度器官组织水肿,继而引起组织张力的升高,机体为了维持一定的血管内容量,血管内血浆容量(PV)将代偿性增加,最终导致水钠潴留、血管内容量过负荷和组织水肿。

CHF 病理生理改变极其复杂,涉及问题较多。例如,PV 代偿性增加、肺部组织液累积与慢性 HF 患者心功能三者之间如何达到平衡,或者说容量过负荷程度与充血性心力衰竭发生的量化关系,是处理这些患者必须面对的问题,需要通过病情的整体评估、制订并动态观察患者的治疗反应等细致的工作步骤才可能实现。如何减少长期的肺间质水肿对 CHF 患者心血管重构的影响,亦应该予以高度关注。美国纽约心脏病协会(NYHA)心功能分级Ⅰ级和Ⅱ级的 HF 患者,其病理生理变化与 CHF 患者类似,其心功能分级与相应的血管内容量状态和肺部组织液容量状态相适应,平常维持相对稳定,一旦发生心血管事件或出现心功能负担加重等诱因,原来相对稳定的平衡状态就被打破,心功能可迅速进入失代偿阶段。尽管 CHF 确切的病理生理机制仍然存在许多问题,但熟识容量过负荷和CHF 相关的病理生理学理念,把握有效客观评价容量状态的方法,针对血管内容量和肺部组织液进行有效的管理,可以作为早期治疗干预和预防 CHF 进展,以及安全管理 CHF 患者的主要方向。

慢性 CHF 患者的主要治疗措施包括缓慢利尿、扩血管等,通过液体的调控管理达到改善症状的目的。这些治疗手段的实施将使肺部组织液和血管内容量之间的液体重新分布,这是一个病理变化的过程、欲速则不达,措施使用不当、过快减少血管内容量可能导致血压下降、肺水肿的消除效果反而欠佳。故对这些急性或慢性心力衰竭患者的液体管理均应滴定式进行,密切观察治疗过程中症状体征以及各项监测指标的变化,避免过度利尿或血液净化快速脱水导致血管内容量不足的情况发生。当然,CHF 患者的病因与诱因的处理也是临床过程中的关键环节。CHF 患者的病情加重经常与重症感染、多器官功能障碍等并存,这些并存的因素是导致全心功能衰竭的重要原因,液体管理的策略更需要充分考虑到各重要器官的灌注情况,需要结合各种监测指标以实现精细化液体管理。

心肺淤血症状发生前几天通常即可出现血流动力

学变化、器官组织进入充血状态,而且持续的血管内容量和间质容量过负荷状态的调整需要一个过程,故即使症状改善,血流动力学异常的情况仍可能存在。因此,对 CHF 患者,早期、定量监测他们的血管内容量状态,并实施恰当的液体管理方案,最大程度避免不可逆性的血管内容量和组织液过负荷的发生,发挥静脉在 CHF 患者液体分布过程中重要的缓冲作用,可减少 CHF 患者心功能急性失代偿的发生率,从而减少他们住院的次数。

临床上监测评估危重患者容量状态首先必须从患者的病史、临床症状和体征入手,在此基础上结合实验室检查和监测器械的使用才能获得准确的临床数据。脉搏指示连续心排量(pulse inducator continous cadiac output,PiCCO)测定是一种有创性的监测手段,通过经肺温度稀释技术和动脉脉搏波形曲线下面积分析,监测血流动力学和心功能数据,其胸内血容量(ITBV)和全心舒张末期容积(GEDV)等容量性指标,能反映心脏前负荷和肺水(EVLW),有利于精细化指导 CHF 患者的液体管理。床旁超声监测是一种无创、快速、便捷、价廉、可重复性好的检查方法。超声通过监测左心室舒张末期容积(LVEDV)、每搏量(SV)、心排血量(CO)、下腔静脉管径(IVC)和呼吸变异率等指标,结合肺部超声提示 A 线、B 线、肺实变、胸腔积液等超声影像,可以定性或半定量心肺容量状态,甚至可以定量胸腔积液等第三间隙液体量,在 CHF 和(或)危重患者的临床液体管理中的应用日益广泛。

二、结语

急性或慢性 CHF 患者病情进展与容量过负荷之间常常互为因果,其血流动力学变化是一个极其复杂的病理生理过程,血管内容量、组织液潴留和液体再分布受多种因素影响,最终导致血管内容量过负荷和器官充血状态。掌握患者的临床过程、特征及其病理生理变化,结合实验室指标、监测数据,理解相关器官组织之间的相互关系以及各种干预措施对病理生理过程正反两方面的影响,是处理 CHF 患者容量负荷、改善症状、延缓病情发展的关键。

7. 射血分数保留型心力衰竭的表型特异性治疗

广东省中医院　张敏州　曾锐祥

射血分数保留型心力衰竭（HFpEF）是最具挑战性的临床综合征之一，占所有心力衰竭病例的50%以上，并且与射血分数降低型心衰（HFrEF）的患病率相比，HFpEF以每年1%惊人的速率上升。在过去的30年中，HFrEF大型试验都未能在神经体液抑制方面达到积极的结果，导致部分研究人员去挑战HFpEF作为一种独特的心衰表型。最近的研究发现在HFpEF和HFrEF之间可能存在不同的系统和心肌信号，或者在HFpEF患者人群里有不同的表型。基于目前研究，HFpEF治疗路线图首先需要解决HFpEF特定的系统和心肌信号。

一、系统和心肌信号

大型的结局试验和登记研究均显示HFpEF患者年龄较大，主要为女性，并有多种合并症，如超重和（或）肥胖（84%），肺动脉高压（60%～80%），2型糖尿病（20%～45%），还有肾功能不全和睡眠呼吸暂停。研究表明HFpEF更大程度地参与了全身性炎症。系统性炎症可通过信号级联（其从冠状动脉微血管内皮功能障碍开始）影响HFpEF的心肌重构和功能障碍。其随后涉及心肌浸润激活巨噬细胞，诱导反应性间质纤维化，改变内皮细胞与周围心肌细胞之间的旁分泌细胞交流。后者剥夺心肌细胞的一氧化氮（NO）和环磷酸鸟苷（cGMP），这使得心肌肥大和僵硬。HFpEF和HFrEF中的生物标志物谱与它们的两种表型的不同来源一致，在HFpEF显示心肌损伤（高敏肌钙蛋白T）或心肌应激的标志物较低（NTpro-BNP）。较低的高敏肌钙蛋白T被解释为减少心肌损伤，这是由于烟酰胺腺嘌呤二核苷酸磷酸氧化酶2在HFpEF心肌中有限上调的缘故，而这种有限上调发生在浸润性巨噬细胞或内皮细胞中而不是在心肌细胞中。较低的NT-pro-BNP通过HFpEF中的同心左心室重塑和（或）肥大来解释，这与HFrEF中的偏心左心室重塑和（或）肥大相反，并且通过主要是超重或肥胖的HFpEF患者中内脏脂肪组织的分布，与减少产生和增加清除利钠肽相关。

在HFpEF中，慢性全身炎症不仅影响心肌，而且影响其他器官，例如肺，骨骼肌和肾脏。系统性炎症还影响肾脏微循环和肾脏钠负荷排泄的能力。不能排泄钠负荷有助于在从慢性补偿到急性失代偿性HFpEF的转变期间观察到的进行性体积膨胀，并且解释利尿剂的功效，因为它们恢复压力-尿钠排泄的关系。

二、表型框架

HFpEF临床表现为由多种合并症和具有心外表现和心脏异常的炎性介质引发的多种综合征。尽管HFpEF综合征的多样性，迄今为止的治疗策略趋向仿照慢性HFrEF的治疗方法。然而，几乎所有临床综合征都受益于更定制的个性化治疗，并且HFpEF也如此。在缺乏支持个体治疗的令人信服的结果数据的情况下，我们提出了将易感基因表型与临床表现型作为指导当前临床护理和未来前瞻性研究的起点的矩阵配置。假定预先排除罕见病因如缩窄性心包炎，瓣膜性心脏病，高排血量衰竭或浸润性心肌病。图1显示了逐步的治疗方法，其中在具有一般治疗建议的矩阵的左上角开始，假定对绝大多数HFpEF患者有益，因为它们解决了肺充血的呈递表型和超重和（或）肥胖的倾向表型存在于＞80%的HFpEF患者中。随后，当在基质中向下移动时，对于额外的倾向相关表型特征和当在基质中向右移动时的其他表现相关表型特征，建议补充建议。动脉高血压，肾功能不全和冠状动脉疾病被提议作为额外的倾向表型。额外的临床表现型，其中特定的治疗干预可能是有意义的，是变时性功能不全，肺动脉高压，骨骼肌无力和心房颤动。除了使用利尿剂，热量限制饮食，运动训练和抗凝治疗房颤，所有的建议都需要通过在各个表型子集的前瞻性结果试验来确认（表1）。

三、表型治疗策略

HFpEF信号级联的许多步骤，其范围从全身性炎症到心肌肌动蛋白弹性，对于绝大多数HFpEF群体是有效的治疗目标或特异性呈递和（或）倾向HFpEF图型表1。

四、肺淤塞和（或）代谢风险表型

肺充血和（或）代谢风险表型被认为是HFpEF常见的表型，因为根据定义，HF患者具有在休息或运动期间的肺充血的证据，并且因为在HFpEF中超重和（或）肥胖（体重指数＞25kg/m²）是高度流行的（＞80%），以及越来越多的研究促使HFpEF发展。后者

表 1　HFpEF 表型特异性治疗策略的倾向表型和临床表现表型矩阵

		HFpEF 临床表现表型			
		肺淤血	+变时性功能不全	+肺动脉高压	+骨骼肌肉无力	+房颤
HFpEF 倾向表型	超重/肥胖/代谢综合征/2型糖尿病	• 利尿剂(糖尿病用髓襻利尿剂) • 热限制 • 他汀类 • 无机亚硝酸盐/硝酸盐 • Sacubitril • Spironolactone	+速率适应性心房起搏	+肺血管舒张药(如:磷酸二酯酶抑制剂)	**+运动训练计划**	+复律 +心率控制 **+抗凝**
	+动脉高血压	+ACEI/ARB	+ACEI/ARB +速率适应性心房起搏	+ACEI/ARB +肺血管舒张药(如:磷酸二酯酶抑制剂)	+ACEI/ARB **+运动训练计划**	+ACEI/ARB +复律 +心率控制 **+抗凝**
	+肾功能异常	+超滤(必要时)	+超滤(必要时) +速率适应性心房起搏	+超滤(必要时) +肺血管舒张药(如:磷酸二酯酶抑制剂)	+超滤(必要时) **+运动训练计划**	+超滤(必要时) +复律 +心率控制 **+抗凝**
	+冠状动脉疾病	+ACEI +血运重建	+ACEI +血运重建 +速率适应性心房起搏	+ACEI +血运重建 +肺血管舒张药(如:磷酸二酯酶抑制剂)	+ACEI +血运重建 **+运动训练计划**	+ACEI +血运重建 +复律 +心率控制 **+抗凝**

从最近的纵向无创性研究中显而易见,其显示舒张性左心室(LV)刚度和身体质量指数之间的 4 年时间间隔的紧密相关性,并且得出结论,中心性肥胖倾向于 HFpEF。ALLHAT(抗高血压和降脂治疗预防心脏病发作试验)已经提供了类似的证据,其中登记了患有动脉高血压和 1 个额外的心血管危险因素的患者,并且在登记时观察到高体重指数是 HFpEF 的最强预测因子发展。

五、利尿剂

使用利尿剂降低 LV 灌注压力对于 HFpEF 患者来说是至关重要的,以减轻不适症状,减少肺动脉压力并改善右心室(RV)负荷。它们的功效涉及在肾微血管炎症存在下恢复的压力-通气关系。可以通过使用可置入的血流动力学监测器来指导利尿剂的施用,所述监测器直接和连续地测量舒张 LV 压力或提供压力的替代。CHAMPION 试验(CardioMEMS 心脏传感器允许监测压力以改善 NYHA Ⅲ 级心力衰竭患者的

结果)结果表明由可置入血流动力学监测指导的治疗显著降低 HFPEF 患者的心血管住院和死亡率。

六、热量限制

因为增加的身体肥胖促进炎症并损害心脏,动脉,肾脏和骨骼肌功能,所以在绝大多数 HFpEF 患者的治疗策略中应该考虑减轻体重。Kitzman 等最近报道,20 周的热量限制饮食是可行的,并且在老年的肥胖 HFpEF 患者中是安全的,并且显著改善他们的症状。饮食比运动的生活质量改善更显著。饮食与耐力运动训练的组合是附加的,类似于或大于 HFrEF 患者中产生的大多数药物或其他治疗。

七、他汀类药物

全身炎症的存在支持在 HFpEF 中使用他汀类药物。他汀类药物改善内皮氧化还原平衡和恢复 NO 生物利用度,与降低低密度脂蛋白无关。心内膜活检材料分析显示,他汀类药物治疗的 HFpEF 患者具有较

少的心肌硝基酪氨酸,较高的心肌蛋白激酶G(PKG)活性,较少的心肌细胞肥大和较低的心肌细胞静息张力。在观察性研究中,他汀类药物治疗的HFpEF患者也不易发生心房颤动。当然,其他更有效治疗全身性炎症的新方法是否在HFpEF患者中有效仍有待探索。

八、无机亚硝酸盐和(或)硝酸盐

在HFpEF信号级联中,心肌细胞被剥夺了NO和cGMP,因为炎症的微血管内皮细胞和心肌细胞之间的旁分泌相互作用改变。最近Redfield等研究发现,有机硝酸盐可能在HFpEF患者中产生比预期低的降压作用,或者由于过大的预负荷降低而可能损害心排血量。有机硝酸盐通常增加局部NO水平,并且需要在组织中进行生物活化。与有机硝酸盐相反,无机硝酸盐-亚硝酸盐途径代表在HFpEF中恢复NO信号传导的重要替代途径。最近,在HFpEF患者的安慰剂对照试验中显示亚硝酸钠的急性输注,以在运动期间优先降低舒张LV压力和肺动脉压力,同时恢复心排血量朝向正常。这种益处的一部分由血管舒张介导,但也观察到直接心肌益处的证据。

九、Sacubitril 和其他 PKG-Stimulating 药物

大量HFpEF患者具有病理性心室肥大,伴有间质性纤维化和舒张室硬化。PKG刺激在培养的肌细胞和成纤维细胞中具有有效的抗纤维化和抗高血压作用,并且已经在包括超负荷性心肌肥大在内的多种实验性心脏病模型中具有保护作用。PDE超家族的四个成员(PDE1,PDE2,PDE5和PDE9,其中PDE5和PDE9都对cGMP具有选择性)调节心脏中的cGMP。PKG的刺激需要cGMP,其由通过NO活化的可溶性鸟苷酸环化酶(sGC)或通过与NP受体连接的受体鸟苷酸环化酶合成。这又反过来通过磷酸二酯酶(PDE)超家族的选择成员将cGMP水解回GMP来平衡,并且它们的抑制(其导致cGMP增加)也可以增加PKG活性。cGMP还通过PDE2和PDE3的反馈调节来控制cAMP水平。在低水平的cGMP,已经观察到通过cAMP的促酶作用,而在较高水平和cAMP协同刺激下,cGMP诱导抗肾上腺素能作用。

十、螺内酯和E-基质修饰

细胞外基质由纤维蛋白(如胶原和弹性蛋白),非纤维蛋白(如氨基聚糖,纤连蛋白,层粘连蛋白)和生物活性蛋白(如转化生长因子-β,基质金属蛋白酶,基质金属蛋白酶的组织抑制剂,基质蛋白)构成。胶原的稳态控制对于HF中异常舒张功能特别重要。HFpEF

对比HFrEF,有明显的几何组成和稳态机制的重要差异。HFpEF通常与间质性,反应性纤维化相关,而HFrEF与局灶性,替代性纤维化相关。胶原交联的程度倾向于在HFpEF中更高,并且HFpEF中的内环境稳定是促纤维化的,而在HFrEF中是纤维蛋白溶解的。

TOPCAT(用醛固酮拮抗剂治疗保留的心脏功能性心力衰竭),PARAMOUNT中的缬沙坦和(或)sacubitril和托拉塞米的HFpEF:螺内酯中测试了影响细胞外基质的3种药剂。在TOPCAT中,螺内酯(盐皮质激素受体拮抗剂)未能减少总体试验群体中的复合主要终点,除了BNP升高的患者以外,这是美洲入选标志物($P=0.003$)。总体人群的中性结果可能与俄罗斯和(或)格鲁吉亚共和国的异常患者登记无关,而与螺内酯无效有关。在PARAMOUNT中,在HFpEF患者中观察到对缬沙坦和(或)sacubitril的有益效果,其由NTpro-BNP和左心房体积的显著减少组成。这些效应支持具有晚期细胞外基质修饰的HFpEF患者的纤维化特异性治疗。

十一、动脉高血压

在≥80%的HFpEF患者中发现动脉高血压,在无HF的老年人中治疗动脉高血压可降低HF的发生。在具有升高的血压的急性失代偿性HFpEF患者中,即使在实现利尿之前,单独降低血压也可以显著地改善症状。然而,在慢性稳定的HFpEF患者中,存在增加降血压药物是否提供额外益处的不确定性。随着血压降低,存在许多其他机制,其中神经体液抑制预期有益于HFpEF,包括心肌肥厚,心肌纤维化和血管僵硬的改善。然而,治疗非HF相关的大血管适应证(例如脑卒风,心肌梗死)的动脉高血压也是HFpEF患者的一个重要目标。在这方面,值得注意的是大型结果试验证实ACEI和ARBs作为抗高血压药物是安全的和良好耐受的。因此,利尿剂,螺内酯和ACEI/ARB是基于当前可用数据控制血压的合理的第一选择。

十二、肾功能不全

HFpEF和肾功能不全相互影响促进,HFpEF通过①由肺动脉高压和RV功能不全引起的中心静脉压升高而促进肾功能不全;②由于HFpEF减少动脉血管舒张后的心排血量;③全身性炎症,内皮功能障碍和低NO生物利用度,其降低肾血流量和钠排泄。肾功能不全通过恶化全身炎症,内皮功能障碍和NO生物利用度,部分地由于肾特异性介质例如高水平的成纤维细胞生长因子、磷、甲状旁腺激素或尿毒症毒素和低水平的维生素D或促红细胞生成素而促进HFpEF。

由于 RV 功能不全,肾静脉充血对 HFpEF 的肾功能不全有重要的作用。因此,在具有肾功能不全的 HFpEF 患者中,严格的利尿(和必要时的超滤)是重要的。

十三、冠状动脉疾病

合并冠状动脉疾病的 HFpEF 患者存在更明显的 LV 收缩功能缺陷,不良预后和猝死的高发生率。建议使用 ACEI 用于预防新的心血管事件。在冠状动脉疾病的 HFpEF 患者中,观察性数据表明完全血运重建与更好地保留 LV 收缩功能和改善的预后相关,尽管仍然缺乏前瞻性试验数据。

十四、变时性功能不全

许多 HFpEF 患者在运动期间的心排血量储备显示有明显的损伤,尽管在正常的静息值。一项研究表明,变时性功能不全是 HFpEF 降低心排血量储备的主要因素。当 I_f 阻滞剂伊伐布雷定使心率减慢时,运动能力的恶化进一步支持了变时性功能不全的重要性。变时性功能不全先前显示与内皮功能障碍和全身炎症相关,因此,很好地适合多器官信号级联,似乎驱动了 HFpEF 的发展。因为心率对活动的反应和有氧能力之间存在直接关系,所以临床试验目前正在测试速率适应性心房起搏是否能够改善 HFpEF 患者的运动能力(NCT02145351)。

十五、肺动脉高压

肺动脉高压通常在休息状态时就存在,患者运动时也可以形成更严重的肺动脉高压。在 HFpEF 中,肺动脉压力可以通过增加左心房压力和通过肺血管收缩来增加。由于肺动脉高压的机制,RV 功能不全在 HFpEF 中是常见的,且增加发病率和死亡率。早期单中心试验主要联合前毛细血管和后毛细血管肺高压患者,确实报道了在用 PDE5 抑制剂“西地那非”治疗对血流动力学和 RV 功能的有益效果。然而,2 个后续大型试验在孤立的后毛细血管肺动脉高压和联合前毛细血管和后毛细血管肺动脉高压患者未能证实这一发现。最近的一项试验报道了在 HFpEF 患者中应用多巴酚丁胺的肺血管功能得到显著改善,大大超过在非 HF 对照中观察到的肺血管舒张反应。改进的右心室-肺动脉耦合在这项研究中主要通过实现减少后负荷而不是增强 RV 功能,突出了 HFpEF 中肺动脉高压管理的重要性。

十六、骨骼肌肉无力

运动不耐受可以客观地测量为峰值 Vo2。通过 Fick 方程,Vo2 是心排血量和动静脉氧差(△A-Vo2)的乘积。多项研究表明,峰值运动 △A-Vo2 在 HFpEF 中显著降低,并且占其严重降低的峰值 Vo2 的≥50%。Haykowsky 等表明,与年龄匹配的健康对照相比,年龄高的 HFpEF 患者具有显著降低的总瘦体重和腿瘦体重的百分比。当峰 Vo2 指数为总瘦体重或腿瘦体重时,其保持显著降低。因此,HFpEF 患者具有异常的 O_2 使用,且减少的肌肉质量。HFpEF 患者也具有异常的骨骼肌组成与脂肪组织的浸润,这与它们降低的峰 Vo2 直接相关。

十七、心房颤动

HFpEF 患者常见合并心房颤动,伴随着更严重的心室重塑阶段,从而具有更差的预后。HFpEF 中常见的心房颤动还伴随更差的 LV 舒张功能障碍,并且与他汀类药物使用呈负相关。心房颤动显示事件性 HFpEF 和流行性 HFpEF 与入院性心房颤动相关联。这些相互作用表明心房颤动会引起 HFpEF,反之亦然,并且建议尽可能去恢复窦性心律可以包括在 HFpEF 治疗策略中。为了恢复窦性心律,建议仅进行心脏复律,因为心房颤动的导管消融在 HFpEF 中的长期成功性有限,单次和多次手术的无药物成功率分别为 27% 和 45%。如果心脏复律不成功,心率控制和永久抗凝将成为必须的。

十八、结论

HFpEF 是 HF 的最常见形式,与 HFrEF 不成比例地增加,且显著增加 HF 的发病率和死亡率。迄今为止,大部分药物治疗研究在主要终点事件均未得到阳性结果,目前仅运动训练和减轻体重似乎改善运动不耐受和生活质量。最近对 HFpEF 的左心室功能紊乱有新的见解,其根本基础涉及全身炎症,冠状动脉微循环障碍,心肌细胞硬化和心肌纤维化。这些见解还提出了对 HFpEF 的更广泛的观点,其中包括肺循环,右心室衰竭,骨骼肌无力和肾功能不全的参与。这些对 HFpEF 的新观点在肺充血和(或)代谢风险的普通表型或特定表型中打开一系列新的治疗靶标,这对推动 HF 预防和治疗的进展具有重大意义。

8. 辅酶 Q10 与慢性心力衰竭

广州市红十字会医院　暨南大学第四附属医院　郭衡山

应用药物和辅助装置治疗射血分数减低性心力衰竭(HFrEF)已有大量的研究,但是这些患者仍然预后不佳。慢性心力衰竭(CHF)是一种能量耗尽的状态,包括心肌 ATP 生成减少,线粒体功能障碍,钙负荷异常,氧自由基增加和内皮功能紊乱等。在 CHF 的治疗中,很多措施是针对肾素—血管紧张素—醛固酮系统的。这些治疗起到一定效果,但是疗效有限,而且会出现某些副作用(例如低血压),并因此影响到这些药物的临床长期应用。因此,学者们试图研制一些对血流动力学影响较少的药物。已有报道,辅酶 Q10 (CoQ10)有望成为一类具有特色的治疗 CHF 药物。在进展性 HFrEF 的患者中,可能出现比较低的 CoQ10 水平,一个新近的随机的、有对照的研究提示,补充 CoQ10 可以有利于降低 HFrEF 的死亡率,而且不会导致血流动力学的恶化,因而是安全的。在此,让我们回顾在治疗 CHF 患者时应用 CoQ10 的临床资料,讨论其治疗机制和安全性。

一、线粒体、能量和心力衰竭

CHF 患者长期处于疾病进展和缓解的交替过程,常因出现浮肿或呼吸困难而需要住院治疗。虽然药物治疗可以降低患者症状加重的发生率和死亡率,但是慢性的症状例如疲劳和体力活动能力低下等仍然顽固地存在,严重地降低了患者的生活质量。一个具有特色的治疗途径是关系到心脏的能力代谢,究其原因,衰竭的心脏功能恶化的关键在于能量的耗竭。CHF 是多种因素的综合,包括钙负荷异常、ATP 生成减少以及心肌细胞内线粒体功能障碍,导致心脏代谢过程的紊乱。如此的心肌能量衰竭状态,对于心肌收缩功能起到负性的影响。因此,如果能够防止心脏能力的耗竭,有可能在 CHF 的治疗中起到一定作用。

此外,CHF 左心室顺应性降低时,会呈现射血分数保留性心力衰竭(HFpEF)。此时虽然还没出现左心室收缩功能不全的症状,但是左心室舒张末期压力(LVEDP)已经升高。心肌细胞内 ATP 水解导致心室肌肉肌丝分离,继而发生心室腔扩张,由此说明在 HF-pEF 的心脏同样存在能量代谢异常的状态。此外,HFpEF 也可以出现炎症的中介物质(如肿瘤坏死因子-α、白介素-6、可溶性 ST2 等)增加,进而导致内皮功能紊乱。

二、CoQ10 的生理作用

CoQ10 是人体及哺乳动物体内广泛存在的脂溶性醌类化合物,不同来源的 CoQ10 其侧链异戊烯单位的数目不同,人类及哺乳类动物是 10 个异戊烯单位,故称之为辅酶 Q10(CoQ10)—Ubiguinone。CoQ10 是高亲脂性的含 1,4-苯醌的化合物,又称泛醌。它可以通过多种机制增进心脏功能:CoQ10 在体内呼吸链的质子移位和电子传递中起着重要作用;它是细胞呼吸和细胞代谢的激活剂;它在 ATP 生成中可能起到关键性的作用;它也是重要的抗氧化剂、是一种有效的抗炎因子;而且可能起到改善内皮功能的作用。CoQ10 的作用机制和生理效能与临床益处详见表 1。

表 1　CoQ10 的作用机制和生理效能及临床益处

作用机制	生理效能	临床益处
改善亚硝基氧化物利用	改善左心室功能	减少因血管病死亡
增进电子传递链功能	改善内皮功能	减少再入院
防止左心室肥大	减少动脉硬化	改善生活质量
防止左心室纤维化	减低炎性病变	增进人体功能状态

三、心衰时的 CoQ10 水平

血清及细胞内比较低的 CoQ10 水平常伴有 CHF 患者症状加重的危险性。有学者对 43 例患者的观察发现,不同病因导致的心肌病患者心内膜活检标本中,在不同 NYHA 心功能等级的患者心肌的 CoQ10 水平有异,NYHA Ⅰ-Ⅱ级者心肌内 CoQ10 水平高于Ⅲ-Ⅳ级者,补充 CoQ10 可以有效地增加心肌内和血清中的 CoQ10 水平。在一个称为 CORONA 的对 CHF 系列研究中,在 1191 例患者中发现低 CoQ10 水平者伴有较低的 LVEF(左心室射血分数)及较高的 N 型脑钠肽(N-BNP)水平。这些发现虽然并不足以用来确定 CHF 的预后,但是可能提示疾病的严重程度。

四、对 CHF 患者补充 CoQ10 的临床资料

在过去的 30 年中,有关 CoQ10 在 CHF 的应用已经有大量的临床报道,这些报道的研究对象大多是 HFrEF 患者。自 1993 年至 2014 年的 20 多年中,主要的临床研究包括了 8 宗研究组的报道,总结了 1 309 例 CHF 患者。研究方法是双盲、安慰剂对照和随机试验,观察时间从 3 个月至 2 年,每日口服 CoQ10 60~300mg。在接受观察的对象中,主要的临床改善包括心性哮喘症状好转、再次入院次数减少、NYHA 心功能等级有一级好转和 6min 步行试验的进步等。有一个研究组测定了患者的肺动脉平均压(MPAP)和肺毛细血管嵌压(PCWP),发现 CoQ10 治疗组这 2 个原先增高的血流动力学指标下降了,因心脏性原因导致的死亡减少。对于 HFpEF 患者,也证实补充 CoQ10 是有利的。在 8 个研究系列中,有 2 个系列报道应用 CoQ10 治疗组与安慰剂组相比较,两者无明显差异。

五、CoQ10 的安全性和副作用

CoQ10 应用于 CHF 患者最大宗的研究报道总结了意大利 173 个中心 2 664 名 CHF 患者,每天口服 CoQ10 50~150mg,连服 3 个月。有 36 例患者出现不良反应,占患者总数的 1.5%。恶心是常出现的不良反应,见于 30 例患者,其次是过敏性皮疹(3 例),其中有 7 例恶心的和 2 例出皮疹的患者需要停药。血常规和生化指标在用药前后无明显变化。在应用 CoQ10 的患者中,没有出现有意义的心电图改变。

在非 CHF 的其他研究中,有每日口服 CoQ10≤3 000mg 用于治疗帕金森病患者的研究报道,认为 CoQ10 每日 1 200mg 是安全的。

六、药物的相互作用

虽然 CoQ10 本身的副作用对于接受治疗的患者并无大碍,但它的分子结构类似维生素 K,因而可能通过细胞色素 P450 酶途径,CoQ10 和维生素 K 两者在代谢上发生竞争。许多的研究报道显示,在同时服用 CoQ10 和华法林的患者,很难达到满意的抗凝指标。CORONA 研究发现,在同时应用他汀类调脂药物治疗时,CHF 患者的血中 CoQ10 水平也会明显降低。虽然血中 CoQ10 水平降低常伴有心衰的恶化,但它并不是一个对预后判定的独立指标。

七、CoQ10 在心力衰竭的实践应用

近年,美国 AHA/ACC 的心力衰竭指南中并没有推荐应用优化心肌代谢药物治疗 CHF,CoQ10 并没有直接地被作为 HFrEF 的基础治疗列入指南。然而,有关的治疗观察发现,在 CHF 的年长者、男性、NYHA 心功能 Ⅲ-Ⅳ 级、扩张性心肌病和伴有血清中 N-BNP≥300pg/ml 以及 LVEF≥30% 的患者中,应用 CoQ10 是有益处的。对临床上正在应用双香豆素的患者,如果同时服用 CoQ10,应密切观察他们的不良反应,并考虑到药物相互作用对于抗凝指标监测的影响。

八、结论

CoQ10 是一个有效的抗氧化剂,它可以改善内皮功能,可能增加心肌细胞生成 ATP。新近的系列研究提示,应用 CoQ10 于 HFrEF 患者可能成为一个新的治疗方法。合适的剂量是维持血清 CoQ10 的水平在≥2mg/L 范围,可以获得临床的益处。虽然已有的临床资料显示 CoQ10 的副作用并不多,但是进一步需要研究它应用的安全性以及与其他药物同时应用时的相互作用。进一步的研究方向是评价 CoQ10 在 HFrEF 患者中临床应用的真正价值;以及论证 CoQ10 在大宗的 HEpEF 患者群体应用的确实效果和安全性。

9. 肿瘤治疗相关心功能不全和心力衰竭

南方医科大学南方医院　彭正良　许顶立

随着肿瘤治疗的不断进步,恶性肿瘤患者生存时间明显延长,与肿瘤治疗相关的各种毒性作用也逐步显现出来。研究发现,肿瘤患者死于心血管事件的风险已经超过肿瘤复发的风险。其中,肿瘤治疗相关心功能不全的死亡风险3.5倍于原发性心肌病,成为肿瘤患者生存面临的又一严峻挑战。本文结合现有国内外文献报道和各协会发布的成人肿瘤人群肿瘤治疗相关心脏毒性的共识,对肿瘤治疗相关心功能不全和心力衰竭综述如下。

一、定义

目前还没有标准一致的定义,在诊断、监测和治疗方面也还没有统一的推荐规范。美国超声协会和欧洲心血管影像联盟推出的专家共识对肿瘤治疗相关心功能不全的定义是:左心室射血分数(LVEF)下降>10%,LVEF<53%,有或无症状。目前的定义都是基于LVEF,只是采用的LVEF阈值各有不同,但都没有考虑基线风险。因此都有其自身的局限性,如变量的可重复性问题,以及对LVEF保留的心力衰竭的诊断问题等。

二、分类

根据心脏结构异常的程度和是否可逆,将肿瘤治疗相关的心脏毒性分为Ⅰ型和Ⅱ型。Ⅰ型是指不可逆的剂量相关的心肌损伤;Ⅱ型则包括停止治疗后可逆的损伤、无剂量相关性的损伤以及无超微结构异常的损伤。但是,这种分类很难反映临床实际情况,因为最终的心脏毒性更可能是多种抗肿瘤药物协同或联合作用的结果。因此,探索和阐明各种抗肿瘤药物心脏毒性的病理生理机制和不同阶段的临床特点尤显重要。

三、病理生理机制

1.蒽环类药物　蒽环类是治疗实体瘤和血液系统恶性肿瘤方面一类高效的化疗药物,同时也是引起心力衰竭最常见的药物之一。蒽环类药物的作用机制包括嵌入核酸DNA损伤蛋白合成,产生活性氧以及通过抑制拓扑异构酶Ⅱ而抑制DNA修复。蒽环类药物通过与心肌细胞上的DNA和拓扑异构酶2-β结合,形成络合物,最终导致心肌细胞死亡,产生心脏毒性(图1)。

2.烷化剂　烷化剂通过抑制DNA转录从而影响蛋白合成。使用环磷酰胺的患者中有7%～28%出现左心室功能不全,环磷酰胺的心脏毒性多发生在起始治疗后不久,且与剂量相关[≥150 mg/kg或1.5 g/(m² · d)]。

3.紫杉醇类药物　紫杉醇类可与微管蛋白结合抑制微管分解,从而干扰细胞分裂。单用紫杉醇类药物导致心力衰竭的发生率较低。但紫杉醇类可以干扰蒽环类的代谢和分泌,增加左心室功能不全的风险,特别是在大剂量使用蒽环类的情况下。通过减慢紫杉醇和多柔比星的输注速度或者延长两种药物使用的间隔时间则可以降低其毒性。

4.HER2靶向药物　曲妥单抗(商品名赫赛丁)是人工合成的抗HER2的单克隆抗体,能够显著提高HER2阳性乳腺癌患者的生存率。HER2/ERbB2在心肌细胞上也有表达,对心肌应激起保护作用。抗肿瘤药物与HER2受体结合,阻断了这条心脏保护通路,从而可以导致心脏毒性。

5.VEGF抑制剂　血管内皮生长因子(vascular endothelial growth factor,VEGF)抑制剂通过抑制VEGF介导的血管生成发挥作用。小分子酪氨酸激酶抑制剂(舒尼替尼和索拉非尼)是非选择性VEGF受体抑制剂,能够抑制多达50个不同的激酶,产生有害作用。这些药物已被发现与高血压、心肌缺血、左心室功能不全和心力衰竭有关。

6.放疗　放疗可引起大血管、微血管和内皮损伤,导致瓣膜功能不全、动脉粥样硬化、纤维化和心包炎等放疗相关性心脏病。急性放射性心肌炎可导致左心室功能不全和心力衰竭,但更常见的是长期的纤维化引起心室功能不全和限制型心肌病。放疗引起的心血管疾病和心力衰竭常出现于放疗后5～10年,甚至更迟,其出现时间、严重程度及受累范围可因射线种类、放射野、放射剂量不同而异。

四、危险因素

对肿瘤治疗相关心功能不全和心力衰竭进行风险预测时,应在充分考虑经典心血管危险因素的基础上,综合考量肿瘤本身特点、抗肿瘤治疗方案及遗传易感性等。潜在心脏毒性的抗肿瘤治疗方案是心力衰竭的高危因素,部分恶性肿瘤可因其生物学行为或并发症

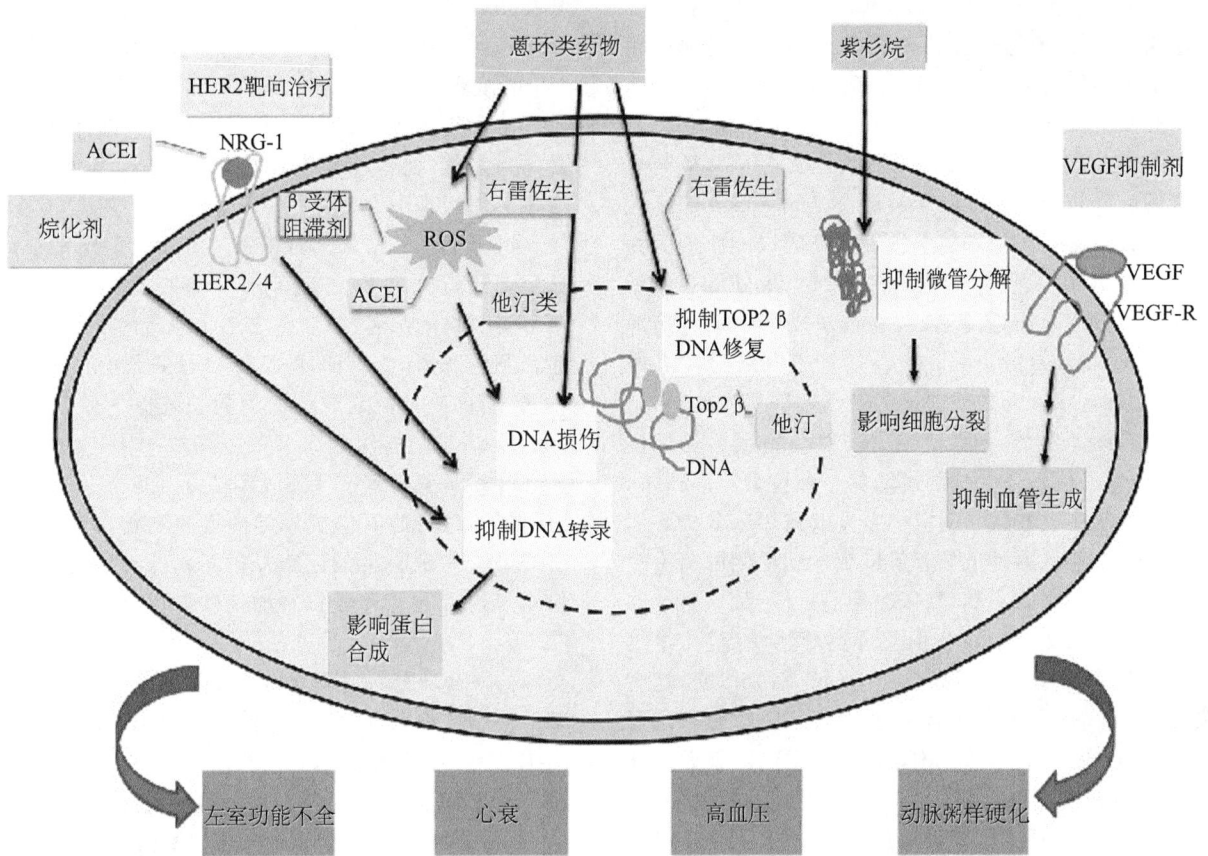

图 1 各种化疗药物心脏毒性的病理生理机制

而增加心血管疾病风险。总之,肿瘤患者常常合并多种危险因素,因素间相互作用复杂,且不同的风险预测因子存在较大差异,故实践中需根据具体病例的临床特点及主要矛盾,对患者进行个体化分析。

五、生物标志物

生物标志物在肿瘤治疗相关心脏毒性的早期诊断、危险分层和监测方面有广阔的应用前景。

1. 损伤标志物(肌钙蛋白) 在每次治疗前后检测肌钙蛋白水平,可以预测心功能不全发生的风险。有报道,在接受大剂量蒽环类药物的患者中,治疗前后肌钙蛋白水平如果不上升则未来发生心功能不全的风险低,具有很高的阴性预测价值。而在早期肌钙蛋白 I升高的患者中,34% 的患者出现舒张功能障碍。在使用曲妥单抗的患者中,肌钙蛋白 I升高的患者 LVEF恢复的可能性减少,心脏事件的发生率更高。

2. 负荷标志物(利钠肽) 脑利钠肽(BNP/NT-proBNP)是诊断心力衰竭的重要标志物,有研究报道脑利钠肽对肿瘤治疗相关左心室功能不全有预测价

值。然而,另外的几个研究则没有发现利钠肽与心功能不全的联系,其作用主要是阴性预测价值。利钠肽的研究呈现不同的结果,因此,亟须更进一步研究利钠肽在肿瘤治疗人群中的作用。

3. 其他生物标志物 高敏 C 反应蛋白(hs-CRP)能够预测曲妥单抗的心脏毒性。也有研究报道髓过氧化物酶水平的变化与心脏毒性有关。而 C 反应蛋白(CRP)、半乳糖凝集素 3(galectin-3)、ST-2 和生长分化因子 15(growth differentiation factor 15)则没有发现与肿瘤治疗相关心脏毒性的联系。

六、影像学检查

1. 2D 和 3D 超声心动图 超声心动图因其无创、安全,在肿瘤患者的监测中被广泛应用。2D 超声能够用来评估心脏收缩与舒张功能、肺动脉压、瓣膜功能、右心室功能和心包。而 3D 超声动态检测 LVEF 变化的可重复性最佳。

2. 舒张功能 在化疗患者中,舒张功能不全的发生常常先于收缩功能不全。特别是对于 HFpEF(射血

分数保留的心衰)的患者,左心室舒张功能不全被认为是潜在的病理生理异常,因此,其评估对诊断具有重要的作用。但是,通过舒张功能参数来早期预测肿瘤相关心脏毒性的研究尚没有取得一致性的结果。

3.应变斑点追踪(Strain and Speckle Tracking)　应变斑点追踪是一个更新的技术,能够更早期检测更细微的心肌功能改变。应变成像(Strain imaging)是在组织多普勒速度成像基础上发展起来的以心肌形变为研究对象的超声新技术,通过多方面定量分析心肌变形速度、程度(心肌应变)来反映心脏功能。斑点追踪成像(speckle tracking imaging)是基于二维超声心动图,将动态室壁运动的轨迹视为若干不同灰度的点,追踪这些点运动参数,包括应变、应变率、室壁运动速度等,是研究心肌整体及局部运动的一种新型超声技术,其在很大程度上取代了组织多普勒成像用来分析心肌变形。应变斑点追踪成像有望成为早期检测肿瘤治疗相关心功能不全的工具,临床应用前景广阔。

4.右心室功能　在使用蒽环类药物治疗后,早期即可发现右心室收缩与舒张功能的亚临床改变,这种改变与NT-proBNP的升高相关。化疗后的右心室受累已通过心肌活检证实,但是其发生率尚不清楚。化疗诱导的右室功能受累的标志包括更高的转氨酶、更低的肺动脉压、轻度的三尖瓣反流以及高CVP/PCWP(中心静脉压/肺毛细血管楔压)比值。

5.心脏磁共振成像　心脏磁共振成像(CMR)是检测心室容积和心室功能的金标准。与心脏超声相比,CMR有更好的可重复性,而且能更准确的识别恶性肿瘤患者的心肌病变。CMR能够鉴别心肌水肿、炎症和纤维化,是一个无创的心脏组织定性检查,因此,能在鉴别诊断早期和晚期心脏毒性方面扮演重要作用。

6.PET/MR(Positron Emission Tomography/Magnetic Resonance)　PET/MR是一个新兴的检查项目,PET能够评估心肌灌注和糖代谢情况,从而能够评估心肌活力。联合使用PET和MR检查,不但能够获得心脏结构和功能的完美数据,而且能够减少放射暴露,这对恶性肿瘤患者是一个很大的优势。

七、预防

一级预防适应于所有实施潜在心脏毒性治疗的患者,二级预防则针对有心脏毒性亚临床表现的高危患者,亚临床表现主要包括生物标志物的升高、心肌应变力下降等。针对恶性肿瘤患者,有学者提出了原始预防(primordial prevention)的概念,提出将预防启动时间前移至诊断时。

1.β受体阻滞剂　越来越多的证据显示,β受体阻滞剂对蒽环类抗肿瘤药物诱导的心脏毒性有保护作用。卡维地洛能够预防多柔比星所致的心脏病理组织学损伤,同时还有抗氧化和螯合铁的作用。卡维地洛还能预防蒽环类所致的心肌应力变异常。另一个为期5年的观察性研究发现β受体阻滞剂能够减少曲妥单抗和蒽环类药物致心力衰竭的发生。但是非选择性β受体阻滞剂(如普萘洛尔)的作用则是有害的,而美托洛尔的作用是中性的。

2.肾素血管紧张素抑制剂　有学者提出根据危险分层来预防性使用ACEI可使患者获益增加。在使用蒽环类药物的患者中,肌钙蛋白Ⅰ升高的高危组中,依那普利能够预防LVEF的下降和心脏毒性的进展。而ACEI对曲妥单抗或放疗相关的心脏保护还没有开展广泛的研究。

3.醛固酮拮抗剂　醛固酮拮抗剂可通过抑制EGFR受体,减轻曲妥单抗诱导的心肌功能不全,尽管这还需要进一步的实验证实。在乳腺癌的患者中,同时使用螺内酯和蒽环类抗肿瘤药物,可以减轻左心室功能不全。

4.联合治疗　OVERCOME试验比较联合使用卡维地洛和依那普利VS安慰剂对白血病患者和计划干细胞移植患者的影响,结果联合治疗组没有出现LVEF的下降,死亡和心力衰竭的发生均降低。

5.右雷佐生　右雷佐生,是金属耦合剂EDTA的衍生物,能够通过耦合铁离子和减少自由基的产生,从而减轻蒽环类药物诱发的心脏毒性。除此之外,右雷佐生还能与拓扑异构酶Ⅱ结合,预防蒽环类药物介导的DNA-Top2复合物的形成。

在使用蒽环类药物治疗的患者,右雷佐生能够降低心力衰竭的风险,增加无心脏事件的生存率。但是,右雷佐生是否会降低蒽环类药物的抗肿瘤活性,目前的临床试验数据还没有一致性的结论。右雷佐生在成人肿瘤人群中的安全性和有效性也还需要进一步研究。美国临床肿瘤学会推荐右雷佐生只限用于乳腺癌转移的成人和需要接受大剂量($>300 \text{ mg/m}^2$)蒽环类药物的恶性肿瘤患者。

八、治疗

尽管缺乏高质量的临床RCT研究,但是传统的联合β受体阻滞剂和ACEI的治疗被认为对肿瘤治疗相关左室功能不全和心力衰竭是有益的。有研究报道,蒽环类药物治疗后左心室功能不全的患者,联合使用依那普利和卡维地洛1～2个月,在大部分情况下能够促进LVEF的恢复。另一项研究中,针对左心室功能不全的患者,不管有无临床症状,单独使用依那普利或联合依那普利与β受体阻滞剂都能够促进LVEF的改善,而且联合治疗组获益更大。传统抗心衰治疗对曲妥单抗诱导的左心室功能不全的作用目前尚不清楚。

1. 监测　肿瘤治疗相关左心室功能不全和心力衰竭的监测策略主要来自于专家共识。核心思想是通过筛查高危的心脏和肿瘤危险因素,对患者进行危险分层。具体措施包括:肿瘤治疗前对患者的一般情况进行优化,进行仔细的超声心动图检查,如果有条件还可以进行心肌应变成像、生物标志物的检测等。当然,也并不是所有的在肿瘤治疗过程中和肿瘤治疗后发生的左心室功能不全和心力衰竭都与肿瘤治疗直接相关,因此,对所有新发的或恶化的心功能不全都应该根据指南推荐进行评估,包括对其他致心肌损伤的可逆性因素和缺血因素进行评估。

2. 抗肿瘤治疗的调整　FDA 推荐如果 LVEF 较基线下降≥16% 或 LVEF 下降的绝对值≥10% 且低于正常值,使用曲妥单抗应该停药至少 4 周。如果在 4~8 周内 LVEF 恢复正常并且基线下降绝对值≤15%,则可以重新开始启用曲妥单抗。对于使用多柔比星的患者,如果出现心力衰竭,也建议停药观察。对于 LVEF 下降但无症状的患者的停药指针则尚不明确。改变治疗剂量或停止肿瘤治疗的决定还应该根据患者的肿瘤风险进行权衡,需要心脏病学家和肿瘤学家共同协商,制定个体化的策略。预测左心室功能恢复的方法目前还缺少循证证据,一项回顾性研究提示年龄、左心房容积、BNP 可能是左心室功能恢复的预测因子。

3. 晚期心衰的治疗　与非肿瘤心衰人群相似,对于肿瘤治疗相关心力衰竭的治疗选择也包括埋藏式复律除颤器、CRT、左心室辅助装置和心脏移植。最近的一项研究显示,多柔比星诱导的心肌病与其他非缺血性心肌病相比较,CRT 治疗的获益是相当的。合并心脏毒性的恶性肿瘤患者进行机械循环支持治疗的可能性更大,且这类患者的全因生存率与普通人群相似,1 年生存率 73%,5 年生存率 63%。因此,当恶性肿瘤患者需要机械循环支持治疗和心脏移植时也应该进行相应的评估和考虑。

九、小结

在国外,肿瘤心脏病学发展迅猛,人们对肿瘤心脏病学有了越来越多的认识,越来越多的人加入到该领域,致力于推进肿瘤心脏病学的发展,但在在我国,这方面工作则刚刚起步,亟待进一步发展。

总之,随着肿瘤患者生存期的延长,认识和关注肿瘤治疗相关的心脏毒性变得越来越重要。肿瘤患者,或者合并心脏疾病,或有心脏病高危因素,需要开展个体化的危险分层。肿瘤患者在治疗期间发生心肌功能障碍常常需要调整甚至停止挽救生命的抗肿瘤治疗,这将对临床结局产生深刻影响,而如果能够更早期识别心脏毒性,进行及时干预,则能让肿瘤治疗不致中断,挽救患者的生命。肿瘤心脏病学的发展需要肿瘤学家与心血管病学家组成多学科团队,精诚合作、共同进步,确保患者能够最大获益。

参 考 文 献

Abdel-Qadir H,Amir E,Thavendiranathan P. 2016. Prevention,Detection,and Management of Chemotherapy-Related Cardiac Dysfunction[J]. The Canadian journal of cardiology,32(7):891-899.

Bloom MW,Hamo CE,Cardinale D,et al. 2016. Cancer Therapy-Related Cardiac Dysfunction and Heart Failure:Part 1:Definitions,Pathophysiology,Risk Factors,and Imaging[J]. Circulation Heart failure,9(1):e002661.

Hamo CE,Bloom MW,Cardinale D,et al. 2016. Cancer Therapy-Related Cardiac Dysfunction and Heart Failure:Part 2:Prevention,Treatment,Guidelines,and Future Di-rections[J]. Circulation Heart failure,9(2):e002843.

Sueta D,Hokimoto S. 2016. Onco-cardiology:Present and future[J]. International journal of cardiology,215:38-40.

Zamorano JL,Lancellotti P,Rodriguez Munoz D,et al. 2016. 2016 ESC Position Paper on cancer treatments and cardiovascular toxicity developed under the auspices of the ESC Committee for Practice Guidelines:The Task Force for cancer treatments and cardiovascular toxicity of the European Society of Cardiology(ESC)[J]. European heart journal,37(36):2768-2801.

10. 心力衰竭患者肾功能与损伤标志物：诊断、预后与治疗意义

广州医学院附属第二医院　熊龙根

十几年前，两项大规模临床试验首次发现肾功能或肾功能不全对慢性心力衰竭患者的预后有重要的影响。在此之前，已经认识到肾功能对心力衰竭患者的影响，但并未受到足够的重视。该发现被称之为"心血管危险因素谱的灰姑娘"。随后，发表了大量临床试验，研究肾功能在心血管疾病特别是心肌梗死后心力衰竭患者中的作用。

肾功能不全反映肾小球滤过率（glomerular filtration rate，GFR）降低。但肾功能不全不仅仅是GFR的下降，还包括心力衰竭患者在肾脏血流动力学、滤过功能、水钠潴留、蛋白尿与白蛋白尿、肾小管间质损伤以及钙磷代谢调节等等诸多方面改变与功能异常。肾功能不全还会促进心力衰竭的进展。因此，在临床研究中，使用很多标志物来反映肾功能情况。尽管在日常的临床工作中，血清肌酐等反映肾功能与肾损伤的传统生物标志物被广泛使用，同时，越来越多的新的标志物涌现出来，但其临床应用尚未完全明示。

近10年来，心血管疾病的生物标志物得到广泛研究，在心力衰竭患者肾功能与损伤的生物标志物的研究也是如此。但大多数临床试验是研究这些生物标志物对患者预后的影响，这些临床研究的结果并没有改变日常临床工作。当然，也发现了很多新的生物标志物，但其病理生理尚未完全阐明。

一、肾小球滤过率标志物

GFR主要与肾脏血流动力学有关，因此，GFR是心力衰竭患者预后的重要的预后因素。研究发现心脏指数降低15%～20%，肾血流（renal blood flow，RBF）可减少多达50%。在此阶段，GFR也会降低，但可保持相对稳定，这与血管紧张素Ⅱ介导的出球小动脉收缩而增加滤过分数有关。肾素-血管紧张素-醛固酮系统（renin-angiotensin-aldosterone system，RAAS）激活在维持心力衰竭患者的GFR有着重要作用。RAAS抑制剂如血管紧张素转化酶抑制剂、血管紧张素受体拮抗剂、醛固酮受体拮抗剂均可影响GFR、RBF。在使用RAAS抑制剂的情况下，GFR与RBF几乎呈线性关系。检测GFR的金标准是使用放射标记的标志物，但该方法耗时、昂贵且对患者可能有不良影响，因此，简单易行的血浆标志物常用于评估肾功能，如血清肌酐、胱抑素C以及血尿素氮（blood urea nitrogen，BUN）。

（一）血清肌酐

1.诊断意义　血清肌酐是最常用的肾功能（肾损伤）的标志物。血清肌酐常常会高估GFR。血清肌酐水平是骨骼肌降解情况的反映。因为肌酐能经肾小球自由滤过，因此，通过检测其血浆水平可以评估GFR。由于存在着肾小管分泌，使得评估GFR并不十分完美。另外，由于血清肌酐水平与估算的GFR（estimated GFR，eGFR）呈指数关系，因此，在曲线两端，很小的肌酐水平的变化，都会导致GFR不同的改变。当然，还有偏倚存在的可能。骨骼肌质量等人体组成情况、高龄、女性等均是影响血清肌酐与GFR关系的因素。急性心力衰竭时，血清肌酐水平也不能准确评估GFR。因此，不能单纯以血清肌酐水平来评估GFR，可根据以血清肌酐（和胱抑素C）为基础的公式估算出的GFR，会更加准确。慢性心力衰竭时，已经建立了几种GFR的计算公式，其中，Cockcroft-Gault公式计算肌酐清除率，并不是直接计算GFR，其准确性最差。最常用的是sMDRD（simplified modification of diet in renal disease）公式，包含年龄、性别、种族和血清肌酐等变量，其精确度和准确度均可接受，MDRD公式更为准确，其公式中的变量还有BUN、血清白蛋白。相比之下，CKD-EPI（Chronic Kidney Disease Epidemiology Collaboration）公式则更为精确，其变量也仅有年龄、种族和血清肌酐或有胱抑素C。在慢性心力衰竭患者，基于胱抑素C的CKD-EPI公式，其精确度和准确度最高，但仅使用血清肌酐的CKD-EPI公式可能就足以满足临床需要。

在肾脏病学中，肾损伤常常意味着肾功能进行性下降、肾单位丢失、氮质血症，可能是急性肾损伤（acute kidney injury，AKI）或肾纤维化与肾小管间质损伤的慢性状态。尽管高水平的肾脏标志物与肾损伤有关，但心力衰竭患者急性肾损伤的组织学证据较少。因此，心力衰竭患者中急性肾损伤在肾脏病学的定义较少提及，可能在约20%的患者考虑为肾功能恶化（worsening renal function，WRF）。血清肌酐是诊断AKI或WRF的标志物，常常联合其他的引起肾功能

恶化的因素。血清肌酐水平越高,WRF 风险越大。

2. 预后意义　慢性肾脏疾病(GFR 降低或高水平血清肌酐水平)是全因死亡、心力衰竭再次住院的独立预测因子。当临床情况恶化时,肾功能恶化(定义为血清肌酐升高＞26.5μmol/L 或超过 25%)与临床结局不良相关,除非临床情况得以改善或使用 RAAS 抑制剂。在使用 RAAS 抑制剂时,以上肾功能恶化常称为假性 WRF,且其临床意义有限。持续性充血常预示 WRF。与 WRF 合并持续性充血或无血液浓缩的患者比较,出院时 WRF 但无充血或适度血液浓缩的患者的不良临床结局并不增加。血清肌酐的局限性在于除反映肾小球滤过外,还与肌肉质量有关。

3. 治疗意义　临床工作中,大多数医生可能会根据基线血清肌酐或 GFR 或其变化调整治疗。经肾脏滤过或清除的药物需要根据 GFR 调整剂量。RAAS 抑制剂可引起 GFR 轻度降低,在调整其剂量或停药时需谨慎。这些治疗的初始阶段伴随的轻度 GFR 降低,并不影响其临床获益。如果 GFR 迅速恶化,这些治疗需要重新评估,还可能需要停药,这也是在指南中强调的。尽管尚没有关于基于肌酐的治疗流程的研究,但血清肌酐已经作为纳入标准或临床终点。在急性心力衰竭治疗过程中,想要降低血清肌酐还是有一定难度,因为,此时血清肌酐变化受诸多不同影响。患者的临床状况改善时,血清肌酐升高一般来说还是可以接受的,但在患者临床情况恶化时,血清肌酐水平稍微升高就应立即予以重视,因此,评估患者的临床情况就非常重要。

(二)血清胱抑素 C

1. 诊断意义　所有有核细胞均可产生胱抑素 C,后者是一种小分子蛋白,可以经肾小球自由滤过,不能主动分泌。胱抑素 C 可在肾小管重吸收,当肾小管损伤时,尿中胱抑素 C 可明显升高。因此,血清胱抑素 C 是肾小球滤过功能的敏感标志物,尿胱抑素 C 则是肾小管损伤的标志物,但这在心力衰竭患者的证据尚有限。有几项研究评估了胱抑素 C 作为心力衰竭患者肾小球滤过功能的标志物,结果显示其与 GFR 有很强的相关性。前面也提到,联合血清肌酐和胱抑素 C 的 CKD-EPI 公式在估算 GFR 的精密度和准确度均最高,优于(s)MDRD 公式和 Cockcroft-Gault 公式。

2. 预后意义　ASCEND-HF(Acute Study of Clinical Effectiveness of Nesiritide in Decompensated HF)研究发现胱抑素 C 是临床结局的重要预测因子。胱抑素 C 升高,可能反映 WRF,虽然可能与不良的临床事件相关。在慢性心力衰竭患者,胱抑素 C 同样与预后相关。

3. 治疗意义　尚没有研究将胱抑素 C 用于指导心力衰竭的治疗,但有临床研究将胱抑素 C 作为临床终点。结果发现胱抑素 C 可能是更好的 GFR 标志物。

(三)血尿素氮

1. 诊断意义　心力衰竭患者 BUN 与肾功能和神经内分泌激活紧密相关。BUN 经肾小球滤过,尿素可在肾小管重吸收。因此,血浆 BUN 不仅与 GFR 有关,还与肾小管功能有关,同时,还与 RAAS 等神经内分泌活性紧密相关。尿素主要在近曲小管重吸收,在血管加压素的作用下,还能在集合管重吸收。多种情况均可导致 BUN 与肌酐不成比例升高,包括预后不良者。

2. 预后意义　BUN 是心力衰竭患者临床结局的强有力的预测因子。研究发现 BUN 是急性心力衰竭患者 180d 死亡的最强的预测因子。BUN 与 GFR、RAAS 活性及营养状况均有相关可能是其原因。

3. 治疗意义　部分研究发现,BUN 与临床不良结局有关。在慢性心力衰竭患者,高剂量的襻利尿剂仅与高基线 BUN 水平患者的不良临床结局有关。

二、肾小球完整性标志物

1. 诊断意义　在非心力衰竭人群,蛋白尿、白蛋白尿多见于高血压肾病。肾小球内滤过压升高导致肾小球基底膜损伤,更多的蛋白可以经肾小球滤过,尿中蛋白的量和种类增加。但在心力衰竭患者,肾小球内滤过压可能较低。因此,心力衰竭患者出现蛋白尿应该有其他机制的参与,诸如内皮细胞损伤/功能不全、炎症、足细胞损伤以及静脉淤血等。在慢性心力衰竭患者,白蛋白尿更为常见。约 1/3 的患者有微量白蛋白尿,而 10% 的患者有大量白蛋白尿。大规模临床试验发现坎地沙坦、瑞舒伐他汀、阿利吉仑等药物并不能有效减少白蛋白尿。

2. 预后意义　研究发现,随着白蛋白尿的增加,终点事件也随之增加,且独立于其他危险因素之外。GISSI-HF(Gruppo Italiano per lo Studio della Sopravvivenza nell,Insufficienza Cardiaca-HF)研究结果显示,白蛋白尿的预后价值独立于 GFR 和肾小管损伤标志物之外。在射血分数保留的心力衰竭患者,白蛋白尿同样也与不良终点事件相关。

3. 治疗意义　在肾疾病和高血压患者,蛋白尿是治疗的靶目标,但在心力衰竭患者,尚没有类似的证据。

三、肾小管损伤标志物

在终末期肾病患者,慢性肾脏缺氧是其特征之一,肾脏中耗氧量最大的是肾小管,因此,终末期肾病患者常常伴随肾小管损伤导致肾小管功能不全。在心力衰竭患者,组织灌注减少,肾脏缺氧,肾小管间质容易受损。心力衰竭患者肾小管损伤与纤维化的组织学证据尚少。几个标志物可作为心力衰竭时肾小管组织学与功能学损伤的替代。

(一)中性粒细胞明胶酶相关载脂蛋白

1.诊断意义 中性粒细胞明胶酶相关载脂蛋白(neutrophil gelatinase-associated lipocalin,NGAL)是载脂蛋白家族中的一种小分子。中性粒细胞明胶酶相关载脂蛋白复合物在缺血损伤时可以不同的形式和不同的二聚体形式存在于血浆和尿中。在 AKI 患者,尿和血浆中 NGAL 水平可在短时间内升高 1000 倍甚至更多。尿与血浆中 NGAL 水平间的相关性并不密切。血浆NGAL 与感染、炎症有很强的相关性,在慢性病患者也有轻度升高。一般来说,尿 NGAL 主要由肾小管产生与分泌。AKI 时,血、尿 NGAL 均升高。急性心力衰竭伴 WRF 或 AKI 时,血 NGAL 升高,但尿 NGAL 并不升高。在慢性心力衰竭患者,血浆 NGAL 水平与肾功能标志物如血清肌酐、胱抑素 C、eGFR 等相关。

2.预后意义 在急性心力衰竭患者,NGAL 的预后价值优于脑钠肽(brain natriuretic peptide,BNP)和eGFR,且独立于 BNP 水平。CORONA(Controlled Rosuvastatin in Multinational Trial in HF)试验结果显示,在慢性心力衰竭患者,在调整了 N-末端脑钠肽前体、C 反应蛋白或 eGFR 后,血浆 NGAL 水平与临床终点事件相关性不明显。在其他小规模临床研究中,发现尿 NGAL 水平亦与临床终点事件不相关。GISSI-HF 试验却发现尿 NGAL 与全因死亡相关,但与心力衰竭再次住院无关。

3.治疗意义 目前尚无关于 NGAL 指导心力衰竭的研究。在缺血-再灌注动物模型,NGAL 可改善肾小管间质损伤,提示 NGAL 可能可作为备选药物之一。

(二)肾损伤分子-1

1.诊断意义 肾损伤分子(Kidney injury molecule,KIM)-1 在肾小管管腔侧分布丰富,其具体功能不详。尿 KIM-1 水平与心力衰竭住院相关。在肾损伤患者和动物模型,尿 KIM-1 水平升高,且与肾小管间质损伤、纤维化、炎症等组织学证据相关。慢性心力衰竭患者尿 KIM-1 水平升高 2 倍,且与射血分数、纽约心功能分级以及 N-末端脑钠肽前体相关。GISSI-HF 研究发现,尿 KIM-1 水平以及低 eGFR 增加慢性心力衰竭患者 WRF。KIM-1 在急性心力衰竭患者中的作用尚不明确。

2.预后意义 小样本研究发现,尿 KIM-1 水平与慢性心力衰竭患者死亡以及心力衰竭住院相关,但在GISSI-HF 研究中,其预后价值仅为临界。

3.治疗意义 有研究发现,收缩性心力衰竭患者停用襻利尿剂,尿 KIM-1 水平明显升高,重新开始襻利尿剂治疗,则可使尿 KIM-1 水平下降,说明尿

KIM-1 水平对小的肾血流动力学改变较为敏感,但尚有待大规模前瞻性临床试验证实。

(三)N-乙酰-β-D-糖基葡糖苷酶

1.诊断意义 N-乙酰-β-D-糖基葡糖苷酶(N-Acetyl-β-D-glucosaminidase,NAG)是近曲小管损伤的另一个标志物,在 CKD 和冠心病患者中研究较多。在急性心力衰竭合并 WRF 患者,NAG 水平无明显升高。在慢性心力衰竭患者,NAG 水平与 eGFR、RBF 和N-末端脑钠肽前体中度相关。GISSI-HF 研究结果发现,NAG 水平是心力衰竭患者 WRF 的预测因子,但弱于 KIM-1。

2.预后意义 研究发现,NAG 和 KIM-1 水平是慢性心力衰竭患者临床事件的预测因子。GISSI-HF试验结果表明,NAG 是全因死亡或心力衰竭住院的预测因子,独立于 eGFR 和白蛋白尿之外。

3.治疗意义 小样本研究发现 NAG 水平对利尿剂停用与启用同样敏感。

(四)β₂-微球蛋白

1.诊断意义 $β_2$-微球蛋白可完全经肾小球滤过的小分子,也可经肾小管重吸收。因此,当肾小管功能障碍或损伤时,尿中出现 $β_2$-微球蛋白。$β_2$-微球蛋白与肾功能降低相关,可作为肾功能恶化的标志物。

2.预后意义 在一项 131 例急性心力衰竭患者的研究中,血清 $β_2$-微球蛋白水平是心脏事件包括心血管死亡等强烈预测因子。在肾小管损伤和贫血的慢性心力衰竭患者,经尿肌酐校正的尿 $β_2$-微球蛋白水平明显升高。两项日本人群的研究发现,高水平的 $β_2$-微球蛋白与心脏事件相关,且与基线肾功能无关。

3.治疗意义 尚没有 $β_2$-微球蛋白在心力衰竭患者治疗中的应用。

(五)脂肪酸结合蛋白

1.诊断意义 脂肪酸结合蛋白(Fatty acid-binding proteins,FABPs)在调节肾小管能量代谢方面有一定作用,有肝脏型 FABP(liver type FABP,L-FABP)和心脏型 FABP(heart type FABP,H-FABP)之分,但并未在相应组织中发现。实际上,L-FABP 在氧化应激的近曲小管中发现,而 H-FABP 则在远曲小管中发现。目前认为,H-FABP 由受损的心肌释放,因此,可以作为心力衰竭的标志物之一。H-FABP 可提高 N-末端脑钠肽前体诊断心力衰竭的准确性,虽然其提高的程度有限。一项急性心力衰竭的日本研究发现,血清H-FABP 水平可预测 WRF/AKI 的发生,且优于尿NAG、NGAL 和 L-FABP。

2.预后意义 血清 H-FABP 水平是急性心力衰竭患者 90d 死亡的独立预测因子,独立于 WRF 之外。另一项研究结果表明,高血清 H-FABP 水平与心力衰

竭住院等临床结局相关。在慢性心力衰竭患者,持续的血清 H-FABP 水平升高与不良临床结局相关。

3．治疗意义　尚无关于 FABPs 指导心力衰竭治疗的研究。

(六)尿钠尿肽

1．诊断意义　钠尿肽在心力衰竭的管理中有重要作用,可用于指导心力衰竭的治疗。虽然钠尿肽并不是肾脏的生物标志物,但钠尿肽不仅在肾脏发挥作用,促进水钠排泄,而且在尿中排泄,特别是,C 型钠尿肽(C type natriuretic peptide,CNP)主要在肾脏产生,有抗增殖、抗纤维化作用,还可能有血管扩张作用。急性心力衰竭患者尿 CNP 水平明显升高。

2．预后意义　急性心力衰竭患者,N-末端 CNP 水平与临床结局相关,且独立于血浆 N-末端脑钠肽前体水平。

3．治疗意义　尚无关于尿钠尿肽指导心力衰竭治疗的研究。

四、其他标志物

尚有其他关于心力衰竭患者肾功能或 WRF 的标志物,包括脑啡肽原(pro-enkephalin,pro-ENK)、白介素(interleukin,IL)-18、骨桥蛋白(osteopontin)、半乳糖蛋白(Galectin)-3 以及生长分化因子(growth differentiating factor,GDF)-15 等。到目前为止,其作为标志物的证据较弱。

ENK 是内源性阿片样肽类小分子,ENK 和 ENK 受体在神经系统外有高表达。ENK 并不稳定,pro-ENK 是 ENK 前体的一个稳定片段,可作为稳定而可靠的血浆标志物。在心脏手术后 AKI 患者,pro-ENK 迅速升高。在急性心肌梗死患者,pro-ENK 升高与肾功能不全及主要的心脏事件有关。pro-ENK 在 1d 内可有显著变化。pro-ENK 在心力衰竭中的作用的大规模临床试验尚在研究中。

IL-18 在肾脏疾病中有诊断意义,可预测 AKI。在心力衰竭患者,IL-18 对预测 WRF 有中度诊断意义。骨桥蛋白参与纤维化以及细胞外基质重构。研究发现,骨桥蛋白与心力衰竭肾功能中度相关。半乳糖蛋白-3 认为参与了细胞外基质的硬化过程,引起心肌纤维化。急慢性心力衰竭患者半乳糖蛋白-3 水平明显升高,且与肾功能相关。但排泄到尿中的半乳糖蛋白-3 量有限。GDF-15 是转化生长因子家族成员,参与组织修复与重构。在心力衰竭患者可提供一定的预后信息。GDF-15 水平与 eGFR 相关,相关临床研究尚在进行中。

总之,肾功能不全是心力衰竭患者的特征之一,心力衰竭管理指南推荐监测肾功能。但评估肾功能的理想方法尚不明确,是监测 GFR、蛋白尿,还是监测肾小管损伤情况,目前也不明确。尽管在心力衰竭患者的临床管理中,常涉及肾功能的相关标志物,这些标志物常用于评估心血管风险、血流动力学状态以及治疗方案的选择等。但并没有足够的证据提示根据这些生物标志物调整治疗方案以改善临床结局。

参 考 文 献

Dries DL, Exner DV, Domanski MJ, et al. 2000. The prognostic implications of renal insufficiency in asymptomatic and symptomatic patients with left ventricular systolic dysfunction. J Am Coll Cardiol,35:681-689.

Hillege HL, Girbes AR, de Kam PJ, et al. 2000. Renal function, neurohormonal activation, and survival in patients with chronic heart failure. Circulation,102:203-210.

McMurray JJ, Adamopoulos S, Anker SD, et al. 2012. ESC guidelines for the diagnosis and treatment of acute and chronic heart failure 2012:The Task Force for the Diagnosis and Treatment of Acute and Chronic Heart Failure 2012 of the European Society of Cardiology. Developed in collaboration with the Heart Failure Association(HFA)of the ESC. Eur J Heart Fail,14:803-869.

Ruilope LM, van Veldhuisen DJ, Ritz E, et al. 2001. Renal function:the Cinderella of cardiovascular risk profile. J Am Coll Cardiol,38:1782-1787.

Shirakabe A, Hata N, Kobayashi N, et al. 2015. Serum heart-type fatty acid-binding protein level can be used to detect acute kidney injury on admission and predict an adverse outcome in patients with acute heart failure. Circ J, 79:119-128.

Valente MA, Hillege HL, Navis G, et al. 2014. The Chronic Kidney Disease Epidemiology Collaboration equation outperforms the Modification of Diet in Renal Disease equation for estimating glomerular filtration rate in chronic systolic heart failure. Eur J Heart Fail,16:86-94.

van Veldhuisen DJ, Ruilope LM, Maisel AS, et al. 2016. Biomarkers of renal injury and function:diagnostic, prognostic and therapeutic implications in heart failure. Eur Heart J, 37(33):2577-2585.

Zamora E, Lupon J, de Antonio M, et al. 2014. Renal function largely influences Galectin-3 prognostic value in heart failure. Int J Cardiol,177:171-177.

11. 伴或不伴房颤的心力衰竭患者抗栓治疗：更新和未来挑战

广州市第一人民医院 罗 义 刘 畅

心房颤动（atrial fibrillation，AF）和心力衰竭（heart failure，HF）常常共存，房颤伴心衰患者相对于房颤不伴心衰患者具有更高的血栓栓塞事件风险和总体死亡率。此外，房颤的发生率随着心衰的严重程度而增加。维生素 K 拮抗剂应用于心衰伴房颤患者的更不稳定性是在治疗范围内减少时间的一个独立危险因素。最近，非维生素 K 拮抗剂口服抗凝血剂（non-vitamin K antagonists oral anticoagulants，NOACs）已经作为替代治疗，用于非瓣膜性房颤患者的脑卒中预防。相比于维生素 K 拮抗剂，此类药物已被证明具有同样的有效性和安全性，且颅内出血事件少。NOAC 试验的亚组分析显示，房颤伴心衰患者组中此类药物的有效性和安全性，与房颤不伴心衰患者组相似。然而，仍存在许多证据缺口，因为心衰并没有统一的定义和试验终点。在窦性心律的心衰患者中，发生脑卒中和其他血栓事件的风险较高，且华法林的使用迄今未显示出有益结果。一种 NOAC-利伐沙班（rivaroxaban）在心衰不伴房颤中的益处，正在 COMMANDER-HF 试验中进行研究。此篇综述旨在提供一个关于抗血栓治疗-特别是 NOACs-在房颤伴心衰、窦性心律伴心衰的患者中运用的深刻观点，为治疗、结局和试验的改进提供依据。

一、概述

心房颤动（AF）是最常见的持续性心律失常，导致了约 5 倍的脑卒中风险。1/5 的脑卒中归因于房颤。心源性脑卒中非致命则致残，且具有高复发风险。口服抗凝（Oral anticoagulation，OAC）与维生素 K 拮抗剂（vitamin K antagonists，VKAs）作为房颤患者的标准治疗用于预防血栓栓塞（包括原发和继发），已经证明 VKAs 相对于安慰剂或阿司匹林显著降低脑卒中发生率。基于几个临床变量建立的脑卒中风险预测规则，已允许对最大风险获益患者给予有效针对性的 OAC 处方；然而，显著的改变需要 VKAs 持续的有效性、治疗控制、依从性和安全性。最近，非 VKA 口服抗凝血剂（NOAC）成为非瓣膜病心衰患者预防脑卒中的治疗选择。此类药物已经显示出与 VKA 相同的有效性和安全性，且不需要抗凝监测。除开这些显著的优点，少为人知的是 NOAC 在心衰亚群中的功效和安全性。

由于相同的危险因素和共同的病理生理机制，心房颤动和心衰常常共存。此外，AF 的患病率随着 HF 的严重程度而增加，有症状的 HF 是 VKA 治疗期间较短时间治疗范围（time under therapeutic range，TTR）的独立危险因素。更重要的是，与不伴心衰的房颤相比，房颤合并心衰大大增加了发病率和死亡率。同样的，心衰的窦率患者脑卒中和其他血栓形成事件的风险很高。到目前为止，联合使用 OAC 和华法林并没有显示出对结果有益。针对 OAC 是否对不伴房颤的心衰患者有益的问题，COMMANDER-HF 试验正在使用 NOAC 利伐沙班（rivaroxaban）进行研究。

此篇综述旨在提供一个观点，即抗栓治疗在伴或不伴房颤的心衰中的作用，重点关注心衰亚组中 NOAC 的效果和安全性。

二、心房颤动伴心力衰竭的流行病学

心房颤动伴心力衰竭是一个主要的公共卫生问题，其总体预后不良。Framingham 心脏研究显示，房颤患者的心衰发生率为 33/1000 年人次，而心衰患者的房颤发生率为 54.18/1000 年人次。此外，心衰是房颤发展的最强预测因子，分别在男性和女性增加风险近 5 倍和 6 倍。房颤也增加心衰的严重程度。根据纽约心脏协会（NYHA）功能分级，房颤的发生率为：≤5% 的发生于 I 级，10%～27% 发生于 II～III 级，约 50% 发生在 IV 级。两种情况都是发病和死亡的主要原因，且增加社会经济负担。与缺血性心肌病相比，非缺血性心肌病导致房颤的概率增加约 3 倍。与射血分数（HF with reduced ejection fraction，HF-REF）减少的那些患者相比，房颤在保留射血分数的心衰（HF with preserved ejection fraction，HF-PEF）患者中发生更普遍。

在心衰患者中发生房颤通常会导致症状恶化，心衰加重，并增加血栓栓塞事件风险。患有两种疾病的患者与单一病症患者相比死亡率更高。来自 EURobservational 研究计划的数据显示，不考虑 HF-REF 或 HF-PEF 的情况下，尽管使用 OAC 的比例很高（82.1%），房颤合并心衰患者的 1 年死亡率和发病率仍较高（13.4% 合并心衰 vs. 4.0% 无心衰，$P <$

0.001）。

越来越多的心衰患者使用心脏可置入电子设备（cardiac implantable electronic devices，CIED）如心脏再同步治疗、可置入除颤器、可置入心脏监测器和双腔起搏器，实现远程监控和记录，监测房颤的发生。通过这样的心脏监测，可以证明房颤事件在各种人群中发生频繁（无论其是否具有心衰病史）。

虽然持续性房颤与阵发性房颤相比引起更高的脑卒中和死亡风险，阵发性房颤患者可能有增加血栓栓塞的风险，因此，目前的指南建议使用 OAC（根据 ESC 指南，CHA2DS2-VASc ≥1；或根据 AHA/ACC/HRS 指南，CHA2DS2-VASc ≥2）能使患者获益。具体来说，拥有可穿戴或可置入生物传感器，现在可以评估阵发性房颤的长期发生并筛选潜在符合预防血栓形成的患者。目前还有由 CIEDs 发起的尚未公布的随机临床研究，调查阵发性房颤或房扑（代表绝大多数房性快速性心律失常）的治疗。IMPACT（置入心律转复除颤器和再同步装置患者的远程节律监控指导下的抗凝的随机性研究）试验假设远程监测快速性心律失常和预定抗凝计划优于常规检测房性快速性心律失常和医生制定抗凝方案。近期其研究结果发布，并未显示远程监控的显著作用。此外，基于远程节律监控来停止和使用 OAC 对比于常规诊室随访没有预防心衰患者（平均射血分数约30%，轻度症状约90%在 NYHA Ⅱ/Ⅲ 级）的血栓栓塞和出血的发生。其他研究显示隐源性脑卒中后使用 OAC 不能获益，并且发现房颤和血栓栓塞事件之间重要的短暂的分离（在这些研究中少于2%的患者有心衰病史，此信息已记录）。

简而言之，根据目前可用的数据，不推荐基于 CIED 的抗凝治疗。从实践角度来看，患者应通过常规评估心律失常方法，根据 ESC 指南 CHA2DS2-VASc ≥1 或根据 AHA/ACC/HRS 指南 CHA2DS2-VASc≥2 进行抗凝治疗。

三、房颤患者心力衰竭和血栓形成的风险评估

在心衰存在的情况下，血栓栓塞的风险增加，它也是每个风险评分的组成部分（ATRIA/CHADS2/CHA2DS2-VASc）。然而，如本节以下讨论，心衰的定义是异质的并且易在风险分数谱存在个人倾向。

心力衰竭增加了与房颤相关的血栓形成事件额外风险，同时也是 CHADS2 风险评估的一部分，用于预测血栓栓塞事件的风险，其中 2 分分配于脑卒中的历史，1 分分配于年龄＞75 岁，高血压、糖尿病或心衰的病史。更全面的风险评估规则（当前指南推荐）是 CHA2DS2-VASc［充血性心力衰竭，高血压，年龄≥75 岁（双倍），糖尿病，脑卒中（双倍），血管疾病，年龄

65～74 岁，性别类别（女性）］。CHA2DS2-VASc 评分提供更好的敏感性，相对 CHADS2 有更好的脑卒中风险评估预测价值。但是，这两种风险分数具有类似的辨别能力（C-统计≈0.6）。

最近开发的风险评分-ATRIA（抗凝和心房颤动的危险因素，Anticoagulation and Risk Factors in Atrial Fibrillation）经过验证、该风险评分包含了 CHADS2 中的因素，包括了心衰，此外，使用肾功能障碍并增加年龄的权重作为附加风险因素。这些特性在心衰中是普遍的。尽管如此，ATRIA 评分的结果不一致，取决于所研究人群。总的来说，CHA2DS2-VASc 是在高风险和低风险人群中预测血栓栓塞风险的有效评分。此外，CHA2-DS2-VASc 与伴或不伴房颤的心衰患者发生缺血性脑卒中，血栓栓塞，死亡的风险相关。有趣的是，当出现高 CHA2DS2-VASc 评分时，未知房颤的患者比伴有房颤的患者，血栓栓塞并发症的绝对风险更高。然而，预测的准确性是有限的，心衰不伴房颤患者中 CHA2DS2-VASc 评分的临床运用仍有待明确。

重要的是需要要强调，对于心衰的定义不同其风险评分也各异。ATRIA 和 CHADS2 包括失代偿心衰，而 CHA2DS2-VASc 中的 C 是指近期失代偿的心衰（不考虑射血分数）或中度至重度收缩功能障碍的影像学表现（即使无症状）。重要的一点是，从心衰开始出现到呈现更严重的状况，发生栓塞的风险变化很大。使用一致和可靠的心衰定义可能提高这些风险评分的预测价值。例如，HF-REF 和 HF-PEF 中血栓栓塞风险都增加。然而，与 HF-PEF 相比，HF-REF 评分中患者的血栓栓塞风险也可能更高。

四、出血风险

在开始使用 OAC 或阿司匹林之前评估出血风险是至关重要的。出血风险评分量化出血风险与心衰无关，因为心衰不会保留在最终的关联模型中。然而，接受 VKAs 的心衰患者可能增加出血倾向。

现有出血风险评分可能有助于发现患者出血风险升高；然而它们的一致性较差，缺乏分辨能力（C-统计，所有评分均＜0.7）。因此，临床医生应该继续使用临床判断处理这些相关风险。虽然心衰患者可能有额外的出血风险（使用 VKAs），这一发现并未包括在当前出血风险评分中。因此，当使用出血风险评分，以决定开始 OAC 治疗时，心衰的状态并不作为权重。

五、房颤的抗凝治疗

房颤中的抗栓治疗是基于 25 年前开始的几个随机对照研究。积累的证据不支持使用阿司匹林和（或）其他抗血小板药物预防房颤患者脑卒中，因为其效果并不如华法林。非维生素 K 拮抗剂口服抗凝血剂已

被证明在预防缺血性脑卒中和心肌梗死方面不逊色于华法林,但出血性中风的风险大大降低。

1. 心力衰竭对于房颤患者选择抗血栓治疗的影响

在房颤患者中,伴有心衰的患者不太可能有足够的血栓栓塞预防,Hess 等的一项研究包括了 ADHERE 注册内的与 Medicare 索赔数据,来检测在≥65 岁心衰伴房颤的患者中,新近华法林的使用与心血管可置入电子装置之间的关联。2 586 例心衰伴房颤患者中有近 80%在没有带 OAC 药的情况下出院。出院后 1 年死亡的风险更高与没有接受 OAC 治疗是独立关联的。心力衰竭是公认降低 TTR 的因素,接受 VKAs 的心衰患者倾向于降低功效。事实是观察到的住院的治疗方案频繁改变和多重用药的心衰患者的 TTR 较低。

2. 心房颤动非维生素 K 口服抗凝血药试验中的心力衰竭:心力衰竭定义和事件裁定

基于亚组分析,在房颤伴心衰和房颤不伴心衰的患者中,NOACs 同样有效和安全。然而,心衰的定义作为房颤试验的基线特征不一致,值得讨论。

在 RELY 试验中,心衰由来自个体的病例报告表(case report forms,CRF)的症状定义,在筛选前 6 个月 NYHA 分级≥Ⅱ。左心室射血分数(left ventricular ejection fraction,LVEF)可以在随机化前 6 个月通过任何影像学方法测量。关于 LVEF 的信息(≤或>40%)在 58.9%的心衰症状和 45.5%无心衰症状的患者中可获得。在 ROCKET-HF 试验心衰病史从个人病例报道中获得,其由当地现场调查员完成。心力衰竭定义为具有心衰的病史或左心室 EF<40%(由任何影像学方式测量),数据来源于研究者,没有进一步的文件。类似的,在 ENGAGE-HF TIMI 48 试验中,心衰病史从 CRF 问卷获得。在 45%的心衰病史患者中仅 13%为具有症状的心衰 NYHA Ⅲ 或 Ⅳ 级。在 AR-ISTOTLE 试验中,研究者报道心衰和心室功能在 CRFs 试验为:"过去 3 个月内有症状的充血性 HF,和(或)任何影像学提示 EF≤40%的左心室功能障碍。"在 ARISTOTLE 试验中,只有 13%的患者为有症状的心衰和 LVEF≤40%。

我们可以从房颤的 NOACs 试验观察到,心衰定义是异质的,可能不精确,因为没有 HF 病因学的数据,襻利尿剂量的基线,以前的心衰患者住院要求静脉使用襻利尿剂或钠尿肽水平的记录。因此,心衰与非心衰的定义很可能经常被错误地使用。此外,没有基于心衰状态进行分层,心衰亚组中关于 NOAC 与华法林的比较没有得到任何确定的结论。因此,来自这些试验的心衰亚组的结果可能不能反映实际治疗在心衰人群中的真实作用,甚至很多心衰患者因为有肾功能严重受损而被排除在外。

恶化的心衰与住院之间具有相当程度的临床相关性并显著增加死亡率。此外,房颤是心衰失代偿的主要原因。在 NOACs 房颤试验中,心衰住院治疗不被裁定为次要的终点。在房颤试验中把心衰住院治疗作为终点的重要性在于不仅可以监测治疗效果和安全,也可以评估其潜在的治疗相互作用。

六、房颤试验中心力衰竭与非心力衰竭患者事件率的差异

在 ROCKET-AF 试验中,62.5%的随机化患者有心衰病史或 LVEF<40%。另一方面,只有 32%的 HFRE-LY 的参与者和 35.4%的 ARISTOTLE 参与者的具有心衰病史。ENGAGE AF-TIMI 48 试验中 57.5%的患者伴心衰。

ROCKET-AF 试验具有预先指定的次级心衰亚组分析,该试验提示心衰患者亚组间的脑卒中和全身性栓塞的风险相似($HR=0.94$;95% CI,$0.78\sim1.13$,$P=0.51$),但是当考虑到心血管死亡时,有更高的脑卒中和(或)全身性栓塞风险($HR=1.28$;95% CI,$1.11\sim1.47$,$P<0.001$)。当考虑全因死亡时心衰患者的风险也较高,$HR=1.34$(95% CI,$1.17\sim1.55$,$P<0.001$),考虑心血管死亡时,$HR=1.65$(95% CI,$1.37\sim1.98$,$P<0.001$)。心衰患者的平均 TTR 也较低。来自主要 NOACs 试验的其他心衰亚组分析证实了这些发现,表明未经治疗的房颤和心衰患者是高危人群,这些人群中 VKAs 的治疗范围不确定。

七、非维生素 K 口服抗凝血药对于伴或不伴心衰的房颤患者的疗效差异

利伐沙班(Rivaroxaban)的在 LVEF<40% 和≥40%的患者中疗效相似(相互作用 $P=0.38$),在 NYHA Ⅰ-Ⅱ 类与 Ⅲ-Ⅳ 类的患者中疗效也相似(相互作用 $P=0.68$)。依托沙班(edoxaban)在伴和不伴心衰患者中减少脑卒中或系统性栓塞事件方面的效果也是类似的(相互作用 $P=0.63$)。同样,在伴和不伴心衰患者中安全性也是相似的(相互作用 $P=0.50$)。达比加群(dabigatran)在伴和不伴心衰的患者中的功效和安全性保持不变(相互作用 $P=0.50$)。在 ARISTOTLE 试验中,阿哌沙班(apixaban)在 5541 例(约 30%)心衰患者中的疗效和安全性处于基线(相互作用 $P=0.50$)。

最近公布的四个使用 NOACs 的主要试验(RE-LY,ROCKET-AF,ARISTOTLE 和 ENGAGE AF TI-MI-48)的合并分析证实房颤伴心衰的患者,单药和(或)高剂量 NOAC 方案(与华法林相比)显著降低了脑卒中或系统性栓塞事件的风险约 14%,优势比(OR)=0.86(95% CI,$0.76\sim0.98$)。低剂量 NOAC 方案在此亚组的患者中对于脑卒中或系统性栓塞事件具有与华法林相当的效果,OR=1.02(95% CI $0.86\sim1.21$)。

对于房颤伴心衰患者中 NOACs 的安全性，与华法林相比，单和（或）高剂量 NOAC 方案降低了约 24% 大出血的风险，OR＝0.76（95% CI，0.67～0.86）。对于低剂量的 NOAC 方案，相对于华法林，更是显著地降低了 36% 的大出血风险，尽管这一发现在统计学差异上并不显著，此情况下病例和事件较少，与华法林相比，OR＝0.64（95% CI，0.38～1.07）。

仅考虑给予 NOAC 治疗的所有患者，与没有心衰的那些患者相比，心衰患者具有交叠的治疗效果（脑卒中或全身性栓塞的复合）和安全性（大出血）。NOAC 的益处在房颤伴心衰与房颤不伴心衰的患者之间具有可比性，无论是高剂量或低剂量 NOAC 方案。值得注意的是，合并的数据表明，与房颤不伴心衰的患者相比，房颤伴心衰的患者颅内出血的概率减少了约 41% 的出血风险，OR＝0.59（95% CI，0.40～0.87）。

总体而言，这些发现支持在房颤合并心衰患者中使用 NOAC。在个别试验中，相对华法林，NOAC 表现的结果与总体人口调查结果一致。在合并分析中，单一和（或）高剂量 NOAC 方案比华法林有更好的功效和安全性，低剂量 NOAC 方案与华法林有着相似功效和安全性。

八、房颤伴心衰患者使用非维生素 K 口服抗凝血药的安全性

虽然在心衰患者中没有特别的安全问题，但是合并重度肾功能障碍是使用 NOACs 的禁忌。大多数 NOAC 试验都剔除了较差（不同定义）肾功能的患者。另外，这些试验有年龄上限，没有提供较年长者治疗的功效和安全性。肌酐＜30 ml/min 的患者被从所有 NOACs 试验中排除（在 ARISTOTLE 中为＜25ml/min），这些试验中仅有 20% 的患者的肌酐清除率＜50ml/min。这些排除可能降低试验人群中心衰的发生率和严重性。应该注意的是，出血风险评分例如 HAS-BLED 评分中包含了肾损伤模型，因此，在决定使用 OAC 时该信息应该加以权衡，肾功能损害是心衰患者经常关注的问题，因为许多患者都有慢性肾脏疾病和（或）心肾综合征，在心衰加重或治疗期间肾功能不全有较高的发病率。此外，建议注意几种严重的药物间相互作用。例如，当需要同时使用奎尼丁（quinidine），维拉帕米（verapamil）或决奈达隆（dronedarone）时，需减少伊曲西班（edoxaban）的剂量。

九、左心耳封闭可作为治疗房颤伴心衰患者抗血栓形成治疗的一种选择

左心耳封闭（Left atrial appendage closure, LAAC）已经出现并作为治疗非瓣膜性房颤患者预防血栓形成的一种选择，总体来说，与华法林相比，出血性脑卒中发生率减少，主要是非程序性的相关出血和心血管死亡，缺血性脑卒中发生率略有增加。在主要 LAAC 试验中心衰的发生范围从 19%～27%，但该亚组患者未被较好的分类和分析。因此，在未来的 LAAC 试验中，应该针对于心衰患者进行合理的分层和独立分析。

十、无房颤记录的心衰患者的血栓栓塞事件和抗血栓治疗

心力衰竭本身是一种高凝状态，被认为是心源性猝死的一个重要原因。最近一项对两个现代心衰试验汇集数据的研究，分析了 6 054 例无房颤记录的心衰患者。206 例无先前已知房颤的心衰患者发生脑卒中（11.1/1000 患者-年率）。确定以下独立脑卒中预测因素：年龄，HR＝1.34（95% CI，1.18～1.63），NYHA Ⅲ级/Ⅳ级相对于 Ⅱ级，HR＝1.60（95% CI，1.21～2.12），胰岛素治疗的糖尿病患者，HR＝1.87（95% CI，1.22～2.88），身体质量指数每 5kg/m² 高达 30，HR＝0.74（95% CI，0.60～0.91），以及以既往脑卒中病史，HR＝1.81（95% CI，1.19～2.74），以及 BNP 每个对数单位，HR＝1.31（95% CI，1.11～1.57）。根据这些预测变量制定的风险评分将患者分为三个风险组。上 1/3 的患者脑卒中率接近单纯心衰患者。另一项研究发现在已存在 LVEF 降低的心肌梗死的患者中严重 LVEF 损伤和老龄都是脑卒中风险增加的独立预测因素。重要的是，CHA2DS2-VASc 风险分层方案可以为无房颤记录的心衰患者提供关于未来血栓栓塞事件的预后信息。

尽管已知 HF-REF 和无房颤记录的心衰患者心源性栓塞事件的风险增加，该群体未获得华法林与抗血小板药物治疗的相关死亡率获益，而使用华法林已经显示与大出血风险增加有关。最近的一项荟萃分析，包含关于华法林与抗血小板药物在无房颤记录的 HF-REF 患者中应用的四项主要试验，显示脑卒中患者使用华法林相较于阿司匹林可降低具有 41% 的相对风险。尽管如此，对死亡率的总体影响无明显差异，但华法林相较于阿司匹林会增加 1 倍的主要出血风险（主要是胃肠道）。

总之，无房颤记录的心衰患者发生脑卒中的风险很高。目前未发现使用华法林可改善死亡率。发现未知房颤的心衰患者的高脑卒中风险因子可能有助于个性化 OAC 治疗。此外，无房颤记录的心衰患者的 NOAC 获益尚未探讨。窦性心律的心衰与冠心病患者是否会受益于 OAC？这个问题将在正在进行的 COMMANDER-HF 试验中研究。

十一、COMMANDER 试验

COMMANDER 心衰试验是一个国际化、随机、双盲、安慰剂对照、事件驱动的试验。包含了 5000 名患者,984 个事件。该试验旨在探索在 HF-REF 和冠心病(CAD)患者心衰加重且伴有钠尿肽升高时,比较应用利伐沙班 2.5mg,2/d 和安慰剂的疗效和安全性。

凝血酶是心衰患者发生内皮功能障碍、炎症和淤血不良反应的共同特征。许多出现肌钙蛋白轻度升高的缺血性心衰患者预后不良。在新近发生 ST 段抬高型心肌梗死的患者中,低剂量(2.5mg 或 5mg,2/d)利伐沙班降低心血管死亡和(或)MI 或脑卒中的复合终点的发生危险(利伐沙班在新近急性冠状动脉综合征患者的应用-ATLAS ACS 2-TIMI 51 试验)。因此,COMMANDER HF 不是另一个关于 OAC 在心衰中的试验,而是对干预调节凝血酶介导的"crosstalk"的研究,一种多个负反馈环路的潜在驱动,包括 HF-REF 和冠心病患者的炎症反应、内皮功能障碍和血栓形成。

十二、证据缺口

在 NOAC 试验中没有充分定义心衰。定义是异质的,主要基于症状和偶然的 LVEF,缺乏关于病因、充血、基线治疗、住院治疗和钠尿肽的数据。因此,NOAC 试验中定义的心衰患者不能代表"真正的"心衰。考虑到心衰与房颤常常伴随发生,与心衰相关风险增加以及房颤患者中频繁发生的心衰事件,在未来试验中 NOACs 的疗效和安全性评估应使用一致的心衰定义,基于明确的标准并且包含心衰住院治疗作为研究终点。同样的要求适用于未来 LAAC 试验,其关于心衰患者的疗效和安全性所知更少。在所有这些试验中,基于是否存在心衰的分层也应考虑。

十三、结论

口服抗凝治疗可有效减少房颤患者血栓栓塞事件。伴有房颤的心衰患者属于高危人群。相较于 NOACs,华法林更容易发生 OAC 不稳定和药物相互作用。NOACs 的出现为心衰合并房颤的患者提供了一种有效和安全的替代方案。然而,NOAC 试验关于房颤的定义五花八门。仍缺乏清晰理解房颤群体的关键信息。这些信息包括钠尿肽水平、之前的住院治疗和肾功能。因此,我们可以从将来更细分房颤人群获得进一步受益。除了这些缺陷,现有数据提供了合理的证实:在全部的试验中,NOACs 的相对益处和风险均较华法林更适用于心衰患者。LAAC 试验并未对心衰进行评估,这种设定存在一个重要的证据缺口。未来预防血栓栓塞的试验应使用一个更同质化和一体化的心衰定义,并且将心衰恶作为终点事件。最后,关于心衰伴房颤和不伴房颤患者的 COMMANDER-HF 试验可能开启 NOACs 发展的新时代。

12. 左心功能不全相关性肺动脉高压的识别与处理

广东省人民医院　丘　嘉　谭　虹

肺高压(PH)常见于肺血管病、慢性左心或肺部疾病、肺栓塞或其他病因。PH 分型中,左心疾病相关的肺高压(PH-LHD)最为常见,占所有 PH 患者的65%～85%。然而,对肺动脉高压(PAH)有效的靶向药物治疗在 PH-LHD 患者中应用的疗效并未得到充分评估,部分不被推荐,部分甚至证实对 PH-LHD 患者有害。因此,对 PH 患者进行准确的诊断和临床分型至关重要。另一方面,LHD 与 PH 及右心衰竭有关,对疾病的进程、合并症及死亡率有重要影响,但在心衰的研究领域中并未引起充分重视。当毛细血管后 PH 合并毛细血管前 PH,情况就会变得相当复杂,而靶向药物在这类患者中应用的有效性和安全性仍未被证实。

一、左心疾病相关性肺高压的血流动力学定义及分类

不论病因,静息状态下肺动脉平均压(mPAP)≥25mmHg 可定义为 PH。而根据左心系统充盈压[左室舒张末压(LVEDP)、左房压(LAP)或肺毛细血管楔压(PAWP)],进一步将其区分为毛细血管前(≤15mmHg)及毛细血管后(≥15mmHg)PH。在毛细血管后 PH 中,PAWP 升高导致肺动脉平均压成比例增高,故跨肺压差(TPG = mPAP-PAWP)正常(<12mmHg),肺血管阻力(PVR)降低(<3 WU 或<240 dynes s/cm³)。然而,左心系统充盈压长期增高会导致神经内分泌及某些介导因子激活,使肺血管收缩伴或不伴有肺血管重塑,令 PAP 不成比例增高,最终 TPG 和 PVR 也增高,这种现象被称为"反应性"肺高压。然而,TPG 升高取决于容量和心功能状况,并不能确切反映 PH-LHD 的预后,而舒张跨肺压差(DPG),即肺动脉舒张压与 PAWP 的差值,受心搏量和容量的影响似乎更小,被证实与 PH-LHD 的肺血管重塑程度相关。因此将 DPG<7mmHg 和(或)PVR≤3 WU 称为被动性 PH(Ipc-PH),DPG≥7mmHg 和(或)PVR>3 WU 则称为反应性 PH(Cpc-PH)。

二、肺高压在左心疾病中的流行病学及意义

PH 和右心功能不全在 LHD 患者中非常普遍,与LHD 进展、活动耐量下降及不良预后相关。一项关于

HF 患者的社区研究表明,利用超声测得的肺动脉收缩压(PASP)是一个独立的预后预测因子,能强烈提示全因死亡率及心血管相关死亡率。很多研究一致表明,PH 与生存率呈负相关,PAP 升高合并右心功能不全与 HFrEF 不良预后独立相关。对 HFpEF 患者,研究也表明 PH 与死亡率高度相关。而且,HFpEF 患者常在疾病晚期因 PAP 增高而出现右心功能不全,是死亡事件的强预测因子。

与存活率下降有关的血流动力学参数包括 PAP、mPAP 和 PVR 升高,以及肺动脉顺应性和(或)容量下降。回顾近期关于 DPG 对预后预测价值的研究,结果有相互矛盾之处,原因主要是各研究中研究人群和研究方法的局限性。因此,DPG 在 HF 患者中的预测价值仍需要更多的临床研究进行解答。目前资料显示,依靠 DPG 和(或)PVR 进行诊断,Cpc-PH 在 HF 患者中的发病率为 12%～38%,上述因素均提示预后不良。

三、PH-LDH 的病理学改变

PH LDH 的病理学改变复杂,具有高度异质性,迄今为止尚未完全明了。这类患者中,PH 是左心室收缩或舒张功能不全导致左心系统充盈压增高向肺血管传导的结果。而且,功能性二尖瓣反流导致 LAP 和PAP 增高,在活动时加重更为明显。另外,左心室重构及功能不全会引起左心房扩大(容量负荷大引起,是HF 合并症和死亡率相关的重要指标),间质纤维化使左心房变得僵硬,顺应性下降,左心房收缩功能受损,导致了肺循环和右心的病理改变。上述左心房收缩及舒张功能的改变和左心系统充盈压的反向传导引起肺血管压力增高,活动时尤甚。左心房功能不全与 HFpEF 患者的初始症状相关,除了其病理学意义,左心房功能不全也决定了这类患者对靶向药物治疗的反应性,因为靶向药物降低了 PVR,增加了肺血管床的流量,在左心房顺应性下降的患者中易导致 PAWP 增高和肺水肿。

肺循环中,如左心房压力突然增高,会导致肺泡-毛细血管压力失衡,这种可逆的损伤会改变内皮的通透性,使红细胞、蛋白及液体进入肺泡面,造成间质及肺泡水肿。肺循环中还会出现一氧化氮活性降低,

内皮素-1表达增加,对利尿肽敏感性下降,炎症细胞、神经及化学因子浸润等现象。上述因素都可令肺动脉收缩,一段时间后阻力性肺小动脉重塑后,提示毛细血管前PH形成。组织病理学改变包括肺泡-毛细血管基质增厚,中膜肥厚,内膜、外膜纤维化及肺小动脉血管腔堵塞等,然而,类似PAH特征性的"血管丛损伤"(plexform lesion)却少见。研究发现部分患者的这种肺血流动力学改变可被逆转。肺动脉的顺应性取决于肺血管床,故阻力和顺应性主要由小阻力血管决定。因此,Cpc-PH患者肺动脉重构主要导致PVR升高及肺动脉顺应性下降。

PAP和PVR增高造成右心室的后负荷增加,导致右心扩大和右心重塑、功能性三尖瓣反流,最后发展为右心功能不全。这一系列病理改变与功能性三尖瓣反流及右房压升高有关,包括心肌肥厚、纤维化、扩张以及右心腔短轴切面从新月形变成球形等。右心功能不全时右心排血量下降,是影响PH-LHD预后的关键因素。但是,严重的PH与右心功能不全并非呈线性关系,因为一些严重PH患者的右心功能可为正常。

四、左心表型和右心表型

目前对PH-LHD患者的异质性知之甚少,也不清楚为何部分患者会进展成严重的PH伴右心功能不全而其他患者却不会。两个可能的关键因素为:①某些患者本身就是肺血管病的敏感人群(基于基因、环境因素以及合并症等因素);②观察时间不足,许多病例中,我们看到的只是漫长病程中的一个时间截面。然而,在肺动脉疾病易感的HF患者中可以观察到左心疾病进展导致右心扩大及功能不全这一过程,这个过程中,患者从左心功能不全而右心系统正常(左心表型)发展成右心扩大并右心功能受损,后者对疾病预后的影响甚至超过左心系统(右心表型)。左心表型抑或为右心表型是病情不同阶段的影像学表现。这在HFpEF的患者中被证实,这类患者在疾病的晚期往往会出现右心表型的表现。随着右心表型症状进展,患者的死亡率增高。值得强调的是,有创血流动力学指标在区分两种表型上并不一定可靠,因为利尿剂的应用及容量状态的改变会影响左心充盈压。毛细血管后血流动力学参数对左心功能不全导致的PH有提示作用,但毛细血管前血流动力学参数正常并不能完全除外左心功能不全。

五、肺动脉楔压用于定义毛细血管前、后肺高压的局限性

PAWP是PH血流动力学分类和制定治疗策略的直接参考指标,但已被证实存在明确的误区。PAWP的局限性及不明确因素包括区分毛细血管前、后性

PH的确切界值,准确记录压力曲线的技术难点,标准化校准(零界,zero level)的界定缺乏统一标准,以及呼吸运动对PAWP读数的影响等。

虽然学者们一致使用15mmHg作为区分毛细血管前、后肺高压的界值,但不同的中心使用不同的方法可能产生4~6mmHg的平均误差。这种误差是由于不同呼吸时相中胸内压不同产生的,吸气相测得的PAWP偏低,而呼气相则偏高。另一个不明确因素是容量负荷的阈值水平和影响。研究结果提示PAWP存在高度的可变性,这些差异部分原因可能是研究的对象不同:呼气末的测量方法更适合于区分HFpEF和PAH,常规法可能更适合于呼吸动度幅度大的患者,如COPD等。近期研究提示呼气末PAWP与直接测得的左心室舒张末压(LVEDP)具有很高的相关性。为了避免将PH-LHD误诊为PAH,至少在老年患者及那些有LHD症状和危险因素的患者中,应结合2013年NICE会议建议,按下述标准选用合适的PAWP测量方法,尤其在鉴别PAH和PH-LHD时:

1. 零界 零界水平应在胸正中位置,即反应左心房水平的位置。

2. 肺动脉楔压界值 区分毛细血管前、后肺动脉高压的界值为15mmHg,但怀疑PH-HFpEF的患者,应将界值定为12~15mmHg,尤其是在使用利尿治疗的患者和(或)有LHD危险因素的患者。

3. PAWP的读数 PAWP应在呼气末测定,因为这时候受胸内压的影响小。患者在测量过程中不应闭气,亦不应做出Valsalva动作。

4. 直接测量LVEDP 当认为PAWP不可靠或高度怀疑LHD时,应直接测量LVEDP。

六、PAH与PH-LDH的鉴别

PH指南建议PH患者需经右心导管术(RHC)确诊,根据术中PAWP区分毛细血管前、后PH。然而,由于上述提及的PAWP测量以及判读方面的局限性、高度的可变性,决定了它在临床应用中并不完全可靠。因此,在大多数患者中单纯使用有创血流动力学参数难以做出准确的判断,RHC仍需进一步提高其诊断的准确性,这就需要结合无创和有创检查的结果综合判断。PH患者的临床诊疗决策树,有助于整合RHC和无创检查资料,更好地认识PH-LHD的病因及病理学改变。临床怀疑PH的患者需要进行临床评估以及无创检查,如支持PH,应进一步检查。评估模型包括用药史、心电图、心脏超声等,多数情况下,综合无创检查的结果,可基本诊断PH,再结合临床特点、特异性改变及检查结果,可一定程度上区分PAH或PH-LHD。

七、左心疾病相关性肺高压的治疗

1.左心原发疾病及控制充盈压　PAWP/LVEDP 升高的临床影响需引起重视。最优治疗方案的主要目标是降低左心充盈压,包括药物治疗(达到目标剂量)和介入治疗(CRT、ICD、左心辅助装置、二尖瓣钳夹术等)。改善肺循环血流动力学参数可能有帮助,减轻容量负荷可使左心充盈压(PAWP/LVEDP)、PAP 及 TPG 下降。CHAMPION 研究提示将 PAP 作为治疗目标可有效减少 HFpEF 和 HFrEF 患者心衰相关住院率,研究中并未使用靶向药物降肺压治疗,而是使用包括利尿剂在内的心衰常规药物治疗。

2.二尖瓣反流修复治疗　在左心室扩张和 HFrEF 患者中常发现功能性二尖瓣反流,这不仅是造成 PH 的可能原因之一,而且还导致死亡率增加。近期研究表明,即便是无症状的二尖瓣反流患者,活动时出现 PH 和右心功能不全也与不良预后相关,如给予合适的二尖瓣治疗包括介入手段,如二尖瓣钳夹术、Cardio-Band 二尖瓣瓣环成形系统等可持续改善左心功能不全合并功能性二尖瓣反流患者的血流动力学参数,包括降低 mPAP 和 PAWP,以及显著改善心指数。虽然目前临床证据仍不多,但经皮二尖瓣修复术已明确可改善患者临床症状、运动能力、生活质量和心衰相关住院事件。

3.靶向药物治疗　基于 HFrEF 及 HFpEF 患者中 PH 和右心功能不全的预后意义,提示 PH 可能是治疗位点之一。对 PAH 有效的靶向治疗药物包括内皮素受体拮抗剂(ERAs)、波生坦、PDE5i,以及鸟苷酸环化酶激动剂(sGC),但均不被推荐用于 PH-LHD 患者中。使用靶向药物的其中一个担忧是肺血管扩张和肺血流增加在左心充盈压增高的情况下可能会出现肺水肿及左心失代偿。除此以外,已有 RCT 研究证实 ERAs 和波生坦在 HF 患者中并无获益,甚至可能有害。例如,FIRST 研究中,在 HFrEF 患者中静脉使用依前列腺醇,但因发现治疗组较安慰剂组死亡率有增高趋势而提前终止。一项旨在研究新型 ERA 类药物马西替坦在 HFpEF 及 Cpc-PH 患者应用的安全性和有限性的二期临床试验(MELODY)正在进行,结果值得关注。

越来越多研究聚焦在 PH-LHD 患者的一氧化氮通路。RELAX 是一项随机对照研究,其结果提示西地那非并不改善不伴有 PH 的 HF 患者的峰值耗氧量及运动耐量。在近期一项纳入 53 名患者的单中心 RCT 研究中,西地那非也不能改善 HFpEF 和 Ipc-PH 患者的血流动力学及运动耐量。但另一方面,一些小型单中心研究一致表明,西地那非可改善伴有严重 PH 的 HFrEF 或 HFpEF 患者的血流动力学参数和运动耐量。一项 META 分析纳入 6 个关于 PDE5i 对 HFrEF 患者的有效性及安全性的小型研究,提示加用西地那非可改善血流动力学及活动耐量,减少临床症状,但以上结论需要审慎对待,因为研究人群均为高度筛选的患者,而相关的大型临床 RCT 研究证据尚不充分。

另一个可以调节一氧化氮通路的物质是 sGC。近期两项 RCT 研究将 sGC 激动剂利奥西呱应用于 PH-LHD。LEPHT 研究结果显示与安慰剂对照并未能降低 PH-HFrEF 患者的 PAP,但能降低 PVR,持续增加心指数。同样,另一项旨在研究利奥西呱在 PH-HFpEF(DILATE 研究)患者急性疗效的设想性研究也获得类似结果。这些发现提示利奥西呱不止有肺血管扩张作用,还可能有全身性或心血管效应,但通过该通路治疗 HF 仍需要进一步研究。

基于目前的证据,肺动脉高压的靶向药物治疗仍不被推荐用于 PH-LHD 患者,但建议 Cpc-PH 或右心表型的患者应到对 HF 及 PH 均有丰富经验的中心就诊,参与相关临床研究,进而为临床实践提供更多的循证医学依据。

第 8 篇

先天性心脏病

1. 封堵卵圆孔未闭:尚未被充分利用的卒中预防措施

中山大学附属第一医院 李 珊 王慧深

对于患者和家属,脑卒中无疑是一致命性事件。通过卵圆孔(PFO)引起的矛盾性栓塞目前已被认为是引起脑卒中因素之一。经皮 PFO 封堵是一种简单安全的手术方式。目前对于 PFO 封堵的争论尚未解决。这其中主要是因为有三篇已经发表的有关卵圆孔未闭封堵以及药物治疗随机对照试验,否定了最初设计的实验终点;但是,一些接受和完成治疗的报道,以及一些荟萃分析都论述了卵圆孔封堵的优点。在一些观点看来,卵圆孔未闭封堵术还未被充分利用,并且三组随机对照实验的结果并不能充分反映当前的指南。

一、病例简介

一位生有两个 10 余岁男孩的 37 岁护士已患有偏头痛多年。她由于脑卒中住院,并且遗留后遗症永久性失语。用了 2 年的时间发现正是 PFO 使她的偏头痛加重,并且最终封堵了 PFO。

2005 年以色列前任总理阿里埃勒·沙龙在回家的路上突然出现表达困难。他被诊断为短暂性脑缺血发作(TIA)并且很快痊愈。引起 TIA 发作的可能原因就是 PFO,计划于 2 周后行 PFO 封堵术,术前一直使用低分子肝素治疗。不幸的是,在行封堵术前他突然晕倒并且昏迷,诊断为出血性脑卒中,此后他再也没能康复,并且一直昏迷了 8 年后去世了。

这两位患者是在众多 PFO 相关事件中的典型病例:首先,PFO 与脑卒中事件的因果关系始终是一种假设。其次,与 PFO 相关的脑卒中事件会遗留严重的后遗症。再次,抗凝治疗是唯一有价值能够代替 PFO

封堵的方法,但是却需要终身承担出血风险。最后,偏头痛的发生也与 PFO 有关,与偏头痛相关的 PFO 封堵也是对脑卒中的一种潜在预防。

二、卵圆孔未闭封堵始终没有受到认可

在一些特殊的病例中,心脏介入治疗必须权衡利弊。介入治疗的有效性和安全性越高,在临床实践中越容易被采纳。卵圆孔未闭封堵术在心脏介入治疗中相对简单。术者一个人仅需要不到 15min 就可以通过腹股沟局麻来安全并且无痛的完成操作。患者在术后几个小时即可出院并且不需要任何活动限制。然而,PFO 封堵依然存在许多争议,作为一项预防性介入治疗,PFO 封堵术的安全性比有效性更重要。

在西欧和北美脑卒中的发病人群高达 160 万人次;在这些脑卒中人群中约 1% 为复发性脑卒中,在这些复发性脑卒中患者中约 15% 是由 PFO 引起。在一组随机对照试验的数据中,PFO 封堵的益处更为显著。

三、目前证据

通过大量的注册表分析和非随机对照,目前已经分别有了三组随机对照试验关于脑卒中的二级预防:PFO 封堵还是药物治疗。①在 CLOSURE-1 试验中(评价 STARFlex 封堵器在卵圆孔未闭患者中的应用效果,这些患者多合并由于矛盾性栓塞引起的脑卒中或 TIA),这一试验随机选取了 909 位患者行 PFO 封堵术(使用由美国波士顿 NMT 医药生产的 STARFlex

封堵器)或者行药物治疗(维生素 K 拮抗剂或者阿司匹林);②PC 试验(在矛盾性栓塞的患者中经皮封堵 PFO)纳入了 414 例患者;③RESPECT 试验(通过随机评价复发性脑卒中与 PFO 封堵的关系,来建立现行的护理治疗标准)纳入了 980 例患者,这部分患者均采用 Amplatzer PFO 封堵器行 PFO 封堵或者予药物治疗(维生素 K 拮抗剂或者抗血小板治疗)。这些患者的中位随访时间是 2～4 年。

(一)卵圆孔未闭封堵的安全性

同样,PFO 封堵术的安全性也从一系列试验中体现出来。无论 PC 试验组还是 RESPECT 试验中,封堵组不良事件的发生率均没有高于药物治疗组。重要的是,试验中没有不良事件所引起的死亡或永久残疾。

PFO 封堵与房颤发生率增加有关。在 PC 试验中,封堵组中 PFO 封堵后房颤的发生率为 2.9%,而在药物治疗组为 1.0%($P=0.17$)。CLOSURE-1 试验中,采用 STARFlex 封堵器,试验结果差异更加明显且具有标志性(5.2% : 0.7%,$P=0.0001$)。三组 RCT 实验似乎并不能排除不良事件发生的可能性。鉴于房颤发生率明显增长,因而并不能排除此介入疗法不存在潜在危害。此外,似乎封堵器的选择对于房颤发生率也会产生重要影响。更需要注意的是,封堵组试验中,2/3 事件发生于术后前 2 周,而仅有少数患者需要更改治疗方案或需要口服抗凝血剂。

(二)卵圆孔未闭封堵的疗效

Apmplatzer 试验中,PFO 完全封堵率分别大于 95% 和 93%,但 CLOSURE-1 试验仅为 86%。封堵率之所以重要是因为许多复发病例都和残余分流有关。而通过二次手术可成功封堵残余分流。但是尽量避免二次封堵。在意向治疗分析上,所有 RCT 试验的统计结果都不明显。此外,三组 RCT 试验中 PFO 封堵组选取的事件数量都较少,但却得出了同一方向的实验结果。一系列的数据说明,无论是在患者数量上还是随访时间段上,三组随机对照试验都是不充分的。其中一个可以弥补不充分试验缺陷的方式是对每一治疗进行分析,一些荟萃分析证实了 PFO 封堵的疗效确实优于药物治疗。

(三)完成治疗分析和接受治疗分析

在相关试验中,意向治疗分析有其自身的局限性:例如,在 CLOSURE-1 试验中,2 位患有 TIA 的患者等待 PFO 封堵手术。在意向治疗分析中,除 PFO 封堵外,其他事件都会列入试验中。意向治疗分析结果显示 PFO 封堵的疗效要明显优于药物治疗。

在 RESPECT 试验的亚组分析中,与配合阿司匹林的药物治疗相比,PFO 封堵的疗效明显更有优势。虽然 PFO 封堵唯一替代疗法为终身服用抗凝药物,但这种疗法伴有长期存在的潜在性出血风险。

鉴于药物治疗的整个阶段都可能出现脑卒中,患者更应期待 PFO 封堵带来的潜在性疗效以及长期的随访检查。针对 308 名患者所做的长达 10 年的观测研究表明:与药物治疗患者相比,进行 PFO 封堵治疗的患者患脑卒中的风险较低。更有趣的是,与做 PFO 封堵之前或未做 PFO 封堵相比,患者的死亡率有所降低。PFO 封堵明显将相对死亡风险降低了 64%。针对 200 名患者进行了倾向性匹配性分析,结果有利于 PFO 封堵,脑卒中、TIA、周围性栓塞的复合终点的发生率明显降低。

虽然 TOE 可观测到右向左分流或房间隔膨隔瘤患者的 PFO 更加危险,但 RESPECT 试验结果表明他们仍属于 PFO 封堵获益较大的亚组。

综上所述,与 19 世纪 80 年代文献结果相比,当前证据表明对复发性脑卒中事件,PFO 的危险性更低。这种结论证明了试验的不充分性。尽管严格的循证医学更推荐药物治疗而非 PFO 封堵。但是多项亚组和荟萃分析都证明了 PFO 封堵具有不可忽略的优势。虽然和 RCT 的意向治疗分析相比,当前数据的可靠程度还没那么高,但却有其他分析研究支持,这些研究成果不可被忽视。即使两种治疗方式的疗效相同,而简单的经皮介入治疗也要比终身服用抗凝血药物有吸引力。

(四)当前指南

在最新的一份美国指南中,无佐证的 PFO 封堵并未推荐于深静脉血栓的治疗,即使其被用于深静脉血栓的治疗,其Ⅱb等级/证据等级仅为 C 级。欧洲脑卒中组织指南仅推荐潜在性脑卒中患者和高危 PFO 患者使用 PFO 封堵疗法,该建议于 2008 年写入指南,写入时还未有当前证据支持。因此,当前指南中需要有更充足的证据支持(表 1)

表 1　患有缺血性脑卒中/TIA 且存在 PFO 的患者

AHA/ASA 指南	ESO 指南	推荐指南
・无 DVT—无数据支持 PFO 封堵(级别Ⅲ)	・高危 PFO—可考虑 PFO 封堵(级别Ⅳ)	・即使存在其他潜在因素所导致脑卒中的病因,仍建议使用 PFO 封堵

续表

AHA/ASA 指南	ESO 指南	推荐指南
· 存在 DVT—可考虑 PFO 封堵	· 患有多次脑卒中的患者—可考虑 PFO 封堵（级别 IV）	· 对 PFO 封堵有对抗性反应的，建议服用抗凝血药物
		· 因静脉血栓趋势原因或因职业或休闲活动导致右向左分流，或因 PFO 性质恶化（ASA、EV、CN 等）导致成为异常栓塞发生高危人群的可使用 PFO 封堵作为初级防治手段，并可间接获得其他益处（如患有偏头痛的患者）
		PFO 封堵时，建议使用 Amplatzer（或类似）封堵器
		· TIA 短暂性脑缺血、ASA 房间隔瘤、CN Chiari 网、DVT 深静脉血栓、EV 腔静脉瓣、PFO 卵圆孔未闭

注：TIA＝短暂性脑缺血；ASA＝房间隔瘤；CN＝Chiari 网；DVT＝深静脉血栓；EV＝腔静脉瓣；PFO＝卵圆孔未闭

四、是否应该将卵圆孔未闭封堵用于初级预防

（一）卵圆孔未闭特点

多项研究表明，对于患有"严重"PFO 的患者来说，PFO 引发栓塞事件的概率非常高（与房间隔膨膨瘤、腔静脉瓣或 Chiari 网，或大量原发性分流有关）因此，利用解剖学研究可以帮助找出高危人群。虽然 PFO 绝对风险也会随着年龄和疾病负担（多指静脉系统中的血栓）加重而增加，但伴有 PFO 的年轻人或健康人士由 PFO 引起栓塞疾病的风险却相对较高。

（二）卵圆孔未闭与偏头痛

除其他可能减轻偏头痛的方法外，PFO 封堵还可以预防矛盾性栓塞的发生，因此偏头痛患者可从 PFO 封堵中间接获益。一位 37 岁的护士在发生致命性脑栓塞前就患有偏头痛。若她能因偏头痛去检查 PFO，然后为减轻偏头痛而封堵 PFO，那么就有可能避免随后的致命性脑卒中。有证据证实了偏头痛和 PFO 之间的联系。在对连续 600 例 PFO 封堵进行观察研究，结果发现 1/4 的患者患有伴随性偏头痛，其中 64% 的人患有严重的先兆偏头痛。PFO 封堵后，34% 的偏头痛被治愈，85% 的偏头痛得到缓解。因此，通过 PFO 封堵，偏头痛患者病情缓解概率很大。此外他们还可从预防矛盾性栓塞中"间接获益"。因此这些患者可以将 PFO 封堵作为初级脑卒中防治。

（三）卵圆孔未闭的筛查

与患有偏头痛的患者类似，其他与 PFO 相关的疾病都可以在 PFO 封堵后得到缓解。除此之外，参加高危活动人群、静脉血栓高危人群，以及具有矛盾性栓塞先兆人群均可以尝试初期预防性 PFO 封堵。简单的经胸超声心动图发泡试验可能无法检查出 PFO，但是患有"危险性"PFO 的指定人群却很可能检查出来。

这类人群约占人口的 5%。表 2 根据合理项目，列出了需要进行此项检查的情况和人群。

表 2 适合 PFO 筛查的情况和人群

PFO 相关情况
· 偏头痛
· 睡眠呼吸暂停
· 高原肺水肿
· 体位相关呼吸困难或运动激发血氧饱和度降低
高危活动
· 举重，铜管乐音乐家、吹玻璃工、瓦工、
· 经常飞跳、飞行员（深静脉血栓高危人群）
· 深海潜水、空军、宇航员（形成静脉气体或微小气泡）
起搏器-内部心率转换器-除颤器携带者（导线上形成血块）

（四）将卵圆孔未闭封堵用于初级预防的支持策略

需要强调的是当前没有数据支持将 PFO 封堵用于初级预防。但考虑到与 PFO 相关疾病的致命后果，我们应做出合理的思考。

由于将 PFO 封堵用于二级脑卒中预防需要漫长的 RCT 试验数据支撑，期望近期对初级预防进行 RCT 试验希望渺茫。因此，国内外有关初级预防的记录可能会提供一些有价值证据支持，当然也欢迎全球性的登记备案。

假设想要在初级预防中就高危人群的风险大幅降低，从而成为二级预防，那么就需要筛查预期寿命大于 50 年的年轻人的 PFO，而其中只有两类 PFO 需要封堵以避免发生脑卒中。

若希望封堵所有 PFO 以作为二级或更高级的预

防手段,且亚组患者的初级预防也纳入计划,医疗系统将会出现极大的财政压力。但从另一方面来看,可以避免成本极大的临床治疗,从而使这类预防措施变得更有价值。因此,在 PFO 封堵方面,医疗权威率先做出前瞻性的举措是十分合理的。对于一部分人群来说,可以使他们避免患有严重疾病。

五、结论

对于患者和家属,脑卒中是所有疾病中最为致命的。患者会因此失去自主能力和独立性。现代社会普通人的寿命在稳步增长,医生有义务努力延长患者生命,而且应保留其有质量的生活能力。

为达到这一目标。心脏病学需要提供多种治疗方法以延长患者寿命,并提高患者生存质量。卵圆孔未闭封堵术简单、安全、有效,并可以改善患者的生活。这是一种一次治疗终生受益的介入疗法,甚至有学者推荐其成为一种机械性的疫苗以预防些形式的脑卒中、心肌梗死或全身性栓塞。

欧洲和美国的指南并未给此疗法提供足够的证据支持,但高危患者可利用 PFO 封堵作为其合理的二级预防,此外还期待有人做出前瞻性举措。并且需要有像耳垂血检测类似的简单直接的筛选检测。

2．儿童肺动脉高压研究进展

广东省人民医院　席世兵　张智伟

儿童肺高压定义为出生后 3 个月在海平面水平静息状态下平均肺动脉压压力超过 25mmHg，肺血管阻力是诊断肺高压的关键。肺动脉高压是指毛细血管前肺动脉高压，是指肺动脉毛细血管楔压（PAWP）＜ 15mmHg 且肺血管阻力指数＞ 2wood/㎡ 的血流动力学状态，但需排除其他疾病（如肺疾病、肺栓塞等）。其典型的病理学特征是肺动脉舒缩功能失调和肺动脉平滑肌细胞增殖、细胞外基质增多导致的末端肺血管阻塞性病变，病理生理机制仍不十分明确。

关于儿童肺高压的分类仍不统一，目前最为公认的分类方法是 2013 年 WHO 推荐的 Nice 分类法主要分为以下 5 类：①肺动脉高压；②左心疾病相关肺高压；③左心疾病相关肺高压；④慢性血栓栓塞性肺高压；⑤多种未知因素相关肺高压。肺高压的发病率缺乏确切数据，儿童先天性心脏病的发病率为 0.8%，其中未经治疗的先天性心脏病超过 50% 可合并肺高压，而手术治疗后的仍有 15% 患者合并肺高压；肺高压的发病率国外统计表明成人为（4.5～12.3）/10 万，儿童特发性肺动脉高压及先天性心脏病现相关性肺动脉高压是儿童肺动脉高压的最常见类型；但特发性肺动脉高压包含一类无明确病因的肺动脉高压，随着医学诊疗水平的进展，可能进一步被分类。另一方面，随先天性心脏病早期诊断、治疗的进展，儿童肺动脉高压的疾病谱可能发生相应的变化。

目前用于治疗儿童肺动脉高压的药物主要有：钙通道阻滞剂（硝苯地平）、内皮素受体拮抗剂（波生坦、安倍生坦）、前列腺素类似物（前列腺素 E、曲前列环素）、磷酸酯酶抑制剂（西地那非、他达那非）等；其他非特异性药物有利尿剂、强心剂、抗凝血剂等。但上述药物药理及剂量均有成人经验类推而来，但儿童时期肺高压的病因及病理生理学较成人有显著的差异。目前临床用于治疗儿童肺高压的药物均属超说明书应用，缺乏高质量的循证医学证据，对远期的生存率并无明显提高。故儿童肺动脉高压是严重危害儿童生命健康的疾病之一；但在另一方面，儿童肺高压的动物实验研究和临床研究仍较匮乏，儿童肺高压的研究和治疗进展缓慢。

该文章主要基于目前成人和儿童的肺高压研究文献，对儿童肺高压的可能病理生理研究进展综述。

一、肺血管活性物质失调

内皮细胞离子通道功能异常是肺高压发生的早期始发事件，对血管的生物学影响却是关键性的。在肺血流量增多的肺动脉高压发生过程中，剪切力增加激活机械敏感性通道（MS），如钾离子通道、氯离子通道、钠离子通道、钙离子通道等，导致细胞静息和动作电位异常，进而导致其他的离子通道导致细胞信号传导异常、细胞内离子浓度失衡；越来越多的研究表明，肺高压患者肺动脉内皮细胞和平滑肌细胞部分离子通道的表达及功能异常，如氯离子通道 4（CLIC4）、钾离子通道、瞬时感受器电位（TRP）离子通道 TRPC3 和 TRPC6 等离子通道活性改变，在应激状态下具有一定的应急保护性作用，但持续性改变将导致内部内代谢酶活性异常、信号通路紊乱、基因表达发生改变，触发持续性的病理生理学变化。其中，最显著的变化缩血管物质及促增殖作用基因表达普遍上调，细胞膜受体及离子通道的异常上调和下调，最终导致肺血管活性介质的失调。舒张血管的物质合成受阻及分泌减少，如内源性一氧化氮（NO）、硫化氢（H_2S）、一氧化碳（CO）、二氧化硫（SO_2）等气体信号分子代谢紊乱；另一类就是前列腺素类物质如前列腺素 I2（PEI2）减少；缩血管物质如内皮素（ET-1）1、血栓素 A2（TXA2）、5-羟色胺（5-HT）等生成增多。细胞膜受体表达失调，内皮素受体 A（ET-A）上调、内皮素受体 B（ET-B）下调；细胞外钙离子敏感性受体（CaSR）表达上调。内皮细胞功能障碍，可以通过与中膜内平滑肌细胞和外膜中成纤维细胞间的交互作用，诱导平滑肌细胞和成纤维细胞由静息状态向增殖状态转变，导致平滑肌细胞过度增殖、成纤维细胞过度分泌细胞外基质，最终导致血管重构、闭塞。

二、线粒体功能失调

线粒体是细胞能量代谢的关键细胞器，能量代谢在缺氧条件下可发生超微机构和功能适应性变化，经典的变化细胞在低氧环境中的 Warburg 效应；近年来大量研究表明在调节细胞自噬、氧化应激方面也具有重要作用。线粒体释放的细胞色素 C（CytC）是调节经典的自噬信号通路之一，肺动脉高压发生过程中线粒体电子传递链功能障碍及线粒体功能障碍，正常的细胞自噬发生障碍是导致肺动脉发生的重要原因之一。另一方面,细胞内的自由基(ROS)主要来源于NADPH氧化酶和线粒体,线粒体功能障碍导致能量供应障碍和氧自由基释放增加。另外,调节肺动脉压力的NO,部分来源于尿素循环产生的精氨酸,线粒体氨甲酰磷酸合成酶Ⅰ是介导尿素循环的关键限速酶,有研究表明氨甲酰磷酸合成酶Ⅰ基因突变可增加肺动脉高压的易感性。研究也表明,线粒体功能障碍导致的能量代谢障碍在肺动脉高压及其伴随右心室功能重构及衰竭的起病与进展中具有重要作用,表现为能量供应降低、线粒体介导的信号通路异常。肺动脉高压患者肺动脉内皮细胞出现类似肿瘤细胞的糖无氧酵解增加的Warburg效应,促进其增值能力和抗凋亡能力。线粒体膜稳定剂、线粒体移植在动物实验中发现具有较好的缓解肺高压的作用,可能是PAH潜在新型治疗靶点。

三、氧代谢障碍

缺氧目前被认为是肺动脉高压发生的独立危险因素。急性肺泡缺氧时,肺血管反应性收缩以促进通气/灌注平衡,以改善氧合,但续的缺氧可以触发肺血管重构。目前采用低氧或低氧/Sugen5416建立小鼠肺动脉高压模型被广泛采用。最新研究表明,适度系统性低氧可以降低心肌细胞的氧化反应产生的氧自由基,激活心肌细胞有丝分裂,诱导心血管谱系细胞和心肌细胞的增殖;在肺血管中,缺氧诱导因子(HIF)是介导对缺氧和缺血适应性反应的关键转录因子,激活调节血管新生、红细胞生成、炎症、血管反应性的靶基因表达;肺高压患者肺动脉内皮细胞脯羟酰基4羟化酶2(PHD2)缺失及缺氧诱导HIF-2α表达及稳定性增高,其与DNA结合组成缺氧反应元件(HREs)从而导致精氨酸酶表达上调,NO合成及释放减少;血光再生、细胞增殖、缺氧性代谢等一系列生理活动,在肺高压的病理生理中起重要作用。但在另一方面,早产儿及早产鼠暴露于高压环境(≥67%)后2~3周可以出现明显的支气管肺发育不良改变,同时伴随肺高压的出现。研究表明高氧所致的不仅仅是肺泡结构的异常,肺血管同样出现肺动脉微小血管壁增厚、血管阻力增高等改变,但目前肺泡结构变化和肺血管结构变化之间的关系和机制仍不明确。

由此可见,高氧、低氧均可诱导肺动脉高压的出现,其两者之间肺高压发生发展的机制有何异同仍不明确。从目前研究结果推测,在左向右分流性先天性心脏病中,左心系统高氧含量动脉血分流到右心系统,长期的慢性高氧环境是否同样促进或触发肺高压的发生发展目前并无相关研究。但支气管肺发育不良的研究结果表明高氧环境下肺组织尤其是肺泡结构和功能

的损伤似乎更加突出。除异常的低氧和高氧环境对心、肺的影响外,继发于炎症反应、线粒体功能障碍的氧化应激反应也具有关键性作用。

四、炎症反应

研究发现肺动脉高压患者内皮细胞可以分泌生长因子(如纤维干细胞生长因子2)、炎症因子(IL-1β,IL-6,单核细胞趋化因子)、细胞黏附分子(血管黏附分子1和细胞内黏附分子1),以及血小板反应蛋白(TSP-1),炎症细胞如巨噬细胞、调节性T细胞等均在病损区域聚集;肺动脉高压患者血清中多种炎症因子、化学趋化因子水平显著增高。异常增强的炎症反应可促进纤维细胞、平滑肌细胞增殖和炎症细胞募集。其他病原体感染所致的炎症反应如免疫缺陷病毒(HIV)感染、血吸虫感染均可导致炎症细胞活化、聚集,炎症细胞内的溶酶体酶、蛋白酶、基质金属蛋白酶均可导致肺组织的直接损伤。目前越来越多的研究表明,肺动脉高压发生过程中,炎症反应不仅仅局限于肺组织内,全身系统性的炎症反应在疾病的发生发展中也有重要的作用。

五、全身性神经体液调节及代谢紊乱

代谢组学检测发现肺动脉高压患者体全身性代谢状态出现显著改变,这种改变也可能导致肺动脉高压的发生发展,外周血管结构及内皮功能也出现不同程度损伤,继而伴随外周组织的氧合状态、代谢能力及功能的降低;在其他疾病的研究中发现,代谢变化与细胞凋亡、增殖间存在密切的交互通路。研究发现肺动脉高压病程中存在交感神经系统和肾素血管紧张素系统过度激活,肺动脉去神经、肾去交感神经及肾素血管紧张素系统抑制剂可以阻止PAH的血管重构和病情进展,但虽然肾素血管紧张素系统(RAAS)的异常激活在肺动脉高压中被证实,但目前抗RAAS系统药物(血管紧张素转化酶抑制剂、血管紧张素受体拮抗剂)并未改善肺动脉高压患者的预后,其原因和机制有待进一步研究。

Renata Bujak发现肺动脉高压患者的代谢组学发生显著性的改变,即Warburg效应,主要的变化就是葡萄糖的有氧代谢向糖无氧酵解转变,类似于肿瘤发生过程中的Warburg效应,肺动脉细胞增殖能力增强、凋亡水平降低。丙酮酸脱氢酶激酶抑制剂体内外试验表明其可以抑制肿瘤生长,同样也发现其在缓解肺动脉进展方面具有一定的作用。肺动脉高压患者的右心室代谢转变可能是导致右心室功能障碍的原因之一。

六、基因易感性

肺高压作为一种异质性疾病,越来越多的研究证

实遗传易感性在疾病的发生和预后中具有重要作用，尤其是家族性遗传性肺动脉高压。目前研究已经证实的有编码骨形成蛋白Ⅱ型受体（BMPR2）、激活素Ⅱ型受体样激酶-1（ACVRL1）、SMAD9、KCNK3等基因突变在PH患者中发生率显著增高。随着基因高通量测序不断进步，将会鉴定出更多的相关基因变异，可为临床提供新的基因分子诊断方法。21-三体综合征是目前成活新生儿中最常见的染色体异常性疾病，合并先天性心脏病的比例在50%左右，其中以单纯性房间隔缺损、室间隔缺损、房室间隔缺损、动脉导管未闭最为常见；但较同类型染色体正常的先天性心脏病患儿更容易在疾病早期并发肺动脉高压，且进展速度更快，因此指南建议该类患儿在出生后6个月内手术纠治，有研究表明DS合并肺动脉高压的肺动脉内源性前列腺素、NO合成显著降低，而内皮素1和血栓素明显增高，但具体机制有待进一步研究。除基因突变之外，表观遗传重组如非编码RNA、组蛋白甲基化、蛋白磷酸化等异常在肺高压中的作用越来越被人们重视。目前有大量的研究表明不同的MicroRNA，通过不同的信号通路和作用机制调控离子通道、线粒体功能和BMPR2信号通路，进而调节外膜成纤维细胞迁移、平滑肌细胞增殖、内皮细胞失能过程。近年来LncRNA被发现在调节细胞增殖方面发挥重要的作用，文献报道发现鼠肺动脉高压动物模型肺组织中lncRNA表达发生显著变化，但其功能和作用机制不明确，同时lncRNA在人类肺动脉高压患者中的研究尚未见报道。

上述病理生理过程相互关联，但在不同类型的肺动脉高压中，致病因素和病理改变在病理生理过程中的作用可能有所差异，这也是目前针对肺动脉高压个体化诊治的基础。另外，各种类型的病理生理过程相互联系，目前任何针对其病理信号通路单一靶点的药物均未取得满意效果，这也是目前推荐对肺动脉高压采用联合用药的原因之一。

七、内皮细胞功能障碍

内皮细胞在调节血管张力、血管容量及血流动力学稳定方面具有重要作用，内皮细胞功能障碍被认为是肺动脉高压的关键始发病变。在先天性心脏病相关性肺动脉高压中，肺动脉容量负荷和（或）压力负荷增加，肺动脉内皮细胞作为肺动脉血流直接接触者，具有将机械信号转变成生物信号的功能，进而调节血管容量和生物学活性，但病理条件下肺动脉血流动力学持续性改变，剪切力增大，急性期内皮细胞膜上离子通道活性变化和细胞内酶活性异常；致病因素持续存在，可逐渐诱导基因表达发生改变，进而导致细胞生物学及表型的变化。研究发现继发于BMPR2基因突变的信号异常传导和炎症因子（如症IL-1β，TNF-α，TGF-β）等

均可诱导内皮间质转化（EndoMT）；研究表明，肺高压病理过程中不仅仅是肺动脉内皮细胞功能不良，外周血管内皮细胞功能受损也较明显，外周微循环及氧代谢代偿能力显著下降。骨髓源性内皮祖细胞在维持内皮细胞功能稳定和修复内皮损伤方面具有重要作用，文献报道艾森门格综合征和IPAH患者外周血内皮祖细胞数量及功能明显减少。但也有研究提示PAH外周血中内皮祖细胞数量显著增加，但其修复肺动脉内皮细胞的功能降低。尽管研究结果存在差异，但均提示内皮祖细胞功能障碍是肺高压发生的原因之一

八、肺动脉平滑肌细胞过渡性增殖

肺动脉高压发生过程中平滑肌细胞增殖能力剂抗凋亡能力增强是炎症反应、氧化应激、内皮细胞功能障碍导致的综合性生物反应结果，是疾病进展的关键性病理变化。上述的病理生理变化均可以介导促增殖分子表达增加和促增殖、抗凋亡信号通路的激活。骨形态发生蛋白受体2（BMPR2）、激活素受体样激酶（AKL-1）突变导致的TGF-β信号通路异常已被证实是家族遗传性肺高压的致病因素。但在肺动脉高压中，各种致病因素直接或间接导致各种促生长因子的高表达和激活是肺动脉高压病情进展的关键性病理过程。目前大量研究表明，血管内皮生长因子（VEGF）及其受体（VEGFR）、碱性成纤维细胞生长因子（bFGF）、血小板源性生长因子（PDGF）、过氧化物酶体增生物激活受体（PPARs）等在肺动脉高压患者中表达增高，肝细胞生长因子（HGF）表达下调均可发挥潜在有丝分裂原和趋化因子样作用，上述因子多通过TGF-β、Notch信号通路调节内皮细胞、平滑肌细胞、纤维干细胞的迁移、凋亡、增殖、分化，最终导致细胞过度增殖、细胞外基质堆积，肺血管进行性重构；目前治疗肺动脉高压的药物均未能有效抑制平滑肌细胞的增殖，研究也表明肺动脉平滑肌细胞的增殖呈现"肿瘤样"增殖特性，被认为是肺高压治疗预后不良的原因之一；紫杉醇、伊马替尼、干扰素等抗肿瘤药物，在动物实验和有限的临床试验中通过抑制肺动脉平滑肌细胞的异常增殖及促进其凋亡，缓解肺动脉高压病理过程中的血管重构。目前认为该类抑制肺动脉血管细胞异常增殖的药物具有阻止病情进展和改善患者预后的潜能，但其安全性和有效性仍需进一步研究。

九、研究困境

目前，上述的病例机制绝大部分来自于成人肺高压的研究，关于儿童肺高压的动物实验和临床研究十分有限。但儿童肺高压较成人有很大区别：①儿童肺高压发病过程中，致病因素多在产前及出生后持续存在，胎儿肺发育从孕早期持续至出生后数年，尤其是肺

泡期，从孕 34 周后持续至出生后数年，在基因调控下，同时接受生长因子信号通路及机械力的调解下完成；该期肺泡间隔会发生 2 次分隔，肺泡数增加，肺泡间隔变薄，若存在致病因素导致肺泡期紊乱，可以导致肺血管结构的异常如支气管肺发育不良、先天性膈疝等。肺高压致病因素在导致肺血管结构损害的同时，必然导致肺发育的异常，早期研究表明左向右分流性先天性心脏病患儿其肺顺应性、肺功能明显降低；相反，任何阻碍肺结构发育的异常，大多合并肺高压，比如支气管肺发育不良、先天性膈疝、先天性肺发育不良等，但目前关于肺血管及肺组织之间相互影响的作用机制仍不明确。②儿童时期肺仍处于生长发育阶段，免疫功能状态、激素水平、新陈代谢状态、各器官功能均有明显的年龄特异性；③目前肺动脉高压治疗药物均根据成人研究结果研发，但用于儿童肺动脉高压的药物绝大部分药物均属于"超说明书药物"，将成人患者的研究结果直接外推至儿童患者，缺乏有力的循证医学证据；而且，目前的临床研究结果表明，儿童患者对药物治疗的反应性差异性较大，在改善儿童肺高压的远期预后方面效果较成人更差，也说明了儿童和成人肺高压存在较大的差异性。

目前采用的动物体内试验肺动脉高压模型诱导方法有：MCT 静脉及皮下注射、缺氧、外周动静脉（颈动静脉瘘、肺主动静脉瘘）、胎羊宫内主肺动脉血管植入术等，各种模型诱导方法均有一定的缺点。不同肺动脉高压的病理生理机制有各自的特异性，目前没有任何一种模型可以模拟所有的肺动脉高压病理模型，而且儿童肺动脉高压动物模型的建立方法更少。上述所有的模型诱导方法中，除胎羊宫内主肺动脉血管植入术诱导的肺动脉高压模拟先天性心脏相关性肺动脉高压被广泛认可外，其他方法诱导肺动脉高压模型的方

法缺乏特异性，并不能完全复制肺高压的病理生理学改变。通过人为造成外周动静脉瘘诱导肺动脉高压的方法可靠性较差，同时争议较大，甚至部分研究发现外周动静脉瘘可以缓解 MCT 诱导的肺高压。另外，肺动脉内皮细胞及肺动脉血管平滑肌细胞体外培养，予以流体模拟装置，构建体外剪切力的方法也较常用，但鉴于体外试验环境与体内环境差异较大，试验结果的价值受到很大的限制。虽然胎羊宫内升主动脉-肺动脉干血管植入术较好地模拟了左向右分流性先天性心脏病肺循环压力及容量负荷的增加，同时符合哺乳动物肺的生长发育特点；但该建模方法准确模拟了先天性主肺动脉窗合并肺动脉高压，可以模型左向右分流先天性心脏病的肺动脉高压改变；但胎羊宫内主肺动脉血管植入术，手术难度较大，并发症发生率高，成功率相对较低。稳定可靠特异性的动物模型，是提高实验结果可信度及临床转化的前提，因此儿童肺动脉高压模型的建立需进一步探索。

儿童肺高压的临床研究相对匮乏，主要原因在于儿童患儿的依从性较差导致功能性研究实施困难；其次，儿童肺移植手术数量少，肺组织取材及活检资料较少，导致结构及分子生物学研究困难；另外，从事儿童心肺疾病研究的人员及机构相对较少，研究投入不足，同样导致儿童肺动脉高压的研究进展缓慢。

十、展望

肺动脉高压作为一种严重威胁儿童健康的常见病，目前仍缺乏"有效"的治疗方法，同时其病理生理机制仍不明确，迫切需要进一步深入研究。但目前的研究的重难点在于经济、稳定、有效的动物模型的建立，病理生理学机制的深入和新型诊治药物的开发。

参 考 文 献

Abman S H, Ivy D D, Archer S L, et al. 2016. Executive Summary of the American Heart Association and American Thoracic Society Joint Guidelines for Pediatric Pulmonary Hypertension[J]. Am J Respir Crit Care Med, 194(7):898-906.

Berger R M, Beghetti M, Humpl T, et al. 2012. Clinical features of paediatric pulmonary hypertension: a registry study[J]. Lancet, 379(9815):537-546.

Fraisse A, Jais X, Schleich J M, et al. 2010. Characteristics and prospective 2-year follow-up of children with pulmonary arterial hypertension in France[J]. Arch Cardiovasc Dis, 103(2):66-74.

Simonneau G, Gatzoulis M A, Adatia I, et al. 2013. Updated clinical classification of pulmonary hypertension[J]. J Am Coll Cardiol, 62(25 Suppl):D34-D41.

3. 婴儿猝死综合征:Q-T 间期延长

广东省人民医院　钱明阳

目前,长 QT 综合征(以下简称 LQTS)和婴儿猝死综合征(以下简称 SIDS)之间是否存在相关性,依然充满争议、甚至出现两极分化的观点。意大利学者对 QT 间期和 SIDS 的研究,引发了广泛争论,这具有里程碑式的意义。学者们经过长期努力,终于确立了长 QT 综合征作为婴儿猝死综合征的原因之一。研究的出发点,是因为长 QT 综合征是婴儿猝死综合征的潜藏原因,但却可以提早发现而预防,减少死亡率。

然而,目前仍存在许多问题亟待解决。LQTS 如何对应 SIDS 的疾病谱?目前能否对 LQTS 引起的 SIDS 归类为一个独立的表型?SIDS 死亡的原因是离子通道病基因变异,而不是由于环境孤立,这种说法是否可信?SIDS 发生后,是否可以推测这些患儿极可能患有 LQTS 从而进行基因检测?家庭中家长如何避免或及早发现 SIDS 的发生?

一、SIDS 的定义

多年来,SIDS 产生过多种定义。当前最为认可接受的定义如下:小于 1 岁的婴儿无预兆性突然死亡,主要发生在睡眠期间,经过详细检查包括尸检、评估环境和既往病史均未能解释死因。根据尸检的程度,并排除潜在死因或睡眠窒息引起的死亡,对 SIDS 进行分类分级。Ⅰ型发生于 21d 至 9 个月的健康、正常婴儿,睡眠环境无安全隐患。Ⅰa 型病例经过了详细的现场调查和实验室检查,如果其中一项缺失,则为Ⅰb 型。Ⅱ型,发生在小于 21d 或大于 9 个月的婴儿,在这种类型的病例中,缺乏足够证据排除窒息。如能发现确切的病因,包括脂肪酸氧化缺陷和 LQTS,则严格意义上不定义为 SIDS。定义中不乏有自相矛盾的地方,造成了各种文献上解释 LQTS 和 SIDS 之间的关系时造成了困惑。

二、三种风险假说

该假说提出 SIDS 具有下列三种共同特征:①脆弱、易受外因刺激的婴儿;②处于关键的生长发育阶段;③存在危险因素。这项理论是基于许多关于 SIDS 机制的讨论产生的。"俯卧睡眠姿势"作为可避免的危险因素,公共卫生部门经过努力将观念普及,已明显降低了 SIDS 的发病率。然而,95% SIDS 的案例中,仍存在一些潜在的可调控因素。例如,许多的证据也发现,婴儿与成人共床明显增加了死亡风险。

三、尸体检查

尸体检查时通常难以检查出窒息。现场调查可以发现潜在的导致窒息的因素。然而,在绝大多数的案例中,临床证据并非起到结论性的作用。问题在于至今仍缺乏一项决定性的发现能够提示窒息的诊断,它的诊断是结合各项非特异性发现而做出的。SIDS 患儿尸检的结果和突发窒息或许没有相关性。肺泡出血在 SIDS 中多见于婴儿成人共床的案例,并可用窒息来解释这种发现。

四、长 QT 综合征

基因型和表型。通常认为,LQTS 有三种表型。LQT1(KCNQ1)型患者通常因运动诱发症状,男性居多。LQT2(KCNH2)型患者多见于成人女性,因惊吓、情绪激动诱发症状,多发生于夜间。在妇女产后时期发生率也较高。LQT3(SCN5A)型引起夜间猝死,多见于成年男性。因 SIDS 多发于夜间睡眠时,那么符合要求的应该是 LQT2 和 LQT3。

五、SIDS 和 SUDY(儿童不明原因猝死)

在大于 1 岁儿童发生不明原因猝死的人群中,进行尸检分子学研究,发现他们的基因型分布特征和长 QT 综合征完全不同。LQTS 引起的儿童不明原因猝死(Sudden Unexplained Death in the Young,>1 year of age,SUDY)大多发生在安睡或休息时,到目前为止发现最多的是 SCN5A 罕见突变,为 50%～70%,相比典型 LQTS 仅占 8%～10%。对 SIDS 案例的基因学调查研究,发现基因突变的概率在不同研究结论差异较大,在美国、新西兰和德国进行的前瞻性研究得出小于 5% 的结论,而近期纽约的一项研究提示发生率 15% 且主要在 SCN5A 基因。首次大样本的研究是在挪威,201 例中检测到 26 例突变,其中 19 例是病理性突变,占总比 9.5%。SCN5A 发生罕见突变在总人群中占 5%,这些大样本的研究提示存在人群差异,并能预测一些具有病理意义的突变会引起室性心律失常甚至死亡。

六、家族史

所有研究至今缺乏家族资料,这是目前存在的主要问题。在基因检测技术成熟以前的一项早期研究显示,42 例 SIDS 患者中有 11 例的父母发现有 Q-T 间期延长。然而 20 世纪 70 年代有另一项研究,针对 26 例 SIDS 患者的 108 名亲戚,并未发现 Q-T 间期的延长。一些罕见的病例发现了家族遗传的基因变异。在法国有一项 52 例 SIDS 的研究,父母其中一方发现基因变异的有 3/5,但未发现有 LQTS 相关的特点。德国的一项 41 例 SIDS 的研究,2 例患者的家庭成员仅发现轻微的 Q-T 间期延长,依然缺乏明确的基因诊断或家族史。新西兰的一例回顾性研究,是一个 2 岁儿童夜间猝死,尸体检查未发现异常,发现 KCNQ1 基因发生突变(E146K)。此外,在有 SIDS 亲属的个体进行围生期筛查时也发现过上述相同的变异。然而,有 4 名也发现类似基因变异的家庭成员,他们的体表心电图完全正常,亦未曾发生心血管病件。另一方面,在已知 LQTS 病史的家族中,却鲜有 SIDS 报道。

七、是否有 LQTS-SIDS 的表型

发生猝死的婴儿中,是否有合并离子通道基因变异,其基因表型是否存在差异?通过分析现有的数据,均未发现提示有意义的差异存在。挪威和英国的一些研究提示,在年龄、性别、死亡季节和睡眠方式、睡眠姿势和死亡时进行的活动这些方面,未发现有差异性的地方。纽约研究黑种人婴儿发生 SIDS,在基因检测结果阳性和阴性的分组之间,表型基本一致。

八、因果关系

对于 SIDS 患者,LQTS 基因阳性结果和阴性结果之间尚缺乏显著的差异,难道说长 QT 基因的变异和它完全没关系吗?回顾一下长 QT 和心脏例子通道病导致 SIDS 的一些相关依据。

1. 少量的病例发现,较严重的一类 LQTS 和一些离子通道病会导致婴儿期猝死。

2. 在一些 SIDS 队列研究当中发现 SCN5A 变异的过度表达,进一步研究测试发现了其中表达出 Na 离子通道蛋白,导致了异常的心脏动作电位。

3. 虽然目前缺乏足够的证据证实,但我们认为婴儿 SIDS 有发生 Q-T 间期延长的趋势。

九、新发现问题

LQTS 和 SIDS 之间的确切关系至今尚未确定。SIDS 的两种可能性,一是有病理性基因改变的 LQTS 或者没有。是否存在这种可能,即心脏离子通道受到病情进展和环境变化的影响,导致它们在易损期短暂地丧失功能?换句话说,这些基因变异的存在可能起到了决定性重要,而不仅仅是增加风险。有一项关于黑种人 SIDS 病例的研究仅发现了 3 例 SCN5A 基因多

型变化中相对常见的纯合子(S1103Y)。实验室研究发现安静休息时动作电位正常,但运动时钠离子外流时间延长,尤其是 3 型长 QT 综合征,同时伴有酸中毒。由于安静时动作电位正常,所以体表心电图和 Q-T 间期正常。这类隐匿的离子通道功能异常亦是 SCN5A 基因型 LQTS3 个特点之一,而酸血症为离子通道功能紊乱的必要条件。

十、缺氧导致心脏离子通道表达下调

在幼鼠中一项新的研究发现短暂给予浓度仅为 10% 氧气供氧会导致 Q-T 间期延长。而出生后早期容易发生低氧,提示这是一个与年龄相关的现象,至少是部分相关。更多的研究发现低氧后发生一些钾离子和钠离子通道蛋白基因表达暂时下调。换句话说,低氧确实可以引起离子通道蛋白功能散失,尤其对于易损的离子通道。可以说婴儿假如没有典型的 LQTS,但由于睡眠环境和状态欠佳而暴露在缺氧的环境下、或者由于父母吸烟等原因,也可以出现离子通道功能丧失进而发生室性心律失常。

十一、新分类

基于以上证据和研究,我们将心脏离子通道病作为危害因素纳入考虑,提出了 SIDS 的新分类。

A 组:严重且罕见的 LQTS 类型,多由基因异常导致,甚至引起胎死宫内。除了 LQTS,还包括了其他类型的严重离子通道例如 CPVT,短 QT 综合征和 BRU-GADA 综合征。这个分类考虑了绝大多数支持 LQTS 引起 SIDS 的病例报道。属于这种类型的病例,环境因素并不起到非常重要的作用。

B 组:典型的 LQTS。发病率约 1/2000,猝死事件可发生在人一生中任何时候。这类患者的发病易受到环境因素的影响。

C 组:离子通道基因的多型性和功能异常婴儿仅在环境因素触发时发生易损离子通道基因表达的下调,而出现功能异常。

D 组:离子通道异常不直接导致死亡。因为离子通道基因中存在单个无功能核苷酸的多型性。这类发生 SIDS 通常不由心脏原因引起。

十二、结论

LQTS 和 SIDS 之间的关系,值得我们深入的思考和专研,从而达到有效的预防并建立公共卫生制度。我们希望本文提出的新分类,对理解心脏例子通道和婴儿猝死之间的相互关系,能够有帮助和推动作用。婴儿人群中是否需要常规心电图筛查 LQTS,仍然充满争议,它仅能发现 A 组和 B 组的人群,绝大多数仍未能发觉。此外,罕见的 A 组婴儿其中一些仍有可能

被忽略,他们可能在出生后 2～3 周就已经发生心血管事件。分类强调了仰卧姿势睡眠在降低 SIDS 风险的重要性。为了降低 SIDS 发生的风险,我们继续强调了控制可调控因素的重要性,主要是危险睡眠姿势和睡眠环境。最佳的睡眠条件是仰卧、单人、周围无人吸烟。就算能够及时发现和处理 LQTS 的罕见严重类型,整体死亡率也未见明显下降。

SIDS 死亡患者尸体检查是否需要常规进行分子基因检测,仍未十分明确,除非是家属要求,并且需要文书同意,有意愿接受关于家族成员 Q-T 间期的筛查和基因检查。家属需要知道这些筛查手段都有一定的阳性率,当然很大可能最后是不确定的结果。最后还要考虑费用问题,这在不同的医保也有差异。在发生 SIDS 后这些需要告知的工作都变得十分艰难,通常这个时候家属满怀内疚、自责的复杂心情,让这些成为一个敏感而脆弱的话题,甚至双亲之间的关系变得紧张起来。有一些研究认为 SIDS 案例通过多学科合作调查,增加了可疑异常基因的发现率。

大多数 SIDS 案例和心脏离子通道病几乎完全不相干。然而我们坚持认为,有些 SIDS 是由于不同层次的心脏离子通道异常,包括隐匿的需要环境因素促发的功能失调。这在由于 LQTS 引发 SIDS 是很少见的,并缺乏家族史研究。发生心血管事件的多数案例是由多种因素的共同作用导致的结果:婴儿处于生长发育的关键时期,需要较长时间的睡眠,由于不健康的睡眠方式导致缺氧下调了易损离子通道蛋白的表达,最终由缺氧和酸中毒触发,导致心血管事件。

4. 成人先天性心脏病相关肺动脉高压:病理生理与治疗策略

广西医科大学第一附属医院　伍伟锋　刘　成

目前成人先天性心脏病(ACHD)患者人数持续增长,并且这群患者存在着特殊和复杂的医疗问题。按当前增长趋势估测,ACHD 患者每年将以约 5% 的速度增加。目前美国有超过 100 万 ACHD 患者,其中约 10% 伴有肺动脉高压(PAH),并且这些伴有 PAH 患者有 30% 未进行矫治手术。近 50% ACHD 伴 PAH 的患者将进展为艾森曼格综合征(ES),即患者存在心脏右向左分流、发绀和临床状况恶化。为提高这些患者生活质量和降低发病率及死亡率,精确诊断和合理治疗是首要任务。本文就 ACHD 相关 PAH 患者的病理生理及临床治疗等问题进行综述。

一、先天性体-肺分流相关性 PAH 的定义及临床分类

2013 年在法国尼斯举行的第 5 届 PH 研讨会上,为了强调肺血管阻力(PVR)对先天性心脏病(CHD)相关 PAH 患者治疗的影响,对肺高压(PH)患者中 PAH 的血流动力学诊断标准做出了推荐,其血流动力学标准如下:平均肺动脉压(mPAP)≥25mmHg;左室舒张末压或肺毛细血管楔压≤15 mmHg;PVR>3WU。CHD 相关 PAH 有四种临床分类(表 1)。

表 1　先天性体-肺分流相关性 PAH 的临床分类

分类	临床特点
术后 PAH	先天性心脏病矫治术后
	外科术后持续性 PAH
	外科术后数月或数年 PAH 复发或进展
PAH 伴存小缺损	心脏小缺损出现明显升高的 PVR
	缺损大小不足以解释升高的 PVR
左向右分流	中到大的缺损
(Left-to-right shunts)	轻中度增高的 PVR
	无发绀
ES	存在心脏内或外的大缺损
(Eisenmenger syndrome)	反向或双向分流
	继发性红细胞增多症

二、CHD 相关 PAH 的病理生理特征

(一)PAH 与心脏缺损类型

CHD 相关 PAH 多数见于心室或大动脉水平存在大的体-肺分流(LSPS),并且没有及时进行矫治手术的患者。在这异常血流状况下,增加的肺血流量会继发肺血管增殖性改变,随后肺血管阻力(PVR)升高,最后导致原分流反向,即所谓的 ES。对于伴有 PH 且没行修补术的大室间隔缺损患者,据估测最终有 48% 进展为 ES。在 1958 年,Paul Wood 更详细地描述了 ES,由于 PVR 超过 10WU 使肺动脉压升高至体循环压力水平,最终在心室或大动脉水平出现反向或双向分流,这种分流统称为"中心分流"。为了区分低压力房水平分流与中心分流的病理生理和自然发展,Wood 教授进行了大量研究,最后发现前者通常不伴有严重 PAH 或发绀,而后者若在早期未进行修补时大多数会合并有 PAH 或发绀。

(二)CHD 相关 PAH 发生的关键因素

越来越多的研究表明,CHD 相关 PAH 发生原因是主要是肺血管内传导的压力而非血流量。大量的证

据表明,在肺高压、高 PVR 及 ES 患者中,内皮素-1 产生明显升高。Fratz 及其同事在 56 例 PVR 正常的 CHD 患者研究中发现,mPAP 对血液内皮素-1 浓度的影响最明显,而血容量对内皮素-1 的产生无影响。

与 LSPS 相比,三尖瓣前缺损是典型的低压缺损分流,极少引起 PAH。这类型缺损患者通常直到年龄较大时才发生 PAH。荷兰 ACHD 患者的 CONCOR 注册登记研究资料显示,房间隔缺损(ASD)患者进展为 PAH 风险是 7%,室间隔缺损(VSD)的患者为 11%,房室间隔缺损的患者为 41%。而且 VSD 患者进展为 ES 的风险是 ASD 的 2 倍。尽管有这样的统计学关系,但由于三尖瓣前缺损所引起的 ES 患者似乎有更差的预后。在西班牙的一项关于肺动脉高压注册登记研究(REHAP)中,共纳入来自 31 家西班牙医院的 240 名患者,Alonso-Gonzalez 及其同事证实,三尖瓣前缺损患者的死亡率是三尖瓣后缺损患者的 2.6 倍。

上述这些结果已经被重复验证,可能的机制分析如下。对于为什么三尖瓣前缺损的患者很少进展为 PAH,即便出现 PAH,也比三尖瓣后缺损的患者发生晚,Paul Wood 早在 1958 年就有关注及解释。在 PAH 患者中,他推测新生儿右心室缓慢重构会引起右心室舒张顺应性异常。因为左右心室的顺应性在一定程度上会影响心房水平的分流量,当右心室顺应性越低,可引起左向右分流量减少。正常新生儿肺动脉循环,没有高压力及高血流量影响,随着肺动脉血管系统的重建而形成低阻力循环,PVR 也自然下降。对于 ASD 患者,随着时间延长,右心室顺应性改善,房水平的左向右的分流相应增大,肺血流量也增多。增多的肺血流量在前数 10 年通常不会引起肺动脉阻力明显增高,但随着时间延长最终会使 PVR 升高。可能这与我们通常认为的不一样,但这有助于解释合并严重 PAH 的 ASD 患者较 VSD 病情恶化快的原因。

三尖瓣后分流的患者在出生前就出现肺高压,因此右心室已适应高心脏后负荷状态。相反,心房水平分流的患者在出生时右心室是一个薄壁的容量泵,直到数十年后升高的 PVR 使其转变为高压泵,因此右心室难以适应,这与特发性肺动脉高压患者相类似,患者较早出现心室扩大及心力衰竭。Moceri 及其同事发现,超过 48 岁的三尖瓣前缺损患者(如 ASD 患者),会出现右心室明显扩大和收缩功能障碍,当然这些患者死亡率也明显增高。这些学者对 181 例 ES 患者进一步研究发现,超声心动图评估的右心室功能和右心室大小可预测患者的预后。特别地,若患者超声心动图示三尖瓣环收缩期水平位移<15mm;心室舒张期/舒张期时间>1.5s,右心房面积≥25cm²,且右心房/左心房≥1.5,则死亡风险增加超过 3 倍。

(三)CHD 相关 PAH 特殊类型病理生理

有两种特殊类型的 CHD 患者可能发生 PAH,包括心脏缺损矫治术后、无血流动力学意义的小缺损,通常这些小缺损被视为是伴随性缺损。这种类型的 PAH 通常比较严重,其在病理生理学、治疗效果和长期预后与特发性肺动脉高压相似。

复杂 CHD 是一种特殊情况,在儿童时期接受 Mustard 或 Senning 姑息性手术者,以及大动脉转位矫治术患者,其进展为 PAH 的危险性也增高,但具体原因未明确。尽管在出生后几周进行了手术,似乎这些患者在行外科矫治术前可能就已经存在肺血管疾病。约有超过 10% 的患者会出现这种情况。有趣的是,接受分流闭合手术后出现 PAH 患者的生存率甚至远低于 ES 患者。

在 Fontan 手术患者中,有 PAP 或 PVR 升高至临界点情况,打乱循环平衡并产生一系列严重的临床结果。尽管有这些严重后果的可能,但大部分患者的血流动力学改变的指标未满足 PH/PAH 的诊断标准(例如:平均肺动脉压不是很高)。不管怎么样,这些患者会出现异常的肺血管床并对肺血管靶向药物治疗的反应不佳,这需要我们加强治疗以改善临床失代偿情况。

三、药物、导管介入和外科手术治疗策略

ACHD 相关 PAH 患者的治疗策略取决于患者特殊用药情况、手术史、临床状况和血流动力学特征。治疗方案包括对症支持、药物、介入和(或)外科手术。

(一)CHD 矫治术后的 PAH 及小缺损伴 PAH

无内科介入或外科手术治疗指征。这类患者的临床表现与特发性 PAH 相似,因此,可采用世界卫生组织关于 PAH 的治疗原则的推荐。

(二)中到大型心脏缺损分流所致 PAH

为明确患者病理生理状况,需做右心导管检查及急性肺血管反应试验评估患者血流动力学情况。

在行右心导管检查时估测的 PVR 将有助于指导下一步的治疗(表 2)。若肺血管阻力指数(PVRI)<4WU m²,可选择手术治疗,但在 ACHD 患者中需具体分析,特别是再次手术的患者。先前的手术瘢痕组织可使再次开胸手术治疗复杂化,且胸壁出血后会难以止住。手术中,心脏接近胸骨处易出现问题,需要细致的观察及选择性采用其他合适的方法避免过度出血,以维持循环系统稳定。此外,再次手术的患者体外循环时间及对血液制品需求也是显著增加的。基于上述原因,此种人群行导管介入治疗是相当有优势的,甚至有时候在有丰富的介入经验医师下为首选治疗。

表2　CHD 相关 PAH 患者缺损闭合的 PVR 建议标准

肺血管阻力（WU）	肺血管阻力指数（WU m²）	能否闭合
<2.3	<4	可行
>4.6	>8	不宜
2.3～4.6	4～8	个体化评估后再决定

PVRI(肺血管阻力指数)；WU＝Wood 单位

与外科手术治疗相比,导管介入治疗的患者住院时间更短、术后并发症更少以及相似的远期疗效。能接受导管介入治疗且具有代表性的缺损有继发孔型 ASD、VSD、PDA。表3 显示了上述三种缺损可行手术干预治疗的临床和血流动力学特征。

表3　先天性分流缺损手术干预治疗的适应证

缺损类型	手术干预治疗指证
继发孔型 ASD	Qp:Qs≥1.5∶1.0 右心房和(或)心室增大 轻-中度肺高压:PAP<2/3 SAP; 　　PVR<2/3SVR 反常性栓塞
VSD	Qp:Qs≥1.5∶1.0 左心房和(或)心室增大 轻-中度肺高压:PAP<2/3 SAP; 　　PVR<2/3 SVR 反常性栓塞,劳力性呼吸困难,主动脉瓣反流
PDA	Qp:Qs≥1.5∶1.0 左心房和(或)心室增大 轻-中度肺高压:PAP<2/3 SAP; 　　PVR<2/3 SVR 室上性心动过速,劳力性呼吸困难

PAP. 肺动脉压力；SAP. 体动脉压；SVR. 体循环阻力；Qp. 肺循环血流量；Qs. 体循环血流量

争议较大的是 PVRI 中度升高的(4～8WU m²)患者的治疗策略。矫正术后仍有残余分流的 PAH 患者预后极差,甚至有报道手术治疗比没行手术治疗预后更差,因此,这类患者的治疗方案是充满挑战性的。此外,单纯药物治疗在该群体中尚未被充分研究。

除了在 ES 治疗方面有好结果外,靶向药物对 CHD 相关 PAH 治疗也有明显进展,目前非外科手术治疗策略引人注目。虽然在过去的 10 年中有大量成功经验的报道,但目前关于 CHD 相关 PAH 经药物治

疗后介入封堵治疗尚未达成共识。最近 Doctor AIto 和他的同事一项研究表明,ASD 或 VSD 闭合术后 PAH 进展的患者血流动力学基线值如下:PVR≥5WU,PVRI≥6WUm²,PVR/SVR≥0.33。

(三)ES

实践表明,早期尝试外科手术闭合反向分流的 ES 患者就有非常高的死亡风险率,且这个治疗方法也很快被放弃了。此后,虽然 ES 是"不可逆的"这种普遍看法仍受质疑,但大多数 ES 手术治疗风险极高,禁止缺损闭合手术。虽然也有带孔补片外科部分闭合术的成功案例报道,但仍未普遍接受。因此,此 ES 患者以多系统合并症的对症支持治疗(表4)和靶向药物治疗为主。

表4　ES 的支持治疗

临床问题	防治
预防免疫接种	流感、肺炎球菌
感染性心内膜炎	预防性使用抗生素
高黏血症	对症治疗
铁缺乏	补铁
体力活动	有症状则限制
血容量	避免脱水
妊娠	禁忌
抗凝	对其他适应证的补充治疗

已经有大量的研究探索 ES 患者的靶向药物治疗。部分研究已经证明了磷酸二酯酶-5 抑制剂(PDE-5i)、内皮素受体拮抗剂(ERAs)和前列环素类药物在 ES 患者中的治疗疗效。上述研究包括比较重要的 BREATHE-5 研究,BREATH-5 是第一个在 ES 患者中进行的随机、双盲、安慰剂对照研究,其证明使用内皮素拮抗剂波生坦 16 周可显著降低 PVR 及改善活动耐力,这些益处在随访后 1 年仍然可见。

在那些治疗效果差且病情继续恶化的 ES 患者中,心脏或心肺联合移植是最后的治疗选择。ES 患者可以选择心脏缺损封堵和(或)修补术后行肺移植或心肺联合移植,但这两种方法在这些患者中的成功率不高。鉴于近年来对 PH 治疗方案有所进展及较低的手术成功率,那种病情不稳定或者经药物治疗后肺动脉病变仍未改善,病情恶化的患者,也可以考虑行上述方法治疗。最后,虽然心室辅助装置置入和全人工心脏置换在早期研究中有较好的结果,但其在 PAH-CHD 患者中的作用仍有待研究。

5.AHA 关于先天性心脏病所致慢性心力衰竭科学声明

广东省人民医院 崔亚玲 张曹进

随着心脏外科手术方式的改良及介入心脏病学的快速发展,过去数十年先天性心脏病生存率的明显提高,随之而来的是先天性心脏病所致慢性心衰的发病率逐年增加。由于先天性疾病所致慢性心衰的发病年龄广、个体差异大、原因多样、缺乏可靠的评估体系,治疗具有挑战性。目前先天性心脏病所致心衰以成人多见,多数文献集中于成人。2016 年 AHA 发表科学声明阐明先天性心脏病所致慢性心衰的发病机制,侧重论述成人先天性心脏病所致心衰,并讨论一些特殊病理类型如系统性右室、单心室及 Fontan 术、导致左心室后负荷及右室前负荷加重的先天畸形。

一、流行病学特点

新生儿先天性心脏病以心内结构异常最常见,发病率约 10/1000,约 1/4 以上的先天性心脏病在儿童或成年发现。新生儿先天性心脏病的长期生存率与畸形类型有关,约为 90%,存活至 1 岁的患儿 18 年生存率约 76%,而复杂型先天性心脏病 18 年生存率只有 56%。先天性心脏病的生存年龄随医学发展逐渐延长,中位生存年龄从 2002 年的 37 岁增长到 2007 年的 57 岁,复杂型先天性心脏病中位生存年龄从 1995 年的 2 岁增长到 25 岁。

先天性心脏病所致慢性心衰发生率较前升高。成人先天性心脏病住院率从 1998 年到 2005 年增长了约 101%。儿童先天性心脏病术后 30d 后约 27% 死于心衰,成人先天性心脏病约 26% 死于心衰,成人先天性心脏病并发心衰后死亡率增加 5 倍,1 年生存率约 24%,3 年生存率约 35%。先天性心脏病患者是儿童心脏移植的主要人群,约占成人心脏移植的 3%。

二、先天性心脏病慢性心衰的发病机制

先天性心脏病心衰是心瓣膜病变、体肺循环分流、流出道梗阻、心律失常等多因素综合作用的结果。关于这方面的研究尚不充分,多在其他心衰模型的基础上推测得出。

心室重构与心功能衰竭互为因果。正常的双心室的几何形态可提供最高效的能量供给和最优的房室大动脉偶联,先天性心脏病患者几何形态异常,对前负荷适应力有限,手术后容量负荷的突然增加可能导致心

功能不全。纤维化的患者存在心室舒张功能障碍,可能导致中心静脉压升高、充血性心衰、心律失常等长期并发症,窦性节律的维持及有效的心房收缩尤为重要。但肺动脉瓣反流的患者中右室纤维化的作用尚不清楚,增加的右心室舒张末压可能使肺动脉瓣反流减少、右室扩大、运动耐量增加。

发绀型先天性心脏病的体循环氧合障碍、合并的冠脉发育异常导致心肌供血供氧不足。心肌本身病变或血流动力学障碍造成的心肌肥厚、扩张,导致供血相对不足,进而导致心力衰竭。

心肌缺血及血流动力学异常可能导致神经内分泌系统的激活。相关生物学标志物以 BNP 升高最为明显,是患者心功能评估及预后预测的较好指标,但并非所有研究都支持生物学标志物的升高。少数证据支持交感神经和 RAAS 系统的激活。

先天性心脏病心衰的动物模型存在心肌纤维化及细胞外基质的改变,但目前尚无类似的尸检证据。MRI 延迟强化可较好的反映心肌纤维化情况,证明不同先天性心脏病患者微观区域的纤维化如 TOF (53%)、系统性右心室(61%)、Eisenmenger 综合征 (73%)、Fonton 术(26%),与患者心功能不全、运动耐量减少、心律失常等显著相关。

三、先天性心脏病慢性心衰患者的运动耐量变化

先天性心脏病特别是复杂型先天性心脏病、显著肺动脉高压的患者多表现运动耐量减少,影响患者的生活质量。运动耐量减少与心功能障碍及心外因素有关。心外因素主要包括肺实质或肺血管病变、胸壁力学异常。肺灌注不足导致生理无效腔增加,血氧储备不足,导致活动后呼吸困难。骨骼肌异常如脊柱侧突也可影响呼吸力学。先天性心脏病常见的缺铁性贫血也可能导致运动耐量异常,在发绀型先天性心脏病患者更加明显。建议运动耐量减少的患者无论有无症状应尽早接受药物或手术治疗。

对所有先天性心脏病并发心衰的患者均需结合病史,进行详细的解剖和病理生理学评估。先天性心脏病患者活动量减少,基于主观感觉的 NYHA 分级可能会低估患者病情,客观的运动耐量检查如心肺运动试

验更为合理。最大耗氧量、心率、血压及血氧的动态变化等指标为评估病情及研究运动耐量减少的机制提供了宝贵信息。症状发生或加重时,应行心脏彩超、CMRI、心脏 CT、心导管检查等评估患者心脏解剖和血流动力学变化,寻找可逆或可修复的因素尽早干预。心脏彩超评估肺动脉压力有一定误差,如右心室流出道的梗阻可能会影响三尖瓣反流速度、膜周部室缺可能被误读为三尖瓣反流,心导管检查是金标准。对部分射血分数保留的心衰还需注意判断有无合并心包缩窄。

四、先天性心脏病慢性心衰的评估及治疗

先天性心脏病多死于恶化的心衰和心律失常。目前尚缺乏可靠的先天性心脏病所致心衰的评分量表。先天性心脏病可表现为全身多系统症状如乏力、呼吸困难、运动耐量减少、营养不良、发育迟缓、恶病质等。目前普及的心衰评估方法如 NYHA 评分、ROSS 评分等可能导致病情的低估,特别是复杂型或发绀型先天性心脏病的患者。但现有的先天性心脏病所致心衰相关的研究多为小样本、短期的研究,Warnes-Somerville 等专门用于成人先天性心脏病心衰的评分方法价值也不肯定。

先天性心脏病所致心衰治疗方案尚无定论。我们只能对现有的 ACC/AHA 等心衰指南中与先天性心脏病心衰发病机制、替代终点、治疗反应相似的获得性心衰治疗建议进行适当的外推。研究显示标准的抗心衰治疗对先天性心脏病所致的心衰疗效有限,但基础治疗如危险因素控制、体重管理、定期复诊等对先天性心脏病所致心衰患者同样是适用的。

先天性心脏病所致的心室功能不全与多数获得性心脏病病理生理学机制相似,如神经内分泌系统激活、心室重构等。推测减慢心室重构可能使先天性心脏病心室功能障碍的患者获益,其中左心室功能不全的患者疗效较好。在临床实践中需警惕心衰理论外推带来的风险,如研究证实射血分数下降的心衰治疗方案用于射血分数保留的心衰不能改善患者预后,可以提高运动耐量的治疗未必甚至可能增加患者死亡率。此外,血管扩张剂如 RAAS 系统阻滞剂、肼屈嗪等用于存在肝硬化或肝肾综合征的患者可能使患者的风险增加。总之,先天性心脏病所致心衰的患者临床用药需全面了解患者的病理生理特点、严密监测药物不良反应。

患者合并心律失常时需评估心律失常造成的心脏负担。症状发生或恶化时需完善相关检查评估心律情况,包括静止或动态心电图、起搏器程控、心脏电生理检查等。

先天性心脏病患者的心律失常多与心功能障碍及血流动力学异常有关,包括缓慢型心律失常、房性或室性心动过速、心源性猝死。房性心律失常最常见,多为心房内折返环路引起,使患者脑卒中、心衰、死亡的风险增加。抗心律失常药物有致心律失常、负性肌力等风险,需谨慎使用。新型抗凝血药在先天性心脏病抗凝治疗中证据不充分。窦房结或房室结功能异常可加重心衰,需尽早置入心脏起搏器。

通过心源性猝死的危险因素和特殊类型先天性心脏病中 ICD 的应用推测 ICD 在心律失常中占有重要地位。但目前先天性心脏病患者 ICD 置入率仅约 1%,尚无相关数据证实先天性心脏病中 ICD 治疗的价值。ICD 并发症以导线故障、感知过度、窦房结或其他房性心动过速最为常见,发生率 25%～40%,在获得性心脏病心衰患者可增加患者死亡率,因此,需严格掌握手术适应证并密切观察随访。

CRT 可显著提高成人获得性心脏病心衰患者的运动耐量、生活质量、左心室功能及生存率。CRT 在先天性心脏病中的疗效仅涉及部分回顾性分析,2012 年 ACC/AHA/HRS 对 CRT 指南进行了升级,针对先天性心脏病提出很多建议。MRI 兼容设备的应用也得到越来越多的关注。

五、特殊类型先天性心脏病导致心衰的处理

(一)系统性右心室

系统性右心室又称主动脉瓣下右心室,多指完全型或矫正型大动脉转位。完全型大动脉转位临床心衰发生率约 22%,矫正型大动脉转位心衰发生率约 32%。心衰患者多合并相关心内缺损如室缺或肺动脉瓣狭窄,还与患者心律失常、起搏器置入、三尖瓣手术史有关。无症状的右心室功能不全和射血分数保留的心衰也很常见。

系统性右心室并发心衰心源性猝死的风险增加 4.4 倍,患者需定期随访。研究显示 BNP 水平与心衰症状、运动耐量、RVEF 相关。影像学检查多用来评价右室功能和三尖瓣反流。超声心动图最为实用,CMRI 判断患者右室体积及功能、三尖瓣反流、心肌纤维化更加准确。

患者多存在窦房结功能不全、心脏传导阻滞、瓣膜狭窄、右心房或右心室舒张受限等情况,传统的抗心衰药物治疗存在争议。研究显示 ACEI/ARB 治疗的患者 RVEF、循环氧合、心排指数无明显改善。β受体阻滞剂有利于改善成人患者的心衰症状、三尖瓣反流、心室功能及心室重构、心律失常,但需注意可能使患者心动过缓加重。

研究显示完全性大动脉转位 ICD 置入用于一级预

防放电率约 0.5%/年,二级预防放电率约 6%/年。目前证据显示一级预防中唯一的危险因素是有无服用 β 受体阻滞剂。因此 ICD 的应用强调以使用或合并使用 β 受体阻滞剂为基础。系统性右心室的患者 CRT 置入率为 15%～29%。CRT 的置入指征为 QRS 宽度≥160ms,系统性右室的机械不同步性则难以评价。置入径路选择取决于患者心脏解剖和是否合并其他外科手术指征。

系统性右室发生心衰,手术风险增加且治愈率降低。大动脉转位合并右室肌小梁形成流入道梗阻者可行肌小梁切除术。对药物或手术治疗无效的有临床心衰的系统性右心室患者,可选择心脏移植。

(二)单心室和 Fontan 术

单心室循环系患者由一个功能性心室供给体肺循环血流。单心室患者手术治疗常见为腔肺分流和(或)吻合术,又称 Fontan 术。其特点是被动性肺动脉充血,导致长期的静脉压增高和心排血量减少。估计 Fontan 术后心衰早期发病率为 10%～20%,晚期发病率约 50%。

除房室瓣反流、心律失常、心肌灌注不足等因素外,Fontan 术后心衰有其病理生理学特征。心室可能因为收缩舒张功能障碍导致充盈压升高,也可能因为前负荷不足及肺血管阻力升高导致心室收缩功能保留。研究显示射血分数保留的心衰预后更差。Fontan 术后常合并蛋白丢失性肠病,导致疲劳、周围水肿、渗出、腹水等类似于心衰的症状,死亡率高达 46%～62%。Fontan 术后长期并发症如肝淤血、肝硬化、腹水、静脉曲张综合征,可能加重心衰。腔肺动脉连接处血流淤滞可增加血栓和栓塞的风险。

单心室及 Fontan 术后尚无明确的心衰药物策略。研究表明 RAAS 系统活性在单心室心衰中可能不占优势,使用 ACEI 后患者系统性血管阻力、心脏指数、运动耐量无明显改善,心室大小、Ross 心衰分级、BNP 水平、EF、12 个月后死亡和(或)移植率无明显差异。小样本研究显示 β 受体阻滞剂在单心室患者中表现为负性或中性效果。尽管临床症状有所改善,目前尚无证据支持利尿剂和地高辛可使单心室心衰患者获益。肺血管扩张剂理论上来说可使心衰患者获益,研究显示磷酸二酯酶抑制剂可提高运动中体肺循环血量及循环供氧,改善患者心肌性能指数和收缩期心房和心室弹性。

心室运动的不协调可能加重血流动力学异常,研究显示 CRT 治疗可提高患者心脏指数及收缩期血压。单心室患者器械治疗技术难度较大,多需要使用心外膜径路。

体循环静脉-肺静脉和(或)心房开窗术可缓解过高的体循环静脉压力,但易导致体循环血液稀释。药

物治疗后仍有顽固的心衰症状的单心室患者可考虑心脏移植。

(三)左心系统压力负荷过重

导致左心系统压力负荷过重的先天畸形包括主动脉瓣上、瓣下及主动脉瓣水平梗阻。可导致患者左心室肥大、舒张功能障碍,梗阻严重时可能导致心内膜下心肌缺血,最终导致左心室收缩功能不全。

介入或外科手术为首选治疗方案。指南指出左心室流出道先天畸形患者多无明显钙化,球囊扩张治疗效果较好,介入治疗可能是某些主动脉瓣狭窄的年轻患者的首选。部分患者在介入或外科术后并发心内膜纤维化,导致左心室舒张功能障碍或左室重构,出现慢性心衰,可选择心内膜下纤维切除术,并参照获得性心脏病指南进行处理。所有的左心室流出道梗阻的患者需考虑心脏移植,心内梗阻可能通过手术修复,但残余主动脉弓或降主动脉缩窄需行主动脉移植。

对不能接受手术或介入治疗的患者可选择药物治疗。有合并症如合并高血压的患者,药物治疗可作为手术治疗的辅助治疗。对主动脉缩窄术后存在高血压或心衰的患者,β 受体阻滞剂能更好地降低收缩期血压,疗效优于 RAAS 系统阻滞剂。

心脏起搏器、ICD、CRT 适应证与获得性心脏病相似,需注意合理选择手术时机。

(四)右心室容量负荷过重

导致右心室容量负荷过重的畸形一般为心瓣膜病变,包括先天性瓣膜畸形(Ebstein 畸形)和术后遗留的瓣膜反流(肺动脉缩窄术后、TOF 修复术后)。

心室间的相互作用通过机械力学、心电异常、神经内分泌系统激活。右心室容积扩张使室间隔左移、心包腔内空间减小导致左心室充盈受限,同时,右心排血量的减少导致左心室前负荷降低,最终导致左心室排血量降低。TOF 患者存在显著的 LVEF 减少,TOF 术后 LVEF 减少发生率约 21%,其中 1/3 为中到重度左心室收缩功能不全。左心室功能障碍常见于男性、手术时机较晚、左心室扩张、心律失常、长 QRS 时限、置入 ICD、中到重度右心室功能不全患者,是预后不良的强烈预测因子。

虽然现在神经内分泌系统治疗在右心室容量负荷过重的患者应用越来越广泛,尚无确切证据证实其疗效。研究显示比索洛尔可使 TOF 术后患者右心室功能障碍、BNP 升高、氧合不良等情况得到改善。也有报道雷米普利可使右心室和左心室长轴减小、左心室容积、LVEF 增大,但患者心室功能、运动耐量、肺动脉瓣反流等无明显改善。

虽然 TOF 术后长期随访预后较好,但心源性猝死在这部分患者中并不少见。在 TOF 患者中 SCD、VT

及恰当的 ICD 放电发生率为 6%～14%。ICD 一级预防置入指征尚不明确,目前临床上也未有确切的 TOF 术后 SCD 风险的危险分层共识。有研究显示 ICD 一级预防与二级预防组获益无明显差异。经过 3.7 年的随访,平均死亡率约 2.2%/年。现在临床普遍认为接受外科手术时年龄较大、跨瓣修复、QRS 宽度≥180ms、频发室性异位心律及心室功能不全是临床 VT 和 SCD 的独立预测因素。研究显示 TOF 术后置入 ICD 患者左室舒张末压≥12mmHg 是 ICD 恰当放电的强预测因子。MRI 中 LGE 延长、电生理检查中诱发的单形或多形性室速也可预测临床事件,可用于这类患者的危险分层,尤其是有晕厥发作的患者。目前考虑合理的 ICD 治疗相关的预测因子包括 LV 舒张末压增高,非持续性 VT,可诱发的 VT 以及 RV 收缩压增加。根据这些相关研究的资料,一项危险评分系统已被用于评估高危患者是否可通过置入 ICD 进行一级预防治疗而获益。

成功的 CRT 治疗有赖于识别恰当的患者,目前还没有理想的评估手段筛选可通过 CRT 治疗获益的伴有右心功能不全及心脏搏动不同步的患者。多个心脏超声指标已被报道用于评估右心负荷过重患者的房室不同步、室间不同步及室内不同情况。对 TOF 患者进行 CRT 治疗前,需同时评估左、右心室收缩功能不全程度。就如前述,左、右心室功能不全是与临床状态独立相关的。当 LV 收缩功能不全出现,可用已有的大型临床研究的相关指南进行评估。但是,究竟右心功能不全及合并 RBBB 的 TOF 患者置入 CRT 后症状有无改善或 CRT 改善 RV 功能后能否延缓 LV 功能不全的进展则未有定论。根据现有资料,RV 功能不全的患者置入 ICD 前应有不可逆的血流动力学因素。

肺动脉瓣置换术可使患者获益,但最佳手术时机尚待研究。存在严重肺动脉瓣反流、严重右心室扩张、右室收缩功能障碍的证据、肺动脉瓣反流引起的运动耐量减少的有症状患者可考虑肺动脉瓣置换。

参 考 文 献

Bhatt AB, Foster E, Kuehl K, et al. 2015. Congenital heart disease in the older adult: a scientific statement from the American HeartAssociation. Circulation, 131 (21): 1884-1931.

Ross HJ, Law Y, Book WM, et al. 2016Transplantation and Mechanical Circulatory Support in Congenital Heart Disease: A ScientificStatement From the American Heart Association. Circulation, 133(8): 802-820.

Stout KK, Broberg CS, Book WM, et al. 2016. Chronic Heart Failure in Congenital Heart Disease: A Scientific Statement From the AmericanHeart Association. Circulation, 133 (8): 770-801.

6. 促进儿童心血管健康：2020 年以后的机遇和挑战

广东省人民医院　王树水　张力力　洪　钿

　　2010 年出版的关于"定义并制定关于促进心血管健康和减少疾病的国家目标,暨 2020 年及以后美国心脏协会的战略影响目标"的声明提供了关于促进成人和儿童心血管健康和减少疾病的指南。同时,它也提供了一种新颖的心血管健康定义,以及随着时间的推移能监测儿童和成人的心血管健康指标。文中详述的原则反映了美国心脏协会的新动态以及积极促进心血管健康的目标。其主要关注成人心血管健康及疾病的预防,但是这一目标实现的关键点是要如何维持一个人从出生到儿童期再到青年期及以后一种理想心血管的健康状态。该文提供了一份以儿科为重点的指南,重点要放在如何定义用于临床或研究儿童心血管健康的基础原则和指标上。笔者提供一种关于儿童和青少年心血管健康的优势和劣势之间的平衡性和批判性的评价。

　　尽管心血管健康是一个综合性的定义,但是我们现在逐渐意识到儿童时期心血管病和代谢疾病发病率的提高,以及在儿童时期心血管健康问题的出现,这些主要与体重增加和肥胖密切相关。在过去的 40 年中,超重儿童的数量[疾病控制和预防中心(CDC)的增长图表定义为体重指数(BMI)≥85 百分位数]和肥胖患病率(CDC 增长图表定义为 BMI≥95 百分位数)在 2~19 岁的青年人中显著增加,其中公认的流行病发生在 20 世纪 80 年代中期到 90 年代中期的美国。从 2009—2010 年的美国数据表明,2~19 岁的青年人中有 17% 是肥胖的,另外 15% 的人体重超重。肥胖的青年人与其他正常体重同龄人相比,有着显著

较差的循环脂质谱(高总胆固醇、较高的低密度脂蛋白胆固醇,高甘油三酯、较低的高密度脂蛋白胆固醇)和高血压(BP),高浓度的葡萄糖和胰岛素。青少年的肥胖还与儿童和成年期增加的左心室质量,以及成人期颈动脉内膜中层厚度息息相关。虽然肥胖患病率在过去 10 年已经趋于稳定,但在少数民族,低收入和农村人口的发生率仍然很高。此外,儿童重度肥胖的发病率也在升高,在美国流行率约在 6%。患有重度肥胖的青年人与超重或是轻度肥胖的同龄人相比,患心血管疾病的风险更高。

　　有研究证据表明,我们能根据儿童时期的心血管危险因素来预测早期亚临床动脉粥样硬化和心脏病理学以及成人时期的发病率和死亡率。Bogalusa 心脏研究中心数据表明,在平均死亡年龄为 19.6 岁的青年人中,冠状动脉粥样硬化程度与死前心血管危险因素(包括 BMI,脂质和血压)水平之间存在直接关联。PDAY 研究课题(关于青少年动脉粥样硬化的病理学决定因素)包括了 15~34 岁的近 3000 例尸体解剖,提供的验尸结果类似于 Bogalusa 心脏研究发现。

　　心血管疾病预防包括初级预防(预防危险因素的发生),一级预防(预防心血管疾病和脑卒中的发生)和二级预防(预防复发性疾病和并发症)。大多数儿童出生时具有理想的心血管健康,AHA 规定同时存在 4 种有利的健康行为(吸烟,BMI,身体活动和健康饮食状态)和 3 种有利的健康因素(总胆固醇,BP 和空腹血糖水平)(表 1)。

表 1　儿童和青少年的健康指标

指标	不良	中等	良好
吸烟状态	>30d	……	不吸烟
BMI	>95th 百分位	85~95th 百分位数	<85th 百分位数
身体活动水平	不运动	0~60 分/d	≥60 分/d
健康饮食评分*	0~1 分	2~3 分	4~5 分
总胆固醇	≥200 mg/dl	170~199 mg/dl	<170 mg/dl

续表

指标	不良	中等	良好
血压	＞95th 百分位	90～95th 百分位	＜90th 百分位
空腹血糖	≥126 mg/dl	100～125 mg/dl	＜100 mg/dl

* 健康饮食评分基于以下膳食建议:水果和蔬菜,每天≥4.5 杯;鱼,每周 2 次或以上 3.5 盎司;钠,≤1500mg/d;糖饮料,每周≤450kcal(36 盎司)和全谷物,≥3 份每天缩放至 2000kcal 的饮食

注:BMI 表示体重指数

遗憾的是,随着时间的推移,大多数儿童在成长过程中,健康因素和行为状态呈下滑趋势,导致理想的心血管健康受到破坏。众所周知,改变生活方式是很困难的,通过使用药物控制危险因素的手段是不能降低已经存在的低风险状态。因此,在儿童时期保持一个良好的心血管健康水平是我们的理想目标。AHA 所提出的目标("到 2020 年,将所有美国人的心血管健康水平提高 20%,同时将心血管疾病和脑卒中的死亡率降低 20%")的前瞻性和可持续性与促进良好的健康行为、维持(或改善非理型)儿童和青少年的健康因素密切相关。儿科医疗保健从业者和研究人员以及整个社会的集体目标应该是理解良好的健康行为和健康因素是如何被破坏以及如何来预防这种破坏。

对于儿科这个群体,AHA 提出根据对心血管健康的定义,制定以下健康行为标准:禁止吸烟,BMI＜85th 百分位数,每天中等或剧烈身体活动≥60min,以及坚持食用水果、蔬菜、鱼、全谷物,低钠和少量含糖的食品和饮料。AHA 所推荐的儿童理想心血管健康因子指标如下:总胆固醇＜170 mg/dl,血压＜90th 百分位数,空腹血浆葡萄糖水平＜100 mg/dl。虽然我们都意识到,BMI 可以更客观地被视为一个健康因素,但是为了与文中所提到的"定义并制定关于促进心血管健康和减少疾病的国家目标,暨 2020 年及以后美国心脏协会的战略影响目标"相适应,我们把它归为行为分类中。BMI 分类的问题值得我们在将来的定义中进一步探讨。

虽然儿童时期心血管健康因素的正常水平是基于人群的分布来定义的,但高风险水平的定义是基于临床专家共识,因为缺乏一个从儿童时期心血管危险因素升高逐渐发展到成人心血管终末期的长期数据。在发育成熟过程中会发生一系列的显著变化,这可能会降低在儿童期和成人期的心血管风险因素因果之间的关联强度。例如,众所周知,在青春期我们心血管危险因素的水平是波动的。国际儿童心血管联盟数据表明,目前儿童时期脂质风险阈值具有低敏感性和特异性,可用于鉴定成人中脂质的分类,使用以人群为基础的横断面研究的统计样本来定义儿童时期的风险,这可能会导致错误的分类。因此,研究从生命的早期到

成熟期的纵向数据所跟踪的心血管健康指标,与成人心血管健康指标之间的相关联性是建立新的监测工具的基础。

一、儿童心血管健康的七个健康因素

这七个健康指标的设定这是基于大样本的儿科统计分析,并且部分数据来自美国国家健康和营养检验调查(NHANES)。尽管 AHA 推崇的七项健康指标的标准仍存在争议,但是不可否认,这些指标给"健康"下了明确的定义,充分体育锻炼,不吸烟,遵循健康的饮食和保持正常的胆固醇、血压和血糖水平(表 1)。

(一)吸烟状况

"美国心脏协会 2020 年战略目标:制定理想心血管健康指标"定义青少年理想的吸烟状况评价指标为:不吸烟或偶尔吸(累计不足 1 支烟)。然而现实生活中这项指标的调查却难以得到真实的数据,因为吸烟调查问卷形式的调查会让受访者因父母或他人在场引起隐私泄露的担心而得到较偏低的吸烟率。即便是无旁人在场的情况下,受访者也会对目前模棱两可的"吸烟定义"错误理解,其次自我形象维护等因素也是问卷调查吸烟率偏低的原因之一。因此,对于儿童、青少年吸烟行为的评估,更推荐的客观的实验室检查,如:血清中可替宁(一种尼古丁在人体的代谢产物)浓度的测定。在美国,约 480 万小于 12 岁的儿童在家中接触二手烟,这种评估方法对于儿童二手烟的评估意义重大,如今可替宁浓度测定已成为评价吸烟者和被动吸烟者吸烟量的主要评价指标。但目前二手烟与心血管疾病相关性的课题仍缺乏大样本研究,"美国心脏协会 2020 年战略目标:制定理想心血管健康指标"并没有将二手烟接触列入为心血管健康评估的主要指标。近年来,美国青少年使用电子烟的数量急剧上升并引起巨大争议。反对者认为:电子烟可诱使那些从不吸烟者去吸传统香烟。但由于缺乏数据来评估它对心血管不利因素,电子烟也没被"美国心脏协会 2020 年战略目标:制定理想心血管健康指标"中列为心血管健康评估的一个主要指标。

(二)体质指数(BMI)

美国 CDC 提供了面向 2—20 岁儿童区分性别的

BMI增长曲线,根据此表,在特点的年龄、性别下,正常体重状态为:BMI<85th百分位数;超重状态为:BMI≥85th且<95th百分位数;肥胖状态为:BMI≥95th百分位数。"美国心脏协会2020年战略目标:制定理想心血管健康指标"定义青少年理想的BMI为:<85th百分位数。

BMI是通过人体体重和身高两个数值获得相对客观的参数[BMI=体重/身高的平方(kg/m²)]。在公共健康调查和儿童及青少年流行病学研究中,BMI是最实用的评价体重方法,BMI被广泛用于检查儿童及青少年的超重及肥胖症。虽然BMI与肥胖症高度相关,但BMI测定容易忽略了人体脂肪之多寡,故它不是测量儿童及青少年体脂肪率的理想方式。因此,要判断一个人真正的肥胖程度,除了用BMI做参考指标外,另外还必须要检测体脂肪率,这样所得出来的结果才会比较客观。采用双能X线骨密度仪(DEXA)全身扫描,测量骨密度(BMD)和身体成分,是另一种测量肥胖症的可行方法,它提供了高度可靠的对瘦肉、肥肉和身体脂肪率的估算。另外,皮肤褶皱厚度和生物电阻抗在学术研究中被广泛用于估算身体脂肪率。

(三)健康饮食

"美国心脏协会2020年战略目标:制定理想心血管健康指标"对健康食谱建议,基于每天需要2000kcal,有利于心脏健康的饮食模式应当包括:

1.水果、蔬菜:每天4~5份;

2.鱼肉2~3.5盎司每周;

3.钠,≤1500 mg/d;

4.含糖甜饮料,≤450kcal(36盎司)/w;

5.谷类,≥3顿/d。

理想的健康饮食应满足上述4~5项。但实际上,美国儿童在健康饮食评价并不乐观,2007~2008年美国国家健康和营养检验调查(NHANES)发现,在美国近91%的儿童饮食测量分数较低,9%的儿童得分为中等,小于0.5%的得分是理想健康饮食。事实上这种标准化食谱建议在现实生活中往往很难实行,因为美国儿童及年轻人外出就餐比例相当大,食品在商业化模式中钠、糖、固体脂肪和精炼糖类消费太多,而水果、蔬菜、谷类、奶类和食物纤维消费太少。因此,为了保证健康的饮食,美国饮食指导咨询委员会强调了政府在对食品的宏观调控上的重要作用,措施包括保证健康食材的供应,降低健康食材消费价格等。其次,环境因素如文化背景、社会标准的影响也不容忽视,它影响到人们是否摄入多余的热量,是否遵循健康的饮食方式。AHA通过健康类电视节目积极推进健康食谱和生活方式,并且渗透到贫困地区。另外社区和学校获取基金支持积极开设健康饮食餐厅,将健康食谱用于学校食堂,保证有利儿童心脏健康食谱最大化地被采用。

(四)体育活动

"美国心脏协会2020年战略目标:制定理想心血管健康指标"定义理想的体育活动为每日不少于60min的中等-活跃-高强度的有氧体育运动。这个标准是基于"2008美国体育运动指导"建议的。对于体育活动的评估美国NHANES(全民健康和营养调查)推荐使用运动传感器如电子计步器、加速度计作为孩子体育活动的评价。加速度计可提供了儿童及青少年体育运动的客观指标,但仍存在的一些限制,如无法评估非负重运动(骑自行车、游泳)、无法提示运动形式等,对于小年龄儿童能否标准佩戴也是问题之一。青年风险行为监控系统是另外一个可监测青少年运动指标的方法,它最早用于管理全美国高中生,它提供了学生体育运动的信息,包括参与中等-活跃-高强度体育运动的频率、肌肉拉伸运动、体育课及课间活动情况。另外SHPPS(学校健康政策与实践研究)也推荐一个CDC管理的监控系统,提供了小学、中学和高中各种体育运动项目的信息,包括体育课、课间活动、团体活动等。

(五)血脂和(或)总胆固醇

2011年美国心肺血液研究所(NHLBI)发布的儿童与青少年心血管健康与风险降低综合指南指出:所有儿童,无论是否有疾病家族史,均应接受全面的胆固醇水平检测。9~11岁儿童应接受非高密度脂蛋白胆固醇水平检测,无需空腹或在空腹状态下接受血脂水平检测(表2)。"美国心脏协会2020年战略目标:制定理想心血管健康指标"中针对为6~19岁儿童、青少年,理想的血脂指标为总胆固醇小于170ml/dl。然而这个标准是存在争议的:①在青春期,无论饮食、活动如何,10%~15%的孩子的总血胆固醇总会下降,尽管这里面的机制目前还不清楚。②在青春期,不同种族、性别人群的血脂存在差异,白种人男孩中存在更高水平的低密度脂蛋白胆固醇和更水平的高密度脂蛋白胆固醇。相反,尽管黑种人女孩存在更高的肥胖率,但其甘油三酯水平往往更低。③TG血症与低HDL-C血症与代谢综合征特别是心血管代谢危险因素密切相关,TG作为危险因素,不可忽略。

(六)血压

"美国心脏协会2020年战略目标:制定理想心血管健康指标"中针对8~19岁青少年的理想血压水平是在同性别、年龄、身高儿童中血压值<90th百分位数。这个定义最主要争议是它依赖于所收集的流行病学数据中的血压统计数据,而不是将统计与心血管病例关联;其次它缺乏跨种族的数据标准。有学者提出,

应以 24h 动态血压监测为标准,但 24h 动态血压监测花费大、耗时长,难以作为基本医疗技术推广。因此,在儿童及青少年中密切的血压监测是有必要的。

(七)空腹血糖

"美国心脏协会 2020 年战略目标:制定理想心血管健康指标"中,理想的标准为:空腹血糖水平小于 100mg/dl。这个指标存在以下争议:①空腹血糖测定不是儿科常规体检项目,因为空腹 8h 让很多家长难以接受;②指标设定忽略了 2 型糖尿病患者早期并没有空腹血糖的异常和肥胖儿童代谢综合征患者最早出现的是空腹胰岛素的异常。2014 年美国糖尿病协会(ADA)糖尿病诊疗指南中定义了糖耐量受损为空腹血糖 100～125mg/dl;糖尿病为空腹血糖≥126mg/dl。这个定义细化了血糖标准,但它也是存在争议的,因为没有考虑到不同种族之间血糖差异及青春期胰岛素水平生理性增高。

表 2　2011 年美国国立心肺血液研究所儿童和青少年心血管健康和降低风险综合指导专家小组的一些研究发现

儿童血脂异常与动脉粥样硬化相关性的证据增加

早期识别和控制血脂异常,包括杂合子家族性高胆固醇血症,可以在成年期早期减少心血管疾病风险

在儿童,青少年和年轻成人阶段,正常的脂质和脂蛋白的分布已被记录,而且研究清晰揭示了从童年到成年的总胆固醇和 LDL-C 水平发展的轨迹,在孩童期晚期与 30—40 岁期的结论有很强的相关性

青春期的影响很大,此时的总胆固醇和 LDL-C 水平会下降 10%～20% 或更多。9—11 岁的儿童被认为是测量血脂的稳定时期,因为在这个年龄段的大多数孩子都没有进入青春期

依靠一个家族史的早发性心血管疾病或血脂异常来筛选儿童血脂异常会有 30%～60% 的遗漏,因此,建议进行普遍血脂评估

非-HDL-C 是动脉粥样硬化的预测指标,它在预测持续性血脂异常方面比总胆固醇、低密度脂蛋白胆固醇或单独的 HDL-C 水平指标更有效。另一个优势是,非-HDL-C 可在空腹状态下准确计算

虽然载脂蛋白 A 的测量对于评估出血性和缺血性卒中的儿童是有用的,但在其他脂质测量方面,大多数研究报告指出,载脂蛋白 A1 和 B 水平指标并不比非-HDL-C、LDL-C 和 HDL-C 水平指标更有优势

肥胖常与合并血脂异常、总胆固醇和 LDL-C 轻度升高,HDL-C 和甘油三酯中度至重度升高有关。这是儿童期最常见的血脂异常模式

血脂异常可继发于其他疾病,如糖尿病、肾病综合征、慢性肾疾病、心脏移植后、川崎病、慢性炎性疾病和甲状腺功能减退等一些遗传病在成年前不会完全显现。对高脂血症高危家族儿童的评估有助于早期发现

二、心血管健康研究现状

为达到美国心脏病学会(AHA)制定的战略影响目标,我们在青少年中发展策略主要为对当前流行的心血管健康行为和因素的评估、对目标行为和因素的定义及对需要改进的人群的确定。"定义和制定心血管健康促进和减少疾病的国际目标:AHA2020 及以后的战略影响目标"中提出了关于心血管健康的每一个组成和分类的"基本"状况,它是基于 2007～2008 年的青少年和成人全国健康和营养检测调查报告(NHANES)提出的。NHANES 的数据每半年收集一次,在美国已被证明是成人和儿童健康和营养状况可靠和有效的评估。NHANES 的评估将会用于监测 AHA 战略影响目标的进展情况。然而,尽管 NHANES 有一定的优势,但是其用于评估心血管健康状况在某些方面仍然存在不足,特别在用于评估儿童和青少年的时候。尽管 NHANES 的参与者是通过计划采样来评估美国人口的健康状况的,但是只有 4000～5000 的儿童及<19 岁的青少年参与到每一个检测。如果再按年龄分层,这些样本的大小又会进一步减少,0～5 岁,6～11 岁,12～19 岁约各占 30%。此外,在这些子样本中只有 10%～15% 被选择参与了某些实验室检测的评估,如空腹血糖及血脂的测定。并且从不同的民族和种族团体来说,NHANES 用于评估心血管健康状况的参与者数量仍然有限,非西班牙裔白种人约占 40%,非西班牙裔黑种人约占 25%,西班牙裔美国人约占 25%。其余参与者包括西班牙裔的其他人(约 20%),一些组合团体,如美国印第安人、阿拉斯加、亚洲人和夏威夷的,还有其他太平洋岛国上的人(约占 10%)。总的来说,这些按年龄、性别、民族和(或)种族上的划分限制了样本大小,致使其在评估心血管健康状况中存在局限性。尤其在评估差或中等的心血管健康状况的时候,这些问题变得十分突出,和成人比较出现了较低的发生率。

与"定义和制定心血管健康促进和减少疾病的国际目标:AHA 2020 及以后的战略影响目标"中所设定的 2020 目标基线所采用的基本数据保持一致,这篇文

章中对儿童及青少年当前心血管健康状况的评估也来源于 2007～2008 年 NHANES 的数据。但是，NHANES数据所限制的地方，我们将用其他的办法予以补充。NHANES 对美国儿童及青少年心血管健康状况的评估是按不同年龄、性别、民族和(或)种族来分类的。

(一)吸烟

2007～2008 年 NHANES 对大于 12 岁的参与者的吸烟问题进行了调查。12～19 岁的参与者中，约有 1/3 的当前吸烟状况评估为差(即在最近 30d 内有吸烟)，其中男孩吸烟率高，为 34%，女孩为 31%。在几个主要的民族和(或)种族的青少年中，由吸烟引起的心血管不良健康问题发生率，非西班牙裔黑种人最少(26%)，而当前吸烟状况评估为差的人群中，墨西哥裔美国人发生率最高，为 36%。

(二)身体质量指数(BMI)

儿童及青少年的肥胖仍然是一个极具挑战性的问题。据 2007～2008 NHANES 的评估显示，年龄越大的群体中，BMI 值为差(即≥第 95 百分位数)的发生率越高，2 到 5 岁年龄段 BMI 值为差的发生率为 9%～11%，而 12～19 岁年龄段为 19%～27%。在年龄较小的人群中，女孩 BMI 值为差的发生率比男孩高，但是在 6～19 岁的年龄段中，男孩比女孩高。年龄较小的孩子(2～5 岁年龄段)BMI 值为优的发生率最高(78%～80%)，而青少年(12～19 岁年龄段)最低，其中女孩为 52%，男孩为 60%。在 2～5 岁年龄段中，墨西哥裔美国人和非西班牙裔黑种人 BMI 值为差的发生率明显高于非西班牙裔白种人。在 6～11 岁年龄段中，墨西哥裔美国人相比于非西班牙裔白种人和非西班牙裔黑种人，BMI 值为差的发生率最高，为 24%。然而，在 12～19 岁年龄段中，非西班牙裔黑种人和墨西哥裔美国人 BMI 值为差的发生率相差不大，均≥30%。在 12～19 岁年龄段人群中，非西班牙裔黑种人 BMI 值为优的发生率最低，为 42%，墨西哥裔美国人(52%)，非西班牙裔白种人(56%)。

(三)体育活动

2003～2004 年 NHANES 通过加速度器评估了能达到当前体育活动指南(即每天有≥60min 的中等到高强度的有氧运动)标准的发生率。6～11 岁年龄段人群中，48.9% 的男孩和 34.7% 的女孩达到了体育运动指南的标准。12～15 岁年龄段的达标率与之相比少很多，其中男孩为 11.9%，女孩为 3.4%，而 16～19 岁年龄段中，只有 10.0% 的男孩和 5.4% 的女孩达到标准。从几个主要的民族/种族来看，6～11 岁年龄段中达到体育运动指南标准的发生率，非西班牙裔的黑种人儿童最高，为 54.4%，而非西班牙裔的白种人儿

童为 39.9%，墨西哥裔美国儿童为 41.3%。12～15 岁年龄段和 16～19 岁年龄段人群中能达到体育运动指南标准的人数远少于 6～11 岁年龄段人群，各个民族和(或)种族均是如此，且各民族和(或)种族间差异不大。NHANES 也出具了儿童的自我评估报告，其达标率比加速器评估的高。比如，2007～2008 年 NHANES 自我评估报告中，12～19 岁年龄段的青少年中达到体育运动指南标准的发生率，男孩达 2/3，女孩达 1/2，而在加速度器评估的报告中，13% 的男孩和 21% 的女孩很少有体育运动(即最近 30d 内没有任何体育运动)。

(四)饮食健康

2010 年美国膳食指南咨询委员会回顾分析了最近 NHANES 各个年龄段平均饮食摄入量的数据。2～18 岁的年龄段人群中，能量摄入最主要的来源是简单的糖类(即以粮食为主的甜点和含糖饮料)。这些以高能量低营养食物为主的饮食习惯进一步加剧了蔬菜、全谷类食物和纤维素的摄入不足。儿童健康饮食分数组成和食谱建议。儿童和青少年中健康饮食分数为优的发生率是所有心血管健康指标中最低的。基于 2007～2008 年 NHANES 的数据，2～19 岁年龄段中仅有 <1% 的饮食摄入有 4 或 5 种健康饮食分数的食物组合。5～11 岁年龄段中，大部分儿童(86% 的男孩，83% 的女孩)只有 0 或 1 种健康饮食分数的食物组成(即健康饮食分数评估为差)；12～19 岁年龄段与之相一致。5～19 岁年龄段中，墨西哥裔美国人健康饮食分数为差的发生率为 79%～85%，而非西班牙裔白种人男孩则最高，为 88%～89%。

健康饮食分数是基于遵守下面的食谱建议：水果和蔬菜，≥4.5 杯/d，鱼类食物，每周 2 或 3.5 盎司，钠，≤1500mg/d；含糖饮料，≤450kcal(36 盎司)/周；全谷类食物，≥3 份/d，总量达 2000kcal/d。

(五)总胆固醇

2007～2008 年 NHANES 提到 6～11 岁年龄段的儿童中有大于 1/3 的总胆固醇含量评估为差或中。6～11 岁年龄段中 27% 的女孩和 28% 的男孩的总胆固醇含量评估为中，而 10%～11% 的则是总胆固醇含量评估为差。与之相似的是 12～19 岁年龄段的青少年，其中有 65% 的女孩和 73% 的男孩的总胆固醇含量评估为优，而 26%～35% 的青少年的总胆固醇含量评估为中或差。从民族和(或)种族来看，总胆固醇含量评估为优的发生率是相似的，为 63%～65%，墨西哥裔美国儿童最高，非西班牙裔的白种人最低。12～19 岁年龄段中，非西班牙裔美国人，总胆固醇水平评估为差的发生率最低，为 7%，而墨西哥裔美国人为 9%，非西班牙裔黑种人为 10%。

(六)血压

儿童和青少年中血压值评估为优的发生率在心血

管健康指标中最高。8～11岁年龄段中,93%的男孩和90%的女孩的血压值评估为优,12～19岁年龄段中,91%的男孩和88%的女孩的血压值评估为优。而在不同的民族和(或)种族中血压值评估为差或中的发生率差异是明显的。在8～11岁年龄段中,血压值评估为差的发生率在非西班牙裔白种人、非西班牙裔黑种人和墨西哥裔美国人中一直在4%左右。在12～19岁年龄段中,6%的非西班牙裔白种人血压值评估为差,而在墨西哥裔美国人中血压值评估为差的发生率为3%,非西班牙裔黑种人不到1%。虽然血压值评估为差的发生率在非西班牙裔黑种人青少年中很低,但是他们在血压值评估为中的发生率却是最高的,为15%,而墨西哥裔美国人为12%,非西班牙裔白种人小于1%。

(七)空腹血糖

在12～19岁年龄段中,女孩空腹血糖值评估为优的发生率为80%,明显高于男孩的63%,且有20%～38%的空腹血糖值评估为中或差。相同年龄段的人中,墨西哥裔美国人空腹血糖值评估为优的发生率为58%,非西班牙裔白种人为73%,非西班牙裔黑种人为79%。因为2007～2008年NHANES中12～19岁的参与者里只有小部分空腹血糖值水平较低($n=5$),并且参与者中有很多测血糖时并不是空腹,所以从这个样本来评估发生率是局限的。另一个数据来源为SEARH,它是针对年轻人2型糖尿病(符合AHA的定义)发生率的研究。SEARH是一项观察性的多中心的研究,针对临床诊断为糖尿病且年龄小于20岁的患者。它从类型、年龄、性别、种族等几方面评估了糖尿病的发生率,其样本选取具有美国儿童代表性,是从具有种族和社会经济代表性的4个地区和2个国家卫生计划中选取的。2009年,SEARCH评估的10～19岁年龄段中2型糖尿病的发生率为0.046%,男孩的发生率为0.038%,低于女孩的0.058%。在10～19岁年龄段中,2型糖尿病发生率最高的为美国印第安人(0.120%),其次为黑种人(0.106%),西班牙裔美国人(0.079%),亚洲人和(或)太平洋岛国人(0.034%),发生率最低的为非西班牙裔白种人(0.017%)。10～14岁年龄段的人群2型糖尿病发生率为0.023%,低于15～19岁年龄段人群的0.068%。这些评估更准确地代表了2型糖尿病在青少年中的发生率。这个调查应该与NHANES的数据结合起来评估小于20岁的儿童和青少年2型糖尿病或空腹血糖值评估为差的发生率变化。

三、如何改善不理想的心血管健康状态

尽早开始健康的生活方式均有利于所有促进健康的因素,自幼养成良好健康的生活习惯是终极目标。许多孩子健康地出生,却自幼学习了不健康的生活方式,实属不幸。随着孩子的成长,生活这门课程,逐渐给了他们灌输了"理想心血管健康"的概念。家长等于在孩子身上投资了保险,通过帮助孩子自小坚持"理想心血管健康"的标准生活方式,而不是抱着"以后再看病"的侥幸心理一直等到成年以后出现了健康问题才寻求就医。这里面还包含着疾病一级预防的观念。心血管健康状态的层次高低决定了在达到理想的途中需要耗费的努力,但是,它的核心原则和做法是基本不变的。

(一)健康饮食

Dash(Dietary Approaches to Stop Hypertension)饮食方式的核心是在获得足够营养的同时尽可能减少固态脂肪、蔗糖添加剂和非营养素固态食物的摄入。Dash饮食主要是以水果、蔬菜和坚果等植物为主的饮食,此外还包括低脂或脱脂的乳制品、瘦肉、鱼、鸡肉、全谷类食物和对心血管系统有益的脂类,它足以提供体格生长发育阶段的儿童所需的营养。这种饮食方式作为推荐纳入了2011年美国心血管健康生活方式和饮食综合干预指南(CHILD1)中。较以往不同,这份饮食推荐的特点在于提出了提供营养的具体食物,而不是把眼光局限在特定的营养素上。

CHILD 1饮食推荐有着循证医学证据的支持,适用于从出生至18岁的,它的基本理念与美国饮食指南和成人Dash饮食推荐基本一致,它还强调了母乳喂养和推迟添加固态辅食的好处。CHILD 1饮食推荐为儿童、成人和家庭生活,提供了营养丰富、能量均衡且对疾病有预防作用的饮食指导。

环境、行为和文化这些社会因素如何增强或减弱人们对饮食指南的依从性,儿童保健工作者在忙碌多变的临床实践中如何评价这些因素造成的影响,这些都需要进一步研究,而目前才刚刚起步。

儿童养成健康的饮食方式要从小培养,尽可能提供种类丰富的水果、蔬菜、鱼类和谷物以供其选择。这需要家长或看护人认识到饮食习惯的重要性并树立榜样。我们希望达到的短期目标是教育家长和孩子健康饮食的重要性,教会他们在每餐中准备2～3种提供适龄儿童所需营养的健康食物。根据CHILD 1饮食推荐最终目标是在18岁的时候达到如下标准:每天不少于4.5杯(1杯=240ml)水果和蔬菜、每周不少于2个3.5oz/份(相当于100g)的鱼类、每天不少于3份1oz/份的富含纤维的全谷类食物、每天摄入钠含量少于1500mg。

父母的行为和做法对完成这一系列目标起到了至关重要的作用,足以避免了青少年肥胖的发生。尽管学者认为特定营养素在长远看来或许更有利,但是,越来越多的证据则支持Dash饮食方式为儿童提供高质营养、降低潜在疾病危害风险方面有许多好处。

儿保工作者可以通过和家长激励式晤谈,了解孩子平时最喜好什么食物,进而协助家长制订合理的目标和计划,开始执行、逐步改善孩子的饮食习惯。对许多孩子来说,改变的第一步是在每餐的基本食物中包含至少一种有益的蔬菜水果或全谷食物,逐渐减少高钠食物和含糖汽水的比重,而不是一次性去除所有的不健康食物。食物在准备上可以多样创新,以增加孩子们的食欲和乐趣,例如,将水果切成各种形状,用色彩斑斓的容器盛装等。鼓励孩子一起参与食物的准备过程,包括蔬菜的种植、收成等,有助于孩子养成良好的饮食习惯。同样地,将鱼肉稍微调味,比如做成鱼条或墨西哥卷,加点沙拉酱等,可以增加它的吸引力,同时也提高了能量和营养质量,拓宽了食物的选择种类。

根据目前的研究成果,含糖汽水饮料和儿童肥胖之间的相关性已基本明确。美国 AHA 制定的"国民心血管健康促进计划和疾病消除（Cardiovascular Health Promotion and Disease Reduction）"目标,提出要从 2020 年开始,个人每周摄入的含糖饮料不多于 450kcal,或每天不多于 70kcal、相当于每天半听 12-oz 的汽水（相当于 120ml）。美国儿科学会和 CHILD1 饮食推荐中提倡避免所有含糖汽水的摄入。这虽是最理想的状态,但需要时间逐步完成,也跟儿童所处的年龄阶段关系较大。对于婴幼儿,饮料应当包括水和低脂牛奶,除非六个月以内的婴儿提倡母乳或配方奶喂养。含糖汽水饮料仅在一些特殊场合少量摄入。

(二)体育活动

美国的绝大多数孩子均未达到体育活动的推荐标准,他们的时间多数花费在伏案工作上,远超出了指标。美国中期报告中的体育活动指南,总结了"关于强制增加青少年与儿童体育活动的有效性"的相关证据。强制增加体育活动分为学校、学前教育机构、少年儿童中心、社区、家庭和看护人。专家小组通过进行了系统的文献复习。

报告中的主要结论认为学校强制性体育活动最有效力,证据支持并建议学校开展多种类型的体育运动。包括增加体育课的数量、增加课间操等活动次数、课前课后的体育活动,采用消耗体力的方式上学放学。尤其是加强体育课体育活动的做法,在增加少年儿童的体育活动中尤为起效。开展其他措施也一并进行了研究调查,但是鲜有证据的支持。有些证据支持了开展课间操、消耗体力上学放学的做法是有效的。

在开展课后活动项目和改变校园活动的环境方面,尚缺乏足够证据的支持。校园活动环境的改变主要在于调整儿童活动空间,在学前教育机构和幼儿看护中心这些机构里,确实见到积极的作用,同样有效的是社区活动环境的改善。目前所有的证据暂不足够支持以家庭、看护人或看护机构为主体采取的措施在增

强儿童体育活动方面的有效性。报告中提出了希望有更多关于青少年校外体育活动锻炼的研究,尤其是在校外活动环境的设置方面。

(三)吸烟

吸烟是危及美国儿童心血管健康的明确因素,它的危害不容忽视。虽然烟草的产量在下降,许多年轻人却暴露于"二手烟"的危害之中,而有的成为烟民或电子香烟吸食者。显然,吸烟是一项可通过采取措施包括改变行为、使用药物和强制政策进行干预的心血管健康高危因素。健康工作者的主要目标是烟民主动戒烟,从而降低二手烟含量,防止普通人染上烟瘾。这有助于全民提高心血管健康状态的水平。

现在有许多针对戒烟的行为干预方法,起到了不同程度的效果。戒烟本身取决于烟民的自我意志和意愿,因此开始进行干预之前通常需要对他们进行教育,认识烟草对健康的危害。戒烟方法包括健康教育、意志强化和近年流行的个体化沟通交流（包括短信和以互联网为平台的其他方式）,甚至还有药物治疗如安非拉酮或尼古丁替代疗法。在最近的一项 Meta 分析中发现,强化意志并进行个体化干预,能提高 50% ～ 60% 的戒烟成功率。少数研究和回顾发现药物干预对青少年戒烟缺乏效果。

"二手烟"暴露对许多无辜的群体包括路人、同事、配偶和子女（出生后或宫内）均造成危害。对这些高危人群首要进行教育、认识吸烟的危害并克服烟瘾,其次要主动采取措施避免接触"二手烟",如告知孕妇认识烟草对胎儿的危害并主动避免。全世界有 40% 的儿童暴露在烟草的环境中,这是个庞大的数字。最近的一项研究,是关于父母主动干预对保护儿童远离二手烟的有效性,显示仅有 12% 的烟民愿意主动避免吸烟,而 7% 却是受到家人甚至公众舆论的压力才停止吸烟。然而,烟民数量如此之大,即使是中等程度的效果在此基数上也能看到实质性的改变。

不积跬步,无以至千里。全民戒烟要达到显著的成效,需要通过个体、团体和群众孜孜不倦的努力。对群体进行干预的措施包括禁止公众场合吸烟、有偿使用吸烟区、提高烟草购买税、保险惩罚等,这些通常会受到各种因素的限制;推广鼓励性政策这种做法则较少见。群体干预的最终做法,则是开展全民戒烟运动。以校园为单位的戒烟活动也是有一定成效的,初次吸烟率可下降 12%。媒体宣传是一项十分流行、但是干预强度较低的方法,但是官方的调查显示它的有效性还是有一定的保障。吸烟对健康的危害已是众所周知,需要在《世界卫生组织烟草控制框架公约》的强有力约束下,在全美各地倡议实施全民戒烟。

2012 年外科总会发布的关于"预防年轻人使用烟草"草案,坚持强调了这个问题的重要性。数据显示在

10 个烟民中有 9 个是从 18 岁开始吸烟,而 26 岁以后才开始吸烟的人却很少,因此在心血管健康促进计划中,解决年轻人这个问题确实十分紧迫。

四、理想心血管健康状态:未来努力的方向

以前认为,规避风险是改善心血管健康的基础。由于目前对儿童心血管疾病远期后果的认识十分匮乏,难以套用成人心血管风险的各项指标进行评价,也很难通过这些指标认识心血管健康的“不理想-中等-理想状态”这个连续体。未来的研究需要解决的问题是:目前普遍认可和推荐的关于理想心血管健康指标及其参考标准是否合适。

除了迫切需要制定疾病预防的战略措施之外,实现理想心血管健康还需要各界长期不断地努力坚持、改善监督机制和完善政策。目前仍缺乏有效、大规模以及纵向评估心血管健康因素和行为的体系。加强监督机制能获得成倍的效果:可以通过各种数据以评估干预举措所取得的成果,从而预测未来趋势下人群健康存在的风险和相关的经济预算。通过各项调查显示,人们迫切想要达到的理想心血管健康状态,应专注于连续监测和评估各项指标而不是仅仅关注异常的结果。此外,关于改变生活方式是否能在短期内改善儿童心血管健康指标,文献中缺乏这类信息。

虽然初级和次级预防措施的应用明显见效,但是现在更理性的做法是追求儿童自幼成长中的心血管健康整体的良好发展,各项数据均传达和证明了心血管干预措施的有效成果。促进儿童理想心血管健康,在这个过程中,还需要辨别儿童正常的生理变化和病理改变,同时也要理清心血管健康风险的各项错综复杂的因素,以及儿童时期危险因素和成人不良结局之间长期潜伏的内在关系;这些都需要更多临床核心数据。

五、加强监督机制

美国 AHA 制定的促进心血管健康战略目标,旨在提高全美心血管健康状态,包含所有年龄阶段和民族种族的人群。然而,人群健康状况监管的主要数据来源即全国健康和营养状况调查,即 NHANES,它对不同年龄阶段儿童的分层调查却很有限。在 NHANES 涉及的数据中,尽管对 BMI 的评估年龄最小可达到 2 岁,但是对于小于 12 岁儿童吸烟或空腹血糖这两项指标的心血管健康状况评估,尚缺乏有效的分类和体系。NHANES 在如下方面也欠完善:5 岁以下儿童膳食摄入情况、6 岁以下儿童总胆固醇监测和 8 岁以下儿童血压监测。由于采样数据和样本无法覆盖一些小种族、族裔的人群,因此 NHANES 的数据无法提供个别地区人群的心血管健康状态的相关数据,如夏威夷居民、美国印第安人、阿拉斯加原住居民和墨西哥裔美国人除外的其他西班牙裔人。对所有处于生长发育早期的儿童,拥有更具体详尽的心血管健康监督和评估体系是必不可少的,特别是在这样一个种族广泛的国家。现阶段和未来以人群为基础制定的战略措施,旨在提高所有年龄阶段儿童的心血管健康。

现在可以利用宏观数据和分析,对各种健康因素和行为进行跟踪随访,从而提升宏观监督的有效性。医疗结构电子病例等记录的数据可用于补充 NHANES,从而完善监管机制。此外,患者上报的数据,包括从一些自动采集的设备获得的数据,在心血管健康流行病学研究的大背景下,可以预先收集,起到前瞻性评估的作用。近期一个关于移动健康设备的科学声明,提出目前仍缺乏有力的研究和证据支持这些技术的精确有效,虽然已经有不少成年人已经在使用它们。利用宏观数据、医疗机构和患者来源的数据将弥补现有科研研究的局限性,并为构建和完善“健康因素和行为的评估体系”打好基础工作。宏观数据也可以用于解决现有数据库遗留的问题,例如目前尚缺乏足够的事件可以进行儿童队列研究和数据分析。个人和群体的理想健康状态应当从个人出生时就开始关注,并考虑心血管健康的遗传因素。

六、结论

这篇文章中,我们明确了当下关于理想心血管健康的概念在儿童和青少年中普及和实现的必要性和局限性。虽然整体概念非常重要,但是如何选择合适的评价指标,以及心血管健康状态从“不理想-中等-理想”的逐步转变,目前却受到国家宏观数据欠缺的限制。心血管健康的影响因素作为独立有效的数据被发觉和应用,将促进 NHANES 和其他的研究做出决定,这将是未来的改进。对这些影响因素的纵向分析,可以认识心血管健康状态逐渐下滑的过程,以及和最终出现不良心血管后果之间的相互关系。

总体而言,很显然心血管健康状态对于儿童和青少年来说,已不再是优势。这在很大程度上是由于自幼养成的不健康饮食方式和体育活动的减少。如何选择最佳的措施方案以维持理想的心血管健康状态,已经超出了现有认识的范围。通过有效的健康咨询和实施方法从而实现理想的心血管健康状态,下一步的任务是如何获得更多这方面的证据支持。

7. 胎儿心功能评价及心力衰竭的诊治

广东省人民医院　潘　微　玉今琫

近10年,随着胎儿治疗技术的开展,需要对胎儿心功能进行更加准确的判断,以评估治疗指征、预后及随访。超声心动图是评价胎儿心功能的最重要工具,目前已有多种方法可以评价心室收缩及舒张功能,并且评估胎儿心排血量。主要针对有心血管损害的胎儿的心脏评估,包括双胎输血综合征、高心排血量损害如胎儿肿瘤及血管发育异常、原发性心肌病等。

本文将针对以下几方面进行综述:①胎儿心功能的评价方法;②进行胎儿心功能评价的指征;③讨论胎儿心力衰竭的干预方法。

一、胎儿心功能评价

二维及多普勒超声心动图已成为评估胎儿心脏解剖异常必不可少的方法,也是评价胎儿心功能的一项重要工具。目前有多种评价胎儿心功能的方法(表1)。这些方法可以诊断由心脏或非心脏因素导致的胎儿心血管损害。胎儿心力衰竭可以通过一系列治疗手段得到治疗,因此诊断胎儿心功能不全是非常重要的,可帮助临床医师更好地判断治疗指征、预后及随访。

表 1　胎儿心血管功能评价指标

	心功能指标	所用超声技术
收缩功能	心室缩短分数(二维或M型技术)	二维或M型成像
	心肌做功(Tei)指数(总体功能)	脉冲多普勒
舒张功能	房室瓣血流频谱(E峰及A峰速度,E/A,单峰出现)	脉冲多普勒
	心肌做功指数(总体功能)	脉冲多普勒
	下腔静脉或肝静脉血流(反向与前向血流速度时间积分比值)	脉冲多普勒
	静脉导管血流(是否存在舒张末血流逆流或消失,S峰与A峰比值)	脉冲多普勒
	脐静脉血流(是否存在搏动)	脉冲多普勒
心排血量	综合心排血量(CCO),胎儿体重评价指标	二维及脉冲多普勒技术
心血管整体评分	多项心功能指标的综合得分	多种二维、M型及脉冲多普勒

(一)胎儿心室收缩功能评价

胎儿心肌尚未成熟,非弹性蛋白浓度相对高,这使得胎儿心脏在面对容量负荷改变时收缩顺应性较低,在后负荷增加时收缩能力也明显减退。

1.胎儿收缩功能的二维超声评价　心胸比(CTR)增大是评价胎儿心力衰竭的一个重要定量指标,正常的心胸比<0.35,在四腔心切面测量。特异性心腔增大如心室增大、心房扩大、心室肥大可对心脏畸形病因研究提供进一步线索。对心胸比增大、怀疑有心功能不全的胎儿进行筛查时,应注意是否存在胎儿水肿和(或)其他异常改变。在二维或M型图像上,可对左心室和右心室缩短分数进行定量评价,但受声窗或胎儿体位影响,应用上有一定的局限性。

2.心功能的多普勒超声评价　多种多普勒超声指标可描述胎儿心脏收缩及舒张功能,包括体静脉多普勒频谱(下腔静脉、肝静脉、静脉导管或脐静脉),主要用于诊断与中心静脉压升高相关的心功能改变。多普勒心脏做功指数可作为另一个评价心室总体功能的方法。

①心脏做功指数:心脏做功指数(MPI)最初由Tei于1995年提出。MPI的计算公式如下:(等容舒张时间＋等容收缩时间)/心室射血时间。因其计算包括收缩及舒张的时间间隔,MPI可用于心室总体功能的评价,MPI的升高可预示心室收缩或舒张功能障碍。右心室及左心室的MPI正常值已有文献报道,分别为0.35 ± 0.06、0.55 ± 0.13。在一系列疾病中MPI值显著升高,包括双胎输血综合征、动脉导管狭窄以及心肌病。

②彩色多普勒评价:运用彩色多普勒观察房室瓣功能尤其是瓣膜反流情况可评估心功能。二尖瓣及三

尖瓣反流通常出现在胎儿心功能受损的情况下。

(二)胎儿心室舒张功能评价

对心室顺应性的研究显示胎儿心脏逐渐变得"坚硬",心室舒张功能尚未成熟。在许多情况下,如双胎输血症受血者,心室舒张功能障碍较收缩功能障碍或胎儿水肿出现的时间更早,这提示诊断胎儿舒张功能障碍更为重要。目前主要应用多普勒超声评价胎儿舒张功能,包括两个基本要点:①胎儿静脉系统多普勒血流模式的评价;②房室瓣多普勒血流模式。

1.胎儿静脉系统多普勒血流模式的评估　胎儿静脉多普勒血流模式的改变可以反映与心室充盈压力升高相关的中心静脉压力升高,其改变强度与血流动力学混乱的严重度相关。当胎儿中心静脉压力升高时,静脉血流频谱可以反映心房收缩期时心脏泵血强度的增加。可以在多条重要静脉的多普勒血流频谱中观察,包括下腔静脉和(或)肝静脉、静脉导管、脐静脉。在中心静脉压升高的情况下,心房收缩时静脉逆流最先出现近心端的静脉,如下腔静脉和肝静脉。当压力进一步升高时,远端或是"上游"静脉,如静脉导管和脐静脉,也可观察到相应变化。

(1)下腔静脉和肝静脉:下腔静脉或肝静脉反向血流和前向血流速度时间积分比值可以评估心室的舒张功能,正常<20%。

(2)静脉导管:静脉导管的多普勒评价是胎儿超声心动图的重要部分,主要表现为舒张末血流逆向或消失,以及 S 峰与 A 峰比值改变。对于心功能不全的胎儿,静脉导管的改变提示较差的预后。

(3)脐静脉:心房收缩期的脐静脉搏动与严重的心血管系统损害相关,并且在许多疾病状态下提示着不良预后,包括非免疫性水肿。

2.房室瓣流入多普勒频谱的评估　二尖瓣及三尖瓣血流频谱 E 峰流速反映早期心室舒张充盈,A 峰流速反映心房收缩时的心室充盈。胎儿期 E 峰流速较 A 峰低,孕期中 E 峰与 A 峰流速的比值逐渐增加。在双胎输血综合征及心肌病时,房室瓣流入血流 E/A 峰流速比值增加。胎儿宫内生长受限或孕母患有糖尿病,E/A 峰流速比值减低。房室瓣流入血流频谱呈单峰常提示着严重的舒张功能障碍。

(三)胎儿心排血量的评估

在许多疾病状态下,如胎儿贫血、双胎反向动脉灌注序列征、胎儿肿瘤(如骶尾部畸胎瘤)、胎盘绒毛膜血管瘤,胎儿心排血量会增加,可引起血流动力学紊乱,最终导致胎儿心血管系统损害、水肿、宫内死亡。单个心室心排血量可以通过主动脉瓣和肺动脉瓣的多普勒超声得出,公式为半月瓣横截面积与心率的速度时间积分。综合心排血量(CCO)以左心排血量和右心排血

量的总和表示,并可由此估测胎儿的重量。文献报道胎儿 CCO 正常值为 225~625ml/(min·kg)。

(四)心血管整体评分

心血管整体评分(CVPS)是在特定疾病状态下结合了胎儿心血管系统多方面评价指标并累计计分,在许多疾病状态下可以预测结局,包括双胎输血综合征、胎儿高心排血量状态、非免疫性水肿胎儿。

二、导致胎儿心血管系统损害的疾病

导致胎儿心血管系统损害的常见疾病见表2。本文主要关注双胎输血综合征、高心排血量损伤、胎儿心肌病。

(一)双胎输血综合征

双胎输血综合征(TTTS)约占单绒毛膜双羊膜的妊娠的 10%~15%,因胎盘血管相连,可致供血者单向输血给受血者。

Quintero 建立了 TTTS 分期的分类,从最轻的 Ⅰ 期至最严重的 Ⅴ 期,分期标准包括羊水过多和(或)羊水过少、输血者膀胱缺如、极不正常的多普勒参数(脐动脉舒张末期血流的逆流或缺失、静脉导管的逆流或脐静脉的搏动血流)、胎儿水肿或胎儿宫内死亡。其他的超声参数,包括房室瓣关闭不全、心室肥大以及心肌收缩舒张功能障碍,对于受血者评估重要。

表 2　导致胎儿心脏损害的常见疾病

心脏疾病	阙法洛四联症
	房室间隔缺损和(或)房室瓣反流
	埃博斯坦畸形
	单心室
	半月瓣狭窄
	胎儿心肌病
	胎儿快速性心律失常
	完全性房室传导阻滞
非心脏疾病	贫血
	动静脉瘘
	囊性水瘤
	胎盘功能不全
	骶尾部畸胎瘤
	双胎输血综合征
	双胎反向动脉灌注序列征

1.临床评价　单绒毛膜妊娠胎儿死因中 TTTS 占近 50%,早发现早诊断可以更严密的监测并及时处理。推荐从 16 周起超声筛查,并且每 2 周复查 1 次,

并通过心肌做功指数评价双胎的血流动力学状况。同时因单绒毛膜双胎妊娠中胎儿患结构性心脏病的风险高,在伴有 TTTS 时风险更高,因此,不管是否有TTTS,单绒毛膜双胎妊娠均推荐完善胎儿超声心动图检查。在 TTTS 中,大部分心血管损害出现在受血者,主要表现是右心室肥大、三尖瓣反流、肺动脉瓣狭窄、和(或)肺动脉瓣关闭不全及水肿。

2.临床治疗 诊断 TTTS 需密切监测 Quintero 分期的进展。若 TTTS 分期有所改善或保持稳定,则有91%的机会可以让至少一个胎儿存活,只有44%的患者病情逐渐加重。约 5% 的患者因为治疗的困难,可从 I 期快速进展至 IV ~ V 期。因此,密切的监测非常重要。当任一胎儿出现了血流动力学损害时,及时、恰当地干预及治疗可以改善胎儿的存活率。治疗措施包括羊水减量术、羊膜微小造口术或选择性胎儿镜下激光凝固治疗。

(1)羊水减量术及羊膜微小造口术:连续羊水减量是指抽取受血者羊膜囊中过多的羊水。羊水减量并羊膜微小造口术同样也可减少受血者羊膜囊中过多的羊水,同时还可以使受血者和供血者羊膜囊中的羊水处于平衡状态。这两个操作的目的都是减轻羊膜囊的张力、改善子宫胎盘血供、降低早产和胎膜早破的危险。羊水减量可在孕 14 周后施行以延长轻度 TTTS 患者的孕期,但通常推荐在 26 周后施行,术后存活率约为50% ~ 65%。

(2)选择性胎儿镜下激光凝固治疗:选择性胎儿镜下激光凝固治疗(SFLP)在孕 16 ~ 26 周可用于Quintero 分期 II ~ IV 期的 TTTS。施行 SFLP 的胎儿较羊水减量术的出生孕周更大、单一胎儿存活率更高、总体存活率为 50% ~ 70%。

(二)胎儿高心排血量疾病

骶尾部畸胎瘤、胎盘绒毛膜血管瘤、动静脉畸形等可导致胎儿高心排血量性心功能不全、水肿及宫内死亡。

1.骶尾部畸胎瘤 骶尾部畸胎瘤(SCT)是胎儿最常见的肿瘤。产前超声可以在脊柱的尾端见一个复杂团块,内可探及血管实质成分以及强回声反射。由于这类肿瘤的生长速度及生理影响无法预测,因此需要密切的宫内监测,产前死亡率约为 50%,若出现水肿则可致命。高心排血量心功能不全是肿瘤血管窃血现象的结果,相当于存在一个大的动静脉畸形,可导致羊水过多、水肿、胎儿宫内死亡以及早产。

快速的肿瘤生长标志着围产期死亡及早产风险的提高,而综合心排血量(CCO)可以作为肿瘤快速生长的一个替代标志物。其他超声参数如心脏扩大及胎儿静脉系统前负荷指标也可提示预后,但CCO最优。在SCT 胎儿中,CCO与心血管整体评分(CVPS)呈负相

关,约30%存在心血管损害(CVPS<8),其中约85%的胎儿 CCO>625ml(min·kg)[正常范围 225 ~625ml(min·kg)],存活率低。CVPS≥8 的胎儿存活率高。

目前并没有统一的干预循证标准,推荐在胎儿水肿出现的时候进行干预,若不治疗死亡率接近100%。产前干预包括囊肿抽吸、羊水减量、胎儿开放式减压手术。大部分进行手术的胎儿可以存活(55% ~75%),但易出现胎儿及母体并发症,包括早产、感染、绒毛膜羊膜分离、子宫瘢痕形成和出血。近期,射频消融或间质激光消融等微创介入治疗的开展有望降低母亲的死亡率,但接受微创介入治疗的胎儿仍有很高死亡率,宫内存活概率只有 30%。开放式手术及微创介入手术后胎儿出生的周数相似,平均为孕 30 周。

2.双胎反向动脉灌注综合征

(1)临床评价 胎儿反向动脉灌注序列(TRAP)是一种罕见的疾病,通常发生在1%的单卵双胎妊娠。在 TRAP 中,正常胎儿(泵血胎儿)通过脐动脉间动脉-动脉吻合逆向灌注无心畸形或者仅有原始心脏的胎儿(受血胎儿)以低氧血液,无心畸形的胎儿通过直接的静脉-静脉吻合向泵血胎儿输送氧含量更低的血液。泵血胎儿可出现高排血量性心功能不全、水肿或早产,其死亡率约为50%。

TRAP 超声评价异常指标包括 CCO 增高及心胸比(CTR)的增大、房室瓣反流、心室功能不全(主要为右心室功能不全)、异常的静脉多普勒频谱以及胎儿水肿。近90%的此类胎儿CCO升高,近10%有房室瓣反流,30%有心室功能不全,20%静脉多普勒异常,4%出现水肿。CCO 在有严重心血管损害的胎儿中会升高,其 CVPS<8。另外,CCO与CTR之间呈正相关,尤其是横向右心房、右心室径线。

在一项关于 SCT 或 TRAP 胎儿的研究中,Byrne等认为,有以下几点的胎儿出现水肿或死亡的风险更高,分别是:CTR>0.35,CCO>550ml(min·kg),房室瓣反流,主动脉瓣或二尖瓣 Z 值>2。而不符合以上几点的胎儿较少出现水肿或宫内死亡。舒张功能通过静脉多普勒频谱、三尖瓣流入血流模式、左心室等容舒张时间等进行评价,但仍不能用于预测胎儿水肿或死亡。单纯的 CCO 和 MPI 均不能很好地预测胎儿水肿或死亡。当使用复合指标的时候,较低的后负荷状态可以掩盖非正常状态。胎儿超声心动图在 TRAP 以及 SCT 的胎儿的评价中相当重要,其用于预测不良结局的参数改变较水肿或宫内死亡的出现得早。

(2)临床治疗:TRAP 的基本治疗是射频消融术(RFA),可以逆转胎儿水肿并避免胎儿高心排血量性心功能不全及死亡,其存活率超过90%。射频消融术后,超声心动图参数如 CCO、CTR、心室功能不全、静

脉多普勒及水肿都可得到改善。

3.胎盘绒毛膜血管瘤

(1)临床评价:绒毛膜血管瘤是一种常见、高度血管化的胎盘肿瘤,其发病率约为1%,约2/3会出现并发症,如贫血、羊水过多、高心排血量性心衰、水肿及生长受限,多发生在有巨大肿瘤(>4cm)的胎儿,约50%绒毛膜血管瘤的胎儿CVPS≤8,常出现不良妊娠结局,如死产、新生儿死亡和发育落后。需要针对胎儿生长受限择期剖宫产或针对其心血管影响进行干预。

(2)临床治疗:治疗方案包括羊水减量术、胎儿镜下射频消融术、经皮超声介导间质激光治疗,其目的是减少肿瘤的血供,目前报道其结局良好。

4.心肌病　心肌病约占胎儿心血管疾病的10%,而在生后仅占3%,意味着胎儿心肌病与宫内死亡有较高关系。胎儿心肌病病因多,包括家庭因素、内分泌代谢因素、宫内感染、抗Ro/La抗体相关的心内膜弹性纤维增生症以及特发性因素,而特发性因素最常见。家族性及特发性心肌病可发展成扩张型或肥厚型心肌病,而其他因素所致的多发展为扩张型心肌病。

(1)临床评价:胎儿扩张型心肌病或肥厚性心肌病的超声心动图评价包括水肿程度、收缩功能(左心室及右室缩短分数)、胎心率、CTR、房室瓣反流以及舒张功能的评价。扩张型心肌病(DCM)胎儿较肥厚型心肌病(HCM)的缩短分数低,但心胸比更大。两者舒张功能障碍的概率相近,约为60%。同时,两者出现房室瓣反流及水肿概率相近,扩张型心肌病为73%和22%,肥厚型心肌病为48%和9%。收缩、舒张功能障碍及房室瓣反流均为胎儿死亡的危险因素,尤其是舒张功能障碍预示着极差的预后。下腔静脉或肝静脉血流的异常、脐静脉搏动的出现与死亡率极其相关。

在携带抗Ro/La抗体的孕母中,3%的胎儿为传导异常和单纯的心肌病,而再次怀孕时其发病率可高达17%。死亡的总体预后因素包括诊断时孕周<20周、心室率<50/min、水肿、左心室收缩功能受损以及患有心内膜弹性纤维增生症。单纯的心肌病很少见,而大多数心脏功能不全均伴有传导阻滞,死亡风险为40%,而90%的存活者需要安装起搏器。因此,完全性房室传导阻滞合并心内膜弹性纤维增生症或扩张型心肌病是致命的。

(2)临床治疗:胎儿心肌病的治疗方案非常有限,若为感染因素所致,仅对弓形虫感染治疗有效。有学者静脉使用激素及免疫球蛋白,但对胎儿是否有益尚不清楚。目前,激素使用仅限于母亲携带抗Ro或抗La自身抗体且胎儿已出现房室传导阻滞的情况,疗效有限。

参 考 文 献

Duryea EL, Happe SK, McIntire DD, Dashe JS. 2016. The-natural history of twin-twin transfusion syndrome stratified by Quintero stage. J Matern Fetal NeonatalMed,1-5.

Eidem BW, Edwards JM, Cetta F. 2001. Quantitative assessmentof fetal ventricular function: establishing normal values of the myocardial performance index in the fetus. Echocardiography,18(1):9-13.

Iacovella C, Chandrasekaran N, Khalil A, Bhide A, Papageorghiou A, Thilaganathan B. 2014. Fetal and placental vascular tumors: persistent fetal hyperdynamic status predisposes to poorer long-term neuro developmental outcome. Ultrasound Obstet Gynecol,43(6):658-661.

Kinsel-Ziter ML, Cnota JF, Crombleholme TM, Michelfelder

EC. 2009. Twin-reversed arterial perfusion sequence: pre-and postoperative cardiovascular findingsin the 'pump' twin. Ultrasound Obstet Gynecol. 34 (5): 550-555.

Mielke G, Benda N. 2001. Cardiac output and central distribution of blood flow in the human fetus. Circulation,103 (12):1662-1668.

Mori Y, Rice MJ, McDonald RW, Reller MD, WanitkunS, Harada K,et al. 2001. Evaluation of systolic and diastolic ventricular performance of the right ventricle in fetuses with ductal constriction using the Doppler Tei index. Am J Cardiol,88(10):1173-1178.

8. 左心发育不良综合征和相关性单室病变的治疗

广东省心血管病研究所　李俊杰　席世兵

左心发育不良综合征(HLHS)特征性病变是左心室发育不全和体循环流出道梗阻。其他常见的相关性功能性单右心室(FSRV)病变包括右心室双出口合并二尖瓣闭锁和(或)不平衡的房室间隔缺损。若未经干预,HLHS 和相关性 FSRV 均为致死性病变。自从1981 年 Norwood 手术第一次被详述以来,疾病的治疗取得了巨大进步。在过去 35 年中,有经验的医学中的 Norwood 手术住院生存率已经从 0 到升高至 90%。

一、左心发育不良综合征和其他功能性单个右心室病变的治疗现状

传统的外科分期姑息性手术包括出生时 Norwood 手术、4～6 月龄 Ⅱ 期 Gleen 手术、18～48 月龄完全性 Fontan 手术。最近,有学者提出将杂交手术作为 Norwood 手术的替代选择。虽然 Norwood 术后和杂交手术后的生理变化相同,但后者创伤较小,并且不需要在新生儿期进行过强的介入干预。本文将综述 HLHS 和相关性 FSRV 病变的治疗现状和 Fontan 手术的中期随访结果。

(一)传统的外科分期姑息性手术

从 Norwood 博士 1980 年初步描述,Norwood 手术要满足的条件至今仍没改变:①体循环的血流从单个右心室到重建主动脉的流出道无梗阻;②肺静脉回流无梗阻;③可控制的肺血流量(PBF)。虽然前两个条件大体未变,但现在 PBF 的来源有 2 种不同的选择。

在经典的 Norwood 手术中,改良的 Blalock-Taussig 分流(MBTS)术通过人工管道连接无名动脉或锁骨下动脉与肺动脉,以提供肺血流(PBF)。由于 MBTS 放置在新生主动脉瓣下游位置,致使 Norwood 术后无论收缩期和舒张期均有连续不断的体循环血流向肺动脉。舒张期左、右冠状动脉内和降主动脉内的血流逆行会导致冠状动脉窃血现象。因为在心脏舒张期冠状动脉血供占 70%～80%,因冠状动脉窃血导致的冠状动脉功能不全可能是 Ⅰ 期和 Ⅱ 期手术期间死亡的重要原因之一。接受 Norwood 手术和 MBTS 手术后的患者相较与其他先天性心血管畸形解剖纠治术的患者,前者在应用腺苷之后冠状动脉血流量和氧供的降低更加显著。

最近,右心室至肺动脉分流(RVPAS)作为 Norwood 手术 PBF 来源的方法激起了人们新的热情和兴趣。虽然,1981 年最初由 Norwood 和他的同事描述,但在 1999 由 Kishimoto 等做第一次开创性的报告。21 世纪初 Sano 在一系列的文章中推广 RVPAS,因此也被称为 Sano 分流或 Sano 改良 Norwood 术。RVPAS 避免了舒张期反流和 MBTS 相关性的冠状动脉窃血栓。但 RVPAS 的缺点是需要进行心室切开术,因此,对心室功能和心律失常产生具有潜在的风险。

部分小样本,非随机病例序列对比研究结果具有一定的矛盾性。一些报道显示 RVPAS 血流动力学、肺动脉发育得到改善、死亡率降低;但其他中心报道显示 MBTS 具有较好的效果,RVPAS 未能获益。

(二)单心室重建试验

因为两种不同肺血流来源对 Norwood 的不确定性,从 2005 年开始美国心、肺和血液研究所资助的儿科心脏网络着手 SVR 试验(单室重建)以比较 MBTS 和 RVPAS. SVR 试验纳入 15 个北美中心的 HLHS 或相关性 FSRV 病变的新生儿。主要终点指标:术后 12 个月内的死亡、心脏移植事件。次要结果包括 Norwood 术后和 Ⅱ 期术后右心室功能、Ⅱ 期手术时分支肺动脉直径、14 个月龄神经发育结果。SVR 试验纳入了555 名合格的受试者;549 名受试者(275 MBTS 和 274 RVPAS)接受了 Norwood 手术并纳入分析。在 12 个月的主要终点事件中,RVPAS 组和 MBTS 组无移植生存率(transplantation-free survival)分别为 74% 和 64%($P=0.01$);但是,在试验结束时对所有可用的随访数据[平均(32 ± 11 个月)]行结论性分析时,RVPAS 无移植生存率优势不再显示($P=0.06$)。不同的解剖亚型(主动脉闭锁,主动脉瓣狭窄,二尖瓣闭锁或二尖瓣狭窄)分析显示对结果没有影响。两个队列在 14 个月时右心室心室功能的超声心动图检查结果相似。RVPAS 组相较于 MBTS 组需要更多的计划外手术和心血管介入治疗以处理分流、分支肺动脉或新生内膜的狭窄。

更深层次的竞争风险分析显示死亡率分为 2 个时

期:早期和(或)急性期和晚期和(或)稳定期,早期和(或)晚期变化节点发生在 6~7 个月,提示死亡的危险因素具有时间函数特点。早期,这与 Norwood 更紧密,显示肺静脉回流受阻,HLHS 以外的单心室亚型[主动脉瓣狭窄和(或)二尖瓣狭窄和主动脉闭锁和(或)二尖瓣闭锁],较低社会经济地位,以及较小的升主动脉是死亡的危险因素。最危险的早期和(或)急性期的死亡率因素是肺静脉回流受阻。晚期和(或)恒定期的死亡危险因素是低胎龄和基因异常综合征。在评估各种亚型的影响时发现一个有趣关系,在分析 HLHS 解剖亚型与结果之间的相互关系时,早产和分流类型对结果的影响的作用显现出来。RVPAS 的收益在平均 2.7 ± 0.9 年的随访期间主要限于足月儿合并主动脉闭锁,这类患者的死亡率大约是类似受试者接受 MBTS 术的 1/3。

同样的公开的有对移植危险因素的分析结果。分析了移植的危险因素。SVR 试验中 19 例接受心脏移植。多变量分析揭示 Norwood 术前通过 SVR 试验测得的右心室功能降低、HLHS vs 其他单室心室诊断,Norwood 前的手术次数均是危险因素。

(三)SVR 试验的随访结果

自 2010 年最初公布的 SVR 结果以来,3 年和 6 年的随访结果也已分析。3 年随访结果显示,RVPAS 和 MBTS 组死亡和心脏移植率分别为 33% 和 39%($P=0.14$)。Kaplan-Meier 分析(平均随访 4.4 ± 1.0 年)显示 2 组之间的生存率也没有差异(对数秩 $P=0.11$)。MBTS 组中有 100 例死亡和 10 例移植,RVPAS 组中 86 例死亡和 11 例移植。对于存活至 1 年的受试者,MBTS 组中有 10 个事件(9 死亡,1 移植)和 RVPAS 组中 25 个事件(18 死亡,7 移植)。随着时间的推移,2 种 PBF 来源相关性的不同的非比例危险也说明 RVPAS 在非移植生存方面优势的消失。RVPAS 组有在 5 月龄(Ⅱ期手术的适应年龄)之前的较低危险(危险比,0.63;95% CI:0.45~0.88),5 个月至 1 年期间则无差异;1 年后的危险性更高(危险比,2.22;95% CI,1.07~4.62)。随着时间的推移,风险比的增加反映 RVPAS 组 1 年期无移植生存情况更差(对数秩 $P=0.03$)。

尽管Ⅱ期手术死亡率、14 月龄的神经发育状态、右心室射血分数和三尖瓣反流分级无差异和 Fontan 完成率、医疗事件和死亡率存在差异,但这种非比例风险认可观察到。接受 RVPAS 的受试者随访的 3 年期间接受心导管检查和介入干预的次数显著更多($P<0.001$)。

6 年随访结果也已作为摘要的形式公布。尽管,结果继续显示有利于 RVPAS[合并死亡和(或)移植率,36%]VS MBTS(41%),但受试者的数量不足以证

明 2 组之间存在统计学差异(对数秩 $P=0.13$)。如同。类似于 3 年随访结果,RVPAS 组接受导管干预的受试者更多(干预/人年:0.38 对 0.23,$P<0.001$),包括球囊血管成形术($P=0.014$)、支架($P=0.009$)和弹簧圈($P<0.001$),2 组之间的发病率相似。常见包括起搏器治疗 3%,血栓形成 16%,脑卒中 7%,癫痫发作 13%,蛋白质损失性肠病 3%,和塑性支气管炎 0.5%。NYHA 心脏功能分级显示:心功能Ⅰ级占 71%,Ⅱ级 21%,Ⅲ级 3%,Ⅳ级 5%。死亡或移植的危险因素包括低出生体重(<2500g),更高程度 Norwood 术前三尖瓣反流(>2.5 mm/射流宽度),低 Norwood 术前心脏体积,早产(<37 周)和联合主动脉闭锁和早产(均 $P<0.01$)。通过超声心动图检测显示 RVPAS 和 MBTS 组的右心室射血分数相似(两组均为 46%,$P=0.9$)。

(四)神经发育结果

因为先天性心脏畸形,即便是最复杂先天性心脏畸形如 HLHS,生存率均已提高,因此开始关注疾病的远期结果,包括神经发育情况。SVR 中 14 个月和 3 年分别分析评估神经发育结局。321 名能接受神经发育评估的受试者随访 14 个月时随机接受神经运动发育指数和婴儿发育量表的心理发育指数,运动发育指数和心理发育指数的均数均低于正常平均值。

SVR 试验的受试者也接受了 3 年的神经发育评估。年龄阶段问卷(ASQ)用于测量神经发育。ASQ 包含 5 个方面:沟通交流、粗动作、惊喜动作、问题解决进和个人和(或)社交互动。发育延迟定义为低于平均值<2 个标准差。ASQ 中所有方面的评估显示均低于参照人群诊断为延迟的受试者 20% 为沟通交流、30% 为粗大动作、35% 为精细运动、24% 为问题解决能力、17% 个人和(或)社交能力。总之,至少有一方面被诊断为发育的占受试者的 51%。父母报告行为评估系统用于行为评估,此系统可评估在家中和学校中的适应性和问题行为。生活质量通过使用通用和心脏模块的儿科生活质量存量(PedsQL)来评测。PedsQL 衡量身体,情感,社会和学校的表现。SVR 试验中所有的受试者在普通 PedsQL 每个域中的平均得分均较低,没有报告心脏特异性模块的评分。

第 2 版修订的父母报告问卷评估存在慢性健康问题儿童的功能状态。结果显示总评分和活动评分较参考人群均较低($P<0.001$)。

(五)实践模式变异

SVR 试验结果中一篇信息丰富甚至于可以改变实验结果的文章,阐述了在不同的中心间的实践模式变异。尽管孕龄,出生体重,HLHS 的发病比例在不同的中心之间相似,但术前、术中和术后存在很大差异。

这些差异的涵盖范围广泛,包括以下基本要素,如使用术前插管,心肺旁路时间,出院时的喂养方案以及家庭监测程序。尽管关注差异本身不至于存在问题,但护理的变化本身并不存在问题,但中心之间的 Norwood 手术后的死亡率在7%～39%变化。看来采用最好的实施方案可能降低死亡率的广泛变异。

(六)杂交手术

杂交手术被认为是一种小创伤的方法可用于HLH S 新生儿期姑息治疗。1993年 Gibbs 等报道了第一次动脉导管支架结合双向肺动脉结扎(bPAB)和房间隔造口术作为 Norwood 操作的替代手术。然而,基于8例患者的第一次经验,同样分组试验在英国进行,但英国并没有进一步推荐导管支架置入作为 PDA 依赖性的体循环患儿的姑息治疗。之后,在德国 Giessen,通过简便的外科手术行双向肺动脉结扎(bPAB),随后行经皮导管行动脉导管支架置入,实现了更成功的协作外科-介入方法。随后在1998年,Hakan Akintuerk 实施了第一个全面综合性的Ⅱ期手术。出生后 bPAB 可以挽救那些出生后5个月内出现心源性休克的新生儿。2002年公布的早期杂交Ⅰ期手术,随后行综合性的Ⅱ期手术和Ⅲ期 Fontan 的初期结果令人欣喜。

20世纪初期,独立于 Giessen 的经验,在俄亥俄州哥伦布市的第二组关于外科—介入杂交手术的试验专注于第一步杂交手术,即经同样路径在 bPAB 之后立即经在 PDA 内放置支架经皮房间隔的操作被推迟到姑息治疗患者出院之前进行。在两个中心,杂交手术取代了传统的Ⅰ期 Norwood 姑息手术。在圣保罗,巴西,哥伦布杂交手术也取代了 Norwood 手术。随后,在多伦多又描述了另一个变异的杂交手术方法应用于伴有主动脉闭锁的 HLHS 患者,这种手术方法是在 bPAB 放置之后、PDA 支架放置之前添加了反向 MBTS。目前,应用于 HLHS 的杂交手术总结如下:

①HLHS 的产前诊断筛查,选择需要接受产后治疗的患者,由经验丰富和准备充分的外科—介入团队实施。

②低剂量前列腺素 E1[(2～5ng/kg·min)]维持 PDA 通畅、开放,降低呼吸暂停和肺血管阻力(Rp)迅速降低的风险。

③如果不需要立即进行房间隔手术,肺血流量应该立即由外科手术限制(bPAB)。

④在所有选择性患者中,选择经股血管建立独立经皮途径进行导管支架置入术。

⑤为了确保肺静通畅回流入右心房,提前进行房间隔介入手术可能有益。

(七)Fontan 的远期结果

接受 Fontan 手术的患者的结果远远优于最初的预期。HLHS 患儿接受 Fontan 手术的特异性长期随访记过很少报道。仅有极少的几项研究报道了 Norwood 术后15年的随访结果。近年,Fontan 手术后30年的大序列研究结果发表,这些结果将是给予家庭咨询的最好参考。接受完全性 Fontan 手术的 HLHS 患者的随访结果显示在最初的20年与未接受完全性 Fontan 患者的结果部分相似。因此,我们应该必要使用来自整个 Fontan 患者群体的研究结果来预测合并 HLHS 新生儿的远期结局。

(八)生存率

当前接受早期阶段手术的患者的预期目前是30年生存率达85%,但在以前早期阶段,接受或未接受 Fontan 手术的生存率差异很小。Fontan 手术的住院死亡率也一直下降,大样本多中心研究结果显示在1%和2%之间.从出生开始的纵向研究数据显示,约66.7%的合并 HLHS 的新生儿在有经验的诊疗中心接受手术治疗有希望存活至成年期。

(九)心脏移植

自从提出 Fontan 手术的概念之后,应该预测在生命终末期行心脏移植的可能,家庭咨询不可避免地包括这个选择。在现实中,该群体中仅仅4%～7%的患者在 Fontan 术后20年内接受心脏移植。大量单中心研究显示 Fotna 循环患者,包括 HLHS 期心脏移植后的远期结局相差不大。因此建议心脏移植颖应该成为 Fontan 循环患者的选择,并且手术的实施应该限制在专业诊疗中心的做法是可取的。

(十)疾病负担

尽管 Fontan 术后的生存状况现在已证实优于预期,但证明是疾病的负担仍然值得关注。在澳大利亚和新西兰一项纳入529名接受 Fontan 的患者的研究显示,47%的幸存者15年内经历了不良事件,包括移植,再手术,脑卒中,快速和缓慢性心律失常,血栓栓塞事件,出血,起搏器置入,蛋白质丢失性肠病,塑性支气管炎,功能状态差。

已经表明,HLHS 患者晚期并发症的负担更重。看似并不是这类患者更加严重的并发症并不像与右心室长达数十年支持 Fontan 循环后的自身失能有关,而是与心室功能降低和房室瓣反流、心律失常的发生率较高有关。因为 HLHS 患者显然具有更高的疾病负担,可能在不久的将来,这类患者与 Fontan 人群之间生存率的差异将会显现出来。

(十一)肝和肾衰竭

Fontan 循环的关键驱动因素是依赖增加的全身静脉压,但人们注意到随着时间的推移将影响肝和肾功能。在 Fontan 术后几年内,几乎所有患者都将发生肝纤维化,并且部分进展为肝硬化。甚至一些罕见并发发生肝癌病变。同样,Fontan 循环的患者的肾小球滤过功能降低。目前阶段,很难区肝脏纤维化和肝硬化分到什么程度时将影响 Fontan 循环患者的生存和生活质量。虽然肝纤维化普遍存在,但还没有与严重的肝功能损害有关。尽管如此,Fontan 循环对肝脏的影响仍然是长期存活者的主要关注指标之一。

(十二)活动耐量

所有的报道认为 Fontan 循环的患者最大运动能力降低,峰值氧消耗平均约 65% 预测值.这些个体参与个人或者团体育活动的能力差异较大,部分甚至可能达到惊人的水平。美国的心协会(AHA)最近解除了对这类患者体育锻炼的禁止。现在已证明,适当的耐力运动训练实际上对这些患者有益。腿部肌肉量增加导致运动时心排血量增加,最大运动量示可作为附加泵的功能。逐渐增多的证据表明有益的生活方式包括定期运动训练将有利于这类患者。

(十三)妊娠

大多数专家建议避免妊娠。值得注意的是,有报道称一些妇女尽管接受 Fontan 手术仍能成功妊娠,但其数量仍不清楚。接受 Fonta 手术并试图妊娠或生产的妇女,面临不育,流产和早产、胎儿生长受限风险。虽然产妇死亡率仍然很低,但是妊娠对长期结果的影响仍然不清楚。

(十四)神经发育和生活质量

Fontan 循环患者的晚期功能性结果仍是研究、讨论的热点。大多数研究结果显示他们的生活质量下降,但几个研究结果也乐观的表示他们的生活质量和心理功能接近正常水平。HLHS 患者的表现较其他单心室和其他先天性心脏病患者并无差异。毫无疑问,我们应该着重于提高这类患者的生活质量,并为高风险人群提高心理支持。我们不应该视其为衰弱的群体,其中大部分人患者活动功能正常、不受特殊的限制。

(十五)药物治疗

已经描述了医学治疗的巨大变化;作为例子,长期以来一直在争论血管紧张素转化酶抑制剂(心力衰竭的基石药物),是否会使单心室循环的患者获益。儿科心脏网络在对 230 名患者进行的依那普利的随机研究中没有发现有益的证据。最近的 TEMPO 研究(一项随机,安慰剂对照,双盲研究内皮素受体拮抗剂在 Fontan 患者中应用的研究),提示波生坦可使患者受益。这些患者的理想药物治疗仍不清楚。

二、展望

35 年前,被普遍认为致死性的 HLHS,目前 HLHS 和相关 FSRV 畸形的治疗发生巨大改变。目前,HLHS 新生儿存活率现在已经超过了当初的预期。当前的医疗现状反映了这些显著的成就。然而,尽管取得了巨大进步,改善生存率和长期的生活质量仍需热情。我们不仅仅要延长患者的生存期,还要改善他的生活质量。在这方面,解决与 Fontan 循环相关的重大的疾病负担变得越来越重要。这些改善很可能不仅依赖于对那些单心室畸形患者的诊治进展,还取决于改善其初始阶段的姑息治疗。未来的方向包括使用干细胞治疗来改善单心室患者的心脏功能。几个研究团队已经证明在少数患者中有效或已经开始在该群体中使用干细胞治疗的试验.治疗技术包括冠状动脉内注射、心肌内注射或贴覆干细胞补片,以改善心肌收缩和舒张功能。

第9篇

瓣 膜 病

1. 多瓣膜病的病理生理及其处理

广东省人民医院　肖学钧

多瓣膜病(Multivalvular disease,MVD)是指两个或两个以上心脏瓣膜同时有狭窄或关闭不全,或两者兼之。多瓣膜病在心脏瓣膜患者中占的比例很高。欧洲心脏病调查结果显示,在自然瓣膜病变中多瓣膜病占 20.2%,在心脏瓣膜手术的患者中占 14.6%。1993—2007 年美国胸腔外科医生学会(STS)的数据显示,623 039 例心脏瓣膜手术的患者中,多瓣膜占10.9%。其中主动脉瓣和二尖瓣联合手术占 57.8%,二尖瓣和三尖瓣手术占 31.0%,主动脉瓣和三尖瓣手术占 3.3%,三瓣膜手术占 7.9%。PARTNER 试验结果显示,重度主动脉瓣狭窄的患者 20% 合并中-重度二尖瓣关闭不全,27% 合并中-重度三尖瓣关闭不全。欧洲心脏病调查结果显示,多瓣膜病的患者($n = 712$)平均年龄为 64 岁,83.6% 为男性。

风湿性心脏病一直被认为是多瓣膜病的主要病因,但近 50 年来这一病因迅速下降。在发达国家,由于人口老龄化,退行性病变上升为主要病因,因此,总的瓣膜病变发病率并未减少。

2001 年欧洲心脏病调查显示,风湿性病变是多瓣膜病的最主要病因(51.4%),其次为退行性变(40.6%)。其他病因为心内膜炎,胸腔和纵隔放射性治疗,药物的副作用。少见的病因有结缔组织病,基因综合征所致的主动脉根部病变,黏液瘤性二尖瓣和三尖瓣病变。结构正常的二尖瓣和三尖瓣由于瓣叶对合不良可能发生关闭不全。左心室和右心室发生几何性改变引起的二尖瓣或三尖瓣关闭不全属继发性关闭不全。复习 2014 年发表的文章,经导管主动脉瓣膜置入术(TAVI)的患者中,50% 二尖瓣关闭不全为继发性病变。退行性瓣膜病和缺血性二尖瓣关闭不全较常见。

主动脉根部扩张引起功能性主动脉瓣关闭不全,瓣膜的解剖则属正常。值得注意的是,原发性和继发性病因有可能同时存在。

尽管多瓣膜病很常见,但缺乏证据资料以指导这类患者的处理,主要是因为其病理生理研究得较少。因此,笔者对多瓣膜病的病理生理的研究资料进行评估,对临床争论的问题,如诊断上的陷阱,处理策略,对同一瓣膜合并狭窄及关闭不全等特殊问题加以讨论。

一、病理生理

多瓣膜病对临床的影响取决于其病理生理因素相互作用的结果,如瓣膜病变的程度,哪几个是联合瓣膜病变,分类(原发还是继发),病变发展的快慢,心脏负荷和代偿情况。如果心脏负荷有改变,或一个瓣膜已修复,另一个瓣膜病变的程度及其临床影响也会发生改变。这些血流动力学的相互作用可能促进,恶化病情,也可能减轻某一单瓣膜病变的临床表现,例如,矫治了主动脉瓣狭窄,二尖瓣关闭不全的程度也会迅速减轻。同样,一个合并的瓣膜病变也可以影响另一个瓣膜的临床表现。例如,2 个患者的主动脉瓣关闭不全的严重程度相似,但一个患者合并二尖瓣狭窄(对主动脉瓣关闭不全的容量负荷可能有保护作用),而另一个患者合并二尖瓣关闭不全(增加容量负荷),主动脉瓣关闭不全的左心室功能的临床表现也不相同。多瓣膜病的复杂性及其病理生理相互影响使患者的评估,诊断和处理具有挑战性。笔者对某些联合瓣膜病变的基本病理生理做一阐述。

(一)主动脉狭窄合并二尖瓣关闭不全

主动脉瓣狭窄使后负荷增加,导致左心室肥大性重塑。有些主动脉狭窄的患者出现左心室扩张,这是因为左心室负荷不匹配,或合并有心肌病(通常为缺血性改变),或两者兼有之。左心室扩张和重塑也可能使二尖瓣瓣环扩张,瓣叶牵扯引起二尖瓣关闭不全改变。主动脉瓣狭窄的老年患者(年龄>70岁),常合并冠状动脉疾病,这也是患者合并缺血性二尖瓣关闭不全发病率高的原因。主动脉瓣狭窄时,收缩期跨二尖瓣压力阶差持续增加,因此,不管二尖瓣反流瓣口面积的大小,其反流速率及反流量均增加。

主动脉瓣狭窄合并中度-重度二尖瓣关闭不全,无论是原发性还是继发性,均影响其临床表现。二尖瓣反流引起一个低流速状态,尽管主动脉瓣瓣口面积很小,跨主动脉压力阶差也很低。心房颤动(常因二尖瓣病变引起)能恶化临床症状,由于心房收缩性消失,主动脉瓣狭窄患者对其耐受性很差。心房颤动是主动脉瓣狭窄患者心衰、脑卒中和死亡的独立危险因素。此外,主动脉瓣狭窄与二尖瓣关闭不全对心肌射血分数有相反的作用。因此,与孤立性二尖瓣关闭不全不同,主动脉狭窄合并二尖瓣关闭不全的患者在二尖瓣和主动脉瓣同时置换后左心射血分数(LVEF)能得以改善。相反地,主动脉瓣狭窄患者早期出现的左心功能也可能受二尖瓣关闭不全的影响。

(二)主动脉瓣狭窄合并二尖瓣狭窄

在发达国家,同时存在重度主动脉瓣和二尖瓣狭窄很少见。从血流动力学观点来看,患者对这种情况耐受性很差。两个瓣膜重度狭窄较单个瓣膜重度狭窄的心排血量减低更为明显,两个瓣膜的流率及跨瓣膜压力阶差均降低,这可能导致低估两个瓣膜狭窄的严重性。医生所见到的可能主要是主动脉狭窄引起症状,而由二尖瓣狭窄引起的严重症状如:心房颤动,咯血,外周血栓形成也可发生。如果合并的重度主动脉瓣狭窄漏诊,经皮二尖瓣球囊成形术则对小的、肥厚和僵硬的左心室突然增加前负荷,引起肺水肿。

退行性(或钙化性)二尖瓣狭窄主要见于老年人,通常是由于二尖瓣环钙化累及瓣叶基底部且不断进展的结果。退行性二尖瓣狭窄引起二尖瓣瓣口不断减小,瓣膜交界并不融合。狭窄的程度一般较风湿性瓣膜病变为轻,因此,重度主动脉瓣狭窄合并二尖瓣狭窄的发病率也较低。

(三)主动脉瓣关闭不全合并二尖瓣狭窄

主动脉瓣关闭不全合并二尖瓣狭窄使左心室负荷状态完全相反,左心室舒张和收缩末期的容量均较孤立性主动脉关闭不全为低。因此,主动脉瓣关闭不全增加每搏容量的特点可能减轻了二尖瓣狭窄的临床表现,脉压加大的临床体征也可能看不到了。

(四)主动脉瓣关闭不全合并二尖瓣关闭不全

由于两个瓣膜反流,容量负荷过度及某种程度的

压力负荷过度为其特点,左心室可能重度扩张,肥厚重塑是偏心性的(即心室壁厚度与心腔直径值比率低)。此外,期前二尖瓣关闭(在急性和重度主动脉瓣关闭不全时的一种保护性机制,限制反流至左心房和肺静脉的容量)也不发生,这使主动脉瓣关闭不全合并二尖瓣关闭不全的患者临床耐受性很差。有症状患者的左心室做功较孤立的主动脉瓣或二尖瓣关闭不全者更差,术后左心功能的发生率较高。术后长期随访的结果显示,左心功能最后能得以改善,但较单瓣膜病变者存活率低,症状持续者较多。

(五)左心瓣膜病变合并三尖瓣关闭不全

二尖瓣病变者合并继发性三尖瓣关闭不全的发生率很高。主动脉瓣狭窄外科手术或经导管置换的患者中三尖瓣关闭不全也很常见。继发性三尖瓣关闭不全使术后存活率降低。与继发性二尖瓣关闭不全一样,有些相互作用的复杂因素,如瓣环扩张,右心室扩大及失功能,肺动脉高压以及右心房扩大等,合并左心瓣膜病变时,这些因素构成了继发性三尖瓣关闭不全的临床表现和病变程度的基础。

值得注意的是,三尖瓣关闭不全的程度对心脏负荷的改变非常敏感,在左心瓣膜病变治疗时不存在三尖瓣关闭不全,并不能保证长期不发生三尖瓣关闭不全(单独瓣环扩张就可能是以后出现三尖瓣关闭不全的预测因子)。为了阐明左心瓣膜合并三尖瓣关闭不全的病理生理和决定因素,尚须进一步研究,以确定三尖瓣关闭不全发生或进展的预测因子。

二、诊断

多瓣膜病变对心室大小、形状和功能的影响,以及瓣膜病变的特殊组合可以多方面影响其诊断过程。体格检查可能被听诊的时间点,杂音的强度以及脉压差体征引起误解。超声心动图是诊断心脏瓣膜病的基础,多普勒通常用于评估狭窄和关闭不全,但仅在单瓣膜病变中有效,在多瓣膜病变中可能不准确。超声心动图评估包括狭窄和反流的定量,瓣膜的解剖和功能,以及整合多参数进行分析;估测左右心室容量、功能及肺动脉压力。一般说来,不仅依赖负荷状态,直接测量和计算出狭窄瓣膜面积或反流面积,更重要的是估测有效反流瓣口或静脉收缩性能。

多瓣膜病变中低流速,低压差的狭窄很常见。重度瓣膜病可以减低血流流速,因此,跨另一个狭窄瓣膜压力则较低。低流速、低压差模式使精准评估瓣膜狭窄的严重程度产生困难。相反,狭窄瓣膜合并关闭不全(混合性病变)则可出现相反的影响,即跨瓣流速增加,压力阶差也随之增加。在主动脉瓣关闭不全情况下,连续方程式方法不能评估二尖瓣面积,因为经二尖瓣流速与经主动脉瓣流速不一样。多普勒压力减半时

间法在左心室顺应性有改变或松弛的情况下可能不准确。因此,存在主动脉瓣病变时二尖瓣压力减半时间的结果应该慎重加以解释。

主动脉瓣或肺动脉瓣病变能使左、右心室重塑,各自房室瓣和瓣下装置也可能重塑,引起继发性二尖瓣和三尖瓣关闭不全。主动脉瓣或肺动脉瓣狭窄时,跨房室瓣压力增加将使反流量增加。反流量精确反映血流动力学负荷,与症状相关,但与有效反流口面积比较,反流量并非成比例增加。如果患者行主动脉瓣或肺动脉瓣置换,有效反流口面积对于指导是否同时进行房室瓣反流的矫治比较有用。

当体格检查与非侵入性检查结果不一致或不能确定时则建议心导管检查。欧洲心脏调查数据显示,多瓣膜病患者约30%进行了心导管检查。在多瓣膜病变时右心导管可能不精确,因获得的每搏容量与混合型主动脉瓣或二尖瓣病变者跨主动脉瓣或二尖瓣的每搏容量并不相等。此外,温度稀释法在评估心排血量、主动脉面积也可能被误导,心排血量很低,这在多瓣膜病变中也很常见。

超声心动图是最常用于多瓣膜病变的诊断和监测。如果超声心动图获得的资料尚不能确定瓣膜病变的程度,其他一些成像设备也可能有帮助。狭窄程度的确定常常被低流速的情况所干扰,导致假的正常低跨瓣压差或假的严重瓣膜病变。正确的诊断决定治疗方案的确定。假设左心室流出道是圆形,用连续方程方法是估测主动脉瓣面积的基础。三维超声显示瓣环常为椭圆形,因此,三维超声,磁共振成像(MRI)或多控CT所测的左心室流出道面积常常较经胸超声心动图所测的面积要大。用三维超声所测的较大左心室流出道面积将计算出不同大小的主动脉瓣瓣口面积(常常更大)。用杂交方法测量主动脉瓣面积(如用多级式CT、多普勒超声流速测量左心室流出道面积)有效阈值可能$>1cm^2$(而这是超声心动图的有效阈值)。

对低流速的低跨主动脉瓣压差患者可以进行多巴酚丁胺应力试验,小瓣口面积患者除外。对评估较为困难的患者,特别是超声心动图不能确定时,可以用多级式CT估测主动脉瓣钙化得分(重度主动脉瓣狭窄:男性$>2\,000$AU,女性$>1\,200$AU)。

实时三维经食管超声心动图可用于风湿性二尖瓣狭窄的瓣口面积的测量。带彩色求积法的三维超声心动图也可用于退行性钙化性二尖瓣狭窄的患者。对于多瓣膜病变者,多种成像设备的作用仍是有限的。

三、治疗

药物、外科和介入治疗多瓣膜病变的证据资料不足。美国和欧洲指南大多数推荐仅为C级证据。当决定理想的处理策略时,以下几个因素应该加以考虑。

①多瓣膜手术增加了外科风险,多个人工瓣膜增加了长期的病残率;②再次手术的风险,没有矫治的轻度病变有可能进展;③在其下行瓣膜手术后,二尖瓣或三尖瓣可能出现自发性关闭不全;④外科技术的选择;⑤经皮介入方法的新用途;⑥心脏瓣膜团队的重要作用。

(一)外科的危险性及长期病残率

多瓣膜手术的危险性增加。欧洲心脏病调查的数据显示,多瓣膜病手术住院死亡率为6.5%,而单瓣膜则为0.9%~3.9%。一组513例多瓣膜手术的患者,住院死亡率为12.5%,5年死亡率为32.9%。80%的患者出院后NYHA心功能恢复为Ⅰ级或Ⅱ级,仅0.6%的患者为Ⅳ级心功能。5年免于瓣膜相关的病残率和死亡率为71.7%,肺动脉高压是术后死亡率的主要危险因素之一。美国STS数据库显示,1993—2007年心脏瓣膜手术623 039例,10.9%为多瓣膜手术,总的死亡率几乎是单瓣膜手术的1倍(10.7%对5.7%)。多瓣膜病变的患者NYHA心功能Ⅲ/Ⅳ级者为多,非选择手术者比例也高,这可能是死亡率增高的原因。在这一大组病例中,多瓣膜手术的未校正死亡率,主动脉瓣加二尖瓣手术为10.7%;主动脉瓣加三尖瓣手术为13.2%;二尖瓣加三尖瓣手术为13.2%;三个瓣同时手术为14.0%。而孤立性主动脉瓣,二尖瓣,三尖瓣手术的未校正死亡率分别为4.9%,6.9%及10.0%。在1993~2007年这段时间内,尽管手术危险指数增加,手术结果随着时间明显改善。与手术死亡率密切相关的危险因素有:急诊手术,高龄,肾衰竭,再次手术,心内膜炎,糖尿病,严重的慢性肺部病变,周围血管病,冠状动脉性心脏病以及女性患者,30d住院死亡率为8%。住院死亡率的独立危险因素分别为NYHA心功能Ⅳ级,腹水和左心室射血分数降低。5年存活率为71%±3%,10年为59%±5%,74%存活者NYHA心功能为Ⅰ或Ⅱ级。总之,多瓣膜手术的危险性有所增加,结果也提示,多瓣膜手术后晚期死亡率的危险性可通过早期手术治疗(如在肺动脉高压、心功能Ⅳ级发生或左心室射血分数恶化之前)予以降低。

(二)再次手术的危险

多瓣膜病变治疗时,有必要知道每一个瓣膜病的自然病程。未矫治的轻-中度瓣膜病变可能会加重,有再次手术的危险。再次瓣膜手术的手术死亡率较高,长期存活率也较差。患者的年龄及继发瓣膜病变的病因是影响手术死亡率和长期存活率的主要原因。因此,在计划首次外科手术时应考虑继发瓣膜病变再次手术的可能性和时间。

中度瓣膜病变的进展变数较大。重度病变进展较快且较常见。轻-中主动脉瓣狭窄者每年平均增加跨主动脉瓣流速和平均压力阶差分别为0.3m/s和

7mmHg,每年瓣口面积降低 0.1cm²。瓣膜病变的程度与病因相关,退行性病变引起的主动脉瓣狭窄进展较风湿性和先天性病变为快。瓣膜钙化程度越重,狭窄进展越快,结果也越差。主动脉瓣关闭不全的进展较慢。如果主动脉瓣关闭不全患者的左心室收缩功能正常且无症状,其进展到无症状左心室收缩性失功能的可能性较低(每年<3.5%)。每年发展到有症状或左心失功能的危险性<6%,突然死亡的危险<0.2%。一组 262 例中度主动脉瓣关闭不全的患者中,每年进展到重度主动脉瓣关闭不全的平均发生率为 1.9%。仅 0.3% 患者行主动脉瓣置换。风湿性二尖瓣狭窄的进展变异较大,每年瓣口平均缩窄率为(0.09±0.21)cm²。二尖瓣病变的超声心动图得分越多,跨二尖瓣压力阶差越高,进展率则越快。

在进行其他瓣膜手术时,轻—中度病变的瓣膜处理建议主要根据冠状动脉旁路移植术(CABG)的资料加以推断。中-重度主动脉瓣狭窄的患者(主动脉瓣口面积 1.0～1.25cm²)CABG 后,其长期死亡的危险是无主动脉瓣狭窄者的 2 倍。证据显示,CABG 时,对合并的中度主动脉瓣病变,如果手术的危险在可接受范围则建议同时行主动脉瓣置换。对轻度主动脉瓣狭窄是否要处理则不甚清楚,但对瓣膜病变有迅速进展的可能性时(如主动脉瓣口流速增加较快,中度钙化,或两者兼之),则考虑同时行主动脉瓣置换,以提供预期的生命周期。如果外科手术危险很高,则宜非手术治疗,以后有必要时可行经皮主动脉瓣置换。

(三)二尖瓣或三尖瓣关闭不全的危险

下游瓣膜手术后,可能出现自发性二尖瓣或三尖瓣关闭不全。主动脉瓣病变可以影响二尖瓣关闭不全的严重程度。主动脉瓣置换术后,左心室的收缩压下降,跨二尖瓣压差也下降。另外,左心室重塑的逆转在术后早期则开始,其有利于降低二尖瓣反流。二尖瓣对主动脉瓣置换术后的反应因人而异,大多数患者均为好的反应,但是有些患者二尖瓣关闭不全依然无变化,甚至恶化。主动脉瓣置换后继发性二尖瓣关闭不全的改善较原发性二尖瓣关闭不全更明显。二尖瓣关闭不全改善的程度,除了继发性病因之外,还与以下几个因素有关:左心室射血分数低,左心室容量较大,左房直径较小,无心房颤动或肺动脉高压,术前跨主动脉压差较高,较少术后人工瓣膜与患者不匹配的情况。另外,笼罩球瓣置入后二尖瓣关闭不全改善程度较碟片瓣叶的人工瓣膜为优。二尖瓣瓣叶偏移了瓣环的几何形态,影响了其解剖或功能,或左束支传导阻滞,置入起搏器引起左心室不同步可以解释这一发现。重度主动脉瓣狭窄合并二尖瓣关闭不全的患者,用笼罩球瓣行主动脉瓣置换后,近 50% 的患者二尖瓣关闭不全程度减轻。但尚需证据支持在主动脉瓣置换时没有选

择患者而常规使用这种手术。

继发性三尖瓣关闭不全是长期死亡率的独立预测因素。二尖瓣和主动脉瓣置换后可以减低肺血管的压力,降低右心室负荷,因此,对中度三尖瓣关闭不全主张保守处理。然而,左心瓣膜病变与继发性三尖瓣关闭不全的病理生理关系并非呈线性,也是不可预测的。研究结果显示,主动脉瓣或二尖瓣手术时如果对中-重度三尖瓣关闭不全未予以处理,术后长期存活率降低。此外,晚期出现的三尖瓣关闭不全也使心脏功能耐受性变差,运动能力降低。对继发性三尖瓣关闭不全的再次手术死亡率为 10%～25%,如果合并重度三尖瓣关闭不全,或轻—中度继发性三尖瓣关闭,但有右心力衰竭或三尖瓣瓣环扩张(在舒张末期四腔心测量>40mm 或在手术时估测>70mm),建议在左心瓣膜手术时同时进行三尖瓣手术。

(四)外科技术的选择

对多瓣膜病变进行处理时应选择较理想的手术方法,无论是成形还是换瓣。主动脉瓣合并二尖瓣病变者的倾向匹配分析显示,主动脉瓣置换加二尖瓣成形的晚期存活率较双瓣膜置换者高。同样,在另一组风湿性瓣膜病中,二尖瓣成形加主动脉瓣置换免于事件的存活率也较双瓣膜置换者优。美国 STS 数据库资料显示,1993—2007 年,23 404 例患者进行主动脉瓣置换合并二尖瓣手术。二尖瓣成形占 46%,尽管这些患者年龄较大,左心室射血分数较低,合并 CABG 手术较多,但手术死亡风险较二尖瓣置换患者减少 39%。因此,应努力提高二尖瓣成形的比率。但对合并中-重度二尖瓣关闭不全患者行主动脉瓣置换时,二尖瓣选择成形还是换瓣仍存在争论。有研究结果显示,二尖瓣成形组的住院死亡率较二尖瓣置换组低(11% 对18%),但出院后的生存率两组无显著差别。也有结果显示,主动脉瓣加二尖瓣成形的存活率与双瓣置换的存活率相似,二尖瓣成形的患者二尖瓣晚期衰竭的发生率较多。倾向匹配分析以及胸心外科网双盲对照试验显示,随访比较二尖瓣成形,二尖瓣置换免于继发性或缺血性二尖瓣关闭不全复发的结果更优。

进行双瓣膜置换时,建议在两个部位用同一类型的人工瓣膜(生物瓣或机械瓣),以避免抗凝治疗和生物瓣失功能叠加的风险。没有证据证明哪一类型的人工瓣膜更好。在左心瓣膜手术时,三尖瓣关闭不全的处理首选三尖瓣成形,因为三尖瓣关闭不全通常是由于瓣环扩张,瓣叶对合不良所致。另外,三尖瓣成形的并发症率较三尖瓣置换低。

(五)经皮介入方法

越来越多手术风险高的患者采用经皮介入方法处理主动脉瓣狭窄和二尖瓣关闭不全。经皮介入同时治

疗主动脉瓣狭窄和二尖瓣关闭不全的病例报道有限。对仔细选择的患者行一站式经皮治疗:即主动脉瓣狭窄采用经导管主动脉瓣置换(TAVI),如果二尖瓣有中-重度关闭不全且持续存在症状,则置入 MitraClip(EVALVE 公司,美国)。这一治疗策略手术成功率高,随访 6 个月,心脏功能改善、存活率均可接受。进行 TAVI 手术的重度主动脉瓣狭窄患者合并的二尖瓣狭窄一般为退行性病变(二尖瓣瓣环钙化),瓣叶增厚,瓣下结构钙化,无交界融合,因此不宜行经皮二尖瓣交界分离术。二尖瓣环环状严重钙化足以引起明显二尖瓣狭窄,可以支持锚定经皮置入的人工瓣。

过去 5 年,发展了几种经皮手术技术并成功用于治疗继发性三尖瓣关闭不全。这些新出现的技术,在经皮主动脉瓣或二尖瓣介入手术时,对矫治三尖瓣关闭不全提供有价值的选择,也可以作为其他瓣膜外科或介入治疗后的一站式手术方法。为了更清楚了解这些治疗途径,如何结合以及选择这些方法行二尖瓣置换和三尖瓣成形尚须进一步研究。

(六)心脏瓣膜团队

多瓣膜患者的评估和治疗非常复杂。许多诊断上的误区,新的经导管介入技术的出现以及高危老年多瓣膜病的治疗需要一个多学科心脏瓣膜专业队伍。心脏外科,导管介入,心脏影像,血流动力学,麻醉学以及老年病学等方面的专家一起合作,对每个患者提出最佳建议,权衡治疗策略,取得理想的结果均是非常重要的。

四、临床情况

临床上主要可能遇到三种患者:①两个或两个以上瓣膜重度病变;②一个瓣膜重度病变加上至少一个瓣膜病变不严重;③两个或两个以上瓣膜病变均不严重。

(一)两个或两个以上瓣膜重度病变

两个或两个以上瓣膜均有重度狭窄或关闭不全,并有症状或心室功能不全、心室扩张,对这些患者,建议病变的瓣膜行外科一起矫治。但对于手术风险高或有禁忌的患者,则建议选择其他治疗方法,如分期介入手术,包括置入 MitraClip。目前开展经导管介入方法治疗三尖瓣病变是迅速发展的领域,也是唯一比较复杂的领域。

(二)一个瓣膜重度病变加上至少一个瓣膜病变不严重

主要根据重度瓣膜病变处理原则进行处理。对病变不严重的瓣膜是否需要手术则很难确定。联合瓣膜手术的风险,多瓣膜手术后长期病残率增加,与没有同时矫治不严重病变后再次手术的风险及预后等问题应加以权衡。另外,预期寿命,并存疾病,患者的愿望也应加以考虑。最近指南指出,对于中度主动脉瓣狭窄,中度主动脉瓣关闭不全,中度原发性二尖瓣关闭不全,中度原发性或继发性三尖瓣关闭不全的患者,在行其他瓣膜手术或其他心脏手术时建议同时对中度瓣膜病变进行手术(Ⅱa 类推荐)。对中度二尖瓣狭窄,中度继发性二尖瓣关闭不全,中度三尖瓣关闭不全(同时存在肺动脉高压)则为 Ⅱb 类推荐。一个瓣膜重度病变加一瓣膜为中度病变而无症状的患者,由于双瓣膜手术危险性增加,因而考虑延期手术,直至出现症状或需要行其他心脏手术时再考虑手术。对主动脉瓣狭窄合并二尖瓣关闭不全则需要加以评估,评估包括二尖瓣关闭不全的程度及其机制,单纯主动脉瓣置换后,二尖瓣病变自发性改善的可能性以及患者手术的危险性。对重度二尖瓣狭窄合并中度主动脉瓣病变者可以考虑先行经皮二尖瓣交界切开术以延迟双瓣膜手术。长期随访发现,这些患者的确仅少部分后来需要主动脉瓣置换,说明其主动脉瓣关闭不全进展很慢。重度三尖瓣关闭不全患者进行主动脉瓣或二尖瓣手术时建议行三尖瓣成形或置换(Ⅰ类推荐)。进行左心瓣膜手术的患者如果合并轻或中度三尖瓣关闭不全,三尖瓣环扩张(Ⅱa 类推荐)或肺动脉高压并三尖瓣环扩张(Ⅱb 类推荐)均建议行三尖瓣成形。

一些高龄患者行瓣膜手术提高生活质量比延长寿命更重要。手术对于术后能长期存活的患者是适宜的,而对于很高龄患者并不适宜。由于单瓣膜手术比双瓣膜或三瓣膜手术较为简单,风险较低,对这些患者有的可考虑单瓣膜手术,甚至行不完全的成形术也值得。

(三)两个或两个以上瓣膜病变不严重

评估不严重多瓣膜病变引起的总体损伤是非常重要的。即使是中度病变,如果叠加起来就可能引起非常严重的功能不耐受,出现症状,左心室扩张或失功能及肺动脉高压。这些复合损伤损害对做出治疗的决定具有挑战性。需要评估整体血流动力学负荷对心腔及瓣环的影响,患者的心脏功能状况。因此,要测定最大运动能力,峰值氧耗,心室功能参数,尿钠肽水平,休息及运动时的肺动脉压力。如果中度复合损伤对以上心功能参数有明显影响,则考虑手术治疗。然而,对这一层面患者的干预标准尚须进一步研究才能确定。

五、结论

退行性病变已替代风湿性病变而成为多瓣膜的主要病因,并随着年龄老化,发病率越来越高。临床医生应该注意到,多瓣膜的评估可能存在一些陷阱,其诊断和治疗取决于患者个体的临床表现和联合瓣膜的病理。

　　以患者为中心的治疗决定应由多学科心脏瓣膜团队做出,同时整合多种因素,使临床结果更为理想。为了增加证据以指导这些复杂的临床患者的治疗仍有很多工作需要做。最近几个双盲对照临床试验仍在进行,以评估二尖瓣病变合并轻-中度三尖瓣关闭不全患者在行二尖瓣手术时,同时行三尖瓣成形的益处。对主动脉瓣手术的患者也有必要进行同样的研究。双盲对照试验也须确定主动脉瓣外科手术或经皮介入主动脉瓣手术时同时处理中度二尖瓣关闭不全是否改善患者的预后。

参 考 文 献

Lee R, Li S, Rankin JS, et al. 2011. Fifteen-year outcome trends for valve surgery in North America. Ann Thorac Surg,91:677-684

Lindman BR, Maniar HS, Jaber WA, et al. 2015. Effect of tricuspid regurgitation and the right heart on survival after transcatheter aortic valve replacement: insights from the Placement of Aortic Transcatheter Valves II inoperable cohort. Circ Cardiovasc Interv,8:1-10

Unger P, Lancellotti P, de Cannière D. 2016. The clinical challenge of concomitant aortic and mitral valve stenosis.

Acta Cardiol,71:3-6

Unger P, Rosenhek R, Dedobbeleer C, et al. 2011. Management of multiple valve disease. Heart,97:272-277

Vassileva CM, Li S, Thourani VH, et al. 2014. Outcome characteristics of multiple-valve surgery: comparison with single-valve procedures. Innovations(phila.),9:27-32

Weisenberg D, Omelchenko A, Shapira Y, et al. 2013. Mid-term echocardiographic progression of patients with moderate aortic regurgitation: implications of aortic valve surgery. J Heart Valve Dis,22:192-194

2. 无症状严重主动脉瓣狭窄的诊治进展

广西壮族自治区人民医院 林英忠 张 舒

随着人口老龄化进程的加快,主动脉瓣狭窄(aortic stenosis,AS)的发病率日益增加。主动脉瓣狭窄已成为发达国家最常见的瓣膜疾病之一,在美国,年龄65岁以上的人群中约有5%有主动脉瓣狭窄。主动脉瓣狭窄进展速度个体差异大,大约50%的轻-中度主动脉瓣狭窄会进展成血流动力学异常的重度主动脉瓣狭窄。未经治疗的有症状严重主动脉瓣狭窄患者预后较差,大约1/2的患者在1～2年死亡。由于缺乏有效的药物治疗,对于有症状的严重主动脉瓣狭窄患者,主动脉瓣置换术(aortic valve replacement,AVR),无论是通过外科手术还是经导管方式,目前证实是改善预后的唯一治疗手段。另外,约有50%的严重主动脉瓣狭窄患者在初次诊断时没有症状,这类患者的最佳治疗策略目前仍然存有争议。美国心脏协会/美国心脏病学会(American Heart Association/American College of Cardiology,AHA/ACC)及欧洲心脏病协会/欧洲心胸外科协会(European Society of Cardiology/European Association for Cardio-Thoracic Surgery, ESC/EACTS)指南对心功能尚可的无症状重度主动脉瓣狭窄患者推荐的治疗策略是在密切观察的基础上等待,但可能出现病情进展、心肌损伤加重使患者处于高猝死风险状态,早期手术似乎可避免以上问题,但手术本身风险及并发症同样可对患者预后造成不利影响。因此,无症状的严重主动脉瓣狭窄患者的管理和治疗目前是心脏病学领域一个较为棘手的课题。本文回顾了相关的临床研究和指南,对无症状严重主动脉瓣狭窄患者的自然转归、分级、风险评估及治疗策略选择方面的研究进展做一综述。

一、无症状严重主动脉瓣狭窄的自然转归

无症状的严重主动脉瓣狭窄患者预后优于有症状

的患者,但在诊断5年之后,接近2/3非手术治疗的无症状患者会进展成有症状。不同研究报道的主动脉瓣狭窄症状出现的时间从1年到4年不等。主动脉瓣狭窄症状出现的时间与主动脉瓣狭窄血流动力学异常的严重程度、瓣膜钙化程度、负荷试验阳性和左心室肥大相关。而影响症状进展的因素包括基础心功能状态及合并症。

主动脉瓣狭窄进展速度个体差异较大且难以预测,主动脉瓣峰值流速每年增加约0.3m/s,主动脉瓣口面积每年约缩小0.1cm^2。主动脉瓣狭窄快速进展预测因子包括吸烟、血脂异常、男性、糖尿病、高血压、慢性肾脏病和冠心病等。主动脉瓣钙化负荷是最强预测因子。

研究报道无症状严重主动脉瓣狭窄患者1年和5年生存率分别为67%～97%和38%～83%。这类患者死亡风险与主动脉瓣狭窄的严重程度和进展速度相关。死亡风险的预测因子包括运动试验出现症状、年龄、慢性心力衰竭、慢性肾功能不全等。应用β受体阻滞剂和左心室射血分数(LVEF)更高的患者预后更好。

二、主动脉瓣狭窄的诊断和分级

2014AHA/ACC心脏瓣膜病患者管理指南根据瓣膜解剖结构改变、瓣膜血流动力学改变、瓣膜狭窄对左心室结构和血管的影响以及患者症状,将主动脉瓣狭窄分为4期,即A、B、C、D四期,分别是风险期、进展期、无症状严重主动脉瓣狭窄期和有症状主动脉瓣狭窄期(表1)。这是该指南的一项重要更新,与以往更多强调终末期瓣膜病不同,本次指南将分期贯穿整个疾病过程,体现了对主动脉瓣狭窄早期病变的重视,对指导临床及时干预疾病进程,预防并发症,改善患者预后有积极的意义(表1)。

表1 主动脉瓣狭窄的分级

分期	定义	瓣膜解剖结构	瓣膜血流动力学	血流动力学造成的影响	症状
A	AS风险期	二叶型主动脉瓣(或其他先天性瓣膜异常)、主动脉瓣硬化	主动脉峰值流速(Vmax)<2m/s	无	

分期	定义	瓣膜解剖结构	瓣膜血流动力学	血流动力学造成的影响	症状
B	AS进展期	二叶或三叶型主动脉瓣轻-中度瓣膜钙化出现收缩期运动部分受限或风湿性心脏病瓣膜病合并瓣叶交界处融合	轻度 AS：Vmax 2.0～2.9m/s 或平均跨瓣压差（ΔP）<20 mm Hg 中度 AS：Vmax 3.0～3.9m/s 或平均ΔP20～39 mm Hg	可能出现早期舒张功能减低 左心室射血分数（LVEF）正常	无

C：无症状严重 AS 期

分期	定义	瓣膜解剖结构	瓣膜血流动力学	血流动力学造成的影响	症状
C1	无症状的严重 AS 期	严重瓣膜钙化或先天性狭窄伴瓣膜开放严重受限	Vmax ≥ 4m/s 或平均 ΔP ≥40 mm Hg 通常主动脉瓣口面积（AVA）≤1.0 cm^2 或主动脉瓣口面积指数≤0.6cm^2/m^2 极严重 AS 是 Vmax ≥5m/s 或平均ΔP≥60 mm Hg	左心室舒张功能减低 轻度左心室肥大 LVEF 正常	无 可行运动试验评估 AS 相关症状
C2	无症状的严重 AS 期合并左室功能障碍	严重瓣膜钙化或先天性狭窄瓣膜开放严重受限	Vmax ≥ 4m/s 或平均 ΔP ≥40 mm Hg 通常 AVA ≤ 1.0 cm^2（或 AVAi ≤0.6cm^2/m^2）	LVEF<50%	无

D：有症状严重 AS 期

分期	定义	瓣膜解剖结构	瓣膜血流动力学	血流动力学造成的影响	症状
D1	有症状的严重 AS 合并高跨瓣压差	严重瓣叶钙化或先天性狭窄伴瓣膜开放严重受限	Vmax ≥ 4m/s 或平均 ΔP ≥40 mm Hg 通常 AVA ≤ 1.0 cm^2（或 AVAi ≤0.6cm^2/m^2）但比同时存在主动脉瓣狭窄/主动脉瓣关闭不全的大	左心室舒张功能减低 左心室肥大 可能出现肺动脉高压	劳力性呼吸困难或运动耐量下降 劳力型心绞痛 劳力性晕厥或先兆晕厥
D2	有症状的严重 AS 合并低跨瓣血流量和（或）低跨瓣压差以及 LVEF 降低	严重瓣膜钙化合并瓣膜运动严重受限	AVA ≤ 1.0 cm^2 同时静息 Vmax < 4m/s 或平均 ΔP<40 mm Hg 多巴酚丁胺负荷超声心动图显示任何血流量时 AVA≤1.0 cm^2 同时 Vmax ≥4m/s	左心室舒张功能减低 左心室肥大 LVEF<50%	心衰 心绞痛 晕厥或者先兆晕厥
D3	有症状的严重 AS，LVEF 正常的低跨瓣压差或者矛盾性低跨瓣血流量	严重瓣膜钙化合并瓣膜运动严重受限	AVA ≤ 1.0 cm^2 同时 Vmax < 4m/s 或平均 ΔP<40 mmHg AVAi≤0.6cm^2/m^2 每搏量指数<35 ml/m^2 血压正常（收缩压<140mmHg）	左心室扩大，心室壁变薄 心室腔缩小，搏出量减少 舒张充盈受限 LVEF>50%	心衰 心绞痛 晕厥或者先兆晕厥

三、无症状严重主动脉瓣狭窄患者的风险评估

对于无症状严重主动脉瓣狭窄患者,如能较为精确地对疾病进展和手术风险进行评估,权衡两者风险后再进行决策,可以避免不必要的手术和降低观察等待期间的心血管事件风险,改善患者的长期生存率。无症状严重主动脉瓣狭窄患者的风险评估也是目前的研究热点。

(一)超声心动图

超声心动图在主动脉瓣狭窄的风险评估中发挥了重要作用。由多普勒测量得到主动脉峰值流速(Vmax)和AVA决定了主动脉瓣狭窄所处的阶段。Vmax是主动脉瓣狭窄患者心血管事件的独立预测因子,平均跨瓣压差(ΔP)和AVA也有很强的预测价值。其他与主动脉瓣狭窄患者心血管事件风险增加相关的超声心动图指标包括:每搏量降低、左心房扩大、LVEF下降、左心室肥大和肺动脉高压。

除了传统的超声心动图指标,瓣膜心房阻抗(Zva)和纵向应变也可作为评估主动脉瓣狭窄对左心室功能影响的指标。Zva被定义为左心室收缩压与每搏指数的比值,反映了左心室承受的总体血流动力学负荷。研究发现,Zva升高与无症状的轻-中度主动脉瓣狭窄患者的心血管事件和死亡率相关。纵向应变是另一种评估严重主动脉瓣狭窄对左心室影响的指标,并可以反映继发于心室重塑、心内膜下心肌缺血、心肌纤维化的心内膜心肌细胞的功能障碍。约50%的无症状严重主动脉瓣狭窄但LVEF未降低的患者会出现不同程度的亚临床心肌功能障碍,表现为纵向应变的下降。心肌应变通常应用二维斑点追踪超声心动图从3个维度(纵向、环周和径向)对心肌组织的形变进行测量。纵向应变降低是主动脉瓣狭窄症状加重的独立预测因子。在无症状严重主动脉瓣狭窄但LVEF未降低的患者中,纵向应变降低与心血管事件风险升高相关。

有研究表明,负荷超声心动图也能为无症状严重主动脉瓣狭窄患者的预后提供重要信息。Maréchaux研究团队对72名无症状严重主动脉瓣狭窄患者进行了静息和负荷状态的超声心动图检查,随后进行了平均20个月的随访,发现平均跨瓣压差(ΔP)增加20mmHg以上是心血管事件的独立预测因子。Lancellotti等研究发现,平均跨瓣压差升高18mmHg和AVA$<0.752cm^2$者,是发生心脏事件的独立预测因子。基于以上研究结果,ESC/EACTS指南提出负荷超声心动图可用于指导正常流量/高压力差的无症状严重主动脉瓣狭窄患者的治疗。

(二)运动试验

运动试验可诱发出无症状严重主动脉瓣狭窄患者的隐藏症状,帮助评估主动脉瓣狭窄的危险程度。研究发现,无症状的严重主动脉瓣狭窄患者运动试验异常的比率约为49%。运动诱发症状或出现血压异常是预后不良的预测因子。Rafique等发表的一项Meta分析指出,运动试验异常的患者心源性死亡的风险升高了6倍,其敏感性、特异性分别为75%和71%,阳性预测值66%,阴性预测值79%。大量研究结果显示,运动试验是无症状严重主动脉瓣狭窄患者风险评估的有力工具。AHA/ACC和ESC/EACTS指南均把运动试验中出现瓣膜相关症状、出现血压异常或运动耐量下降作为行AVR的指征。

(三)电子计算机断层扫描(computed tomography, CT)和心脏磁共振(cardiac magnetic resonance, CMR)

CT和CMR在协助诊断主动脉瓣狭窄方面应用越来越广泛。这两种检查手段都可以提供瓣膜、主动脉根部及主动脉形态方面的信息,对AVR的术前评估有帮助。多层CT可对主动脉瓣钙化的程度进行定量分析。CMR除了可协助了解心肌解剖结构和功能,还可对间质纤维化程度进行定量分析。有研究发现有相当一部分严重主动脉瓣狭窄的患者经CMR检查发现存在心肌纤维化,心肌纤维化与AVR术后预后差相关。因此,在严重主动脉瓣狭窄患者的诊断和评估方面,CT和CMR可作为超声心动图的补充。

(四)生物标志物

有研究发现,N末端B型利钠肽原(NT-proBNP)和B型利钠肽(BNP)可作为预测无症状严重主动脉瓣狭窄患者预后的生物标志物。NT-proBNP水平与主动脉瓣狭窄严重程度、AVA、Vmax相关。无症状的严重主动脉瓣狭窄患者中,基线BNP水平对运动试验中血压异常、早期出现症状和死亡风险均有预测价值。有研究发现,在无症状严重主动脉瓣狭窄患者行运动试验时监测BNP,峰值BNP水平与心血管事件风险相关,显示了动态监测BNP在无症状严重主动脉瓣狭窄患者风险评估方面的价值。

四、无症状严重主动脉瓣狭窄患者的治疗策略

研究表明,无症状的主动脉瓣狭窄患者如进行严密的随访,猝死风险较低。但严重主动脉瓣狭窄患者一旦出现症状,即使症状很轻微,若不进行手术干预,其生存率明显下降,预后极差。因此,目前指南推荐对有症状的严重主动脉瓣狭窄患者进行外科手术置换主动脉瓣(surgical AVR, SAVR),对不适宜行外科手术的患者推荐经导管主动脉瓣置换术(Transcatheter AVR, TAVR),对于外科手术高风险的主动脉瓣狭窄

患者,TAVR 可作为 SAVR 的替代手段。

但无症状严重主动脉瓣狭窄患者的最佳治疗策略目前仍然存有争议。流行病学研究显示促进动脉粥样硬化的危险因素也与主动脉瓣狭窄的发生发展相关,主动脉瓣狭窄与动脉粥样硬化有脂质浸润、炎症反应、骨化和钙化等相似的病理生理机制,他汀类药物具有调脂、抗炎等作用,人们对其在主动脉瓣狭窄的治疗上寄予了很大期望。但遗憾的是,目前的前瞻性随机临床试验未能证明他汀类药物能延缓主动脉瓣狭窄的进展。因此,2014AHA/ACC 和 2012ESC/EACTS 指南已明确指出,他汀类药物不推荐应用于主动脉瓣狭窄患者延缓疾病进展。目前也没有其他药物被证明能延缓主动脉瓣狭窄进展,因此药物治疗显然不是这类患者的合适选择。

在严密观察的基础上等待是无症状严重主动脉瓣狭窄患者的传统治疗策略,一旦出现症状或左心收缩功能下降、运动试验阳性再行 AVR 治疗。这种策略存在一定隐患。首先,部分无症状的患者并非真的没有症状,如一些高龄或缺乏活动的患者因为限制了活动而掩盖了原本可能出现的症状,一些患者未能在症状出现早期及时就诊,这些都可能使患者未能及时行 AVR 治疗处于高猝死风险状态。其次,在等待的过程中,左心室会出现不可逆的心肌重构,心功能下降,手术风险也会随之增加,从而于对手术结局及远期预后产生不利影响。早期手术可以减少以上隐患,但手术风险及术后并发症也是需要考虑的问题。因此,无症状严重主动脉瓣狭窄患者治疗策略应充分评估观察等待过程中的猝死风险,权衡手术风险和远期获益,并需要包含心血管内科专家、介入心脏病专家、心脏外科专家、影像学专家和护理人员的心脏瓣膜团队共同协作,提供最佳治疗方案。2014AHA/ACC 指南与2012ESC/ EACTS 指南对于无症状严重主动脉瓣狭窄的患者行 AVR 的推荐如下(表2):

表 2 指南对无症状严重主动脉瓣狭窄患者行 AVR 的推荐

无症状主动脉瓣狭窄患者行 AVR 指征	AHA/ACC 指南	ESC/EACTS 指南
左心室收缩功能降低,LVEF<50%	Ⅰ(B)	Ⅰ(C)
需行其他心脏手术	Ⅰ(B)	Ⅰ(C)
运动试验诱发出主动脉瓣狭窄症状	Ⅰ(B)	Ⅰ(C)
运动耐量下降	Ⅱa(B)	Ⅱa(C)
运动试验中血压下降	Ⅱa(B)	Ⅱa(C)
主动脉血流速度≥5.0m/s[AHA/ACC] 主动脉血流速度≥5.5 m/s[ESC/EACTS],手术风险低	Ⅱa(B)	Ⅱa(C)
主动脉峰值流速进展每年≥0.3m/s,手术风险低	Ⅱb(C)	Ⅱa(C)
多次测量利钠肽明显升高,手术风险低	—	Ⅱb(C)
运动试验中平均跨瓣压差升高>20mmHg,手术风险低	—	Ⅱb(C)
无高血压的情况下仍有左心室肥大,手术风险低	—	Ⅱb(C)

2014AHA/ACC 指南与 2012ESC/ EACTS 指南,对于主动脉瓣狭窄患者行 AVR 手术方式的推荐如下 (表3)。

表 3 指南对主动脉瓣狭窄患者行 AVR 手术方式推荐

主动脉瓣狭窄患者行 AVR 手术方式推荐	AHA/ACC 指南	ESC/EACTS 指南
有 AVR 适应证,手术风险低危或中危,推荐行 SAVR	Ⅰ(A)	—
拟行 TAVR 或高危外科手术的患者,应由心脏瓣膜团队共同协作,提供最佳治疗	Ⅰ(C)	Ⅰ(C)
有 AVR 适应证,但有 SAVR 手术禁忌证,预期 TAVR 后寿命在 12 个月以上,推荐 TAVR	Ⅰ(B)	Ⅰ(B)

续表

主动脉瓣狭窄患者行 AVR 手术方式推荐	AHA/ACC 指南	ESC/EACTS 指南
有 AVR 适应证,但 SAVR 手术风险高危,TAVR 为合理替代治疗方案	Ⅱa(B)	Ⅱa(B)
有症状的严重主动脉瓣狭窄患者,经皮主动脉瓣球囊扩张术可考虑作为 SAVR 或 TAVR 的过渡治疗	Ⅱb(C)	—
合并其他疾病,预期不能从手术治疗中获益的患者不推荐行 TAVR	Ⅲ(B)	—

值得一提的是,由于缺乏大规模多中心随机临床试验,无论是 AHA/ACC 指南,还是 ESC/EACTS 指南,大多证据水平只有 B 级或 C 级,这恐怕也是这类患者治疗策略争议重重的一部分原因。

五、小结

无症状严重主动脉瓣狭窄患者的治疗策略尚存争议。鉴于目前指南主要基于单中心随机临床试验、回顾性研究、小样本研究和专家共识,治疗策略的选择缺乏高级别的证据,亟待进一步开展大规模多中心随机临床试验,探索更有价值的风险预测指标,为优化无症状严重主动脉瓣狭窄患者的治疗策略,改善患者预后提供更可靠的依据。

参 考 文 献

Bach DS, Siao D, Girard SE, et al. 2009. Evaluation of patients with severe symptomatic aortic stenosis who do not undergo aortic valve replacement the potential role of subjectively overestimated operative risk. Circ Cardiovasc Qual Outcomes,2:533-539.

Dichtl W, Alber HF, Feuchtner GM, et al. 2008. Prog-nosis and risk factors in patients with asymptomatic aortic stenosis and their modulation by atorvastatin(20 mg). Am J Cardiol,102:743-748.

Go AS, Mozaffarian D, Roger VL, et al. 2014. American Heart Association Statistics Committee and Stroke Statis-tics Subcommittee. Heart disease and stroke statistics—2014 update:a report from the American Heart Association. Circulation,129:e28-292.

Rosenhek R, Klaar U, Schemper M, et al. 2004. Mild and moderate aortic stenosis. Natural history and risk stratification by echocardiography [J]. Eur Heart J, 25 (3):199-205.

Varadarajan P, Kapoor N, Bansal RC, et al. 2006. Clinical profile and natural history of 453 non-surgically managed patients with severe aortic stenosis. Ann Thorac Surg, 82:2111-2115.

3. ESC 关于二尖瓣关闭不全的外科和介入治疗声明

广东省人民医院　郭惠明

一、纲要

1. 二尖瓣关闭不全(MR, Mitral Regurgitation)的外科和介入治疗需要多学科的团队合作。大手术量医学中心的富有经验的外科医生加上专业的心脏团队可以获得最好的治疗效果。

2. 外科手术修复是原发性二尖瓣关闭不全的标准治疗方案。限期手术可以获得良好的预后和恢复正常的预期寿命。经皮介入操作应保留给高风险或不能手术的有症状患者。

3. 继发性二尖瓣关闭不全的治疗存在争议:

手术矫治可以改善症状,提高生活质量,并且逆转左心室(LV, Left Ventricle)重构。然而,这与最佳的药物治疗相比,并未显示出对预后明显有益。如果在左心室严重扩大之前进行,且心脏超声检查未提示有残余或复发的二尖瓣关闭不全,瓣环缩小成形术可能会提供一个令人满意的效果。否则,保留瓣下结构的二尖瓣(MV, Mitral Valve)置换术是优选的。

继发性二尖瓣关闭不全的经皮缘对缘(EE, Edge-to-Edge)修复术是一个减轻症状和诱导左心室重构逆转的低风险的选择,但常导致残余或复发的二尖瓣关闭不全。这一术式应保留给经过最佳的抗心衰治疗(包括适当的心脏再同步治疗)后仍有明显症状的患者,且①经心脏团队评定为行二尖瓣关闭不全手术存在巨大风险;②满足经皮缘对缘修复术的心脏超声评估标准;③不存在可能使纠正或减轻二尖瓣关闭不全的获益被消除的合并症。

4. 正在进行的临床试验将确定,在孤立的继发性二尖瓣关闭不全患者中,经皮缘对缘修复术是否在心衰的控制上起到重要作用。

5. 仍需随机研究来阐明,在高危的患者中,纠正二尖瓣关闭不全与最佳的药物治疗相比是否提供了临床和预后的获益。

二、引言

二尖瓣关闭不全(MR)在普通人群中的患病率为2%,在老年人中更为常见。器质性(或原发性)二尖瓣关闭不全由影响二尖瓣(MV)复合体的一个或多个组件的病变导致,而功能性(或继发性)二尖瓣关闭不全是瓣环扩张和瓣下结构几何扭曲(继发于左心室重构和不同步)的后果,最常与左心室重构,心肌病和冠状动脉疾病相关。

原发性二尖瓣关闭不全常是退行性疾病的后果,可多年无症状——其治疗一般要在出现症状或血流动力学失代偿后才进行。然而,由于手术修复的优异效果,其治疗策略近年来已被重新定义。国际指南现在建议,当耐久修复的概率高,且手术可以由具有高修复率和低手术死亡率及发病率的经验丰富的团队进行时,应采取危险分层和早期干预。

继发性二尖瓣关闭不全预后较差,其治疗选择较为复杂,包括优化药物治疗,双心室起搏,瓣膜手术(有或无血运重建)、长期的左室辅助装置或心脏移植。手术具有挑战性,效果比原发性二尖瓣关闭不全差,且其适应证和技术的选择没有强有力的证据支持。

近年来,出现了各种各样的经皮治疗原发性和继发性二尖瓣关闭不全的方法。最广泛采用的是缘对缘(EE)修复技术,其在大型的登记研究和小的随机试验中均获得了满意的结果。同时,许多替代技术(包括经皮二尖瓣置换)正在研发之中。

在这里,欧洲心脏病学会(ESC, European Society of Cardiology)心血管病外科学和瓣膜病工作组概述二尖瓣关闭不全外科和介入治疗的适应证和局限性,并提出病例选择,团队合作和效果监测的建议。

表 1　重度二尖瓣关闭不全的超声心动图标准

定性指标	
二尖瓣形态	瓣叶连枷和(或)乳头肌破裂
彩色反流束	非常大的中心性或偏心性反流束附着、旋转并抵达左心房后壁

续表

反流束连续波形	致密和(或)三角形
血流汇聚区	大[a]
半定量指标	
缩流断面宽度(mm)	≥7(双平面≥8)[b]
肺静脉血流	收缩期逆向血流
流入	E波主要≥1.5m/s[c]
二尖瓣TVI/主动脉瓣TVI	≥1.4
定量指标	
EROA(mm²)	≥40(原发性) ≥20(继发性)
反流量(ml/搏)	≥60(原发性) ≥30(继发性)
心腔扩大	左心室,左心房

注:TVI. time-velocity integral 速度时间积分;EROA. effective regurgitant orifice area 有效反流口面积

[a]. Nyquist 极限 50～60 cm/s

[b]. 心尖四腔心和两腔心切面的均值

[c]. 在没有二尖瓣狭窄或其他原因引起左心房压力升高的情况下

三、心脏团队

在所有二尖瓣关闭不全的高危患者,一个多学科团队(心脏介入医生、心脏外科医生、麻醉医生、影像学医生和心力衰竭专家)应评估外科手术、介入操作和非手术治疗的利弊,结合相关合并症和个体化的预期寿命,评估每个选项的风险-获益比。也必须考虑到在极高危人群进行干预可能无益——手术或经皮介入治疗可能并不能使一些患者受益,此时非手术治疗(和可能的姑息治疗)更为合适。

风险评估是决策的基础,尤其是在考虑一个参考标准以外的手术时。

目前来说,经皮介入应保留给高风险或不能手术的患者。虽然大多数的手术风险评分区分出高风险和低风险,但他们并不是从瓣膜性心脏病的大型队列研究中发展出来的,所以对高风险个体的校准并不好。"高手术风险"和"不能手术患者"的定义仍然是难以确定的,且明显受到外科医生和中心经验的影响。已建立的风险评分系统(如 STS、Euroscore)应配合其他因素一起应用(如虚弱、瓷主动脉),正如 VARC-2(Valve Academic Research Consortium-2)共识文件所推荐的。

在缺少心脏团队活动指南和证实其有效性的证据的情况下,根据个体患者量身定制的治疗方式仍然是合适的。确认心脏团队工作有益的研究是必需的,这可能由 ESC 或欧盟利用集中审计资源进行。

四、影像学评估

详细的(通常是经是经食管的)超声心动图(TEE)对于以下几点是必需的(表1):①定量测量二尖瓣关闭不全;②确定手术或经皮二尖瓣修复的解剖适应性;③证实存在左心室和(或)左心房血栓或活动性心内膜炎——这种情形可能禁忌干预或建议一个替代疗法。

在适合手术的原发性二尖瓣关闭不全患者,前、后叶的所有扇叶均应仔细评估,详细描述病变情况及部位,以及是否存在瓣环钙化。

当继发性二尖瓣关闭不全考虑手术时,行超声心动检查获取左心室测量参数是必需的(容量、射血分数和球形指数),同时需评估二尖瓣的几何扭曲(瓣叶隆起面积,对合高度、瓣叶角度和乳头肌间距)。瓣环缩小成形术后二尖瓣关闭不全复发的众多预测因素已被确定(表2),如果有它们的存在,应考虑更为耐久的二尖瓣置换。

经食管超声心动图对于确认经皮缘对缘修复的解剖可行性也是必需的。目前在这方面没有专门的指南,EVEREST Ⅱ 研究中的解剖入选标准是主要参考(表3)。超出这些标准[包括明显的连枷间隙和(或)宽度,交界性二尖瓣关闭不全,进展的左心室重构,解剖裂隙和不对称的牵拉]的经皮治疗现在很常见,尽管某些解剖条件预示着失败或不理想的结果(表4)。

表 2 继发性二尖瓣关闭不全行瓣环缩小成形术后预测修复失败或复发的超声指标

对合高度＞1cm

收缩期隆起面积＞2.5cm²

二尖瓣后叶角度＞45°

二尖瓣前叶远角＞25°

左心室舒张末期直径＞65cm

左心室收缩末期直径＞51cm

收缩末期乳头肌间距＞20mm

收缩球形指数＞0.7

表 3 经皮缘对缘修复术的关键解剖标准（EVEREST Ⅱ）

中-重度二尖瓣关闭不全（3/4 级或更高）

A2-P2 区病变

对合长度≥2mm

对合高度≤11mm

连枷间隙＜10mm

连枷宽度＜15mm

二尖瓣瓣口面积＞4cm²

可活动瓣叶长度＞1cm

表 4 不利于经皮缘对缘修复的解剖条件

交界病变

后叶短小

严重的不对称牵拉

对合区钙化

严重的瓣环钙化

裂隙

严重的瓣环扩张

严重的左心室重构

大的（＞50%）向交界间延伸的反流束

严重的黏液性变加多扇叶脱垂

五、治疗建议

（一）原发性二尖瓣关闭不全

1. 药物治疗 对于轻微症状和无症状的原发性二尖瓣关闭不全患者,没有证据支持药物治疗。当发生心力衰竭时,β受体阻滞剂和血管紧张素转化酶抑制剂可减轻症状,但它们不应该被用来推迟干预的

时机。

2. 手术 在重度退行性二尖瓣关闭不全,二尖瓣修复是首选的手术方式,其相较于二尖瓣置换有明显优势。手术的主要目标——恢复瓣叶的生理性活动,在保证瓣口面积的前提下获得足够的瓣叶对合和瓣环稳定——可以根据二尖瓣病变的类型和位置,通过多种单独或组合的技术实现(瓣叶切除、置入人工腱索,腱索移位、缘对缘技术,使用人工瓣环或条带形瓣环成形)。如今,在专业中心 95% 的退行性二尖瓣病变都能成功修复。尽管在前叶或双叶脱垂、进展的黏液性病变、瓣环钙化,或未能行人工瓣环成形术的患者中修复失败风险增加,在第 10 年和第 20 年免于再次手术的概率分别为 90% 和 80%。

手术效果取决于患者手术前的状态,二尖瓣关闭不全机制,修复技术,以及手术中心和外科医生的经验。在有大量二尖瓣修复经验的中心,可以使住院死亡率＜1%,获得极低的主要不良事件发生率和良好的远期效果。因此,患者应转诊至有经验的中心以获得最大限度的耐久修复的可能性(特别是如果采用"早期修复"的策略)。限期二尖瓣修复后的长期存活率和生活质量与年龄匹配的普通人群相似。与之相反的是,如果在出现心力衰竭,左室射血分数下降,肺动脉高压,或心房颤动以后再进行二尖瓣修复手术,远期生存率将下降。

3. 经皮介入操作 Mitralclip 系统(Abbott Vascular,美国)是一个被批准用于高危或不能手术的重度二尖瓣关闭不全且符合解剖标准的患者的经导管二尖瓣装置,它在全球范围内已置入超过 30 000 例。目前 Mitralclip 系统是唯一一个可以广泛应用的装置,但几款新型的经导管二尖瓣装置已在研究当中。

在退行性二尖瓣关闭不全患者中使用 Mitralclip 系统进行经皮缘对缘修复是安全的,操作死亡率、30d 死亡率及并发症发生率(脑卒中、出血、心包压塞或心脏复苏)均较低,且平均住院时间短。1 年存活率 80% 也与匹配的普通人群相近,因为研究的人群多是高龄且合并症多。术后二尖瓣狭窄极为罕见,二尖瓣夹脱落的风险低于 2%。手术即刻成功率(最终 MR≤2 级)达 80%～85% 且可以保持到术后 1 年及 4 年随访。

4. 原发性二尖瓣关闭不全中外科手术与经皮介入治疗的比较

在 EVEREST Ⅱ 研究中,279 例患者按照 2∶1 的比例随机分成经皮缘对缘修复组与外科手术组(修复或置换)。其中大多数为退行性二尖瓣关闭不全,相对低危,中度的左心室功能障碍,严格按照左心室大小-功能及二尖瓣解剖标准入选。经皮修复有较高的需再次手术的二尖瓣关闭不全发生率(术后 1 年

20.4% vs. 2.2%；术后 4 年 24.8% vs. 5.5%，均 $P<0.001$）和降低的疗效——定义为免于死亡及因二尖瓣功能障碍或 3～4 级二尖瓣关闭不全而行手术［术后 1 年 55% vs. 73%（$P=0.007$）；术后 4 年 40% vs. 53%（$P=0.07$）］。报道认为经皮修复技术提高了安全性是因为外科手术组需要更多的输血。

应该指出的是，EVEREST Ⅱ 入组患者与目前欧洲所治疗的患者有明显不同，后者大多为继发性二尖瓣关闭不全，严重左心室功能障碍和（或）重构，充血性心脏衰竭，并发症多，手术风险高。此外，该结果数据仅代表了早期的操作经验，而高手术量中心的治疗效果正在经历迅速改善。总结陈述：原发性二尖瓣关闭不全：①外科手术仍然是原发性二尖瓣关闭不全的首选，在大手术量的中心，其死亡率非常低，有效性和耐久性已得到确认。②经皮缘对缘修复术是有症状但不能手术或高危的患者的替代选择。在这个高危亚组，经皮治疗的早期死亡率一直很高（高达 9%），并且有 >50% 的患者在 1 年时有残余或复发的 ≥2/4 级的 MR。③需要合理设计的随机研究来确认针对这个高危亚组的最佳治疗方案。

（二）继发性二尖瓣关闭不全

1. 药物治疗　对于继发性二尖瓣关闭不全，药物治疗（血管紧张素转化酶抑制剂、β受体阻滞剂、醛固酮拮抗剂）是必需的。在容量超负荷时可能需要应用利尿剂，而血管扩张剂对于急性血流动力学失代偿有作用。在合适的患者还应考虑心脏同步化治疗。

2. 手术　继发性二尖瓣关闭不全的最佳手术治疗方式仍存在争议。使用小尺寸的硬质全环进行二尖瓣修复，以恢复瓣叶对合和瓣膜功能是标准的治疗方式。在精心挑选出的左心室功能差的继发性二尖瓣关闭不全患者，该术式的围术期风险可以接受。更为进展的瓣叶牵拉预示着修复失败和二尖瓣关闭不全复发，伴随而来的提升耐久性的技术（二级腱索切除，将后内侧乳头肌缝合至主动脉-二尖瓣连续，梗死区折叠，乳头肌折叠，和左心室后壁复原）已在小型的、非随机的、观察性研究中有所描述。最近的一个随机研究中，限制性成形术被拿来与保留腱索的二尖瓣置换比较，结果显示在继发于缺血的二尖瓣关闭不全患者中，前者对于左室收缩末容积指数或 1 年死亡率没有表现出优势。然而，该研究仅统计了 1 年死亡率且包含了存在预示修复失败的术前因素的患者，因此，说服力不大。仍需要进一步研究确定，是否特定的继发性二尖瓣关闭不全患者可以受益于手术修复。

此外，没有研究证明，相较于药物治疗，手术修复显示出了生存获益。如此便不支持对无症状患者进行手术干预，且使得高危病例的手术决策较为复杂。二尖瓣关闭不全复发是手术主要缺点，这可能是缺乏可

观察到的生存获益的基础——数个二尖瓣关闭不全复发的预测因素已经被确认，应在选择病例时考虑它们的影响（表 2）。

3. 经皮介入操作　继发性二尖瓣关闭不全是目前经皮缘对缘修复术的主要适应证，占总患者的 65%～75%。ACCESS-EU 注册研究一共入选了 393 例继发性二尖瓣关闭不全且左心室严重功能不全和充血性心脏衰竭的患者——30d 死亡率为 3%，1 年死亡率为 17%，且 1%～2% 患者出现显著的并发症（脑卒中、心脏复苏和心脏压塞）。效果与之前退行性二尖瓣关闭不全的研究结果相近——出院时及术后 1 年残余 3～4 级二尖瓣关闭不全的比例分别是 8% 和 22%。大多数患者（69%）在术后 12 个月时处于 NYHA 心功能分级 Ⅰ/Ⅱ 级，且展示出左心室和左心房重构的逆转，但几乎有 50% 患者残余 MR 在 2 级以上。其他系列报道也有类似的结果。

（三）继发性二尖瓣关闭不全中外科手术与经皮介入治疗的比较

直接比较外科手术与经皮介入治疗对继发性二尖瓣关闭不全的疗效是困难的，因为分别选择这两种治疗策略的患者存在明显差异。一个小的非随机研究报道称经皮介入治疗的疗效更好（术后 1 年免于 ≥3 级的 MR 的概率 94% vs. 79%，$P=0.01$）。与之相反，后来的 EVEREST Ⅱ 研究显示两种策略在这方面是等效的。然而，在缺少一个药物治疗对照组的情况下，要确定这两种治疗方式是否对生存有益是不可能的——正在进行的随机研究将解决这个问题。

由于二尖瓣夹诱导的瘢痕和纤维化，经皮缘对缘修复失败后的外科手术非常具有挑战性。虽然在继发性二尖瓣关闭不全的高危患者这是可以接受的，但在低危的原发性二尖瓣关闭不全患者却不行——所以经皮修复技术不适合这类人群。总结陈述：继发性二尖瓣关闭不全①药物治疗最为重要；②手术的作用是有争议的，尤其是不能同时行血运重建时，因为其有显著的手术死亡率，高的二尖瓣关闭不全复发率和缺乏已证实的生存获益；③经皮缘对缘修复是一个可以减轻症状，诱导左心室重构逆转的低风险选择，但常常与二尖瓣关闭不全残留和复发有关。因此，只有在被心脏团队判断为高危或不能手术的，有症状的，且符合解剖标准的患者中，才应考虑这种方法作为最佳药物治疗（包括适时的心脏再同步化）的补充。

六、疗效评估的建议

正面直接比较外科手术和经皮介入是不可能的，因为在不同的人群它们被相互用来作为补充，而不是替代。正在进行的随机研究将需要仔细的设计和解读，以使未来可以进行基于证据的决策：

1.终点事件应预先根据交叉调整并严格定义。

2.结果定义和命名应遵守国际建议(包括经皮瓣膜介入的研究设计)。

3.特定的超声心动图标准应专门定义和验证。

4.安全性和有效性应该由心脏病和心脏外科医生共同评估。

安全性对于外科手术和经皮介入两者之间的选择具有重大作用——临床终点事件应被用于比较两种策略。

患者报告的与生活质量有关的测量结果应结合入常规的临床终点事件并常规评估。

每个终点事件的构成要素应该相互关联且有类似的临床意义。

当临床意义尚不清楚时,操作特异性的并发症不应使用。例如,EVEREST Ⅱ 研究表明经皮缘对缘修复优于手术对照,因为这些患者更少输血。虽然输血是不良的临床疗效的标志,应避免使用测量同一疾病过程中不同但不相关的各方面的联合终点事件。

有效性应在预先定义的长期随访时评估——大多数二尖瓣关闭不全复发出现在术后第一年,解读早期结果应谨慎。

二尖瓣修复的目标应被定义为达到一致的结果报告。例如,在手术修复后残余 2 级 MR 是不满意的,但在经皮介入则往往被认为是操作成功(尽管对预后有不良的影响)。

反流量或左心室射血功能的细微变化不应该被用来论证一个特定方法的优势——没有数据证明他们对临床结局存在影响。

七、展望

经皮介入提供了不需要体外循环,在正常生理状态的跳动心脏上进行二尖瓣修复或置换的潜在可能。除了经皮缘对缘修复,经导管腱索置换和间接的瓣环成形(使用冠状窦装置、射频介导的瓣环重塑和折叠装置)还处在不同的发展阶段。这些技术没有对应的手术方式,它们的疗效尚需证明。相反,经皮直接瓣环成形术复制对应的外科技术,可以通过瓣环折叠和交界-交界置入实现。

经皮二尖瓣置换技术正不断取得进展,这需要包含大管径装置的输送,不撞击左心室流出道或其他相邻结构的锚定,避免瓣周瘘,并保持耐久性。

三维超声心动图,融合成像和计算机建模技术将指导装置选择及操作的有效性和安全性。二尖瓣介入专家的培训将是至关重要的,以确保适当的患者选择,操作技巧和围术期处理。经皮介入技术和先进成像技术的进一步发展将需要监管部门的批准和适当的医保报销。

第 10 篇

影像诊断

1. 不同危险人群冠状动脉粥样硬化的影像学特征

安徽省立医院　马礼坤　吴佳玮

冠状动脉粥样硬化性心脏病已成为全世界致死致残率最高的疾病。除个体基因易感性外,高血压病、高脂血症、糖尿病、吸烟等均是动脉粥样硬化的高危因素。另外,研究发现某些临床疾病如慢性肾功能不全(CKD)、代谢综合征(MS)、肥胖症等都促进冠心病的发生和发展。不同的人种、性别之间冠心病的发病率也有显著差异。冠脉造影(CAG)、血管内超声(IVUS)、虚拟组织学 IVUS(VH-IVUS)、光学相关断层扫描(OCT)等检查方法为深入了解血管及病变的形态和功能提供了新的视野。此外,一些无创性的诊疗方法如 CT 冠状动脉造影(CTCA)、冠脉钙化评分(CAC)等,对管腔狭窄程度、斑块描述及量化、斑块高危分层等做出更全面的评估。了解不同易感人群冠状动脉粥样硬化的影像学特征能为临床诊断和治疗提供更为翔实可靠的信息。

一、动脉粥样硬化的发病机制

动脉粥样硬化(AS)包括脂纹形成、纤维斑块和粥样斑块三个阶段。在各个阶段,血液成分、血管壁组成细胞和细胞外基质相互作用,促进 AS 的发生和发展。动脉硬化是脂代谢异常、炎症以及内皮细胞功能紊乱等共同作用的结果。其中,脂代谢异常是 AS 发病机制中最重要的危险因素。当血管内皮细胞受损启动AS 病灶形成环节后,由于损伤内皮通透性的增加,血液中脂蛋白及其氧化产物进入内皮下空间后,与细胞外基质中蛋白多糖结合,增加了其在血管壁内的存留时间。当低密度脂蛋白(LDL)浓度过高、存活时间延长或者渗入到内皮下,与内皮、血管平滑肌细胞以及浸入的巨噬细胞释放的氧化酶和活性氧接触,可被细胞氧化修饰。经氧化修饰的低密度脂蛋白(ox-LDL)与巨噬细胞膜上的清道夫受体结合被摄入,经过不断的累积,引起巨噬细胞中脂质的过度聚集,形成泡沫细胞,形成最初的脂纹。这种巨噬细胞吞噬脂质的过程在早期看来是机体自身应对内皮细胞功能障碍的保护效应。但随着 ox-LDL 的增加,内皮损伤加重、血小板局部黏附、聚集、血栓形成,导致炎症因子大量释放,形成恶性循环,最终加剧 AS 的发展。泡沫细胞形成后,血管平滑肌细胞(SMC)向内膜迁移、增殖,加上细胞外基质(ECM)代谢异常,脂纹发展成纤维斑块。随着泡沫细胞坏死、脂质核心增大,纤维斑块演变为粥样斑块。在 AS 进程中,血管重构与不稳定性密切相关。正性重构可以被看作是血管为保持管腔截面积而进行的代偿反应,常见于纤维斑块,且与坏死核及炎症相关。尽管一些斑块体积不大,但由于偏心、纤维帽薄、脂质池、坏死核融合,继发斑块内出血、破裂、侵蚀、血栓形成等,导致急性血管事件的发生。而负性重构由于外弹力膜(EEM)收缩,管腔截面积减小,但其常见于富含纤维组织的斑块中,因此斑块相对稳定。

二、不同易感人群冠状动脉粥样硬化的影像学特征

(一)高血压病

全球超过十亿的人罹患高血压病。血压控制不佳是目前导致死亡的最大危险因素。冠心病是高血压病

最常见的靶器官损害。尽管目前指南对于合并冠心病的高血压病患者的降压目标未做特殊说明,但研究表明,严格控制血压对于合并冠心病的高血压患者而言,能减少临床事件的发生,同时某些降压药物具有一定的抗动脉粥样硬化效果。

CAMELOT 的亚组研究比较了正常血压组、高血压前期组以及高血压组的冠脉粥样硬化进展。结果发现,高血压组的粥样斑块体积明显增加,高血压前期组斑块体积无明显改动,而正常血压组的粥样斑块体积则明显下降。四项研究的后续 IVUS 随访数据证实,应用 β 受体阻滞剂的患者粥样斑块体积明显减小。但该研究最大的不足是,β 受体阻滞剂的应用未做到随机化,尚存在其他干预因子对研究结果产生影响。

严格控制血压增加冠心病患者他汀治疗的斑块获益。Nozue 等应用 IVUS 观察比较糖尿病、高血压病对冠状动脉粥样硬化他汀治疗效果的影响。研究发现,糖尿病合并高血压病组、单纯糖尿病组、单纯高血压组、阴性对照组的粥样斑块体积进展的速度分别为 60%、33%、45% 和 24%($P=0.03$)。四组治疗前后斑块的构成成分无明显改变。Chhatriwalla 等的研究尽管更强调的是 LDL-C 在他汀获益中的作用,但结果不难发现,对于冠心病合并低水平 LDL-C 患者,收缩压<120mmHg 的患者他汀斑块获益更大。

某些降压药物被认为可能通过抗炎效用发挥抗动脉粥样硬化的作用。其中,血管紧张素受体拮抗剂(ARB)被认为具有独特的多效性作用。有研究发现替米沙坦治疗高血压病后斑块的纤维组织含量明显增加,脂肪组织含量则显著减少。冠脉窦水平的炎症细胞因子亦明显下降。此外,OLIVUS 研究发现奥美沙坦组累计无事件生存率、粥样斑块总体积(TAV)及粥样斑块体积百分比(PAV)下降程度均较对照组明显升高。值得一提的是,血压下降的程度与斑块进展速度并没有显著相关。

(二)糖尿病

在心血管的各项高危因素中,糖尿病是未来发生心肌梗死事件的最强预测因子。与非糖尿病的患者相比,糖尿病患者冠脉介入术后的死亡率更高,预后更差。尸检发现,糖尿病患者的冠脉病变更为弥漫,尤其是在远段血管。现有的大量影像学研究也已证实。

研究发现,与非糖尿病患者相比,糖尿病患者的冠状动脉粥样硬化程度更重,TAV 及 PAV 均增加,管腔大小及 EEM 显著减小。在需要应用胰岛素治疗的糖尿病患者中,EEM 减少、PAV 增加更为明显。尽管糖尿病患者更易合并高血压病及高脂血症,但糖尿病仍是血栓负荷的独立危险因素。让人意外的是,在这项系统分析中,两组的冠脉受累节段数量上并不存在统计学差异。这表明,糖尿病更易导致局限性病变,而不

是系统性粥样硬化。糖尿病患者的斑块负荷更易出现进展,在药物治疗的情况下,斑块逆转差。对糖尿病患者进行强化调脂治疗所获得的斑块逆转率与非糖尿病患者不进行强化调脂治疗相比并无显著差异。但该研究与 SATURN 研究设定的 LDL-C 靶目标值存在差异,后者目标值为<61mg/dl,明显低于前者设定的目标值(<80mg/dl)。后者研究发现,对于治疗前 LDL-C>70mg/dl 的患者,强化调脂治疗后,非糖尿病组的 PAV 下降较糖尿病组更为明显。这表明,异常的动脉重塑影响了糖尿病患者动脉粥样硬化疾病的临床表现。有关糖尿病患者受损血管重塑的机制目前尚不明确。有研究认为糖尿病患者在动脉粥样硬化的早期阶段即存在管腔收缩。也有假设认为由于内皮依赖舒张受损,动脉管壁钙以及纤维组织沉积增多继而斑积累,最终导致血管舒张受限。这在胰岛素治疗的患者中更为明显,胰岛素导致平滑肌细胞增殖以及纤维组织的沉积,造成血管壁舒张受限。

多项研究发现,冠心病合并糖尿病的患者更易合并高危斑块,体现在 TCFA 数量的增多。同时,糖尿病患者有更高的脂质指数,钙化和血栓病变更多见,尤其是血糖控制不佳、胰岛素抵抗明显的患者。糖尿病患者罪犯血管的侧支循环往往比较丰富,尽管粥样硬化病变进展较快,但这并未增加前其早发急性冠脉综合征(ACS)的风险。有学者推测可能存在着某些机制阻止了心血管事件的发生。

在逆转斑块成分上,TRUTH 研究发现,糖尿病患者应用他汀治疗后纤维脂质成分下降,但与非糖尿病患者相比,后期下降幅度减少。高空腹血糖、糖化血红蛋白与动脉粥样硬化进展相关。对于合并高糖化血红蛋白的患者,即使调脂发挥作用,斑块逆转仍较少。需指出的是,糖尿病与高血压病、脂代谢异常关系密切。优化血压及血脂治疗同时带来血糖获益,减少粥样硬化斑块比例。

(三)代谢综合征(MS)

MS 作为一种综合征或因为其包含的各项独立危险因素与冠心病进展密切相关。一项多中心研究共计入选 3459 例患者,包括糖尿病患者、MS 患者以及否认上述两种疾病的患者,利用 IVUS 分析比较三组患者动脉粥样硬化程度及进展速度。研究结果表明,与其余两组相比,冠心病合并糖尿病组的 PAV 更高,管腔狭窄程度更重,斑块进展更快。尽管 MS 合并多项高危因素,但其动脉粥样程度及进展速度较阴性组无明显差异。相同 TAV 及 PAV 的患者,MS 组的 EEM 及管腔面积较阴性组高。但该结果在糖尿病组及糖尿病合并代谢综合征并无明显差别。另一项研究发现,对于糖尿病患者,MS 不是冠心病的独立危险因素。而 MS 继发糖尿病是冠心病进展的显著高危因素。

作为一项综合征,MS是斑块进展的独立预测因子,但各项危险因素单独的预测意义不大。现有的研究表明,高甘油三脂血症合并高体质指数(BMI)、异常肥胖合并高血压是斑块进展的独立预测因子。强化他汀治疗并不延缓MS患者的斑块进展。且随着危险因素的增加,斑块逆转程度逐渐下降,尤其是当合并四个以上危险因素时。此外,研究观察到BMI下降程度是斑块逆转的独立预测因子。

冠心病合并糖尿病或代谢综合征的患者TCFA比例更多,斑块脂质含量更高。而斑块钙化程度在糖尿病患者中更为显著。易损斑块合并代谢综合征提示其往往是一个高危的人群。此外,由于代谢综合征是糖尿病的高危因素,积极地进行危险因素管理,尤其是中央型肥胖的患者,对于早期防治心血管疾病意义重大。

(四)慢性肾功能不全

CKD患者并发冠心病的概率较高,其病理生理学机制与普通人群有异。除了常见的危险因子,更复杂以及一些未明的相互作用(如营养不良、炎症、钙化等)存在于血管疾病的进展过程中。目前有关CKD合并冠心病患者的研究较少且异质性高。尸检研究显示CKD患者的粥样硬化斑块负荷重。终末期肾病的患者钙化斑块比例较高,血管中膜增厚,管腔面积减小,同时内膜厚度有增厚的趋势。但总体而言,斑块面积并无明显的改变。病理结果显示,CKD患者的冠脉钙化程度及血管中膜厚度明显增加,独立于其他心血管危险因素。

CTCA是被认为是目前评估冠脉管腔内斑块最理想的无创方法。但由于终末期肾病患者血管钙化多发生在内膜,导致CTCA的特异性有所下降。目前这方面的研究相对较少。有一些小样本研究通过IVUS检测冠脉斑块,来探究其与肾功能之间的关系。Miyagi等研究发现,CKD患者的斑块脂质体积比例较高,纤维体积比例较低。多项研究发现,斑块的稳定性随着肾小球滤过率(GEF)的下降而恶化。进行性下降的GFR是斑块破裂的独立预测因子。

PROSPECT研究发现,与肾功能正常的患者相比,CKD患者非罪犯血管(NCL)斑块的坏死核比例增加、钙化密度升高、纤维组织减少。同样的结论见于Kato的研究。另一项研究发现,合并糖尿病的CKD患者斑块钙化成分及坏死核的比例更高。这种现象在需要肾脏透析的患者中更为明显。有趣的是,另一项纳入989例患者的meta分析比较GFR>60ml/min和GFR<60ml/min(包括肾脏替代治疗)的患者冠脉斑块进展情况,发现两组在规范用药的情况下,斑块体积进展的速度并没有统计学差异。

(五)肥胖

肥胖与冠心病密切相关。研究发现,肥胖患者的冠脉钙化评分(CAC)明显升高。在不合并冠心病的代谢健康的成人横断面分析中,BMI高的人群CAC更高。Cassidy等对肥胖患者的斑块负荷进行了8.9年的随访,发现低危患者的腰围、腰臀比以及BMI与冠脉钙化进展密切相关。另一项研究发现,对于合并MS的患者,BMI≥30kg/m² 是冠脉斑块进展的独立预测因子。

多项研究证实肥胖与AS斑块易损性相关。Ohashi研究发现,内脏肥胖是冠脉非钙化斑块发生与程度的独立预测因子,同时与易损斑块的多种特征相关,而BMI并不是显著的预测因子。另一项大型回顾性研究发现,32%的BMI>25kg/m²的患者具有高风险斑块,BMI是未来心血管事件发生的独立预测因子。同时,BMI亦是斑块体积变化的独立预测因子。随着BMI的增加,他汀的斑块获益减少。合并代谢综合征的患者BMI更高,脂质斑块长度及指数更长。

(六)种族

忽略传统心血管危险因素,人种的差异与心血管疾病发病率存在相关性。与白种人相比,美裔黑种人患者中女性更多合并症,斑块进展更为明显。在匹配参数(年龄、血脂水平、糖尿病患病率)的基础上,运用IVUS检测并比较白种人和亚洲人种(日本及韩国)的左主干病变差异。发现亚洲人种BMI值及血脂水平更低,血管腔细,血管面积较大,斑块负荷更重。白种人尽管斑块体积相对小,但血管钙化更为严重。同性别澳大利亚人左主干及前降支病变的发生率明显高于中国人,罹患冠心病的时间早出10年左右。

此外,MASALA研究发现,亚洲南部的男性与白种人男性的冠状动脉钙化斑块负荷相近,但较美裔黑种人和拉丁人评分更高。另一项研究表明,尽管亚洲南部人种冠脉病变更为严重,但白种人出现弥漫性冠脉病变的发病年龄相对更小。

(七)性别

IVUS及病理学研究发现,较男性而言,女性患者的冠脉病变较轻。绝经期后的女性(>60岁)与男性患冠心病的风险相当,故有假设认为雌激素可能有抗炎稳定斑块的作用。然而,在女性患者中,雌激素对侵蚀斑块没有保护作用。

研究表明,女性患者NCL的节段性病变较少,局灶性病变更多(较少钙化、坏死核以及纤维占比)。斑块往往具有多项高危特征,MACE事件与TCFA密切相关。男性患者MACE事件与斑块负荷>70%相关。尽管存在上述这些差别,三年内,男性和女性由于NCL导致的MACE无显著差异。更需指出的是,这种与性别相关的差异在65岁以下的人群中较为明显,随着年龄的增长,上述差异无统计学意义。

多项研究显示,女性患者在斑块逆转、减少 MACE 事件发生方面获益更为明显,但具体原因尚不明确。有研究指出,斑块逆转在合并糖尿病、稳定型心绞痛、高 LDL-C 及 C 反应蛋白(CRP)的女性患者中更为明显,而与 HDL-C 水平不相关。这与 REVERSAL 研究的结果相悖,后者发现 HDL-水平与斑块逆转显著相关。

三、总结

无创及有创冠脉影像学检查能帮助临床进一步了解冠脉斑块进展阶段、测定斑块负荷、识别高危斑块、监测药物疗效以及认识不同高危人群的疾病模式。了解不同易感人群冠状动脉粥样硬化的影像学特征,有助于临床采取个体化的治疗。

2. 疑诊急性冠脉综合征的无创影像学评估

贵州省人民医院 吴 强 宋 方

在因急性胸痛就诊的患者中,很大一部分被疑诊为急性冠脉综合征(ACS),为了明确诊断或排除 ACS 而采取的各种检查手段(包括侵入性心导管检查)带来了高额的医疗费用支出。传统的心电图和血清心肌坏死标记物检查可能漏诊 2%～5% 的 ACS 患者。虽然超敏肌钙蛋白灵敏度高,但是特异性略低,导致诊断 ACS 的假阳性率增高,且需要连续多次采样来明确,进一步增加了相应的医疗费用;而且血清标记物并不能为疑诊 ACS 的不稳定性心绞痛患者提供诊断依据。

无创影像学检查是对传统策略(病史、心电图和心肌坏死标记物)诊断或排除 ACS 的有力补充,能减少误诊和(或)漏诊。本文简介超声心动图、CT 冠状动脉成像(CTCA)、心肌灌注显像(MPS)、正电子发射断层扫描(PET)和心血管磁共振成像(CMR)等常用无创影像学技术在 ACS 诊断中的应用价值。

一、超声心动图

(一)经胸超声心动图

床旁经胸二维超声心动图检查可比心电图提供更有价值的信息,且有助于肺栓塞、升主动脉异常及心包积液的诊断,被 ESC 及 ACCF/ASE/AHA 指南列为疑诊 ACS 患者的一线影像学检查推荐(Ⅰ类,C级)。急性心肌缺血所致的节段性室壁运动异常可早于明显的心电图改变,并持续存在至缺血事件后数小时,故当部分 STEMI 患者早期通过心电图及病史尚不能确诊时,早期床旁经胸二维超声心动图可发现节段性室壁运动异常,并可用于评估是否需要进行冠状动脉造影和介入治疗。一项研究纳入 280 例心电图不能确诊的疑似 ACS 患者,经胸二维超声心动图对诊断的敏感性、特异性和阴性预测价值分别为 71%、91% 和 73%。但是节段性室壁运动异常并不仅限于急性心肌缺血,亦可见于陈旧性心肌梗死、局灶性心肌炎、左束支传导阻滞及某些心肌病患者。此外,对于某些肥胖或伴有肺部疾病的患者,由于声学视窗受限导致图像质量欠佳也会带来诊断上的困难。

新的经胸二维超声心动图技术亦可发现除节段性室壁运动异常以外的其他征象:等容收缩期心室内压力急剧上升,缺血心肌被拉伸,应变成像技术可识别这一征象。有研究显示,应变成像技术对心肌缺血诊断的敏感性和特异性分别为 93% 和 78%,并且在缺乏明显节段性室壁运动异常的患者中,其与冠状动脉造影所显示的冠脉狭窄具有相关性。有研究显示,即使在仅发生微灶损伤坏死的 NSTEMI 患者,应变成像也可精确地检测到收缩早期延长时间的细微变化,冠状动脉闭塞患者的收缩早期延长时间明显长于未闭塞的患者[(86±45)mg vs.(63±31)ms,$P<0.01$],且与梗死面积密切相关($r=0.67$,$P<0.001$)。

(二)声学造影超声心动图

较之于普通超声心动图,声学造影超声心动图可通过改善心内膜的显示,提高对节段性室壁运动异常的识别,同时实时声学造影超声心动图还可以进一步通过心肌灌注评价室壁运动异常。声学造影超声心动图能准确地识别 ACS 患者,并具有评估其预后的价值。一项纳入 957 例急性胸痛患者的声学造影超声心动图研究表明,室壁厚度异常和心肌灌注缺损与临床事件率增高相关,其阴性预测价值达 99%～100%,但其阳性预测值在合并陈旧性心肌梗死患者很低。一项纳入 100 例患者的多变量逻辑回归分析比较了声学造影超声心动图、TIMI 风险评分、心电图异常和肌钙蛋白 T 检查对 ACS 患者的诊断预测价值,结果表明声学造影超声心动图价值最高,并且其测量的灌注缺损范围与发病 4 周后左室射血分数负相关($r=-0.79$,$P<0.001$);另外 2 项研究也表明,对于疑诊 ACS 的急性胸痛患者,声学造影超声心动图可比改良 TIMI 评分提供更多的中期(30d)和远期(2 年)预后信息。

(三)负荷超声心动图

药物或运动负荷超声心动图在疑诊 ACS 影像评估领域有着广泛的研究和临床应用。ACC/AHA 及 ESC 的指南均推荐负荷超声心动图用于疑似 ACS 患者(Ⅰ类,A级),且主要用于休息下无胸痛、风险评分较低、普通心电图及肌钙蛋白均阴性的患者。在急性胸痛的患者中,运动负荷超声心动图和运动负荷 MPS 诊断冠心病的敏感性相似(86% vs.85%),而后者特异性更高(90% vs.95%);运动负荷超声心动图与心电图运动耐量试验的特异性一致(95%),但前者敏感性远高于后者(85% vs.43%),且安全性更优(0 vs.11%,$P=0.004$)。一项观察性研究连续入组 839 例胸痛患者,其中 811 例患者(96.7%)完成了负荷超声心动图,1 年随访期后严重事件(全因死亡率及心肌梗死发生率)在负荷超声心动图正常组为 0.5%,而在异常组为 6.6%。多元回归分析显示,负荷超声心动图异常及年龄是严重事件的预测因素。一项多中心的前瞻性研究(包含 377 名急性胸痛患者)6 个月随访期后复合心脏事件在多巴酚丁胺负荷超声心动图正常组为 14/351,而在异常组为 8/26(4% vs. 30.8%,$P<$0.0001)。

二、CTCA

由于多层螺旋 CT 的广泛应用,现在许多急救中心或大型医院都拥有了 64 层以上的多层螺旋 CT,可以获得高质量的 CTCA 影像。对于心电图及心肌坏死标记物不能确诊的中-低可能性的疑似 ACS 患者,美国指南推荐适当应用 CTCA 检查。同样,ESC 也推荐 CTCA 作为侵入性冠状动脉造影的替代检查用于排除中-低可能性的疑似 ACS 患者(Ⅱa 类,B 级)。一项包含 9 个临床试验的荟萃分析表明,对于初始心电图不能确诊的疑似 ACS 患者,64 层螺旋 CT 对 30d 主要心血管事件的敏感性、特异性、阳性及阴性预测价值分别为 93.3%、89.9%、48.1% 及 99.3%;另一项包含了 4 项随机对照临床试验共 3 266 例疑似 ACS 患者的荟萃分析显示,同常规处理对照组相比,早期进行 CTCA 的策略可缩短中-低可能性的疑似 ACS 患者的住院时间,并降低 38% 的医疗费用。2014 年发表的一项研究表明,在纳入的 196 例疑似 ACS 患者中,通过 CTCA 排除冠脉病变后,在随访平均 47.4 个月后,仅有 1% 的患者因胸痛再次入院,没有患者出现血运重建、ACS 以及死亡,提示 CTCA 对疑诊 ACS 所致胸痛的患者的阴性预测价值很高。

CTCA 还是目前定量检测冠脉斑块钙化的标准方法,可分辨脂质、纤维和钙化成分,对斑块稳定性有一定评判价值。但较之于血管内超声成像,CTCA 分辨脂质斑块及纤维斑块的能力较差,对斑块组织结构的细微观察价值仍有限,无法识别易损斑块的纤维帽及炎症的存在。一项包含 1049 例患者的研究发现,CTCA 的钙化积分功能并不能预测 30d 心血管事件。对于有严重钙化的斑块,CT 由于伪影和钙化的部分容积效应,可高估混和斑块容积。多层螺旋 CT 的血管钙化积分功能主要用于排除冠心病,其对疑似 ACS 的急性胸痛患者的阴性预测价值可达 99%。

对比增强 CT 还可用于评估心肌灌注。一项回顾性研究分析了 158 例连续入选的急性胸痛患者,为了排除急性肺栓塞等原因所致的胸痛而应用增强 CT,结果发现增强 CT 对急性心肌梗死检测的敏感性为 93%、特异性为 87%。ROMICAT 试验亚组分析表明,CTCA 结合增强 CT 评估心肌灌注和节段性运动异常可以提高 ACS 的检出率。

第三代双源 CT 以其极低的辐射暴露、极低的对比剂用量(<20ml)和高速的扫描模式使 CTCA 在急性胸痛患者的 ACS 筛查中应用得更加广泛。

三、MPS 和 PET

MPS 是目前评价心肌缺血和存活心肌最明确的方法,能提供有价值的预后评估。欧洲及美国指南均推荐 MPS 用于常规心电图和心肌坏死标记物不能确诊的疑诊 ACS 患者。一项包含 2465 例急性胸痛患者(发病<6 h)的汇总分析表现,静息 MPS 对心肌梗死的敏感性为 90%、特异性为 80%,阴性预测价值达到了 99%。就短期预后而言,30d 主要心血管事件在 MPS 正常组为 3%,而异常组达 10%～30%;而长期随访发现,随访 1 年的心肌梗死或死亡事件在 MPS 正常组为 0,而在异常组分别达 11% 及 8%(P<0.001)。

临床试验表明,静息 MPS 能缩短急性胸痛的分诊时间,降低医疗费用;但是对于胸痛缓解的患者,静息 MPS 的敏感性明显下降,而且静息 MPS 尚难以区分急性或陈旧性心肌梗死。所以,在急性胸痛缓解后,联合负荷 MPS 可进一步提高敏感性,提供更好的预后价值。

现在,MPS 的缺血记忆显像技术已经能够反映心肌代谢。通过用放射性核素标记的示踪复合物,能够显示严重缺血心肌的功能延迟或生物化学改变。缺血导致的心肌能量代谢模式转换可持续至再灌注后一定时间(>12h),利用脂肪酸类似物 IPPA 示踪的 MPS 缺血记忆显像技术能够显示这种代谢的转换。这种缺血记忆显像技术与在 ACS 胸痛缓解 12h 内应用静息 MPS 的敏感性和特异性相似,均分别为 90% 和 80%,但是前者拥有更长的时间窗。

[18]氟脱氧葡萄糖是一种葡萄糖类似的示踪物,PET 可显示[18]氟脱氧葡萄糖在缺血心肌和粥样斑块(尤其不稳定斑块)的积聚,而正常心肌则摄取很少。Flurpiridaz F-18 是一种新型示踪剂,Ⅲ 期临床试验表明其有着更高的对比度和分辨率,将其应用于疑诊 ACS 患者的筛查是否有着更高的预测价值还需进一步研究。

杂交成像技术是将 CTCA 的冠状动脉解剖与 SPECT、PET 及 CMR 的功能成像结合,与单独应用这些成像技术相比,杂交成像技术对血管狭窄程度≥70% 且缺血面积>10% 的冠心病检出率更高,且能进一步评估 ACS 的心脏灌注及功能,但是其设备和专业技术上的要求限制了该技术的推广。

四、CMR

磁共振成像具有较高的软组织密度分辨力和空间分辨力,在显示冠状动脉粥样硬化斑块上有一定价值。可根据 T_1、T_2 及 PD 加权成像中各种信号强弱的组合来识别斑块纤维帽、脂核和钙化成分,并进行定量分析,对于监测斑块发生和组织成分的动态改变具有重要价值;根据不同序列图像中信号强弱的不同可以区分纤维帽的厚度和完整性。随着分子生物学的发展,目前多种造影剂用于磁共振成像,以识别斑块的成分、炎症程度及表面血栓。磁共振成像的局限性在于对于活体冠状动脉斑块的检测受到呼吸运动、心跳以及图像分辨率的影响,也不能直接分析斑块内的钙化成分。目前研发的腔内磁共振成像采用血管内接收线圈与外部扫描仪相结合的方法有望解决这一问题。

CMR 在 ACS 患者(特别是临床情况稳定的患者)的诊断应用价值日趋显现,其能评价局部心肌的结构和运动功能、心肌厚度、休息及负荷心肌灌注、心肌水肿、微血管障碍及心肌内出血等。2006 年美国指南推荐对于心电图不能确诊或不能进行运动试验的中等可能 ACS 患者进行负荷 CMR 是合理的。磁共振冠状动脉成像也可用于发现冠状动脉异常。ESC 指南特别推荐 CMR 用于心肌炎和疑诊 ACS 的患者,用以评估其心肌活力及充盈缺损;对于无反复胸痛,心电图及心肌坏死标记物正常但怀疑 NSTEMI 的患者(GRACE 评分≤108),进行负荷 CMR 是安全合理的(Ⅰ类,A 级)。一项研究包含 161 例胸痛 12h 内的 NST-ACS 患者,通过 CMR 评估患者的左心室功能,首过灌注及对比剂延迟强化,CMR 最后对 ACS 诊断的敏感性和特异性分别为 84% 和 85%,其对 ACS 患者心脏结构和功能的评价亦具有特殊的应用价值。

急性缺血导致的心肌水肿发生在坏死之前,并可持续至心电图和心肌功能恢复正常之后(甚至可延续至发病后 1 个月)。有研究表明,通过对水肿敏感的 T_2W 加权显像技术可将 CMR 诊断 ACS 的敏感性、特异性和总体准确性分别提高至 96%、85% 和 93%,而腺苷负荷 CMR 结果正常的患者在 9 个月或 1 年的随访期未发生心血管事件,其阴性预测价值达 100%。心肌组织的 T_1 弛豫时间是多种病理改变的标志,CMR 的 T_1-mapping 技术可以用于定量急性缺血损伤的范围和程度:在早期,平扫 T_1-mapping 技术检测急性心肌梗死的敏感度和特异度分别为 96% 和 91%;对于 NSTEMI 患者的诊断,T_1-mapping 优于 T_2W 加权成像。

五、总结

目前尚不能明确无创心脏影像技术的应用是否改善了疑诊 ACS 患者的临床预后。美国一项回顾性调查分析 421 774 例不考虑急性心肌梗死的胸痛患者数据显示,与传统诊断策略比较,24h 内早期应用 CT-CA、负荷超声心动图、MPS 或心电图运动负荷试验,导致了更高的心导管检查及血运重建率(负荷超声心动图并未提高侵入性心导管检查率),但是并没有降低患者 7d 及 190d 的心肌梗死发生率。床旁超声心动图是疑诊 ACS 患者的第一线辅助检查,其他先进的无创影像学检查能提供更多的关于诊断及预后的价值,阴性排除价值很高,尤其适合于病史不典型、通过心电图及血清学筛查仍难以明确的疑诊 ACS 患者。这些无创影像学技术的应用能缩短患者住院时间(特别是急诊留观时间),具有较高的效价比。当然最佳的无创影像学策略也有待进一步的大型、前瞻性临床试验证实。我们有理由相信,随着第三代双源 CT 等更先进成像硬件和技术的出现,无创影像技术在未来可能将取代侵入性心导管检查用以准确评估 ACS 患者的血管病变和功能异常,并有助于指导血运重建策略。

参 考 文 献

Douglas PS, Garcia MJ, Haines DE, et al. 2011. ACCF/ASE/AHA/ASNC/HFSA/HRS/SCAI/SCCM/SCCT/SCMR 2011 Appropriate Use Criteria for Echocardiography. J Am Coll Cardiol,57(9):1126.

Foy, AJ, Liu G. , Davidson WR Jr, et al. 2015. Comparative effectiveness of diagnostic testing strategies in emergency department patients with chest pain:an analysis of downstream testing, interventions, and outcomes. JAMA Intern Med,175(3):428.

Hamm, CW, Bassand JP, Agewall S, et al. 2011. ESC Guidelines for the management of acute coronary syndromes in patients presenting without persistent ST-segment elevation:the Task Force for the management of acute coronary syndromes(ACS)in patients presenting without persistent

ST-segment elevation. Eur Heart J,32(23):2999.

Hendel RC, Berman DS, Di Carli MF, et al. 2009. ACCF/ASNC/ACR/AHA/ASE/SCCT/SCMR/SNM 2009 appropriate use criteria for cardiac radionuclide imaging. J Am Coll Cardiol,53(23):2201.

Hendel RC, Patel MR, Kramer CM, et al. 2006. ACCF/ACR/SCCT/SCMR/ASNC/NASCI/SCAI/SIR 2006 appropriateness criteria for cardiac computed tomography and cardiac magnetic resonance imaging. J Am Coll Cardiol,48(7):1475.

Taylor AJ, Cerqueira M, Hodgson JM, et al. 2010. ACCF/SCCT/ACR/AHA/ASE/ASNC/NASCI/SCAI/SCMR 2010 appropriate use criteria for cardiac computed tomography. J Am Coll Cardiol,56(22):1864.

3．冠状动脉粥样硬化腔内影像学检查的应用

上海市胸科医院　方唯一　关韶峰

　　冠状动脉造影作为传统的冠状动脉粥样硬化性心脏病的冠状动脉影像学评估手段，具有局限性，其二维图像不能准确评价血管壁和血管腔内的结构，为了更好的评估冠状动脉斑块，各种冠状动脉腔内影像学技术应运而生。血管内超声检查（IVUS）是最早也是最常应用于冠状动脉腔内影像学检查的技术，它利用末端装配有超声探头的特殊导管进行冠状动脉血管腔内成像，以评估血管内壁结构和斑块情况。利用红外光和近红外光谱进行成像的光学相干断层成像（OCT）和近红外光谱冠状动脉成像（NIRS）是近几年来新应用于临床检查冠状动脉腔内管壁和斑块情况的技术，他们的成像精度高于 IVUS，备受临床医师青睐。

一、不同冠状动脉腔内影像学技术的成像特点

　　IVUS 导管前端装配有高频微型超声探头，检查操作时将导管送入血管腔内（在病变处或病变血管段）进行探测，探测信息经电子成像系统处理，实时显示出心血管腔组织结构和几何形态的微细解剖信息。由于是将超声探头直接置于血管腔内探测，因此血管内超声不仅可准确测量管腔及粥样斑块或纤维斑块的大小，更重要的是它可提供粥样斑块的大体组织信息，如：血管腔的斑块性质、钙化情况、斑块负荷、管壁的完整性等，为临床的治疗决策提供十分重要的依据。目前主流的超声探头成像频率为 20MHz，成像分辨率不高，但穿透性较好，可以深入的进入组织，观察管壁的内在结构。更高频率的超声探头有着更高的分辨率和

图像质量，但血管穿透性相对降低。传统的 IVUS 灰阶成像，虽然可以实时显示冠状动脉内血管壁组织和粥样硬化斑块的图像，但是对粥样硬化斑块的成分无法准确解读。为了解决这一缺陷，改良的 IVUS 对超声回声中的射频（RF）信号进行更深入的频谱处理，可以对粥样硬化斑块进行更准确地分辨，实时重建斑块分类的组织图像，这就是虚拟组织学（VH-IVUS）的基本原理。

　　OCT 是一种利用红外光成像的新型断层扫描成像技术。光波和声波比，分辨率高，轴向分辨率可达 $10\mu m$，是 IVUS 分辨率的 10 倍；但其穿透组织的能力就不如 IVUS，最大约为 2 mm；扫描范围 7mm；为了解决光线不被血液干扰的问题，第一代 OCT 需要应用球囊扩张的办法阻断上游血流，新一代的频域 OCT 系统加快了扫描速度，只需快速推注造影剂冲洗冠脉血管而无须阻断血流，极大地提高了操作的便利性。

　　NIRS 是利用电磁波谱近红外区域（800～2500 nm）的光射向冠状动脉管壁，不同的血管组织对不同的光波长散射吸收和产生反射不同。由于 NIRS 并不依赖光线的直接反射回探测器而成像，故流动的红细胞不影响它在动脉内的应用，对于评价易损斑块尤其独到之处。

　　由于不同影像学的成像技术和特点不同，它们分别适用于不同的临床情况，没有一种检查技术可以包含所有的临床需求，有时需要两种或多种检查技术相结合，目前几种主流的检查技术的成像特点和适应证列于表 1。

表 1　不同影像学技术成像特点和临床适应证

	IVUS	VH-IVUS	OCT	NIRS
一般特质				
能量来源	超声	超声	红外光	近红外光
回撤速度（mm/s）	0.5～1.0	0.5～1.0	10～40	0.5
穿透力（mm）	80～120	80～120	1～3	1～2
轴向分辨率（μm）	8～10	8～10	1～3	n/a
血液需冲净	不需要	不需要	需要	不需要
实时出结果	是	否	是	是

续表

	IVUS	VH-IVUS	OCT	NIRS
自身斑块评价				
斑块容积	是	是	否	否
纤维帽厚度	否	否	否	是
血管重构	是	是	否	否
钙化识别	佳	佳	一般	—
脂质池,坏死核心	—	佳	佳	佳
非浅层脂质斑块	—	是	否	否
巨噬细胞聚集	否	否	是	否
新生血管	—	—	一般	—
评价管腔完整性	一般	一般	佳	—
支架成像				
指导介入	是	—	是	—
支架内新生斑块	差	中等	佳	—
扩张不良	是	n/a	是	否
支架贴壁不良	是	n/a	是	否
病变覆盖不全	否	否	是	否

二、冠状动脉腔内影像学检查技术对冠状动脉斑块的评价

冠状动脉粥样硬化性心脏病的冠状动脉血管内膜和斑块病变是动态变化的,最初血管内出现适应性内膜增厚,紧接着出现了内膜黄色瘤,进而出现病理性内膜增厚,之后过渡到纤维帽状的动脉粥样硬化,最后形成了冠状动脉粥样硬化,在这演变过程中易损斑块破裂将导致心血管事件发生。影像学上大部分易损斑块最突出的特征为薄纤维帽脂质斑块(TCFA),应用临床现有的影像学技术来发现不同性质的斑块,利用不同斑块的特征来识别 TCFA,这对于指导临床意义重大。

IVUS具有良好的血管穿透性,能够提供血管壁详细的结构图像,能清晰区分内膜、中膜和外膜,并可根据不同组织回声的不同对斑块进行分类①软斑块:回声信号少于其他组织,显示为较暗区域;②钙化斑块:表现为强回声信号区域;③纤维斑块:回声强度中等;④混合斑块:不同回声混杂,显示为明暗混杂的区域。但由于 IVUS 分辨率不高,薄纤维帽常无法准确测量,对脂质池识别的敏感性也不高,IVUS 检查中对TCFA 的定义为:表面没有明显纤维组织帽,具有局灶性坏死核心或脂质池病变。

VH-IVUS 技术采用了射频频谱信息分析检测纤维斑块、纤维脂质斑块、坏死核心和钙化病变,不同组织射频反射波不一样,通过不同的颜色区域将其显现出来,识别富含脂质成分的坏死核心的敏感性和特异性也随之大大提高,能较准确的识别 TCFA。但该技术还无法很好的区分钙化组织和坏死组织,具有一定局限性。

OCT 通过对不同组织结构表面对光的反射或衰减的时间延迟来进行成像,得到组织微结构的图像。其特点是分辨率高,能够清晰显示血管腔表层结构的变化,易于分析动脉粥样硬化斑块、易损斑块的组织形态学特点。容易识别纤维斑块、脂质池、钙化病变,甚至红白血栓等。由于 OCT 的分辨率高,其发现的易损斑块有多种不同特征,除 TCFA 外,钙化结节和内膜侵蚀也可被发现。OCT 的局限性在于观察组织的深度低于 IVUS,仅为 1～2.5mm,遇到富含脂质病变时并不能准确评估斑块负荷情况。此外,成像时脉冲注射对比剂也对于成像准确性有一定影响,尤其在检测红色血栓时成像精度受限。

NIRS 是近年发展的一种影像技术,其原理近似OCT。基于血管组织不同分子吸收分散近红外线能力不同,能较准确地反映血管的组织结构,同时能够避开血管内皮和血细胞等的影响,并且可以穿透支架和钙化组织,还能够测量粥样硬化斑块的脂质和蛋白含量。NIRS 检出的富含脂质的病变称之为脂核斑块,可以识

别出表浅的脂质核心（<450 μm），其特异性很高（90%），但敏感性一般（50%）。NIRS 的另一局限性是成本较高。此外，NIRS 导管的血管通过性不佳，对术者的操作要求较高。

三、冠状动脉腔内影像学检查技术对临床事件的预测价值

PROSPECT 研究是第一项前瞻性、多中心的观察急性冠状动脉综合征（ACS）患者冠状动脉粥样硬化斑块自然病史的大型临床研究，所有患者的冠状动脉三支血管均接受冠状动脉造影、灰阶 IVUS 及虚拟组织学 IVUS（VH-IVUS）检查，观察与罪犯病变及非罪犯病变相关的主要心脏不良事件（MACE）。研究共入选 697 例 ACS 患者，对罪犯病变成功行 PCI 治疗后，所有患者均再次接受冠状动脉造影、灰阶 IVUS 及虚拟组织学 IVUS（VH-IVUS）检查。在 3.4 年的平均随访期内，共有 135 例患者发生 MACE，大部分事件为需住院治疗的不稳定性心绞痛，仅有 31 例患者发生严重心血管事件（心血管原因死亡、心脏骤停、心肌梗死）。结果发现非罪犯病变发生 MACE 的独立预测因子包括斑块负荷 ≥70%，最小管腔面积 ≤4mm² 和 TCFA。VH-IVUS 分析显示有 TCFA 病变的患者随访期间 MACE 发病率是无 TCFA 病变患者的 11 倍。VIVA 研究和 ATHEROREMO-IVUS 研究为两个设计相似的两个单中心研究，也得出相似的研究结果。由于 IVUS 和 VH-IVUS 测得的斑块负荷和斑块性质和传统冠状动脉造影所见并不一致，可以检出很多冠脉造影不能发现的病理变化，故腔内影像学结果可提高额外的临床预测价值。上述 3 个试验根据腔内影像学结果预测心脏事件，其阴性预测值均高于 90%，而阳性预测值均不到 50%，提示根据腔内影像学的斑块负荷和性质可以用来除外心脏事件（阴性预测值高），但阳性预测价值一般。

ATHEROREMO-NIRS 研究对 203 例患者的非罪犯血管进行 NIRS 检查，通过评估血管的血脂负荷指数（LCBI，衍生自脂核斑块），随访观察急性心血管事件的发生情况。1 年随访显示，指数高于平均值组心脏事件发生率明显高于低于平均值组（16.7% vs. 4.0，P=0.01），提示 NIRS 检测可能具有一定临床预测价值。

前瞻性的 OCT 相关研究较少。EROSION 研究通过 OCT 观察了 405 例急性冠脉综合征（ACS）的患者冠脉病变特点，他们发现，约 1/4ACS 是由斑块侵蚀引起的，有 60 例患者的冠脉狭窄 <70%，TIMI 血流 3 级，且病情稳定。他们对其中的 55 例仅应用肝素、双联抗血小板治疗（阿司匹林、替格瑞洛）的患者，随访 1 个月，有 47 例患者的血栓体积减少 50% 以上，22 例患者完全无残留血栓。总体上，患者的血栓体积从 3.7 mm³ 降至 0.2mm³，最小血流面积从 1.7mm² 增至 2.1mm²。EROSION 研究首次证实了因通过 OCT 发现因斑块侵蚀导致的 ACS 完全可以从单纯抗栓治疗中获益。

四、冠状动脉腔内影像学技术评价斑块进展

目前已经发表了多个 IVUS 相关的冠脉斑块系列研究，评价不同干预措施处理后的斑块负荷和斑块容积百分比（PAV）系列变化。有研究显示，经强化抗粥样硬化治疗，IVUS 显示斑块未发生恶化进展，甚至出现一定程度的消退，瑞舒伐他汀 40mg 强化治疗 PAV 可下降 1.2%，阿托伐他汀 80mg 强化治疗 PVA 可下降 1%。当然，这种程度的斑块消退可能是微不足道的，但至少说明积极的调脂降脂治疗对冠心病的二级预防是有正效应的。这些研究也说明，冠状动脉腔内影像学测定粥样斑块的负荷可用来预测临床事件，但 PAV 变化对临床事件预测价值的高低仍有待更多的临床研究来证实。

除了 IVUS 评估斑块负荷和容积变化，其他腔内影像学检查技术也可用来评价调脂降脂治疗的有效性。VH-IVUS 可以看到强化降脂治疗后斑块的性质趋于稳定，但坏死核心面积变化不大。OCT 可发现强化治疗后纤维帽厚度增加，而 NIRS 检查也显示 LCBI 随着强化治疗而逐渐减少。

五、冠状动脉腔内影像学检查对冠状动脉介入治疗的指导价值

血管腔内影像学技术用于评价斑块，目前更多是用于科研，临床价值尚有待进一步开发和评估。一些血管腔内影像学技术在冠状动脉介入诊治上已经广泛用于对冠状动脉临界病变的评价，指导并优化经皮冠状动脉介入治疗（PCI）以及评价支架置入效果等情况。在我国，IVUS 应用较多，已经基本普及到绝大多数省级三甲医院的心内科，而 OCT 的应用近年也逐年增多。

（一）血管腔内影像学检查对非左主干临界病变干预的指导价值

当冠状动脉造影时无法决定是否对临界病变进行介入干预治疗时，适当地使用腔内影像学检查技术可以显示血管腔及斑块的负荷、性质以及真实的管腔狭窄程度，可为治疗决策提供重要的诊断价值。目前，对于非左主干的临界病变，影像学测定的最小管腔面积（MLA）≥4mm² 认为不需要进行介入干预，MLA<4mm² 时是否需要行介入手术？取决于该处病变是否会引起功能性缺血，有条件的医院建议行冠状动脉血

流储备分数(FFR)或其他非创伤性负荷试验。若不能开展负荷试验,则需要综合考虑参考血管尺寸、病变长度和面积、狭窄程度、斑块负荷及病变累及心肌的供血范围大小等因素综合评估。一般而言,MLA<4mm^{2}以下的血管造影提示的临界病变,伴有血管面积狭窄>60%或斑块负荷>80%或病变长度>2cm时,该处病变多被认为是可以诱发缺血的罪犯病变,建议行介入干预治疗。

OCT对临界病变的评估更侧重于分析斑块的稳定性,即识别高危的易损斑块。有关OCT指导临界病变的介入治疗的研究较少,界值也无定论。但根据成像原理,OCT对靶病变狭窄程度和范围的测量可能会提供更加接近于组织学的数据。IVUS可能会高估管腔面积,而OCT的数据或学会更加精确,可重复性也更高一些,用OCT测得的MLA和FFR对比,具有很高的相关性,有研究认为亦可用于临床指导是否行介入治疗。

(二)血管腔内影像学检查对左主干病变评估的指导价值

冠状动脉造影通常是用肉眼评估或计算机定量分析,当左主干狭窄使管腔径减少在50%以上时,被认为是有重要临床意义的狭窄。但冠状动脉造影在精确评估病变的严重程度时,有其一定的局限性,血管成角、血管重叠、投影缩减、左主干的解剖变异性等,都会使评估病变的严重程度存在一定的不确定性或误差。此外,不同的医师或操作者对冠状动脉造影结果的判断存在不同程度的差异,或者同一个医师或操作者在不同时间分析病变也会出现一定的差异,特别是在判断开口病变时尤甚。应用FFR评价LM开口病变,会因为操作的问题经常出现误差,重复性较差;而FFR评估LM远段病变时又受到LAD或LCX的开口是否存在狭窄性病变的影响。因此,当需要评估LM病变时联合应用其他的血管腔内影像学技术显然更客观一些。

由于LM病变常伴有正向或者负向重构,这种重构可能影响IVUS对LM狭窄的准确评价。通常认为,MLA≥7.5 mm^{2}是正常LM管腔直径的下限,而MLA<5.9 mm^{2}时就和FFR有血流动力学意义的狭窄高度一致,目前以MLA>6 mm^{2}作为可以推迟行PCI的建议标准。当LM病变累及分叉和LAD,LCX开口部位管腔面积>4mm^{2}或斑块负荷≤60%时,推荐单支架技术。

如上所述,IVUS不仅能够评价LM病变的狭窄及钙化程度,还能够了解LM开口及远端分叉病变尤其是对前降支和回旋支开口的累及程度,对于帮助指导支架置入的策略(单支架或者双支架、支架的直径、长度等)很有帮助,在欧美和日本等国家的医院处理

LM病变时,都必须使用IVUS。需注意LM远端分叉病变使用IVUS检查时,必须从分支血管连续回撤IVUS,以便正确评估LM病变严重程度和斑块分布。支架释放后,还可以通过IVUS判定支架展开的情况、贴壁情况、病变覆盖情况及支架边缘是否存在夹层和血肿,对于是否需要进一步采用后扩张、对吻扩张、Preventional stent等优化介入治疗策略有十分重要的指导价值。MAIN-COMPARE回顾性研究3年随访结果显示,IVUS指导组死亡率显著低于非IVUS指导组。

(三)血管腔内影像学检查对冠状动脉支架置入的指导价值

血管腔内影像学检查除了可以用于评价冠状动脉病变的严重程度和斑块性质,决定是否干预外,还可以用于指导PCI的具体操作,比如应用IVUS指导冠脉导丝的行进路径、判断球囊预扩张的效果、支架尺寸的选择、决定支架置入的位置等。

支架置入术前,IVUS可以了解血管的参考直径、病变长度、有无钙化等,对于选择合适的支架大小和长度可以提供重要信息,支架置入以后,还可以评价是否达到了理想的置入标准。目前通用的支架置入"理想"的IVUS标准是:①支架完全贴壁;②支架展开充分:支架最小横截面积(MSA)与平均参考血管管腔面积(reference lumen area RLA)之比>0.9(其中平均参考血管管腔面积是指近端参考血管CSA与远端参考血管管腔CSA的平均值);③支架展开对称,支架梁的分布比较均匀,支架对称指数(即支架最小直径与最大直径之比)>0.7;④支架完全覆盖病变。其中支架的贴壁情况是判断支架置入效果的最重要指标之一。支架的贴壁情况即指支架壁与冠状动脉血管壁之间的贴靠情况,判断支架贴壁良好的标准是IVUS证实支架完全贴壁,即所有支架梁与血管壁紧密相接,两者间不存在有任何空隙。此外,IVUS还可以评价支架置入有无边缘夹层、病变是否未覆盖、分支开口是否严重受损等情况,有助于优化介入治疗。

由于分辨率高,OCT在评价支架置入后的支架贴壁、边缘夹层、残余血栓和组织脱垂等情况优于IUVS。OCT可以分辨冠状动脉支架置入术后支架周围超微结构特征,包括支架释放是否充分、支架与血管壁贴合是否良好等,尤其了解斑块组织向血管腔内突入情况OCT有明显的优势,但OCT评价理想支架置入标准仍有待完善。

(四)血管腔内影像学检查对支架失败原因的评估

支架失败包括支架内再狭窄和支架血栓形成,其具体机制仅靠造影结果常无法确定,采用血管腔内影像学检查可以明确支架失败的原因。支架置入失败的

原因包括：支架内膜增生和（或）新生动脉硬化、支架扩张不全、支架贴壁不良、支架边缘效应及支架断裂等。支架内膜增生是导致支架内再狭窄发生的主要原因之一，IVUS测得的内膜增生容积百分比[内膜增生容积和（或）支架容积]是评定特定药物洗脱支架置入成功与否的重要指标，但近来开始关注支架内新生动脉硬化。OCT或VH-IVUS检出的新生动脉硬化多表现为不稳定的病理改变，包括：血管内膜斑块破裂、有薄纤维帽的动脉粥样斑块、增生组织有新生的滋养血管、血栓形成等。晚期支架贴壁不良是晚期血栓形成最重要的原因，尤见于DES置入后。血管腔内影像学检查技术可以明确诊断有无晚期贴壁不良存在。

（五）血管腔内影像学检查对可吸收支架的评估价值

全吸收式生物血管支架（BRS）是冠状动脉介入技术发展的新方向之一，血管内影像学检查对BRS的应用有较大帮助。由于BRS加压扩张后的塑形能力不及金属支架，支架展开后是否充分贴壁对能否选择合适尺寸的支架至关重要。BRS置入前应用腔内影像学检查技术可以精确的测量管腔直径，对选择合适的支架尺寸、了解置入后有无扩张不良或贴壁不良以及如何选择合适大小的后扩张球囊进行后扩张以达到理想的置入效果等都有极大的帮助。

六、腔内影像学技术的展望

冠状动脉腔内影像成像技术未来的发展方向主要是进一步优化器械以及将不同的检查技术整合。偏振敏感OCT（PS-OCT）可以更好地显示斑块的微观结构，一微米分辨率OCT（MOCT）可以更清晰的显示和量化内膜表面的巨噬细胞和胆固醇结晶，这些技术有望近期在人体开始应用。IVUS-NIRS、OCT-NIRS和OCT-IVUS混合导管已经开始临床试用，这些新型导管分别整合了两种成像技术的优点，能更好的评估动脉粥样硬化斑块。

参 考 文 献

Gardner CM,Tan H,Hull EL,et al. 2008. Detection of lipid core coronary plaques in autopsy specimens with a novel catheter-based near-infrared spectroscopy system. JACC Cardiovasc Imaging,1:638-648.

Mintz GS,Garcia-Garcia HM,Nicholls SJ,et al. 2011. Clinical expert consensus document on standards for acquisition,measurement and reporting of intravascular ultrasound regression/progression. studies. Euro Intervention,6:1123-1130.

Nasu K,Tsuchikane E,Katoh O,et al. 2006. Accuracy of in vivo coronary plaque morphology assessment:a validation study of in vivo virtual histology compared with in vitro histopathology. J Am Coll Cardiol,47:2405-2412.

Roelandt JR,Serruys PW,Bom N,et al. 1989. Intravascular real-time,two dimensional echocardiography. Int J Card Imaging,4:63-67.

Yabushita H,Bouma BE,Houser SL,et al. 2002. Characterization of human atherosclerosis by optical coherence tomography. Circulation,106:1640-1645.

4. 心脏CT进展:血流储备分数和负荷心肌灌注

广东省人民医院　杨峻青

一、概述

冠心病患病率高,致死、致残率高,使其成为医疗负担的重要部分。有创冠脉造影(ICA)和血管重建费用高,而且过度使用时增加风险,因此,控制有创操作的指征很重要。指南建议和通常的实践是根据患者临床表现和无创检查结果来计算先验概率,分层处理:低危患者保守治疗,中危患者作无创负荷试验以评估缺血负荷,高危患者接受ICA。

有症状的中危患者是否从有创检查和治疗获益,主要取决于是否存在心肌缺血及缺血的程度。对ST段抬高或非ST段抬高患者及时的血管重建是获益的关键,但是对稳定冠心病患者重建的获益常有争议。稳定型冠心病患者应该接受血管重建还是保守治疗策略,主要看动脉粥样硬化病变引起的血流动力学改变。因此,结合ICA和血流储备分数(FFR)的决策策略成为金标准:ICA反映解剖改变,FFR反映某一冠脉的供血功能。FFR代表某一冠脉实际可提供的最大血流与冠脉无病变时的最大血流比。FFR参与指导血管重建决策可改善患者预后,且可能减少医疗费用。然而FFR需在ICA基础上进行,仍免不了有创、昂贵和放射暴露。因此若干种无创冠心病功能检查仍在临床使用,包括运动心电图、负荷超声、单电子发射计算机成像(SPECT)以及较新的负荷心脏磁共振(CMR)、正电子发射断层成像(PET)。然而这些无创检查对冠脉病变的预测价值十分有限。传统的冠脉CT血管成像(CCTA)对评价冠脉病变也有局限,因为病变的解剖学严重性和血流动力学意义往往不匹配。

EVINCI研究显示CCTA比负荷SPECT、PET、超声、CMR等无创功能影像学检查更准确地诊断可疑冠心病患者,与ICA+FFR的符合率更高。但更优的诊断表现是否转化为更好的临床结果,仍待观察。大型注册研究显示,通过CTA早期检出亚临床冠心病的患者与检查阴性人群比较预后较差。SCOT-HEART资料显示,CCTA诊断策略改变了治疗方案可减少临床硬终点,如心肌梗死。然而,对有症状的可疑冠心病患者,以CCTA替代功能学检查作为筛选手段,并不改善临床预后:CCTA阳性患者造影和血管重建率更高,但不改善预后。无创检查技术亟需新的发展。在传统CCTA解剖学诊断之上,近期发展的负荷心肌CT灌注(CTP)和无创血流储备分数(FFR$_{CT}$)技术,使CCTA也具备了功能评估功能。

二、FFR$_{CT}$

对解剖学影像的研究,无论是定量冠脉造影、CCTA还是血管内超声,都一致证实解剖学测量的狭窄和心肌缺血之间的关系不可靠。ICA+FFR成为金标准,然而这一策略有创,因此基于CCTA的FFR技术被发展出来。FFR$_{CT}$应用计算流体动力学(CFD)来计算全部心外膜冠脉相关FFR值,不需要额外影像、药物,也不用改变影像采集流程。获得FFR$_{CT}$基于三步骤:①重建主动脉根部和冠脉的三维模型;②确定模拟最大程度充血时冠脉流入道和流出道的边界状态;③根据流体力学的物理定律执行数学计算。最后根据心血管CT协会指引对CCTA的三维模型行彩色编码。

FFR$_{CT}$与有创FFR的比对已有广泛验证(表1)。DeFACTO研究以有创FFR为金标准,CCTA+FFR$_{CT}$的诊断准确率高于单用CCTA,为73%、64%。此外,FFR$_{CT}$比CCTA更能识别病变特异的心肌缺血,曲线下面积(AUC)0.81:0.68。尽管FFR$_{CT}$改变了CCTA的诊断准确性,DeFACTO仍观察到部分病例FFR$_{CT}$和有创FFR不符合。研究者把这一结果归咎于操作方案中没有强制使用硝酸甘油和β阻滞剂,造成影像质量不理想。DeFACTO的亚组分析中,在中度冠脉病变患者,FFR$_{CT}$阴性预测值90%,有助于临床医生排除诊断。DISCOVER-FLOW的局限性是其效能只足够评价每支血管模型。DeFACTO(表1)研究样本量较大,FFR$_{CT}$在患者水平的诊断准确率73%,与单用CCTA相比,AUC从0.68提高到0.81。更近的NXT研究(表1)显示了FFR$_{CT}$对患者水平的诊断AUC高达0.9。与前两项研究不同,NXT研究采用了新一代FFR$_{CT}$软件,99%人群使用硝酸甘油(DeFACTO只有75%),入选中危人群(前两项研究为高危人群)。重要的是在中度狭窄患者和高Agatston评分患者中FFR$_{CT}$的诊断能力保持不变。值得注意但是,NXT研究中13%病例因影像质量不佳而放弃FFR$_{CT}$评估。CREDENCE(ClinicalTrials.gov NCT02173275)将比较FFR$_{CT}$与SPECT、负荷CMR等几种影像技术。

表 1　检验 FFRCT 基于患者的诊断准确性的多中心研究

研究	患者人群(n)	敏感度	特异度	阳性预测值	阴性预测值	对照技术
DISCOVER-FLOW	103	83%	82%	85%	91%	有创 FFR
DeFACTO	137	90%	54%	67%	84%	有创 FFR
NXT	254	86%	79%	65%	93%	有创 FFR

"Aarhus"方案是真实世界的可行性研究中提出的，$FFR_{CT}<0.75$ 的患者接受 ICA，0.75～0.80 的患者临床随访评估症状，FFTCR＞0.8 的患者不用 ICA。该研究中 98% 患者可以得到确定性 FFR_{CT} 结果。FFR_{CT} 的优势之一是从标准的 CCTA 资料计算而来，不增加放射剂量。文献还描述了几种 CCTA 影像采集方案以减少放射剂量同时保持好的影像质量。有研究者比较了四种无创技术作为首选检查时，患者整个诊疗过程的放射量：多巴酚丁胺超声、SPECT、CCTA、CCTA＋FFR_{CT}。尽管首先使用多巴酚丁胺超声的患者总放射量最低，但一年事件率最高。CCTA＋FFR_{CT} 组的总放射量低于 SPECT；以 CCTA＋FFR_{CT} 为首选检查的患者一年死亡和心肌梗死率最低(2.33%)。

FFR_{CT} 能定位引起缺血的病变，进一步提高了该检查的性价比。PLATO 研究比较了传统 CTA 和整合了 FFR_{CT} 的 CCTA，两组患者 ICA 阴性率、临床结果、生活质量和医疗资源消耗。该研究证实，计划接受 ICA 的患者，使用 FFR_{CT} 可安全地减少 61% 的 ICA，ICA 阴性率降低 83%，改善了患者生活质量，减少了医疗费用。EMERALD 研究利用基于 CFD 的无创血流动力学预测急性冠脉综合征，罪犯病变造成的 FFR_{CT} 显著较低，跨病变 ΔFFR_{CT} 较高，轴向斑块和管壁剪切力也高于非罪犯病变。这些血流动力学参数比解剖学狭窄程度和高危斑块特征具有更高确认罪犯病变的能力，可能改进我们识别易损斑块和高危患者的能力。

三、负荷心肌 CTP

负荷 CTP 的研究 30 年前已有动物实验，临床应用却很迟，是因为几种技术上的局限：时间分辨率、空间分辨率和对比分辨率以及 Z 轴的覆盖不足。负荷 CTP 成像时，造影剂到达心肌，阻挡 X 线通过。灌注不足的区域高曝光。然而，碘造影剂达峰和洗脱很迅速，因此，需要很高的时间分辨率。高时间分辨率需要与之匹配的快速扫描。两种方法可提高扫描速率：①增加扫描层数以实现更大范围头足覆盖；②加大扫描间距；两种方法可以联合。大面积影像侦测器和 320 排 CCTA 系统的应用，使一个心动周期内覆盖全心脏成为可能。加大扫描间距同样可以缩短扫描时

间。一种称为"闪烁 CT"的技术能够实现一个心动周期内完整采集影像。通过 X 线球管和影像侦测器无重叠地环绕患者，在很短时间内完成扫描。最后，除了时间分辨率，负荷 CTP 另一挑战是对比分辨率，即如何改进正常和低灌注区域之间大约只有 50HU 的透光性区别。左心室造影剂浓集造成的放射硬化伪影可能造成假阳性的心肌灌注缺损。双能量 CT(DECT) 可能克服这一挑战。DECT 同时采集两个方向分别发生的 X 线，能够重建单色 CCTA 影像，从而更有效地克服放射硬化伪影。

四、负荷 CTP 可以两类方式采集：静态或动态；静态可采用单能量或双能量 CT 采集

1. 以 PERFECTION 研究方案为例，采样流程大致如下。

(1)患者准备：检查前 24h 停止吸烟和摄入咖啡因，6h 空腹，监测血压和心电图，如静息心率＞65/min，使用 β 阻滞剂，检查时所有患者舌下含服硝酸甘油。

(2)静息 CTA：一次心跳全心扫描，球管电压 100～120kV，电流 500mA。

(3)等候至少 15min。

(4)静脉注射腺苷：0.14 mg/(kg·min)，持续 4min。

(5)静注第 3min 末，单次(静态)或多次(动态)采集增强图像：静态采集同静息 CTA；动态采样需屏息 30s，采样 15 次，球管电压 100～120 kV，电流 300 mA。

2. 几种采集模式的比较

(1)单能量静态采集：这种技术对心肌一次成像，作定性评估。冠脉内造影剂充盈达峰时采集整个左心室的影像。可以在心肌静息时采集，也可以负荷时，静息时的影像也可用于冠脉成像。

(2)双能量静态采集：双能量方案中，可以采用接近正交的双源射线和与之匹配的电压高(140kV)低(80～100kV)不同的两个影像侦测器，或采一个侦测器电压从低到高(80～140kV)快速切换。高、低能量的首过成像可融合形成图像。透光高的区域意味着灌注低。静态双能量技术也是采集一次成像，因此与静态单能量技术一样，也受扫描采集时间影响。

(3)动态采集:这种方法是基于若干个首过灌注时全心肌采样的CT数据集。为了满足高时间分辨率的需要,两种技术被开发出来:一种是利用大面积影像扫描器,实现一次旋转扫描全心,不需移床;如果扫描器分辨率高但覆盖范围小,可采用移床的穿梭模式。与其他扫描模式相比,动态负荷CTP的真正优势是可以通过估算心肌血流(MBF)实现定量评估灌注,但放射剂量较大。

无论采用何种采集模式,负荷CTP要求使用负荷药物、两次造影剂和X线。FFR$_{CT}$和负荷CTP的比较(表2)。PERFECTION将在每个患者不同血管自身对照,头对头地比较FFR$_{CT}$与负荷CTP。

表2 FFR$_{CT}$和心肌CTP的比较

	FFR$_{CT}$	心肌CTP
诊断准确率	·以有创FFR为标准,诊断准确率高 ·诊断显著冠心病优于单用CCTA	·与CCTA合用对显著冠心病诊断率高
预后价值	·>0.80的患者短期预后好	·糖尿病和高血压患者灌注轻微降低
放射剂量	·取决于CCTA采集 ·低于心肌CTP	·静态负荷CTP低于核素成像 动态负荷CTP高于其他灌注成像
效价比	·安全地减少ICA的使用 ·较低医疗费用 ·提高生活质量	·费用低于核素成像

此外,负荷CTP的诊断准确率还与SPECT、有创FFR、ICA和负荷CMR等技术作了对比。CORE320研究的大型人群中,以ICA狭窄≥50%、SPECT灌注缺损为标准,CCTA和静态单能量负荷CTP联合的方法断准确率高,AUC达0.87。另研究也显示一静态单能量负荷CTP诊断冠心病的AUC为0.89,高于单用CCTA的0.84。单用CCTA的阴性预测值为63%,使用负荷CTP可达96%。几项其他研究也提示了静态单能量负荷CTP对检出功能学显著的冠心病的高准确率。静态双能量CTP诊断能力的评价资料较少。DECIDE gold(ClinicalTrials. gov NCT02178904)等进行中的临床研究将与FFR比对双能量负荷CTP的诊断准确性。合用负荷CTP能把CCTA的诊断AUC从0.79提高到0.89。联合双能量模式的CCTA和负荷CTP对高危患者的诊断能力高于SPECT。动态负荷CTP额外提供了定量灌注信息,MBF 75ml/min、100ml/min的界值可用于确定有血流动力学意义的冠脉病变。以有创FFR为金标准,以负荷CTP的定量MBF诊断有血流动力学意义的显著狭窄,准确率达82%。

尽管负荷CTP具有高的诊断能力,其预后资料仍显不足,放射暴露也是一个问题。静态采集的放射量少于动态采集,一般来说平均12mSv的放射量只接近或相当于核素检查的标准有效剂量。

就我们所知,只有一篇文献分析了负荷CTP与标准核素负荷成像的经济学效果。负荷CTP诊断策略带来质量矫正的生存年获益,与SPECT相比费用更低。

五、结论

心脏CT给我们提供了一种独特的无创影像学方法,实现了高性价比和高准确率的快速诊断,提供解剖和功能的双重信息。尽管FFR$_{CT}$和负荷CTP代表了两种评价心肌缺血的出色技术,仍应注意到它们之间的区别,包括预后价值、放射剂量和效价比。持续的技术进步和不断积累的证据有助于我们更了解和合理使用这类诊断工具。

5. 冠状动脉生理学基础：为什么血流比压力更重要

江门市中心医院　中山大学附属江门医院　吴　娟　张高星

由于经济制约和对支架置入应用于稳定型缺血性心脏病合适性关注的增加，冠状动脉生理学用于指导临床决策成为人们关注的焦点。越来越多的证据表明通过对冠脉压力测量来计算血流储备分数（FFR），指导血运重建优于单纯冠脉造影，PCI联合药物治疗效果优于单纯药物治疗。然而，却常常忽略了FFR对狭窄部位血流损伤情况的估测是基于冠脉压力评估，有别于对冠脉血流进行直接测量的方法。

我们将从生理学和临床的角度阐述，为什么冠脉血流比冠脉压力更重要，并分析FFR作为血流损伤替代指标和金标准用于指导临床决策制定存在的缺陷，提出直接测量冠脉血流在稳定型IHD的危险分层和在制定临床治疗方案的应用前景。

一、血流储备分数：在狭窄评估中，从替代指标到金标准

血流储备分数（FFR）是指在冠状动脉存在狭窄病变的情况下，该血管所供应心肌区域能获得的最大血流与同一区域理论上正常情况下所能获得的最大血流之比。FFR主要通过计算冠状动脉狭窄远端压力与主动脉根部压力之比来获得，狭窄远端压力可以通过压力导丝在最大灌注血流（通过冠脉内或静脉内注射罂粟碱或腺苷或ATP）时测得，而主动脉压则由指引导管测得。FFR由压力推导而来，是相对冠脉血流储备（rCFR）间接测量方法，对狭窄血管舒张能力进行评估。冠脉血流的直接测量方法在健康动物模型中得到应用，而FFR已在临床上广泛用于心血管危险因素对冠脉微循环影响情况的评估。FFR在对需行血运重建的狭窄部位的识别方面有很大的优势。因此，FFR已成为侵入性检查评估冠脉病变严重程度的金标准，甚至作为诊断稳定型IHD的参考依据。

不足的是，FFR从血液循环障碍评估的替代指标发展到金标准，缺乏对生理学基础和诊断特征细节的相关研究。

二、为什么血流储备分数是错的——对生理学基础的误解

在冠脉阻力很小且血流恒定的情况下（使用腺苷的情况下），冠脉压力与血流呈线性关系；基于这一假设，认为冠脉压力可用于评估冠脉血流损伤的情况。然而，冠脉血管阻力调节是复杂的，不仅仅受腺苷的调节。因此，诱导"最大"的充血状态，保持FFR有效性所需恒定的冠状动脉阻力的条件，单纯靠腺苷并不能实现。即使能达到恒定的冠脉阻力，冠脉压力和血流也不是成比例的线性关系，存在非零的压力截距，且在灌注压的生理范围内是线性增量函数，其斜率是可变的。最后，对健康和狭窄的冠脉分别用主动脉压力和远端冠脉压力评估血流，是建立在狭窄和健康冠脉的最小阻力是相同的假设之上。因此，使用冠脉压力来评估冠脉血流是不严谨的。

通常FFR主张对特殊狭窄进行测量。FFR具有更高的空间分辨率，可以判断单支病变的功能意义，也包括了其他血管所提供侧支循环的状况。在狭窄严重而侧支循环丰富情况下，FFR正常则提示血流量正常。

FFR是对冠脉血流影响评价的重要指标，不同于对冠脉血流量的绝对或相对测量方法，而血流量是心肌缺血重要决定因素。心肌代谢依赖的是冠脉血流，而不是冠脉的灌注压。Smalling等发现灌注压使FFR降到0.4，心肌的功能仍保留，表明冠脉血流仍是稳定的。由于冠脉狭窄时压力下降是由通过狭窄部位的血流量大小决定的，冠脉血流动力学表明通过狭窄部位的压力下降随着冠脉血流增加而增加，反之亦然。因此，冠脉血流量低时FFR值可正常，血流量高时FFR值也可异常。事实上，30%～40%的病例出现FFR值与冠脉血流量不匹配的情况，表明FFR对冠脉血流影响的评估常不准确。因为心肌功能依赖的是血流而不是灌注压，FFR作为金标准似乎是不合适的，且这一假设已在多个观察性研究中得到证实。

三、血流储备分数作为金标准应用在临床实践中的结局

最近的FAME Ⅱ研究对象是稳定型IHD患者，且所有的狭窄部位均由FFR评估达到PCI的标准。病变部位FFR＞0.8而无须干预的作为对照组。那些至少一个狭窄部位FFR≤0.8者被纳入到实验组，并被随机分为优化药物加支架置入治疗组及单纯优化药物治疗组。在长达2年的随访中，优化药物加支架置入治疗组的患者不良心血管事件（急诊PCI、心肌梗死

及心源性猝死)发生更少。尽管总的结果表明FFR指导冠脉介入获益,但在FAME Ⅱ中也有不利的发现。纵观所有冠脉血运重建的病例,大概60%的FFR异常患者,按照现有指南需行PCI治疗,而在长达2年的随访中发现不需进行干预。此外,对FFR>0.8者治疗分组不是随机的,且>10%的患者在为期2年的随访中,发生了心血管不良事件。没有对治疗进行随机分配组,无法确定这部分患者是否真的不会从PCI获益。因此,尽管FFR与冠脉造影指导介入相比,可能会减少不良事件的发生。但临床结果表明,FFR显然不应被视为"金标准"来作为参考。

四、为什么血流储备分数是正确的? 临床数据的再解读

尽管FFR作为血流替代指标存在缺陷,但许多医生认为FFR在血管造影狭窄严重性不明确时可指导决策。FAME和FAME Ⅱ等研究指出了FFR在指导冠脉介入的优点,且在血管造影提示狭窄时被指南推荐使用。然而,正确解释这些研究的关键是承认两者相互关联的事实。首先,FFR反映风险的连续性:FFR低的冠脉狭窄,不良事件风险更高,而FFR高者风险更低。其次,FAME和FAME Ⅱ试验人群包括所有潜在的血运重建目标,导致FFR值的范围很广,从FFR值正常到FFR<0.60,而现有指南主张在血管造影显示狭窄病变严重时使用FFR,导致评估这类狭窄时,FFR值集中在一定范围内。因仅研究了狭窄病变非常严重时FFR指导介入的临床获益,并不能推断出在血管可疑狭窄时同样获益的结论。

追溯到FFR的早期临床验证阶段,运动试验心电图出现心肌缺血时,最佳临界值是0.66。同时当出现心肌缺血的客观体征和症状时,冠脉血流特征与FFR值(0.65)显著相关。事实上,心肌缺血时的临界值远远低于当前实践中所用的临界值0.8。这就可以解释为什么在FFR临界值为0.8时,对FFR阳性的狭窄部位行血运重建的获益相对有限,在为期2年的随访中,约60%的FFR阳性的狭窄不需要进行干预。FAME Ⅱ实验发现对FFR为0.65的狭窄行PCI的效果明显优于单纯的药物治疗,这个结论与上面的解释是一致的。

FFR指导PCI的获益主要体现在对达到与血流损伤,甚至与心肌局部缺血真正相关FFR值的狭窄部位进行干预,而FFR的临界值指导决策的作用是有限的。该观点在对FFR的预后特征进行荟萃分析的研究中得到证实,表明FFR的最佳预后血运重建阈值为0.68,这与心肌缺血时FFR的临界值相同。因此,目前指南推荐的以FFR为0.8作为血管狭窄评估的临界值,不被上述实验结果支持。

五、微血管疾病:血流储备分数指导决策的诊断盲点

经过几十年的以狭窄为中心的实践,在稳定型IHD中,冠脉微循环功能障碍可能是引起心肌缺血体征和症状的原因,甚至是唯一原因,是导致不良预后的决定因素。然而,即使当前关于稳定型IHD临床管理的最新指南,主要集中在识别诱发心肌缺血的冠脉狭窄,但微血管疾病仅在排除明显的心外膜血管病变后才被考虑。在稳定型IHD症状和体征出现阶段,心外膜血管和微血管病变的协同作用决定是否能满足心肌的代谢需求,目前指南与证据充分的冠状动脉粥样硬化性疾病呈非局灶性的特征是相悖的。总之,冠脉微循环在调节心肌灌注中起主要作用,无论是原发还是继发于心外膜血管病变,血管舒张储备功能损害程度决定了心肌缺血的发生。

六、冠脉微循环:血流及功能的桥梁

在正常的冠脉循环中,心外膜动脉仅承担10%的冠脉阻力,而冠状小动脉却能保持高血管阻力,在心肌血流调节上起主要作用。在健康人的血管,通过一个大范围的生理性灌注压,阻力血管来维持稳定的冠脉血流,适应心肌的需求,这一过程称为冠脉血流自主调节。随着动脉粥样硬化进展,冠状小动脉的阻力逐渐"耗竭",包括心外膜动脉阻力或微循环自身病变的增加,冠脉血流调节使血管适应性扩张,从而维持心肌灌注。虽然早期可维持心肌灌注,但在血管舒张功能储备完全耗竭后,心肌出现低灌注心肌缺血。此时,一些调节冠脉血流的重要因素,如RAAS系统的激活和交感神经激活引起的α肾上腺素能血管收缩,对心肌灌注的影响更明显,并导致心肌缺血。由于冠状动脉在心肌内走行,会受到心肌收缩挤压的影响,故心内膜对低灌注更敏感,是心肌缺血最早受累的部位。在心肌缺血时,局部心肌功能对心肌灌注减少的适应,称为灌注-收缩匹配。收缩功能减弱并不是组织灌注减少的结局,而是适应性反应。反复心肌低灌注可通过改变心肌代谢,最终导致心肌长期"冬眠"。这些结果表明,在心肌功能调节中,冠脉微循环在IHD中的复杂性和重要性。

七、微血管功能状态和血流储备分数

考虑到冠脉微循环在心肌灌注和功能中的重要作用,血流储备分数用于评估血流损害的局限性体现在两个方面。第一,心外膜血管无狭窄时,血管压力不会下降,FFR将正常。尽管如此,FFR正常并不意味着冠脉是正常的,因为微血管病变可单独发生,并与不稳定性心绞痛并发症和临床结局相关。微循环障碍包括

多种多样的病变,如结构重塑、冠脉微血栓形成和介入围手术期冠脉血管痉挛等。值得注意的是,在急性冠脉综合征急性期和亚急性期,神经体液调节的激活可影响冠脉阻力血管的反应。其次,在低血流量时,FFR并不敏感。在微血管病变时,因其限制冠脉舒张功能,冠脉最大血流量可受损。冠脉狭窄后血管压力下降,FFR的大小取决于通过狭窄部位的最大血流量。在冠脉血流量低时,不论狭窄部位在血流动力学上如何重要,FFR常不出现异常。因此,无论是在稳定型IHD还是急性冠脉综合征中,出现微血管功能障碍时,FFR对生理性狭窄部位的严重程度的低估,会随着微血管床舒张功能损伤的增加而增加。故基于FFR指导的IHD诊断和预后评估方面存在盲点。

八、超越冠脉压力评估:冠脉血流评估和冠脉血流(速度)储备

现在已有项技术能直接评估冠脉或心肌血流及微血管的功能状态。非侵入性的方法,如正电子发射断层扫描和磁共振,可对心肌血流量和血流储备进行定量分析。侵入性的冠脉血流评估方法比冠脉压力测量技术要求更高。热稀释法和多普勒技术均可测量冠脉血流速度。侵入性冠脉血流测量比冠脉压力测量更具挑战性,还具有其局限性。例如,热稀释法需要测量冠脉热稀释曲线并计算平均传导时间。除了在注射生理盐水时对冠脉血液动力学有干扰,冠脉热稀释法还有几点需要注意,将在其他地方详细解释。多普勒技术能直接测量血流速度,但如果操作者没有足够的经验,测量容易出错,准确定位是获得良好质量流速剖面的关键。尽管如此,侵入性流速测量可直接评估冠脉的情况,而流速的大小本质上是对动脉分布的心肌灌注的准确校正。冠脉流速在每个分支仅适度减少,因为分支血管直径的减少伴随着血管床下游总横截面积的增加。

冠状动脉血流储备(Coronary flow reserve,CFR)是指冠状动脉最大程度扩张时的血流量与静息状态下血流量的比值,用于冠状动脉微循环状况的评估以及心肌灌注状况的评价,目前认为是反映冠状动脉血流动力学改变的敏感指标之一。CFR在稳定性IHD中有重要的预后相关性。然而,CFR类似于FFR,需要诱导最大充血状态,这在临床应用中是最麻烦的。此外,CFR应用于阻塞性冠脉血管疾病的诊断备受争议,因其易受临床及血流动力学参数的影响。由于CFR测量技术的复杂性,使其在心外膜血管血运重建的应用中受到限制,而冠脉FFR测量则相对简单。尽管侵入性冠脉血流评估方法在技术领域缺乏进展,但对基于冠脉血流和压力评价稳定性IHD的冠脉循环研究,仍在坚持不懈的进行当中。

九、血流储备分数与冠脉血流储备的冲突

研究认为FFR和CFR的冲突是因为CFR的局限性和诊断效率低下,现在可用冠状动脉病理生理学解释这一现象,这似乎是合理的,因为在冠脉缺血性狭窄的诊断特点和有预后价值的不良事件发生特征方面,CFR与FFR很相似。现在认为CFR和FFR关注的冠脉循环领域不同:FFR虽然受微血管系统的影响,但主要关注心外膜血管系统,而CFR则同时关注心外膜血管和微血管两个系统。因此,这两个系统相对的功能状态,将影响FFR与CFR之间的关系。

因此,最新的研究认为冠脉循环中,心外膜血管和微血管系统之间相互影响,导致FFR和CFR之间冲突的产生,特别是在冠脉造影为30%～40%狭窄情况下。

CFR和FFR是二分量,因此可出现四种情况。FFR和CFR均正常,表明循环血流量正常,同时冠脉压力无明显损害。相反,FFR和CFR均异常时,表明心外膜动脉严重狭窄,导致冠脉血流严重受损,而冠脉灌注压明显降低。

FFR和CFR不一致时,诊断更为复杂。当FFR异常且CFR高于正常阈值时,狭窄部位的血流量并不受限。通过狭窄部位后,冠脉压力可大幅下降,FFR降低,可能是由于未受损的冠脉血管扩张,使狭窄部位压力梯度增大。在长期随访中,这些狭窄部位发生不良事件的风险低,且与FFR和CFR正常的狭窄部位风险相当。这与心肌功能取决于血流的结论一致,并支持心肌血流灌注情况可能决定了临床结局的假设。因此,尽管在通过狭窄部位后,冠脉压力显著下降。但对这些病变行PCI治疗可能并不是最佳的选择。

其次,当FFR正常而CFR异常时,三种病理生理过程可能存在或同时存在。首先,可能是弥漫性的心外膜冠状动脉疾病的表现。在弥漫性病变时,无对流加速度和流动分离的损失,通过狭窄部位后冠脉压力并不下降,FFR往往未受损,而CFR却大大降低。其次,正常FFR反映心外膜动脉可能无病变,而CFR减少则可能是单纯微血管疾病的一种表现,故可出现CFR受损但FFR正常的情况。最后,还有一种情况是微血管和心外膜冠脉病变共同作用的结果,微血管功能障碍低血流时,并不引起通过狭窄部位后冠脉压力的下降。因此,尽管存在显著的狭窄,FFR仍相对正常。但这些患者发生不良事件的风险很高,是当代IHD诊断策略的重大盲点。尽管生理学上解释得通,并有CFR的非侵入性研究支持,FFR和CFR不一致的临床数据结果依然很少,且多出自于相对较小的观察性研究。DEFINEFLOW试验(NCT02328820)是正在进行的前瞻性研究,是一项针对性的探索

FFR/CFR 不一致的前瞻性多中心研究。

十、IHD 新的诊断方法：将血流摆在首位

上述的观点表明心外膜冠状动脉和远端微血管系统的相互影响使 IHD 诊断具有复杂性,同时单独测量 FFR 存在诊断盲点。因此,在对高度怀疑 IHD 患者中,发掘对各个水平的冠脉循环进行统一评价的诊断策略十分重要,并可进一步识别需进行血运重建或不良事件发生风险很高需密切随访的患者。

十一、用血流来决定是否需血运重建

若临床不良事件的风险和血运重建获益的关键在于是否存在冠脉血流受损,在 IHD 中对血流进行评估的方法,在患者选择方面更有优势。虽然 CFR 可全面评估冠脉中血流受损的情况,但在 IHD 诊断方面仍有缺陷。血管局部血流特点可描述为三个变量:基础血流、充血状态血流和 CFR,其中两个变量之间互相是独立的。因此,两个变量结合可对血管的流动特点进行完整的描述。最近新提出一个将 CFR 和最大血流量结合的概念,称为冠脉血流能力,用于综合评价 IHD 的血流障碍。这个概念明确了心肌缺血相关的客观体征和症状,并克服了单独使用 CFR 的许多缺陷,如对静息血液动力学变化不敏感。它还克服了 FFR 单独作为 IHD 一线诊断工具的局限,可全面评估阻塞性和非阻塞性心肌缺血的原因。

IHD 的诊断方法目的在于识别血流障碍,不论是阻塞性还是非阻塞性。全面的评估血流的方法,可准确识别存在灌注损害的患者。

十二、结合冠脉压力和血流来评估血运重建目标

CFR 并非最优的方法,因受心外膜血管和微血管的双重影响,无法确定它们之间相互关系。FFR 也不是最佳的,因微血管疾病可能掩盖了阻塞性心外膜疾病在血流动力学中的相关性。因此,血运重建的目标可能会有所遗漏。在临床实践中,结合冠脉压力和冠脉血流,可以用充血或基础狭窄阻力指数计算心外膜动脉狭窄引起的冠脉血流阻力,用充血时微血管阻力指数或微循环阻力指数计算微循环阻力。这些参数可反映在冠脉循环中,心外膜动脉和微血管参与的情况。

十三、结论

从心肌功能方面来看,冠脉血流比冠脉压力更重要。虽然在阻塞性冠状动脉疾病的诊断中,用压力评估血流障碍的 FFR 取得了重要进展,但 FFR 仍存在无法克服的缺陷。IHD 发病涉及复杂的冠脉循环,FFR 在指导介入决策方面的获益有限。推出更加全面的诊断方法,用于直接识别灌注损伤指导临床决策,已经刻不容缓。

参 考 文 献

De Bruyne B, Fearon WF, Pijls NH, et al. 2014. Fractional flow reserve-guidedPCI for stable coronary artery disease [J]. N Engl J Med,371(13):1208-1217.

EchavarriaPM, Escaned J, Macias E, et al. 2013. Disturbedcoronary hemodynamics in vessels with intermediate stenoses evaluated with fractionalflow reserve:a combined analysis of epicardial and microcirculatory involvementin ischemic heart disease[J]. Circulation,128(24):2557-2566.

Gould KL,Johnson NP,Bateman TM,et al. 2013. Anatomic versus physiologic assessment of coronary artery disease.

Role of coronary flow reserve, fractional flowreserve, and positron emission tomography imaging in revascularization decision-making[J]. J Am Coll Cardio,62(18):1639-1653.

Smalling RW,Kelley K,Kirkeeide RL,et al. 1985. Regional myocardial function is notaffected by severe coronary depressurization provided coronary blood flow ismaintained [J]. J Am Coll Cardiol,5:948-955.

van de Hoef TP,Meuwissen M,Escaned J,et al. 2013. Fractionalflow reserve as a surrogate for inducible myocardial ischemia[J]. Nat Rev Cardiol,10:439-452.

6. 易损冠脉斑块的无创和有创影像检查

广东省人民医院　佘丹青　陈晓兰

一、概述

易损斑块具有坏死核心大、纤维帽薄的特点。无创影像检查如计算机断层扫描血管造影（computed tomography angiography，CTA）、磁共振成像（magnetic resonance imaging，MRI）可评估斑块的形态特点，而正电子放射断层造影术（positron emission tomography，PET）可探测粥样硬化斑块内的代谢活动。有创影像检查如血管内超声（intravascular ultrasound，IVUS）、光学相干断层成像术（optical-coherence tomography，OCT）和血管内磁共振成像（intravascular-MRI，IV-MRI）显示斑块时具有高空间分辨率。近红外光谱分析技术（Near-infrared spectroscopy，NIRS）可探测斑块的化学成分。本文将介绍各种最先进的无创和有创影像检查方法，并着重介绍如何结合他们各自的优点以鉴别易损斑块的特点。

每年有超过 1 000 000 的美国人发作急性冠脉综合征（acute coronary syndrome，ACS），其中，根据病理检查结果，2/3 患者血管管腔内血栓形成的最常见的机制是粥样硬化斑块破裂，其次是斑块糜烂，再次为钙化结节形成。据假设，薄帽的纤维粥样斑块（thin-cap Fibroatheroma，TCFA）形态除了纤维帽完整、无腔内血栓形成外其他和破裂斑块类似。TCFA 的特征是富脂质坏死核心、薄纤维帽（厚度<65μm）并有巨噬细胞浸润。习惯上，TCFA 特指容易破裂的"易损斑块"。TCFA 解剖结构和代谢过程的不同是影像检查方法可鉴别易损斑块的基础。CTA、MRI 和 PET 是评估粥样硬化斑块形态学特征和代谢活动的无创检查方法。有创检查如 IVUS 和 IV-MRI 具有较高的分辨率，可使血管和管腔，以及斑块的分布和严重程度精确可视化。NIRS 可特征性显示动脉血管壁的化学组成并定量测定斑块的脂质含量。OCT 具有高分辨率，可显示斑块的不同成分。最新的 OCT 技术，μOCT 具有超高分辨率，可在细胞层面和亚细胞层面显示潜在的病理过程。目前有研究发现，ACS 的发生更多是由斑块表面糜烂导致而非纤维帽破裂导致，提示斑块破裂可能不是冠脉血栓形成的主要机制。μOCT 的使用打开了深入分析动脉粥样硬化进展过程的窗口，或许可进一步精炼或延伸易损斑块的定义。通过本文，笔者将总结易损斑块的无创和有创影像检查技术的发展现状，以及它

们识别易损斑块特征的能力。

二、无创影像学检查技术

（一）计算机断层扫描血管造影术（CTA）

冠脉 CTA 是一种无创影像诊断技术，可用于探查动脉粥样硬化斑块和血管狭窄程度。CTA 使冠脉斑块的形态和组成可视化。高危斑块的特点如薄纤维帽（<65μm）和大坏死核心（平均长度 8mm，80% 的斑块坏死核心面积>1 mm^2）与急性冠心病事件密切相关。目前 CT 扫描器的空间分辨率不足以使薄纤维帽可视化，但坏死核心的大小已达到 CTA 的探测阈值。在大多数 CTA 临床研究中，按是否存在钙化和钙化程度，动脉粥样硬化斑块可分为三种：完全钙化斑块、部分钙化斑块和未钙化斑块。未钙化斑块可进一步分类为富含脂质型和纤维型，但目前面临着挑战。有数项研究以 IVUS 为参考标准评价 CTA 在细分未钙化斑块方面的诊断作用。其中一项研究对冠脉粥样硬化斑块中 HU 值的分布进行了柱状图分析，发现与富含纤维成分的斑块相比，富脂质斑块低 HU 值所占比例更高（6% vs.16%，$P<0.0001$），另一项研究亦发现低密度未钙化斑块的 HU 值（−100 to 30 HU）与富脂质坏死核心及纤维脂质成分一致，而高密度未钙化斑块的 HU 值（30 to 149 HU）与纤维成分一致。粥样斑块餐巾环征（napkin-ring sing，NRS）指未钙化斑块在 CTA 横截面上观察到的特殊衰减模式，它有两个特征性表现：与动脉壁相联系的中央低密度影和环绕该区域的环形高密度影。餐巾环征的存在提示晚期粥样硬化斑块。相比非 TCFA，TCFA 中 NRS 更常见（4% vs. 44%，$P<0.0001$）。在一项前瞻性研究中，NRS 的存在在预测急性冠脉综合征方面具有高特异性（97%）和相对低敏感性（42%）。目前，使用半自动软件计算以提高斑块分析的准确性和再现性的可行性正在研究中，现已有结果显示，对于 ACS 的预后，相比血管狭窄程度和临床危险因素，使用半自动软件进行斑块定量更有价值。据统计，ACS 患者斑块容积更大（94 mm^3 vs. 29 mm^3，$P\leqslant0.001$），斑块负荷更高（57% vs. 36% $P\leqslant0.01$）。半自动斑块评价与传统的危险因素评估、冠脉 CTA 解读相结合可大大提高预后价值，接收器操作特性曲线（area under the receiver operating characteristic curve，AUS）下的面积由 0.64 上升至 0.79（$P<0.05$）。

另一项研究致力于证实半自动软件量化评估高危斑块特征得到的分数可用于预测 ACS,结果表明所得分数可作为 ACS 的独立预测因子,其与性别因素和≥50%的狭窄相结合可大大提高预测价值(AUC:0.91 vs. 0.85,$P=0.002$)。因此,半自动软件的使用可提供更可靠的斑块评价,从而提高危险分层。

(二)磁共振

磁共振可显示颈动脉斑块的不同特点,如富脂质坏死核心、纤维帽厚度和出血。然而,不像磁共振在检查颈动脉斑块方面的成熟应用,使用磁共振检查冠脉粥样硬化斑块仍处于初级阶段。心脏磁共振(cardiac MR,CMR)具有约 40ms 的高时间分辨率,以此为代价,CMR 的空间分辨率不足以看清冠脉。T_1 窗口下冠脉斑块的高信号(hyperintense signal,HIS)与未来冠脉事件相关。一项综合性研究使用 T1-CMR 和 IVUS 识别患心绞痛且 CTA 上冠脉狭窄>70% 的患者冠脉斑块中 HIS 的性质。HIS 斑块是指斑块与心肌组织比值>1.0 的冠脉斑块。研究发现,高信号组具有更高比例的正性重构(89% vs.0%,$P<0.01$)和点状钙化(89% vs.50%,$P=0.08$)。但是,HIS 与更低的 CTA 密度值(-23 HU vs.10HU,$P<0.01$)密切相关。另一项研究心绞痛患者 HIS 沿冠状动脉的横截面分布与 OCT 下斑块形状的关系的研究发现,血管壁内 HIS 与巨噬细胞聚集($P=0.019$)和钙化缺失($P=0.014$)有关,而血管腔内 HIS 与血栓形成($P=0.003$)及内膜血管形成($P=0.045$)有关。此外,对于 ACS 患者,无增强 T_1 加权成像识别血栓存在的敏感性是 91%,特异性是 88%。然而,尽管 T_1 加权成像识别斑块的能力不错,CMR 准确辨别冠脉斑块成分的能力依然薄弱。为解决该问题,一项研究将高分辨率 T_1,T_2 加权成像和超短回波时间(ultra-short echo time,UTE)心脏磁共振结合起来对体外人类冠脉粥样硬化斑块进行分类,结果显示在识别富含脂质的坏死核心(90% and 75%)和钙化方面(100% and 90%)具有高敏感性和高特异性。总而言之,基于 CMR 的斑块分类与组织学分类具有较好的一致性。尽管该研究是体外试验,但使用 CMR 来辨别易损斑块的形态特点将在不久的未来打开一扇新的大门。

(三)正电子放射断层造影术(PET)和混合成像

在目前的临床实践中,PET 主要用于肿瘤评估。PET 使用 ^{18}F-氟脱氧葡萄糖(^{18}F-FDG)示踪剂定量炎症程度。有人提出,易损斑块的高 PET 信号来自于斑块内巨噬细胞的代谢活动。高 ^{18}F-FDG 摄取提示颈动脉高危斑块的解剖特点,如 MRI 下富脂质坏死核心和 CTA 下低密度影和正性重构。动脉壁对 ^{18}F-FDG 的摄取测量是高度可再现的,并与巨噬细胞的基因表达

正性相关。不仅如此,有数项研究表明,他汀治疗可减少粥样硬化斑块内 ^{18}F-FDG 的活动度,^{18}F-FDG 的活动度可作为未来心血管事件发生的独立预测因素。一项前瞻性研究观察了接受冠脉造影的 40 例心肌梗死患者和 40 例稳定型心绞痛患者使用 ^{18}F-FDG 和 ^{18}F-氟化钠(^{18}F-NaF)的结果,结果显示,^{18}F-FDG 未能区别罪犯病变和非罪犯病变,而 ^{18}F-NaF 的摄取度在罪犯病变中明显升高。由于冠状动脉面积小、处于持续运动状态和心肌对 ^{18}F-FDG 摄取率高等原因,使冠状动脉的 ^{18}F-FDG 活动度可视化面临着挑战。为了抑制心肌摄取 ^{18}F-FDG 和提高冠脉斑块炎症的可视度,有学者提议检查前采用低碳水化合物和高脂肪饮食。PET 成像亦面临着光子非均匀衰减和空间分辨率(4~5 mm)有限导致部分容积效应的问题。联合使用 PET 和 CT 或 MRI 可使衰减校正更精确,且使 PET 信号的解剖定位更精确。混合成像技术如 PET-CT 或 PET-MR 可同时评估组织的解剖特点和代谢特点。尽管 MR 的衰减校正仍面临挑战,PET-MR 通过 ^{18}F-FDG 低摄取度显示缺血危险区域,从而评估急性缺血性心脏病的发展前景依然可观。

三、有创影像学技术

(一)血管内超声(IVUS)

IVUS 是一项基于导管的有创成像技术,可实时显示血管和管腔的横截面和粥样硬化斑块的分布及形态。IVUS 的灰度反映了反向散射的回声信号的幅度,它的轴向分辨率为 150~250 μm,穿透深度>5mm。虚拟组织学成像血管内超声(Virtual-histology IVUS,VH-IVUS)通过对超声回声信号进行后期射频分析产生多谱参数,从而对斑块组成成分进行更精确的分析。由于轴向分辨率(250μm)有限,VH-IVHS 并非直接识别薄纤维帽。因此,VH-IVUS 下 TCFA 的定义依赖于以下定量指标:斑块的坏死中心≥10%,其上无明显的纤维组织覆盖,且动脉粥样斑块体积百分比≥40%。VH-IVUS 识别易损斑块组成的使用被广泛地研究,现已有研究表明 ACS 患者有更多 TCFA 和破裂斑块。而且,ACS 患者的罪犯病变中坏死中心的含量更高,而纤维脂质成分的含量更低。在 PROS-PECT(Providing Regional Observations to Study Predictors of Events in the Coronary Tree)研究中,对 697 例 ACS 患者进行灰度分级和 VH-IVUS,然后在冠脉造影术中对罪犯病变和非罪犯病变都进行评估,结果显示,平均随访 3.4 年,罪犯病变和非罪犯病变的复发事件相似(12.9% vs.11.6%)。事件相关的非罪犯病变有以下特点:斑块负荷≥70%,最小管腔面积≤4.0 mm^2,在 VH-IVUS 下可分组入 TCFA。尽管 VH-IVUS 在临床研究中越来越常用于识别易损斑块的特

征,它鉴别和量化 TCFAs 的能力依然面临着挑战。一项在猪模型上进行的体外试验尝试建立 VH-IVUS 下坏死中心面积和组织学测量的坏死中心面积的联系,但结果显示两者间并无联系。该体外试验警示人们不应单用 VH-IVUS 检查结果评价治疗效果、预测未来事件或验证成像技术。

(二)血管内磁共振成像(IV-MRI)

尽管近年来无创 CMR 持续发展,探测和特征性表现冠脉粥样硬化斑块依然面临巨大的困难。磁共振线圈和被检查的冠脉间距离越大,信噪比越小,成像质量越差。此外,冠脉的弯曲走行,心脏周期和横膈运动导致的运动伪影亦增加了 CMR 成像的复杂性。通过使用血管内接收线圈或使用独立的 MRI 探头,血管内磁共振(IV-MRI)有可能克服以上限制。早前一项研究表明,髂动脉层面如空间分辨率有 $312\mu m$,一个 0.03in 的线圈和 1.5T 的 MRI 扫描器搭配可区别开斑块的纤维成分和钙化或脂质成分($P=0.0001$)。然而,该空间分辨率尚不足以鉴别 TCFA,此外,对外部扫描器的需求,和使用体内线圈可能导致的血管壁温度升高,均阻止了该技术在常规检查中的应用。另一种方式是使用嵌有磁铁和传送和(或)接收线圈的血管内探头,在检查部位发射磁场,从而引起水分子中光子相位移动。当相位移动互相干扰时,MR 信号发生衰减。因此,可通过纤维成分和脂质成分中的显性水扩散系数来区分二者。IV-MRI 的空间分辨率为 $160\mu m$。早前一项体外 IV-MRI 试验表明,IV-MRI 识别冠脉病变具有高敏感性和高特异性(100% and 89%)。IV-MRI 的最早活体试验可鉴别纤维性斑块和富脂质斑块,且随访 30d 无并发症发生。靶向造影剂的发展及其与 IV-MRI 的联合使用可探测易损斑块的其他特征,如炎症活动,新血管形成和(或)血栓形成。

(三)近红外光谱分析技术(NIRS)

NIRS 可特征性表现动脉壁的化学构成,它可提供动脉壁的"组织化学摄影图"(例如,展示脂质预测分数的二维多普勒地图),从而辅助易损斑块的鉴别。NIRS 向组织发出红外光,然后测量反射光线在可视光波长范围(800～2500 nm)内的比例。NIRS 识别 TCFA 的研究最先在人类主动脉尸检时进行,NIRS 识别易损斑块组织特点的敏感性和特异性是:脂质分别为 90% 和 93%,薄纤维帽分别为 77% 和 93%,炎症细胞分别为 84% 和 89%。经组织学检查验证,NIRS 可成功探测冠脉易损斑块。血管内 NIRS 显示 ACS 的靶病变斑块脂质核心占 84.4%,脂质核心负荷指数(lipid core burden index,LCBI)更高(391 ± 229 vs. 226 ± 268,$P<0.001$),而稳定性心绞痛的靶病变斑块脂质核心占 52.8%。另一项研究表明,NIRS 得出的 LCBI

和 IVUS 得出的斑块负荷相叠加可大大提高对易损斑块的识别力($P=0.028$)。短期高强度他汀治疗可大大减少 7 周后 NIRS 得出的 LCBI。这些结果有待长期随访试验的进一步验证,亦提示了 NIRS 应用于药物研究的潜力。

(四)光学相干断层成像术(OCT)

OCT 与 IVUS 类似,但具有 10 倍高的空间分辨率。OCT 成像基于光的偏振特性,它使用单一光导纤维发射光线并捕获反射光线。由于光线穿过血液时剧烈衰减,OCT 系统在成像时需移除血液。最新引进的频域 OCT(frequency-domain OCT,OFDI)设计更人性化且更易于操作,它具有更高的帧速率和回调速度,使用时无需采用近端球囊闭塞排除血液干扰。由于空间分辨率高($\approx10\mu m$),OCT 还可用于纤维帽厚度的定量测量。但是,组织穿透力有限($1\sim2.5$ mm)使它不能用于大斑块或大血管的检查。一项体外研究以组织学检查为参考标准,比较 OCT 和 IVUS 在识别冠脉斑块特征方面的准确性,结果显示,IVUS 和 OCT 识别纤维斑块和纤维钙化斑块时均具有高敏感性和高特异性,但 OCT 识别富脂质斑块的敏感性高于 IVUS(85% vs.59%,$P=0.03$)。OCT 用于急性心肌梗死患者罪犯病变的形态学研究提示,OCT 可探测并特征性表现斑块破裂、纤维帽糜烂、动脉内血栓形成和 TCFA。OCT 可探测粥样硬化斑块内的巨噬细胞分布。相比稳定型心绞痛,不稳定型心绞痛患者纤维斑块和富脂质斑块中的巨噬细胞密度均更高。相比非破裂斑块,破裂斑块的巨噬细胞含量明显较高(5.29% vs. 6.95%,$P=0.002$)。OCT 可用于监测纤维帽厚度的系列变化,且有试验表明,接受他汀治疗的患者纤维帽厚度更厚。然而,厚纤维帽斑块在剧烈运动时仍可以破裂,该问题亦使易损斑块的形态标准面临质疑。此外,近期一项 OCT 研究发现斑块糜烂常见于非 ST 段抬高型急性冠脉综合征。这些斑块具有纤维帽较厚、脂质含量较低的特点,它们在细胞内外组成成分的作用下形成和发展。为使这些微结构可视化,Micro-OCT(μOCT)技术不断发展。μOCT 使用超宽频光源和共同通路频谱 OCT,轴向分辨率可达到 $\leq1\mu m$。μOCT 的使用可在细胞层面进行观察,从而对冠脉粥样硬化的生物过程有更深入的认识。它或许可引起易损斑块定义的精炼或延伸。

四、展望

目前,有几种成像技术可检测易损斑块。CTA 的亚毫米分辨率可细致评估冠脉情况,使动脉粥样硬化斑块直接可视。半自动软件的进一步发展可提供更精确、可再现和更具时效性的信息。而且,纳米造影剂使 CTA 下易损斑块的分子改变直接可视。CMR 可在无电离辐射的情况下冠脉成像,高级外源性线圈和新型示踪剂的使用使冠脉斑块的特征更好地表现出来。高危斑块的炎症活动为有创和无创影像学技术提供了新的作用靶点。新型[18]F 标志技术可合成 PET 示踪剂来标志特定物质,从而用于生物体内药代动力学的研究,从而准确预测个体化治疗的药物剂量。PET-CT 和 PET-MR 可评估动脉壁的炎症程度,此可作为药效评价的替代指标,因而可以预见,PET-CT 和 PET-MR 在药物研究方面的应用将越来越多。有创检查技术方面,感应器的微型化发展和数码信息加工技术的发展使管腔可视化更细致,斑块形态特征描述更精确。然而,这些有创影像技术的固有缺点限制了其对粥样硬化斑块的全面评估。为解决该问题,现提倡联合使用不同影像检查技术。早前的研究表明 IVUS-OCT 的联合使用可有效识别 TCFA,但导管体积的增大、配对差异和图像采集速度的缓慢限制了其在临床实践中的使用。传统 IVUS 在区别斑块类型和定量化脂质含量方面的局限性促进了 IVUS 和 NIRS 技术的融合。这种混合导管正在 IBIS-3(Integrated Biomarker and Im-aging Study 3)试验中被研究。另外,无创技术 CTA 和 IVUS、NIRS 的联合应用可评估粥样硬化斑块的位置和剪应力、斑块组成间的关系。有创技术 IVUS 或 OCT 与分子成像技术的联合应用可使结构改变的生物过程实时可视化。OCT-NIRF 双模成像的最新动物模型研究展现了其识别斑块内炎症反应的潜在作用。

尽管无创诊断技术和有创诊断技术均获得了巨大的发展,冠心病的发病率和死亡率依然惊人。因此,识别易损斑块和高危患者仍是刻不容缓的任务。

五、结论

减少急性心血管事件发生的关键是提高心血管疾病的风险评估。使用传统风险模型(如 Framingham 危险评分)得到的危险度相似的患者实际上患心血管疾病的风险有极大不同,因此,更精确的风险评估方式是迫切需要的。成像技术的使用提供了冠状动脉粥样硬化的直接信息。个别易损斑块的识别和冠状动脉粥样硬化斑块负荷定量的全面分析相结合可实现个体化风险评估。

7. 超越射血分数:用一种综合性方法评价心力衰竭患者的心脏结构及功能

南方医科大学南方医院　孙一力　何　翔　宾建平

左心室射血分数(left ventricular ejection fraction, LVEF,以下简称 EF)已成为心力衰竭(heart failure, HF)诊断及其患者管理的首要指标。EF 低于 45% 时能很好地预测心衰患者的不良事件,但这种预测在 EF 接近正常时不再适用。EF 评价心脏功能有一些明显不足:①EF 的估计主要基于几何学推测,具有前负荷及后负荷依赖性,在不同的负荷条件下改变显著;②测量的可重复性差;③EF 只是心衰患者的单一危险性测量因子;④EF 与心衰的相关性可随某些因素发生改变,如高血压、糖尿病、肾脏功能。因此,为了更加全面地理解和评价左心室功能,需要引入更具综合性的评测。本文介绍一种整合左心室及右心室功能、左心房大小及瓣膜功能的方法学概念,以期提供一个更综合、更准确地预测心衰危险性的方法。

在诸多心血管疾病的临床决策及患者管理中,EF 是反映左心室功能的主要指标,也是心衰患者的最重要评估手段。例如,EF 对诊断心衰、分辨射血分数保留型心力衰竭(heart failure with preserved ejection fraction,HFpEF)与射血分数降低型心力衰竭(heart failure with reduced ejection fraction,HFrEF)至关重要。另外,EF 对左心室功能的评估不仅用于心血管疾病,某些药效较强的化疗药物也以 EF 值的变化来评估药物的心脏毒性,并指导干预。然而,用 EF 衡量左心室功能具有一些缺陷,单靠 EF 这一指标难以全面地理解和评价左心室功能。因此,本文总结了 EF 与心血管风险的关系、用 EF 评估左心室功能的不足之处、其他评估心功能的指标及其影像学方法,如:心肌形变成像评估左心室收缩功能;包括左心室几何学特征、右心室功能和瓣膜功能等在内的其他超声心动图风险评价指标。最后,我们建议用更具综合性的手段来评估心衰患者的心脏功能,即:一种整合左心室及右心室功能、左心房大小及瓣膜功能的方法,可全面的评价左心室功能、更好地指导心衰诊断及心衰患者的管理。

一、EF 在心衰中的预测价值

(一)EF 作为心衰结局的预测指标

EF 是心衰事件的良好预测指标。在 CARE 临床试验中,纳入了 3 860 例无心衰史且心肌梗死(myocardial infarction,MI)后存活的患者,随访期为 5 年。试验发现,在调整其他协变量后,EF 是除年龄因素外心肌梗死后发生心衰最重要的预测指标,基线水平的 EF 每降低 1%,心肌梗死后心衰发生率增高 4%。与之类似,在心肌梗死后射血分数保留性心衰的患者中,EF 也是心衰结局的预测指标。VALIANT 临床试验纳入 610 例心肌梗死后左心室功能不全和(或)心衰的患者,发现基线水平的 EF 及左心室容积为极强的且相互独立的不良事件预测指标,这些不良事件包括总死亡率、心血管死亡率、心源性猝死、心衰住院率及脑卒中。同样,在 CHARM 试验中,纳入 7 599 例有症心衰患者,证实 EF 能强有力地预测全因死亡率、心血管死亡率、心衰相关死亡率、心肌梗死及心衰住院率;研究发现在 EF 低于 45% 时,EF 每降低 10%,全因死亡率增加 39%。纳入稳定型心衰患者的 DIG 试验同样发现,当 EF 低于 45% 时,EF 与死亡率降低具有线性关系。

然而,EF 对心衰发生率及死亡率的预测价值仅适用于当 EF 低于 45% 时,也就是说,EF 对于 HFpEF 患者临床事件的预测作用差。

(二)EF 作为心源性猝死的预测指标

EF 是心源性猝死(sudden cardiac death,SCD)的预测指标。目前,EF<35% 是使用置入式心律转复除颤器(implantable cardioverter defibrillator,ICD)用于预防 SCD 的主要指标。不过,这个推荐主要源于把 EF 当作主要入选标准且仅纳入 EF<35% 的患者的试验数据。而较早的试验已显示,大部分发生 SCD 的人群无心脏病史或虽患心脏疾病但左心功能正常或仅轻微受损,对于这一部分人群的 SCD 预测指标仍未知。此外,最近有前瞻性社区研究指出,只有 20.5% 的 ICD 置入患者符合指南推荐的 SCD 一级预防,仅有 32.1% 的 SCD 患者 EF<35%。有一个纳入 20 个临床试验、包含 7294 例患者的 meta 分析证明,EF 对于预测严重心律失常事件的准确性有限:EF 预测心肌梗死后主要心律失常事件的敏感度为 59%,特异度为 78%。不仅如此,一些因素也能影响 EF 与 SCD 的相关性,如心衰症状或心衰病史、非持续性室性心动过速、程序性电刺激

诱导性室性心动过速、QRS间期≥120ms等。

(三)EF及其他风险预测指标

虽然EF作为心衰结局的独立预测指标已深入人心，但其仍应结合其他危险因素来整体考虑。心衰患者常伴随多种合并症，如糖尿病与慢性肾脏病(chronic kidney disease，简称CKD)，不论EF值大小，这些因素的存在均提示心衰患者的事件风险性增高。例如，在CHARM试验中，年龄>60岁、糖尿病、EF<45%被认为是心衰患者全因死亡率、心源性死亡和心衰住院率复合事件的3个最重要的独立预测指标。糖尿病可增加患者死亡率或加快心衰进展；EF为40%的糖尿病患者与EF为25%的非糖尿病患者事件风险相等。同样，CKD亦可增加心衰患者心血管事件的发生风险。一项汇总了4个丹麦临床试验、累计注册超过18 000例心肌梗死及心衰患者的合并分析显示，肾小球滤过率估计值(estimated glomerular filtration rate，eGFR)与EF显著相关，二者中当一种指标数值较低时，另一种指标的预测能力则相对更重要；该分析还指出，在左心室收缩功能不全合并CKD时患者的10年内死亡率增加一倍。

二、超声心动图测量EF的缺陷

目前用于评价心功能的无创性影像检查有超声心动图、MRI、CT等。不同于MRI或CT可直接获得心室容积，二维超声心动图为非断层成像技术(non-tomographic technique)，需要根据二维图像来推测心室形状以估计三维容积，对形态不规则的左室估算准确性较差。此外，用超声心动图预测EF值也遭遇诸多技术限制，如图像质量较差，心脏结构难于扫描而时常发生心室透视缩减，心内膜非连续显示导致手绘耗时较长、易产生测量者之间及测量者内部的变异(同一个体短期内重复测量EF可产生5%~7%的变异)、缺乏标准化等，这些均导致超声心动图测量EF值的可重复性较差。

三维超声心动图对比二维超声心动图有几个优点：可获得实时容量数据以消除对几何学推断的依赖、可提供更综合的局部心肌力学评估。然而目前其相对二维超声心动图也有图片质量下降、帧速减慢的局限。

三、EF反映心脏泵功能引起形式与功能的不一致性

近年来有学者指出，用EF反映心脏泵功能不尽合理。在EF的计算中，分子每搏输出量(stroke volume，简称SV)反映心脏功能，而分母舒张末期容积(end-diastolic volume，简称EDV)反映心脏结构。SV为生理性变量，其影响因素包括前后负荷、心肌收缩力及舒张、心率、射血的同步性等，而EDV多由解剖学变量如左心室的室壁厚度、大小及腔的形状决定。心衰时，EDV增加引起SV增加(Frank-Starling机制)的能力已经降低，此时心脏的结构是决定EF值的主要因素，无法真实反映左心室收缩力。例如：①某些运动员的心脏较一般人群大，其EF值偏低，甚至处于心衰的临界EF值；②左心室肥厚患者的EF值常异常增大；③当左右心室收缩不同步如心脏左束支传导阻滞时，由于舒张末期时左心室容积并未达到最大值，阻碍了EF值的准确测量；④心率较快如使用多巴酚丁胺引起心动过速时，即使此时心肌收缩力增强，EF值也会降低。

四、心肌形变成像评估左心室收缩功能

心肌纤维架构由内膜和外膜的纵向肌纤维和中层的环形肌纤维组成。心室收缩时，纵向肌纤维缩短引起左室底面向心尖部移位，环形肌纤维缩短引起心肌向心腔的内向性形变，这两种形变共同导致收缩期左室容积减少。通过容量依赖性技术测量EF反映纵向肌及环形肌的共同功能，而无法分辨某一种心肌的功能损害。而在多种心脏疾病中，心肌损害常率先发生于纵向肌，发生心脏泵功能的亚临床损害；但由于最初环形肌可在一定程度上代偿功能减弱的纵向肌，此时EF和短轴缩短率常维持在正常水平。例如，当心脏肥厚但EF仍维持正常时，纵向肌纤维的功能已严重受损。

目前可通过一些先进的超声形变成像技术来评估不同层面的心肌形变。多普勒心肌成像(亦称多普勒组织成像)和二维或三维斑点追踪成像技术可测量应变及应变率来提供心肌在收缩期及舒张期的形变数据。心肌应变(strain，s)指心动周期中，心肌节段长度相对于心肌舒张时的形变变化，可评价局部心肌的收缩与舒张功能；应变率(strain rate，SR)指心肌发生此种形变的速度及速度梯度，反映室壁运动速度及速度差异。S和SR可定量评价局部心肌功能，在心脏整体功能改变前发现心肌的节段性功能异常。

从HFpEF进展到HFrEF期间的动脉血压、EF值、纵向肌及环形肌形变能力的变化。纵向肌形变能力开始下降即提示LV功能减弱肇始，但此时由于环形肌的代偿作用可使EF维持在正常水平。一旦环形肌形变能力减弱，代偿作用不足，EF值亦随之降低，此时即从HFpEF进入HFrEF。

(一)心肌形变成像在心肌梗死后及瓣膜疾病中的预测价值

在多种心脏病理过程中，心肌形变能力受损与疾病严重程度相关。在VALIANT试验中，纳入平均心肌梗死5d后的患者，发现左心室纵向及环形肌功能分别与全因死亡率、死亡率与心衰住院率构成的复合终

点相关。纵向肌应变率降低与左心室 EF 和相关临床指标结合可进一步增加其对全因死亡率的预测价值，而环形肌应变率可较好地预测左心室重塑。心室运动不同步较重的患者，即使在调整 EF 值后，其全因死亡率或心衰住院率仍较心室运动同步者增高，这提示心肌收缩模式独立于整体或局部收缩功能，可能在心衰进展中起重要作用。

应变还可用于计算机械弥散（mechanical dispersion），即达到最大应变所耗时的标准差。作为通过心肌应变所衍生的新参数，机械弥散指数在心肌梗死后发生心律失常时明显升高，可作为缺血性心肌病和其他心肌病中发生心律失常的预测指标。此外，在心脏瓣膜病患者的危险性评估中，心肌形变参数对比 EF 更为优越：一个纳入 157 例主动脉狭窄进展期的老年患者的研究证明，纵向应变率是全因死亡及心源性死亡率的强预测指标，而不是 EF。

（二）HFpEF 中的心肌形变成像

通常认为 HFpEF 的发病机制是左室舒张功能不全，而 EF 为评价心室收缩的指标，因此对 HFpEF 患者的预测能力有限，而心肌形变成像与声纳微测量法有良好的相关性，对比 EF 更少依赖容量，对 HFpEF 具有潜在预测价值。有试验指出，HFpEF 时左室纵向肌功能或已损害。PARAMOUNT 试验发现，相比正常对照组或高血压性心脏病组，HFpEF 患者的纵向应变减弱，而高血压患者环形肌功能及 EF 仍维持正常，这提示环形肌可能对纵向肌损害有代偿机制。HFpEF 环形肌应变减弱与收缩压及每搏输出量降低相关，提示环形肌功能损害合并纵向肌功能损害可能是 HFpEF 进展的机制之一。类似的，在 TPOCAT 试验中，纵向肌应变显著降低是 HFpEF 患者心血管性死亡或发生心衰最重要的预测指标。

近年来，心肌应变逐渐成为较好的心脏功能定量指标，可作为心衰诊断的补充方法：心肌整体纵向应变（global longitudinal strain，GLS）在测定心脏收缩功能方面比 EF 更敏感，推荐用于常规检测化疗药使用时 EF 正常的心功能减弱，并有望识别心肌病中的亚临床心功能不全；推荐应变峰值时的节间变异性作为室性心律失常的预测指标；收缩期左心房应变峰值有望作为左心室充盈压的补充指标；应变或可用于引导放置左心室起搏器以及诊断心肌缺血。但迄今为止，测定应变的成像方法仍有待改进，还需临床试验进一步确定其价值。

五、其他的超声心动图风险评价指标

除外 EF，超声心动图还能提供大量关于心脏功能及结构的信息，如心腔容积、室壁厚度、心肌质量、左心室充盈压、右心室功能以及瓣膜评估，以协助心衰患者的管理。以下介绍一些新的、重要的超声心动图风险评价指标。

（一）左心室几何学特征预测不良心血管事件的发生风险

除传统的心脏大小及心脏功能外，左心室几何学特征也与心衰患者发生不良心血管事件有关。VALIANT 试验中，在调整诸多基线水平变量之后，心脏向心性重塑及离心性肥厚与心血管不良事件危险性增高相关。同样，在 iPRESERVE 试验中，HFpEF 患者普遍存在心脏向心性重塑与左心室肥厚，且在控制其他变量后，与心血管事件发病率及死亡率增高相关。

（二）右心室功能显著影响心衰结局

左心室衰竭时，右心室给左心室提供足够的前负荷至关重要。当左心室充盈压增高时，通过继发性肺动脉高压可损害右心室功能。右心功能是决定心衰患者和心肌梗死患者临床结局的重要因素。在心肌梗死后，右心房压力增高与肝肾功能不全及营养不良相关。HFpEF 患者的右心室功能受损较为普遍，在控制肺动脉高压后，右心室功能仍能预测患者结局。

（三）左心房体积与左室压力密切相关

左房容积及压力增加可导致左房体积变大，且心衰时左房重塑-功能不全这一恶性循环较常见。左室舒张时，左房通过二尖瓣直接与左室相通，左房体积变大常提示左室充盈压增加。左房变大最初可引起心房收缩力增强，但进一步扩张则将超过纤维长度的阈值，使心房收缩力大大减退，最终引起左房功能损害。而作为左室与肺泡毛细血管膜之间的介导，左房功能不全可引起心衰症状，左房变大联合功能受损具有很高的心衰预测价值。例如，有研究指出，左房功能不全可导致 HFpEF 患者运动耐量显著减弱。一项纳入 138 例高度怀疑心衰的门诊患者的观察性研究，将患者分为 HFrEF、HFpEF、非心衰三类，发现左房体积及功能与 HFpEF 患者的运动耐受力有关，对心衰具有高度预测价值。

此外，左房重塑与不良心血管事件相关。VALIANT 试验中，基线水平的左房大小及心肌梗死后早期发生左房重塑可预测全因死亡率及心血管发病率。左房重塑还与 HFpEF 预后相关。在 I-PRESERVE 试验中，发现 66% 的 HFpEF 患者存在左房扩大，且左房扩大与心衰发生率、心衰死亡率或心血管疾病住院率相关，左室质量及左房大小与心衰发病率及死亡率增高相关。

值得注意的是，尽管左房扩大在心衰早期即可发生并持续存在，但是左房重塑的预后预测价值似乎在 HFpEF 患者中是明显的，因为 HFpEF 的所有阶段均可观察到左房功能损害。在 HFpEF 患者中左房重塑的预后预测价值不大,因为 HFrEF 左房功能既可增强也可减弱,这取决于疾病的发展阶段。

(四)二尖瓣反流:心衰综合征的组分之一

心衰患者常因左室重塑或乳头肌移位而引起功能性二尖瓣反流,心衰中二尖瓣反流的发生与否及反流的严重程度与死亡率及其他不良事件相关。例如,在心肌梗死后的急性或慢性期出现二尖瓣反流与死亡率及心衰发生率增高相关。

六、总结

虽然左心室射血分数(EF)作为心衰的诊断及预后依据由来已久,但它仍具有局限性。新的成像技术如斑点追踪成像可探测局部心肌功能,如反映在心脏疾病中常最早受累的纵向心肌纤维功能。纵向应变是极好的心衰风险预测指标,尤其在 HFpEF 中,纵向应变可最早反映左心室功能减低;此外,左心房大小是左心室充盈压增高的长期性及严重程度的良好标记。

整合了 EF 值、左心室质量、左心房大小、右心室功能、瓣膜疾病的综合方法能更加全面准确地预测心衰危险性,其预测能力远超过单一的 EF 值,从而能更好地指导心衰诊断及心衰患者的管理。

参 考 文 献

Cikes M, Solomon S D. 2016. Beyond ejection fraction: an integrative approach for assessment of cardiac structure and function in heart failure[J]. European Heart Journal, 37(21):1642-1650.

Folse R, Barunwald E. 1962. Determination of fraction of left ventricular volume ejected per beat and of ventricular end-diastolic and residual volumes. Experimental and clinical observations with a precordial dilution technic. Circulation, 25:674-685.

Lewis EF, Moye LA, Rouleau JL, et al. 2003. Predictors of late development of heart failure in stable survivors of myocardial infarction: the CARE study. J Am Coll Cardiol, 42:1446-1453.

Moss AJ, Hall WJ, Cannom DS, et al. 1996. Improved survival with an implanted defibrillator in patients with coronary disease at high risk for ventricular arrhythmia. Multicenter Automatic Defibrillator Implantation Trial Investigators. N Engl J Med, 335:1933-1940.

Solomon SD, Skali H, Anavekar NS, et al. 2005. Changes in ventricular size and function in patients treated with valsartan, captopril, or both after myocardial infarction. Circulation, 111:3411-3419.

Stecker EC, Vickers C, Waltz J, et al. 2006. Population-based analysis of sudden cardiac death with and without left ventricular systolic dysfunction: two-year findings from the Oregon Sudden Unexpected Death Study. J Am Coll Cardiol, 47:1161-1166.

8. 血管造影术在经皮冠状动脉介入治疗术后随访中是否还有价值

广东省心血管病研究所 罗海营 杨向太

冠状动脉血管成形术早期阶段,临床试验常采用冠状动脉血管造影术进行随访,造影出现再狭窄作为临床试验终止观察的一个条件之一。既往认为采取血管造影术进行随访是合理的,因为对血管成形术中所造成的与血管损伤相关的改变以及血管成形术的晚期并发症(如血管再狭窄)的具体机制及发生率等了解甚少。

自从 1977 年血管成形术出现至今,术后血管再狭窄的发生率明显降低。据报道,目前使用的药物洗脱支架,1 年后靶血管血运重建的概率大概为 5% ~10%。支架失败率的显著降低使血管造影术在介入术后随访中的临床受益亦减少。早在二十多年前,就有学者对冠状动脉介入术后患者是否需要常规采用血管造影进行随访提出质疑,他们提议血管造影术在随访中不应作为常规使用,而应选择性地进行检查。然而,在一些国家及地区,血管造影术目前仍作为血管成形术后随访常规采用的方法。鉴于血管造影术的潜在并发症及昂贵价格,其在当下经皮冠状动脉介入术后随访中的作用应进行重新评估。

经皮冠状动脉介入术后采用血管造影术进行随访可获得以下信息:支架段血管有无再狭窄,非目标血管的病变有无进展以及支架相关情况(如支架周围有无对比剂外漏、支架有无断裂等)。但随访性血管造影术亦存在以下缺点:导管相关并发症,价格昂贵以及进行了非必要的仅依靠造影表现而无临床相关指征的经皮冠状动脉介入治疗(PCI)。

目前的一些指南亦不推荐随访性血管造影术的普遍使用。1999 年 ACC/AHA 冠状动脉血管造影术指南中指出,CABG 或血管成形术后患者在无创性检查中无心肌缺血证据时行随访性血管造影术为 III 类推荐。依据 2012 年 ACCF/SCAI 的诊断性导管置入合理使用标准,对 PCI 术后情况稳定或无症状的患者进行诊断性导管插入、血管造影是不恰当的,血管造影应在 PCI 术后出现症状且无创性检查提示中-高度风险的患者中进行,而 PCI 术后出现症状但无创性检查提示低度风险的患者是否应该进行血管造影目前尚不明确。

冠状动脉介入治疗术后再狭窄可分为冠状动脉造影再狭窄与临床再狭窄。冠状动脉造影再狭窄是指术后随访冠状动脉造影显示管腔狭窄≥50%。临床再狭窄定义为:①管腔狭窄≥50% 伴心绞痛或存在心肌缺血的客观指征或 ②靶血管血运重建后管腔狭窄≥70%。与球囊血管成形术相比,第一代裸支架在血管造影再狭窄及临床再狭窄的发生率上均显著降低,而药物洗脱支架的出现则更进一步地明显降低血管造影再狭窄及临床再狭窄的发生。血管造影再狭窄的临床表现多样,从无症状到急性冠脉综合征表现均可。而相当一部分的血管造影再狭窄患者无临床症状,研究发现,30% ~57% 的血管造影再狭窄患者临床上均无症状。支架置入术后出现急性冠脉综合征或不受控制心绞痛的患者临床上需反复进行冠状动脉造影以评估有无再狭窄及非靶病变有无进展,因此,随访性冠状动脉造影术的最初目的是用于评估病情稳定或无症状患者的再狭窄情况。

那么,血管造影再狭窄的患者是否临床预后更差呢? 既往的一些研究表明血管再狭窄的患者临床预后会更差,但再狭窄的危险因素,如糖尿病、既往行 CABG 术及存在复杂病变状态等,本身亦是预后不良的影响因素,因此会混淆影响血管造影再狭窄的预后价值评估。血管造影再狭窄是一个独立的预后因素还是作为其他多种危险因素的一个反映而导致预后不良,至今仍存在不少争议。曾有大样本量研究表明,在介入治疗术后无症状的患者中,血管造影再狭窄与术后 4 年病死率间存在明显的正相关。但倘若血管造影再狭窄真的是预后不良的危险因素,而药物洗脱支架可以显著降低再狭窄的发生率,那么,药物洗脱支架的使用应该可以降低介入治疗术后的病死率。但是,目前为止均无确凿的数据可以证实药物洗脱支架可以降低介入治疗术后的病死率。

在冠状动脉介入治疗术后病情稳定或无症状的患者中行随访性冠状动脉造影术真的可以带来临床受益吗? 不少研究均表明,在术后病情稳定或无症状的患者中,与未行随访性冠状动脉造影术的患者相比,行随访性冠状动脉造影术的患者术后行靶血管血运重建的比例更高,但在死亡率及心肌梗死发生率上,两者间无明显差异。

冠状动脉介入治疗术后人群不经筛选而进行随访性冠状动脉造影术不会带来临床受益的原因,以下几个方面可以进行说明。首先，冠状动脉造影只可以评估冠状动脉管腔的狭窄情况，但约一半的心肌梗死并非由这些造影显示狭窄的病变所导致的。其次，在当前的设备及条件下，血管再狭窄的发生率总体上已非常低，明显功能性再狭窄的大部分患者是因为具有临床指征（如不受控制的心绞痛）才进行冠状动脉造影，明显功能性再狭窄但病情稳定无相应临床指征的患者进行随访性冠状动脉造影的概率非常低，从而限制了随访性冠状动脉造影在未经筛选人群中的临床使用。再者，目前的指南亦不推荐在病情稳定或无症状而解剖检查及无创性检查结果只是低风险的患者上行经皮冠状动脉介入治疗。最后，在指定时间行随访性冠状动脉造影时无血管造影再狭窄并不排除以后不会出现血管再狭窄。裸支架置入术后支架内再狭窄的早期发生高峰期为术后 6 个月内，而 1 年后再狭窄的发生率降低，因此，随访性血管造影术常于术后 6～9 个月进行。然而，药物洗脱支架置入术后 1 年后亦可发生再狭窄（因新生内膜持续增生），称为"追赶"现象。在当前普遍使用药物洗脱支架的年代，这种晚期"追赶"现象会更进一步限制了在设定时间行随访性血管造影的临床应用。

尽管常规随访性血管造影术在未筛选人群中不会带来临床受益，但应该有一部分人群可以从这种随访方法中获得受益。目前为止，尚无关于随访冠状动脉造影术在特定高危人群（如大范围心肌梗死或存在再狭窄高危因素）中临床使用的前瞻性研究。

左主干病变是再狭窄的危险因素之一，尽管左主干的血管直径较大，其再狭窄的风险应该小一些，但左主干的病变往往较复杂，例如容易累及血管分叉而需要较其他部位放置的支架数多。因此，尽管在当前使用药物洗脱支架，再狭窄仍然是左主干病变难以处理的一个潜在的可怕并发症。研究报道，左主干病变采用药物洗脱支架置入后血管造影再狭窄的发生率为 9.7%～17.7%，并且 23.9%～31.4% 的左主干再狭窄患者表现为急性冠脉综合征。依据 2012 年 ACCF/SCAI 的诊断性导管置入合理使用标准，对左主干病变行支架置入术后的无症状患者是否应该行随访性冠状动脉造影术目前尚不明确。但在 2012 年 ACCF/SCAI 的冠状动脉血运重建合理使用标准及 ESC 指南中指出，对于明显的左主干病变，可以不考虑其临床表现情况而直接行血运重建。因此，对怀疑存在左主干病变，特别是血管分叉处支架置入术后或左主干支架置入术后血管造影结果不理想的情况下，进行随访性冠状动脉造影是合理的。

此外，一部分患者具有血管再狭窄的危险因素。据研究，血管造影再狭窄的预测因子包括糖尿病、CABG 史、左主干支架置入、血管直径小及长支架置入

等。而对于有先前支架内再狭窄的患者，特别是弥漫性病变或闭塞性病变，其出现复发性再狭窄的概率就更高。有研究发现，再狭窄为弥漫性病变及闭塞性病变的患者，其复发性血管造影再狭窄的比例可高达 45.8% 及 65.6%。因慢性完全闭塞性病变而行经皮冠状动脉介入治疗的患者，也属于血管再狭窄的高危人群。据报道，因慢性完全闭塞性病变行药物洗脱支架置入的患者，约 20% 出现了血管造影再狭窄，约 37% 的再狭窄为闭塞性病变。但随访性冠状动脉造影在这些再狭窄高危人群中的潜在作用需以后再进一步研究才能得出结论。血管内成像方法，如血管内超声（IVUS）及光学相关断层成像（OCT），可以提供血管形态、管腔直径、病变长度等更详尽的血管信息。研究表明，IVUS 或 OCT 引导下的 PCI 可以得到更好的临床效果，故这些方法使用越来越广泛。这些血管内成像方法的使用可以更进一步降低再狭窄的发生率，有可能进一步减低随访性冠状动脉造影在再狭窄高危人群中的潜在作用。

随访性冠状动脉造影除了可以观察支架内有无再狭窄，还可以观察非靶病变有无进展以及支架周围有无对比剂外漏、支架有无断裂等。支架置入是非靶病变进展的一个危险因素。有研究发现，PCI 术后 1 年随访，约 5.8% 患者的非靶病变进展了而需要再次进行 PCI，同时约 7.4% 的患者靶血管出现再狭窄而再次行血运重建；在非靶病变进展而需行 PCI 的患者中，约 68.5% 临床上表现为急性冠脉综合征。PCI 时发现存在多支病变的患者，在随访中因非靶病变进展而再次行 PCI 的概率更高。有研究报道，在多支病变的患者长达 3 年的随访中，因非靶病变进展而发生重大心血管事件的概率为 11.6%，因靶病变导致重大心血管事件的概率为 12.9%。这些研究结果表明，随访中非靶病变进展行 PCI 及靶病变再狭窄行 PCI 的概率大致相似。随访性冠状动脉造影可发现非靶病变的进展，但对靶病变进展而病情稳定的患者是否应该行 PCI 仍是一难题，因为目前的指南并不推荐对低风险的无症状患者行 PCI。支架周围对比剂外漏定义为冠状动脉造影所见的支架轮廓外对比剂染色，延伸至＞20% 支架直径。有研究报道，支架置入术后 12 个月随访性血管造影显示支架周围对比剂外漏的发生率大约为 1.9%，且出现支架周围对比剂外漏的病例与无对比剂外漏的病例相比，其需再次血运重建及晚期支架内血栓形成的比例均明显升高。这些研究结果亦支持了随访性冠状动脉造影在支架内血栓形成进行危险分层中的作用。支架断裂指的是支架整体或局部出现缺损，但支架在支架置入后最初是连续完整的。药物洗脱支架置入后支架断裂的发生率为 0.8%～7.7%。支架断裂与血管造影再狭窄间呈正相关。曾有长期随访研

究发现,支架断裂患者虽然在支架置入后 1 年内血管再狭窄及靶血管血运重建的发生率会升高,但在支架内血栓形成及心肌梗死发生率方面,与无支架断裂者相比则无明显差异。尽管支架周围对比剂外漏及支架断裂引起了临床的较大关注,但目前的研究数据并不能证明在非筛选人群中进行随访性冠状动脉造影是合理的。

　　冠状动脉支架置入术后,除了冠状动脉造影外,还有其他检查方法可用于随访。其中负荷试验(如负荷超声心动图、负荷心肌灌注成像等)就是检查方法之一,并常用于 PCI 术后随访。负荷试验在支架置入术后的患者中具有很好的预测价值。然而,目前尚无关于在非筛选人群中行常规负荷试验可以得到临床获益的研究证据。而且随着再狭窄发生率降低,负荷试验的假阳性率似有升高,其在 PCI 术后的预后价值有所减低。与随访性冠状动脉造影相同,依据指南,亦不推荐在 PCI 术后的无症状患者中行常规随访性负荷试验。多层螺旋 CT(MDCT)冠状动脉成像是评估再狭窄的另一种检查方法,并使用越来越广泛。然而,由于金属支架伪影的影响,MDCT 在评估支架内的情况不如单纯评估冠状动脉准确。有研究表明,使用 64 层 MDCT 冠状动脉成像评估支架内病变时,高达 12%～42% 的病变为无法评估。但在可评估的病变里,64 层 MDCT 冠状动脉成像的阴性预测值及阳性预测值均较高。MDCT 冠状动脉成像为无创性检查,因此当怀疑有支架内病变时行 MDCT 冠状动脉成像检查是合理的。

　　目前的研究尚无数据支持在支架置入术后的非筛选人群中行随访性冠状动脉造影可以获得临床受益的观点。与其相反,研究表明随访性冠状动脉造影只会增加靶血管血运重建的发生率,而没有降低 PCI 术后患者的病死率及心肌梗死发生率。目前的指南亦不推荐随访性冠状动脉造影的普遍使用。在一些高危人群(如大范围心肌梗死,具有再狭窄的高危因素等)中行随访性冠状动脉造影可能会有潜在的临床受益,而这方面尚需以后进一步的研究证实。在还没有得到研究证实之前,必须与患者充分讨论冠状动脉造影的潜在风险及可能受益后,才决定是否在高危人群中行随访性冠状动脉造影成像。

参 考 文 献

A. Latib, M. Mussardo, A. Ielasi, et al. 2011. Long-termoutcomes after the percutaneous treatment of drug-eluting stent restenosis. JACC. Cardiovasc. Interv,4:155-164.

J.-Y. Lee, D.-W. Park, Y.-H. Kim, etal. 2011. Incidence, predictors,treatment, and long-term prognosis of patients with restenosisafter drug-eluting stent implantation for unprotected left main coronary artery disease. J. Am. Coll. Cardiol,. 57:1349-1358.

K. Shimada, H. Kasanuki, N. Hagiwara, et al. 2008. Routine coronary angiographicfollow-up and subsequent revascularization in patients with acut emyocardial infarction. HeartVessel,23:383-389.

M. Asakura, Y. Ueda, S. Nanto, et al. 1998. Remodeling of in-stent neointima, whichbecame thinner and transparent over 3 years:serial angiographic and angioscopic follow-up. Circulation,97:2003-2006.

M. Ehara, M. Kawai, J.-F. Surmely, et al. 2007. Diagnostic accuracy of coronary in-stent restenosis using 64-slice computed tomography:comparison with invas ive coronary angiography. J. Am. Coll. Cardiol,49:951-959.

M. R. Patel, S. R. Bailey, R. O. Bonow, et al. ACCF/SCAI/AATS/AHA/ASE/ASNC/HFSA/HRS/SCCM/SCCT/SCMR/STS2012appropriate use criteria for diagnostic catheterization:a report of the American College of Cardiology Foundation Appropriate Use Criteria Task Force, Society for Cardiovascular Angiography. 2012. J. Am. Coll. Cardiol,59:1995-2027.

Misumida N, Aoi S, Saeed M, et al. 2016. The role of angiographic follow-up after percutaneous coronary intervention. Int J Cardiol,222:911-920.

P. J. Scanlon, D. P. Faxon, A.-M. Audet, et al. 1999. ACC/AHA guidel ines for coronary angiography:executive summaryand recommendations:a report of the Amer ican College of Cardiology/Amer ican HeartAssociation Task Force on Practice Guidelines(Committeeon Coronary Angiography) developed in collaboration. Circulation, 99:2345-2357.

S. Cassese, R. A. Byrne, S. Schulz, et al. 2015. Prognostic role of restenosis in 10004patients undergoing routine control angiography after coronary stenting. Eur. Heart J, 36:94-99.

T. Kimura, T. Mor imoto, Y. Nakagawa, et al. 2012. Very late stent thrombosis and late target lesion revascular iza-tion after sirolimuseluting stent implantation:five-year outcome of the j-Cypher Registry. Circulation, 125:584-591.

第 11 篇

药物治疗

1. 欧美和国际胆固醇管理指南：求同存异

海南省人民医院　马建林

近 5 年来，各国有关胆固醇与脂质控制指南和建议层出不穷，其中包括 2013 年美国心脏病学会/美国心脏协会（ACC/AHA）胆固醇管理指南，2011 年发表的欧洲心脏病学会/欧洲动脉粥样硬化协会（ESC/EAS）血脂异常管理指南。2014 年美国国家脂质协会（NLA）专家小组以患者为中心血脂异常管理建议。2012 年加拿大心血管学会（CCS）修改并更新了预防成人心血管疾病血脂异常诊断和治疗指南。2014 年国际动脉粥样硬化协会（IAS）关于全球血脂异常管理建议。这些指南提供大量不同信息和数据的差异可能会给临床医师造成一定困惑。故准确理解并分析这些差异极为重要，本文根据相关文献，简要概述这些指南的要点，重点讨论其相似点和差异。

一、各指南的特点

2013 ACC/AHA 胆固醇管理指南遵循 ATPⅢ成人高胆固醇血症的检测、评估和治疗指南，与美国国家心肺和血液研究所合作，使用较为准确的随机对照试验（RCT）数据制定了最新指南。该指南明确了从降脂治疗（LLT）中获益的 4 个风险组。此外，还提到了一些新的动脉粥样硬化心血管疾病（CVD；ASCVD）风险评估工具，该工具用于估计冠状动脉心脏病（CHD）和缺血性脑卒中事件的 10 年风险，该指南根据强化他汀类药物治疗和降低胆固醇目标，强调胆固醇治疗的重要性，并重视其安全性检测。

ESC/EAS 血脂异常管理指南依据详细的数据，将患者分为极高风险、高风险、中等风险以及低风险组。该指南使用冠状动脉风险估计（SCORE）系统来估计致命性 ASCVD 事件的 10 年风险，其中致命性和非致命性 CVD 事件风险可以通过将致命性风险男性乘以 3 和女性乘以 4 来计算，并承认生物标志物和成像学在心血管风险预测中的作用。

NLA 制定以患者为中心的血脂异常管理共识性建议。其特点是当来自 RCT 的最高等级证据无法回答所有临床问题时，使用来自 RCT 和非随机研究的证据（包括流行病学、遗传学、代谢以及机制研究）。该指南将患者分类：非常高风险，高风险，中等风险以及低风险组。

2012 年 CCS 对于 2009 年 CCS 血脂异常指南进行了更新，反映了 2009 年以来的最新研究结果，并扩展了若干建议。更新后的 CCS 指南确定了 3 个风险组。

IAS 关于全球血脂异常管理建议分为初级和二级预防。由于该建议由现有的 RCT 证据以及流行病学、遗传和基础科学研究形成，故一级预防中的 RCT 证据有限，但是二级预防建议有丰富而实用的 RCT 数据证据。除了遗传性血脂异常外，建议还充分肯定了动脉粥样硬化主要由不健康生活习惯引起。与其他指南相同，IAS 指南主要强调生活方式干预（TLI）、一级预防、二级预防药物治疗，以及对于长期 CVD 风险的 4 个风险组识别。

二、各指南的共同主题

（一）各指南的共同点

ACC/AHA，ESC/EAS，NLA，CCS 和 IAS 指南之间的相似性概述如下。

1. 防治动脉粥样硬化是终身的过程。生活方式干预包括健康饮食和定期体育活动，这是 ASCVD 预防的基础。

2. 指南只是一个指导，临床判断由 LLT 的最终决定。

3. 患者积极参与和共同决策极为重要。

4. 纠正可以控制的相关风险因素，例如吸烟、高血压和肥胖。

5. 各指南均不同程度地指出，中度至高强度他汀类药物通常都作为一线治疗药物。

6. 临床上对于 ASCVD 患者要积极治疗，所有指南均推荐他汀类药物作为临床 ASCVD 患者的一线治疗药物。

7. 糖尿病患者需要使用他汀类药物治疗时，要积极地进行药物治疗。

8. 具有高脂血症遗传形式的患者（例如 LDL-C 患者，LDL-C≥190mg/dl）要进行积极治疗。

9. 降脂治疗的获益取决于患者的绝对风险程度，其风险程度的评估可以用某些风险评估工具衡量。尽管后者可能不完美，但使用其风险评估优于主观评估。

10. 尽管各指南存在一些差异，但原则上均承认致动脉粥样硬化胆固醇与 ASCVD 风险的相关性，而降低致动脉粥样硬化胆固醇可以降低 ASCVD 风险。

11. 所有指南建议在开始 LLT 后检测血脂质，并以检测其反应性来采取相应的治疗。

12. 所有指南都认识到家族病史在早期动脉粥样硬化事件发生中的重要性，以及使用生物标志物检测和成像学对患者进行风险分层的重要性。

13. 所有指南均讨论了药物依从性的重要性。

（二）各指南与临床实践的差距

尽管各指南有上述的共识，但是在临床实践中仍然存在显著差距，主要有以下几方面体现。

1. 对他汀类药物治疗与安慰剂（或更强化 vs. 较不强化的他汀类药物治疗）RCT 数据荟萃分析显示，ASCVD 患者血 LDL-C 每降低 1mmol/L（38.7mg/dl），其主要心血管事件发生率显著降低 19%～21%。因此，所有胆固醇指南建议治疗 ASCVD 患者时使用可以耐受的最大剂量他汀类药物。对 ASCVD 的退伍军人事务（VA）医疗保健系统中接受初级保健的患者中的一项研究显示，58% 的女性 CVD 的和 65% 男性 CVD 使用他汀类治疗，21% 女性和 24% 男性的 AS-CVD 使用高强度他汀类药物治疗（降低 LDL-C>50% 的他汀类药物治疗），高强度他汀类药物使用的中位水平为 23%。在参与 ACC 的实践创新和临床优化（PINNACLE）登记的心脏病学试验 ASCVD 患者中，仅有 50% 接受他汀类药物治疗。最近几项研究表明，在最近一次因 CHD 事件而住院的患者中，也只有 23%～38% 的患者出院时使用最大强度他汀类药物治疗。

2. 另一项采用他汀类药物治疗 14 686 例糖尿病患者集中荟萃分析显示，与安慰剂相比，中强度他汀类药物治疗每降低 1mmol/L（38.7mg/dl）的 LDL-C 可使 CVD 的相对风险降低约 27%。尽管所有指南都有类似的建议，治疗高风险糖尿病患者（即使没有 ASCVD）需使用他汀类药物治疗，在临床实践中并不尽如此：在 VA 卫生保健系统对无 ASCVD 接受初级保健的糖尿病患者的研究中，有 61% 的患者接受他汀类治疗，51% 的患者接受中至高强度他汀类治疗。与此类似，在参与 ACC 的实践创新和临床优化（PINNACLE）登记的糖尿病患者中（无 ASCVD），55% 的患者没有使用他汀类药物。这些结果表明，在各种患者（即 ASCVD 和糖尿病）中，他汀类药物治疗与指南要求还存在较大差距。

3. 所有指南均认为 LDL-C 原发性升高的患者，例如具有家族性高胆固醇血症（FH，例如 LDL-C≥190mg/dl）患者作为具有 ASCVD 的终生高风险组。指南建议早期病例识别和积极治疗 FH 患者。美国国家 FH 登记处最近的一项分析显示，尽管 CHD 患病率高及其高风险因素，但是 FH 患者还通常被晚期诊断。FH 诊断的中位年龄为 47 岁，并且只有 75% 的患者使用他汀类药物治疗，42% 的患者接受高强度他汀类药物治疗。

4. 尽管在各指南（包括 2013 年 ACC/AHA 胆固醇管理指南）均有大量类似议题，但在临床实践中存在明显不足：在 2013 年 ACC/AHA 指南发布后 5 个月内对大型旧金山湾区和北加利福尼亚州的 183 名初级保健医生进行的调查显示，医师对于指南的理解存在一些关键性差距。虽然 96% 的医生听到或阅读过 ACC/AHA 指南的主要原则，但约有 37% 的医师并没有将指南实施于临床。在那些没有按照 ACC/AHA 指南进行计划实施（N=71）的医师中，有 41% 不太了解指南，25% 没有时间考虑指南，47% 不同意，23% 不会使用 ASCVD 风险估计。在 2013 年 ACC/AHA 指南公布后大约 1 年内的调查中发现，内科、家庭医学、心脏病学和内分泌医生对 2013 ACC/AHA 的理解出现显著的差距。只有 43% 的培训医生和 48% 的实习医生对于指南摘要或全部报告均已阅读。在初级预防队伍中，仅有 59% 的培训医生和 51% 的实习医生可以确定 10 年 ASCVD 风险阈值≥7.5%，并且开始讨论他汀类药物疗法的益处和风险。仅有少数人（≤17%）知道 Framingham 10 年 CHD 风险估计量与 2013 年 ACC/AHA 10 年 ASCVD 风险估计量之间的差异。专科医生与初级保健医师的调查结果大致相似，49% 的专科医生在临床中并没有使用 ASCVD 风险评估工具，34% 的医生对指南并不熟悉。

三、各指南的主要区别

(一)无 ASCVD 患者或其他高危因素患者的风险评估

尽管各个指南使用的风险评估工具大致相似,它们之间还存在一些重要的差异,主要为纳入评估的危险因素以及评估发生 CVD 风险程度的差异。Framingham 10 年 CHD 风险评估可能是最陈旧和最广泛使用的工具,它仅估计 CHD 发生的风险,其评估因素包括年龄、性别、总胆固醇、高密度脂蛋白(HDL-C)、吸烟、收缩压及其治疗方案。ATP Ⅲ 指南推荐使用 Framingham 10 年 CHD 风险评估工具。2013 年 ACC/AHA 指南介绍了 10 年 ASCVD 风险评估工具,评估致死性和非致死性 CHD 事件及脑卒中风险。其中的一项重大改进是将脑卒中纳入 10 年 ASCVD 风险评估工具。除 Framingham CHD 风险评估考虑的因素外,ASCVD 风险评估工具还纳入糖尿病以及部分种族人群(非裔美国人或白种人)特有的风险。尽管最初担心使用 ACC/AHA 工具评估 ASCVD 发生的风险过高,随后的研究表明,短期观察结果与其评估的 ASCVD 风险大致相同,这表明该工具的风险计算公式具有良好的辨别校准功能。一项影像学研究表明,与以前的 ATP Ⅲ 指南相比,ACC/AHA 指南根据冠状动脉总体斑块负荷进行的他汀类药物分层更为精确。ACC/AHA 指南还建议对 20～59 岁的健康成人进行终生的 ASCVD 风险评估,强调动脉粥样硬化是一个终身的过程,并强调维持健康的生活方式的重要性,而不是高度重视短期 ASCVD 风险。

ESC/EAS 指南建议使用 SCORE 系统,该系统的特点是评估首次致命性动脉粥样硬化事件的 10 年风险(包括心肌梗死,脑卒中或其他动脉粥样硬化性疾病和心源性猝死)。此外,通过将致死风险乘以 3(男性)和 4(女性),可以从 SCORE 风险中得出总的 CVD 风险(即致命性和非致命性风险)。NLA 建议医生选择其中一个风险评估工具,如 10 年 ASCVD 风险评估、Framingham 10 年 CHD 风险评估、Framingham 长期 CVD 风险评估。后者纳入糖尿病和家族史以计算 ASCVD 的风险,以及包括在 Framingham 10 年 CHD 风险评估中的其他因素。CCS 指南建议修改 10 年 Framingham 风险评分,除了其评估中包含的因素以外,修改的 10 年 Framingham 风险评估还纳入糖尿病,以评估冠心病、脑卒中、外周动脉疾病和心力衰竭的复合风险。为了引起患者注意,CCS 建议使用终生风险心血管年龄,并使用患者容易理解的解释。IAS 将长期风险评估优先于短期风险评估,建议使用 Framingham 风险评分来评估长期风险,并根据个别国家情况重新校准风险。

(二)早发 ASCVD 家族史重要性的差异

尽管各指南均同意早发性 CVD 家族史的重要性,但也存在差异。2013 年 ACC/AHA 指南考虑了早发 ASCVD 的家族史,在一级男性家属中 ASCVD 发病<55 岁或在一级女性家属中<65 岁,可作为一项附加因素纳入启动他汀类药物治疗的风险讨论。根据 ESC/EAS 指南,早发性 CVD 家族史使得女性的 CVD 风险增加 1.7 倍,男性增加 2.0 倍,提示对于该类患者早期使用他汀类药物治疗的重要性。NLA 指南考虑早发 CHD 家族史作为主要的 ASCVD 危险因素。根据 CCS 指南,存在早发 CVD 家族史(一级男性家属<55 岁,一级女性家属<65 岁)使得个体的 Framingham 风险估计值加倍。IAS 建议认为 ASCVD 的阳性家族史是动脉粥样硬化形成的重要危险因素。

(三)致 AS 主要胆固醇成分的鉴别

ACC/AHA 指南确定 LDL-C 作为致动脉粥样化胆固醇,因为 LDL-C 是大多数临床试验中检查的主要致动脉粥样硬化性胆固醇。除 LDL-C 之外,其他指南纳入 Non-HDL-C 和载脂蛋白 B(Apo B),因为这些指南提供了对总致动脉粥样化胆固醇或脂质颗粒负荷的评估。ESC/EAS 和 CCS 指南将 LDL-C 认定为主要致动脉粥样硬化胆固醇,但替代物是 Non-HDL-C 和 Apo B。尽管大多数他汀类药物治疗试验并没有将 Non-HDL-C 作为治疗目标,但 NLA 和 IAS 指南还是建议使用 Non-HDL-C 作为主要致动脉粥样硬化胆固醇指标,而 LDL-C 为替代,该建议的主要依据是通过流行病学研究,后者显示 Non-HDL-C 是与 LDL-C 相比具有更好的 CVD 风险标志物。

(四)胆固醇治疗目标的差异

根据 RCT 证据,虽然 ACC/AHA 指南不推荐具体的 LDL-C 值作为治疗目标,但是它提供了关于使用中强度和高强度他汀类药物降低 LDL-C 百分比的预期值。无论是通过他汀治疗达到 LDL-C 的目标值、降低到 LDL-C 百分比的预期值,还是通过使用固定剂量的他汀类药物治疗,ACC/AHA 指南也赞同 ASCVD 事件减少与 LDL-C 降低相关,这与大多数其他指南观点相同。目前争论较多的是 ACC/AHA 指南制定的通过固定剂量的他汀类药物治疗方法,而不是基于 LDL-C 目标值的方法。达拉斯心脏研究中心的研究分析显示,与 ACC/AHA 指南及 ATP Ⅲ 指南的固定他汀类药物剂量相比,推荐达到 LDL-C 目标值与 ASCVD 事件率降低 16% 相关。此外,高强度他汀类药物每治疗 14 例患者以及中强度他汀类药物每治疗 21 例患者,分别预计有 1 例患者免于 ASCVD 事件发生。最近一项来自 3 个临床试验数据研究表明,在 ASCVD 患者中,使用降低 LDL-C 百分比的方法对于改善预后的价值超过使用固定剂量的他汀类药物及达到 LDL-C 治疗目标值的方法。值得注意的是,与他汀类药物剂量和降低 LDL-C 百分比相比,达到 LDL-C 目标值与其改善预后没有关联。此外,通过达到 LDL-C 目标值的方法与使用中-高强度他汀类药物治疗的方法相比(就 CVD 事件减少而言),前者给非他汀类药物的治疗留有更多的空间,并且更容易存在 LDL-C 测量值的误差(特别是在较低的 LDL-C 水平时)。

根据 ESC/EAS 指南,对于极高危人群组,LDL-C 治疗目标值为<70mg/dl 和(或)LDL-C 降低≥50%(当不能到达目标水平时),高危患者的 LDL-C 目标值为<100 mg/dl,中危患者的 LDL-C 目标值为<115 mg/dl。ESC/EAS 认为 Apo B 和 Non-HDL-C 目标值可以代替 LDL-C。对于极高危和高危的患者,Apo B 治疗目标值分别为<80mg/dl 和<100mg/dl,Non-HDL-C 的特异性目标值比相应的 LDL-C 值高 30mg/dl。考虑到制定这些目标值的一些随意性,CCS 指南建议高危和中危的患者的 LDL-C 目标为<77 mg/dl 或 LDL-C 降低≥50%。在特定的高危患者中,CCS 指南建议用 LDL-C<70 mg/dl 的目标值替换。而 Apo B<80 mg/dl 和 Non-HDL-C≤100mg/dl 则是作为高危患者和中危患者备选替代治疗方案。

NLA 指南建议将 Non-HDL-C<100 mg/dl 作为极高危人群组的目标值,将<130 mg/dl 作为其他风险组应该达到的目标值。LDL-C 治疗目标比 Non-HDL-C 目标低 30mg/dl。推荐 Apo B 在极高危人群组<80mg/dl,在其他风险组<90mg/dl,并作为次选目标。

关于治疗目标,IAS 建议主要取决于治疗目的是一级预防还是二级预防。对于一级预防,建议治疗应与评估的长期风险相联系,高危患者需要最积极的降胆固醇治疗。尽管明确了致动脉粥样化脂蛋白的最佳水平,IAS 并没有明确指定治疗目标。对于一级预防,IAS 将最佳 Non-HDL-C 确定为<130mg/dl 和 LDL-C≤100mg/dl,尤其适合高危一级预防人群。在大多数高危患者中,最佳 Non-HDL-C 水平<130mg/dl,最佳 LDL-C 水平<100mg/dl。指南还指出:在低危一级预防人群中,更高水平的致动脉粥样化胆固醇不一定会产生更大风险;对于二级预防的患者,致动脉粥样硬化性胆固醇的最佳水平为 Non-HDL-C<100mg/dl 和 LDL-C<70mg/dl。

(五)非他汀类药物使用的差异

所有指南建议使用他汀类药物治疗作为首选 LLT。在使用他汀类药物最大耐受剂量治疗后,不同指南使用非他汀 LLT 存在差异。例如,在原发性 LDL-C≥190mg/dl 的患者中,ACC/AHA 指南考虑在达到他汀类药物治疗的最大强度后,添加非他汀类药物 LLT 以进一步降低 LDL-C。最近,ACC 专家组就非他汀类药物 LLT 的作用制定了专家共识。ESC/EAS 指南考虑若单独使用他汀类药物治疗不能达到 LDL-C 目标值,可添加非他汀类药物 LLT。NLA 指南认为 ASCVD 风险降低程度与致动脉粥样硬化胆固醇的降低程度成正比,建议在使用最大耐受剂量的他汀类药物后,在未达到其目标值时考虑予非他汀类药物 LLT。CCS 指南建议首选单独使用他汀类药物,但同时建议在单独他汀类治疗难以达到预期效果时,考虑使用非他汀类药物 LLT 的价值。IAS 建议考虑各国当地专家的建议(如果存在),在进行临床判断时考虑治疗强度,使用最大耐受剂量他汀类药物。IAS 建议承认缺乏他汀类药物联合非他汀类药物的 RCT 证据,但它指出,有时非他汀类药物可以配合他汀类药物治疗以达到最佳胆固醇水平。值得注意的是,使用中等强度他汀类药物治疗配合依折麦布(非他汀类药物)LLT,已经证明能使近期(在大多数相关指南发布后)发生 ACS 的患者进一步减少 CVD 事件,FDA(美国食品和药物管理局)和 EMA(欧洲药品管理局)随后批准了两种 PCSK9(前蛋白转化酶枯草杆菌酶蛋白酶 Kenin-9)抑制剂药物,该药物可以用于 FH 和 ASCVD 且已经使用最大耐受剂量他汀类药物治疗并需要进一步降低 LDL-C 的患者。

参 考 文 献

An International Atherosclerosis Society Position Paper: global recommendations for the management of dyslipidemia-full report. 2014. *J Clin Lipidol*, 8(1):29-60.

Anderson TJ, Gregoire J, Hegele RA, et al. 2013. 2012 update of the Canadian Cardiovascular Society guidelines for the diagnosis and treatment of dyslipidemia for the prevention of cardiovascular disease in the adult. *Can J Cardiol*, 29(2):151-167.

2. 停用他汀是否有风险

广东药科大学附属第一医院　周万兴

胆固醇作为动脉粥样硬化的致病因素已经被大量的流行病学、动物实验、临床研究所证实，抑制低密度胆固醇脂蛋白(LDL-C)合成的他汀类药物也因其在众多的大规模临床试验中被证实可以明显减少心血管发病或事件风险，而被各种血脂管理指南推荐为动脉硬化性心血管病的一级和二级预防中不可或缺的药物。然而，他汀的用药依从性并不乐观。多个研究发现，使用他汀治疗的患者，在开始他汀治疗半年至一年内有 $10\%\sim30\%$ 的他汀停用率。关于停用他汀的原因，一项纳入 10,138 名美国人群的研究显示，服药后肌肉疼痛、抽搐、乏力，没有医疗保险，年度胆固醇检测显示血脂已降低、年轻(<55岁)，对医生的降脂治疗的解释不满意等，是增加停用他汀的主要影响因素。另有研究还发现，他汀不良事件的各种传闻或报道也是他汀停用增加的重要因素。那么，他汀能否停用？停用他汀有风险吗？

一、动脉硬化性心血管病(ASCVD)一级预防他汀的停用风险

对于 ASCVD 的一级预防，我国和大多数指南都给出了血脂异常的临界值和结合多种危险因素的心血管风险评估方案，以及不同危险程度患者实施降 LDL-C 治疗的策略。这些指南均强调首选他汀类药物治疗 LDL-C 增高并建议长期、达标治疗。对于一级预防他汀停用的风险指南没有明确给出。但一项以色列的队列研究结果可以给我们有益的提示。这项研究共纳入 229 918 人，这些患者都是医生认为需要服用他汀的，其中包括无心血管病的一级预防 136 052 人，随访期 $4\sim5$ 年，以他汀服用覆盖天数比例(proportion of days covered, PDC)为观察指标，结果发现 PDC$\geqslant90\%$ 者比 PDC$<10\%$ 者死亡风险至少下降 45%。提示只要患者有血脂异常并达到使用他汀治疗的程度，一级预防停用他汀同样是有风险的。

由于一级预防是尚无 ASCVD 证据的人群，因此，是否维持长期的他汀使用的确需要更多地考量他汀的安全性问题。

第一是关于肝酶升高和肌损伤问题，这是众所周知的他汀副作用，所幸的是，其发生率不是很高，严重病例更是少见，并且，现在我们已经清楚，只要定期监测及时发现并及早停用他汀可以使其不造成严重影响。此外，高龄、消瘦、原有肝病基础、强化他汀用药、

合并某些特定用药是发生肌肉和肝损害的易患因素。应注意监测、他汀品种的选择和剂量的调整。

第二是他汀增加新发糖尿病问题，由于 JUPITER 研究发现，瑞舒伐他汀组患者新发糖尿病增多，从而，提出部分他汀可能会增加糖尿病的发病风险问题。该研究显示，高龄和高剂量他汀是新发糖尿病的危险因素。但迄今为止，尚未发现其他他汀可以增加糖尿病的发生率，也没有进一步的 RCT(随机对照临床试验)证明瑞舒伐他汀可以增加糖尿病的发生。因此，不用过分担心该"副作用"。

第三是年龄问题，ACC/AHA 指南提出对 $40\sim75$ 岁高危患者应该实施一级预防，欧洲心脏学会则建议对 40 岁以上的无明确 CVD、糖尿病、CKD 或家族性高胆固醇血症证据的无症状成人，推荐应用诸如 SCORE 等风险评估系统评估整体心血管风险，并在此基础上决定是否实施一级预防。似乎 <40 岁和 >75 岁不在一级预防推荐之列。但我国 2016 年的血脂防治指南强调 ASCVD10 年发病危险为中危且年龄小于 55 岁者，需评估余生危险，并根据危险程度决定是否使用降 LDL-C 的治疗。这可以理解为包括 <40 岁的人群是否实施一级预防主要取决于其发生 ASCVD 的危险度，而非单一年龄因素。对于 >75 岁人群的一级预防使用他汀的临床试验也比较少。PROSPER 研究包括 $70\sim82$ 岁(平均 75 岁)人群的一级预防和二级预防，结果发现一级预防未明显获益(HR 0.94; 95% CI $0.77\sim1.15$)；JUPITER 研究二次分析则显示他汀可以明显减少 $70\sim92$ 岁的患者首次心血管事件发生(HR 0.61; 95% CI $0.46\sim0.82$)。虽然 >75 岁人群的一级预防使用他汀是否获益还有待进一步严格设计的 RCT 来证实，但基于这一人群本身 ASCVD 的发病率就比较高，因此一级预防是很有必要的，只是要充分评估风险和获益，强化监测，及时发现不良副反应。

第四是心衰和透析患者：对于没有 ASCVD 证据的射血分数下降的心衰患者(EFrHF)，CORONA 研究显示，使用瑞舒伐他汀虽然可以使 LDL-C 明显下降，但 EFrHF 的主要和复合终点并没有比安慰剂组明显减少；而 GISSIHF 研究则显示，瑞舒伐他汀降低 LDL-C 并不能使射血分数保留的心衰(EFpHF)明显减少心血管事件。虽然，荟萃研究显示他汀可以使 EFpHF 相对死亡危险下降 40%(RR 0.60; 95%

CI0.49~0.74),但因缺乏更多的严格设计的 RCT 证据,目前,包括 ACC/AHA 和中国在内的多个心衰管理指南仍明确主张在心衰患者不使用他汀作一级预防,但对于已经在用他汀的,也不建议停用。

关于慢性肾病(CKD)患者的他汀治疗,KDIGO 临床实践指南建议,18~49 岁的糖尿病或 ASCVD 危险评分>10% 的患者,以及>50 岁的 CKD 患者,如果没有接受肾移植或透析治疗,均应他汀治疗。CKD 透析治疗患者,由于在多个 RCTs 研究中未发现他汀治疗获益,而被排除在一级预防用药之外。这些研究中,尤其有代表性的是 SHARP 研究,该研究共纳入 9270 例 CKD 患者,其中 3023 例是接受透析的,虽然总的结果显示,辛伐他汀 20mg 加依折麦布 10mg 可以明显减少 CKD 患者的心血管终点事件,但透析亚组的患者主要心血管事件下降不明显(RR0.90;95 % CI 0.75~1.08)。因此,不支持他汀在透析患者的一级预防治疗。但 KDIGO 指南也明确指出,如果在接受透析之前已经开始使用他汀,则不主张透析开始后停用他汀。

二、动脉硬化性心血管病(ASCVD)的二级预防他汀的停用风险

相对于 ASCVD 的一级预防,ASCVD 的二级预防中长期使用他汀的意见要统一的多。我国和大多数指南都是建议对 ASCVD 患者如能耐受均主张首选他汀,并长期维持治疗。不能耐受他汀的患者,才考虑换用其他降脂药物。既往已经有多个队列研究证明,ASCVD 患者停用他汀明显增加心血管事件和死亡风险。例如,前面提到的以色列的队列研究,ASCVD 患者 PDC≥90% 者比 PDC<10% 者死亡风险下降达 51%。Daskalopoulou 等的研究则发现,随访一年内,与发病前后从来未用他汀治疗的急性心肌梗死患者相比,发病后停用他汀的患者全因死亡的相对风险平均高 88%(HRs1.13~3.07),提示停用他汀的风险甚至比不用还高。最近一项丹麦 40 岁以上 674 900 人的随访研究显示,与坚持使用他汀者比,早期停用他汀者发生心肌梗死或心血管死亡的相对危险比分别为 1.26(1.21~1.30)和 1.18(1.14~1.23)。

与一级预防不同,由于他汀在众多的 RCT 研究中对 ASCVD 患者起到明显的保护作用,因此,一些诸如肝、肌肉损害和可能导致新发糖尿病等副作用与其保护作用相比就显得有点微不足道了,但作为医生还是要提醒患者定期检测,以便及早发现这些副作用并及早处理,以防进一步加重;一旦发生他汀不能耐受而停用,各种指南一致认为应使用其他降 LDL-C 的药物,继续二级预防。关于年龄>80 岁的老年人,由于既往的 RCT 研究大多数把他们排除在外,因此,支持对该年龄段 ASCVD 患者实施他汀二级预防的证据相对有限,我国的血脂管理指南对>80 岁老年人仍推荐他汀作为 ASCVD 二级预防,但未提出他汀降 LDL-C 的目标值。最近一项日本的注册研究显示,≥80 岁的再血管化患者持续他汀治疗的获益程度与<80 岁者并没有明显差异,支持对老老年的 ASCVD 患者实施他汀治疗。不过,更多的支持证据还有待进一步积累。

三、终末期疾病且预期寿命短的患者他汀的停用问题

对于预期寿命短的患者他汀停用是否有风险的问题,最近一篇研究的结果可能可以给我们一点提示。该研究共入选了 381 例预期寿命在 1 个月至 1 年,现没有活动性心血管疾病的正在服用他汀的一级和二级预防患者,平均年龄(74.1±11.6)岁,随机分为停用(189 例)和继续使用(192 例)两组,结果发现,60d 死亡、心血管事件发生率,两组没明显差异,但停用他汀组量表评估生活质量更优,费用节约更多。虽然该研究规模不大,但支持了并不是所有人群停用他汀都会增加风险的观点。正因如此,现在认为对于预期寿命短于 1 年的患者,只要现在没有急性活动性 ASCVD(例如,ACS 等),停用他汀还是可行。

四、小结

他汀对 ASCVD 的一级和二级预防作用是无可非议的,然而,临床实践中,由于种种原因停用他汀的现象并不少见。现有的证据只是支持"预期寿命<1 年的患者停用他汀不增加风险",而其他患者停用他汀均有增加心血管死亡和其他心血管事件的风险。在权衡他汀使用的效益和风险比时,首先看是一级还是二级预防。二级预防的意见比较统一,即,只要能耐受他汀,均应长期使用他汀治疗,不应停用他汀;不能耐受他汀者,应换其他降 LDL-C 的药物治疗。一级预防则要充分注意评估 ASCVD 的风险程度、他汀潜在的副作用、RCT 获益证据。目前的观点是,应该对 ASCVD 高危险分层的患者使用他汀一级预防,但其中<18 岁和>75 岁的人群还需要更加充分的循证医学获益证据。对于缺乏 ASCVD 证据的 EFrHF 患者和接受血液透析的 CKD 患者,由于缺乏循证医学获益的证据,如果没有用开他汀,不主张使用他汀;EFpHF 患者虽然荟萃研究显示他汀一级预防可能获益,但由于缺乏严格设计的针对性 RCT 证据,同样不主张启动他汀一级预防。值得注意的是,目前的指南均认为,即使是这些不主张启动他汀治疗的患者,一旦之前已经启动他汀治疗,也不主张停用他汀,因为,停用他汀是否带来风险,目前也缺乏针对性的研究证据。

3. AHA 关于非他汀类降脂药物应用的专家共识

中山大学心血管研究所　陈　龙　马　虹

2013 年美国心脏病学会和美国心血管协会(American College of Cardiology and AmericanHeart Association,ACC/AHA)颁布了关于降低成人心血管动脉硬化风险的新指南(下简称 2013 年 ACC/AHA 胆固醇指南),该指南指出降低低密度脂蛋白胆固醇(low-density lipoprotein cholesterol, LDL-c)对减少动脉粥样硬化心血管疾病(atherosclerotic cardiovascular disease, ASCVD)风险是有效且安全的。该指南推荐在有 ASCVD 风险的患者一级和二级预防中使用中或高强度的他汀治疗,剂量根据副作用、年龄、药物间相互作用以及并发症等相关因素进行调整。2013 年 ACC/AHA 胆固醇指南发表时,美国食品药品管理局(Food andDrug Administration, FDA)批准的几种非他汀类降脂药物联合他汀治疗降低 LDL-C 进一步减少 ASCVD 风险的证据尚不充足,所以该指南对非他汀类降脂药物的应用指导建议较少且不明确。为了给临床医生和患者寻找一个更加肯定和明确的指南以评估他汀治疗的充分性,以及当他汀治疗不充分时是否需要使用以及何时使用非他汀类降脂药物治疗,ACC 召集专家编写了"非他汀类降脂药物降低 LDL-C 减少动脉粥样硬化性心血管疾病风险—2016 年 ACC 专家共识",来填补现有血脂管理指南的空白。这些工作很大程度上时基于 2013 年 ACC/AHA 胆固醇指南提供的证据,并试图进一步为临床医生和患者提供非他汀降脂药物治疗方案的建议。该项工作旨在为 2013 年 ACC/AHA 胆固醇指南未涵盖的患者提供实用性指导,直至下一轮指南有机会正式地回顾近来科学证据和降低 ASCVD 风险新药的心血管预后临床试验结果。共识主要回答以下关于非他汀类降脂药物治疗方案的问题:①在哪些患者中可以考虑使用非他汀类降脂药物? ②在何种情况下考虑使用非他汀类降脂药物,即如何评估 LDL-C 下降程度(治疗后 LDL-C 下降的百分比或所到达的范围)是低于预期的,低于所需的,或不充分的? ③对他汀不耐受的患者该选择何种治疗方案? ④如果需要加入非他汀类降脂药物,怎么选择以及使用顺序?

一、≥21 岁正在使用他汀进行二级预防的临床 ASCVD 患者

针对那些没有接受过他汀治疗或者低、中等强度

他汀治疗后治疗强度应该进一步提高的患者,高强度的他汀治疗应该在≤75 岁 ASCVD 患者有临床症状之初就开始进行,除非是患者对高强度他汀治疗不耐受或者有其他影响他汀使用安全的特质(如他汀过敏等)。对于临床 ASCVD 患者,高强度他汀治疗应该作为首选,当有高强度他汀是禁忌或者在他汀诱发严重不良反应出现时,在患者可以耐受的情况下中等强度他汀可作为次要治疗方案。虽然很少有他汀的随机对照临床试验(randomized clinicaltrials, RCTs)会入选>75 岁患者,但有证据显示一些持续使用他汀治疗的患者在 75 岁以后仍然还可以使用及耐受他汀治疗。大量数据支持在>75 岁的 ASCVD 患者中应用中等强度的他汀类药物作为二级预防;但目前还没有充分的证据支持在>75 岁的患者中应用高强度他汀类药物进行二级预防治疗。

1. 临床症状稳定且不伴有合并症 ASCVD 患者在这个分组中的患者有稳定慢性的 ASCVD 并且不伴有以下并发症:糖尿病、近期(<3 个月)发生 ASCVD 事件、他汀类治疗期间发生 ASCVD 事件、ASCVD 其他主要危险因素控制欠佳、脂蛋白(a)升高、慢性肾脏病、有症状的心衰、接受维持性血液透析治疗、LDL-C 基线≥190mg/dl。这些患者首次治疗时应使用最大耐受强度的他汀类药物,如果患者 LDL-C 比基线水平下降≥50%(或 LDL-C<100mg/dl),就可以继续他汀类的治疗。如果患者的治疗反应小于预期(LDL-C 下降<50% 或 LDL-C≥100mg/dl),采取额外的临床治疗是必要的。首先,临床医生和患者应该解决他汀类药物依从性问题,通过评估每个月的他汀类药物使用情况以及任何引起依从性障碍的原因。编委会强调如果依从性好的患者还没有尝试使用高强度他汀治疗,那他的用药剂量应该马上提高到高强度剂量。如果患者无法忍受甚至中等强度的他汀类药物治疗时应评估他汀类药物不耐受原因和咨询脂质专家的意见。临床医生对患者应该强调改善生活方式的重要性,可以考虑多食用可溶性膳食纤维和植物甾醇。其他主要 ASCVD 风险因素,包括吸烟和高血压,也应该引起重视和严格控制。如果通过上述方法患者达到预期的治疗目标即 LDL-C 减少≥50%(或 LDL-C<100mg/dl),可以继续目前方案治疗,并持续监控 LDL-C 对治疗的反应。

如果在这些干预后,患者 LDL-C 的降低仍然<50%(并且 LDL-C≥100mg/dl),则患者和临床医生应该讨论,是否在目前的方案基础上添加非他汀类降脂药物的治疗。在临床医生与患者讨论内容中应强调:可以预期通过添加非他汀类降脂药物治疗进一步降低 LDL-C 水平来减少 ASCVD 风险的可能性;加入非他汀类降脂药物治疗后可能发生的不良事件或药物之间的交叉反应;患者对预期疗效的期望和额外治疗所带来的治疗成本。尽管在 RCTs 证据中稳定的 ASCVD 患者使用联合治疗的益处仍有分歧,但是专家共识撰写委员会还是建议将依泽替米贝 10mg/d 的作为联合治疗方案中非他汀类降脂药物的首选。胆酸螯合剂(bile acid sequestrant,BAS)被认为是在不耐受依泽替米贝治疗及甘油三酯<300mg/dl 时的二线药物。

如果 ASCVD 患者在最大耐受剂量他汀类联合非他汀类降脂药物治疗后,仍低于预期效果,如 LDL-C 降低<50%(且 LDL-C≥100mg/dl),建议临床医生和患者共同商议可以使用 PCSK9 抑制剂(索尼得吉—alirocumab 或 PCSK9 单克隆抗体—evolocumab)联合或替代依泽替米贝的治疗作为进一步降低 LDL-C 的第二步考虑。在使用了 PCSK9 抑制剂后,仍同时继续使用最大耐受剂量他汀类药物,并监督患者的药物依从性、生活方式、药物副反应以及持续监测 LDL-C 对治疗的反应。

2.伴有合并症的 ASCVD 患者　该组 ASCVD 患者伴随以下不同的合并症包括:糖尿病、近期(<3 个月)发生 ASCVD 事件、他汀类治疗期间发生 ASCVD 事件、ASCVD 其他主要危险因素控制欠佳、脂蛋白(a)升高、不需要维持性血液透析治疗的慢性肾脏病。这些患者首先用最大耐受强度的他汀类药物治疗,如果患者的 LDL-C 下降≥50%,糖尿病患者的目标还包括:LDL-C<70mg/dl、非高密度脂蛋白胆固醇(high-density lipoprotein cholesterol,HDL-C)<100mg/dl(因为糖尿病患者非 HDL-C 升高较常见,所以对于该高风险患者群体需要包含非 HDL-C 值的监测),则可以继续使用他汀类药物治疗,并继续监测对药物的依从性和改善生活方式,以及持续监测 LDL-C 对治疗的反应。

3.基线 LDL-C≥190 mg/dl 的 ASCVD 患者　患有 ASCVD 和原发性 LDL-C 严重升高≥190mg/dl 的患者具有非常高的 ASCVD 事件风险,由于其终生 LDL-C 水平处于显著升高状态。这种风险在其他 ASCVD 危险因素并存时则更加危险。LDL-C≥190mg/dl 的患者通常可能有杂合子(HeFH)或纯合子(HoFH)家族性高胆固醇血症等与严重高胆固醇血症相关的遗传性疾病,以及早发 ASCVD 家族史。早期治疗是非常有益的。对严重高胆固醇血症患者的长期

药物治疗可以显著降低 ASCVD 的风险,并且需要终身治疗和定期随访。对于 LDL-C≥190 mg/dl 的 ASCVD 患者,强烈推荐就诊于脂质专家,并且无论儿童、青少年、怀孕妇女和 HoFH 或重度 HeFH 患者的治疗都应咨询脂质专家。因为这些高危个体的高胆固醇血症通常是遗传因素决定的,所以家庭筛查在该组患者中特别重要,以评估其他家庭成员是否可以从早期治疗中受益。对所有 HeFH 或 HoFH 患者应进行级联筛查,系统评估密切生物学亲属的患病概率,以确保其他患者可以在早期治疗中受益。这些患者首先应用最大耐受强度的他汀类药物治疗。如果患者的 LDL-C 水平降低≥50% 或 LDL-C<70mg/dl,则继续他汀类药物治疗,并继续监测对药物的依从性和改善生活方式,以及持续监测 LDL-C 对治疗的反应。如反应低于预期,如 LDL-C 基线降低<50% 且 LDL-C≥70mg/dl,临床医生和患者应该通过评估每月他汀类药物服用剂量来评估药物依从性,并评估任何阻碍依从性的因素。共识强调,如果依从性好的患者没有使用高强度他汀类药物进行治疗,那么应该马上将剂量增加到最大。如果患者甚至不能耐受中等强度他汀类药物治疗,应该评估他汀类药物不耐受程度,并考虑转诊给脂质专家。共识还强调,所有这些患者都应考虑转诊给脂质专家和注册营养师进一步治疗,特别是如果他们合并有 HoFH 时。如果患者现在已经实现预期的治疗目标(LDL-C 下降≥50%,患有糖尿病的患者的 LDL-C<70mg/dl 和非 HDL-C<100mg/dl),则可以继续当前的治疗,并继续监测对药物的依从性和改善生活方式,以及持续监测 LDL-C 对治疗的反应。如果在这些干预之后,患者 LDL-C 下降<50% 且 LDL-C≥70mg/dl,则临床医生和患者应该共同讨论决定是否添加非他汀类药物的治疗。共识认为,在 LDL-C 基线≥190mg/dl 的 ASCVD 患者,如他汀治疗后 LDL-C 减少<50% 且 LDL-C≥70mg/dl 的患者中,首先应考虑加用 PCSK9 抑制剂,而不是给予依泽替米贝或 BAS,因为 PCSK9 抑制剂可以更好地降低 LDL-C 水平。如果在初始加入非他汀类药物联合治疗的情况下,LDL-C 的下降水平不满意(LDL-C 减少<50% 并且 LDL-C≥70mg/dl),可以考虑加入第二种非他汀类药物进一步降低 LDL-C 水平。如果在已经使用他汀联合依泽替米贝(或 BAS)和 PCSK9 抑制剂治疗的情况下,患者仍然 LDL-C 下降<50%(并且 LDL-C≥70mg/dl),建议转诊给脂质专家和注册营养师。LDL-C 基线值≥190mg/dl 的 ASCVD 患者使用他汀或他汀联合依泽替米贝、PCSK9 抑制剂治疗效果仍不佳时,可能需要特殊治疗如:米泊美生(mipomersen)、洛美他派(lomitapide)、LDL 血浆分离以进一步降低 LDL-C 水平。在本共识的意见中,这些治疗方案最好

参考脂质专家的建议。在有 HeFH 表型 LDL-C≥190mg/dl 的 ASCVD 患者中可考虑使用 LDL 血浆分离治疗。而在 HoFH 表型的患者中,在 LDL 血脂分离之前应该考虑先使用 PCSK9 单克隆抗体治疗,除非那些患者已被证明是 LDL 受体阴性。

二、LDL-C 基线值≥190mg/dl 成人(≥21岁)的一级预防

非其他可逆因素造成的 LDL-C 基线值≥190mg/dl 的成人发生 ASCVD 的风险非常高,因为他们终生暴露于显著升高的 LDL-C 水平。在其他 ASCVD 危险因素并存的情况下更加大了这种风险。LDL≥190mg/dl 的患者更易存在 HeFH 或 HoFH 等严重高胆固醇血症相关的遗传性疾病,以及严重高胆固醇血症和过早发生 ASCVD 的家族史。这种疾病具有常染色体显性遗传模式,并且最常见由编码 LDL 受体基因突变引起,具有>1 600 种已知的不同突变形式,早期降脂治疗是非常有益的。对严重高胆固醇血症患者的长期降脂治疗可以大大降低 ASCVD 发生的风险,并要求终身治疗和定期随访。因为这些高危个体的高胆固醇血症通常是遗传因素决定的,所以家庭筛查在该组患者中特别重要,以鉴定哪些其他家庭成员将从早期治疗中受益。级联筛查是一种系统评估密切生物学亲属关系的过程,应该在所有的 HeFH 或 HoFH 患者中进行,以评估将从此项治疗中受益的其他患者。根据基因突变表型和遗传模式(即纯合或杂合),LDL-C 基线≥190mg/dl 的患者可能对药物治疗有不同的反应。因此,应指导患者对改善生活方式和进行最大耐受强度他汀类药物治疗,必须治疗可逆的 ASCVD 危险因素,并且可以建议更高强度的联合治疗。应鼓励所有患有严重高胆固醇血症的患者使用低饱和脂肪酸、低胆固醇饮食,并参考注册营养师的意见。

1. LDL-C≥190mg/dl 伴或不伴有其他 ASCVD 危险因素的患者 虽然所有 LDL-C 基线≥190 mg/dl 的患者由于其终身暴露于高危因素下,处于 ASCVD 高风险状态,但是 ASCVD 的其他危险因素〔包括 ASCVD 早发的家族史、吸烟、糖尿病、高血压、CKD、亚临床动脉粥样硬化的证据、脂蛋白(a)升高、高灵敏度 C 反应蛋白升高〕进一步显著增加了 ASCVD 发生风险。对于这些患者应该尽可能地解决并尝试控制所有其他引起 ASCVD 的危险因素。

这些患者首先应使用最大耐受强度的他汀类药物治疗。如果患者的 LDL-C 基线值下降≥50% 且 LDL-C<100 mg/dl),则继续他汀类药物治疗,并继续监测对药物的依从性和改善生活方式,以及持续监测 LDL-C 对治疗的反应。在最大耐受强度他汀类药物治疗后疗效未达到预期的患者中,如 LDL-C 基线水平

降低<50% 或 LDL-C≥100mg/dl),首先要评估他汀类使用得依从性,如果依从性好的患者还没有尝试使用高强度的他汀类治疗,那他的用药剂量应马上提高到高强度剂量。如果患者不能耐受高等强度甚至中等强度的他汀类药物,应该评估患者他汀类药物不耐受的原因,并考虑转诊给脂质专家。其他主要 ASCVD 危险因素包括吸烟、高血压和糖尿病也应该得到控制。共识还强调,所有这些患者应考虑转诊给脂质专家和注册营养师专家,特别是如果患者合并有 HoFH 情况。如果通过以上措施实现了预期的治疗目标(LDL-C 降低>50%,并且患有糖尿病的患者的 LDL-C<100mg/dl 或非 HDL-C<130mg/dl),可以继续目前方案治疗,并继续监督患者对药物的依从性和改善生活方式,以及持续监测 LDL-C 对治疗的反应。如果在这些干预后,患者的 LDL-C 下降仍然<50%(或患有糖尿病患者的 LDL-C≥100mg/dl 或非 HDL-C<130mg/dL),患者和临床医生应该进行商议,侧重于考虑对目前的治疗方案中加入非他汀类药物的治疗。根据患者额外对 LDL-C 的百分比降低的期望,可以考虑在这些非常高风险的患者中加入依泽替米贝或 PCSK9 抑制剂与最大耐受剂量的他汀类药物联合治疗。如果甘油三酯<300mg/dl,BAS 可以被认为是依泽替米贝的二线替代药。如果 LDL-C 基线≥190mg/dl 的患者在最大耐受剂量的他汀类药物治疗时不能耐受加入依泽替米贝,应该在给予 BAS 治疗前给予 PCSK9 抑制剂治疗,因为 PCSK9 抑制剂可以更好地降低 LDL-C 水平。共识还指出,对于基线 LDL-C≥190mg/dl 且无其他高风险特征或合并症的患者,达到 LDL-C 下降≥50% 和 LDL-C<130mg/dl 的结果是合理的治疗结果,可以不需要进一步加强治疗。米泊美生和洛美他派仅被批准用于治疗 HoFH,并且可以由脂类专家决定是否应用于患者,这些新药物的作用机制不涉及 LDL 受体的上调,并且可能对于 LDL 受体阴性的 HoFH 表型患者特别有效。对于具有 HeFH 表型伴 LDL-C 基线≥190mg/dl 和具有 HoFH 表型伴 LDL-C 基线≥300mg/dl 的患者,在使用最大耐受剂量的调脂药物治疗外(包括具有 HoFH 表型伴 LDL-C 基线≥300mg/dl 的患者已使用了 PCSK9 抑制剂 evolocumab)可以考虑 LDL 血脂分离治疗。

2. LDL-C 基线≥190mg/dl 的绝经前女性和孕妇 所有 LDL-C 基线≥190mg/dl 的绝经前女性和孕妇无论伴或不伴家族性高胆固醇血症(Familial hypercholesterolemia,FH)表型均需要特别注意血脂管理。他汀类药物只应用于正在使用有效的避孕方法且不处在哺乳期的绝经前妇女。

3. 家族性高胆固醇血症(FH)儿童和青少年 有 FH 表型的儿童和青少年的血脂管理超出了共识的范

围,已在其他文献中进行了详细说明。读者可以通过后附的参考文献对这个重要的人群获得很好的指导。

三、40～75岁无ASCVD病史但LDL-C基线在70～189 mg/dl的糖尿病患者的血脂管理

糖尿病患者由于糖尿病本身而具有更高的ASCVD事件的风险,而且急性ASCVD事件对糖尿病患者的影响似乎更为严重,使得其更加需要加强防治。

LDL-C基线在70～189mg/dl,预计10年ASCVD发生风险<7.5%且无高风险特征[视网膜病变、慢性肾脏病、蛋白尿、脂蛋白(a)升高、亚临床动脉粥样硬化]的糖尿病患者。40～75岁的糖尿病患者中有一小群LDL-C基线在70～189mg/dl,预计10年ASCVD发生率<7.5%,并且无高风险特征,权威证据支持这群患者适合使用中强度他汀类药物治疗。除了适当改善的生活方式外,还可以考虑多食用可溶性膳食纤维和植物甾醇。当治疗反应低于预期,如LDL-C下降<30%（且LDL-C≥100mg/dl或非HDL-C≥130mg/dl）,则需要采取额外的临床措施,如强调改变生活方式,评估他汀类药物的依从性和对患者依从性造成障碍的原因。其他主要的ASCVD危险因素,包括吸烟和高血压,也应该加以解决和控制。如果患者实现治疗的预期反应,LDL-C降低到了30%至<50%（并且LDL-C<100mg/dl和HDL-C≥130mg/dl）,则可以继续当前方案治疗,并继续监督患者对药物的依从性和改善生活方式,以及持续监测LDL-C对治疗的反应。如果在这些干预后,患者LDL-C仍下降<30%（并且LDL-C≥100mg/dl或非HDL-C≥130mg/dl）,则患者和临床医生可以考虑增加他汀至高强度剂量。如果患者在增加了他汀治疗强度后实现治疗的预期目标,则可以继续当前治疗并继续监督患者对药物的依从性和生活方式的改善,以及持续监测LDL-C对治疗的反应。如果升级为高强度的他汀类药物治疗后,LDL-C下降仍<30%（并且LDL-C≥100mg/dl或非HDL-C≥130mg/dl）,应该考虑在目前治疗方案中加入非他汀类降脂药物。考虑耐受性、方便性和每日单片剂量,依泽替米贝是初始的首选。因为BAS可能具有适度的降糖效应,对一些空腹甘油三酯<300mg/dl的糖尿病患者是有益的。如果患者对依泽替米贝的治疗反应不明显或对依泽替米贝不耐受,也可以考虑使用BAS。在不伴有ASCVD或基线LDL-C≥190mg/dl的情况下,共识目前认为PCSK9抑制剂在糖尿病患者中不具有确切的对ASCVD的一级预防作用。对于有他汀类不耐受的糖尿病患者伴LDL-C基线值≥190mg/dl或复杂性混合性血脂异常和严重的高甘油三酯血症患者,推荐转诊给脂质专家继续治疗。

LDL-C基线在70～189 mg/dl、预计近10年AS-CVD风险≥7.5%的糖尿病患者。共识将糖尿病患者的高风险亚组作为单独考虑因素,评估10年ASCVD发生风险≥7.5%,包括伴ASCVD高风险特征如:慢性肾脏疾病、蛋白尿、视网膜病变、亚临床动脉粥样硬化证据、脂蛋白(a)升高、高敏性C反应蛋白升高。这些患者的管理应包括最大程度地控制所有其他引起ASCVD的危险因素。糖尿病患者的高风险亚群是高强度他汀类药物治疗的潜在候选人群。因此,所有40～75岁的糖尿病患者应接受10年ASCVD风险的评估。高强度他汀类药物治疗作为一级预防的唯一试验是在没有糖尿病的人群中进行的,然而ACC/AHA专家小组认为,权威证据显示在没有糖尿病但近10年ASCVD风险评估≥7.5%的个体中考虑减少使用他汀类药物治疗是可以的,但是对于40～75岁的糖尿病患者伴有近10年ASCVD风险评估≥7.5%还是优先推荐高强度他汀类治疗。该建议认为,这些个体很大程度上增加了ASCVD事件的终生发作风险、死亡率以及ASCVD发作后更低的存活率。在高危型患者并伴有糖尿病,高强度他汀类药物治疗仍然让LDL-C或非HDL-C的下降水平没有达到预期目标（LDL-C下降<50%,且LDL-C≥100mg/dl或非HDL-C≥130mg/dl）,联合非他汀类降脂药物治疗可以使患者ASCVD发生风险降低。考虑耐受性、方便性和每日单片剂量,依泽替米贝作为最初首选的非他汀类降脂药物治疗。考来维仑具有适度的降血糖作用,其对于一些空腹甘油三酯<300mg/dl的糖尿病患者或依泽替米贝不耐受的患者可能是有益的。在不伴有ASCVD但基线LDL-C≥190mg/dl的情况下,共识目前认为PCSK9抑制剂在糖尿病患者中不具有确切的对ASCVD的一级预防作用。对于有他汀类不耐受的糖尿病患者伴LDL-C基线值≥190 mg/dl或复杂性混合性血脂异常和严重的高甘油三酯血症患者,推荐转诊给脂质专家继续治疗。

四、40～75岁,无临床ASCVD或糖尿病,LDL-C基线值在70～189mg/dl,预计10年ASCVD发生风险≥7.5%的患者的血脂管理

没有临床ASCVD或糖尿病、LDL-C基线值为70～189 mg/dl、预计10年ASCVD发生风险≥7.5%的患者建议使用中-高强度的他汀类药物治疗作为一级预防。一级预防患者预计10年ASCVD发生风险≥7.5%,不伴有糖尿病但具有高风险标示也可考虑添加非他汀类降脂药物治疗。共识确定了几种可能作为参考的高风险标示,包括:预计10年ASCVD发生风险≥20%;原发性LDL-C基线≥160mg/dl;其他主要ASCVD危险因素控制不良;ASCVD早发性家族史伴有或不伴有脂蛋白(a)升高;亚临床动脉粥样硬化加速

进展(例如冠状动脉钙化)的证据;超敏C反应蛋白升高;和其他不同风险病症如慢性肾脏病、HIV感染以及慢性炎症性疾病。如果没有高风险标示的患者在中等强度的他汀类药物后LDL-C降低30%~50%(或LDL-C<100 mg/dl),则可以继续当前治疗并继续监督患者对药物的依从性和生活方式的改善,以及持续监测LDL-C对治疗的反应。如果患者对治疗的反应低于预期,如LDL-C下降<30%(且LDL-C≥100mg/dl),则可能需要另外的临床干预。首先,临床医生和患者应该通过评估每月服用他汀类药物的剂量和评估任何阻碍依从性的障碍来解决他汀类药物的依从性问题。不能耐受高等甚至中等强度他汀类药物的患者应该评估他汀类药物不耐受因素,并考虑转诊给脂质专家。临床医生应该建议患者尝试进一步改善生活方式和增加可溶性膳食纤维的摄入;多食入植物甾醇则是该方法之一。其他主要的ASCVD危险因素,包括吸烟和高血压,也应该加以解决和控制。如果患者在上述措施后已实现对治疗的预期目标,如LDL-C降低了30%~<50%(并且LDL-C<100mg/dl),则可以继续当前治疗并继续监督患者对药物的依从性和改善生活方式,以及持续监测LDL-C对治疗的反应。如果在这些干预后,患者仍然LDL-C下降<30%(并且LDL-C≥100mg/dl),患者和临床医生应当将他汀类药物剂量增加至高强度(如果尚未达到高强度治疗剂量),特别是如果存在高风险标示。如果患者增加至高强度他汀治疗后已实现治疗预期目标,LDL-C降低≥50%(并且LDL-C<100mg/dl),则可以继续当前治疗并继续监督患者对药物的依从性和改善生活方式,以及持续监测LDL-C对治疗的反应。如果升级为高强度他汀治疗(或初始就是高强度他汀治疗)没有使LDL-C降低>50%(并且LDL-C≥100 mg/dl),而且存在高风险标示,临床医生和患者应进行讨论是否在目前方案中加入非他汀类降脂药物。可以考虑联合依泽替米贝治疗,仅当患者不耐受依泽替米贝时,才应考虑应用BAS。由于缺乏足够安全性和有效性的数据,此时这类患者群体不考虑使用PCSK9抑制剂。如果决定使用依泽替米贝或BAS,同时应该继续应用最大耐受剂量的他汀类药物,并继续监督患者对药物的依从性和改善生活方式,持续监测药物不良反应和LDL-C对治疗的反应。

五、特定人群的血脂管理

有症状性心力衰竭的患者、终末期肾脏疾病需要维持性血液透析的患者、以及有计划或当前正在怀孕的患者需要个体化管理。

(1)有症状的心力衰竭的患者。目前在有症状的心力衰竭患者中使用他汀类药物治疗的数据不是十分

明确,因为这样的患者大部分已经被排除在RCTs之外。共识认为在缺血性心力衰竭的患者中考虑使用他汀类药物是合理的,因为在临床医生的判断中,可以预测患者能够存活足够长时间(即3~5年或者更长)从而从他汀类药物治疗中获益。现在没有数据说明在心力衰竭患者中非他汀类降脂药物治疗的作用,并且心力衰竭是最近的PCSK9抑制剂药物临床试验中的排除标准之一。鉴于上述考虑,对于ASCVD和由于缺血性心脏病引起的心力衰竭患者NYHA心功能为Ⅱ~Ⅲ级,通常应按照ASCVD伴随合并症患者的方案管理,除了使用PCSK9抑制剂不在此时作为推荐治疗方案。关于在这些患者中是否使用非他汀类降脂药物,是在临床医生综合考虑患者的预期寿命和其他合并症的情况后,评估治疗是否能取得临床净受益后综合判断的结果。

(2)需要维持血液透析治疗的患者。对维持性透析,特别是血液透析的ASCVD患者需要进行个体化治疗。关于在这些患者中是否使用他汀类和非他汀类降脂药物,是临床医生在考虑这种治疗是否对患者的预期寿命和其他合并症有可能的净临床受益后综合判断的结果,但不建议使用PCSK9抑制剂。

(3)准备怀孕(或已经怀孕)的妇女。他汀类药物只应用于使用有效避孕且不是正在哺乳的绝经前妇女。有ASCVD或LDL-C基线≥190mg/dl的绝经前妇女通常具有潜在的血脂异常遗传风险,特别是家族性高胆固醇血症和(或)多种危险因素控制不佳的患者。对于女性患者准备怀孕前至少1个月,最好在试图怀孕前3个月,应该建议停用除了BAS之外的药物。如果患者已经怀孕,则应立即停药。临床ASCVD或LDL-C基线≥190 mg/dl正在接受降血脂治疗的女性患者如果发现怀孕,建议患者重视生活方式的改善,并强烈推荐转诊给脂质专家和注册营养师。对于有糖尿病或10年ASCVD发生风险升高的女性患者,正在接受降脂治疗,准备怀孕或已经怀孕的患者应该停止降脂治疗,在怀孕期间应监测LDL-C升高情况,并建议改善生活方式。这些患者可以用BAS治疗。值得注意的是,用BAS治疗的怀孕患者应监测是否会出现维生素K缺乏。可在母乳喂养完成后恢复他汀类药物或依泽替米贝的治疗。

虽然最近大规模的观察性研究没有证明使用他汀类药物的危害性,但是仍然担心使用他汀类药物会对胎儿造成损害。由于担心会危害胎儿,因此在怀孕期间不建议使用洛米替派治疗HoFH患者。还没有在妊娠中使用PCSK9抑制剂或mipomeren治疗相关的安全性和有效性数据。共识建议除了改善生活方式之外,对有HoFH的怀孕患者和严重HeFH以及LDL-C≥300mg/dl的患者可以考虑使用LDL血脂分离术治

疗。合并妊娠的 FH 并伴有 ASVCD 患者,当 LDL-C ≥190mg/dl 时可考虑 LDL 血脂分离术治疗。

六、结论

自 2013 年 ACC/AHA 胆固醇指南发布以来,RCTs 已经提供了评估非他汀类降脂药物治疗安全性和有效性的重要信息(包括使用依泽替米贝和烟酸缓释剂的大型临床试验、在高危患者使用中等强度他汀类药物时加入拉罗皮兰治疗的临床资料),即这些药物在与他汀类药物联合使用时对降低 ASCVD 风险存在的相关益处和危害。该共识解决了目前在通过降低 LDL-C 以减少 ASCVD 风险治疗的认知差异,并且这些推荐都是基于 2013 年 ACC/AHA 胆固醇指南中确定的证据为基础。该共识支持 2013 年 ACC/AHA 胆固醇指南中确定的 4 个基于 RCTs 证据的他汀类治疗受益群体,并假设该患者目前正在服用或试图服用他汀类药物,认可这是最有效的初始治疗方案。共识试图在指南中没有涉及到的情况下为临床医生和患者提供关于使用非他汀类降脂药物治疗以进一步降低 ASCVD 风险提供实用性建议,直到新的科学证据进一步充实。

参 考 文 献

Donald M. Lloyd-Jones,Pamela B. 2016. Morris,Christie M. Ballantyne,et al,2016,ACC Expert Consensus Decision Pathway on the Role of Non-Statin Therapies for LDL-Cholesterol Lowering in the Management of Atherosclerotic Cardiovascular Disease Risk. J Am Coll Cardiol,68:92-125.

Goff DC Jr. ,Lloyd-Jones DM,Bennett G,et al. 2014. 2013 ACC/AHA guideline on the assessment of cardiovascular risk:a report of the American College of Cardiology/A-merican Heart Association Task Force on Practice Guidelines. J Am Coll Cardiol,63:2935-2959.

Stone NJ,Robinson JG,Lichtenstein AH,et al. 2014. 2013 ACC/AHA guideline on the treatment of blood cholesterol to reduce atherosclerotic cardiovascular risk in adults:a report of the American College of Cardiology/American Heart Association Task Force on Practice Guidelines. J Am Coll Cardiol,63:2889-2934.

4. 低危患者该正常使用他汀类药吗？

昆明医学院第二附属医院　　光雪峰　吴　宇

一、概述

与以往的指南相比，美国心脏病学院和（或）美国心脏协会，包括从退伍军人事务部和（或）国防部和英国联合会发布的指南都建议扩大他汀的治疗范围。且自2013年和2014年发布这些新指南以来，更多的证据也建议扩大他汀的使用范围，尤其是针对以前从未纳入考虑范围的无症状低风险人群（包括10年动脉粥样硬化性心血管疾病风险低于7.5%的人群）。本篇综述旨在陈述一些自2013年以来的新观点。

迄今为止，将他汀类药物用于冠状动脉粥样硬化性心脏病（Coronary atherosclerotic heart disease, ASCHD）的无症状低危人群，以预防ASCHD事件发生的举措在临床已经应用了一段时间，而其中主要手段之一的调脂治疗已有许多循证医学（Evidence-based medicine, EBM）尤其是临床随机对照试验（Randomized controlled trial, RCT）结果的支持。以冠心病一级预防为目的所进行的四项大规模调脂治疗RCT的结果已经显示了他汀类药物对ASCHD预防拥有高度一致的净效应。尽管临床医师已不再为是否对冠心病无症状人群使用他汀药物产生争议，但现在深入关注的问题是：在这部分冠心病人群中，哪一类人群是最适合使用降脂药以及哪一种评估工具可以为降脂药治疗方案作指导。相较于以前的指南，最近从美国心脏病学院（ACC）/美国心脏协会（AHA），包括从退伍军人事务部和（或）国防部和英国联合会发布的指南中都建议，更多的包括低危冠心病患者需要使用他汀药物。这3个指南都依据所评估的整体心血管风险来启动制定他汀药物的具体使用程序。每个实验组都提议了类似的治疗阈值，同时，和第三次专家小组报告相比，它们均降低了高胆固醇的检测、评估及治疗的阈值（ATP Ⅲ）。新的证据表明，为10年ASCVD风险低于7.5%的人群进行他汀药物治疗是合理的，主要居于以下因素。

二、心血管疾病事件反而发生在低风险人群中

或许我们不会想到，许多动脉粥样硬化性心血管疾病（atherosclerotic cardiovascular disease, ASCVD）事件会发生在低风险人群——即10年风险低于7.5%的人群中。许多人口数据的分析也证实了许多的ASCVD事件会发生在所谓的低风险人中。这是因为"低风险"的概念与"无风险"是不一样，且大量低风险人群广泛分布于普遍人群中。比如，Cooney等使用EuroSCORE（欧洲系统冠状动脉风险评估）风险评估方法的数据来描述欧洲普遍人群的风险情况。超过一半的心血管疾病（CVD）死亡发生在传统上估计为"低风险"或＜10% CVD死亡风险的人群中。ACC/AHA 2013年指南对哥本哈根人群研究的数据表明，23%的ASCVD事件将发生在ASCVD风险估计＜7.5%故而不属于指南推荐使用他汀药物治疗的人群。

三、风险评估工具的准确性

自从ACC和（或）AHA 2013年指南发布以来，许多人的关注点都集中在风险估计工具的准确性，即汇集队列风险方程（PCE）。来自具有高社会经济地位的群体或非常健康或临床试验群体的若干分析均提出PCE高估了ASVCD风险。但是另外的一些研究认为PCE预测的风险是精确的，并且他们所入选的人群似乎更能代表广大美国人群状况。基于以上原因，一些研究者评论说，所有风险模型都是不完美的，而且无论我们在使用什么风险评估工具，这都是一个值得重视的问题。ACC/AHA风险评估指南和JBS指南也对该问题做了相关论述。

ACC/AHA风险评估指南建议，基于所有风险评估方法均具有不准确性，使用PCE的风险评估应该只是作为作出关于他汀类药物治疗的知情决定的第一步。根据ACC/AHA指南，JBS指南或VA/DoD指南，第二步则是临床医生与患者进行讨论来决定他汀药物治疗方案。进行该讨论的两个原因是显而易见的：①不同的患者对于他汀的预防策略和长期药物使用方面有个人偏好，且副反应情况因人而异；②相较于特殊人群，风险评估更适合普遍大众。然而，ASCVD降低风险的益处和不良反应之间的权衡在低风险组是一个难以把握的度的衡量。因此在所有风险组中，由于考虑到风险估计的局限性，临床医生与患者的讨论至关重要。最新的一些观点就是认识到所有风险模型在预测的准确性方面有缺陷，这很重要。对我们来说，设立风险模型的目的就是提供一个普遍风险估测，这个普遍风险估测可以帮助我们决定恰当的用药时机，

从而开始与患者讨论决定用药风险及用药方案。

四、新的证据提出低-中风险患者的风险评估存在另外的检测指标

ACC/AHA 报告指出,除了我们常规使用的一些检测指标,另外的一些指标也可以提示临床医生与患者 ASCVD 风险情况,例如原发性低密度脂蛋白 holeterol(LDL-C)≥160mg/dl 或其他的高脂血症的证据;一级男性亲属年龄<55 岁,或一级女性亲属<65 岁的早发 ASCVD 家族史;高灵敏度 C 反应蛋白(hsCRP)≥2mg/L;在不同年龄、性别、种族和(或)民族冠状动脉钙(CAC)评分≥300 Agatston 单位或≥75th 百分位数;踝肱指数(ABI)<0.9;或者是 ASCVD 的终生风险升高。VA/DoD 指南提到只有 2 项检测指标在改进风险评估(hsCRP 或 CAC)方面具有任何有意义的效用,但并不建议将它们纳入例行检测指标中。JBS 指南还提到了多种其他的检测指标可考虑,但若缺乏有效性或缺乏足够证据则不建议考虑。

自 2013 年以来,新的分析证明了风险评估的其他测试指标具有限制性。尤其是对于那些特别需要格外检测指标的低中危患者来说,Blaha 等的研究表明,ACC/AHA 在 2013 年提到的一些测试指标对于提高风险评估准确性没什么帮助。Yeboah 等的分析,使用了来自 MESA 研究的数据,通过在 PCE 评估所有范围的风险中添加 CAC 得分,ABI,hsCRP 或 ASCVD 的家族史,来评估风险检测的准确性和为风险重新分类提供帮助。

CAC 评分,ABI 和家族史是多变量 Cox 模型中 ASCVD 事件的独立预测因子,但 hsCRP 不是。CAC 评分适度改善 Harrell's C 统计量(0.74 vs. 0.76;$P=0.04$),而 ABI,hsCRP 和家族历史当添加到 PCE 时没有使 C 统计得到改善。Nasir 等对 MESA 研究数据的分析证实了以上的结论。

五、关于他汀成本效益的新证据

自 2013 年以来发表的几项报道表明,即使在相对低风险患者中,包括一些风险低于 ACC/AHA 指南的 10 年风险阈值 7.5% 的患者中,他汀类药物也被认为是具有成本效益的。Pandya 等估计了各种 10 年 AS-CVD 风险阈值的成本效益,或许可以为健康低风险人群使用他汀类药物提供指导。一些政策分析家认为这是有成本效益的。Galper 等执行第二成本效益分析,他们的方法非常类似于 Pandya 等的方法,并且结果也非常相似。Pletcher 等根据在一系列假设下得到的得分,使用通过 CAC 分布和来自 MESA 研究得到的风险估计去建立的模型,来估计测量 CAC 和他汀类药物治疗方案的成本效益。结论和上述两个实验相似。

因此,可以认为,将他汀类药物作为一级预防应用于所估计 ASCVD 风险水平低于 ACC/AHA 指南推荐的当前阈值 7.5% 的人群中,已经出现潜在的成本效益。然而,所有这些预测其实是存在一些不确定的问题,尤其是对可能的副作用和风险情况还不能明确,还需要进一步增加他汀药物在低风险人群的入选人群、大数据来明确。

六、基于风险基础统计有效性的新证据

指南推荐对于 10 年风险阈值为 7.5% 的人群使用他汀,目前对于是否需要降低这类人群治疗风险阈值已纳入考虑范围。但更值得考虑的是,他汀类药物是否对低风险人群真的有效,效果有多少。已有一些其他的他汀类试验中提示,在低风险人群中使用他汀药物,与安慰剂组相比,瑞舒伐他汀组的主要 ASCVD 终点和继发性 CVD 事件率显著降低约 25%,在基线 LDL-C 水平上相对危险度降低情况也是相似的。

正如我们所知道的,在风险讨论中,新发糖尿病(NODM)的风险是一个重要的话题,一级预防 JUPI-TER(使用他汀类药物在一级预防:干预试验评估罗苏伐他汀的差异)和 HOPE-3 试验两者间的不同是没有价值的。在前者的试验中,实验组被随机分配了一个高强度的他汀类药物——瑞舒伐他汀 20mg/d,而对照组使用安慰剂治疗。结果发现,在他汀类药物治疗组中观察到明显相关的 NODM。尽管发生的数量较小,但是其 NODM 的发生率的确是在增加的。后者的实验显示,所有那些在高强度瑞舒伐他汀治疗中进展为糖尿病的患者具有 1~4 个主要糖尿病风险因素。不过即使那些使用他汀的患者有的已经进展到 NODM,ASCVD 事件发生率的仍然减少的很明显,所以总体来说,他汀对这类患者产生了净效益。

HOPE-3 实验发现,中等强度的他汀类药物(瑞舒伐他汀 10mg/d)亦具有疗效,并且与安慰剂对比,在试验持续时间内并没有伴随着 NODM 的增加。HOPE-3 试验数据较以前试验增加了新的证据,即该实验表明在低风险人群中使用他汀类药物存在获益。

在胆固醇治疗试验者的荟萃分析中,27 项随机的他汀类药物试验囊括了超过 170 000 名研究参与者,其中 24 790 例估计 5 年内发生主要血管事件的风险<5%(大约相当于 10 年的 10%)。试验显示,在 Meta 分析描述的高风险患者(5 年风险≥10%)中,LDL-C 降低 40 mg/dl,所有高风险患者的相对风险降低约为 21%(相对风险比为 0.79)。这种风险降低相对独立于年龄、性别、基线 LDL-C、或以前的心血管疾病。在该试验研究中,纳入了估计基线 5 年风险<5% 的 24 790 例患者,主要血管事件的相对风险为 0.62,基线风险为 5% 至<10% 的患者相对风险为 0.69。根

据这些结果,荟萃分析的研究人员在 2012 年预测,通过使用他汀类药物干预可将"个人 5 年年度心血管疾病风险降至约 1%",且具有成本效益。最近的证据表明,他们的预测是准确的。

七、治疗考虑净效益

随着他汀类药物的广泛功效被认识,ASCVD 初级预防的重点已从风险评估转变为净效益的综合评估。在 Thanassoulis 等的 NHANES 队列分析中,绝对风险降低≥2.3% 用于作为评估他汀类药物治疗的个体的标准。这个方法将用于评估 960 万个他汀类药物治疗的其他个体,包括许多年轻的高 LDL-C 患者和 10 年的风险低于 7.5% 以至于以往认为不需要被治疗的患者。虽然它偏离了指南,但根据 PCE 计算,该研究增加了 LDL-C 作为他汀类药物受益的决定因素的重视度,并减少了对短期风险的担忧,并纳入了使用他汀类药物治疗 10 年风险低至 3.75% 的患者。

八、关于他汀副作用的新证据——可能过度报道了

对于任何一位接受他汀药物治疗的患者来说,一个重要的考虑因素是他汀药物发生副作用的概率。以往针对他汀类药物的成本效益提示,当药物花费增高时,虽然总体 ASCVD 风险较前降低,但治疗危害可能更大。据估测,最常见的他汀类药物治疗副作用为汀类药物肌痛或虚弱,从大范围来说,5%～29% 的治疗患者,该副作用发生的频率随特定药物和剂量的变化而变化。大量关于他汀类药物相关的肌肉副作用的报道,阻止了许多医生为患者开具他汀类药物,甚至在绝对风险较低时更是如此。

然而,最近的 GAUSS-3 试验和早期的辅酶 Q10 的 RCT 证实,许多被报道患有他汀类药物相关副作用的患者在盲法、交叉实验时不具有他汀类药物相关副作用症状。两项实验的结果证实,仅有 43% 的筛选并登记在 GAUSS-3 试验中的患者(曾经有他汀类药物相关的不良反应病史),出现了不能耐受的症状。这些数据表明,关于他汀类药物肌肉症状的两个重要点:①超过一半报告他汀类药物的肌肉相关症状的患者可能没有真正的药物不耐受;②如 Joy 等所建议的,安慰剂对照的试验可用于评价他汀类药物相关的症状,并可帮助一些患者恢复推荐的他汀类药物治疗。

九、结论

自 2013 年以来,一些新证据为在低危无症状 AS-CVD 患者中更广泛使用他汀类药物提供了依据。尽管如此,因为还存在许多不确定性,一刀切式的方法是不恰当的。对于评估哪些患者需要考虑使用他汀类药物进行治疗,绝对风险估计在这方面的价值是有的。新的证据表明,即使 10 年内风险低至 4%～5% 的人群也可考虑使用他汀类药物。同时,除冠状动脉钙积分以外的其他检测指标可能不太有用。CAC 评分可以帮助识别低风险范围内的最低风险患者,然后这些患者可以安全地排除在治疗之外,同时 CAC 评分还可以帮助识别处于较高风险的患者。此外,临床医生应该告知患者,那些大比例(至少 50%)报道患者不耐受他汀类药物的情况,事实上和使用安慰剂具有类似的症状,也就是说,他汀药物的副作用可能被过度报道了。为了解决潜在的他汀类药物不耐受的问题,N-1 试验可能是有用的,并且可能使更多的患者能够成功地耐受他汀类药物治疗并受益。

5. 怎样提高溶栓治疗的安全性和有效性

海口市人民医院 陆士娟

急性心肌梗死大多由冠脉内不稳定斑块破裂并暴露胶原纤维等因子,激活凝血系统形成血栓,造成冠状动脉血供急剧减少或中断,使相应的心肌严重而持久地缺血所致的部分心肌急性坏死。再灌注治疗是急性ST 段抬高型心肌梗死(ST-Elevation Myocardial Infarction,STEMI)患者的重要治疗方法,包括静脉溶栓、急诊冠状动脉支架置入(Percutaneous Coronary Intervention,PCI)和急诊冠状动脉搭桥。急诊 PCI 是目前最有效的再灌注方法,在发达国家已经建立了完备的急性心梗救治体系。然而我国众多冠心病患者分布于医疗欠发达的农村及乡镇地区,无法进行急诊 PCI治疗,因此静脉溶栓治疗在我国急性心肌梗死救治中仍占有举足轻重地位。相对于急诊 PCI,静脉溶栓治疗 STEMI 患者血管再通率低,并具有一定的出血风险。如何提高溶栓的安全性和有效性是仍然是不可避免的问题。需要严格遵循适应证和禁忌证,更重要的是对高特异性低副作用溶栓药物的开发,以及对溶栓后患者的监测和出血并发症的及时处理。

一、严格把握适应证和禁忌证

溶栓治疗具有简便快捷的特点,在不具备 PCI 条件的医院或因各种原因使首次医疗接触处(First Medical Contact,FMC)至 PCI 时间明显延迟时,静脉内溶栓仍是较好的选择。对发病 3 h 内的患者,溶栓治疗的即刻疗效与直接 PCI 基本相似,因此应尽早开始溶栓,有条件时可在院前开始溶栓治疗,缩短总缺血时间。指南中对 STEMI 患者溶栓的适应证和禁忌证做了明确描述。

(一)适应证

①发病 12 h 以内,预期 FMC 至 PCI 时间延迟>120 min,无溶栓禁忌证(I,A);②发病 12~24 h仍有进行性缺血性胸痛和至少 2 个胸前导联或肢体导联 ST 段抬高>0.1 mV,或血流动力学不稳定的患者,若无直接 PCI 条件,溶栓治疗是合理的(Ⅱa,C);③计划进行直接 PCI 前不推荐溶栓治疗(Ⅲ,A);④ST 段压低的患者(除正后壁心肌梗死或合并 aVR 导联 ST段抬高)不应采取溶栓治疗(Ⅲ,B);⑤STEMI 发病超过 12 h,症状已缓解或消失的患者不应给予溶栓治疗。

(二)禁忌证

1.绝对禁忌证包括 ①既往脑出血史或不明原因的脑卒中;②已知脑血管结构异常;③颅内恶性肿瘤;④3 个月内缺血性脑卒中(不包括 4.5 h 内急性缺血性脑卒中);⑤可疑主动脉夹层;⑥活动性出血或出血素质(不包括月经来潮);⑦3 个月内严重头部闭合伤或面部创伤;⑧2 个月内颅内或脊柱内外科手术;⑨严重未控制的高血压[收缩压>180 mmHg 和(或)舒张压>110 mmHg,对紧急治疗无反应]。

2.相对禁忌证包括 ①年龄≥75 岁;②3 个月前有缺血性脑卒中;③创伤(3 周内)或持续>10 min 心肺复苏;④3 周内接受过大手术;⑤4 周内有内脏出血;⑥近期(2 周内)不能压迫止血部位的大血管穿刺;⑦妊娠;⑧不符合绝对禁忌证的已知其他颅内病变;⑨活动性消化性溃疡;⑩正在使用抗凝药物,国际标准化比值(INR)水平越高,出血风险越大。

需要指出的是随着人口老龄化和人均寿命的延长,年龄≥75 岁的患者几乎占全部急性心肌梗死患者的 1/3,如何评估该类人群溶栓的适应证和出血风险,已成为心血管专业医生不可忽视的问题。指南建议:年龄>75 岁的患者,建议首选 PCI,如选择溶栓治疗,应首先权衡出血风险与溶栓获益并慎重选择剂量。溶栓治疗对于老年患者有明显的局限性,由于老年患者同时合并的溶栓禁忌证较多,如脑卒中病史、消化道出血病史等,并且随着年龄的增长溶栓治疗后的出血风险也随之增加。既往针对 STEMI 患者的溶栓研究大多剔除了高龄患者,并且由于 PCI 时代的到来,针对STEMI 患者溶栓治疗设计的临床研究较少。导致目前在高龄 STEMI 患者溶栓问题上缺乏有力的循证医学证据。有专家共识提出经过慎重权衡缺血或出血利弊后,考虑减量或半量溶栓治疗。

二、溶栓药物的选择

冠脉内斑块破裂内容物释放,激活凝血系统,最终纤维蛋白原在凝血酶的作用下形成纤维蛋白,并交联聚合成网络形成血栓。溶栓药物可使纤维蛋白溶解酶原变为纤维蛋白溶解酶(纤溶酶),纤溶酶能够降解纤维蛋白(原),促进血栓的裂解并达到开通血管的目的。溶栓药物在 20 世纪 70 年代末初次用于 STEMI 患者的再灌注治疗,80—90 年代有较大的发展,目前由于PCI 技术的广泛应用,目前溶栓药物的发展处在平台期。根据溶栓药物的对纤维蛋白的特异性和研发的时间可分为三代。

(一)第一代溶栓药物

主要特点是无纤维蛋白特异性,血管开通率较低,易诱发全身性纤维蛋白溶解,并伴有严重出血症状。代表药物有链激酶、尿激酶。

链激酶是从 β-溶血性链球菌培养液中提取一种非蛋白酶的外源性纤溶酶原激活剂,可使纤维蛋白溶酶原转变为活性的纤维蛋白溶酶,引进血栓内部崩解和血栓表面溶解。在 20 世纪 70 年代末,链激酶首次由应用于 STEMI 患者,开创了冠心病再灌注治疗的新篇章。随后 1986 年发表的 GISSI 研究和 1988 年发表的 ISIS-2 研究,通过大规范临床试验证实在 STEMI 患者中使用链激酶可进一步减少死亡率 18%~20%。据统计链激酶的 90min 的血管再通率在 50% 左右。且链激酶本身具有抗原性,患者接受链激酶治疗后不可避免的产生相应抗体,如再次使用链激酶则有效性会降低,也可能会造成低血压。且链激酶为非特异性纤溶酶原激活剂,不是仅仅作用于纤维蛋白,可出现全身性纤溶激活状态带来出血风险增加。尽管存在这些问题,因为链激酶的费用较低,目前在临床中仍有应用。

尿激酶是从人肾组织培养中获得的一种酶蛋白。其性质是一种双链丝氨酸蛋白酶,可使循环中无活性的纤溶酶原转变为有活性的纤溶酶,水解血栓中的纤维蛋白,使血栓崩解。但尿激酶为非特异性溶栓药物,也可降解血循环中的纤维蛋白原、凝血因子 V 和凝血因子 VIII 等,也可导致全身性纤溶激活状态带来出血风险增加。尿激酶无抗原性,对血管的开通率和链激酶类似。目前也由于费用较低,在临床中仍有一定的应用。

(二)第二代溶栓药物

主要特点是有一定程度的纤维蛋白特异性,但半衰期较短,临床应用需大剂量持续性滴注,易发生出血并发症。代表药物为组织型纤溶酶原激活剂。

组织型纤溶酶原激活剂(tissue-type plasminogen activator, t-PA):主要是由血管内皮细胞合成并分泌的一种糖蛋白,属于丝氨酸蛋白酶类。生理情况下,t-PA 具较弱的纤溶酶原激活作用,然而 t-PA 和血栓接触后,可与纤维蛋白-纤溶酶原复合物迅速形成纤维蛋白-t-PA-纤溶酶原复合物,该复合物与纤溶酶原结合力增加 600 倍,因此 t-PA 具有相对纤维蛋白特异性,溶栓的同时不引起全身纤溶激活状态。大量的研究结果已正式 t-PA 在安全性和有效性方面均优于第一代溶栓药物。t-PA 在 40 年前通过 GUSTO 系列研究奠定了其作为首选溶栓药物的地位。近期的一篇 meta 分析结果提示阿替普酶静脉溶栓治疗急性心肌梗死的

疗效优于尿激酶,且安全性高于尿激酶。目前临床上常用的是通过基因工程技术制备的阿替普酶(Recombinant human tissue plasminogen activator for injection, rt-PA),其特异性较第一代溶栓药物强,90min 血管开通率在 70%~80%,但半衰期较短,也存在一定的出血风险。

(三)第三代溶栓药物(表 1)

主要特点是利用基因工程技术对第二代溶栓药物进行改进,在纤维蛋白特异性及溶栓效果方面有一定提高。临床上应用较多的药物为替奈普酶(TNK-tPA)和瑞替普酶(reteplase, r-PA)。

替奈普酶是 t-PA 的多点变异产物,即 t-PA 肽链中有三个位点由其他氨基酸替代。这使替奈普酶的半衰期延长,纤维蛋白特异性增加,抗纤溶酶原活化物抑制剂活性更强,对全身纤维蛋白原消耗极少,从而使血栓溶解能力增加,血管再通率增加,出血风险减少。抗栓机制上的优势是否能转化为临床获益,ASSENT 系列研究回答了这个问题。结果提示与阿替普酶比较,替奈普酶在 30d 死亡率和脑出血发生率方面两组无显著性差异,但严重的出血并发症显著降低。近期的一项 meta 分析也得出类似的结论。且由于替奈普酶半衰期长仅需单次给药,在临床易用性方面由于阿替普酶,目前临床上应用较为广泛。

瑞替普酶是目前国内唯一上市的第三代溶栓药物。通过重组 DNA 技术从无活性的大肠埃希菌包涵体内获得,与 t-PA 相比,瑞替普酶与肝脏的清除受体结合力降低,血浆半衰期显著延长,无需静脉持续滴注。INJECT 研究比较了瑞替普酶和链激酶用药 35d 和 6 个月的死亡率,再梗死率和心律失常发生率,两组比较结果均相似。但心源性休克、心力衰竭、低血压的发生率瑞替普酶的发生率较低。RAPID2 研究比较了 STEMI 患者使用瑞替普酶与阿替普酶病死率、再梗死率、充血性心力衰竭和心肌梗死后心绞痛发生率,结果均无显著性差异。但溶栓后 6h 需施行经皮冠脉腔内血管成形术的比例分别瑞替显著低于普酶优于阿替普酶。国内的研究结果提示瑞替普酶 60min 血管再通率优于阿替普酶,而 90min 再通率和安全性两者相似。

第三代溶栓药物主要是通过对 t-PA 进行变构,以期望获得特异性更高半衰期更长的药物。目前相关研究较多,发现这些变构体的组织特异性仍不够完善,且血管开通率较 t-PA 并未明显增加,反而由于昂贵的价格限制了其临床应用。理想的溶栓药物应具备以下特点:起效快,血管开通率高,纤维蛋白特异性高,拮抗 PAI-1,使用简便,无抗原性,价格合理目前使用生物工程技术,纳米技术,融合蛋白技术,以期望获理想的药物。

各种溶栓药物剂量及用法:链激酶:150 万 U 溶于

100 ml 生理盐水，30～60min 静脉滴注。溶栓结束后 12 h 皮下注射普通肝素 7500 U 或低分子肝素，共 3～5 d。尿激酶：150 万 U 溶于 100 ml 生理盐水，30 min 内静脉滴注。溶栓结束后 12 h 皮下注射普通肝素 7500 U 或低分子肝素，共 3～5 d。阿替普酶：全量 90 min 加速给药法：首先静脉推注 15 mg，随后 0.75 mg/kg 在 30 min 内持续静脉滴注（最大剂量不超过 50 mg），继之 0.5 mg/kg 于 60 min 持续静脉滴注（最大剂量不超过 35 mg）。半量给药法：50 mg 溶于 50 ml 专用溶剂，首先静脉推注 8 mg，其余 42 mg 于 90 min 内滴完。替奈普酶：30～50 mg 溶于 10 ml 生理盐水中，静脉推注（如体质量＜60 kg，剂量为 30 mg；体质量每增加 10 kg，剂量增加 5 mg，最大剂量为 50 mg）。瑞替普酶：推荐 18 mg（10MU）＋18 mg（10MU）分两次静脉注射，每次缓慢推注 2 min 以上，两次间隔为 30 min。

表 1 不同溶栓药物特征的比较

项目	剂量	负荷剂量	抗原性及过敏反应	全身纤维蛋白原消耗	90min 血管开通率(%)
链激酶	150 万 U(30～60min)	无需	有	明显	50.0
尿激酶	150 万 U(30min)	无需	无	明显	53.0
阿替普酶	100mg、90min(根据体重)	需	无	轻度	＞80.0
替奈普酶	30～50mg(根据体重)	弹丸式静推	无	极小	75.0
瑞替普酶	18mg×2 次，每次＞2min	弹丸式静推	无	中度	＞80.0

三、溶栓后的注意事项

冠状动脉内血栓溶解后数小时内会再次形成血栓，因为 STEMI 的发生大多由于冠状动脉内斑块破裂，释放斑块内容物，并暴露内膜下胶原纤维等促血栓形成因子，而这些促栓因子在血栓被溶解后再次暴露，可再次血栓形成。因此溶栓后患者必须规范的使用抗凝和抗血小板治疗。上述几种溶栓药物的研究中都评估了联用抗凝药物和抗血小板药物的安全性，并没有增加出血的风险。

由于循环中的纤维蛋白原被消耗，可能引起新近创伤部位出血，所以溶栓期间，必须仔细观察穿刺点、切开点及肌内注射等有创部位是否出血。用药期间，应尽量避免进行肌肉注射和非必需的搬动。如果必须进行动脉穿刺，尽可能采用上肢末端的血管，容易压迫止血，尽量避免不可压迫的穿刺。穿刺后至少压迫 20～30min，并加压包扎，密切观察有无渗血。溶栓后患者无论临床判断是否再通，均应早期（3～24h）进行冠状动脉造影，以明确冠脉具体情况，指导进一步的 PCI 治疗。

四、溶栓后出血并发症的处理

溶栓治疗的主要风险是出血，包括皮肤黏膜出血，消化道出血，牙龈出血，泌尿系出血等。临床医生最担心的就是颅内出血，发生率为 0.9%～1.0%。颅内出血的主要危险因素是高龄、低体重、女性、既往脑血管疾病史、入院时血压升高。一旦发生颅内出血，应立即停止溶栓和抗栓治疗，进行急诊 CT 或磁共振检查，测定红细胞比容、血红蛋白、凝血酶原、活化部分凝血活酶时间（APTT）、血小板计数和纤维蛋白原、D-二聚体，并检测血型及交叉配血。治疗措施包括降低颅内压，4h 内使用过普通肝素的患者，推荐用鱼精蛋白中和（1mg 鱼精蛋白中和 100U 普通肝素），出血时间异常可酌情输入 6～8U 血小板。

总结，溶栓治疗在目前中国医疗欠发达地区仍然是不可替代的安全有效的再灌注手段。随着医疗水平的提高，溶栓治疗更多是作为 PCI 治疗的补充。第三代纤维蛋白特异性的纤溶酶原激活剂是目前开通率最高，安全性最好的溶栓药物。在日益老龄化的 STEMI 人群中，高龄不是溶栓的禁忌证，需临床医生审慎的评估患者的出血风险和获益，必要时可采用减量或半量溶栓。严格把握溶栓治疗的适应证和禁忌证，使用第三代溶栓药物，溶栓后严密监测出血并发症的发生，是提高溶栓治疗安全性和有效性的有效手段。

6. 2016 ESC/EAS 血脂异常管理指南解读

广西医科大学第一附属医院 广西心血管病研究所 姚丽梅 刘唐威

2016 年 8 月欧洲心脏病学会(ESC)年会在意大利罗马举行,大会发布了《2016 年 ESC/EAS 血脂异常管理指南》(简称《指南》),全文共发表在 European Heart Journal。该《指南》共 14 章对心血管疾病(CVD)预防,总心血管风险,血脂分析实验室评价,治疗目标,改变生活方式对脂质影响,药物治疗高胆固醇(CH)、甘油三酯(TG)、低水平高密度脂蛋白(HDL-C),特殊情况血脂异常管理,降脂治疗血脂和酶学监测,鼓励健康生活方式和持之以恒降脂策略等,提出指导意见。现对《指南》各部分进行解读。

一、CVD 预防

在欧洲,每年有 400 万人死于 CVD,女:男(220 万:180 万),但 65 岁以前男性较多(49 万:19.3 万)。预防指对一般人群或特殊人群在不同层面减少 CVD 发生和致残,减少发病率和死亡率和减少高危患者复发。随着肥胖和糖尿病等风险因素不断增加,预防 CVD 毋庸置疑。应根据不同情况推进:①在普通人群倡导健康的生活方式;②对高危及 CVD 患者应纠正不良的生活方式(不健康饮食、少运动、吸烟等),减少 CV 风险因子如:高血脂和高血压等。实践证明预防对于减少 CVD 发生很有效,去除健康风险因子可以减少 80% CVD 发生,甚至可预防 40% 的癌症。

《指南》推荐类别定义表述如下:Ⅰ类:证实和(或)一致公认有益、有用和有效的治疗或操作,推荐使用;Ⅱ类:有用和(或)有效的证据尚有分歧的治疗或操作。Ⅱa 类:有关证据和(或)观点倾向有用和(或)有效,考虑使用。Ⅱb 类:有关证据和(或)观点尚不能证实有用和(或)有效,可考虑使用;Ⅲ类:证实和(或)一致公认治疗或操作无用或无效,并对一些病例可能有害,不推荐使用。

证据级别水平定义表述如下:证据水平 A:来源于多项 RCTs 或荟萃分析;证据水平 B:单项 RCTs 和多项非随机对照研究;证据水平 C:来自专家共识意见和(或)小规模研究,回顾分析,注册研究。

2009 年欧洲用于 CVD 费用为 106 亿欧元,占欧盟总的医疗支出的 9%。在美国直接用于 CVD 支出从 2010—2030 年将增加 3 倍。CVD 巨额社会经济负担更需要有效预防方法。改善 CV 风险应从幼年开始指导。成本效益与目标人群的年龄,整体人群 CVD 风险水平有关,改变不良生活方式比药物治疗有更高成本效益比。

量化成本与健康,改善饮食方法减少风险因素,可减少 CAD 一半的死亡。金字塔的各层都有针对性,重点放在第二层水平。

二、总心血管风险

总心血管(CV)风险评估:是指 CV 风险在某一时期内发生致死性或非致死性动脉粥样硬化事件可能性。定义为极高或高的总 CV 风险人群指:①确诊的 CVD;②1 型或 2 型糖尿病;③单一风险处在极高水平;④慢性肾脏疾病(CKD)。其他人建议使用采用 SCORE 系统评分制来评估 CV 总风险。大多数人同时存在有多个风险因子,评估后往往出人意料地发现有高水平的综合 CV 危险因素。10 年内发生致命动脉粥样硬化事件指:突发心脏病、脑卒中或其他闭塞性动脉疾病包括心脏猝死。涉及高危险因素水平的年轻人,较低的绝对风险可能掩盖一个极高的相对风险,更要求强调健康的生活方式。为了提高依从性,应对他们的相对风险进行评估。CV 风险年龄指有几个风险因子的人,风险水平与实际年龄不相符。因此,一个高风险年龄 40 岁的人,风险年龄可能会≥60 岁。风险年龄是一个直观的,易于理解的方式,说明一个有绝对低危而相对高风险年龄的年轻人,如果不采取预防措施,就有可能减少期望寿命。其中,不吸烟、CH < 4mmol/L(155mg/dl)收缩压 120mmHg 的人显示风险年龄较低。

(一)危险分层

根据 CV 风险水平来调整预防措施。影响总 CV 风险最强的因子是年龄,对大多数吸烟的年龄较大者,尽管有理想的血压水平,仍接受降脂药物治疗。强烈建议对年龄较大者做临床治疗决策时,首先是改善患者的生活方式,例如戒烟等。危险分层方法如下:

1. 非常高危 确诊 CVD,包括陈旧性心肌梗死、ACS、冠脉重建(PCI 或 CABG),脑卒中或 TIA,PAD,造影冠脉斑块或血管超声颈动脉斑块;糖尿病合并靶器官损伤,如蛋白尿等,或伴有吸烟、高血压、血脂异常等重要危险因素;严重 CKD(GFR < 30ml/min · 1.73m^2);10 年致命性心血管疾病风险≥10%。

2. 高危 单一风险因素显著升高,总 CH >

8mmol/L(310mg/dl)，家族性高胆固醇血症，血压＞180/110mmHg；大部分糖尿病患者（年轻的 2 型糖尿病可能属于中低危）；CKDⅢ期（GFR30～59mL/min·1.73m²）；5%≤10 年致命性 CVD 风险＜10%。

3. 中危　1%≤10 年致命性 CVD 风险＜5%。

4. 低危　10 年致命性 CVD 风险＜1%。

(二)风险干预策略

1. 评价脂质和载脂蛋白　通常按 CVD 临床表现、存在与增加 CVD 风险危险因素个体进行血脂筛查。血脂异常是 CVD 促进因素。要行血脂筛查人群：慢性自身免疫性疾病如：风湿性关节炎、系统性红斑狼疮和银屑病，妊娠糖尿病，高血压，男性勃起功能障碍，CKD，遗传性血脂异常：包括黄色瘤，黄斑瘤等，抗逆转录病毒治疗，PAD，CIMT 及颈动脉粥样斑块，年龄＞40 岁男性和＞50 岁女性或绝经期妇女，严重血脂异常患者的子女，早发 CVD 家族史成员。

2. CVD 评估中血脂分析建议　总 TC 用于评估总 CV 风险（Ⅰ类推荐，C 级证据）；LDL-C 用于血脂初级筛查、风险评估、诊断管理，HDL-C 是 SCORE 评分系统中重要独立危险因素（Ⅰ类推荐，C 级证据）；TG 用于风险评估（Ⅰ类推荐，C 级证据）；非 HDL-C 是独立风险因素、危险标记，尤其在高 TG 情况下（Ⅰ类推荐，C 级证据）；ApoB 是备选危险标记物，尤其在高 TG 情况下（Ⅱa 类推荐，C 级证据）；在风险边缘及早期 CVD 家族史患者中检测 Lp(a)（Ⅱa 类推荐，C 级证据）；ApoB/ApoA1 作为风险评估的备用选择（Ⅱb 类推荐，C 级证据）；非 HDL-C/HDL-C 可作为备用选择，但 SCORE 评分系统中 HDL-C 能提供更好风险预测结果（Ⅱb 类推荐，C 级证据）。

3. 血脂分析指标包括　TC、HDL-C、LDL-C、TGs[＞4.5 mmol/L(400 mg/d) 可用直接法，否则可用 Friedewald 公式计算]、非 HDL-C。如测得 apoB，视同非 HDL-C。此外，Lp（a），及 apoB/apoA1 和非 HDL-C/HDL-C。

4. 治疗前血脂异常推荐　LDL-C 用于早期血脂筛查（Ⅰ类推荐，C 级证据）；治疗前测 HDL-C（Ⅰ类推荐，C 级证据）；TG 用于诊断和治疗（Ⅰ类推荐，C 级证据）；在适当情况下 apoB 可代替非 HDL-C（Ⅱa 类推荐，C 级证据）；在风险边缘及早发 CVD 家族史中推荐 Lp(a)（Ⅱa 类推荐，C 级证据）；总 CH 通常可作为血脂异常特征，但证据不足（Ⅱa 类推荐，C 级证据）。HDL-C 和 LDL-C 已广泛应用于临床，对于正常血脂水平者是可靠的。对 HTG 并不可靠，直接法测量值可能高估或低估了 LDL-C 和 HDL-C 水平。使用非 HDL-C 可以克服，但要正确分析 HDL-C。另一方式用 apoB 分析代替非 HDL-C，因为 apoB 误差很小。

(1)脂质分析是否要空腹？传统血脂分析血液样本应在空腹获取。晚近资料表明进食与空腹测出 TC、LDL-C 和 HDL-C 结果类似。TGs 受食物影响，但进食仅高出约 0.3mmol/L(27mg/dl)。对风险评估进食与空腹测值接近，进食后可用于非脂质水平一般筛查。对于糖尿病患者可能被低估，有研究证实空腹 LDL-C 约低 0.6mmol/L。此外，严重脂质紊乱随访 TGs 仍需空腹。

(2)个体差异：TC 为 5%～10%，TGs 差异 20%，尤其发生于 HTG 患者。在某些情况下与环境因素如饮食、体力活动有关。冬季 TC 和 HDL-C 水平较高。

(3)脂质与脂蛋白分析

①总 TC：SCORE 系统 TC 作为总 CV 风险评估有时会误导。尤其女性往往出现 HDL-C 升高，糖尿病和 HTGs 者出现 HDL-C 较低。一个信任分析至少包括 LDL-C 和 HDL-C。要关注家族性高脂质或 TC 在 7.5mmol/L(290mg/dl) 这些高危患者。

②LDL-C：多数临床研究 LDL-C 使用 Friedewald 公式：

$$LDL-C(mmol/L)=TC-HDC-C-(TG/2.2)$$
$$LDL-C(mg/dl)=TC-HDC-C-(TG/5)$$

③3.3 非 HDL-C：血浆中致动脉硬化脂蛋白：VLDL，VLDL 残粒，IDL，LDL，LP(a) 和 apoB 相关水平。非 HDL-C 也可用 TC 减 HDL-C 算出。文献报道非 HDL-C 预测更有意义。大多数试验均用 LDL-C 为治疗靶点。LDL-C 达标后非 HDL-C 是次要治疗目标，非 HDL-C＝LDL-C＋0.8mmol/L(30mg/dl)。

④HDL-C：众多评估证实低水平 HDL-C 是风险独立危险因素，而 HDL-C 很高并没发现与动脉硬化有关。流行病学证实男性 HDL-C＜1.0mmol/L(40mg/dl)，女性 HDL-C＜1.2mmol/L(48mg/dl) 风险明显增加。孟德尔随机研究对 HDL-C 在 CVD 心绞痛中保护作用质疑，最近几个研究表明 HDL-C 水平在动脉硬化发展更为重要。

⑤TGs：高 TGs 伴随低水平 HDL-C 和极低密度脂蛋白水平升高。遗传学资料提示 TGs 水平升高是 CVD 直接原因。非进食引起原因 TGs 升高携带脂蛋白残粒增加风险。TGs 用于一般筛查及风险评估。

⑥载脂蛋白：主要 apoB 和 apoA1，测定时无须空腹与 TG 水平无关。apoB 是致动脉硬化脂蛋白家族成员(VLDL、IDL、LDL)。研究提示 apoB 与 LDL-C 和非 HDL-C 在风险评估等同。但 apoB 不作为治疗首要目标。如同非 HDL-C 作为次要治疗靶点。apoA1 是 HDL-C 主要蛋白，血浆 apoA1 男性＜120mg/dl、女性＜140mg/dl 视为 HDL-C 偏低。apoB/apoA1，TC/HDL-C 和非 HDL-C/HDL-C 均用于风险评估，但不是诊断与治疗标杆。apoCⅢ被确定为潜在风险因素。血浆 apoCⅢ升高与血浆 VLDL-C 和 TGs 升高有

关。基因突变与低 TGs 关联如同减少 CVD 风险。

⑦脂蛋白(a)[Lp(a)]:大量研究发现 Lp(a)是另外独立危险因素标记,但 Lp(a)的致动脉硬化和主动脉狭窄病理生理学作用尚未清楚。Lp(a)与 LDL-C 相似,但包含特有的 apo(a)与纤溶酶原类似。Lp(a)不推荐作为一般人风险筛查。应用了 CVD 高危人群和早发家族史者检测。高于中位数第 80 个百分位数(50mg/dl)为高危标志。下列人群应检测:早发 CVD、家族高胆固醇血症、早发 CVD 家族史、最佳降脂治疗后 CVD 复发者、10 年风险≥5%者。

⑧脂蛋白颗粒大小 Lp 亚型与 LDL、HDL 变异对评估 CVD 风险不大相同。测定致密颗粒 LDL 很有前景,目前不推荐作为风险评估。

⑨推荐脂质分析作为 CVD 预防治疗靶点:LDL-C 作为首要治疗靶点(Ⅰ类推荐,A 级证据);其他指标不可检测时 TC 作为治疗靶点(Ⅱa 推荐,A 级证据);非 HDL-C 作为次要治疗靶点(Ⅱa 推荐,B 级证据);在适当时 ApoB 作为次要治疗靶点(Ⅱa 推荐,B 级证据);不推荐 HDL-C 作为治疗靶点(Ⅲ类推荐,A 级证据);不推荐 apoB/apoA1 及非 HDL-C/HDL-C 作为治疗靶点(Ⅲ类推荐,B 级证据)。

三、治疗目标

2011 年的 EAS/ESC 血脂异常管理指南及 AHA/ACC 治疗胆固醇降低成人动脉粥样硬化心血管风险指南。强调降低 LDL-C 预防 CVD 的重要性,放弃特定的 LDL-C 治疗目标,无论基线 LDL-C 水平如何,高风险人群均使用高剂量他汀。本《指南》不予认同。认为 LDL-C 降低与风险减少之间是有连续的自然关系,应给予一个特定的 LDL-C 目标值。LDL-C 降低获益不局限于他汀治疗,而且没有明确 LDL-C 低于哪个水平获益停止或出现损害。每一个体对饮食和药物治疗反应有相当大差异。界定目标,可以有助于医患沟通,提高治疗依从性。对极高 CV 风险的患者应尽量降低 LDL-C 水平。

1. 脂质目标是全面减少风险策略 包括不吸烟;每周适度体力活动 2.5~5h 或 30~60min/d;BMI:20~25/(kg·m²),腰围<94cm(男),<80cm(女);血压<140/90mmHg。①极高危患者:LDL-C 降至<1.8mmol/L(70mg/dl);LDL-C1.8~3.5mmol/L 基线下降 50%;非 HDL-C<2.6mmol/L。②高危者降至 LDL-C<2.6mmol/L(100mg/dl);非 HDL-C<3.4mmol/L;LDL-C2.6~5.2mmol/L 基线下降 50%。③中低危者 LDL-C<3.0mmol/L(115mg/dl),非 HDL-C<3.8mmol/L。TG 没有设定值,均<1.7mmol/L(150mg/dl);糖化血红蛋白<7%。

2. 脂质的管理针对降低 LDL-C 推荐 ①对极高 CV 风险患者 LDL-C<1.8 mmol/L(70 mg/dl);LDL-C>1.8 mmol/L 则减至基线水平的 50% 为Ⅰ类推荐,B 级证据。②高风险患者 LDL-C<2.6 mmol/L(100mg/dl)或基线减少 50%[LDL-C>2.6 mmol/L,(100 mg/dl)]Ⅰ类推荐,B 级证据。③中低危的人群,LDL-C 的目标值是<3 mmol/L(115 mg/dl)Ⅱa 类推荐,C 级证据。

3. 次要靶点推荐 极高和高危总 CV 风险人群,非 HDL-C<2.6 mmol/L(100 mg/dl)及<3.4mmol/L(130 mg/d)Ⅱa 类推荐,B 级证据;apoB<80mg/dl 及<100 mg/dl Ⅱa 类推荐,B 级证据。

四、治疗措施

1. 生活方式干预改善血脂结构 饮食对预防 CVD 已广泛使用。饮食因素直接影响动脉粥样化形成,或是通过危险因素如:血脂、血压和血糖水平造成影响。目前关注和评估得越来越多的饮食是"饮食疗法防治高血压(DASH)"和地中海饮食方案。两者都证明可有效减少 CV 风险和预防 CVD。饮食特点是多吃水果、蔬菜和全麦谷物产品,经常摄入豆类、坚果、鱼、家禽和低脂奶制品,限制摄入糖果、含糖饮料及红肉。DASH 饮食和地中海饮食中的大部分膳食脂肪,来自热带植物油,而不是动物油。两种饮食差别在于,地中海饮食强调加入特级初榨橄榄油,后一种提供坚果。PREDIMED 研究,这是在西班牙进行的一个多中心、随机干预试验,评估饮食疗法对主要 CV 事件(心肌梗死、中风或由 CV 致死)发生率的影响。结果提示均显著降低主要 CV 事件的发病率近 30%。

2. 特定生活方式对血脂水平的影响如下所述

(1)降低 TC 和 LDL-C:①对于减少反式脂肪酸摄入、减少食用饱和脂肪酸(显效,A 级证据);②增加纤维膳食、用植物固醇、红曲米添加剂、减重(有效,A 级证据);③减少膳食胆固醇、增加体力活动(稍有效,B 级证据);④用大豆食品(稍有效或无效,B 级证据)。

(2)降低 TGs:提倡减重、限酒、增加体力活动、减少膳食中碳水化合物总量、补充富含 ω-3 多不饱和脂肪酸食物、减少双糖摄入、用单链不饱和脂肪酸代替饱和脂肪酸等。

(3)增加 HDL-C 水平:减少反式脂肪酸摄入、增加体力活动、减重、减少膳食中碳水化合物摄入用不饱和脂肪酸替代、限酒、不吸烟、用富含膳食纤维和低糖指数碳水化合物替代饱和脂肪酸、减少双糖摄入等。

3. 高胆固醇血症的药物治疗

(1)他汀类:他汀通过竞争性抑制 HMG-CoA-还原酶减少肝脏胆固醇合成。上调肝细胞表面 LDL 抗体,减少细胞内胆固醇浓度。加速从血液中吸收 LDL-C,降低血浆 LDL-C,apoB 脂蛋白,包括富含 TG

颗粒。不同种类与剂量他汀降低 LDL-C 幅度有差别。相同剂量同一他汀降低 LDL-C 也存在个体差异。他汀不良反应与剂量有关。此外,要考虑导致胆固醇升高疾病如甲状腺功能减退等。由于他汀治疗反应的个体差异性。提醒在起动他汀后应该监测治疗变化。

大量研究证实无论性别、年龄的一级、二级 CVD 预防,他汀减少 CV 发病率和死亡率。延缓或逆转冠状动脉硬化进程。胆固醇治疗协作组 CTT 研究,1 700 000 例患者和 26 随机试验证实应用他汀 LDL-C 降低 1mmol/L(40mg/dl)可减少 10% 全因死亡或 20% CAD 死亡,主要冠脉事件风险降低 23%,脑卒中风险降低 17%。低危人群绝对风险降低相对较少。他汀主要作用是降低 LDL-C,另外也提示有其他效果(类效应)如有抗炎和抗氧化作用。此外,证实他汀有其他一些临床作用,包括老年痴呆、脂肪肝、癌肿、静脉血栓、多囊卵巢综合征。他汀使 TGs 降低 30%～50%、HDL-C 增加 5%～10%,对 HTG 治疗也有迹象。他汀对阿尔茨海默病没有结论。大规模荟萃分析不支持他汀与认知改变关系。

①不良反应:他汀类药物一般耐受良好。除普伐他汀、瑞舒伐他汀和匹伐他汀外,其他他汀通过 P450 同工酶(CYPs)代谢。a.对肌肉:肌肉综合征是他汀治疗中最常见不良反应。横纹肌溶解是他汀肌病中最严重副作用,表现为严重肌痛、肌肉坏死和肌红蛋白尿,导致肾衰和死亡。横纹肌溶解时 CK 升高正常 10 倍甚至 40 倍。发生率为每 100 万人服用他汀治疗 1 年中有 1～3 例。更为常见对肌肉不良反应是没有 CK 升高或功能损失的肌痛、酸痛。b.对肝脏:服他汀治疗患者有 0.5%～2% ALT 升高,通常出现在服强效他汀或大剂量者发生。ALT 超过正常上限 3 倍发生两次才能确认。ALT 轻微升高不完全表示是肝脏中毒或肝功能改变,发展肝衰竭极罕见。因此,他汀治疗期间 ALT 常规监测不推荐。由于脂肪肝引起 ALT 轻度升高者,使用他汀治疗不会引起肝脏疾病恶化。c.新发糖尿病:他汀治疗早已证实增加血糖紊乱和使 2 型糖尿病恶化。荟萃分析,91 140 例患者对比安慰剂相对风险增加 9%,绝对风险增加 0.2%。225 例服他汀观察 4 年可以新发 1 例糖尿病。高风险患者更需强效和大剂量他汀,老年糖尿病患者存在更高风险和糖尿病危险因素,如超重和胰岛抵抗。总体来说他汀治疗高危患者减少 CVD 风险绝对获益超越糖尿病发病的不良影响。d.肾脏:他汀治疗对肾功能影响仍要讨论。有报道服他汀出现尿液蛋白升高,见于服瑞舒伐他汀而且使用大剂量(80mg)者,服 40mg 发生率低得多,使用一般剂量时发生尿蛋白频率与安慰剂相同。

②他汀与其他药物间相互作用:许多药物与他汀联用增加药物不良反应风险。主要发生 CYP3A4 代谢的他汀,导致肌病和横纹肌溶解风险药物主要有伊曲康唑、酮康唑、泊沙康唑、红霉素、克拉霉素、泰利霉素、HIV 蛋白酶抑制剂。钙拮抗剂异搏定、环孢霉素等。他汀与其他贝特类如非诺贝特、苯扎贝特、环丙贝特增加肌病风险较少。与烟酸联用增加肌病风险争论不休,但最近评论没有发现。

(2)胆酸螯合剂(BAS):两个较老胆酸螯合剂是考来烯胺和考来替泊,新近合成药为考来维仑。BAS 不被人体吸收或被酶消化,通过与胆酸结合,防止其进入血液,消除肝肠循环大部分胆酸间接发挥作用。胆酸导致胆固醇分解增加导致肝脏 LDL 抗体活性升高,清除循环中 LDL-C,降低 LDL-C 水平。这些药物也降低血糖过高患者血糖水平。报告分析考来维仑与抗糖尿病药物合用时,对血糖控制的影响有奇特效果,然而,对 CV 风险的影响尚需更多研究。每日 24g 考来烯胺、20g 考来替泊或 4.5g 考来维仑可以降低 LDL-C,HDL-C 无改变,某些易感人群可能会增加 TGs。BAS 对高脂饮食者降低 LDL-C,减少 CV 事件,现行治疗中常用。不良反应:是胃肠道(肠胀气,便秘,消化不良,恶心),即使在低剂量也出现,从而限制实际应用。这些负面影响可通过从低剂量开始逐步适应后加至全量。个别报道减少脂溶性维生素吸收。部分患者会增加循环中 TG 水平。BAS 与许多常用药物相互作用,因此,给药应在服其他药物前 4h 或后 1h。考来维仑是新制剂相比考来烯胺易耐受。与其他药物相互作用较少,可以与他汀等几个药同时服用。

(3)胆固醇吸收抑制剂:依折麦布是第一个抑制膳食和肠道内胆固醇吸收,不影响脂溶性营养素吸收的降脂药物。通过抑制肠黏膜细胞的刷状缘表面尼曼-皮克 C1 样蛋白(NPC1L1)对胆固醇吸收,减少胆固醇转运到肝脏数量。肝脏反应性上调 LDLR 表达,加快 LDL-C 从血液清除。依折麦布单药在高脂饮食患者能使 LDL-C 降低 15%～22%,联用他汀使 LDL-C 再降低 15%～20%。SEAS 和 SHARP 研究中证实依折麦布联用辛伐他汀减少主动脉瓣狭窄患者 CV 事件。IMPROVE-IT 研究表明 ACS 患者依折麦布或加用辛伐他汀 40mg 示:18 144 例随机患者和 5 314 例有 7 年病史 CV D 事件患者,仅有 170 例发生事件(32.7% vs. 34.7%,$P=0.016$)。LDL-C 平均下降 1.8mmol/L 和 1.4mmol/L。缺血性脑中风下降 21%($P=0.008$)。这组患者接受他汀治疗时 LDL-C 已达标,加少量依折麦布并非是 LDL-C 减少因素再获益。依折麦布推荐量 10mg/d,无须顾及早晚餐食物摄入。不用考虑年龄、性别或种族,肝、肾功能轻度受损,也不用调整剂量,也可与他汀联用。严重不良反应未有报道,常见不良反应肝酶轻度升高和肌痛。

(4)PCSK9 抑制剂:是最近一种新药,PCSK9 抑制剂调控 LDLR,阻止其降解。促进 LDL-C 清除。主要使用单克隆抗体作为发展策略,独立于其他的降脂治疗使 LDL-C 下降达 60%。欧盟医管局和 FDA 最近批准两个单克隆抗体降低 LDL-C,可使 LDL-C 降低 50%~70%,三期临床试验表明减少 CV 事件。对 HDL-C 和 TGs 没有影响报道。PCSK9 抑制剂每周皮下注射 150mg。

(5)烟酸:有显著调脂作用,给药逐渐增加剂量达 2g/d 使 HDL-C 提高 15%~25%、LDL-C 下降 18%,TGs 下降 20%~40%。此药是唯一使 Lp(a)下降 30%降脂药。两个大型试验其一用烟酸缓释片,另一个是烟酸+laropiprant,显示应用烟酸不仅没有获益,反而有严重的副作用发生,始后欧洲没有再批准烟酸临床使用。

(6)联合用药:尽管在很多患者中,LDL-C 目标值用单一的治疗方式就可达到,但仍有部分极高风险或 LDL-C 水平很高人群,需要联合治疗。有些患者不耐受或不能耐受使用高剂量他汀,需要联合治疗。他汀与依折麦布、他汀与胆酸螯合剂联用,上述已有讨论。高危患者如家族性高胆固醇血症要考虑联合用药。依折麦布与 BAS(考来维仑、考来替泊或考来烯胺)联用额外减少 LDL-C 水平,没有增加不良反应。功能食品植物甾醇和含植物甾醇药片在已服他汀患者使 LDL-C 再降 5%~10%,患者耐受和安全。植物甾醇作为饮食用,没有研究证实减少 CVD 风险。红米酵素与他汀联合也未推荐。对于存在非常高的风险已接受最大剂量他汀治疗,LDL-C 仍持续升高者可联用依折麦布。他汀类药物不耐受患者考虑用 PCSK9 抑制。

(7)高胆固醇血症药物推荐方案:推荐使用最大处方剂量或最大耐受剂量的他汀治疗,以达到治疗目标(Ⅰ类推荐,A 级证据);对于他汀不耐受患者,使用依折麦布或 BAS 或两者联用(Ⅱa 类推荐,C 级证据);若治疗未达标,建议他汀联合胆固醇吸收抑制剂(Ⅱa 类推荐,B 级证据);对于极高危患者,经最大耐受剂量他汀联合依折麦布治疗后 LDL-C 仍持续升高或存在他汀不耐受者考虑使用 PCSK9 抑制剂(Ⅱb 类推荐,C 级证据)。

4.HTG 药物治疗 尽管 TG 作为 CVD 危险因素的角色一直存在争议,最近证实富含 TG 残粒脂蛋白是 CVD 的风险因素。大型前瞻性研究报道,非空腹 TG 预测 CAD 风险比空腹 TG 更强。最近,一个利用孟德尔随机设计的遗传学研究数据,非空腹 TG 水平以及残余胆固醇与 CVD 事件和全因死亡有相关性[残余的胆固醇=TC-(HDL-C+LDL-C)]。从而强化残余胆固醇促进动脉粥样硬化和 CVD 事件发生的地位。残余的胆固醇是 TG 及其残粒的标志物。高 TG 是 CVD 风险因子,然而大约 1/3 成人 TG 水平>1.7

mmol/L(150 mg/dl)。可能是不同原因导致如:遗传、肥胖、2 型糖尿病、酗酒、高糖类饮食、肾脏疾病、高血压、妊娠、自身免疫疾病等。其中多基因性最为重要并与 CVD 发生相关。

(1)HTG 定义:根据 EAS 共识:轻度至中度 HTG>1.7 mmol/L(150 mg/dl)<10/mmol/L(880 mg/dl);极高 HTG>10mmol/L。年龄和(或)性别、种族和生活方式调控人群血清 TG 水平。重型 TG 罕见,与基因突变有关,属胰腺炎高危风险者。

(2)TGs 控制策略:TGs≤1.7 mmol/L(150 mg/dl)应控制饮食。要考虑 HTG 原因和评估总 CV 风险。目标是使 LDL-C 达到总 CV 风险要求水平。降低 LDL-C 较之更能获益。最近报道 TGs 作为风险因素,鼓励降低 TG<2.3mmol/L(200 mg/dl)。HTG 高危人群,推荐药物治疗(Ⅱa 推荐,B 级证据);他汀作为高危 HTG 人群降低 CVD 首选(Ⅱb 推荐,B 级证据);他汀治疗后 TG 仍>2.3mmol/L(200 mg/dl)高危患者联用非诺贝特(Ⅱb 推荐,C 级证据)。

他汀类药指在降低死亡率和 CVD 重要参数的影响,作为降低总 CVD 风险和在中度升高 TG 患者中首选。较强的他汀(如阿托伐他汀,瑞舒他汀和匹伐他汀)显示出强大的降 TG 能力,尤其是使用高剂量。

(3)贝特类:通过激活过氧化物酶体增殖物激活受体 α(PPARα),转录干扰脂质及脂蛋白代谢。通过与 PPAR-α 相互作用,利用辅因子调节基因表达,降低空腹及餐后 TG 水平及富含 TG 脂蛋白残粒有很好的效果,对升高 HDL-C 有一定的作用。HHS、VA-HIT、BIP、FIERT、ACCORD5 个大型 RCTs 证实贝特类临床疗效。对高 TGs 低水平 HDL-C 患者能降低主要 CV 事件,但未能减低和死亡率。对降低 CVD 整体数据贝特类不及他汀类。贝特类耐受性较好,反映轻微,胃肠功能紊乱约 5%,皮疹 2%。通常不良反应有肌病、肝酶升高和胆石症。有报道非诺贝特与安慰剂比较 CK 升高 5 倍、ALT 升高 3 倍,发生率 1%。FIELD 研究非诺贝特与安慰剂组发生横纹肌溶解分别有 3 例和 1 例。合用他汀比单药治疗肌病风险升高 5.5 倍。CKD 患者肌病风险加大,但与不同贝特类药和他汀合用有关。

烟酸减少脂肪酸流入肝脏和降低 VLDL 分泌。烟酸作用肝脏及脂肪组织。在肝脏,烟酸抑制甘油二酯导致肝脏分泌 VLDL 颗粒减少,从而减少 IDL 和 LDL 颗粒。烟酸增加 HDL-C 和 apoA1 主要是通过刺激肝脏产生。烟酸影响脂肪分解和脂肪酸代谢。对脂质和脂蛋白有多重作用。烟酸不仅降低 TGs 也减少 LDL-C,增加 HDL-C 和 apoA1。烟酸 2g/d 减少 TGs20%~40%、LDL-C15%~18%,增加 HDL-C15%~35%。AIM-HIGH 及 HPS2-THRIVE 两个大型 RCTs 烟酸治疗 CV 数据和脂质管理未获益处，反而增加不良反应。EMA 停止烟酸在欧洲使用。

ω-3 脂肪酸：为二十碳五烯酸（EPA）和二十二碳六稀酸（DHA）降低 TGs。ω-3 脂肪酸每天 2～4g 降低血清脂质和脂蛋白，特别是 VLDL 浓度。对其作用机制了解甚少，可能与 PPARs 相互作用并减少 apoB 的分泌有关。ω-3 脂肪酸降低 TGs 但对其他脂蛋白影响微不足道，最近 3 个报道高 TGs 使用 EPA 血清 TG 水平降低 45%。荟萃分析用 omega-3 脂肪酸降低血清 TGs。主要不良反应是胃肠道。FDA 批准 TG＞5.6mmol/L（496mg/dl）ω-3 脂肪酸（处方产品）用作饮食补充。获准使用 ω-3 脂肪酸很安全，临床上没有交叉影响。合并用阿司匹林或氯吡格雷有出血倾向。最近报道摄入高剂量 ω-3 脂肪酸有前列腺癌风险。

5.影响 HDL-C 药物　低水平 HDL-C 是强大独立的早发动脉粥样硬化风险因子。低 HDL-C 与高 CV 风险相关，尤其 HDL-C 在 0.65～1.17 mmol/L（25～45 mg/dl）者。2604 例血管内超声测量冠脉粥样斑块体积变化的干预试验显示，提高 HDL-C≥7.5%，LDL-C 降至＜2.0 mmol/L（80 mg/dl）水平才能逆转斑块。低水平 HDL-C 考虑推荐药物：升高 HDL-C 水平用他汀类和贝特类单药或联合用药（Ⅱb 类推荐，B级证据）；用贝特类药增加 2 型糖尿患者 HDL-C 水平（Ⅱb 类推荐，B级证据）。

（1）他汀类：他汀类药物轻微升高 HDL-C。血脂紊乱干预试验的荟萃分析示：不同剂量他汀对 HDL-C 升高范围是 5%～10%。他汀显著降低致动脉粥样硬化 apoB。在他汀干预试验中很难评价他汀对 HDL-C 水平的影响程度，但能观察到减少 CV 风险。TNT 试验中低 HDL-C 相关的 CV 风险只是部分被他汀类药物纠正。

（2）贝特类：贝特类降低 TG 水平（最高达 50%）和升高 HDL-C（最高达 10%～15%）。然而，在 2 型糖尿病患者长期干预治疗中贝特类升高 HDL-C 不足 5%。这种差异性反应对 PPAR-α 激活不同。

（3）烟酸：通过减少 HDL-C 分解代谢和经肝脏增加 apoA1 的合成从而轻微升高 HDL-C 水平。后者效果认为与 HDL-C 功能密切相关。

（4）胆固醇酯转运蛋白抑制剂：至今最有效提高 HDL-C 通过小分子抑制剂直接抑制 CEPT，这能在基线升高 HDL-C100%。最初开发的 3 个 CETP 抑制剂（托彻普，达塞曲匹，anacetrapib），托彻普由于有过高的死亡率，已从 ILLUMINATE 试验中撤出。ACCEL-ERATE 试验由于无意义而终止。anacetrapib 的 Ⅲ期临床试验正在进行。

6.特殊临床情况血脂异常管理

（1）家族性混合高脂血症（FCH）：最多见（1：100），是引起早发 CAD 原因。其特征为 LDL-C、TGs 升高或两者联合升高，同一家族成员中基因表型变异不同。与 2 型糖尿病和代谢综合征表型重叠。FCH 是一种复杂的疾病，是多个易感基因和环境的相互作用结果。其脂质（TGs、LDL-C、HDL-C、apoB）在同一家庭内显示不同改变。因此，临床易出现错误，当 apoB：120 mg/dl＋TGs：1.5 mmol/L（133 mg/dl）伴早发 CVD 家族史可能是 FCH 诊断。

（2）家族性高胆固醇血症（FH）：杂合子 FH（HeFH）是常染色体显性遗传疾病，由于终生血浆 LDL-C 升高早发 CVD，未经治疗者男性 55 岁、女性 60 岁前早发 CAD。HeFH 诊断和治疗作以下推荐：①男性 55 岁、女性 60 岁前早发 CAD 伴有 LDL-C 明显升高（成年人＞190 mg/dl，儿童＞150 mg/dl）以及亲属早发致命或非致命性 CVD 患者应怀疑患有 FH（Ⅰ类推荐，C 级证据）；②根据临床标准及 DNA 检测做出诊断（Ⅰ类推荐，C 级证据）；③一旦确诊，筛查患者家属 FH 可能性（Ⅰ类推荐，C 级证据）；④推荐强化他汀联合依折麦布治疗家族性 FH（Ⅰ类推荐，C 级证据）；⑤治疗目标为 LDL＜2.6 mmol/L（100 mg/dl），合并 CVD 治疗目标为＜1.8 mmol/L（70 mg/dl）（Ⅱa 类推荐，C 级证据）；⑥合并 CVD 的 FH 或 CAD 极高危患者使用 PCSK9 抑制剂治疗（Ⅱa 类推荐，C 级证据）。纯合子 FH（HoFH）十分罕见，而严重威胁生命疾病。临床特征为多部位黄色瘤、早发进行性 CVD，总 CH＞13mmol/L（400mg/dl）。多数患者 20 岁前发生 CAD 和主动脉狭窄，往往 30 岁前死亡。发病率 1/16 万～1/30 万，这些儿童应尽早识别和到专科就诊。患者应用降胆固醇药物和血浆脂蛋白分离。儿童 FH：诊断包括：LDL-C 升高，LDL-C 升高和早发 CAD 的家族史，基因检测。儿童应尽早检测，发现 LDL-C＞5mmol/L（190mg/dl）可诊断为 FH。伴有 CH 升高和早发 CHD 家族史，LDL-C≥4mmol/L（160mg/dl）可作诊断，如父母有已知基因缺陷 LDL-C≥3.5mmol/L（130mg/dl）就能诊断。治疗包括健康生活方式和他汀类药物。心脏健康饮食尽早实施，他汀类药在 8～10 岁考虑使用。＞10 岁 LDL-C 目标值＜3.5mmol/L（135mg/dl）而且应在年龄基线下降 50%。

（3）家族性脂蛋白异常：如Ⅲ高脂蛋白血症、残余物质清除病，是罕见的常染色体显性遗传疾病。临床特征为未经治疗 TC 和 TGs 均升高达 7～10mmol/L。重症患者在肘部和膝盖或手掌碗部皮肤皱褶部结节出疹性黄色瘤。CVD 风险很高，股、胫动脉粥样硬化快速形成。该病对他汀类药物治疗反应良好，HTGs 需要贝特类或贝特类加他汀类药物治疗。

（4）遗传原因甘油三酯血症：遗传原因 HTG 十分复杂，是一种常见的常染色体显性遗传疾病。TG 中度升高（2～10mmol/L）和 VLDL 生成和排除障碍。TG 升高者考虑预防 CVD，严重 HTG 预防胰腺炎和脂质沉淀。治疗开始可用贝特类（非诺贝特）辅以 ω-3 脂肪酸（2～4g/d）或烟酸治疗。严重患者可考虑用洛美他派（Lomitapide）。糖尿病患者开始即用胰岛素控制血糖，急性患者可用血浆置换，在 2～5d TG 大幅度降低。

（5）儿童血脂异常：仅有 FH 儿童需要调脂治疗，其他原因造成脂质紊乱应用饮食治疗。纯合子患儿和 LDL-C 极高≥400mg/dl（10.3mmol/L）者尽早用调脂药物。其他原因引起 HeFH 儿童用他汀治疗至 8～10 岁。

（6）妇女血脂异常：一级预防：对使用他汀获益妇女较男性者要少。2013 年 Cochrane 研究用他汀一级预防减少全因死亡、血管事件和血管再生男女获益相当。在绝经后妇女 ACS 斑块破裂与 TC 水平密切相关。CTT 研究显示减少冠脉事件、冠脉血管再狭窄、脑卒中比例没有性别差异。全因死亡率降低表明他汀治疗男女间没有区别。一级预防在减少血管事件男女均见到。因此，在高风险人群男女均应考虑他汀类药物作一级预防治疗。二级预防：有许多 RCTs 研究数据。显示降脂治疗减少 CV 事件。一组先前有 CVD 的 8272 名妇女，单药用他汀治疗 CV 死亡率下降 26%，MI 减少 29%，总 CAD 事件减少 20%。非他汀降脂药物对心血管保护没有明确证据。激素治疗：当前使用小剂量雌激素-孕酮不增加冠脉事件，使用后 TC 可以下降到耐受水平。激素替代治疗对降脂有一定益处，但没有证明减少 CV 风险，不推荐妇女作为预防 CVD 建议。

（7）老年人：现行社会老年人不断增加，从 65 岁开始 80% 死于 CVD。对于老年人血脂异常，推荐老年 CVD 患者同年轻患者一样接受他汀治疗（Ⅰ类推荐，A级证据）；推荐他汀从低剂量开始并逐渐加量至血脂水平达标（Ⅱa类推荐，C级证据）；建议无 CVD，但存在高血压、吸烟和糖尿病的老年人群服用他汀治疗（Ⅱa类推荐，B级证据）。

（8）糖尿病：糖尿病是世界上增长最快的疾病，据估计到 2030 年糖尿病患者从当今 3.5 亿增到 5.5 亿人。导致 CVD 发病率和死亡率增加原因与 2 型糖尿病有关。对于糖尿病合并血脂紊乱治疗推荐：①所有出现微量白蛋白和（或）肾脏疾病的 1 型糖尿病患者无论基线 LDL-C 水平如何首选他汀降低 LDL-C 至少降低 50%（Ⅰ类推荐，C级证据）。②对于 2 型糖尿病合并 CVD 或 CKD，或 CVD 但年龄 40 岁以上，合并一项以上其他 CV 危险因素或靶器官损伤标志的患者，推荐 LDL-C 目标为＜1.8 mmol/L（70 mg/dl）。次要目标为非 HDL-C＜2.6 mmol/L（100 mg/dl），apoB＜80

mg/dl（Ⅰ类推荐，B级证据）。③所有无额外危险因素和（或）靶器官损伤依据 2 型糖尿病患者 LDL-C＜2.6 mmol/L（100 mg/dl）（Ⅰ类推荐，B级证据）。

（9）ACS 和接受 PCI 患者：脂质异常管理应实行全面管理策略，包括改变生活方式，管理风险因素和心血管药物使用等。降脂治疗推荐：①所有无禁忌或既往无他汀不耐受病史的 ACS 患者，入院后早期启动或继续高剂量他汀治疗（Ⅰ类推荐，A级证据）。②建议最大可耐受剂量他汀治疗后 LDL-C 仍未达标的患者联合使用依折麦布治疗（Ⅱa类推荐，B级证据）。③对于接受最大可耐受剂量他汀和（或）依折麦布治疗后 LDL-C 仍未达标患者加用 PCSK9 抑制剂；对于他汀不耐受或存在他汀禁忌证患者，PCSK9 抑制剂可单用或与依折麦布联用（Ⅱa类推荐，C级证据）。④建议择期 PCI 或非 ST 段抬高型 ACS 患者 PCI 术前常规短期用大剂量他汀类药预处理或负荷（Ⅱa类推荐，A级证据）。

（10）心衰及心瓣膜疾病血脂异常管理治疗推荐：①无他汀适应证的心衰患者使用他汀降胆固醇治疗（Ⅲ类推荐，A级证据）；②心衰已使用最佳药物治疗基础上加用 ω-3 多不饱和脂肪酸（Ⅱb类推荐，B级证据）；③无冠脉疾病又无他汀适应证的主动脉瓣狭窄患者使用他汀降胆固醇治疗（Ⅲ类推荐，A级证据）。

（11）CKD 血脂异常管理治疗推荐：①CKD3～5 期患者属于 CVD 高危或极高危患者（Ⅰ类推荐，A级证据）；②非透析依赖性 CKD 使用他汀或他汀联合依折麦布（Ⅰ类推荐，A级证据）；③无动脉粥样硬化性 CVD 透析依赖性 CKD 患者使用他汀治疗（Ⅲ类推荐，A级证据）；④开始透析治疗时已经服用他汀、依折麦布或两者联用的患者应继续服用原有药物，尤其是合并 CVD 患者（Ⅱa类推荐，C级证据）。

（12）外周动脉疾病（PAD）患者血脂管理药物治疗推荐：所有 PAD 患者降脂治疗（Ⅰ类推荐，A级证据）；建议用他汀治疗预防腹主动脉瘤进展（Ⅱa类推荐，B级证据）。

（13）脑卒中：初级和二级预防中血脂异常药物治疗推荐：①CV 高危或极高危患者服用他汀，并使血脂将至既定目标值（Ⅰ类推荐，A级证据）；②存在其他 CVD 表现的患者服用他汀治疗（Ⅰ类推荐，A级证据）；③既往有非心源性缺血性脑卒中或 TIA 发作病史患者接受强化他汀治疗（Ⅰ类推荐，A级证据）。

7. 在降脂治疗的患者中监测脂质及酶　有关降脂治疗患者应该做哪些检测证据有限，用于毒性检测是 ALT 和 CK。建议来源于专家共识而不是医学证据基础。从治疗开始 6～8 周进行评估，对生活方式的反应需要观察更长的时间。后续跟踪监测时间是 6～12 个月。血脂检测至少要测定 LDL-C，最佳方案应包括

HDL-C、TGs. Non-HDL-C 全套血脂分析。apoB 为二级治疗目标,方便制定更好的管理策略。降脂治疗开始时,先行测试 ALT 及 CK 基线水平,以发现少数有治疗禁忌证患者。基于临床观察,推荐治疗开始或改变剂量 8～12 周后测 ALT,但不推荐进行日常控制。患者的肝功能酶学升高 3 倍以上,要寻找有否酒精摄入或非酒精性脂肪肝的存在,并监测酶学水平。如果酶学水平居高不下,降脂治疗应该停止,但酶学水平恢复后,可以在监测下谨慎再用。

常规重复检测 CK 并无预测横纹肌溶解价值,因为很多原因会引起 CK 升高,包括肌肉损伤或过量的肌肉运动。然而,对于出现肌痛和乏力的老年患者,CK 必须立即评估,如果有 10 倍以上的增高应立即停用。由于在他汀类药物治疗过程中,糖尿病的发病率增加,在有患糖尿病高风险患者,如为老人及伴有肥胖、代谢综合征,胰岛素抵抗的人,应定期检查糖化血红蛋白。

8.鼓励改善生活方式及坚持调脂治疗的策略 多年来,患者对治疗方案的服从、坚持并改善行为的术语演变为:依从、坚持及统一。依从性是指愿意遵守规定的疗程,也有服从命令的内涵。坚持定义为:患者用行动反映对医生建议的赞同程度,这些行动包括服药、饮食控制、生活方式的改变,也可从文字意义上定义为对某事的坚持。最后,统一定义为:医务人员与患者之间就治疗方案、结果与行为方面进行沟通、分享并达成一致,这是一种更和谐的关系,而不是那种建立在服从和不服从基础上的关系。

7. 脂蛋白(a)的研究进展

中山大学附属第一医院　麦炜颐　马有刚

一、概述

脂蛋白(a)[Lp(a)]是一种特殊的脂蛋白颗粒,由低密度脂蛋白和载脂蛋白A组成,其结构类似于低密度脂蛋白。近年来,Lp(a)作为一种新发现的危险因素,受到了越来越多关注。多项研究已证实,血浆高水平Lp(a)是心血管疾病(包括冠状动脉疾病、缺血性脑卒中和钙化的主动脉瓣狭窄)的独立危险因素,其与冠心病、脑血管病、心房颤动、糖尿病及慢性肾脏病等多种疾病密切相关。随着对Lp(a)的生理结构、致病机制及药物治疗等方面研究的深入,治疗高Lp(a)的方法也令人鼓舞。对近年对Lp(a)与相关疾病的关系及其干预和治疗的研究综述如下。

二、结构、生理及代谢

Lp(a)是Berg于1963年分离血浆脂蛋白时发现的,其结构由低密度脂蛋白(LDL)颗粒和一分子载脂蛋白A(apoA)组成,LDL颗粒富含胆固醇,并含有一分子载脂蛋白B100(apoB100),apoB100和apoA通过二硫键相连形成复合物。ApoA是Lp(a)的特异性抗原,是一种高度糖化的亲水性蛋白质(含糖25%～40%),其肽链长度很不一致,具有高度多态性,主要由一种称为kringle的多态三环结构构成,这使Lp(a)与同样具有这种结构的纤维蛋白溶酶原(PLG)具有高度的同源性。ApoA等位基因上kringle-IV的2型重复序列变化是影响血浆Lp(a)水平及其作用的最主要因素。KIV有十多种不同类型序列,除2型KIV(KIV_2)之外均为单拷贝形式。因KIV_2在不同apoA异构体中以不同数量串联重复序列出现,导致Lp(a)在人群中具有较大规格异质性。血清Lp(a)浓度在人群中差异达1000倍(从<0.1mg/dl到>100 mg/dl)。研究证实,Lp(a)在血浆中的水平是一个稳定的遗传指标,主要由染色体6q26～27上的apoA基因决定,较少受性别、年龄、饮食和物理因素的影响,经典降血脂治疗如他汀及贝特类疗效有限。肝脏是Lp(a)合成的主要场所,apoA在肝细胞内合成,在肝细胞表面和apoB100结合后分泌到血液中。由于肝脏合成大分子载脂蛋白的速度较慢,而大多数人是两种不同基因亚型的杂合子,小分子载脂蛋白形成的Lp(a)在血浆中占主流。Lp(a)分解代谢主要在肝脏,Rosas等的研究表明肾脏也参与了Lp(a)的分解代谢,Lp(a)的合成和分解代谢具体机制目前并不清楚。

三、Lp(a)和相关疾病

(一)冠心病(CHD)

升高的Lp(a)是心血管疾病(CVD)的既定的危险因素。循环中Lp(a)和未来发生冠状动脉疾病的风险呈连续正相关,且不受性别、非高密度脂蛋白胆固醇(NHDL)或高密度脂蛋白胆固醇(HDL)、甘油三酯(TG)、血压、糖尿病和体质指数(BMI)影响。在平衡了脂类和其他已确立的危险因素之后,Lp(a)浓度和冠心病的相关性仅轻微减弱。几项研究均证明CHD的高风险与血清Lp(a)水平升高相关,这增加了Lp(a)作为冠心病的一个独立危险因素的可能性。相对而言,和非高密度脂蛋白胆固醇相比,Lp(a)作为冠状动脉危险因素的力度是较弱的,但在Lp(a)水平较高时有所不同,此时Lp(a)作为冠心病危险因素的重要作用成比例增加。1988年在美国芝加哥召开了有关脂蛋白(a)的国际会议,会议一致同意将Lp(a)定为冠心病的独立危险因素。多项研究表明,Lp(a)可能通过以下作用参与冠心病的发生发展:①Lp(a)可经类似于LDL渗入血管内皮的过程,参与脂质斑块的形成;②Lp(a)通过促进巨噬细胞及平滑肌细胞吞噬局部脂质利于泡沫细胞的形成及促进局部慢性炎症反应;③活化的巨噬细胞通过释放大量炎性因子氧化磷酸化修饰Lp(a)后加强对血管内皮细胞损伤作用;④Lp(a)的结构与纤溶酶原相似,可通过抗纤溶系统作用导致血栓形成及血管狭窄。

(二)支架内再狭窄(ISR)

近年来越来越多有关Lp(a)的研究集中于预测心血管疾病患者的长期预后,尤其是对心肌梗死患者非罪犯血管发生粥样硬化导致的心血管事件再发方面的研究。Cho等发现,高血清Lp(a)水平与急性心肌梗死患者长期预后相关,尤其是在高Killip分级的患者中。荟萃分析表明:过高的Lp(a)独立地和冠状动脉血管成形术后(PTCA)再狭窄相关。Lp(a)对于既往行经皮冠状动脉介入治疗(PCI)的患者,再发粥样硬化血管事件有较好的预测作用。并且高水平Lp(a)的患者冠状动脉发生再狭窄的部位在非罪犯血管的可能性较大。在接受急诊经皮冠状动脉成形术治疗存活的急性心肌梗死患者的研究表明,Lp(a)易导致多支病变,而更高水平的 Lp(a)以及多支病变的患者预后较差,说明无论既往是否曾有冠心病病史,Lp(a)均是未来发生冠心病的危险因素。Morita 等证实,高 Lp(a)($>$140mmol/L)的患者接受急诊 PCI 治疗后发生梗死相关血管再狭窄率显著高于低 Lp(a)的患者。但目前对高水平 Lp(a)与冠状动脉支架置入后再狭窄(ISR),尤其是急性心肌梗死患者急诊置入支架后再狭窄是否相关仍无定论。

(三)脑卒中(STROKE)

Lp(a)浓度和脑卒中关系的数据仍然较少,但和与冠心病的关系相似,血清 Lp(a)浓度也可能和脑卒中的风险相关。最近荟萃分析表明,Lp(a)浓度升高是缺血性脑卒中的独立危险因素,这种上升风险在年轻的脑卒中患者中相关性更高,然而不同性别之间的风险差异并无一致性。在中国人群进行的队列研究发现急性脑梗死患者 Lp(a)水平显著升高,并和梗死的严重程度相关,另有研究表明显著升高的 Lp(a)水平与大动脉粥样硬化性脑卒中以及头颈部血管广泛的狭窄闭塞病变有关。同时发现血清 Lp(a)水平在缺血性脑卒中组高于出血性脑卒中组,且差异有统计学意义,提示血清 Lp(a)水平升高可能是脑卒中的重要危险因素之一,对缺血性脑卒中的作用可能更大。

(四)外周动脉疾病(PAD)

Lp(a)和血脂异常一样是外周动脉疾病的关键危险因素。多项研究已表明 Lp(a)与外周动脉疾病风险正相关。欧洲癌症前瞻性研究中心-Norfolk 前瞻性人口学会已做过关于 Lp(a)与外周动脉疾病之间相关性的研究,这项大规模队列研究表明 Lp(a)与外周动脉疾病结果显著相关。Takagi H 等关于腹主动脉瘤和无腹主动脉瘤的空白对照 meta 分析证实在随机效应模型中,腹主动脉瘤组较无腹主动脉瘤组 Lp(a)水平显著升高。在高 Lp(a)的 PAD 患者中主动脉瓣狭窄(AS)和二尖瓣狭窄(MS)的风险增加。与无主动脉瓣狭窄和二尖瓣狭窄的患者比,其 Lp(a)水平也更高。Lp(a)和 PAD 之间的关系已在伴高 Lp(a)的 PAD 患者中被血脂单采(LA)的疗效证实。

(五)心房颤动(AF)

Lp(a)水平上升和左心耳流速下降是慢性非瓣膜性心房颤动患者血栓栓塞的独立危险因素。Igarashi Y 等发现缺血性脑卒中伴心房颤动和左心房血栓形成患者血清 Lp(a)浓度较高。持续性心房颤动合并脑栓塞的患者左心房大小、C 反应蛋白(CRP)、血清 Lp(a)明显高于无合并脑栓塞的患者;联合应用左心房大小、CRP、血清 Lp(a)指标可以显著提高诊断心房颤动合并脑栓死的敏感度。国内也有相关研究观察到,房颤患者血 Lp(a)和 D-二聚体水平升高,这可能与其高发血栓栓塞并发症有关。

(六)慢性肾脏病(CKD)

Arai H 等观察到慢性肾脏病患者发生心血管事件风险增加,Cannon CP 等发现肾脏疾病患者较健康人群具有更高的 Lp(a)血浆水平。一些研究证实,CKD 患者高水平的 Lp(a)与心血管事件风险增加有关,尤其已行经皮冠状动脉介入术者。而肾脏疾病患者在进行肾脏置换手术后 Lp(a)水平迅速下降,说明肾脏也参与了 Lp(a)的代谢。陈高翔等的研究发现慢性肾脏病 4、5 期(内生肌酐清除率$<$30 ml/min)的脂蛋白 a 水平升高,与对照组比较差异有统计学意义($P<0.05$)。

(七)糖尿病(DM)

尽管大量证据已支持 Lp(a)与心血管事件风险之间的联系,但多年来其与 2 型糖尿病(T2D)风险之间关系仍未明确。最近,两项对 T2D 患者(n=2308)关于基因相关性分析的前瞻性队列研究(护士健康和卫生专业后续研究)指出:对于 T2D 患者而言,Lp(a)对 CVD 风险的效果可能不同于普通人群,支持了糖尿病可能降低 Lp(a)与心血管风险的论断。最近,EPIC-Norfolk 队列研究调查提供了该反向关系的流行病学证据,该研究提示血清 Lp(a)水平与 T2D 风险之间具有反向关系。

(八)主动脉瓣狭窄(AS)

瓣膜疾病的机制目前仍不清楚,目前暂无减慢疾病进程的有效治疗。心脏和衰老遗传流行病学研究小组(CHARGE)冠状动脉钙化工作组在瓣膜钙化和主动脉瓣狭窄的遗传关联研究中用孟德尔随机研究设计,证明了该遗传变异的作用由血浆脂蛋白(a)介导,使升高的 Lp(a)作为主动脉瓣钙化并进展为主动脉瓣狭窄原因,并直接关联。其表明,由 Lp(a)水平介导的 LPA 基因位点的遗传变异与多个种族的主动脉瓣钙化和临床主动脉瓣狭窄发生相关。在另一篇尽管与主动脉瓣狭窄和心肌梗死有因果关联但升高的 Lp(a)不引起炎症,表明 Lp(a)水平的增加和相关的基因多样性与主动脉瓣狭窄风险有关。2015 年 Thanassoulis G 等的一项 Lp(a)在钙化性主动脉瓣疾病:从主动脉狭窄的基因组学到靶向新药物的关于 Lp(a)与钙化的主动脉瓣狭窄的研究也发现 LP(a)基因似乎是钙化主动脉瓣狭窄唯一极为重要的遗传危险因素。

四、Lp(a)的测量及干预

血清 Lp(a)水平的最佳和病理范围仍然不确定。早期用放射免疫扩散法(Radial immunodiffusion,RID)

或放射免疫分析法（Radioimmunoassay，RIA））目前测临床样品血浆Lp(a)浓度通常用更敏感和特异的免疫学方法检测，如：比浊法（nephelometric/turbidimetric）和酶联免疫吸附试验（Enzyme Linked Immuno Sorbent Assay，ELISA）。

Lp(a)研究中的重复主题是Lp(a)是否真正代表心血管疾病的独立危险因素：这种归因于Lp(a)的风险是伴随其他风险因素如LDL-C的升高存在吗？现有的研究数据初步支持升高的血浆Lp(a)浓度是治疗干预的对象这一观点。另一个具有争议性的问题是：是否应该坚持降Lp(a)？哪些人群需要降低Lp(a)？高水平的Lp(a)作为心血管疾病的独立危险因素，由于其与心血管疾病、糖尿病、肾脏病等密切相关，坚持降低Lp(a)可能具有临床获益。筛查升高的血浆Lp(a)水平对于具有现有CVD的个体尤其必要。然而，目前在临床实践中不常规测量血浆Lp(a)浓度，除非在专门的血脂诊所或在二级预防中。2016年欧洲心脏病学会和欧洲动脉硬化学会（ESC/EAS）的血脂异常管理指南建议，在具有早发性CVD（男性≤55岁，女性≤65岁），家族性高胆固醇血症（FH），早发性CVD和（或）升高的Lp(a)家族史，使用他汀类药物治疗后复发的CVD个体和10年致死性CVD风险＞5%（根据SCORE评估，Systemic Coronary Risk Estimation）的人群中测量Lp(a)。重复检测没有必要性，只有当针对Lp(a)的治疗开始之后才有必要重新测量，以评估治疗效果。

五、治疗

研究显示，具有高水平Lp(a)的群体，特别是伴有高水平LDL-C的患者，可对其进行干预治疗，针对性地改善危险因素。长期以来认为血浆Lp(a)浓度主要是遗传决定的，在整个个体的一生中是稳定的，并且无法进行治疗性干预。但近年也有学者认为一些非遗传因素会在一定程度上影响血浆Lp(a)浓度，如酗酒、吸烟、肥胖、高胆固醇血症等。有报道称，酒精可使血浆脂蛋白(a)浓度降低60%左右，而多不饱和脂肪酸，如鱼油以及棕榈油中的饱和脂肪酸也可使血浆脂蛋白(a)浓度有一定的降低。最近的研究证明，烟酸和脂蛋白体外分离术可以有效降低血浆Lp(a)水平。他汀类和贝特类药物对Lp(a)的作用有限，甚至可能导致脂蛋白(a)血浆水平升高。虽然没有一个试验设计将Lp(a)降低作为其主要终点，但几种药物的发现在其主要药理作用外意外地降低血浆Lp(a)浓度。

（一）他汀类（Statins）

他汀类药物是目前研究最多且疗效最为肯定，临床获益最广的调脂药物。有关他汀类和贝特类药物对

Lp(a)的作用数据十分有限，其在降低脂蛋白(a)的作用方面效果欠佳，甚至可能导致脂蛋白(a)血浆水平升高。这可能由于脂蛋白(a)虽然结构上与LDL相似，但其清除途径及在体内的代谢途径与LDL可能存在很大的差异性。有研究证明他汀类药物对杂合性家族性高胆固醇血症（Heterozygous familial hypercholesterolemia，HeFH）患者的Lp(a)水平有持续而适中的降低作用。预防使用他汀类药物的理由-干预性试验评估瑞舒伐他汀（JUPITER）的试验结果清楚地表明，在用强效他汀类药物治疗的参与者中，Lp(a)是残留风险的重要决定因素，瑞舒伐他汀的相对风险降低的程度对高或低Lp(a)患者作用相似。另有研究发现他汀类药物对Lp(a)没有降低作用的原因可能是由于他汀类药物在肝脏中上调PCSK9表达的能力。

（二）烟酸（Niacin）

烟酸（尼克酸）显著降低血浆Lp(a)浓度由来已久，且同时对VLDL，LDL和HDL有有益效果，其降低Lp(a)水平的机制目前不甚清楚，可能通过降低细胞内环磷酸腺苷水平，降低脂肪酶活性，减少脂肪组织中甘油三酯降解产生非酯化脂肪酸，从而减少肝脏合成胆固醇的原料，达到降低血脂的目的。同时，烟酸可致血浆内甘油三酯减少，HDL分解减少，而使其水平升高。烟酸主要副作用是潮红，有研究报道使用烟酸缓释剂或与抗潮红剂laropiprant联合方案可减轻其副作用。小样本临床试验表明，烟酸和鱼油合用可使Lp(a)水平下降，且基础Lp(a)水平越高，作用越明显。2010/2011年EAS建议和国家脂质协会（NLA）建议，在某些中等至高危患者中测量Lp(a)，并且继LDL-C降低后，用烟酸将Lp(a)降至低于50mg/dl。但也有研究由于其在临床试验期间副作用及严重不良事件，不建议其作为治疗的选择。

（三）体外脂蛋白分离（Lipoprotein Apheresis）

体外脂蛋白分离采用结合基质或过滤器，从血液或血浆体外去除含ApoB的脂蛋白，包括Lp(a)。脂蛋白体外分离可有效降低Lp(a)水平并减少心血管事件，是治疗纯合子家族性高胆固醇血症（homozygous familial hypercholesterolemia，HoFH）一种的重要方法。单次脂蛋白分离可以急性降低Lp(a)60%～75%，每周或每两周进行单采血液成分导致平均区间浓度显著降低（25%～40%降低）。大多数分离术（如肝素诱导体外LDL沉淀法，脂蛋白直接吸附，脂质过滤和免疫吸附）均可降低LDL和Lp(a)。Lp(a)单采术昂贵且耗时，但其副作用非常少。Bohl等对20例高水平Lp(a)并伴CAD的患者进行血液净化治疗，同时磁共振成像观察心肌血流灌注及左心室功能，发现治疗组Lp(a)的浓度在24h内降低了55.1%，但在96h

后再次升高,未恢复至基线值。

(四)胆固醇转运蛋白(CETP)抑制剂

CETP 是一种血浆糖蛋白,其介导胆固醇酯从高密度脂蛋白(HDL)向低密度脂蛋白(LDL)或极低密度脂蛋白(VLDL)的转移,同时将等量的甘油三酯(TG)分子反向转运从而增加人体患心血管疾病的危险性。最近在降 LDL-C 新药的试验中,同时观察到 Lp(a)也降低,尤其是胆固醇转运蛋白抑制剂 anacetrapib 和 evacetrapib。Anacetrapib 被用以改善具有 CVD 风险的患者的血脂代谢。在 anacEtrapib 测定 CVD 或具有 CVD 高风险的患者中 CETP 抑制剂的功效和耐受性试验(DEFINE)中,该药(100mg/d)增加 HDL-C(+138%),同时降低 LDL-C(-40%)和甘油三酯(-7%)。意想不到的发现是,anacetrapib 也显著降低血浆 Lp(a)浓度,约 36%。在单独使用时,evacetrapib 显著地安慰剂调整剂量依赖性降低轻度高胆固醇血症患者致动脉粥样硬化的含 ApoB 脂蛋白的浓度,包括 Lp(a)(用 evacetrapib 500mg 致其降幅高达 40%)、总 LDL 颗粒(LDL-P)(高达 54%)和小 LDL 颗粒(sLDL)(高达 95%)。与单独的他汀类药物相比,evacetrapib 和他汀类药物的共同给药也使 Lp(a)基线浓度显著降低(约 31%),LDL-P(约 22%)和 sLDL(约 60%)。在杂合型家族性高胆固醇血症(HeFH)日本患者中也出现类似结果,在研究 HeFH 患者的 REALIZE 试验中也观察到 Lp(a)减少。这些影响 Lp(a)的机制目前并不清楚。有报道另一种发展中的 CETP 抑制剂 TA-8995 也显著降低血浆 Lp(a)。

(五)前蛋白转化酶枯草溶菌素/kexin 9 型(PCSK9)抑制剂

PCSK9 是 2003 年发现的由肝脏合成的丝氨酸激酶,是一个脂质代谢调节蛋白,属于前蛋白酶家族中的第九个成员。Ⅱ 期临床试验表明,PCSK9 单克隆抗体 evolocumab(一种调整细胞表面多种脂蛋白受体表达的前体转化酶)也可有效降低 Lp(a)水平,基础 Lp(a)水平越高,效果越明显,其在多个试验中观察到 13%～30% 的 Lp(a)降幅。在另外一个 PCSK9 抑制剂 alirocumab 中也获得了类似结果。Alirocumab 和 evolocumab 的结果试验都表明,其治疗与 CVD 事件的显著减少相关,尽管没有研究这些作用在多大程度上归因于 Lp(a)降低。Alirocumab 和 evolocumab 已被批准用于治疗他汀类药物无效或不能耐受的患者升高的 LDL-C。在这些药物的所有试验中一致的观察是,除了显著降低 LDL-C(高达 70%)外,它们还能够降低血浆 Lp(a)(高达 30%)。体外进行的或使用体内代谢示踪剂研究的其他研究表明,PCSK9 抑制剂对 Lp(a)的作用发生在 Lp(a)生物合成水平。

(六)Lp 特异性反义寡核苷酸疗法(a)

2009 年,一种名为 Mipomersen 的 ApoB 反义寡核苷酸被成功研发,在其 Ⅲ 期试验中发现 Lp(a)降低 30%。荟萃分析发现,和安慰剂相比 Mipomersen 在显著降 LDL-C 的同时,有效降低 Lp(a)水平,但增加了注射局部反应、流感样症状及脂肪肝的风险。虽然针对降低 ApoB 表达的诸如 Mipomersen 和 Lomitapide(作用于脂蛋白 B 合成中关键酶微粒体甘油三酯转运蛋白 MTTP 的小分子物质)的治疗确实可以降低血浆 Lp(a)水平,但是旨在抑制 Apo(a)本身表达的药物可能更有效并且肯定更特异。IONIS Apo(a)$_{Rx}$ 是具有 10 个碱基 DNA 中心部分的 20 聚体反义寡核苷酸,其结合于 Apo(a)mRNA 的 KIV$_2$ 编码片段中。由于寡核苷酸的结合导致转录物的降解,寡核苷酸的多价结合增强了反义效应。在 Tsimikas S 等一项随机,双盲,安慰剂对照 1 期靶向载脂蛋白(a)反义治疗研究中,观察到超过既往任何治疗的血浆 Lp(a)浓度的显著降低。此外,用三触角型 N-乙酰半乳糖胺(GalNAc3)部分衍生的寡核苷酸的变体(IONIS Apo(a)LRx)也目前正在进行临床试验。在其早期的研究中,APO(a)-LRX 可以将血浆脂蛋白水平降低至 90%,其最佳给药方案(可能是每月注射)将在 2 期临床试验中确定。

六、小结

尽管证据仍存争议,LP(a)及相关疾病之间关系的研究仍在进行。升高的 Lp(a)仍然是治疗干预的有吸引力的目标,我们仍在等待突破性临床试验以使分子具有更大的临床相关性。许多能够显著降低 Lp(a)的疗法已经存在或正在进行临床试验。目前对 Lp(a)的研究早已在基因水平,基因靶向治疗以及对关键酶进行干预将成研究的热点。但 Lp(a)浓度降至何水平可使临床获益,尚需进行设定靶目标值 Lp(a)[建议<125nmol/L 或 50mg/dl]治疗的随机对照试验。

8. 高密度脂蛋白功能缺陷的诊断和治疗

广州医科大学药学院 广州分子与临床药理研究所 霍 然 余细勇

一、高密度脂蛋白

高密度脂蛋白(high-density lipoprotein,HDL)通常是直径为6~11nm的球形脂蛋白颗粒,并且在电泳中通常具有 α 移动性。HDL 在血浆中的密度为1.063~1.21g/ml。正常 HDL 颗粒含有约 50% 蛋白质,25%磷脂,20%胆固醇和 5% 甘油三酯(triglyceride,TG)。约 70% 的胆固醇处于酯化形式,蛋白质,磷脂和游离胆固醇在表面上,胆固醇酯(cholesterol ester,CE)和 TG 在核心中。HDL 所含的主要蛋白质是载脂蛋白(apolipoprotein,apo)A-Ⅰ和载脂蛋白 A-Ⅱ。apoA-Ⅰ在正常受试者中的产生效率和血浆滞留时间分别为 12mg/(kg·d)和 4.0d,apoA-Ⅱ 约为3.0mg/(kg·d)和 4.5d。男性低于 40mg/dl,女性低于 50mg/dl 被定义为 HDL 缺乏,增加患心血管疾病(cardiovascular disease,CVD)的风险。高密度脂蛋白胆固醇(high density lipoprotein cholesterol,HDL-C)是CVD 风险的重要参数之一,对于患有 CVD,糖尿病(diabetes mellitus,DM),高低密度脂蛋白胆固醇(low-density lipoprotein cholesterol, LDL-C ≥ 190mg/dl)和 10 年 CVD 预估风险≥7.5% 的受试者,除了生活方式改变外,还要考虑他汀类药物治疗。非他汀类药物如依替米贝,阴离子交换树脂可与他汀类药物一起使用,使 LDL-C 水平降低至少 50%。

在他汀类药物干预试验中血脂异常(TG>200mg/dl,HDL-C<35mg/dl)的患者最有可能患有CVD。在具有早期 CVD 的家族中,HDL-C 降低通常与 TG 的升高或 LDL-C 与 TG 共同升高相关。研究表明,具有非常高 TG 水平(>500mg/dl)的患者具有非常低的 HDL-C 值。这些患者 apoA-Ⅰ 的清除率也逐渐增强。低 HDL-C 水平与高甘油三酯血症,肥胖,DM,男性,久坐生活方式和吸烟显著相关。普通人群中的 HDL-C 水平受 TG,体重指数和胰岛素抵抗的影响比遗传因素更大。

二、HDL 颗粒分析

全血浆的二维凝胶电泳和免疫印迹可以用来鉴定 HDL 颗粒的特征,拥有极高的分辨率和特异性。根据此方法,HDL 颗粒按尺寸和电荷可以分为五种。两种盘状 HDL 颗粒:①极小的 preβ-1 HDL 颗粒,直径约

5.6nm,仅含有 apoA-Ⅰ和磷脂;②小 α-4 HDL 颗粒,直径约 7.4nm,含有 apoA-Ⅰ,磷脂和游离胆固醇。三种具有 α 迁移率的球形 HDL 较大颗粒:①中等的 α-3 HDL 颗粒,直径约 8.1nm,含有 apoA-Ⅰ和 apoA-Ⅱ,磷脂,游离和酯化的胆固醇和 TG;②大的 α-2 HDL 颗粒,直径约 9.2nm,与 α-3 HDL 组分相同;③极大的 α-1 HDL 颗粒,直径约 11.0nm,除了 apoA-Ⅱ其余成分与前两者相同。约 8% 的 apoA-Ⅰ存在于 preα HDL 中,少量存在于大的 preβ-2 HDL 颗粒以及富含 TG 的脂蛋白中。

HDL 粒子分析可以提供很多关于 CVD 风险的信息。正常人血浆中 α-2 HDL 的 apoA-Ⅰ含量最丰富。CVD 患者中 α-1 HDL 和 α-2 HDL 颗粒的 apoA-Ⅰ含量显著降低,而极小的 preβ-1 HDL 中 apoA-Ⅰ比对照组多(图1)。大 HDL 颗粒的显著增加与冠状动脉粥样硬化的消退,实质性体重减轻,低糖饮食和罗苏伐他汀治疗相关。极小的盘状 preβ-1 HDL 通过三磷酸腺苷结合盒 A1 转运体(ATP binding cassette A1,ABCA1)从细胞拾取游离胆固醇,并在该过程中转化为小 α-4 HDL。然后通过胆固醇酰基转移酶(lecithin cholesterol acyl transferase,LCAT)的作用转化为更大的球形 αHDL。脂蛋白脂肪酶(LPL)也参与了该转化。较大的 αHDL 可以通过胆固醇酯转移蛋白(CETP)的作用将胆固醇酯(CE)提供给富含 TG 的脂蛋白(TRL)以交换 TG,或通过清道夫受体 B1(SR-B1)将 CE 和游离胆固醇输送给肝脏。在这个过程中,apoA-Ⅰ可以形成小 HDL 盘状颗粒,或者被肾脏从血浆中分解代谢。大 HDL 也被肝脂肪酶和内皮脂肪酶转化为更小的 HDL。

三、高密度脂蛋白功能缺陷的临床疾病和治疗

以 HDL 功能缺失为特征的紊乱。HDL 缺乏症患者(HDL-C<20 mg/dl)中绝大部分(>99%)患有高甘油三酯血症(>500mg/dl)、肝病、DM 以及使用合成代谢类固醇。这些患者可能具有 APOAI,ABCA1 或 LCAT 基因的纯合、复合杂合或杂合缺陷。此类患者可分为五组:①apoA-Ⅰ缺乏;② apoA-Ⅰ变体;③丹吉尔病(tangier disease,TD);④家族卵磷脂胆固醇酯酰基转移酶缺乏(familial lecithin cholesteryl ester acyltransferase deficiency, FLD)；⑤鱼眼病（fish eye disease, FED）。

1. apoA-Ⅰ缺乏　家族性 apoA-Ⅰ缺乏有多种形式：一部分以缺乏 apoA-Ⅰ, apoC-Ⅲ 和 apoA-Ⅳ 为特征，一部分以缺乏 apoA-Ⅰ 和 apoC-Ⅲ 为特征，还有一部分仅缺乏 apoA-Ⅰ 为特征（表 1），临床表现见图 1。

研究者在 1982 年记述了一个家族，该家族中女性原发患者患有显著的 HDL 缺乏症，apoA-Ⅰ 水平检测不到，TG 水平低，LDL-C 水平正常，角膜弓和早发性 CVD。患者有严重的 CVD 和平面黄瘤（planar xanthomas）并在 43 岁时的冠状动脉搭桥手术期间死亡。她没有其他已知的 CVD 风险因素，并且在尸检中发现有非常严重的弥漫性冠状动脉和外周动脉粥样硬化。患者血浆 LCAT 活性正常，其病因是整个 APOA1/C3/A4 基因复合物的纯合子型缺失。杂合子的血浆 HDL-C, apoA-Ⅰ, apoA-Ⅳ 和 apoC-Ⅲ 水平，大约是正常的 50%。这种疾病被称为家族性 apoA-Ⅰ/C-Ⅲ/A-Ⅳ 缺乏。

Norum 等在 1982 年记述了患有显著 HDL 缺陷，apoA-Ⅰ 和 apoC-Ⅲ 无法检测，平面黄瘤和早发性 CVD 的两姐妹，她们在 29 岁和 30 岁做了心脏搭桥手术。这两位患者具有低 TG 水平，正常的 LDL-C 水平，原因为相邻 APOA1 和 APOC3 基因的纯合子 DNA 重排引起的。它们增强了对极低密度脂蛋白（VLDL）apoB

的清除。这种疾病被称为家族性 apoA-Ⅰ/C-Ⅲ 缺陷。

Matsunaga 等在 1991 年记述了一位 56 岁日本女性患者，患有早发性 CVD，平面黄瘤，TG 和 LDL-C 水平正常，HDL 显著缺乏和 apoA-Ⅰ 水平无法检测。原因为纯合子 APOAI 密码子 84 无义突变，无法产出正常的 apoA-Ⅰ。

这些数据表明无法检测的 apoA-Ⅰ 水平和 APOA1 突变引起的 HDL 显著缺乏都与早发性 CVD 相关。这些患者应进行他汀类药物治疗以优化 LDL-C 水平，必要时也可以使用其他药剂。在未来 apoA-Ⅰ 或 HDL 输注治疗可能对于此类患者可行，因为此类疗法在小型研究中已显示出对治疗 CVD 有益。

2. 载脂蛋白 apoA-Ⅰ 变体　Funke 等在 1991 年报道了一例 42 岁的德国患者角膜混浊，HDL 明显缺乏，apoA-Ⅰ 缺失，血浆 LCAT 活性显著降低，非 HDL-C 和 TG 水平增加，无 CVD。他的 LCAT 基因测序显示正常，但发现患者为纯合 apoA-Ⅰ 移码突变。家族中的纯合子 HDL-C 水平约为正常的 50%。Takata 等在 1995 年报道了一例 39 岁的日本男性，角膜混浊，血清 HDL-C 为 6 mg/dl，apoA-Ⅰ 水平＜3.0 mg/dl，LDL-C 水平升高，血浆 TG，磷脂，apoB，apoC-Ⅲ 和 apoE 水平均正常。LCAT 活性约为正常的 50%。该患者 apoA-Ⅰ 基因的外显子 3 中的密码子 8 无义突变是纯合的。家族中的杂合子具有正常的 HDL-C 值，冠状动

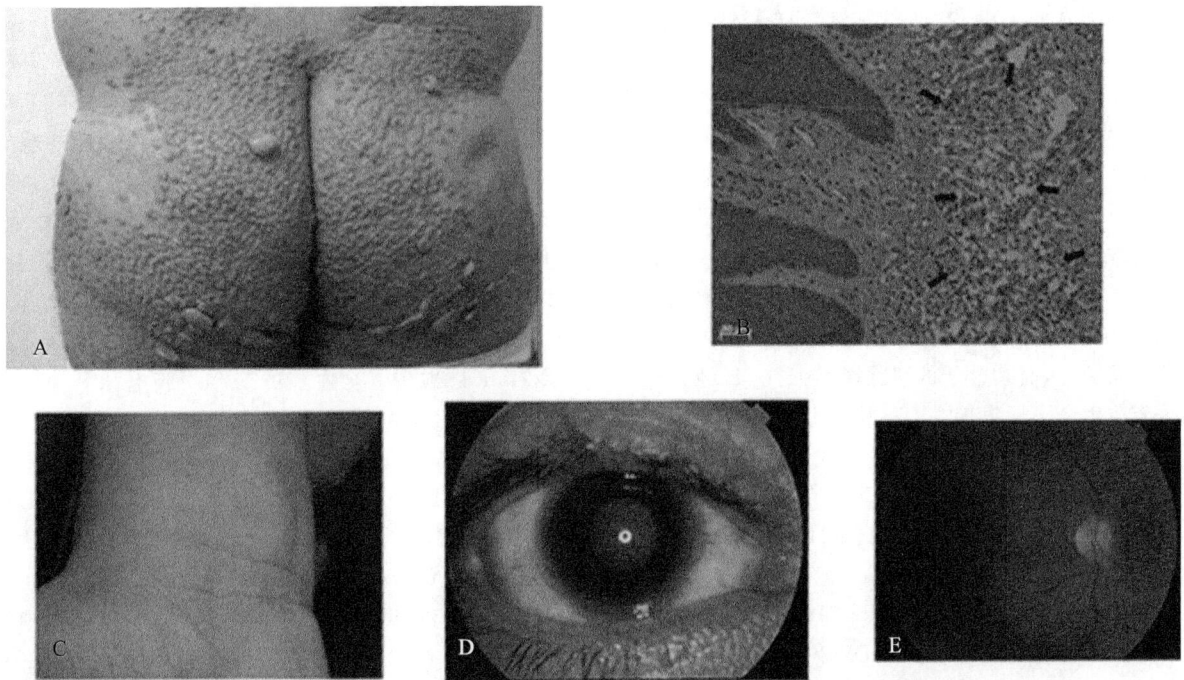

图 1　纯合性家族载脂蛋白缺乏疾病。A. 结节发疹性黄瘤；B. 黄瘤活检图，脂质巨噬细胞增多 C. 手腕区域的平面黄瘤；D. 中度角膜混浊；E. 正常眼底

脉造影显示无明显的管腔狭窄。2014年,研究者报道了一名自54岁起患上早发性CVD的68岁男性,角膜弓,HDL-C水平为14mg/dl,apoA-Ⅰ水平为57mg/dl,缺乏大α-1 HDL颗粒,TG和LDL-C水平正常,但已被他汀类药物进一步优化。受影响的家族成员由于杂合无义突变导致apoA-Ⅰ仅含有215个氨基酸,从而形成apoA-Ⅰ截断(apoA-Ⅰ Mytilene)。原发患者的apoA-Ⅰ产生率为正常的40%。细胞胆固醇流出能力为正常的65%,LCAT活性正常。

apoA-Ⅰ变体通常是其243个氨基酸序列的杂合早发性终止、移码或取代。这些患者的HDL-C水平低或正常,血浆LCAT活性低或正常,可能会患有早发性CVD或淀粉样变。低HDL-C水平发生杂合早发性apoA-Ⅰ终止或移码突变。低HDL-C水平的杂合apoA-Ⅰ变体包括Arg10Leu,Arg27Thr,Leu144Arg,Arg149Ser,Arg151Cys,Val156Glu,Leu159Arg,Arg160Leu,Pro165Arg和Arg173Cys(apoA-Ⅰ Milano)。apoA-Ⅰ是已知可激活的LCAT载脂蛋白之一,六个杂合的apoA-Ⅰ错义突变,即Leu141ArgPisa,Pro143Arg,Arg151Cys,Val156Arg,Arg160LeuOSlo和Pro165Arg,与低HDL-C和低LCAT活性有关。有数据表明造成HDL-C较低并降低LCAT活化性能的杂合apoA-Ⅰ变体与早发性CVD无关。然而,低HDL-C和正常LCAT活性的apoA-Ⅰ变体与早发性CVD相关,apoA-Ⅰ突变还可以导致apoA-Ⅰ淀粉样蛋白复合物形成引起家族性内脏淀粉样变性,导致肾衰竭。

3.丹吉尔病 1961年,Fredrickson等在切萨皮克湾的丹吉尔岛两个年轻的兄弟姐妹中首次描述了TD,他们血浆中HDL-C非常低,有中度高甘油三酯血症,LDL-C水平也很低。并且有轻度角膜混浊,肝脾、橙色扁桃体肿大,扁桃体,骨髓,神经和平滑肌细胞中有含胆固醇的巨噬细胞,父母HDL-C水平是正常人的一半,家族中有神经病史。TD纯合子HDL蛋白的分解代谢明显增强,而杂合子的清除率增强。TD纯合子可能不会在生命早期发展CVD,因为他们的LDL-C水平约为正常的50%。20世纪90年代,Francis和Oram以及Schmitz和Assmann都发现了TD成纤维细胞缺少将细胞胆固醇和磷脂外排放到HDL或apoA-Ⅰ上的能力。1998年,Rust和Assmann等报道了TD的染色体基因座9q31。随后,Schmitz等报道ABCA1参与了细胞胆固醇和磷脂外排到HDL和apoA-Ⅰ的过程。1999年和2000年,六个不同的研究小组发现ABCA1的各种突变是纯合子TD发病的原因,Rust,Schmitz和Brooks等的3个研究结果同时发表在1999年的Nature Genetics杂志上。随后研究者还发现,TD纯合子血浆中仅存在preβ-1 HDL,杂合子缺失α-1、α-2

HDL,正常preβ-1 HDL,细胞胆固醇流出能力减少一半。TD纯合子中肠胆固醇吸收是正常的,并且由于TG高CE低的LDL的分解代谢增加,LDL apoB值降低约50%。在这些患者中HDL对胆固醇的摄取不足,不仅导致肾脏中preβ-1 HDL颗粒的快速清除,而且导致β-胡萝卜素在LDL的核心富集,导致网状内皮细胞的摄取增强从而出现橙色。

在患有纯合或复合杂合TD和HDL缺乏的患者中主要有两类:①具有明显的肝脾肿大或贫血,非HDL-C水平低(<70mg/dl)没有早发性冠心病(CHD);②无明显肝脾肿大或贫血,正常或接近正常的非HDL-C水平(>70mg/dl),有早发性CHD。这些数据表明,肝脾是否肿大和非HDL-C水平解释了在纯合的TD患者中CVD风险的变异性。所以使用他汀类药物优化LDL-C水平来治疗TD患者是很有必要的。

4.家族性卵磷脂胆固醇酰基转移酶缺乏 1967年,Norum和Gjone在一名挪威33岁女性身上首次描述了FLD,她患有明显的角膜混浊,高脂血症,贫血,蛋白尿,肾小球中有泡沫细胞但功能正常。血浆胆固醇和TG水平适度增加,大多数胆固醇未酯化。她的两个姐妹也有类似症状,3个人的LCAT都有缺陷,缺乏将脂肪酸转移到胆固醇以形成CE和溶血卵磷脂的能力。这些患者的HDL-C水平不仅非常低,而且VLDL水平升高,电泳上具有β移动性。此外,他们的LDL颗粒增大且异质,富含游离胆固醇,磷脂、TG和apoC,几乎不含CE和apoB。

FLD早期可观察到角膜混浊,整个角膜基质中包含许多微小、灰色的点,在TD或apoA-Ⅰ缺乏患者中更显著,边缘区域的不透明度形成类似于老年虫的圆形带,但是视力通常不会受损。这些患者中度贫血,血红蛋白水平约为10g/dl,红细胞的部分清除率增强,60岁之后出现动脉粥样硬化。纯合子突变患者血浆中apoA-Ⅱ分解过度,apoA-Ⅰ仅存在于preβ-1和α-4盘状HDL颗粒中。全血浆的二维凝胶电泳和免疫印迹可以轻松区分纯合的apoA-Ⅰ缺陷,ABCA1缺陷或LCAT缺陷。Calabresi等发现LCAT杂合子突变使大的α-1 HDL减少50%,但是极小的preβ-1HDL增加两倍。美国的Alpha-Core公司,开发了LCAT酶替代疗法,并在CVD患者中进行个体治疗研究,并在一个52岁的具有中度肾功能损害的FLD纯合患者中进行延长治疗。每周或每两个月一次的替代疗法在FLD患者中耐受性良好,改善了他的贫血症,稳定了肾功能,HDL颗粒在治疗后也暂时正常化。专利已被MediImmune(AstraZeneca的子公司)购买,并将开发出商业化治疗方法来防止纯合FLD患者的肾衰竭。

5.鱼眼病 Carlson和Philipson在一个男性挪威

患者和他的 3 个女儿中首次描述了 FED,他们都患有角膜混浊。他和他的两个女儿血清胆固醇正常,TG 升高,VLDL-C 和 LDL 水平升高,HDL 缺乏。晚年患者 CVD,视力损害。FED 的 HDL 颗粒异常小,富含游离胆固醇。其他亲缘关系中发现两种不同 LCAT。一种为 α-LCAT,对 HDL 是特异性的,而另一个 β-

LCAT,对乳糜微粒,VLDL 和 LDL 是特异性的,FED 属于 α-LCAT 缺陷。在两个复合杂合子突变的亲缘关系中,他们的 TG 和 LDL-C 值升高,并且对他汀类药物治疗反应良好,优化了 LDL-C 水平,降低了 CVD 风险。

表 1　高密度脂蛋白显著缺乏和血浆 apoA-I 无法检测的纯合子特征

紊乱	ApoA-I 缺失	ApoA-Ⅰ/C-Ⅲ 缺失	ApoA-Ⅰ/C-Ⅲ/A-IV 缺失
TG	正常	下降	下降
LDL-C	正常	正常	正常
HDL-C	<5 mg/dl	<5 mg/dl	<5 mg/dl
ApoA-Ⅰ	无	无	无
ApoC-Ⅲ	有	无	无
ApoA-Ⅳ	有	有	无
平面黄瘤	阳性	阳性	阴性
结节发疹性黄瘤	阳性	阴性	阴性
早发性 CHD	阳性	阳性	阳性

表 2　高密度脂蛋白显著缺乏和血浆 apoA-I 无法检测的纯合子特征

紊乱	丹吉尔病	鱼眼病(部分 LCAT 缺失)	LCAT 缺失
TG	增强	上升 50%	上升 50%
LDL-C	下降	正常人 50%	下降
HDL-C	<5 mg/dl	正常人 10%	<5 mg/dl
ApoA-Ⅰ	<10 mg/dl	正常人 20%	<40 mg/dl
ApoC-Ⅲ	有	有	有
ApoA-Ⅳ	有	有	有
黄瘤	阴性	阴性	阴性
角膜混浊	微弱	阳性	阳性
早发性 CHD	有	不明显	不明显

表 3　家族性高密度脂蛋白纯合缺乏的特征

实验室参考值	ApoA-I 缺乏	丹吉尔病	LCAT 缺失
总胆固醇(mg/dl)	150	90	110
TG(mg/dl)	80	180	200
HDL-C(mg/dl)	2	3	9

续表

实验室参考值	ApoA-I 缺乏	丹吉尔病	LCAT 缺失
LDL-C(mg/dl)	130	60	65
ApoA-I(mg/dl)	0	4	35
黄瘤	平面或结节发疹性黄瘤	阴性	阴性
角膜混浊	微弱	非常微弱	明显
CHD 风险	＋＋＋	＋	?

四、结论

高密度脂蛋白胆固醇水平缺乏是心血管疾病的一个显著的独立危险因素,此类患者通常还具有高甘油三酯血症,肥胖,胰岛素抵抗和糖尿病。这些患者可能具有 apoA-Ⅰ,ABCA1 或 LCAT 基因的纯合,复合杂合或杂合缺陷,APOA1 突变而缺少 apoA-Ⅰ的患者表现为 HDL 显著缺失,LDL-C 正常,LCAT 活性正常和早发性 CVD。apoA-Ⅰ突变而缺失的患者具有正常的 LDL-C,标准的 LCAT 活性和早发性 CVD。血浆中 LCAT 活性降低的患者通常没有早发性 CVD。AB-CA1 缺陷的 TD 患者在其血浆中仅具有 preβ-1 HDL;明显脾肿大的 TD 患者通常贫血和血小板减少,LDL-C 水平非常低(<30mg/dl),这些患者通常没有早发性 CVD。相反,没有脾肿大的 TD 患者通常没有贫血,LDL-C 水平正常,但有早发性 CVD(表 2)。LCAT 缺陷的纯合 FLD 的患者不形成正常的 HDL 或 LDL,血浆中仅有 preβ-1 和 α-4 HDL,无早发性 CVD,但 4～50 岁会发展肾衰竭。相比之下,纯合 FED 患者 HDL 异常,但 LDL 正常,并且可能发展早发性 CVD(表 2,表 3)。DNA 分析诊断对于这类在实验室和临床表现中存在明显变异性的疾病,是很有必要的。治疗方法应针对优化所有非 HDL 风险因素。所有患者应该使用他汀类药物治疗将 LDL-C 水平降低至< 50mg/dl,以降低 CVD 风险。

参 考 文 献

Anthanont P, Polisecki B, Asztalos BF, et al. 2014. A novel ApoA-I truncation (ApoA-IMytilene) associated with decreased ApoA-I production. Atherosclerosis,235:470-476.

Asztalos BF, Tani M, Schaefer EJ. 2011. Metabolic and functional relevance of HDL subspecies. Curr Opin Lipidol,22: 176-185.

Dimick SM, Sallee B, Asztalos BF, et al. 2014. A kindred with fish eye disease, corneal opacities, marked high-density lipoprotein deficiency, and statin therapy. J Clin Lipidol, 8:223-230.

9. 降胆固醇时代的甘油三酯管理策略

武汉亚洲心脏病医院　鄢　华　苏　晞

在动脉粥样硬化发生发展机制的研究中,"胆固醇学说"一直占有重要的学术地位。1910 年德国化学家温道斯在研究人体尸体解剖标本时首次发现了高胆固醇与动脉粥样硬化的关系,提出了"胆固醇学说";此后的 100 多年虽然对于"胆固醇学说"的认识几起几落,但是发展到今天,逐步积累的大量遗传学、流行病学研究以及药物临床试验证据,都从不同角度充分肯定了"胆固醇学说"是动脉粥样硬化病理机制的核心。

"胆固醇学说"的主要观点认为:胆固醇代谢异常是迄今为止最为肯定的主要危险因素,其中低密度脂蛋白胆固醇（low-density lipoprotein cholesterol, LDL-C）与 AS 关系尤为密切;而整个动脉粥样硬化的发生与发展过程,LDL-C 在起始、进展、ASCVD 发生等诸多阶段均起重要作用。众多的流行病学资料和高脂血症防治的临床研究结果也已证明 LDL-C 与心血管事件减少呈线性关系;尤其是他汀类药物的系列研究及荟萃分析发现 LDL-C 每降低 1mmol/L（38.7mg/dl）可使血管事件的风险降低 21%;各国血脂管理实践指南也都是以 LDL-C 作为血脂治疗的主要靶目标,可以说,对于血脂异常的治疗,降低高胆固醇血症是降脂治疗的基石。

然而血脂异常是个非常复杂的概念,血脂是血液中多种脂类物质的总称,包括甘油三酯（triglyceride, TG）,胆固醇,磷脂,糖脂,类固醇和非脂化（游离）脂肪酸。有关血脂各组成成分的作用及其新的检测指标、认识仍在不断探讨中。血液中甘油三酯主要存在于乳糜微粒（chylomicrons, CMs）和极低密度脂蛋白（VLDLs）,二者统称为富含甘油三酯脂蛋白（TG-rich lipoproteins, TGRLs）,也是血脂检查的重要指标之一,对其检测也有重要的临床意义。多年来学者发现 CVD（cardiovascular disease）与循环中富含甘油三酯的脂蛋白水平升高关系密切;而且,血脂异常的患者在经过标准治疗、LDL-C、血压、血糖等传统危险因素得到控制后,仍存在较高的心血管事件的残留风险;此外,在心血管疾病患者中、2 型糖尿病患者（T2DM）、代谢综合征或肥胖患者中,高 TG 和较低 HDL-C 很常见,这些都说明甘油三酯在 CVD 的发生发展关系中不可忽视,但是 TRL 与 CVD 的关系,主要是因为其脂蛋白对动脉的直接毒性作用或者仅仅只有相关性,目前仍未清楚。

一、引起高甘油三酯(HTG)的原因

凡是引起血浆中 CMs 和（或）VLDLs 升高的原因均可导致高 TG 血症。血浆 TG 的水平主要由基因、基因的少见变异以及环境因素所决定。与 TC 不同,同一个体的 TG 水平受饮食和不同时间等因素的影响较大,同一个体在多次测定时,TG 值可能有较大差异。迄今为止,大多数 HTG 患者遗传易感性仍不清楚。两类 HTG 的主要遗传类型是家族性混合高脂血症（familial combined hyperlipidemia, FCHL）和家族性高甘油三酯血症（familial HTG, FHTG）。FHTG 患者较 FCHL 患者更少发展为 CVD。临床上引起高 TG 的原因包括高单一碳水化合物饮食、酗酒、肥胖、T2DM、肾病、甲状腺功能减退、自身免疫性疾病、妊娠以及药物因素（如糖皮质激素）等。

1. 糖尿病　胰岛素抵抗状态下如肥胖、空腹血糖受损、2 型糖尿病和代谢综合征等脂代谢异常中最常见的类型是高 TG 和低血浆 HDL 水平;T2DM 患者脂质代谢异常中最经典的还包括升高的 TG、低 HDL-C 和升高的小而密的低密度脂蛋白（sdLDL）这种致动脉粥样硬化脂质三联征类型。患者表现为低 HDL 水平主要是由于 HDL 产物的减少以及 HDL 代谢的增加:胰岛素抵抗导致脂蛋白脂酶（lipoprotein lipase, LpL）活性的降低,这样降低了 TGRLs 的分解以及减少了 HDL 合成所必需的可用载脂蛋白,从而 HDL-C 产物减少;HDL 代谢增加是通过 CETP 所致的胆固醇酯交换为 TG,合成的富含 TG-HDL 是 HTGL 水解作用的一个重要底物,同时较小的 HDL 则被快速地从循环中清除。

2. 脂肪代谢障碍　脂肪萎缩可引起 2 型糖尿病,有时表现为显著的 HTG。部分原因是由于脂肪存储缺陷而引起肝脏对于脂肪酸摄取增加;此外,脂肪丢失也降低了 LpL 总量,动物实验研究发现仅仅只有脂肪组织 LpL 基因删除的小鼠并不足于引起 HTG。

3. 雌激素、糖皮质激素和 TG　雌激素诱发 HTG 的机制尚不清楚。雌激素诱发 HTG 的可能原因是肝脏 VLDL 合成增加和 LpL 活性降低。Murase 等提出,雌激素可抑制 LpL 启动子活性,从而导致 LpL 功能缺陷;雌激素对 TG 的影响在 LpL 基因缺陷的患者中更为明显。此外,雌激素还降低肝脂酶活性继而升

高 HDL-C。与雌激素的作用类似,糖皮质激素也升高 TG 和增加高密度脂蛋白。

4.酒精与高甘油三酯　酒精提高 TG 水平主要有三大机制:增加 VLDL 分泌,脂解作用受损,游离脂肪酸从脂肪组织大量涌入到肝脏的水平增加。

5.慢性肾脏疾病　肾衰竭患者早期常见血脂异常包括 HTG 和低 HDL,主要是由于与 LpL 活性下降,TGRLs 清除异常等原因有关。部分原因可能是与循环中 Angptl4 水平增加相关。

6.艾滋病病毒和高甘油三酯血症　HIV 阳性患者有一些代谢异常,包括胰岛素抵抗、类似糖尿病患者的脂肪分布和血脂异常,这些都增加了他们患心血管疾病的风险。艾滋病患者血脂异常的两个主要类型是 HTG 和 HDL 降低。血脂异常可能机制包括对抗持续性病毒感染继发的全身性炎症反应,LpL 和 HTGL 活性降低,脂肪生成增加等。

7.其他　一些降压药影响血清血脂水平。血管紧张素转化酶抑制剂、钙通道拮抗剂、双 α 和 β 受体阻断剂不影响血脂质水平;噻嗪类利尿剂和 β 受体阻滞剂增加 TG 水平,但却很少影响总胆固醇和低密度脂蛋白。

二、TG 水平与是 CVD 发生风险

不像高胆固醇水平已被确认为冠心病的重要危险因素,血甘油三酯水平升高与 CVD 的关系及其管理策略等长期以来备受争议。

流行病学与一些临床研究提示,TG 增高与心血管病密切相关:Goldstein 及其同事对 500 例心肌梗死后且合并有高脂血症的患者进行了队列研究,他们发现与单纯高胆固醇血症的患者相比,TG 升高伴或不伴有胆固醇水平升高的患者更常见。这些研究为 HTG 也是冠状动脉粥样硬化一个重要的危险因子提供了证据。家族性高脂血症患者的临床研究也发现因 LpL 缺陷而引起的 HTG 患者常表现为是极早发生的动脉粥样硬化,且 LpL 缺陷的杂合子也与 CVD 风险有一定的关联。与之相反,其他一些观察性研究却发现遗传性高甘油三酯综合征与 CVD 的发病风险间的关系并不确定。

最近的人类基因学研究为 TG-致动脉粥样硬化形成假说增添了新的证据。许多与 TGs 相关的基因也增加 CVD 的发生风险,这些基因包括编码 LpL 基因,TRIB1(tribbles 1),NAT2(N-乙酰转移酶)基因和编码 ZNF259/APOA5/APOA4/APOC3/APOA1 基因簇的单核苷酸多态性。这些基因和(或)基因簇中有部分与脂质多个特性相关。TRIB1 的基因产物不仅调节肝脏 TGs 合成,同时也会影响 HDL 和 LDL 水平。11q23 上的 ZNF259,APOA5,APOA4,APOC3 和 APOA1 基因虽然主要与 TGs 密切相关,但是它对于其脂蛋白也有多重作用。目前已经系统性地鉴定出数个可决定 TG 与 CVD 风险的 LpL 变异型,这些变异型与血浆 HTG 水平和低 HDL 水平有关,这种作用在肥胖人群中更为突出。还有些其他的 LpL 变异型由于可增加 LpL 活性具有有益的调脂作用。

APOC3 基因位于 11 号染色体上,是 APOA5-APOA4-APOC3-APOA1 基因簇的一部分。ApoC-Ⅲ 可能是通过阻止肝脂蛋白受体的功能而抑制 TG 的脂质分解。破坏 APOC3 功能的罕见突变可致血浆 TGs 和 APOC3 水平下降。这些突变的携带者其冠心病(CHD)的发生风险下降。而且,含有 apo-CⅢ 的脂蛋白增加可能会给 CVD 的发生带来另一种风险。

ANGPTL4 抑制 LpL,主要可能是通过干扰 LpL 二聚体来抑制 LpL。最近的研究发现有一个 ANGPTL4 的低频错义变异,p.E40K,具有预防 CHD 的保护作用。由于没有发现这种 ANGPTL4 变异与 LDL 胆固醇或血压水平有什么联系,所以只能推测这种保护性作用可能来源于降低了 TG 水平。这些发现提供了一种可能性:ANGPTL4 变异如果导致 ANGPTL4 功能完全丢失,这样这种变异就会在降低 TG 浓度发挥突出的作用,因而能有效降低 CVD 风险。

三、降低高甘油三酯能否改善 CVD 预后的临床循证证据

很遗憾,目前并没有设计仅以高甘油三酯为研究对象、以观察降低 TG 能否改善 CVD 事件的临床试验。

退伍军人事务部高密度脂蛋白干预试验(VA-HIT)是一个二级预防多中心、随机临床试验,1991—1998 年从 20 个退伍军人事务中心录选了 2531 名男性作受试者,研究的目的是为提高受试者 HDL 水平,入选的标准是既往有心血管疾病史,低 HDL(平均 32 mg/dl)和低 LDL(平均 111 mg/dl)。患者随机服用吉非贝齐或安慰剂,吉非贝齐显著地降低主要的心血管疾病事件。因为研究中并没有降低 LDL-C 的水平,所以 VA-HIT 研究中出现预后的改善可能是因为受试者服用了吉非贝齐降低空腹和餐后 TGs 的水平,从而降低了冠心病事件。

糖尿病患者非诺贝特(fibrate)干预和终点降低(FIELD)试验是一项随机对照研究,入选了 9795 例 50～75 岁未进行过降脂治疗的 2 型糖尿病患者,患者随机接受非诺贝特或安慰剂。非诺贝特治疗显著降低 T2DM 患者的蛋白尿和视网膜病变。经过 4 个月的治疗后,使用非诺贝特组患者 TGs 降低了 29%,HDL 升高了 5%;然而,HDL 升高 5% 仅在试验的初始阶段,随后的研究期间,这种升高 HDL-C 的效果逐渐减弱。

在事件的减少方面,非诺贝特组中仅在既往没有 CVD 病史的患者,可观察到事件的显著降低,但在既往有 CVD 病史的患者中,并没有观察到事件的获益。

控制糖尿病患者心血管风险行动(ACCORD-LLA)研究目的在于探讨非诺贝特和他汀类药物联合治疗能否比单用他汀类药物更有效地预防高危 2 型糖尿病人群的主要心血管事件。研究纳入 5518 例 2 型糖尿病患者在 20~40mg 辛伐他汀治疗的基础上比较非诺贝特和安慰剂治疗对心血管转归(心血管死亡,心肌梗死及脑卒中)的影响,结果表明,平均随访 4.7 年后,两组平均 LDL-C 水平降至 80mg/dl,与安慰剂相比,54~160mg 非诺贝特治疗使 TG 降低幅度达 30%,且 HDL-C 升高达 11%,然而,非诺贝特治疗并未能给 2 型糖尿病患者带来显著心血管临床受益(2.2% vs. 2.4%,$P=0.32$)。但是,ACCORD-LLA 亚组分析显示,对高 TG(>204mg/dl)及低 HDL-C(>34mg/dl)的亚组(n=941)糖尿病患者,非诺贝特治疗可能有益(心血管事件的相对危险降低 31%,$P=0.03$)。包括了此研究的荟萃分析也显示一致的治疗效果,只有在亚组 TG>200mg/dl 和低 HDL-C 的患者中这种联合治疗才有获益。

超长链 ω-3 脂肪酸,二十碳五烯酸(EPA)和二十二碳六烯酸(DHA)可降低甘油三酯水平,但是 CVD 事件能否降低,目前仍不确定。GISSI-Prevenzione 是一项意大利的二级预防研究,其中急性冠心病事件的患者被随机分配接受 EPA+DHA 或安慰剂。治疗组心血管疾病死亡率下降了 30%。然而,另一项类似的双盲研究,对 12 000 例葡萄糖耐量异常或 T2DM 患者每日补充 ω-3 脂肪酸,随访 6 年,并没有发现 CVD 事件的降低。由于这两个研究结论的不一致,目前仍有数个高纯度鱼油的临床试验正在进行中。

烟酸类药物的相关临床试验目前也不理想:AIM-HIGH 研究则在 3414 例明确的心血管疾病合并血脂紊乱(HDL-C<40mg/dl 和 TG:150~400 mg/dl)且已经接受辛伐他汀 40~80mg,必要时加用 10mg 依折麦布以将 LDL-C 降低至 80mg/dl 的受试者中,考察缓释烟酸 1500~2000mg 治疗对心血管不良事件(冠心病死亡,心肌梗死,缺血性脑卒中,急性冠脉综合征及冠脉或脑血管血运重建)的影响。计划随访观察 5 年的研究因无效提前 2 年终止。研究结果显示,与安慰剂治疗相比,缓释烟酸治疗后 LDL-C 及 TG 水平更低(分别为 67 mg/dl vs. 62 mg/dl;152 mg/dl vs. 120 mg/dl),而 HDL-C 显著升高(38 mg/dl vs. 42 mg/dl),而心血管事件发生率相近(16.2% vs. 16.4%,$P=$

0.79),其复合终点事件发生率并未降低(5.8% vs. 5.6%),且脑卒中发生率有所增加(1.6% vs. 0.7%)。

HPS2-THRIVE 研究采用随机分组、双盲、安慰剂、平行对照研究设计,纳入 25 763 例(欧洲 14 741 例和中国 10 932 例)明确的心血管疾病患者,在接受辛伐他汀 40mg 或必要时加用依折麦布 10mg 治疗,以将总胆固醇水平降至<3.5mmol/L 的基础上,比较缓释烟酸 1500~2000mg＋拉罗匹伦 40mg 复方制剂与安慰剂治疗对主要血管事件(MVE)包括心血管死亡、心肌梗死、脑卒中和冠脉血运重建手术的联合终点的影响。平均随访 3.9 年后,与安慰剂组相比,缓释烟酸和(或)拉罗匹伦联合治疗组 LDL-C 和 TG 水平分别降低 0.25 mmol/L(10mg/dl;降低 14%)和 0.37 mmol/L(33mg/dl;降低 26%),HDL-C 水平升高 0.16 mmol/L(6mg/dl;升高 14%)。两组间主要心血管事件风险没有显著差异($P=0.29$)。更令人沮丧的是,在安全性方面,与安慰剂组相比,缓释烟酸＋拉罗匹伦联合治疗组糖尿病并发症发生率提高 3.7%(相对危险增加 55%);新发糖尿病患者增加 1.8%(相对危险增加 27%),严重感染率提高 1.4%(相对危险增加 22%),重大出血率提高 0.7%(相对危险增加 38%)。

总之,从目前的临床循证结果来看,有部分研究包括其亚组分析如 VA-HIT 和 FIELD 研究和 GISSI-Prevenzione 证实了贝特类药物、高纯度鱼油在防治 CVD 上的有益作用;但是在联合降脂治疗层面,他汀治疗严格控制 LDL-C 水平的基础上,烟酸类药物未显示出确实的心血管临床获益,贝特类药物在 TG>200 mg/dl 和低 HDL-C 的糖尿病患者中这种联合治疗才有获益。

四、慢性高甘油三酯血症(HTG)的治疗

迄今已发布的高甘油三酯血症的临床指南有多部,对高甘油三酯的诊断及其分类也有所不同。当前多采用美国内分泌学会的高甘油三酯血症临床实践指南或 AHA/NCEP ATP Ⅲ 血脂指南的诊断标准。2012 年美国内分泌协会实践指南根据 TG 水平将 HTG 分为四类:轻度 HTG:150~500 mg/dl;中度 HTG:500~999mg/dl;TG 水平在 1000~1999 mg/dl 被归为重度 HTG;当 TG 水平≥2000 mg/dl 时为极重度 HTG,患者患胰腺炎风险极大。而 ATP Ⅲ 以及美国临床内分泌学家协会(AACE)则将 TG 水平超过 500 mg/dl 定义为极高水平 TG。最近新发表的我国的血脂指南以及 2013ACC-AHA 胆固醇治疗指南等多采用后一种分类标准(表 1)。

表1　当前常用的高甘油三脂血症的诊断标准

ENDO 标准		NCEP ATP Ⅲ标准	
正常	<150mg/dl(<1.7mmol/L)	正常	<150mg/dl(<1.7mmol/L)
轻度高甘油三脂血症	150~199mg/dl(1.7~2.3mmol/L)	TG 边缘升高	150~199mg/dl(1.7~2.3mmol/L)
中度高甘油三脂血症	200~999mg/dl(2.3~11.2mmol/L)	TG 增高	200~499mg/dl(2.3~5.6mmol/L)
重度高甘油三脂血症	1000 ~ 1999mg/dl（11.2~22.4mmol/L）	TG 重度增高	≥500mg/dl(≥5.6mmol/L)
极重度高甘油三脂血症	≥2000mg/dl(≥22.4mmol/L)		

当 TG 水平超过 500mg/dl,患者发生胰腺炎的风险增加,所以很多指南都设定这个 TG 水平作为开始降甘油三酯治疗的界值。而一旦 TG 超过 1000 mg/dl,医生必须采取急性胰腺炎的预防措施。当前绝大多数指南建议一旦患者 TG 超过 500mg/dl 时患者就需要改变生活方式并开始药物治疗以预防急性胰腺炎,同样,FDA 建议的需要明确地降甘油三酯的治疗适应证,也是为了预防胰腺炎。

如果 TG 水平在 150~500 mg/dl,降脂治疗则以达到 LDL-C 的靶目标为准;如果 LDL-C 达到目标以后,TGs 仍≥200mg/dl,则将 non-HDL-C 作为次级目标,且设定的目标值比 LDL-C 高 30 mg/dl,必要时加用其他药物。

1.治疗生活方式改变　高甘油三酯血症患者的生活方式调整包括合理的饮食结构、体育运动和减轻体重等措施,这些都是治疗轻、中度 HTG 的基础措施。HTG 患者饮食中应减少脂肪和单一碳水化合物的摄入,尤其推荐减少富含果糖的食物的摄入。运动可有效地防止餐后血脂过高,同时由于增加热量消耗,有助于降低体重。重度 HTG 患者即使服用药物治疗或生活方式改变也常常不能达到"正常"的 TG 水平。这就意味着这些患者实际上已经存在着潜在的血脂代谢异常,只不过为饮食因素所恶化而已。

2.预防 HTG 患者发生胰腺炎措施　目前尚没有干预 HTG 预防急性胰腺炎的随机临床试验的相关结论。绝大多数患者,可以通过进食流质饮食以及禁食而好转。也可给这些患者进行葡萄糖和胰岛素治疗。肝素——促进毛细血管内皮细胞表面 LpL 的释放,稳定 LpL 二聚体以及阻止肝脏对于 LpL 的清除——都可以快速降低 TG 水平,但是这种措施并不是急性胰腺炎时一个常规的治疗方法。血浆置换也可快速地降低 TG 水平,但在很多中心血浆置换也不是一个常规的治疗手段。TG 水平低于 1000mg/dl 时,胰腺炎的发生风险明显降低,并且由于 CM 水平很低,所以血浆置换常常作用不大。对于那些极高 TG 水平的或者妊娠相关的胰腺炎患者,由于禁食并不能快速降低 TG,可采取血浆置换的方法,但是,血浆置换 2~3 次/d 后 TG 水平会再次升高。

3.药物治疗　目前降低甘油三酯的药物主要有三类,分别为贝特类、烟酸类和 n-3 脂肪酸或ω-3 脂肪酸。

(1)贝特类(fibrates):贝特类治疗高甘油三酯血症的临床循证证据最多,因此贝特类是一直是治疗高甘油三酯血症的一线药物。贝特类降低甘油三酯的机制有多个:包括增加脂肪酸氧化,增加 LPL 的合成以及降低 apoC-Ⅲ 表达等而降低 VLDL TG 产物和增加 TGRLs 的代谢。总的来说,贝特类可降低 TG 水平达30%~50%,同时也有一定升高 HDL-C 的作用。常用的贝特类药物有:非诺贝特片每次 0.1 g,3 次/d;微粒化非诺贝特 0.2 g/次,1 次/d;吉非贝齐 0.6 g/次,2 次/d;苯扎贝特 0.2 g/次,3 次/d。

对于 TG-诱导的胰腺炎患者,治疗其根本病因以及同时应用贝特类药物被认为是一种最有效的治疗手段。对于重度和极重度高甘油三酯血症患者,建议应将 TG 水平降至<500~1000mg/dl。若 TG 低于这个水平,治疗的主要目标应着重在预防过早发生的动脉粥样硬化。还有一些高水平 HTG 患者,在治疗期间会发现他的 LDL-C 也会升高,可能是由于治疗的过程中 VLDL 向 LDL-C 的转换;而轻度 HTG 患者,治疗期间 LDL-C 水平则可能下降。

贝特类药物常见不良反应与他汀类药物类似,包括肝脏、肌肉和肾毒性等,因此贝特类药物禁用于肾功能不全患者、肝脏和胆囊疾病患者。当贝特类药物与他汀类药物联合应用时,由于他汀类药物和贝特类药物代谢途径相似,增多有潜在损伤肝功能的可能,并有发生肌炎、肌病的危险,因此,这两类药物联想合应用时应高度重视安全性,并密切监测肝酶和肌酶水平。

(2)烟酸类(niacin):烟酸也称作维生素 B_3,属人体必需维生素。大剂量时具有降低 TC、LDL-C 和 TG 以及升高 HDL-C 的作用。体外试验中,研究者发现烟酸可抑制二酰基甘油酰基转移酶（DGAT）2,

DGAT2 是一种微粒体酶,在脂肪酸的酰化而形成 TGs 的过程中发挥中中心作用;抑制肝脏中 DGAT2 活性可降低 TG 合成比率。早期临床试验结果荟萃分析发现,烟酸无论是单用还是与其他调脂药物合用均可改善心血管预后,心血管事件减少 34%,冠状动脉事件减少 25%。但是,近期的安慰剂-对照研究并没有显示他汀基础上联合烟酸的治疗与单用他汀相比能改善 CVD 的远期预后,即使试验中烟酸确实降低了 TG 水平和升高 HDL 水平。所以当前烟酸在降脂治疗中的地位已大大下降。

烟酸有普通和缓释 2 种剂型,以缓释剂型更为常用。缓释片常用量为每次 1～2 g,1 次/d。建议从小剂量(0.375～0.5 g/d)开始,睡前服用;4 周后逐渐加量至最大常用剂量。最常见的不良反应是颜面潮红,如果同阿司匹林合用可降低颜面潮红的不良反应;其他不良反应有肝脏损害、高尿酸血症、高血糖、棘皮症和消化道不适等,慢性活动性肝病、活动性消化性溃疡和严重痛风者禁用,糖耐量异常患者和血糖控制良好的 T2DM 可安全使用烟酸。

(3)高纯度鱼油制剂:鱼油主要成分为 n-3 脂肪酸即 ω-3 脂肪酸,主要用于治疗高 TG 血症。FDA 建议将 ω-3 脂肪酸且于治疗重度和极重度 HTG 患者(＞1000mg/dl)。每天 3～4g EPA 和 DHA,可使 HTG 下降 20%～50%。TG 水平高于 500mg/dl 的患者,使用 EPA 和 DHA 4g/d,可降低 TG 水平 45%,降低 VLDL 水平超过 50%。Marine 试验中,入选了 229 例 TG＞500mg/dl 的患者,单独使用 EPA,降低 TG 水平达 33%,同时也没有升高 LDL-C。ω-3 脂肪酸制剂 Amarin(IPE),即 EPA 的乙酯含量≥96%。另一种 ω-3 羧酸产物,Epanova,以游离脂肪酸形式存在的 ω-3 产物,是第一个处方药,适用于成人重度 HTG(＞

500mg/dl),与饮食结构调整联合应用以降低 TG 水平。EVOLVE 研究中,服用 Epanova 使 TG 显著减少 26% 和 non-HDL-C 水平降低 8%。

鱼油常用剂量为每次 0.5～1.0 g,3/d,不良反应少见,发生率为 2%～3%,包括消化道症状,少数病例出现转氨酶或肌酸激酶轻度升高,偶见出血倾向。

(4)其他药物:胰脂肪酶抑制剂,奥利司他,可减少约 30% 膳食中脂肪的吸收,因此可降低餐后血脂并用于超重的 2 型糖尿病患者,在餐后早期奥利司他降低血浆 TG 和游离脂肪酸水平。奥利司他可安全地用于肥胖的治疗。这种药可以通过提高胰岛素敏感性和加强体内代谢而减轻体重。

他汀类药物可以适度降低甘油三酯,降低幅度通常在 10%～15%,且存在剂量依赖的相关性。对于轻度到中度的 HTG 患者和 non-HDL-C 升高的患者,使用他汀类药物可以降低心血管疾病风险。

目前也在开发降低甘油三酯的新的治疗手段,许多正处于临床试验阶段。在欧洲,携带 LpL(LpL247)基因的腺相关病毒(AAV)载体作为首个基因治疗药物已获批用于临床,AAV-LpL247 注射在骨骼肌上可在注射位点上检测到 LpL 的短暂表达。其他治疗方法包括使用拮抗 LpL 抑制蛋白的抗体,如 Angptl4 和 Angptl3,但是由于 Angptl4 抑制可引起腹部炎症,所以这种方法前景并不乐观。

当前最有前途的新疗法似乎是使用反义的寡核苷酸 apoC-Ⅲ,每 2 周一次的注射可降低 TG 水平 50%。这种治疗对于 LpL 缺陷个体也有效,可能是因为 apoC-Ⅲ 丢失会改善肝脏内脂蛋白的清除。在当前对于 HTG 是否为冠心病重要危险因素仍有争议的时代,我们期待新的治疗手段给予我们对于高甘油三酯作用和地位一个新的、明确的认识。

10. 高强度他汀类药物治疗的不良反应风险评估

南方医科大学珠江医院 李志樑 傅 强

一、概述

目前美国心脏病学会/美国心脏协会指南推荐他汀类药物治疗用于动脉粥样硬化性心血管（CV）疾病（CVD；ASCVD）一级和二级预防。2013年美国心脏病学院/美国心脏病协会的指南对于胆固醇管理更强调高强度剂量他汀类药物。该建议取代了以往从较低剂量他汀类药物逐渐增加到以目标剂量为基础的更高剂量。基于大量的心血管试验研究，如 PROVE-IT，TNT and IDEA，指南更加倾向使用高强度的他汀类药物来降低低密度脂蛋白胆固醇。然而，更高强度他汀类药物治疗给心血管疾病带来诸多益处的同时也伴随着不良反应事件的发生率增加。考虑肝毒性，新发糖尿病和横纹肌溶解风险，高强度他汀类药物和常见的中等强度强度他汀类药物在上述风险并没有发现较多不同。更好地理解高强度他汀类药物的不良影响及改善患者整体益处非常重要，从而做到治疗效果最大化和合理风险评估来提高患者整体获益。我们的目标是进行全面的文献回顾来了解高强度他汀类药物和常用中等强度剂辛伐他汀的不良反应。讨论肝毒性、新发糖尿病、横纹肌溶解等不良反应的风险。

二、他汀类药物的主要不良反应及其评估

（一）肝毒性

目前多项研究已证实服用他汀类药物所致肝毒性发生率较低，其中氨基转移酶升高大于正常上限3倍的发生率不超过3%。研究者分析了几个大型数据库以评估他汀类肝毒性的发生率，但少有人深入分析不同他汀类所致肝毒性风险的差异性。瑞典药物不良反应咨询委员会（SADRC）分析1998～2010年他汀类药物诱发患者肝损害的发生率是1.2/100 000。在73例他汀类药物性肝损害患者中，有30例服用阿托伐他汀，28例服用辛伐他汀和2例服用瑞舒伐他汀。辛伐他汀和阿托伐他汀在临床的应用比瑞舒伐他汀更频繁，但是，确切的使用率目前仍未知。

关于阿托伐他汀和辛伐他汀的临床试验显示两者致药物性肝损害的作用差异很小。其中治疗直到药物性肝损害的时间分别为阿托伐他汀4个月和辛伐他汀3个月。美国药物性肝损害网站在2004年9月至2012年11月间收集的数据中确定22例由于服用他汀类导致药物性肝损害。其中包括8例是阿托伐他汀所致，5例是辛伐他汀所致，4例是瑞舒伐他汀所致。这个比例类似于这3种药物在美国他汀类药物处方中的比例。在对1994～2012年西班牙肝毒性注册信息分析中确定47例他汀类所致的药物性肝损害。在这些病例中，16例与阿托伐他汀有关，13例与辛伐他汀有关。注册信息分析结果中没有关于瑞舒伐他汀所致药物性肝损害的病例报告。在研究期间阿托伐他汀是处方中最常见的他汀类药物。

在临床处方比率已知的情况下，英国通用实践研究数据库（UK GPRD）对1997～2006年数据的分析结果可能是对不同类型他汀类药物性肝损害差异性最有帮助的评估，可惜的是其只对阿托伐他汀和辛伐他汀进行了比较。与164 407例患者中有101例服用辛伐他汀发展到至少中度肝毒性相比，服用阿托伐他汀的76 411例患者中有71例患者（HR：1.9，95% CI：1.4～2.6，$P<0.001$）。数据通过服用剂量进一步分层：高剂量组（40～80mg）或低剂量组（10～20mg）。在对高剂量组比较中，服用阿托伐他汀的4075例患者中有18例（0.44%），服用辛伐他汀的44 675例患者中有39例（0.09%）发生至少中度肝毒性（$P<0.001$）。

考虑患者有基础性肝脏疾病时，区分不同他汀类肝毒性风险发生率特别令人感兴趣。专家们的意见是对于临床证据表明有基础性肝脏疾病的人群，不必要禁止他汀类药物的使用。在对2005～2009年超过37 000例服用他汀类药物的中国台湾省慢性肝病患者的数据分析中，研究者们发现不同他汀类药物之间导致肝损害的住院率差异并没有统计学意义。以阿托伐他汀作为参考，辛伐他汀的HR为0.89和瑞舒伐他汀的HR为0.86。这些他汀类平均日剂量：阿托伐他汀20 mg，瑞舒伐他汀10mg和辛伐他汀30mg，都是中等剂量。在2016年最近的一项研究中，使用来自韩国两个门诊中心2009～2013年的数据，以基线肝功能测试结果进行分层比较不同他汀类肝毒性的发生率。在分析的5448例患者中发现：那些肝功能测试基线正常和肝功能基线临界升高（转氨酶升高仍小于正常值上限的3倍）的患者中服用不同他汀类所致肝毒性的发生率并没有明显差异。

（二）新发糖尿病

研究发现，2008年的JUPITER试验中首次提出

在心血管疾病的预防中他汀治疗可能会增加患糖尿病的风险。目前他汀类升高血糖水平的机制包括葡萄糖介导的钙离子信号通路的减少导致胰岛素分泌的减少，胰岛素敏感性下降间接作用于 4 型葡萄糖载体。虽然作用机制有些会重叠，但不同他汀影响葡萄糖代谢的不同路径。因此，他汀的类型不同所导致的新患糖尿病的风险不同，这种说法有一定的合理性。

目前已经有大量临床试验和 Meta 分析研究关于他汀类药物增加患糖尿病的风险。其中较有名的试验由 Sattar 等在 2010 年发表，分析了 13 个临床试验，表明他汀治疗显著增加患糖尿病的风险。逐个研究分析时发现，只有瑞舒伐他汀显著地增加患糖尿病的风险（OR1.18.95% CI1.04～1.33）。Navarese 等在 2013 年发表的 Meta 分析中包含了 17 项临床试验共 113 394 名受试者，得出相同结论。然而与安慰剂（95% CI 0.28～1.90）相比，每天使用 20mg 瑞舒伐他汀新患糖尿病的比值比在 1.25 水平下不具有统计学意义。每天 40mg 辛伐他汀的比值比为 1.21（95% CI 0.94～1.56），每天 80mg 阿托伐他汀 OR 为 1.15（95% CI 0.90～1.50）。

Presis 等 2011 年的 Meta 分析比较了中等强度和高强度的阿托伐他汀和辛伐他汀治疗对新发糖尿病风险和心血管事件的发生的影响。研究发现，高强度的他汀治疗（OR1.12，95% CI 1.04～1.22）会增加患糖尿病的风险。具体来说，每年 1000 例患者中高强度他汀治疗比中等强度多增加 2 例糖尿病患者，心血管事件的减少数少于 6.5 例。对比每个研究发现，与中等强度的他汀相比，只有阿托伐他汀会显著增加患糖尿病的风险。辛伐他汀 80mg 患糖尿病的 OR 值为 1.13，不具有统计学意义。Ridker 等分析 JUPITER 试验数据发现，与安慰剂相比单个糖尿病危险因素的人在服用 20mg 瑞舒伐他汀后患糖尿病的风险升高，且时间比没有糖尿病危险因素的人平均早 5.4 周。有趣的是，没有糖尿病危险因素的人用药后不会出现糖尿病。Ridker 的研究则表明瑞舒伐他汀对心血管的预防作用比它导致的患糖尿病的风险更重要；这些患有糖尿病危险因素的人，应用他汀治疗每减少 93 例心血管死亡事件，就会有 54 例新发糖尿病；没有糖尿病危险因素的人，他汀治疗减少 86 例心血管死亡事件的同时，没有人新发糖尿病。

尽管 Meta 分析表明三种他汀药物中瑞舒伐他汀的风险更高，但观察研究的结果多种多样。爱尔兰的全国制药数据库分析了从 2002—2007 年共 239 628 例使用他汀单一治疗的患者，并随访到 2009 年 1 月 31 号来确定他们是否开始使用抗糖尿病药物。与未用他汀药物的人相比，服用瑞舒伐他汀患糖尿病的风险最高，风险比为 1.46（95% CI1.37～1.56）。其次为阿托

伐他汀，风险比为 1.28（95% CI 1.25～1.32），辛伐他汀为 1.16（95% CI 1.08～1.25）。韩国的一家医院进行的规模较小的研究也发现了相同的趋势。它研究了该医院从 2004—2010 年共 11 000 例单一他汀治疗的患者，发现与未用他汀药物的人相比服用瑞舒伐他汀患糖尿病的风险最高（调整后的风险比为 2.13，95% CI 1.04～4.38），其次为阿托伐他汀（调整后的风险比为 2.09，95% CI 1.27～3.44）。服用辛伐他汀没有发现会增加患糖尿病的风险。分析 1997 年 8 月到 2010 年 3 月安大略药物福利数据库与糖尿病数据库，Carter 等发现用普伐他汀作为对照组，三种他汀药物与新患糖尿病之间的一个重要联系。阿托伐他汀调整后的风险比高达 1.22（95% CI 1.15～1.29），其次为瑞舒伐他汀 1.10（95% CI 1.10～1.26），辛伐他汀为 1.10（95% CI 1.04～1.17）。妇女健康提倡协会也发现与未用他汀治疗的人相比，服用阿托伐他汀患糖尿病的风险更高，调整后的风险比为 1.61（95% CI 1.26～2.06），辛伐他汀的风险比为 1.41（95% CI 1.25～1.61），未对瑞舒伐他汀的风险进行评估。

总之，研究表明新发糖尿病与他汀治疗有关，与他汀治疗的强度和他汀潜在的风险关系更密切，而与不同种类他汀的特定药代动力学属性关系不大。

（三）横纹肌溶解

他汀相关性肌溶解的症状轻者变现为肌痛并可重至横纹肌溶解。有研究结合 14 家美国保险公司的数据后发现他汀类引起的横纹肌溶解发病率极低，473 343 例中仅出现 42 例。肌肉疼痛则相对较常见，PRIMO 研究统计其发病率约为 10.5%。尽管他汀类硬气的很稳肌溶解发生概率较低，FDA 在 2004—2009 年期间仍收到 8610 例横纹肌溶解报道。分析表明最常导致横纹肌溶解的 3 种药物分别为辛伐他汀、阿托伐他汀和瑞舒伐他汀。

由于对横纹肌溶解的定义不同以及缺乏药物相互作用的随机对照实验，区分不同他汀药物导致横纹肌溶解的风险仍有一定的困难。相关专家建议横纹肌溶解定义为 CK 升高超过 10×ULN 并出现症状或超过 50×ULN。该定义在不同文献中仍有争议，有的学者提出除了上述条件外还需要检测到肌酐的升高。

鉴于缺乏大规模随机对照实验，各大医疗中心数据库的分析对区分他汀之间致横纹肌溶解有较大帮助。对 16 家日本医疗机构 2001—2004 年的数据库分析未能发现 3 种他汀类药物在致横纹肌溶解的风险上有统计学差异。2014 发表的一项对英国 GRPD 的研究从 1987 年以来共发现了 59 例他汀类引起的横纹肌溶解。其中 45 例由辛伐他汀引起、8 例由阿托伐他汀引起以及剩余 3 例由瑞舒伐他汀引起。三者的使用率分别为 66.3%、13.6% 和 5.1%。瑞舒伐他汀因此

较辛伐他汀更易引起横纹肌溶解（OR＝2.92），但并没有显著统计学差异（95% CI 0.59～14.47）。阿托伐他汀较辛伐他汀的 OR 值为 1.18 也不具有统计学差异（95% CI 0.47～3.01）。若将上述确诊横纹肌溶解的病例和 CK 升高超过 10×ULN 的并例结合，瑞舒伐他汀较辛伐他汀的 OR 值为 2.9 且具备统计学差异（95% CI 1.40～6.01）。

两项旨在确定辛伐他汀是否更易导致横纹肌溶解的研究得出了相反结果。一项研究回顾了 2006—2010 美国团体医疗保险合作医院（GHC）的电子病历发现 29 例他汀类引起的横纹肌溶解。辛伐他汀较其他他汀药物的相对风险为 2.61（95% CI 1.03～7.84）．另一项设计相似的大型研究回顾了美国 1998—2001 年 11 个医疗项目的记录亦未发现辛伐他汀和阿托伐他汀之间的区别。

系列病例报道虽仅有助于描述他汀类药物引起的横纹肌溶解的总体趋势，但他们也值得一提。2014 年的一篇文献回顾了 112 个病例，发现其中 55 例由辛伐他汀引起、20 例由阿托伐他汀引起、6 例由瑞舒伐他汀引起。一些病例服用他汀类药物的同时服用其他药物，其中不少为贝特类。上述病例中 17 例最终致死，各有 6 例服用辛伐他汀或阿托伐他汀。该文献虽未提供他汀药物间的相对风险，它仍有助于鉴别患者的危险因素。男性、年龄大于 45 岁以及类似与冠心病等既往病史会增加风险。同时服用其他药物（尤其贝特类）是最大的危险因素。其他因素包括饮酒、瘦弱、大运动量、其他器官功能障碍、高甘油三酯血症、先天性代谢性肌病等。

三、总结

时至今日，在肝毒性风险、横纹肌溶解风险与新发糖尿病风险方面，尚未发现高强度他汀类药物（阿托伐他汀和瑞舒伐他汀）与常用的中等强度他汀类处方药物（辛伐他汀）有明显差异。本章节仅表明这三者之间有细微的差别，但仍缺乏肝毒性方面的数据。英国综合实践研究数据库提供的肝毒性率和药物处方数据表明，无论是一般剂量还是大剂量，阿托伐他汀都比辛伐他汀具有更高的肝毒性风险。遗憾的是我们没能得出瑞舒伐他汀与辛伐他汀相对风险的结论。现有的数据大多是关于新发糖尿病的风险，如果从他汀种类的角度去分析评价的话，其结果是复杂的。

总之，在他汀类药物诱发的肝毒性风险、横纹肌溶解风险与新发糖尿病风险方面，高强度阿托伐他汀和瑞舒伐他汀与中等强度的辛伐他汀并没有明显差异。由于这三种他汀类药物是目前通用的药物，因此，使用瑞舒伐他汀或在使用阿托伐他汀和辛伐他汀时小心地避免潜在的 CYP3A4 抑制剂，可能进一步减少这些不利影响。

11. 高敏 C 反应蛋白的临床应用

广东省人民医院 陈竹君 罗德谋

炎症广泛存在于动脉粥样硬化血栓性疾病的过程中,其中黏附分子、细胞因子、循环中的单核细胞、氧化低密度脂蛋白胆固醇(LDL-C)和血管内皮间的相互作用与疾病的形成和进展密切相关,进一步导致心脏事件和脑卒中事件的发生,同时也增加了上述事件发生的风险。以上观点的形成和传播大大促进了对动脉疾病与炎症机制间相互关系的认识,而且将其实际应用于临床后,临床工作者无论在一级预防治疗和二级预防治疗中均能够通过检测炎症生物标志物-高敏 C 反应蛋白(hsCRP)-来侦测血管事件发生风险升高的可能性。甚至现在美国指南中将 hsCRP 作为Ⅱb 级推荐,尤其在临床决策中当涉及是否需要进行他汀治疗作为一级预防尤为受到重视。

在此背景下,hsCRP 和独立的血管疾病以及糖尿病之间的关系,和对不同的 hsCRP 检测结果的解释,和使用 hsCRP 检测手段的适应证,以及炎症和降脂治疗间的相互作用等都逐渐受到人们的关注。在一些具有争议性的领域如 CRP 是否仅仅是疾病的生物标志物或其是否在动脉粥样硬化血栓中扮演着原因的角色也值得进一步探讨。而目前心血管病学领域中也存在许多研究,正在挖掘出如何进一步减轻血管炎症以及抑制其炎症后是否能明显降低事件的发生率,同时动脉粥样硬化炎症理论最终也将在这一过程中得到验证。

一、HsCRP 水平和未来血管风险之间的关系

CRP 在 20 世纪 30 年代已经作为一种重要的急性时相反应指标而受到重视,心血管疾病领域的临床和科研工作者则是在 20 世纪 90 年代中期开始把关注点放在 CRP 上,逐渐发现其水平和不稳定性心绞痛以及急性冠脉缺血有关。而 CRP 的升高是缺血发作的原因还是结果这一问题尚无法在横断面研究或其他缺血相关的研究中加以明确。在 1997 年,研究者通过利用 Physicians' Health Study 前瞻性研究的数据对入选健康个体的 hsCRP 水平定期进行纪录,直至其首次发生血管事件,利用这些数据进行分析后证实了上述关联性。

在一项 2010 年的荟萃分析里,包含了大于 160 000 人,达 130 万人/年的随访,接近 28 000 例血管事件,每项标准差在经过 log 函数标准化的 hsCRP 校正后发现其与多变量校正后的增加的相关风险有关,其中冠心病增加的相关风险为 1.37(95% 可信区间:1.27~1.48),心血管死亡增加的相关风险为 1.55(95% 可信区间:1.37~1.76)。这些对风险增加的影响至少在程度上和这项荟萃分析中同类人群的总胆固醇、高密度脂蛋白胆固醇(HDL-C)和血压等指标相当。

高敏 C 反应蛋白(high-sensitivity CRP,hsCRP)能反映出已经存在的动脉粥样硬化斑块负荷情况,同时也能反映斑块破裂及血管栓塞的发生风险,以后者更为显著。hsCRP 在反映心血管无事件生存率的风险上可与 LDL-C 的价值相当,且其自身即为这种风险的独立预测因子。因为这些效应都非十分强烈,所以在排查传统危险因素比如年龄、吸烟和血压的基础上加以检测 hsCRP 的做法经过 ROC 曲线下面积和重新分类指数的统计后只显示出其只是具有中等程度的效果。从佛罗明翰心脏研究(Framingham Heart Study)、女性健康研究(Women's Health Study)、EPIC-Norfolk 研究和 MESA(Multi Ethnic Study of Atherosclerosis)研究等分析提示其净重新分类指数水平为 8%~12%,而更低的效应则见于其他一些研究中。例如,在 Emerging Risk Factors Consortium 研究和 Yeboah 等近来进行的一项研究显示,进一步检测 hsCRP 只能较低限度的改善曲线下面积(c-statistic)和净重新分类指数结果,也比不上直观的斑块影像学的价值来的高。

二、代谢综合征和(或)糖尿病与 hsCRP 的关系

脂肪组织是炎症细胞因子的主要来源,并且糖尿病专家认为炎症在从胰岛素抵抗进展至 2 型糖尿病的过程中有可能扮演着"原因"这一角色。针对现今健康个体人群到未来发展至糖尿病的过程,已有与基础白介素-6 和 hsCRP 水平相关的早期流行病学证据,这些证据在从疾病的发现到临床诊疗实践中非常重要。hsCRP 与代谢综合征的严重程度和疾病特点存在一定程度的同步性,它能够预测已确诊的明显胰岛素抵抗患者的血管风险。因此,正在进行的关于炎症阻滞的研究正对糖尿病和血管事件产生越来越多的影响。

三、他汀药物治疗和 hsCRP：对硬终点临床研究的影响

他汀药物具有抗炎和降血脂的作用，hsCRP 对于理解这些治疗作用非常重要。1998 年，Cholesterol and Recurrent Events 研究首先发现他汀类药物可通过 LDL 依赖的途径降低 hsCRP 水平，且尤其可明显降低高 hsCRP 水平人群的事件发生率。2001 年的 AFCAPS（Air Force Coronary Arteriosclerosis Prevention Study）/TexCAPS（Texas Coronary Atherosclerosis Prevention Study）研究数据支持经他汀类药物治疗可降低高水平 hsCRP 患者的血管事件发生率的理论，而且当 LDL-C 处于较低水平时，这种效应依然存在。继而在 2005—2006 年间，PROVE-IT-TIMI 22 研究（Pravastation or Atorvastatin Evaluation and Infection Therapy-Thrombolysis In Myocardial Infarction 22），REVERSAL 研究（Reversal of Atherosclerosis with Aggressive Lipid Lowering），以及 A-to-Z 研究（Aggrastat-to-Zocor）论证和诠释了经过他汀类药物治疗后 LDL-C 水平降低至 <70mg/dl 和 hsCRP 降低至 2mg/L 后，临床预后的改善情况，也是被称为临床实践中他汀类药物治疗的"双靶点"的概念。跨国性研究 JUPITER（Justification for the Use of Statins in Prevention：an Intervention Trial Evaluating Rosuvastatin）一级预防研究正式检验了他汀治疗和 hsCRP 关系的理论。在 JUPITER 研究中，17 802 名健康且 LDL-C 水平低于 130mg/dl（平均为 108mg/dl）的男性和女性，且此人群因 hsCRP 水平高于 2mg/L 而处于心血管风险增加状态，进一步将上述人群分配到瑞舒伐他汀 20mg/d 治疗组或安慰剂组。总体而言，瑞舒伐他汀组人群的心肌梗死发生率下降了 54%（$P=0.0002$），脑卒中发生率下降了 47%（$P=0.002$），需要动脉血运重建率下降了 47%（$P<0.0001$），全因死亡发生率下降了 20%（$P=0.02$）。研究者还发现在 hsCRP 水平 >2mg/L 的亚组人群中主要研究终点即所有主要血管事件发生率下降了 37%。

在 JUPITER 研究的人群中，随着基础 hsCRP 水平的升高，由瑞舒伐他汀带来的绝对风险下降程度显著扩大。对于血栓栓塞的炎症理论，值得留意的是瑞舒伐他汀减少了 43% 的深静脉血栓和肺栓塞发生率。这是非常重要的发现，与此相对 LDL-C 在静脉血栓栓塞疾病中只扮演不起眼的角色，退一步讲，静脉循环中也没有斑块破裂的问题。

在早期的研究包括 AFCAPS/TexCAPS、REVERSAL 和 PROVE-IT 等研究中证实，达到最低水平的 hsCRP 和 LDL-C 人群可获得最大的临床获益。IM-PROVE-IT 的研究者报道了在他汀联用依折麦布治疗比起单用他汀治疗可更进一步降低血管事件发生率。在这项研究中他汀联用依折麦布治疗组不仅具有更大程度的 LDL-C 下降幅度，而且具有更大程度的 hsCRP 下降幅度。因此，IMPROVE-IT 研究的数据也支持"双靶点"概念在降低血管事件发生率的正确性。

四、如何解读 hsCRP 检测结果

基于早期研究所得出的证据，现美国心血管影像学指南对检测 hsCRP 作出了 Ⅱb 类推荐，并建议对于合并有额外风险的患者在进行他汀治疗前应进行 hsCRP 检测。同样欧洲心脏病指南同样也对检测 hsCRP 作出了 Ⅱb 类等级的推荐，并指出应该将 hsCRP 作为重新评估患者风险的一项特别的指标。指南同时也提出实验室检测 hsCRP 应该以 mg/L 作为报告单位。若该结果以 mg/dl 作为单位来报道，则更像是一个"常规"的 CRP 检测，而不是一项 hsCRP 检测。尽管"常规"的 CRP 检测方法已足够应付主要的感染性疾病、临床上的炎症性疾病和心内膜炎等情况，但粥样硬化风险的评估还是需要更具敏感性的 hsCRP 检测作为支撑。

高敏 CRP 水平多和血管风险呈线性相关。因此，对 hsCRP 结果的解读便非常明了：在各项危险因素的综合评估下，hsCRP 水平 <1mg/L 表示低水平的炎症状态和较低的粥样硬化风险；当该水平在 1~3mg/L 时表示中度的血管风险；当达到 >3mg/L 时则表示较高的血管风险。HsCRP 水平 >10mg/L 则可能表示短期的感染过程或其他疾病的急性期反应，因此这种情况下应在 2~3 周后进行复测。当存在持续的高水平状态时，一般很少存在假阳性结果的可能；这种高水平状态通常与血管风险升高有关。尽管对 hsCRP 进行额外的检测可改善危险分层的效果，而与一些评估粥样硬化情况的方法如冠脉钙化检测等相比，这种危险分层的效果则显得较为孱弱。

进行激素替代治疗的绝经后妇女 hsCRP 水平会升高。而使用部分雌激素或选择性雌激素受体调节剂则不会有这种效应。如果除外正在进行激素替代治疗的女性，则性别之间的 hsCRP 水平将会较接近，且随着年龄的增长而愈发明显。根据美国的文献，黑种人患者的平均 hsCRP 水平比高加索裔或西班牙裔患者更高，而亚裔患者则更低。这些趋势反映了对于高加索裔患者而言，在经过年龄匹配和吸烟情况匹配后，黑种人患者的风险更高，而亚裔患者的风险更低。文献提示美国人群的平均 hsCRP 水平接近 2mg/L，其中 25% 的人群其 hsCRP 水平超过 3mg/L。基于中国人群的 hsCRP 流行病学调查尚不明确，且资料多分散，多为各地区或社区内部的统计，对 1544 名 45~74 岁

北京地区人群进行 hsCRP 检测,发现其水平平均为 1.0mg/L,并且随年龄的增长呈增加趋势,且两性间无明显统计学差异。一项对唐山地区 9062 名健康成年人的 hsCRP 排查则显示男性其水平为 0.45mg/L,高于女性 0.40mg/L,同样随年龄的增加呈升高趋势。现尚缺乏全国范围的流行病学调查结果。

五、争议

(一)争议部分 1:特异性,可重复性以及 hsCRP 的稳定性

hsCRP 水平的检测结果对血管疾病而言并无显著特异性。一方面讲,这种批判性的想法是有根据的,因为 hsCRP 升高同样也反映了代谢性疾病包括胰岛素抵抗和肥胖或其他一些疾病的存在和进展。如前述,hsCRP 水平本身也是 2 型糖尿病风险和全因死亡风险的预测指标。因为 CRP 是一项急性时相反应指标,其水平在较大的创伤和感染中会短暂的升高,所以应该避免在这些情况下对其进行检测。作为一项检测指标,其敏感性是存在的,但其特异性较差。

从流行病学观点看来,非特异性相当于向无效偏倚;因此,如果任何炎症的生物学影响施加于血管风险后,都会限制 hsCRP 的检测效能,导致其对心血管风险的低估(不是高估)。一些可供选择的炎症生物标志物如脂蛋白相关磷脂酶 A_2,理论上讲较之于 hsCRP 有稍好的特异性,但仍未在临床研究中有确凿的体现,而有关脂蛋白相关磷脂酶 A_2 阻滞剂达普拉缔的研究则没有显示其可降低事件发生。

另一争议相关的问题是 hsCRP 水平检测的稳定性。在早期的临床研究中,5 年内关于 hsCRP 检测的 214 名个体中,经过年龄校正后,我们发现 hsCRP 结果的相关度为 0.60。在 SEASONS 研究(Seasonal variation in blood cholesterol levels)中,在为期 3 个月的时间内的 113 名个体中对 hsCRP 连续进行 5 次检测,计算得出组内的 hsCRP 水平的相关度为 0.66,这个结果与在 1 年中对 1700 名日本本国服务员的配对检测方法得出的结果类似(log-normalized 组内相关性为 0.6)。在人口学研究 MONICA(Monitoring of Trends and Determinants in Cardiovascular Disease)Augsberg 队列研究和 Reykjavik 研究中分别得出稍低的结果,分别为 0.54 和 0.59。在所有这些分析中所报道的检测手段经过评估后提示其可靠性可与总胆固醇相媲美,更由于血压测量。相比之下,在 MESA 研究中,hsCRP 的组内相关度为 0.62,较总胆固醇(0.75)和非高密度脂蛋白胆固醇(0.76)为低。

JUPITER 研究可能作为最具综合性的追踪 hsCRP 的研究,其对照组包含 8901 例入选者,且在为期 4 年的时间中每年进行一次 hsCRP 检测。如预期一样,由于所有 JUPITER 研究都是基于高水平的 hsCRP 而入选患者,因此由平均的 hsCRP 水平进一步降低之后,如在 4 年中从平均的 3.8mg/L 减至 3.4mg/L,仍处于较高水平。而在一些小的研究中,持续追踪 hsCRP 的相关度后发现,发现其可靠性与血压和 LDL-C 类似,但比 HDL-C 低。

(二)争议部分 2:标志物和介质的争论以及孟德尔随机化研究

CRP 本身在动脉粥样硬化血栓形成的过程中是否作为原因而存在?这个问题处于长期的争论中。尽管几个早期的调查显示 CRP 对血管有直接的影响,但这些影响是否因内毒素而起尚不清楚,也不清楚这些影响是否源于细菌-CRP 复合物的浸润。近期的一项研究中,高度提纯的药用级别人类 CRP 被注入健康志愿者体内后,未发现明显的心率、体温或血压变化,也没有发现注射后出现血液循环中细胞因子水平明显改变。在一项对比性研究中,使用一种 CRP 聚合体的反义寡核苷酸阻滞剂作为预治疗后,发现可减少内毒素介导的 CRP 水平升高,并且这种治疗呈剂量依赖性,但这种治疗会使得无法再选择通过其他成分的急性时相反应指标来评估病程。综合来看,这些数据支持以五聚体 CRP 为疾病主要生物标志物的概念,而单分子 CRP 并不存在于循环血浆中,因此很难被有效的检测出来,关于其进一步的研究仍正在进行中。

孟德尔随机化研究数据关于注射五聚体 CRP 的结果和作为阻滞剂的研究仍在进行当中,且明确了 CRP 可作为心血管事件的预测因子,但并不是疾病出现的原因。重要的是,一个危险因素是否在临床有实用性,与其是否作为原因并无关系,同时越来越多的观点认为 CRP 是作为一个疾病的原因而存在,这种理论突出了以炎症的上游介质为心血管疾病治疗靶点的重要性,而不是以 CRP 这种下游生物标志物为靶点。就这一点而言,着重于白介素-6 受体通路多态性的孟德尔随机化研究显示长期的 hsCRP 水平下降与血管风险下降趋势相一致。若视野进一步向外延伸-血管生物学领域中有一种新的观点认为 CRP 水平的表达只是上游的白介素-1β 活动程度在生物标志物上的反应。因此,就如同此文献中其他地方所描述的一样,正在进行的关于炎症阻滞的研究正瞩目于上游机制,如白介素-1 和白介素-6。

(三)争议部分 3:hsCRP 检测是否具有较好的成本效益?

作为临床工作者,不应只着眼于单纯的通过检测生物标志物预测风险,而应该更进一步以更佳的成本效益方法来改善患者的生存。在一级预防中,建议所

有患者均需改善饮食、适当运动和戒烟。因此在这种情况下,临床工作者应周全的考虑和坚持一个非常基本且严肃的问题:通过这些生物标志物所得出的证据是否清晰可靠的表明某种治疗手段对患者有益?反之亦然。

其实绝大多数生物标志物均无法对上述问题作出确定性的回答,同样也无法明确的选择确定的生物标记物进行检查,如同型半胱氨酸、脂蛋白a、脂蛋白相关磷脂酶 A_2、髓过氧化物酶或血浆甘油三酯等。而 JUPITER 研究显示对 hsCRP 升高的患者进行他汀治疗后,他们更少发生心脏事件和卒中事件,并且在 LDL-C 基础水平低的情况下亦然。在 JUPITER 研究里,所有入选者的 hsCRP 水平均>2mg/L,其经过他汀治疗后的血管事件发生率降低了40%,即使在本身基础 LDL-C 水平<60mg/dl 的患者身上也得出了类似的结果。因此,除非患者对治疗的耐受性差、存在禁忌证或没有进行 hsCRP 检测,否则均应该接受上述治疗。

尽管上述数据显示出检测 hsCRP 和依据其结果施加治疗的有效性,但其成本效益依然需要考虑。一定程度上,这些结论源于 JUPITER 研究中使用瑞舒伐他汀这一品牌药物而得出,但他汀类药物不限于瑞舒伐他汀。在使用洛伐他汀、普伐他汀和阿托伐他汀作为研究药物的同类研究中也同样显示出药物剂量增加和 hsCRP 降低的一致性。几项研究显示通过筛查 hsCRP 来确定他汀治疗方案可降低治疗成本。一些其他关于成本的分析认为基于风险而同时省略 hsCRP 检测过程的他汀治疗更具成本效益,但其前提是他汀治疗对 hsCRP 水平正常的低风险人群而言同样有益,而研究数据恰恰尚未证实这一前提。筛查 hsCRP 是一项简单的血液学检测,可与血脂检测同时进行,并且无需暴露于射线当中(这与冠脉钙化程度的扫描不同),也无须进一步进行更多的检测以验证其准确性,其费用相对于多数人而言并不太高,因此,对于其成本效益而言,费用不应该成为这种检测手段的阻碍。

(四)争议部分 4:雷诺风险评分与 ACC 和(或)AHA 风险评分孰优孰劣

雷诺风险评分系统(Reynolds Risk Score)在当代的研究中被设计开发,综合各种数据如传统的危险因素、hsCRP、早发动脉粥样硬化的家族史、糖尿病和糖化血红蛋白,以评估健康男性和女性 10 年的血管风险。在现今的所有直接的对比研究中,雷诺风险评分系统可有效的进行模型识别、校准和重分类,比依靠常规的佛罗明翰危险因素作为基础的传统风险评估方法更具优势。在大型的前瞻性研究 Women's Health Initiative Observational Study(女性健康观察研究)(没有

使用雷诺风险评分或佛罗明翰风险评分),10 年预测风险依模型选择的不同而差异极大,当使用 ATP-III 风险评分模型、雷诺风险评分模型和佛罗明翰心血管疾病模型时,其各自分别有 6%、10% 和 41% 的女性被预测存在≥10% 的风险。在这项头对头对比研究中,比起佛罗明翰评分系统,雷诺风险评分系统有更好的校正效果,且显示出更好的识别效果,这种优势在 10 年风险达 5%～10% 的人群尤为明显,恰好这类人群是否应该积极的立即接受他汀治疗也尚需进一步明确。

利用 ACC/AHA 风险预测方法可能造成对风险的高估,这也是在临床领域中尚存在争议的问题,而改用雷诺风险评分系统则可避免这种错估。在 2015 年 the National Institutes of Health-sponsored MESA 研究的分析中,经过对 4227 名 50～74 岁无心血管疾病的男性和女性进行为期超过 10 年的随访后,并利用 ACC/AHA 总队列风险评分系统和 3 种旧的佛罗明翰系列的评分系统、雷诺风险评分系统进行直接对比。结果发现,利用佛罗明翰协变量建立风险预测模型将观察到的风险从 25% 高估至 115%,利用 ACC/AHA 风险评分系统则将之高估 78%;而实际的观察到的事件率在男性只有 3%,在女性只有 5.1%——如果使用 ACC/AHA 风险评分系统对其进行 10 年的血管事件率进行评估,则其可分别高估至 7.5% 和 10%。雷诺风险评分系统因其对风险的净低估值只有 3%,所以其校正的效果最佳。在近期的这项 MESA 研究分析中,雷诺风险评分系统同样在 C 统计中显示其优势(0.72),显示其更好的识别效果。对 ACC/AHA 风险评分系统进行重校正后,选择性或交替使用 hsCRP 和雷诺风险评分系统,或使用直接的研究数据,均显示其在预防心血管病学中能较好的改善在临床应用中的风险评分效果,同时也能帮助制定预防性使用他汀治疗处方的策略。

六、展望

对于 hsCRP 升高的患者,需要从饮食、运动和戒烟方面着手干预。如前所述,对于 hsCRP 水平升高的患者,适合使用以循证医学为出发点的包括他汀和阿司匹林的预防治疗处方。由于阿司匹林有抗血小板作用,他汀则有降血脂作用,因此这样的方案并不能直接表明是由于炎症受到抑制后导致的心血管事件率下降。因此,2 项以主要的硬终点研究目的的研究正在进行,并着眼于对高风险患者的二级预防中加以抗炎症治疗的效果,其他相关的研究也正在计划阶段。

在美国国家心脏/肺脏和血液中心(National Heart, Lung, and Blood Institute)的资助下,CIRT 研究(Cardiovascular Inflammation Reduction Trial)的研究

者近来将陈旧性心肌梗死或多支冠脉病变的患者纳入至一项关于甲氨蝶呤治疗的随机、双盲、对照研究(靶剂量为 20mg/周)。低剂量甲氨蝶呤是风湿性关节炎抗炎治疗的里程碑,不仅其药物不良反应少,且年龄较大并有反复冠脉事件风险的患者较为安全。这种抗炎治疗所针对的是疾病的上游环节,且治疗窗较广,而支持此 CIRT 研究的临床和生物学资源来源多种多样,包括对风湿性关节炎和银屑病性关节炎患者使用低剂量甲氨蝶呤治疗后血管风险降低的非随机观察,以及高胆固醇喂养的家兔使用甲氨蝶呤预治疗后内皮活化相关生物标志物下降的实验室证据,再加上其主动脉粥样硬化病变的数量和严重程度等。CIRT 研究的数据安全检查委员会近期回顾了 2000 例被入选该研究的患者作为"试点",但未发现任何安全问题。

在 CIRT 研究正在测试广谱抗炎药物的同时,Novartis 公司资助的 CANTOS 研究(Canakinumab Anti-Inflammatory Thrombosis Outcomes Study)把10 065 例陈旧性心肌梗死患者纳入一项关于使用卡纳单抗(Canakinumab)治疗的随机、双盲、安慰剂对照研究,而卡纳单抗是一种窄谱的人类单克隆抗体,可对白介素-1β 进行阻滞。白介素-1 是白介素-6 中心通路的重要驱动物质,且可能是动脉粥样硬化的原因。详细地讲,低氧可促进白介素-1 的表达,其来回存在于血流中,通过 NLRP3 炎性体活化而形成胆固醇结晶。在一项对高血管风险合并糖尿病患者进行卡纳单抗治疗的 2 期临床研究中,经过卡纳单抗的治疗后,纤维蛋白原、白介素-6 和 hsCRP 等炎症指标分别下降了 15%、45% 和 50%,而 LDL-C 水平未受影响。因此,在治疗高脂血症中尝试使用炎症理论的靶向治疗方法会受到混杂因素的影响,而卡纳单抗使其免受这些影响。像CIRT 研究一样增加了血管事件的一级硬终点,CANTOS 也追踪单发的 2 型糖尿病患者。与 CIRT 研究不同的是,CANTOS 研究除了对陈旧性心肌梗死合并持续的 hsCRP 水平>2mg/L 患者进行入组,并不对糖尿病或代谢综合征以及存在动脉粥样硬化病史的患者进行限制,也不排除接受重症监护或服用高剂量他汀治疗的患者。在这种情况下,CANTOS 研究使用目标生物标志物作为检测手段,同时对识别出来的持续炎症状态的高风险人群使用窄谱的抗炎治疗药物。

对慢性动脉粥样硬化或急性冠脉综合征患者进行选择性的抗炎治疗策略也正处于研究阶段。这些研究中使用的药物包括秋水仙碱(通常在心包炎中使用);乙酰水杨酸(一种对 2 型糖尿病可能有治疗效果的抗炎药物);阿那白滞素(一种白介素-1 受体阻滞剂);丝裂原激活蛋白激酶阻滞剂(在关于急性缺血的 TIMI-60 研究中处于研究阶段)。在抗炎治疗的研究中可能会影响机体的免疫状态,因此需要对患者感染风险进行仔细评估。另一层面值得关注的是,在既往的研究中并未发现非甾体类抗炎药和肿瘤坏死因子阻滞剂存在血管保护作用,因此具体的药物使用和炎症通路选择方面也亟待进一步研究。

在心血管领域,现有许多大型的研究验证 LDL 和炎症理论。迄今为止,已结束的关于他汀治疗的研究和关于依折麦布联合他汀治疗的研究显示经治疗后血管事件减少,两种治疗干预均能降低 LDL-C 和 hsCRP水平。正在进行中的有关前蛋白转化酶枯草杆菌蛋白酶/kexin(KEX2 蛋白酶)9 型抑制剂的研究也有乐观的结果并将可能揭示是否可通过新的机制,即延长LDL 受体的半衰期,来单纯降低 LDL 水平,以降低心脏事件和脑卒中的发生率。CIRT 研究和 CANTOS研究将向我们揭示是否可通过靶向抗炎治疗来降低hsCRP 和白介素-6(对 LDL-C 无明显影响),从而进一步降低心血管事件发生率。

若两个方向的研究都能得出正面结果,则心血管领域将清楚两种治疗包括单纯降低 LDL 和单纯抑制炎症活动是否均能减少血管事件发生率。若是如此,前蛋白转化酶枯草杆菌蛋白酶/kexin(KEX2 蛋白酶)9型抑制剂可能成为高 LDL 水平下他汀治疗以外的附加治疗药物。这种方法可能代表了经过审慎评估后使用单克隆抗体对患者进行个体化的病理生理学靶向治疗方向,即所谓的"个体化用药"的实质。所有这些研究结果预计将在数年内公布,届时我们在抗动脉粥样硬化性疾病的征途上将可能出现新的有力的武器帮助我们攻克此类疾病。

第 12 篇

心 外 科

1.3D 打印技术介导心室辅助装置置入在成人先心病合并心衰治疗中的应用

广东省人民医院　张洪宇　陈寄梅

一、概述

目前,成人先天性心脏病(ACHD)群体在数量上已经超过小儿先天性心脏病群体,这得益于先天性心脏病(CHD)外科的进步。但是,接近 1/4 的 ACHD 患者在 30 岁后会面临心力衰竭(HF)的困扰。例如,完全性大动脉转位(d-TGA)患者接受 Mustard 手术后,有 22% 的概率发展为 HF;纠正性大动脉转位(l-TGA)患者发展为 HF 的概率可达 32%;对于接受 Fontan 手术的患者而言,这一概率高达 40%。因此,ACHD 患者的 HF 问题值得关注。

在 HF 的治疗领域中,心室辅助装置(VAD)举足轻重,其技术成熟、种类繁多。能提供搏动性血流的 VAD,但体积较大,耐久性差(12~18 个月);另有一类小型的左心辅助装置,能提供持续性血流,在个案报道中,辅助时间可接近 10 年。近期有学者报道了一款小型 VAD,体积和高尔夫球相仿,重量低于 300g,采用双腔置入法放置,可提供双心室辅助。但是,CHD 群体使用 VAD 的经验仍然较少,原因在于各型 CHD 的解剖差异较大,病理生理十分复杂。

3D 打印作为近来新兴的技术,可通过整合患者的影像资料,构建接近患者真实解剖形态的模型。CHD 患者在接受手术前,构建其心脏的 3D 模型,从而使外科医生能提前直观地评估患者的心脏畸形特点。对于 ACHD,术前知晓心脏的解剖形态,对 VAD 的置入及管道的放置均有帮助。这意味着,3D 打印技术或许能解决前述 CHD 群体使用 VAD 所面临的困境,本文就此问题,回顾分析目前的研究现状。

二、体循环右心室的功能衰竭

(一)接受心房调转术后的完全性大动脉转位(d-TGA)

d-TGA 是一类复杂的先天性心脏畸形,特点在于心室与大动脉的连接不一致。其主动脉起源于右心室,而肺动脉起源于左心室(图 1A)。罹患 d-TGA 的患儿,出生时即可有发绀,必要时需将房间隔切除,使左右心的血液能充分混合,改善缺氧。目前,治疗 d-TGA 的首选方法是在出生 1 周左右行大动脉调转术,手术包括在半月瓣水平以上横断主动脉和肺动脉,再分别将主动脉和肺动脉与左心室和右心室出口吻合,从而恢复正常的心室与大动脉的连接,同时,重新种植冠状动脉。

在大动脉调转术开展之前,心房调转术曾广泛用于矫治 d-TGA,手术关键在于建立心房内板障,使肺静脉和腔静脉血流分别回流至右心室和左心室,采用自体组织建立板障者称为 Senning 手术,而 Mustard 手术采用的是人工材料(图 1B)。尽管心房调转术纠正了心内循环,但由于右心室承担了体循环负荷,d-TGA 患者仍然是 HF 的高危人群,40 岁后,接近 30% 的患者会发展为 HF,一旦 HF 的临床症状开始进展,年死亡率可达 50%。

然而,机械循环辅助(MCS)在治疗 d-TGA 心房调转术后 HF 方面的应用研究较少。Maly 等报道了一

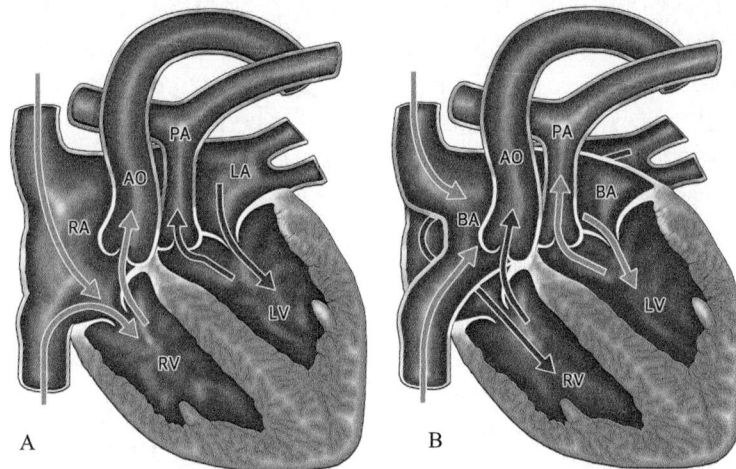

图 1　图示 d-TGA 的解剖形态。A. 示心房调转前的血流模式；B. 示心房调转术后的血流模式。(AO：主动脉，PA：肺动脉，RA：右心房，RV：右心室，LA：左心房，LV：左心室)

项小样本研究，回顾性地分析了此类患者在等待心脏移植期间使用 HeartMate Ⅱ 型 VAD 的预后；有 3 位患者存活至接受心脏移植，其中 2 位于术后 30d、502d 死亡，原因分别为辅助泵血栓形成和 HF；研究者总结认为，此类患者使用 VAD 辅助等待心脏移植是可行的方法。另有学者 Menachem 等也有类似的回顾性研究，其中 1 位 d-TGA 患者在 3 岁半时接受了 Mustard 手术，之后逐渐发展为严重的右心室功能不全，合并室性心动过速，置入 HeartMate Ⅱ 型 VAD 后成功过渡至心脏移植；作者详细地描述了 VAD 的置入方法：辅助泵放置在右上腹腹膜外囊袋内，输出管道经右上腹、胸腔走行，然后与升主动脉吻合。上述研究报道表明，MCS 在 d-TGA 患者的治疗上具有一定的潜力。

（二）纠正性大动脉转位（l-TGA）

l-TGA 患者的心脏解剖形态复杂，右心室位于左后方，心房心室连接和心室大动脉连接均不一致，未经氧合的腔静脉血流经右心房、右侧的左心室流入肺动脉，而氧合的肺静脉血流经左心房、左侧的右心室流入主动脉（图 2）。因而，l-TGA 又可称为"纠正型大动脉转位"，与心房调转术后的 d-TGA 类似，形态学右心室承担了体循环负荷。l-TGA 患者中，没有合并心脏畸形的患者，在 45 岁后会发展为 HF 的概率为 25%；而有合并畸形的患者，HF 的概率则高达 67%。整体上，13% 的 l-TGA 在成年期需要接受心脏移植。MCS 在治疗 l-TGA 的应用研究同样较少。在前文提到的 Menachem 等的研究里，回顾分析了 2 位 l-TGA 患者的临床资料。其中有 1 位心脏反位的 l-TGA 患者，接受 HeartMate Ⅱ 型 VAD 作为最终治疗；在 VAD 的置入方式上不同于常规，由于心脏反位，心尖位于右腋前

线，需将 VAD 旋转 180° 进行放置，动力装置位于左上腹；这位患者术后早期效果良好，但因硬膜下及蛛网膜下腔出血死亡。另一位患者，有严重的心功能不全、室性心律失常，并已发展为心肌病，需要正性肌力药物维持，等待心脏移植，但是患者存在同种致敏表现，最后置入 HeartMate Ⅱ 型 VAD；在 VAD 的放置过程中，输出管道置于左侧胸腔，与左侧的主动脉吻合；患者术后效果良好，出院后口服利尿剂治疗。

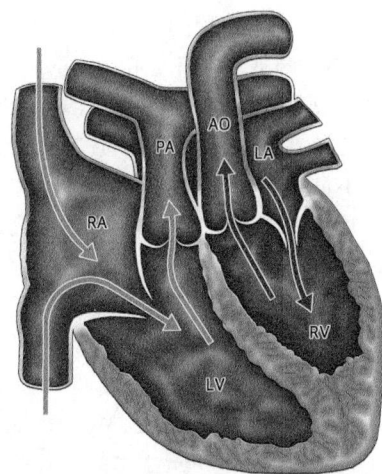

图 2　图示 l-TGA 的解剖形态。AO：主动脉，PA：肺动脉，RA：右心房，RV：右心室，LA：左心房，LV：左心室

（三）VAD 治疗此类 d-TGA 及 l-TGA 的难点

右心室作为体循环心室的心脏畸形，诸如 l-TGA 及心房调转术后的 d-TGA，置入 VAD 相当复杂，其中

一个重要的原因是此类心脏畸形的解剖形态变化多端。与左心室的心尖部相比，右心室的心尖部发育欠佳，难以选择理想的位置放置管道。严重的 HF 患者中，右心室扩张、变形，很难准确评估右心室形态。右心室特有的小梁部及调节束可能造成 VAD 管道血流梗阻，如果按照常规方法，在右心室表面凹陷处放置管道，血流梗阻的可能性更大，因而，不少医疗团队较为激进地切除右心室小梁部及调节束，并将管道靠后放置，以避免 VAD 管道血流梗阻。对于 l-TGA 患者，将 VAD 旋转180°进行放置不失为一种合适的方法。另外，多次手术造成的纵隔粘连，以及复杂的血流动力学状态，都是 d-TGA 及 l-TGA 置入 VAD 需面临的挑战。

尽管 l-TGA 及心房调转后的 d-TGA 以右心室承担体循环负荷后都会面临右心室衰竭，但各自的右心室解剖位置差异巨大。d-TGA 患者的右心室与正常心脏类似，位于右前位，但 l-TGA 患者的右心室则位于左后位。如果将 VAD 放置在右腹部，会有可能对心脏右侧结构造成压迫，术后需要密切的监测。这一点同样说明此类患者的个体差异。在关注对于心房调转术后的患者如何置入 VAD 的同时，心房内板障有无内漏、梗阻也不容忽视。有趣的是，在此类右侧放置 VAD 的并发症较少，原因可能是对侧心室无继发性衰竭。左心室辅助后，时常会因心室辅助所造成的一系列病理生理变化，继发出现右心室衰竭，但是右心室辅助后，左心室较少受影响。

(四)Fontan 手术后 HF 的治疗

对于心室不能支持双心室循环的患者，Fontan 手术是合适的选择。大多数此类患者，其中一个心室发育不良，无法承担体循环或肺循环负荷。Fontan 手术核心在于将腔静脉血流直接分流入肺动脉，而单一的心室则承担左心室的功能，将氧和血泵入体循环。这类 CHD 包括左心发育不良综合征、三尖瓣闭锁、左心室双入口等。Fontan 手术需分期多次手术。Fontan 手术完成后，上下腔静脉血流通过与肺动脉的吻合连接进入肺动脉，而功能性单心室，包括右心室形态和左心室形态，则承担体循环负荷。Fontan 手术是革命性的方式，为既往无法治疗的复杂 CHD 患者创造了生存的可能。尽管如此，Fontan 手术仍然被视为一种姑息性手术。在一项长期随访研究中发现，接受 Fontan 手术的患者在 20 岁的时候，有约 30% 的患者会发展为心力衰竭，提示我们应该尽早采取合适的心衰治疗措施。Fontan 术后常见的并发症包括血栓栓塞、蛋白丢失性肠病、纤维素性支气管炎、出血、房性心律失常及肝硬化。

Fontan 循环衰竭的患者，营养状态差，器官功能不全，并不是理想的心脏移植受体。目前，有少量的研究对 Fontan 循环衰竭的患者中使用 VAD 进行了回顾分析。Prêtre 等报道了 1 例使用 Berlin heart 进行右侧循环（即腔静脉进入肺动脉的循环）辅助的患者，这位患者支持体循环的心室收缩功能良好，房室瓣无异常，但仍有右心房扩大、心律失常及肾脏、肝脏功能衰竭的表现。在置入时，首先拆除腔静脉与肺动脉的吻合连接处，再将上下腔静脉的血流连接汇入输入管道，输出管道则与肺动脉连接，两条管道穿出皮肤后与 Berlin heart 连接后进行辅助。这位患者恢复良好，器官功能得以改善，腹水消失，13 个月后，接受了心脏移植。当支持体循环的心室功能不全时，有报道证实通过心室及主动脉插管建立左心辅助是可行的，且预后良好。综上所述，在 Fontan 循环衰竭的患者中置入 MCS 应"因地制宜"，现有的少量研究认为，VAD 置入时插管方式、装置的放置，应充分考虑 HF 的原因及心脏畸形的具体解剖形态。

(五)Fontan 手术后 HF 治疗的难点

Fontan 术后患者 HF 的临床状况，决定 VAD 的置入方式。承担体循环的心室功能良好时，所做的应该是拆除腔静脉与肺动脉的吻合。在术前，需进行充分的评估。Fontan 循环中如有分流、狭窄，包括肺动脉任何部位的狭窄，均需在术中一起矫治。

如前所述，ACHD 患者合并 HF 时，辅助装置的放置、插管方式颇具挑战性。3D 打印技术可在术前为外科医生提供患者更多的心脏解剖细节，可降低 ACHD 患者置入 VAD 潜在的困难。

三、3D 打印的相关要点

1986 年，学者 Charles Hull 发明了 3D 打印技术，又称为快速成型、积层制造或立体光造型技术。通过获取影像资料，运用局部图像分割法构建虚拟的 3D 模型，最后使用 3D 打印机打印出 3D 实体结构，不同打印机采用不同的打印技术。采用熔化沉积制造技术（FDM）的 3D 打印机，在平台上使用喷头喷出薄层的液化态热塑性塑料，逐层构建 3D 模型。采用立体光造型技术（SL）的 3D 打印机，则采用激光束介导感光性树脂在平台上逐渐构建 3D 模型。

3D 打印机的打印性能基于成品的尺寸、原材料的种类、层次的分辨率以及支架材料的溶解度。支架材料的作用是在成品凝固前保证其不塌陷。个别打印机能在同一模型上打印不同颜色的材料，这点很实用，例如打印包绕肿瘤的心肌组织时，可使得肿瘤与心肌的分界一目了然。无论是骨科，还是心脏专科，3D 打印出具有患者特异性的模型，对术前制订治疗方案大有裨益。

(一)3D 打印技术在非 CHD 患者中的应用

在合并 HF 的非 CHD 患者中，3D 打印技术对于手术方案的设计同样有帮助。成年患者在接受二尖瓣成形手术前,3D 打印模型可帮助外科医生评估二尖瓣反流的机制。同样的,准备行经导管主动脉瓣置换的主动脉瓣狭窄患者,通过 3D 打印出来的模型,术前即可知晓患者左心室流出道的解剖特点。

(二)3D 打印技术在 CHD 患者中的应用

3D 打印技术在儿童 CHD 患者中的应用较多,包括手术前评估右心室双出口、室间隔缺损、法洛四联症合并大的主肺侧支等心内结构和血管情况。有趣的是,十余年前即有相关研究,运用 3D 打印技术提高轴流型 VAD 的临床效果。

随着时间的推移,ACHD 患者合并 HF 的数量呈上升趋势,需要我们给予更多关注,研究不同的治疗方法,例如 MCS。相信在将来,3D 打印技术的成熟,能为我们构建更加精细的 CHD 患者的心脏模型,对延长 CHD 患者的寿命有所帮助。

(三)在合并 HF 的 ACHD 患者中应用 3D 打印技术的临床实例

患者为 36 岁男性,诊断为 d-TGA,5 岁时行 Mus-tard 手术,2 年后因心房内板障梗阻接受了再次手术解除梗阻。15 岁时因病窦综合征置入起搏器。患者曾有脑血管栓塞病史,导致右侧肢体乏力。随着病程发展,右心室功能逐渐衰竭,NYHA 心功能分级为 Ⅲ级。以心脏磁共振检查的影像资料作为数据来源,构建 3D 心脏实体模型,包括肺静脉板障、扩张的右心室(图 3)。然而,在模型打印出来之前,患者已经置入了 HeartMate Ⅱ型 VAD,作为心脏移植前的过渡。在管道植入过程中,为避免管道受肌小梁及三尖瓣组织的干扰导致血流引出受阻,需要特别小心。尽管没有用上打印出来的模型,但此实体模型对选择合适的位置放置 VAD 管道,避免血流受阻,使右心室充分减压,是十分有用的。不幸的是,这位患者因脓毒症、多器官功能衰竭,在 VAD 置入后 247d 死亡。

(四)构建 3D 模型的影像数据来源

采用何种影像数据,需要考虑多重因素。心脏 CT 可快速地提供高分辨率的影像资料,但是不足之处在于需要注射有肾损害的造影剂以及放射线的暴露;磁

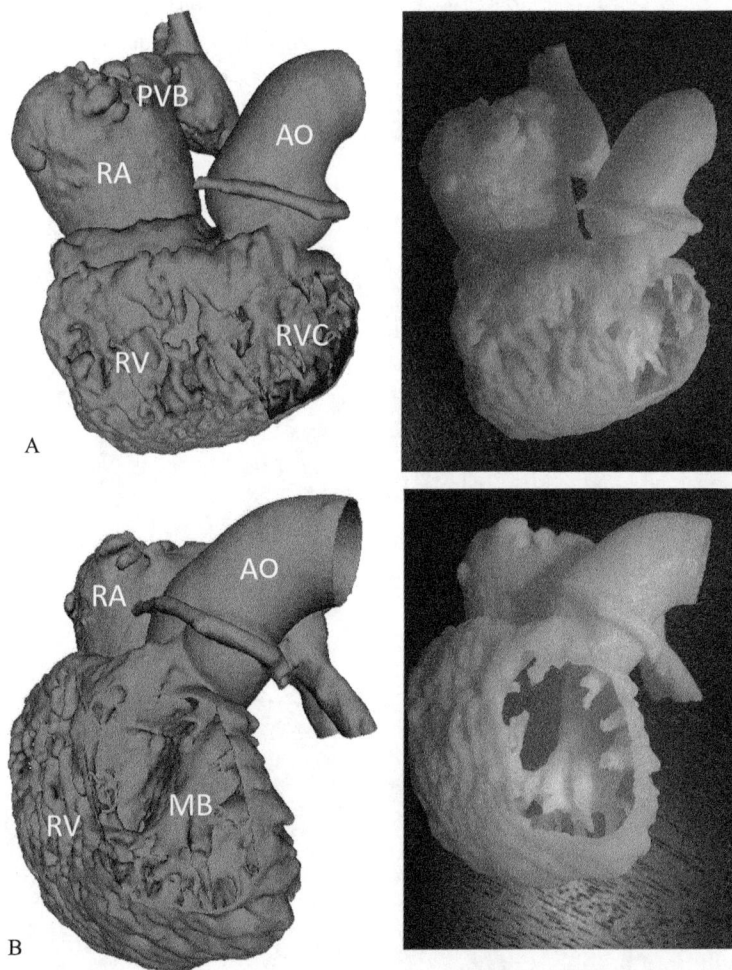

图 3　图示重建模型图与实体模型。A.为正面观,B.为左侧面观。(PVB:肺静脉板障,RA:右心房,RV:右心室,RVC:右心室腔,AO:主动脉,MB:调节束)

共振成像避免了放射线的暴露,无须使用造影剂即可清晰地显示心肌与血流,但是磁共振成像检查耗时长,小儿患者需要镇静。两种方法提供的数据都能构建优质的 3D 模型,患者的良好耐受是选择的基点。

四、展望

在医疗领域,3D 打印技术的应用前景令人欢欣鼓舞。3D 打印技术可以在手术前,给我们提供患者器官组织的实体复制品。对于需要置入 MCS 的患者,运用3D 打印技术,可以制作与患者解剖特点及尺寸一致的心脏实体模型,随后打印出契合患者解剖特点的有功能的 VAD。在生物打印领域,可在支架上逐层打印有活性的细胞,其前景值得期待。在医疗界,特别是外科医生,对于 3D 打印技术持积极的态度,而阻碍其广泛使用的因素最主要集中在 3D 打印的技术层面。虽然目前仍存在不可忽视的障碍,我们相信在不久的将来,3D 打印会在技术标准、临床应用、推广等方面,取得巨大的进步。

参 考 文 献

Gelow J M,Song H K,Weiss J B,et al. 2013. Organ allocation in adults with congenital heart disease listed for heart transplant:impact of ventricular assist devices[J]. J Heart Lung Transplant,32(11):1059-1064.

Maly J,Netuka I,Besik J,et al. 2015. Bridge to transplantation with long-term mechanical assist device in adults after the Mustard procedure[J]. J Heart Lung Transplant,34(9):1177-1181.

Norozi K,Wessel A,Alpers V,et al. 2006. Incidence and risk distribution of heart failure in adolescents and adults with congenital heart disease after cardiac surgery[J]. Am J Cardiol,97(8):1238-1243.

Piran S,Veldtman G,Siu S,et al. 2002. Heart failure and ventricular dysfunction in patients with single or systemic right ventricles[J]. Circulation,105(10):1189-1194.

Poirier N C,Yu J H,Brizard C P,et al. 2004. Long-term results of left ventricular reconditioning and anatomic correction for systemic right ventricular dysfunction after atrial switch procedures[J]. J Thorac Cardiovasc Surg,127(4):975-981.

2．先天性主动脉瓣二叶畸形合并主动脉扩张的手术策略

广东省心血管病研究所　范瑞新

美国心脏病学会、美国心脏协会以及其他合作机构已经发表了两篇指南提出先天性主动脉瓣二叶畸形患者容易合并重度主动脉扩张和主动脉夹层。这两篇指南分别是："2010 ACCF/AHA/AATS/ACR/ASA/SCA/SCAI/SIR/STS/SVM Guidelines for the Diagnosis and Management of Patients With Thoracic Aortic Disease"（J Am Coll Cardiol，2010，55：e27-130）和"2014 AHA/ACC Guideline for the Management of Patients With Valvular Heart Disease"（J Am Coll Cardiol，2014，63：e57-185）。但是，这两篇指南对需要外科干预的主动脉根部或者升主动脉的直径的下限有分歧。因此，美国心脏病学会和美国心脏协会召集了两篇指南的作者，一起回顾了相关的证据，达成了共识，并发表文章对两篇指南做了新的解读。这篇新的解读文章对胸主动脉疾病指南中的9.2.2.1章节和瓣膜疾病指南中的5.1.3章节的推荐等级和证据级别进行了修改。

主动脉瓣二叶畸形（Bicuspid Aortic Valves，BAV）患者往往会合并主动脉根部和升主动脉的扩张，这就导致 BAV 患者存在重度主动脉扩张和主动脉夹层的风险。但是，对于还没有出现重度主动脉瓣狭窄和主动脉瓣关闭不全而不具备主动脉瓣置换指征的 BAV 患者，需要行外科手术处理的主动脉扩张的具体直径还没有定论。美国心脏病学会、美国心脏协会以及其他合作机构发表的两篇指南在这方面也存在着分歧。美国心脏病学会和美国心脏协会召集了两篇指南的作者，一起回顾了相关的证据，达成了共识，并发表文章对两篇指南做了新的解读。这篇新解读的证据列表已经收录在线上数据库。这篇新解读由两篇指南的作者共同撰写，接受了同行的互查，并获得了美国心脏病学会、美国心脏协会以及其合作机构的认可。该文章对胸主动脉疾病指南中的9.2.2.1章节和瓣膜疾病指南中的5.1.3章节的推荐等级和证据级别进行了修改（表1、表2、表3）。

表 1　患者接受诊断性检查、临床干预和治疗策略的推荐等级和证据级别（2015 年 8 月更新）

推荐等级	证据级别
Ⅰ级（强烈推荐）收益远大于风险	A 级
描述该级推荐的惯用语	来自至少 1 个临床随机化对照试验的高质量证据
推荐	高质量临床随机化对照试验的 Meta 分析
有利和（或）有益和（或）有用	至少 1 个经高质量注册研究证实的临床随机化对照试验
应该实行和（或）执行	
描述疗效比较的习惯用语	
相较于治疗方案 B，应该偏向于选择治疗方案 A	
相较于治疗方案 B，应该选择治疗方案 A	
Ⅱa级（中度推荐）收益大于风险	B-R 级（随机化）
描述该级推荐的习惯用语	来自至少 1 个临床随机化对照试验的中等质量证据
合理	中等质量临床随机化对照试验的 Meta 分析
可能有利和（或）有益和（或）有用	
描述疗效比较的习惯用语	
相较于治疗方案 B，可能应该偏向于选择治疗方案 A	
相较于治疗方案 B，选择治疗方案 A 更合理一些	
Ⅱb级（较弱推荐）收益不小于风险	B-NR 级（非随机化）

续表

推荐等级	证据级别
描述该级推荐的习惯用语 　可能合理 　可以考虑 　疗效还不明确	来自至少1个设计和实施均良好的非随机化研究 此类研究的 Meta 分析
Ⅲ级:无益(中立)收益等于风险	C-LD 级(数据有限)
描述该级推荐的习惯用语 　不推荐 　无利和(或)无益和(或)无用 　不应该实施	设计或者实施存在局限性的随机或者非随机化研究 此类研究的 Meta 分析 关于人体的生理学或者机制研究
Ⅲ级:有害(强烈反对)风险大于收益	C-EO 级(专家意见)
描述该级推荐的习惯用语 　潜在有害 　导致损伤 　增加并发症发生率及死亡率 　不应该实施	基于临床经验的专家共识

表 2　BAV 患者合并主动脉窦部或者升主动脉扩张时的处理方案:建议

推荐等级	证据级别	建　议
Ⅰ级	B-NR 级	对于没有临床症状的 BAV 患者,如果主动脉根部或者升主动脉的直径大于 5.5cm,建议接受手术治疗,行主动脉根部或者升主动脉置换 目前还没有明确的证据表明 BAV 患者行主动脉根部或者升主动脉置换的手术指征要宽于三叶主动脉瓣的升主动脉瘤患者。这两类患者的升主动脉的组织学特性和流体力学特点都不相同。因此,相较于三叶主动脉瓣的升主动脉瘤患者,BAV 患者应该更容易发生主动脉夹层。但是,在急性 Stanford A 型主动脉夹层的患者中,BAV 患者主动脉根部或者升主动脉的直径要大于三叶主动脉瓣的患者。正是因为这些相互矛盾的证据以及缺乏充分的前瞻性研究或者随机化对照研究的证据,BAV 患者需要接受升主动脉置换的主动脉扩张的具体直径还没有定论。然而,对于主动脉根部或者升主动脉瘤的患者,目前的广泛共识认为,无论何种病因,只要主动脉直径大于 5.5cm,就应该接受手术治疗。这一共识同样适用于 BAV 的患者
Ⅱa	B-NR	对于没有临床症状的 BAV 患者,如果主动脉根部或者升主动脉的直径大于 5.0cm 并且患者合并其他的主动脉夹层的高危因素(例如主动脉夹层家族史或者主动脉直径的增长速度大于 0.5cm/年),可以考虑接受手术治疗。在主动脉直径大于 5.0cm 时,如果患者的手术风险很小,并且由技术成熟的大中心里的经验丰富的手术团队来实施手术,那么也可以考虑接受手术治疗 对于确认有主动脉夹层家族史或者主动脉直径的增长速度大于 0.5cm/年的 BAV 患者,当主动脉直径大于 5.0cm 时,可以考虑接受外科手术治疗。BAV 患者发生主动脉夹层的年龄要小于三叶主动脉瓣的患者。相较于合并无症状的大升主动脉瘤的三叶主动脉瓣患者,具有类似大小无症状升主动脉瘤的 BAV 患者,在更年轻时接受预防性外科手术治疗可能使患者受益。回顾性研究数据支持主动脉根部直径≥5.0cm 的患者接受手术治疗。因此,在 2014 年的指南"2014 AHA/ACC Guideline for the Management of Patients With Valvular Heart Disease"(见表 2)中,对于低手术风险的 BAV 患者,如果主动脉直径≥5.0cm,并且由技术成熟的大中心里的经验丰富的手术团队来实施手术,那么可以接受主动脉根部置换或者成形,或是升主动脉置换。主动脉窦部直径和升主动脉直径的手术阈值是否一样还有待进一步研究。对于合并 Turner 综合征的身材矮小的 BAV 患者,绝对的主动脉直径并不能预测主动脉夹层的风险,而应该采用主动脉直径指数≥2.5cm/m^2 作为手术指征。此外,有一项研究指出,主动脉根部最大直径所在横断面的面积比上患者升高,该比值≥10cm^2/m,也提示患者易发生主动脉夹层

续表

推荐等级	证据级别	建　议
Ⅱa	C-EO	2BAV 患者因重度主动脉狭窄或者主动脉反流需要行主动脉瓣置换时,如果升主动脉直径大于 4.5cm,可考虑同期行升主动脉置换 对于需要行主动脉瓣置换的 BAV 患者来说,需要同期行升主动脉置换的主动脉直径大小还不明确,相关研究还不足。目前已经有一些研究将 BAV 患者行主动脉瓣置换术后主动脉进行扩张和主动脉夹层的风险作为研究对象,但是尚未得到明确的结论

表 3　结合 STS 风险预测模型的风险评估、虚弱,主要器官功能不全和手术的特殊障碍

	低危(必须满足所有标准)	中危(满足任意一个标准)	高危(满足任意一个标准)	禁止手术(满足任意一个标准)
STS 评估模型	<4%	4%~8%	>8%	
虚弱[a]	没有	1 项(轻度)	≥2 项(中到重度)	术后 1 年内预计主要并发症(所有原因)发生率或者手术死亡率大于 50%
术后无法改善的主要脏器功能不全[b]	没有	1 个器官	不超过 2 个器官	≥3 个器官
手术的特殊障碍[c]	没有	可能有手术的特殊障碍	可能有手术的特殊障碍	严重的手术的特殊障碍

[a]. 7 项虚弱指标:生活自理(独立进食、洗澡、穿衣、移动、上厕所和控制排尿)和独立步行(无需步行辅助设备或者 6s 内可以走 5m)。

[b]. 主要脏器功能不全举例:心脏—重度的左心室收缩功能不全或者左心室舒张功能不全或者右心室功能不全,固定的肺动脉高压;慢性肾病 3 期或者更差;FEV_1<50% 或者 DL_{CO_2}<50% 预计值的肺功能不全;中枢神经系统功能不全(痴呆,阿尔茨海默病,帕金森病,脑血管意外伴有持续的肢体活动受限);胃肠道功能不全—克罗恩病,溃疡性结肠炎,营养性损伤,血清白蛋白<3.0;肿瘤——活动性恶性肿瘤;肝脏——肝硬化病史,曲张静脉出血,缺乏维生素 K 治疗后 INR 升高。

[c]. 举例:气管切开状态,升主动脉重度钙化,胸廓畸形,冠状动脉旁路粘连在胸骨后壁,放疗损伤

参 考 文 献

Fedak PWM, de Sa MPL, Verma S, et al. 2003. Vascular matrix remodeling in patients with bicuspid aortic valve malformations: implications for aortic dilatation. J Thorac Cardiovasc Surg, 126: 797-806.

Grewal N, Gittenberger-de Groot AC, Poelmann RE, et al. 2014. Ascending aorta dilation in association with bicuspid aortic valve: a maturation defect of the aortic wall. J Thorac Cardiovasc Surg, 148: 1583-1590.

Hiratzka LF, Bakris GL, Beckman JA, et al. 2010. 2010 ACCF/AHA/AATS/ACR/ASA/SCA/SCAI/SIR/STS/SVM guidelines for the diagnosis and management of patients with thoracic aortic disease. A report of the American College of Cardiology Foundation/American Heart Association Task Force on Practice Guidelines, American Association for Thoracic Surgery, American College of Radiology, American Stroke Association, Society of Cardiovascular Anesthesiologists, Society for Cardiovascular Angiography and Interventions, Society of Interventional Radiology, Society of Thoracic Surgeons, and Society for Vascular Medicine [published correction appears in J Am Coll Cardiol, 2013, 62: 1039-40]. J Am Coll Cardiol, 55: e27-129.

Jacobs AK, Anderson JL, Halperin JL, et al. 2014. The evolution and future of ACC/AHA clinical practice guidelines: a 30-year journey: a report of the American College of Cardiology/American Heart Association Task Force on Practice Guidelines. J Am Coll Cardiol, 64: 1373-1384.

Nishimura RA, Otto CM, Bonow RO, et al. 2014. 2014 AHA/ACC guideline for the management of patients with valvular heart disease: a report of the American College of Cardiology/American Heart Association Task Force on Practice Guidelines [published corrections appear in J Am Coll Cardiol. 63: 2489]. J Am Coll Cardiol, 2014, 63: e57-185.

3. 人工生物瓣血栓形成：已了解的和应该了解的是什么

广东省人民医院　黄焕雷　卢　聪

简介

人工生物瓣膜失功能需再次手术的患者中有11%是由于生物瓣血栓形成（BPVT），在术前根据超声影像的特征可以确诊。如能及早诊断BPVT并给予恰当的处理，可以避免血栓形成早期的再次手术。人工生物瓣失功能的主要机制是结构性退化。BPVT所带来的风险有多大尚不清楚，但目前普遍认为是非常低。最近一项发表在2015年12月的JACC（美国心脏病学会杂志）的研究结果表明BRVT并不是引起人工生物瓣膜失功能的少见原因，使得原来的观点受到挑战。在此我们回顾了这篇新近研究的重要发现，并阐明一些尚未解决的问题及BPVT未来研究方向。

一、BPVT有多常见

Egbe和同事们对在梅奥医学中心接受人工生物瓣膜置换术的397例患者进行筛查，检出46例BPVT患者（11%）。结果与以往认为BPVT是围术期现象的错误观念不同，这项研究发现因BVPT再次手术的患者中，65%发生在术后一年以上，其中高达15%发生在初次置入后5年以上。作者根据对3161例单个生物瓣膜置换的患者在他们中心进行心脏彩超随访的结果，估计BPVT的发病率约在1%。

尽管这项研究强调了BPVT是人工生物瓣膜失功能需要再次手术的重要原因，但是它在人群中的发病率仍不清楚。本研究中报道中的发病率1%仅仅是基于随访超声心动图患者队列研究得出的。不幸的是，在研究期间几乎一半的接受生物瓣置换术的患者由于缺乏随访超声心动图结果，而被排除在该分析外，因此并不能确定BPVT的真实发病率。此外，Egbe及其同事的这项报告是基于单个中心的经验得出，由于转诊偏倚，这部分患者的人口统计学特征对整个心脏瓣膜病的普通患者人群可能不具有代表性。

第二个未解决的流行病学问题是BPVT发生的时间。本研究将采用"距离置入时间"来代替"血栓形成时间"。由于BPVT的发生到再次手术的时间是未知的，因此，假设用置入时间去代替血栓形成时间将高估结果是合乎逻辑的。因此，需要一个不同设计方案的

研究来明确BPVT发病率和BPVT发生时间。

BPVT不仅可发生在通过外科方式置入的生物瓣膜，也可发生于经导管主动脉瓣置换术（TAVR）置入的生物瓣膜。近来一项研究报道55例接受经皮导管主动脉瓣置换术的患者中有22例（40%）出现了瓣叶活动度降低。所有患者接受抗凝治疗后，瓣叶活动均恢复，提示这部分人群中40%的人工生物瓣失功能的原因是BPVT。此外，Del Trigo及其同事们观察到，他们的一组接受经导管瓣膜置换术后、平均随访时间超过20个月的患者，其中4.5%出现置入的生物瓣血流动力学功能恶化（跨瓣压差增加>10mmHg）。在一项多变量分析中，出院后未能有效抗凝的患者出现瓣膜功能障碍的风险增加（危险比值3.35），这也为"血栓形成是部分患者生物瓣膜失功能的一个原因"这个观点提供了依据。

二、如何诊断BPVT

在这项研究中，45例接受了经食道超声心动图检查的患者，只有6例（13%）被诊断为BPVT。BPVT患者中相当大比例误诊为瓣膜结构衰败而被建议再次手术。这说明对BPVT认识不足，也缺乏明确的诊断标准。

作者根据超声心动图特征，提出一个BPVT的诊断模式：5年内的置入假体跨瓣压差增加50%、瓣叶厚度增加和瓣叶活动度异常。这项研究共纳入138例患者，应用这个诊断标准敏感度为72%，特异性达90%。值得关注的一点是，对该诊断模型的效能进行检测的人群是因严重人工生物瓣膜失功能而行再次手术的患者，是经过高度选择的人群。该模型用于其他人群中，预测性可能更低些。

生物瓣膜置入术后5年内，每年一次超声心动图检查并不作为常规推荐。这个建议是基于假设结构性退化的风险（即瓣尖钙化或撕裂），被认为是人工生物瓣膜失功能的唯一机制，但是这种风险在置入术后5年内发生率非常低。本研究显示85%的BPVT发生在第一个5年内，而在这段时间内并不常规推荐超声心动图检查。

体格检查的异常发现可能是提示发生BPVT导致显著假体失功能的线索，并促使患者行超声心电图检

查,但是临床评估渐进性瓣膜功能障碍不完全可靠。如果目的是为了立即识别 BPVT 和及早予以抗凝治疗,则依赖异常体格检查发现作为提示需进一步超声心动图检查的必要条件,也许并不是有效的监控策略。除了经胸和经食道心脏超声,使用其他辅助的成像方法如 CT,也可以非常有效地识别 BPVT,这在经导管主动脉瓣置换术后瓣膜失功能的研究中已经得到证实。

三、如何治疗 BPVT

来自 Mayo 中心的一项初步研究,在诊断为 BPVT 的 15 例患者中,有 14 例(93%)接受抗凝治疗从而避免了二次手术。包括经导管介入瓣膜置入的其他几项的病例报道研究结果取得相似的发现。对于接受抗凝治疗的的 BPVT 患者,抗凝治疗通常观察 4～12 周。但最适合的抗凝治疗观察时间和最有效的抗凝治疗方案目前还不确定。

四、如何预防 BPVT

对于人工生物瓣置入时间超过 3 个月的 BPVT 患者,ACC/AHA/ESC 指南中并未推荐行采用抗凝药。在 Egbe 及其同事的研究中,63 例(46%)患者围术期的抗凝资料完整,其中根据指南使用围术期抗凝治疗方案的 37 例(59%)患者,在有效预防 BPVT 的发生方面,这 37 例患者并没有取得更好的结果。几乎所有患者一旦被诊断为 BPTV,都接受了抗血小板治疗,然而并无预防作用。作者表明 BPVT 不是围术期事件,也提出目前指南推荐的围术期预防措施可能并不能有效预防 BPTV。

来自丹麦国家患者注册中心的一项纳入 4057 例主动脉置换术患者的大型随访观察研究结果清楚地表明,外科主动脉瓣置换术后 6 个月内中断抗凝治疗,与血栓栓塞及心血管死亡风险增加相关。这些结果,除

了发现早期的瓣膜失功能外,强烈建议在所有置入人工生物瓣患者在早期应使用华法林抗凝治疗。

制定以循证医学为基础的预防 BPVT 的建议需要更恰当的危险因素分层。Egbe 及同事们确定阵发性心房颤动(不是持续性房颤)和抗凝不足(定义为国际标准化比值< 2.0)是 BPVT 的风险因素。值得注意的是半数以上的患者在诊断 BPVT 时并没有阵发性心房纤颤或者需要抗凝的适应证,这也进一步提示了 BPTV 存在其他还不明确的临床的、人口学的以及可能是假体本身所带来的危险因素。

假体类型在 BPVT 发生中的作用尚不清楚。早前的一份研究中,Brown 团队曾报道了 8 例使用猪瓣的患者发生主动脉瓣 BPVT,然而无一例发生于牛心包瓣。在 Egbe 团队的研究中使用的主要假体类型是猪瓣,但是 46 例患者中有 8 例(18%)的 BPVT 发生牛心包瓣膜。因此,在那项研究中,猪瓣膜并不是 BPVT 的预测因子。

五、展望

目前研究需要强调的可以概括如下:①BPVT 并非是 BPVD 的一个少见原因,并且常常认识不足。②BPVT 不是围术期的一个并发症,它可能发生在置入术后几年内。③根据 BPVT 的超声心动图特征进行术前诊断是可行的。④大多数的 BPVT 发生于人工瓣膜置入后 5 年内,而目前的心脏瓣膜病指南并未推荐置入术后 5 年内常规行超声心动图检查,这个观点需重新审视。一些重要的问题仍未得到解答,包括:①BPVT 的发病率?②最有效的筛查方法?③BPVT 的其他临床和人口学的风险因素?④预防 BPVT 的围术期抗凝的最佳持续时间?⑤新型口服抗凝药对 BPTV 的疗效?

回答这些问题需要进一步的基于人群的前瞻性研究。

4. Fontan 手术失败的临床表现及处理

广东省人民医院 朱 平 刘南波 夏小君

一、概述

文献报道的 Fontan 手术失败临床表现不尽相同,导致对 Fontan 手术研究对比和治疗评估面临挑战。在心力衰竭的文献中,将许多关键概念统称为"心力衰竭",它是各种病因的共同临床症状。由于先天性心脏病学会试图克服"Fontan 手术失败",这些概念也随之出现。接下来,将从 4 种临床表现方面讨论 Fontan 手术失败,包括评估、潜在治疗策略以及术后指导。

二、介绍

"Fontan 手术失败"常表现为以下两种临床症状之一,不可修复的收缩功能以及保留收缩功能,但伴有运动不耐受、水肿、蛋白缺失型肠道病、纤维素性支气管炎、难治性腹水和或胸腔积液。然而,大量的临床证据显示这些针对"Fontan 手术失败"定义及分类是不完善的。在获得性心力衰竭中,已证实"保留射血分数的心力衰竭"(HEpEF)和"射血分数降低的心力衰竭"(HFrEF)的病因及病理生理过程不同,但二者结果相似。Fontan 手术失败在描述上可能是相似的,但额外的生理表型都表现出"Fontan 手术失败"的临床综合征。

1971 年 Fontan 和 Baudet 在其报道中将其对三尖瓣闭锁患者所行的 3 例右心房肺动脉吻合术称为"纠正性手术",自那以后,该类手术的治疗效果逐渐清晰。在第一次开创性的手术后 40 多年里,这类患者的短期效果显著的改善,患者生命第一个 10 年存活率从开展 Fontan 手术前的 10% 到现在的 90%,且术后存活超过 25 年的患者比例超过 70%。晚期并发症和死亡的影响因素在成年人或儿童患者中可能各不相同,这与二者接受手术的时间不同和"生存效果"相关。比如,在儿童患者中,心室功能障碍可能与预后不良密切相关,但在成年患者中的重要性可能降低,其表明,在成年 Fontan 术后幸存者中,与儿童患者对比,可能主要以非心脏性并发症为主。无论如何,Fontan 手术失败影响年龄谱,我们有义务去更明确的定义和了解不同的临床表型。因此,为了更好地定义、处理和研究 Fontan 手术失败,我们根据临床生理学,提出了一个表型分类方法。

(一)成年人和儿童 Fontan 手术失败的区别

所提到的成年患者与小儿患者行 Fontan 手术缓解的区别让我们对导致不良预后和死亡率的影响因素有了深刻的理解。例如:新生儿的右心室形态改变较成年人而言,在预后判断中更有意义。相同的,与新生儿相比,成年人患者 Fontan 手术失败可能表现为不同的血流动力学模式,包括:心排血量增高,全身血管阻力降低。虽然这些发现第一眼看上去可能与直觉不符,我们需要谨记的是:现今大多数 Fontan 手术存活者都是在儿童期接受了 Fontan 手术的患者,因此,虽然在童年期可能会由于心室衰竭或纤维性支气管炎而损耗,比如说,那些在童年期未死亡的患者可能在青少年期或成年期发展为多器官功能衰竭,表现出不同的病理生理学模式。

(二)所有的 Fontan 手术失败都相同吗

Fontan 循环对其他器官的影响:无脉性 Fontan 肺动脉循环产生了全身性静脉高压伴肝充血,术后第一天就开通无脉性肺血流。该循环的长期结果影响了多个器官,如表一所述。尽管存在保留全身心功能,右心的缺失和其相关的肺循环内搏动性血流会导致循环功能障碍。每个患者的器官系统所受影响不全相同,在变量的范围内,异常的循环会产生许多潜在的结果,如这部分所述。多器官并发症促成了 Fontan 手术失败的不同表型。

1. 肺 单心室患者的尸检研究中详细描述了肺血管重塑——Fontan 术后患者早期和晚期的病理表现不同。这些研究表明了两种肺血管重塑的可能机制:婴儿早期的非限制性血流导致了肺血管重塑,而在被动的非搏动性肺动脉血流下进一步加重了肺血管的重塑。增高的肺血管阻力导致了肺血流量降低,肝和门静脉充血,心排血量降低,以及最终静脉-静脉侧支循环降低了全身性静脉高压,且在一定程度上增加了心排血量,仅表现出发绀。而且,右心室压力的缺失以及依赖重力的肺灌注会导致肺血流的缺失,从而引起"肺血管容量"降低。此外,搏动的缺失可能导致内皮细胞功能障碍和主动脉-肺侧支循环的形成,从而产生左向右分流。

2. 肝脏 静脉循环中,肝灌注主要由门静脉负责,来自内脏循环的血流(小肠和脾脏)通过肝脏和肝静脉回到心脏。在正常心脏中,静脉回流主要是由右心室压力导致,以及小程度上的呼吸作用,两者对抗重力并推动血液回流到心脏。在 Fontan 循环中,由于缺少右心产生的压力,肝脏成为静脉血流的"容器",肝血窦充盈。因此,Fontan 术后数个小时内就发生肝脏被动性充血。Fontan 循环的长期效应包括肝窦纤维化,中央小叶坏死,肝硬化,在一些病例中还伴随肝细胞肝癌的发生。从生理学角度上说,门脉血流阻塞和继发的门脉高压改变了血流动力学,从而保证了肝脏灌注。肝脏主要依靠门静脉血流灌注,一旦门脉血流降低,引起肝动脉缓冲反射,内脏和全身循环代偿性扩张,该反射需要持续性的心排血量增加,循环血量增加,并最终导致全身血管阻力降低。因此,肝脏充血和门静脉充血导致门静脉和内脏血管血压升高,其是肝灌注不足引起的代偿反应。Fontan 循环维持持续性高心排血量的能力是有限的;因此,失代偿的发生可能比伴有肝硬化和两心室循环的患者出现的更快。让人感兴趣的是,肝充血导致的肝硬化在心脏移植离体后是可逆的,但是,在 Fontan 人群中显示可逆性的能力是有限的。相反,肝硬化影响心脏移植术后的结果,并导致高达 50% 的手术死亡率和 75% 的住院期间并发症。值得一提的是,监测肝功能障碍(天冬氨酸转氨酶,丙氨酸转氨酶和白蛋白)的血清学检查在辨别 Fontan 患者肝硬化方面并不敏感。

3. 脑　很多研究表明 Fontan 循环可能与大脑畸形有关,包括多区域复合脑功能的缺失,尽管这些缺陷可能很微小。此外,这些患者脑卒中的高发,无论是心理还是生理上,都有可能归咎于这些缺陷。在最近的一项横断面研究中,纳入 156 名具有 Fontan 生理特征的青少年,通过 MRI 检测,其大脑结构畸形的发生频率约为对照组的 11 倍(66% vs. 6%);13% 的患者有脑卒中的证据,未被诊断者占 40%,脑血流可能降低而脑循环中动脉硬度则增高;然而,这些发现与功能性结果的关系尚未明确。

4. 淋巴　继发于 Fontan 循环的全身静脉压和内脏循环压力的升高会导致淋巴管回流的不可逆性损伤。蛋白缺失型肠道病(PLE)的机制不全清楚,但是可能包括入肠道淋巴管的破裂降低了升高的全身静脉压。蛋白缺失型肠道病在心室收缩功能和"Fontan"血压正常时也会发生,我们认为其构成约 10% 的 Fontan 手术失败,且早期文献报道中认为其导致 50% 的 5 年内死亡率。对比心脏外 Fontan,心房-肺 Fontan 手术的 PLE 发生率明显增高。新的影像学技术让我们对淋巴管畸形有了更好的了解,从而促进了新的介入技术的发展。

5. 肾脏　肾衰竭是各种原因所致疾病的 Fontan 手术患者临终时发病率最高的并发症。尽管高 MELD 评分分别与突发的心脏休克、充血性心力衰竭所致死亡以及心脏移植相关,在 Fontan 患者中,其首先是由评分中的血清肌酐部分决定的。来自梅奥诊所的一系列研究描述了过去 40 年间死亡的 281 例 Fontan 患者,其中 30% 的患者伴有致死性肾功能障碍。然而,单单将肾功能异常作为 Fontan 手术失败的标志是不正确的。因为轻度肾功能障碍和不良反应的关系尚未明确。心肾综合是一个定义明确的临床症候群,预示获得性心脏病患者预后不良。相同的,在伴门脉高压的肝硬化患者中肝肾综合征描述准确,同样预示预后不良。Fontan 患者具有心脏和肝脏功能障碍的风险,因此肾脏的不可逆性损伤可能是与心、肝、或二者同时功能障碍或一种原发性肾脏疾病的功能障碍导致肾灌注不足的结果。

6. 心脏　结构上来说,在 Fontan 循环中单心室的扩张、肥大、收缩功能降低,主要导致生命早期发生容量过负荷,其发生先于 Fontan 手术完成。该问题在右心室畸形和系统性三尖瓣畸形中进一步加重,二者的形成无法抵抗长期的体循环压力,因此可能很快就失效了。心律失常一般发生在 Fontan 术后,可能引起进一步的血流动力学不稳定。晚期的心力衰竭可能会提高神经激素反应,例如去甲肾上腺素和活化的肾素-血管紧张素-醛固酮系统,都会在 Fontan 循环手术后出现,且在有症状的 Fontan 患者(功能分级 Ⅲ-Ⅳ 级)中比在无症状患者及控制组中其程度更高。这些神经激素的发现与成年人获得性心脏病患者中描述的相似。

7. 周围血管　Fontan 手术增高了患者中心静脉压,其是一种血容量和心脏功能。但是也依赖于血管平滑肌的作用。Kelley et al,其发现 Fontan 患者中平均每 33% 外周静脉容量的降低归咎于静脉紧张性的增高。全身静脉压的逐渐增高和升高的经肝梯度归咎于静脉瓣炎症,其会导致静脉回流,且在高达 49% 的 Fontan 患者中已得到验证,尽管之前这些患者并未有任何静脉障碍的临床表现(变色或溃疡)。

(三)Fontan 手术失败表型

可以将 Fontan 手术失败当成是一种临床症候群,其中 Fontan 术后循环系统再也无法满足人体代谢需求,其与表现运动不耐受、充血或非充血的心力衰竭相似。一般来说,Fontan 手术失败患者一般以全身性静脉充盈或"右心衰竭"——肝充血、腹水、水肿为主要临床表现。肺静脉充盈—肺水肿—一般耐受不良,原因是在肺静脉压升高的情况下增加肺动脉血流的能力是有限的。有趣的是,Fontan 手术失败的临床体征也能在血流动力学和心室功能"正常的情况下"发生。治疗的临床反应可能因血液循环的病因学不同而不同。对于这些反应,我们建议多种更广的 Fontan 手术失败表型,从而发现表型间重叠的可能发生。

在确定一种表型之前,必须先确保 Fontan 手术失败的临床表现中没有解剖学的作用。Fontan 术后解剖学问题是很常见的,必须对临床恶化的患者进行全身检查并予以纠正。瓣膜性心脏病,肺支气管狭窄,Fontan阻塞,主动脉弓阻塞以及心律失常需要在患者未发生不可逆转的Fontan手术失败前进行治疗。本文旨在于假设导致临床恶化的所有解剖学和心律失常问题都已被纠正。血流动力学表型都在表1中详细描述。

肾脏低灌注是所有表型终末期常见表现,与死亡率密切相关,需要进行肾移植。肾衰的原因从心—肾到肝—肾,再到PLE引起的循环血容量相对性降低。肾功能下降是一个不好的征兆,要尽全力去了解和纠正导致肾脏低灌注的生理学机制。

表1 Fontan手术失败的血流动力学表型

表型	收缩功能	心室终末期舒张压	心输出量	SVR
Ⅰ型射血分数减少型Fontan手术失败	降低	升高	正常或降低	升高
Ⅱ型保留射血分数型Fontan手术失败	正常	升高	正常或降低	升高
Ⅲ型心功能正常型Fontan手术失败	正常	正常	正常或升高	正常或降低
Ⅳ型淋巴管异常型Fontan手术失败	正常	正常或降低	正常或升高	正常或降低

(四)类型Ⅰ:射血分数降低型Fontan手术失败

大多数伴射血分数降低的Fontan手术失败(FFrEF)同获得性收缩期心力衰竭非常相似,都以心衰的临床症状和体征为特征性表现,射血分数降低(不管心室形态学),终末期舒张压以及肺静脉压升高,肝充血,心排血量增加能力有限,全身血管阻力升高,静息心排血量降低。伴有射血分数降低患者可能也常规表现出舒张期心室功能障碍,反之也一样。

"Fontan手术失败"伴收缩期功能障碍是婴儿Fontan手术失败的常见类型。在儿童中,与成年患者比较,"无左心室"的单心室形态患者可能有更高的非常规入院风险。伴有左心室发育不全综合征的患者可能在生命早期、级间期(正常和Gleen手术之间)发生收缩功能障碍。有些患者可能在儿童期就出现症状并接受移植或在儿童期死亡。收缩功能降低所导致的心律失常在文献中详细记载,且其是猝死的风险因素。Fontan术后早期发生左心室收缩功能障碍的儿童患者的高死亡率,在Fontan术后晚期可观察到不同表型,其形成了一个"生存"队列。

伴收缩功能障碍的Fontan患者的临床表现可能与以右心室衰竭为主的双心室心力衰竭相似——肺水肿,肝充血,腹水,伴或不伴全身水肿。收缩功能障碍导致神经激素活化,与获得性心脏衰竭患者所观察到的相似,其是Fontan手术失败伴射血分数降低表型的潜在治疗的适应证。在伴射血分数降低的Fontan手术失败类型中会出现发绀,其是中心静脉压慢性升高导致的静脉-静脉侧支循环的建立的结果。

(五)类型Ⅱ:保留射血分数的Fontan手术失败

保留射血分数的Fontan手术失败(FFpEF)和肺静脉充血与获得性"舒张期心力衰竭"相似——一个表型不同的人群里和其本身。尽管在影像学上表现为保留射血分数,收缩功能障碍部分是罕见的。相似的是,

相对控制组,尽管右心系统在质量上维持正常的射血分数,单右心系统的Fontan患者的右心室应变影像已经降低。临床上看,伴舒张期障碍的Fontan患者的临床表现主要是肺静脉充血、伴继发的Fontan压力升高以及肝充血。血流动力学表现为正常或低心排血量,右心室终末期压力升高,以及全身血管阻力升高。这些患者可能出现舒张期功能障碍,通过非侵入性的组织回声多普勒测得,从而使体外诊断Ⅱ型Fontan手术失败成为一种可能。

冠脉窦进入Fontan通路并伴有右心房压力升高可能修复舒张功能。从冠脉窦进入Fontan循环常发生在心房肺动脉类型的Fontan手术中,且可能导致舒张功能障碍。心脏纤维化也在Fontan术后的成年患者中出现,其也可能导致舒张功能障碍。最后,Fontan术后患者鲜少发生冠脉粥样硬化,但若患者有高危因素则需考虑。

类型Ⅲ:血压正常的Fontan手术失败

射血分数和血流动力学正常但伴有临床右心衰竭症状的Fontan患者可能是最难护理的。血压正常的Fontan手术失败(FFnH)患者的临床表现包括:右心充血、肝大、脾肿大、腹水、静脉曲张以及运动不耐受,这似乎与正常的血流动力学和影响相矛盾。

多器官系统,如前文所述,可能导致这种表型的产生,让确定其病因和成功治疗变得困难。侵入和非侵入性数据都表明该患者似乎有"良好的血流动力学"。他们的临床症状看起来是右心衰竭,但是该类患者的血流动力学评估显示心室末期舒张压正常,心排血量正常或增高,全身血管阻力正常或降低,且Fontan血压也很合理。尽管侵入性评估表明这些患者心排血量正常,其临床却表现出门静脉血流阻塞,腹水,以及肝硬化。随着时间推移,全身血管阻力降低,静息心排血量增多——一种非代偿性门脉高压类型。随着时间推

移,这些伴肺血管重塑的患者可能表现出相似的血流动力学以及正常心排血量的降低,而非升高。虽然发生了肺血管重塑,静脉-静脉侧支循环的建立也可能将经肺梯度降低到正常范围并维持心排血量。对其他来说,心脏外多器官功能障碍也可能导致该种类型的形成。

(六)门静脉血流阻塞对血流动力学的影响

在心功能正常的情况下,门脉高压—通常继发于慢性阻塞—被认为是"Fontan 手术失败"进一步恶化的系列反应,特别是在全身血管阻力降低和心排血量"正常"或轻度升高的情况下。随着肝纤维化加重,门脉高压症状也加重。静脉曲张,腹水,脾肿大,以及血小板减少症评分都预示着门脉高压的存在,且其与成年 Fontan 患者的晚期不良反应相关。

用于评估肝硬化患者门静脉压力的肝静脉楔压测量,在窦状腺充血型 Fontan 患者中是不可靠的。虽然如此,Fontan 手术失败的所有患者中都会出现的门脉血流阻塞就相当于门脉压力增高。尽管这并不是原发性肝脏疾病的主要标志物,门静脉阻塞可能导致相反的血流动力学结果,其与晚期副反应密切相关。

(七)肺血管重塑不良反应

临床上可能出现的另一种相似的生理变化是"相关的"升高的肺血管阻力(PVR)。尽管肺高压一词在于 Fontan 手术有关的文献中可用于描述阻力的,特别是当 Fontan 压力很少达到定义肺动脉高压的最低值的情况。虽然这些患者用传统方法监测可能并没有肺血管阻力升高,但是在被动肺血流量下考虑到他们可能会有相关的肺血管阻力升高。同一个患者,移植前测得肺血管阻力在正常值范围内,心脏移植后监测可能伴肺血管阻力升高,这表明,搏动性血流的缺失增加

了精确测量的难度。此外,相对搏动性血流,由于血管内皮的变化,无脉血流可能会影响肺血管阻力。肺血管重塑作为 Fontan 手术失败的原因,可能与有心排血量降低所致的门静脉高压难以鉴别,且前者经肺梯度的升高,两者可能同时存在,难以明确诊断。有趣的是,门脉高压可能导致门-肺动脉高压和肺血管重塑,进一步影响病理生理学进程。

(八)Ⅳ 型:淋巴通道正常的 Fontan 手术失败(FFaL)

淋巴管畸形可能发生在心室功能和血流动力学正常的 Fontan 手术患者中。临床上表现为纤维性细支气管炎和蛋白缺失型肠道病,前者主要见于婴儿患者,后者见于婴儿及成人患者。这些患者患有纤维性细支气管炎和蛋白缺失型肠道病,但体外检查常表现为收缩功能正常。该组血流动力学评估表现为血压和心排血量正常。新影像学方法,如磁共振淋巴管显像或淋巴管成像技术,可能提示扩张性淋巴管形成了囊腔,伴纤维性细支气管炎的患者肺部常表现在左上或右上肺叶。

持续性的蛋白丢失,包括白蛋白和免疫球蛋白,会导致全身水肿,营养不良,肾灌注不足以及感染概率上升。一些病例显示通过支架缓解血管阻塞有利于改善蛋白缺失型肠道病。心脏移植可能治愈蛋白缺失型肠道病。

根据表型治疗 Fontan 手术失败。文献中在评估治疗方面并未对 Fontan 手术失败的类型进行分类,其可能解释了不同治疗的混合结果。在将来,需要进行多中心临床试验来评估不同表型 Fontan 手术失败的治疗方式,这一部分将讨论根据表型所进行的 Fontan 手术失败治疗的假说的区别,见表2。

表2 根据 Fontan 手术失败类型考虑治疗方式

表型	
所有类型	评估并纠正导致并发症发生的解剖学因素和心律失常,对Ⅰ-Ⅲ型限制钠盐摄入,症状限制性有氧运动,弹力袜
Ⅰ 型:射血分数减少型 Fontan 手术失败	ACEI/ARB,beta 受体阻滞剂,利尿剂,没有禁忌证患者适当使用醛固酮
Ⅱ 型:保留射血分数型 Fontan 手术失败	襻利尿剂,醛固酮
Ⅲ 型:心功能正常型 Fontan 手术失败	根据血流动力学
	如果 PVR 升高就用肺血管扩张剂
	低 SVR 时避免使用降低后负荷的药物
Ⅳ 型:淋巴管异常型 Fontan 手术失败	Ⅳa,吸入性组织纤溶酶原激活物,可能的淋巴管栓塞,肺血管扩张剂,背心疗法
	Ⅳb,肺血管扩张剂,全身性固醇类,皮下注射肝素

ACEI. 血管紧张素转化酶抑制剂;ARB. 血管紧张素Ⅱ受体抑制剂;PVR. 肺血管阻力;SVR. 全身血管阻力

(九)针对多数 Fontan 手术失败类型的治疗建议

针对 Fontan 手术失败各种表型的治疗建议很多,

包括任何存在的结构或瓣膜并发症的纠正,与舒张功能障碍相似的限制钠盐的摄入,规律运动,积极处理静脉

曲张以及维持正常的窦性心律及房室同步。尽管Fontan缓解的并发症之一是血栓,并不存在针对Fontan患者的慢性抗凝指南。在Fontan缓解后的前几年内,相对华法林控制不良组,患者口服阿司匹林且华法林的控制良好,降低了血栓栓塞事件的发生率。阿司匹林或华法林的使用降低了晚期血栓栓塞事件,但两种方法并没有显著的区别。2014PACES/HRS指南仅指出了没有足够的证据证明需要使用口服新抗凝药。总而言之,在有病理学表现的Fontan患者用药方面尚未达成共识。事实上,儿童心脏网络Fontan横断面研究中心纳入了546例具有Fontan生理表现的患者,尽管研究中64%患者都至少服用两种药物,该中心药物类型各有不同。由于这些患者经常排斥临床试验,决定Fontan手术失败患者用药类型是一个极大的挑战。

1. Ⅰ型射血分数降低型Fontan手术失败 继发于心室收缩功能降低的Fontan手术失败对治疗的反应可能与治疗伴有心室功能降低的获得性心肌病患者相同。射血分数减少性Fontan手术失败表现为不同的病理学改变,包括左心室和全右心室形态学改变,其可能降低心室收缩功能。在大型成人心力衰竭临床试验中,已证实ACE抑制剂,beta受体阻滞剂以及螺内酯能够降低左心室收缩功能降低的患者死亡率。尽管对于单心室病理改变并未进行大规模临床试验验证其有效性,也可推断在进行详细的血流动力学评估后,将襻利尿剂、醛固酮、心衰特异性beta受体阻滞剂例如卡维地洛、美托洛尔琥珀酸盐以及比索洛尔,ACE抑制剂用于射血分数减少性Fontan手术失败是合理的。在肝硬化晚期和进行性肝功能障碍时,全身性血管阻力显著降低,ACE抑制剂和血管紧张素阻滞剂可能是有害的,其使用可能会导致肾衰竭,类似于肝肾综合征。因此,对于心衰治疗的潜在禁忌证需进行详细的评估,例如未安装起搏器的窦房结障碍患者或患有晚期肝硬化患者,都需要在治疗开始前发现,且在治疗开始后定期监测。

2. Ⅱ型保留射血分数型Fontan手术失败 与舒张型心力衰竭相似,控制肺静脉充血,限制钠盐和利尿等处理对保留射血分数的Fontan手术失败患者有效。这些患者需要襻利尿剂、醛固酮以及可能需要抗高血压药。在射血分数降低患者中有效的药物在保留射血分数且不伴高血压的患者身上不一定有效。可治疗的疾病,如术后罕见的冠状动脉粥样硬化,需按指南处理。由于这些患者主要表现为肺静脉充血,无差别的肺血管扩张剂的使用可能是有害的。

3. Ⅲ型"心功能正常"型Fontan手术失败 伴心功能正常的Fontan手术失败最难治疗的。其似乎与多个异常相互作用有关,而该作用随时间改变。随着门脉高压的进一步恶化,血管扩张增加,全身性血管阻力下降,从而降低了肾血流。如果增加了系统性血管舒张药例如ACE抑制剂和血管紧张素受体阻滞剂,可能进一步降低肾血流,诱发肾衰竭。而增加全身血管阻力的药物如米多君,可能有助于在血管阻力显著降低的情况下保护肾功能。

心导管介入进行完全的血流动力学评估对于分辨Ⅱ和Ⅲ型Fontan手术失败是必要的。心功能正常的Fontan手术失败也可能伴肺血管阻力升高。虽然目前在文献中关于不同因子效用的证据相互矛盾,但肺血管扩张剂可能有利于继发肺血管阻力升高的Fontan手术失败患者。在一项用时6周、双盲、安慰剂对照的横断面研究中,包含27例未成年人Fontan手术患者心电图证实西地那非能够改善短期心室功能;然而,血氧饱和度峰值却没有显著的改变。Bosentan在一个小样本量的研究中得到了一个混合结果,可能是由于纳入了多种Fontan手术失败类型的原因。

心功能正常的Fontan手术失败患者是否是心脏移植或心-肝联合移植的适应证尚未可知。

4. Ⅳ型淋巴管异常型Fontan手术失败 伴蛋白缺失型肠道病的患者所用的研究最透彻的药物是口服布地奈德和适当的肺血管扩张剂;认为移植可以治愈该疾病。纤维素性细支气管炎的治疗是用胸导管结扎术和最近才广泛使用的经皮淋巴管介入术。而且,组织原生质激活剂(tPA)和背心疗法(vest therapy)的运用有利于改善支气管管型。伴纤维素性细支气管炎的患者预后很差。伴蛋白缺失型肠道病的患者的5年生存率一般为50%,但近年来有所改善。

三、展望

将来,要进行多中心临床试验来评各种类型Fontan循环失败的治疗方法。由于基础先天性心脏病的异质性和小样本量、排除健康患者、治疗时间和随访时间的限制,这些类型的临床试验是很难进行的。然而,在设计临床试验中最困难的可能是适当终止点的选择。终止点必须包含可量化的心脏终止点(例如射血分数和心室维度),炎症、肾功能、肝功能的血清学标志物以及生命质量和神经认知评估。这些终止点可能因Fontan手术表型不同而不同。例如,在Ⅰ型患者中,心室舒张末期心室直径可能是合适的终止点;然而,也同时需要保证心室血流及非同步性。而在Ⅱ型患者中,心室射血分数则不是一个可靠的终止点,而舒张功能障碍的心脏超声指数可能为患者情况及潜在的治疗方式提供新的视野。Ⅲ型Fontan手术失败对于科研来说特别有挑战性,而且,新的方法能够在体外评估全身和肺血管阻力。最后,Ⅳ型Fontan手术失败,血清蛋白的测量和磁共振淋巴成像或淋巴管造影术可能能够帮助我们更好地了解特异性治疗的效用。

而且,我们需要进一步探究其他器官系统在 Fon-tan 手术失败发病机制中的所扮演的角色,并对这些系统行靶向非药代动力学治疗。运用一些方法改善周围血管容量,例如升高双下肢压力,穿弹力袜,以及阻力训练运动。从理论上说肺呼吸肌的训练可能有助于改善成年人 Fontan 患者运动测试工作率。由于随着

Fontan 患者年龄的增长,还要考虑治疗方案处理并改善神经发育的结果和患者的生活质量。

总而言之,Fontan 手术失败是一复杂的综合征,其有多种不同的表型并涉及多个器官系统。Fontan 手术失败的特征可能会随时间改变,因此治疗方法应基于个体表型。

5. 血管移植物感染，霉菌性动脉瘤和血管内感染

广东省人民医院 黄劲松

一、血管移植物感染

(一)背景

在20世纪50年代早期首次报道了在重建血管手术中使用人工合成材料。感染涉及血管移植修复术是种罕见的情况，但却在重建血管移植手术中毁灭性的并发症，伴有较高的合并率和死亡率。随着外科手术及移植物设计的提高，也包括术中自体静脉或动脉组织的使用，减少了感染的发生频率和血管移植物感染并发症。然而，这些进展也导致出现了更多的血管移植物手术被应用在那些潜在有合并症却没有资格接受此类手术的部分患者上。比如糖尿病或免疫缺陷，这些会增加感染发生概率以及严重感染并发症。这些并发症包括脓毒症、截肢、吻合口缝线断裂、假性动脉瘤形成或破裂，赘生物栓塞治疗感染的血栓，重建血管移植物，肠道感染及肠瘘形成，细菌传播至其他器官甚至死亡。血管植入物感染大致包括那些发生在腔外，主要在腹股沟或下肢，或发生在腔内，主要在腹腔内而胸腔内较少。

(二)发生率

血管移植物感染发生频率取决于移植物的解剖位置。腔外移植物感染率大多数是1.5%～2%，在腹股沟的血管移植物的发生率高达6%。腔内移植物感染率为1%～5%。在急诊或者再次手术后移植物的感染发生最普遍。据报道，在主动脉重建后，主动脉移植物侵蚀或瘘管与十二指肠或其他肠道相通的发生率占到1%～2%的患者。

(三)微生物学

VGI的微生物学原因多年以来一直在发生变化。早期金黄色葡萄球菌主要致病微生物。手术技术的提高、预防性抗菌疗法等因素导致微生物流行病学一直在发生变化。

潜在有并发症的患者身上进行的血管移植手术以及急诊手术的增加，导致感染的微生物谱发生了变化。其他因素例如复杂的血管解剖，医院菌群的变化和血管外科方式改进导致感染的微生物谱的变化，其中包括多重耐药株，多细菌性感染和念珠球菌，革兰阳性球菌占到了至少有2/3的VGI。由凝固酶阴性葡萄球菌引起的感染比那些由金葡萄球菌引起的更常见。其中金黄色葡萄球菌感染中，耐甲氧西林的金黄色葡萄球菌(MRSA)感染的频率在增加。铜绿假单胞菌现在是最常见的革兰阴性杆菌感染，至少有10%的VGI。

(四)感染发病机制及危险因素

血管移植术中的细菌污染被认为是最常见原因。第二个最常见原因是邻近组织的细菌传播，比如伤口感染、腹腔或盆腔脓肿。多达30%的腹腔内的VGI侵犯到了十二指肠甚至结肠，最后发展成了瘘。其他原因包括在经皮介入手术过程中的细菌赘生物种植或直接传播，比如在抽吸或引流脓肿时。菌血症演变为VGI的较少。VGI的血行感染的风险是在术后早期(<2个月)最高，随着时间的推移，移植物的部分内皮化，风险会逐渐下降。从胃肠道、泌尿生殖道或牙科手术过程导致的VGI比术中污染或伤口感染要更少。Vogel和他的同事分析了14 000例经历了腹主动脉瘤的患者的危险因素。住院期间菌血症与主动脉内移植物感染有一定关系。另一项为期21年的研究表明，腹股沟感染和伤口感染为其重大风险因素。

二、临床表现

根据腔内腔外的位置、感染的发病机制及术后时间有很大差异。

(一)腔外VGI

最常发生在腹股沟，较少出现在腘窝或更远端的肢体。临床表现取决于是否感染发生早晚，术后<2个月为早期，否则为晚期。早发性感染的特点是发热、发冷(尤其是金黄色葡萄球菌感染)、白细胞增多及脓毒症的发现。体格检查可以包括伤口红斑，脓肿，窦道引流、移植物闭塞远端缺血，周边栓塞，假性动脉瘤形成，吻合口破裂出血，通过伤口、组织侵蚀移植物。晚发性感染(>2个月术后)少有全身性败血症的迹象。感染发展往往是缓慢的，伴有腹股沟红斑、疼痛肿胀、窦道引流，但缺乏周围组织与移植物之间的联系，缺少吻合口处假性动脉瘤以及通过皮肤移植物的侵蚀。

移植物感染的最明显征象是窦道引流。假性动脉瘤的临床表现是多变的。可以有很少或没有炎症反应；明显的搏动性肿块；血栓形成，远端肢体缺血；或出血。在大约一半的吻合口假性动脉瘤患者中出现了突发性的出血或肢体的缺血。在那些经过下肢血管重建手术的患者的腹股沟出现疼痛、红斑肿胀，或伴有或不伴有引流伤口或窦道时，高度提示已经患有VGI。

(二)腔内 VGI

与腔外 VGI 相比,腹腔内感染不会有明显的物理征象。腹腔内感染往往在移植物植入数月或数年后表现出来。症状可能有腹痛、发热、白细胞增多、发育迟缓和脓毒症。主动脉移植物侵蚀到十二指肠会导致间歇性的多种大便菌群结合好氧及厌氧微生物菌血症。经历了腹主动脉瘤外科手术患者出现脓毒症,血培养提示肠道菌血症时高度提示 VGI 伴有十二指肠的侵蚀。但很少出现与结肠的瘘管。除了脓毒症还有胃肠道出血。根据肠外瘘的位置,出血可表现为呕血、便血和黑粪。胸腔 VGI 与腹腔 VGI 是不同的。涉及主动脉根部的胸腔 VGI 呈现的症状和体征与感染性心内膜炎相似,有发热、寒战、心衰以及主动脉根部的吻合口缝合线中断。因为胸腔 VGI 往往由金黄色葡萄球菌和凝固酶阴性葡萄球菌引起持续菌血症。感染链球菌或肠球菌的患者比感染葡萄球菌或凝固酶阴性葡萄球菌的患者没那么致命。

主动脉瘤或主动脉夹层动脉瘤 VGI 通常术后 3 个月内发生,最主要原因是术中被金黄色葡萄球菌或革兰阴性菌的微生物包括铜绿假单胞菌所污染。感染性的赘生物可栓塞在中枢或外周神经系统。吻合口破裂导致大出血,常常是致命的。

三、诊断

VGI 诊断的原则包括以下内容:①怀疑;②认识腔内及腔外临床表现的差异;③术后发病时间;④体检结果;⑤实验室结果,包括血液、脓液引流、穿刺液和手术标本培养;⑥影像学。根据病灶位于腔内还是腔外来决定选择影像学检查方法。在某些情况下,对 VGI 诊断需要术中确认。

1.诊断腔外 VGI 的影像学检查建议

(1)超声作为首选。

(2)怀疑移植物感染或超声检查提示模糊的 VGI 病灶时要考虑 CTA、MRI。

(3)当超声、CTA、MRI 不能确定病灶时,选用 PET/CT 或者铟标记白血细胞研究扫描。

2.诊断腔内 VGI 的影像学检查建议

(1)患者胃肠道出血和怀疑腹腔内 VGI 时推荐以胃肠镜和 CTA。

(2)患者怀疑有腹腔内 VGI,CTA 作为首选检查手段。

(3)患者怀疑有腹腔内 VGI,或者 CTA 影像较模糊不清楚时,考虑应用 MRI、PET/CT,或者铟白血细胞研究扫描。

(4)患者怀疑有胸腔内 VGI,超声心动图、CTA 和 MRI 与临床表现结合血培养结果有助于诊断。

四、处理建议

1.腔外 VGI 处理建议:抗菌治疗

(1)对 Samson Ⅰ 及 Ⅱ 类的患者,持续抗菌治疗 2 周或 4 周,辅以外科清创是合理的。

(2)对 Samson Ⅲ 及 Ⅳ 类的患者,术后抗菌治疗 4～6 周是合理的。初部治疗后,予以 6 周至 6 个月的口服抗菌药物治疗是合理的。

(3)对 Samson Ⅴ 类的患者,术后肠外抗菌治疗 4～6 周,紧接着予以至少 6 个月的口服治疗。

(4)对于 Samson Ⅲ,Ⅳ,or Ⅴ 类,长期予以抗菌素的患者,对于那些接受急诊或多次手术的患者,对于需再手术但条件较差的患者,应考虑由 MRSA、铜绿假单胞菌、多重耐药菌、念珠菌或其他真菌引起的感染。

2.腔外 VGI 处理建议:外科治疗

(1)对于 Samson Ⅲ 感染,发生早期(＜术后 2 个月),考虑移植物保留,而不是移植物重换。

(2)对于 Samson Ⅲ 感染,发生在术后 2 个月以后,移植物重换可能要优于移植物保留。

(3)对于 Samson Ⅲ 或 Ⅳ,由 MRSA,铜绿假单胞菌,或多重耐药菌引起的感染,或者是那些移植物保留或者原位重建失败的患者,予以切除移植物,随后行非解剖血管重建更加合理,而不是进行移植物保留或原位再重建。

(4)对于 Samson Ⅴ 感染,予以切除移植物,随后行非解剖血管重建是合理的。

(5)对于 Samson Ⅲ,Ⅳ 或 Ⅴ 感染,2 年内每隔 3～6 个月行超声检查,以后每隔 6～12 个月行长期超声检查。

3.腹腔内 VGI 处理建议:外科治疗

(1)对于那些没有腹主动脉肠瘘的患者,移植物切除,原位重建术,冷冻或新鲜动脉移植或静脉桥接或人工血管移植是合理的。

(2)对于那些伴有腹主动脉肠瘘的患者,移植物切除,原位重建术,冷冻或新鲜动脉移植或静脉桥接或人工血管移植是合理的。

(3)对于那些感染 MRSA,铜绿假单胞菌或多重耐药菌,或者那些伴有广泛的腹腔脓肿或移植物周边化脓的患者,考虑予以移植物切除,随后予以解剖外的旁路血管重建是合理的。

4.腹腔内 VGI 处理建议:抗菌治疗

(1)术后肠外抗生素治疗 6 周;另考虑额外的 3～6 月的口服抗生素治疗是合理的。

(2)在完成抗生素治疗第一疗程后,对于那些广泛移植物周边感染或由 MRSA、铜绿假单胞菌、多种耐药菌引起的感染的患者可考虑终身抗菌治疗。

5.胸腔内血管移植物感染处理的建议

(1)冷冻保持异体动脉的原位修复是合理的。

(2)术后的肠外抗菌药物治疗4~6周是合理的。

(3)伴有高风险的并发症和死亡率,不能耐受再次手术的患者,或者是那些使用人工血管进行原位修复的患者,终身抗菌治疗是可以考虑的。

五、颅内霉菌性动脉瘤(ICMA)诊断的影像学建议

1.在所有感染性心内膜炎(IE)的患者,连续播散的感染发展至局限性头痛、神经功能缺陷、出现脑膜刺激征的患者中,都需要做脑血管成像以发现ICMA或中枢神经系统出血。

2.所有不伴有中枢神经系统症状体征的左侧IE患者,均可考虑做脑血管成像。

3.CTA,MRA,或DSA都可作为发现ICMA的初始影像学检查。

4.CTA,MRA及DSA影像学检查结果阴性的可疑ICMA患者,有理由做常规的血管造影术。

六、ICMA患者采用抗生素治疗的建议

1.4~6周最小剂量的注射用抗生素治疗是合理的。

2.有理由在抗生素治疗期间每周对动脉瘤的变化进行一次影像学检查,以及时发现潜在的或现行的动脉瘤破裂。

3.有理由在迅速且有效的设施中管理患者,能够有经验丰富的血管内科、神经外科专家来紧急干预即将或正在进行的动脉瘤破裂。

七、ICMA患者管理建议的总结

1.血管内的治疗在选出的做ICMA初始管理的患者中是合理的。

2.以下ICMA患者中神经外科干预是合理的

①ICMA破裂严重影响血肿清除,降低颅内压,控制出血。

②ICMA涉及给神经功能区(eloquent neural tissue)供血的动脉,以保证静脉血流。

③破裂的ICMA在非神经功能区,影响较小,血管内治疗失败的患者。

3.如果没有发生破裂,且必须行心脏瓣膜置换术或其他心血管手术,有理由先行EVT检查。如果无须行心血管手术,且ICMA逐渐缩小,或在影像学检查中消失,有理由继续抗生素治疗,完成4~6周的疗程。

4.抗生素治疗的前6周,间隔1~2周一次的连续的影像学检查是合理的,确保机体有对治疗产生适当的反应,确保无即将破裂征象,评估在治疗过程中有无

附加的ICMA发展。

5.合并IE及有神经系统损伤病灶的,初始影像学资料不支持ICMA的患者,可考虑在治疗过程中至少重复一次影像学检查,确保在治疗过程中没有ICMA发展。

6.经历过神经外科手术的病情稳定的患者,在进行心脏血管替代或其他心血管手术前等待至少2周,最好3~4周是合理的,因为心脏手术期间使用的抗凝剂会产生颅内出血的风险。

7.可考虑使用人造生物瓣膜,而非机械瓣膜,因为使用机械瓣膜要求长期抗凝治疗,会增加中枢神经系统出血的风险。

八、关于细菌性主动脉瘤影像学和诊断的建议

1.CT或者CTA可以作为初始形态诊断的证据。

2.食管超声或者心脏MR可以作为主动脉窦或者细菌性主动脉瘤诊断的证据。

关于患者胸内或者腹部内的细菌性主动脉瘤的管理:

抗菌治疗 抗菌治疗的选择应该基于特定微生物的识别,如果可能的话,杀菌治疗应该管理。选择一个特定的抗菌剂超出了本文的范围。取决于这些患者之前收到抗菌素治疗,只有40%~50%的患者血培养可能是阳性的,有1/3的患者术中组织培养可能是阴性的,因此,经验治疗往往是必要的。大多数人认为术后需要至少6周到6个月的抗菌治疗。在某些情况下,个别特殊的患者可以考虑终身抑制抗菌疗法。6周到6个月或者终身的抗菌治疗仍在讨论中。细菌性主动脉瘤据报道有一个相关的死亡率为60%~100%。单独使用抗生素治疗只能被认为是患者不适合手术或拒绝手术,EVT或姑息治疗。

关于细菌性主动脉瘤患者抗菌及治疗的一般建议:

1.一般原则 患者应该由一组血管疾病、外科(重症心脏病和心血管手术、重症监护医学等),放射学,传染病和微生物学的专家管理。

2.抗菌治疗

(1)6周至6个月的时间可以考虑;在某些情况下,终身抑制疗法可能被考虑。

(2)单独使用抗生素治疗只能被认为是患者不适合手术或拒绝手术,EVT或姑息治疗。

关于手术和介入的建议,关于细菌性主动脉瘤患者的管理:

开放性手术切除和额外的解剖学重建:对于大部分细菌性主动脉瘤的患者来说,切除术和原位再血管化比外解剖血管再通和切除更合理。其次是额外解剖

血运重建术患者,以下情况可考虑切除肾动脉下腹细菌性主动脉瘤:①严重脓手术领域;②腹膜后或腰大肌脓肿;③相邻的椎体骨髓炎;④对术前抗菌治疗反应不够充分;⑤腹瘘。

九、血管内治疗

1.EVT 可被视为一种桥梁疗法,用在后期需要外科治疗的患者

①那些有破裂和不稳定血流动力学影响的患者;

②那些有腹瘘或有瘘管的患者;

③那些因为其他情况不适合外科手术打开的患者。

2.经过之前的血管内治疗,可以考虑切除细菌性主动脉瘤和重建主动脉　关于处理细菌性主动脉瘤主动脉破裂的建议:血管内移植可以考虑作为一个桥疗法对于那些血流动力学不稳定或者不能耐受外科手术的患者,血管内移植可以考虑作为一个桥疗法。

关于管理十二指肠瘘的建议:

①血管内治疗可以考虑作为桥治疗,然后再进行外科治疗;

②经过初期的 6 周至 6 个月的抗菌疗法,对于保留的 EVT 内植物。

3.可以考虑终身的终身抑制抗生素治疗

(1)关于管理主动脉支气管动脉瘘的建议

①相对于外科修复,胸主动脉腔内修复可能会更加好,因为外科手术的高风险,以及对于那些不能耐受手术的患者或者作为一种姑息治疗。

②对于保留血管内植物的患者,经过初期 6~8 周的抗菌治疗,可以考虑使用终身抑制抗生素治疗。

(2)关于管理食管瘘的建议

①胸的 EVT 因为可以控制出血和稳定血流动力学,所以可以作为桥疗法,为后面的外科手术修补做准备。

②经过 6~8 周的初期抗菌治疗,可以考虑使用终身抑制抗生素治疗加上 EVT 或原位修复。

4.管理细菌性主动脉瘤患者内脏的建议

(1)对于内脏动脉的细菌性主动脉瘤,外科手术和 EVT 都可以考虑。

(2)做完 EVT 之后,如果还有保留的策略,终身的抑菌性治疗可以考虑使用。

5.关于处理血管内植物感染的建议

(1)对腹腔或胸腔血管内植物感染,可以考虑重建原主动脉血管。

(2)受感染的血管内植物患者在进行血管内治疗后,可能需要至少 6 周以上的抗生素治疗。

(3)为保留感染血管内移植物,可能考虑终身抑制抗菌治疗。

关于周围型细菌性主动脉瘤影像诊断的建议:超声检查和(或)CTA 可能考虑周围型细菌性主动脉瘤的诊断。

6.关于细菌性主动脉瘤术后抗生素的建议

(1)对于周围型细菌性主动脉瘤患者,可考虑 6 周的抗生素治疗。

(2)对于严重化脓、MRSA 或由多重耐药微生物或念珠菌引起的感染,可以考虑为期 6 个月的抗菌疗程。对于某些患者,可以考虑选择终身抑制疗法。

7.关于围术期预防性抗生素的建议

(1)对于清洁血管移植手术的患者,围术期使用 β-内酰胺类以防止伤口感染是合理的。

(2)准备接受腔内隔绝手术的患者在围术期可考虑使用 β-内酰胺类抗生素。

6. 中国体外膜肺氧合技术开展的现状及思考

广东省人民医院　章晓华

体外膜肺氧合(extracorporeal membrane oxygenation, ECMO)衍生于1953年Gibbon首先应用于心脏直视手术的体外循环技术。1971年Hill使用ECMO成功治疗了成人呼吸窘迫综合征(ARDS)。Bartlett于1972年成功使用ECMO技术为一例心脏手术后小儿提供了心肺支持,并于1975年将ECMO用于新生儿呼吸窘迫综合征(NRDS),经72h的呼吸支持,患儿脱离辅助,并长期生存。1983年美国在Virginia医学院、Michigan大学和Pittsburgh大学分别建立了ECMO中心。1986年全美已有90个中心开展新生儿呼吸支持。1989年体外生命支持组织(ELSO)正式在美国成立,并成为目前国际上对ECMO相关数据进行汇总、分析,评价患者预后及进行学术交流主要学术平台。随着ECMO技术水平的提高和心肺辅助装置的改进,自2008年开始,特别是

ECMO在A型流感患者成功的呼吸支持被广泛认识之后,全球ECMO数量呈现出快速增长的趋势。至2015年,在ELSO注册的ECMO中心310个,登记各种EC-MO病例总数量74 170例(图1)。

随着ECMO技术的不断成熟和社会对医疗服务质量的要求上升,特别是可较长时间使用的聚甲基戊烯(Polymethylpentene,PMP)抗渗漏中空纤维膜式氧合器的临床使用,近五年来我国ECMO技术的应用呈迅速发展的趋势,ECMO技术也开始用于心肺复苏、肺移植手术等,并取得良好效果。至2015年,我国开展ECMO单位达104个,年度ECMO数量974例(图2)。广东省人民医院自2002年首次使用Medtronic ECMO套包对1例冠状动脉搭桥术后患者进行循环呼吸支持,至今实施各种类型ECMO辅助169例。

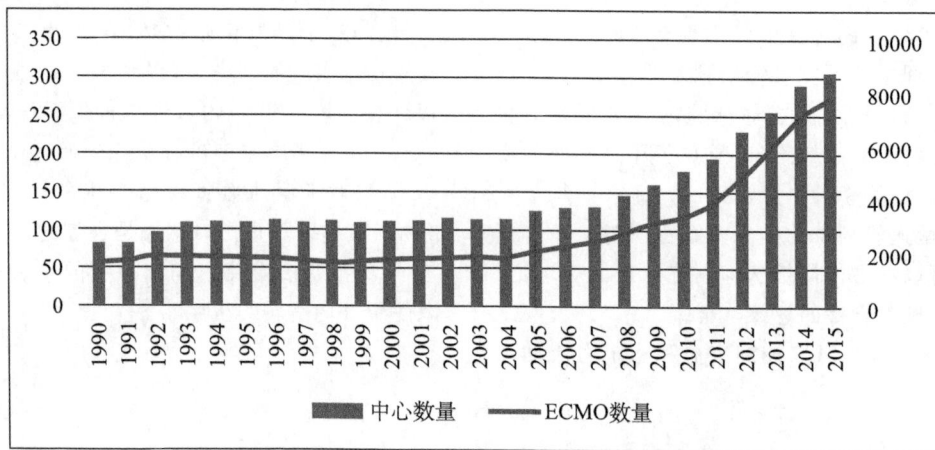

图1　ELSO登记ECMO中心数量及ECMO数量

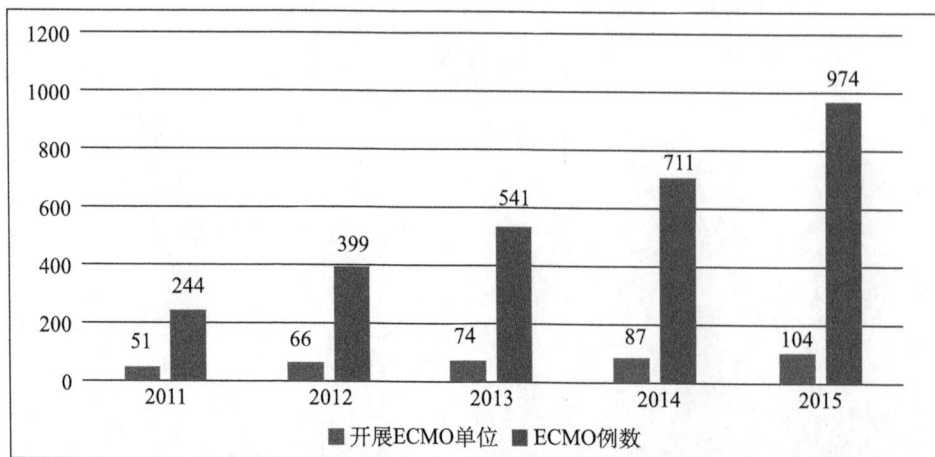

图2　我国开展ECMO的医院数量及ECMO例数

根据中国生物医学工程学会体外循环学分会对我国 ECMO 状况调查的统计资料,结合我院 ECMO 技术开展过程中存在的问题,及目前国外在 ECMO 运作及患者管理方面的进展,对 ECMO 技术在我国开展的现状和将来的发展思考如下。

一、ECMO 技术的安全性

在 ECMO 预后方面,表 1 显示我国 2014 年公布的数据与 ELSO 公布的最新全球数据相比仍存在较大的差距。

表 1　我国公布的患者预后概况比较数据与 ELSO 公布的全球 ECMO 数据比较

	病例数量	撤　机		出院或转科	
新生儿					
呼吸支持	3(29 153)	0(24 488)	—(84%)	0(21 545)	—(74%)
心脏支持	6(6 475)	5(4 028)	83%(62%)	3(2 695)	50%(42%)
ECPR	0(1 336)	0(859)	—(64%)	0(547)	—(41%)
小儿					
呼吸支持	19(7 552)	6(5 036)	32%(67%)	5(4 371)	26%(58%)
心脏支持	122(8 374)	69(5 594)	57%(67%)	55(4 265)	45%(51%)
ECPR	6(2 996)	5(1 645)	83%(55%)	3(1 232)	50%(41%)
成人					
呼吸支持	117(10 601)	61(6 997)	52%(66%)	51(6 121)	44%(58%)
心脏支持	470(9 025)	276(5 082)	59%(56%)	228(3 721)	49%(41%)
ECPR	35(2 885)	14(1 137)	40%(39%)	11(848)	31%(29%)
总数	778(78 397)	436(54 866)	56%(70%)	356(45 345)	46%(58%)

注:括号中为 ELSO 数据

ECMO 是一项学习曲线长并涉及多学科的高风险心肺支持技术。作为人工循环呼吸辅助装置,其大量的非生物表面和其非生理性血流状态,在抗凝治疗、血液成份破坏、全身炎性反应、组织灌注及相关侵入性操作等方面存在大量风险因素,加上部分患者极其危重的基础状态,使 ECMO 过程中患者必然处于全方位风险之中。

并发症是对 ECMO 技术的极大挑战。我国大多数医院和大多数医护人员仍处于 ECMO 知识学习和临床经验积累阶段,加上因各种原因 ECMO 开展的数量有限,导致对患者的管理难以规范,特别是难以预见性地对相关并发症进行观察、预防和处理,导致患者及 ECMO 系统的并发症居高不下,特别是心脏手术后患者。我院对 80 例心脏术后 ECMO 进行总结的资料显示:此组病例 ECMO 术中及术后相关并发症发生率为 100%,其中出血发生率 70.0%(56/80)、急性肾功能不全 62.5%(50/80)、感染 35.0%(28/80)、严重中枢神经损伤 8.8%(7/80)。高并发症导致了患者生存率低下(图 3)。

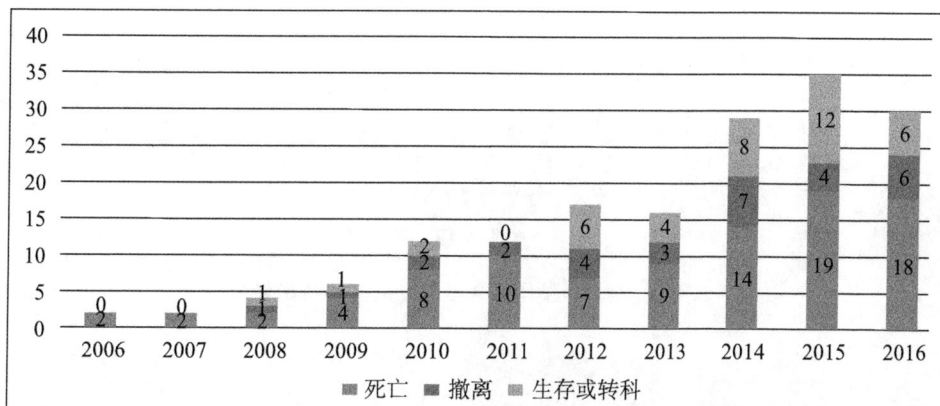

图 3　广东省人民医院 ECMO 患者预后

导致我国 ECMO 患者预后不良的另一个突出因素是对 ECMO 适应证的掌握。目前我国相关社会健康保障体系、医疗环境和医疗条件与欧美发达国家存在较大差异。一方面,社会因素影响使 ECMO 适应证和禁忌证常常受到挑战,部分患者心肺功能难以在 ECMO 安全时限内恢复;部分患者因长时间心肺复苏,中枢神经系统损伤程度难以及时进行准确评估,况且对中枢神经的评估本身就是一种挑战。另一方面,医疗条件和经济因素的影响使部分 ECMO 患者错失最佳辅助时机,导致 ECMO 过程中的额外困难;部分患者因没有充分的经济支撑而得不到相应的治疗而难善其终。

二、ECMO 运作机制

2015 年,我国有 104 家医院开展了 ECMO 工作,但在 ELSO 注册的单位仅有 5 家。图 4 显示近 5 年我国各医院开展 ECMO 数量的比例。至 2015 年,年 ECMO 开展数量不超过 5 例的医院仍占 52.88%;仅 11.54% 的医院年 ECMO 数量超过 20 例。ECMO 在我国大陆地区的开展也非常不平衡,年 ECMO 数量超过 20 例的省市仅 13 个(图 5)。ECMO 是一较长时间的心肺辅助过程,而且此过程中出现各种并发症的概率极高,ECMO 技术存在明显的量效关系。根据欧美发达国家及我国台湾地区开展 ECMO 技术的经验,ECMO 患者集中管理是提高 ECMO 技术及患者安全性的重要保证。成立区域性 ECMO 中心还可保证 ECMO 技术的合理利用、避免医疗资源的浪费及完善区域性的危重患者抢救体系。

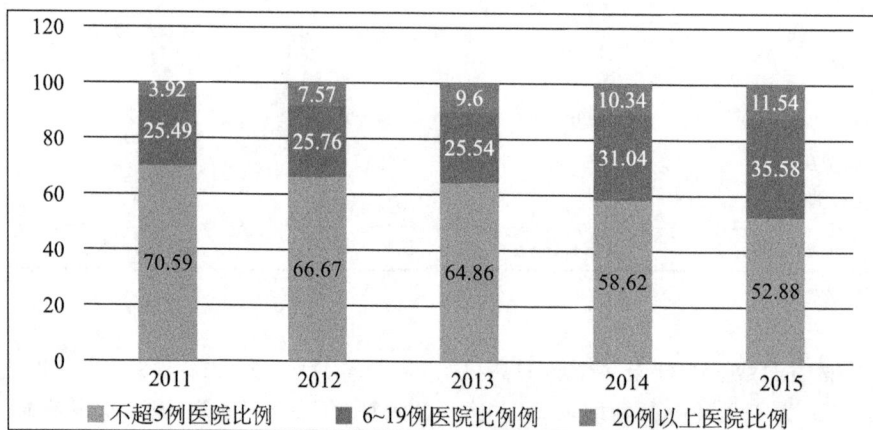

图 4 不同年份完成 ECMO 数量医院比例(%)

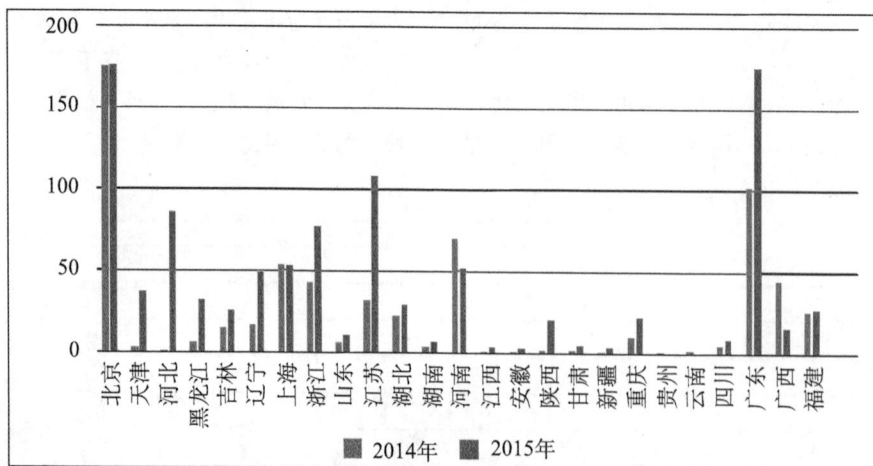

图 5 我国大陆地区各省市开展 ECMO 数量

ECMO 患者的来源包括：心外科、心内科、心儿科、新生儿科、胸外科、呼吸内科、急诊科及重症监护室等部门。ECMO 技术的作用是为可逆性原因导致的急性循环、呼吸功能衰竭患者提供其他治疗措施难以胜任的支持以渡过其危重状态，为原发病或后续治疗创造机会。ECMO 患者的治疗策略应该是以心肺支持为主、原发病治疗为辅。特别是针对简单可逆性"意外"导致心、肺功能不全患者，我们要做的唯一的事是安全的辅助以等待心、肺功能恢复，而此过程中保证 ECMO 辅助效果、不失时机地调整辅助策略，并发症预防和及时处理是临床工作之重心，ECMO 患者的集中管理是此过程患者安全的重要保障。ECMO 需要多学科的合作，但不同专业和不同医生对 ECMO 的认知水平的差异，可能导致 ECMO 管理上的意见分歧，而这种分歧在非集中管理的 ECMO 患者治疗上的将产生不确定性和责任模糊，结果是难以有效地总结经验，明显延长了 ECMO 技术学习曲线，相关临床和基础研究工作也难以开展和落实。另一方面，根据 EC-MO 患者的管理特点，特别是其明显的量效比关系，按国际惯例，ECMO 安全需要在年开展数量超过 20 例时方可得到一定的保障。因此，即使是医疗资源丰富的欧美发达国家，也仅仅是在极少数医院开展 ECMO 业务，而其他医院相关患者救治依赖于区域性的 ECMO 中心。我国目前尚处于开展 ECMO 技术的初期，EC-MO 中心的建立不仅可以将更多的患者从学习曲线中解脱出来，而且将有益于接收外院患者，将 ECMO 技术的利用和效益最大化，并形成 ECMO 技术区域性的覆盖，避免我国 ECMO 技术的开展处于无序状态。

ECMO 技术源自心脏外科体外循环。目前我国 ECMO 服务对象仍主要为心脏外科的循环呼吸支持。2014 年资料显示，我国 ECMO 用于心脏支持占 76.9%（598/778）。但 ELSO 历年报道的资料显示，对 ECMO 的需求更多来源于呼吸支持和体外心肺复苏（ECPR）。至 2016 年上半年，ELSO 登记的呼吸支持占 ECMO 总数 60.3%（47 306/78 397），且预后明显优于心脏支持；ECPR 的使用在近年也呈显著上升的趋势。为最大限度地利用 ECMO 这一医疗资源，EC-MO 技术在我国需要走出心外科。ECMO 中心的建立可以为 ECMO 技术服务于不同专业的患者提供一个新的工作平台，完善我国的危重患者救治体系。

三、ECMO 登记、学术交流及培训

ELSO 有一套由专业人员维护的 ECMO 数据录入系统，对各会员单位上报的相关数据进行统计分析并共享数据。虽然体外循环学会尝试对我国 ECMO 数据进行统计，2014 年也公布了相关数据，但由于各单位上报的数据多欠严谨和规范，且不够完整，最后数据的可用性受到一定限制。为了 ECMO 技术可持续发展和与国际接轨，我国应以 ELSO 数据录入表格为基础，形成符合我国患者特点的"ChELSO 登记表格"，并由专人进行统计处理。

近年来 ECMO 技术的学术交流开始出现在心脏外科、体外循环、重症医学等多个领域的学术平台，但我国仍缺乏如 ELSO 那种专业的学术机构和由之主导的学术平台。在建立符合我国国情的 ECMO 相关指南、系统的 ECMO 培训计划、相关专业资格认证等方面也极待完善。首都医科大学附属北京安贞医院主持了多届"中国体外生命支持（ChECLS）论坛"；2015 年在中国医学科学院阜外心血管病医院主持下成立了中国胸心血管麻醉学会体外生命支持分会（ChELSO），为我国今后在生命支持领域建立一个与国际接轨的学术平台奠定了基础。

四、面临困难

ECMO 心肺支持是目前其他医学技术难以替代的辅助治疗措施，在一定程度上代表医院对危重病抢救水平，且并不需要医院大量资金或人力投入。这是我国近年来众多单位开展此项技术的主要原因之一。我国开展 ECMO 单位数量相当于目前 ELSO 登记单位总数的约 1/4，但完成 ECMO 数量仅占 1.24%。此现象或许是我国目前或者今后一段时期 ECMO 患者预后与国外存在差距的重要原因之一。

ECMO 技术需要心血管外科、体外循环、重症监护等多学科的技术支撑及密切合作。因目前我国 EC-MO 患者管理多数处于分散状态，ECMO 相关医疗常规和沟通机制的缺失或不完善，责任欠明确，可能导致患者管理上存在"灰色地带"；另一方面，虽然在 2014 年我国推出了"体外膜肺氧合循环支持专家共识"及"中国开展成人体外膜肺氧合项目建议书"，但 ECMO 技术学科归属不明确，不可避免地影响到相关指南的建立、完善和执行，ECMO 相关临床和基础研究也存在特有的困难。

作为发展中国家，医疗费用支出一直是我国突出的问题之一而备受社会关注。我院心脏术后 ECMO 患者平均费用 245 082.14 元（50 537.96～1 209 024.35 元）；生存组患者平均费用高达 317 694.11 元（96 932.02～1 209 024.35 元）。ECMO 患者欠费和医疗纠纷的比例也远高于普通患者。ECMO 技术作为一种高消耗的技术，控制成本是医院和医务工作者共同的社会责任。因此合理的发展战略，特别是建立区域性 ECMO 中心和 ECMO 技术协作机制，可以让更多的有治疗价值的患者受益于 ECMO 技术，并降低患者治疗的整体费用。

五、展望

来自国家心血管病中心2015年的报道:心血管疾病导致的死亡率在我国仍居首位,其中心脏病死亡率高达143.72/10万;人口的老龄化更使心血管疾病死亡的绝对数字快速上升,自1990~2013年,死亡数量增加了46%。在比我国更早进入老龄化时代的欧美发达国家,有症状心衰、无症状心衰和心衰风险的患者构成了一个巨大的社会群体。根据美国心脏学会(AHA)报道:到2020年,全美年龄>65岁的人口将达50 000 000人,心衰患者将达约4 000 000人,其中50%的患者将在4年内死亡。在当前因供体不足心脏移植而举步艰难的时代,发展人工循环支持技术是目前为数不多的可行性治疗措施之一。ECMO患者也显现出老龄化表现。AHA、美国心脏病学会(ACC)和美国心衰学会(HFSA)均已将机械循环支持(MCS)列为心衰患者治疗方法指南内容。作为初级的人工循环呼吸支持技术,ECMO已成为救治心源性休克的有效手段。作为一种适合我国国情的心肺支持方法,建立一个合理和安全的ECMO循环呼吸支持体系,建立ECMO专业团队和ECMO患者的院际转运系统,建立符合我国国情的ECMO技术指南,不仅可改善我国心血管病患者预后,也为我国今后MCS技术的发展奠定基础;同时,还可以让更多的需要呼吸支持的患者获得生存机会。

7. 慢性闭塞病变应首选冠状动脉旁路移植术

南方医科大学南方医院 郑少忆 朱 鹏

慢性闭塞病变通常是指完全闭塞且闭塞时间超过3个月的病变,根据是否存在前向血流,又可将慢性闭塞病变分为慢性功能性闭塞(前向血流 TIMI 1 级)和慢性完全性闭塞(Chronic Total Occlusion,CTO)(前向血流 TIMI 0 级)。目前国内报道 CTO 的检出率约占日常冠状动脉造影检出病变的 15%,北美地区则高达 29%～33%,已经成为冠状动脉领域研究的重点和难点。既往对于慢性闭塞病变的治疗主要采用药物保守治疗和冠状动脉旁路移植术(Coronary Artery Bypass Graft,CABG),近年来随着介入技术的发展,采用经皮冠状动脉介入治疗(Percutaneous Coronary Intervention,PCI)来解决 CTO 呈现逐年增加趋势。本文将对 CTO 首选 CABG 治疗的合理性及相关治疗策略进行阐述。

一、慢性闭塞病变积极治疗的合理性

CTO 出现心肌缺血症状时仍需积极采用治疗措施。既往认为 CTO 均伴随侧支循环的形成,而侧支循环的充分建立即可改善闭塞段远端血管的血供,使缺血症状得以缓解并改善患者预后。但是Ⅲ级的侧支供血在功能上也仅相当于 90% 狭窄的前向血流,虽然能维持心肌的存活,但当耗氧量增加时仍会诱发缺血甚至出现静息性心绞痛。因此,与传统的药物保守治疗相比,对已有侧支循环的慢性闭塞病变患者进行血运重建,仍可明显减少患者的远期死亡和主要不良心血管事件,血运重建对此类患者仍然有绝对必要性。冠状动脉的慢性闭塞导致不同程度的心肌顿抑和冬眠,引起心功能下降或心功能储备不足。在成功进行血运重建后,靶血管供血范围内的心肌供血可获得明显改善,心功能能够逐渐恢复。患者缺血症状改善一般从术后第 1～4 周开始出现,3 个月内得以完全体现。对于供血范围较大的闭塞血管,即使术前左心功能较差或存在室壁瘤,经包括核素显像在内的客观检查证实存在大量存活心肌,即使患者并无明确包括心绞痛在内的缺血症状,也应积极考虑外科手术治疗。近年来发表的随机对照研究和荟萃分析结果均充分证实了 CTO 患者成功血运重建之后显著改善患者的症状及生活质量,提高患者的远期存活率。

二、慢性闭塞病变的解剖特点

对于冠状动脉粥样硬化性心脏病患者冠脉解剖的评估主要根据其冠状动脉造影的结果,但是因 CTO 在血管的慢性闭塞过程中,闭塞段的近端形成纤维钙化为主的纤维帽。闭塞段内充满不同密度的多种组织成分,如机化血栓、粥样硬化和钙化组织、淋巴细胞以及新生血管,对冠状动脉病变的识别是非常困难并往往需要造影剂逆行显影,这种情况导致评估病变长度和性质非常困难。虽然目前可借助螺旋 CT 血管成像以及造影术中血管内超声和(或)光学相干断层成像术协助诊断,但仍未获得令人满意效果。

慢性闭塞病变可以存在于冠状动脉的任何节段,既可以在近/中段,也可以出现在中和(或)远端。加拿大多中心 CTO 注册研究结果表明不包含单纯左主干、左前降支和多支血管病变的 CTO 损害占总数<10%,该研究结果表明 47% 单纯 CTO 发生在右冠状动脉,20% 在左前降支,16% 在左回旋支,17% 的病例出现超过单支冠脉的 CTO,76% 的病例表现为多支血管病变,7% 病例为单纯左主干 CTO。其他研究学者的统计数据也表明类似结果。

这种解剖上的特点影响治疗方案的制订,因为 PCI 并不适合大多数冠状动脉远端病变尤其是远端慢性闭塞病变,而 CABG 能够解决包括近端和远端所有类型的 CTO。另外,CTO 的长度可以从几毫米到超过 40mm,长段的 CTO 往往伴有瘢痕和(或)梗死心肌和不同程度心功能不全。长段 CTO 可能影响冠状动脉不同等级的分叉部位,因此治疗方案应尽量做到全血管化治疗。目前进行的 DECISION-CTO 和 EuroCTO 研究纳入标准均为闭塞冠状动脉内径≥2.5mm 及"病变位置部位于远端位置",因此,目前进行的针对 CTO 的 PCI 仅局限在冠状动脉的近-中段,且难以做到全血管化治疗。

重度动脉粥样硬化引起冠状动脉病变常伴有内膜功能不全,其失去对代谢需要改变时对血流量的调节能力,从而引起心肌缺血。重度狭窄斑块和血栓的自发破裂经常引起心肌梗死和猝死,但临床上因为对此类粥样斑块的积极治疗,所以这种自发破裂情形较为少见。然而,近中段斑块的破裂和(或)血栓常导致急性心肌梗死和急性冠脉综合征,这表明"斑块内"事件可能导致猝死和致命性心肌梗死。因此,冠状动脉再血管化的治疗方式应使医源性斑块内和远端事件发生率最小化。在 CTO-PCI 治疗过程中,因超长导丝、球囊、支架而引起斑块内事件均可以引起急性血栓形成或远端冠脉微血管栓塞,进而导致不良事件发生。因此,需要进一步评估 CTO-PCI 治疗过程的安全性。

三、冠状动脉旁路移植术的再血管化程度、治疗效果和桥血管通畅率

既往 CTO 治疗方式仅包括 CABG 和药物保守治疗,长期以来随着 PCI 技术和器械的不断发展,接受 PCI 治疗的患者不断增多,但其总体的成功率始终徘徊在 70% 以下,成功率超过 90% 报道很少,因此 CABG 仍然是治疗 CTO 的首选治疗手段。循证医学研究明确表明 CABG 可取得杰出的近期和远期效果。SYNTAX 研究已经明确证实了对于多支血管病变、单纯左主干病变及对心功能不全的 CTO 患者,CABG 能取得远优于 PCI 的治疗效果,手术相关死亡率在逐年降低而且始终低于 EuroSCORE 评估的死亡率。因此,对于 CTO 其他治疗方式的探索应以 CABG 作为金标准进行比较研究。来自英国国家注册研究数据表明处于稳定期且接受择期手术的冠心病患者,接受左乳内动脉-左前降支血管桥的患者占 95%。30d 围术期死亡率仅为 1.0%,术后发生脑卒中仅占 0.9%,术后出血而二次开胸术约占 2.9%,因血管桥问题而接受二次手术的患者不到 0.2%。

CABG 与 PCI 相比较的优越性也表现在术后 12 个月初始主要不良心脏和脑血管事件。SYNTAX 研究结果表明这种优势在评估术后 5 年相关指标后更加明显(脑血管事件,26.9% vs.37.9%;心源性死亡,5.3% vs.9.0%;急性心肌梗死,3.8% vs.9.7%;再血管化率,13.7% vs.25.9%)。该研究结果也表明 SYNTAX 评分中或高危患者接受 CABG 可获得更好的治疗效果。PCI 组的再血管化比例远低于 CABG 组(36.5% vs.74.7%),在不考虑 CTO 及 SYNTAX 评分水平情况下,CABG 的全血管化的比例远超过 PCI 组。在 5 年终点事件方面,虽然伴有 CTO 的二组患者脑血管事件有所升高,但 CABG 组明显低于 PCI 组(23.3% vs.49.2%)。

近年来 CTO-PCI 在技术、器械、影像等方面均取得较大的进展,目前已经有报道 PCI 广泛用于治疗 CTO 所引起单纯左前降支病变及多支血管病变。这种现象使我们重新考虑此类患者接受左乳内动脉-左前降支血管桥的优越性,包括低的围术期风险、较高生活质量、15~20 年高达 92%~95% 通畅率。左乳内动脉-左前降支血管桥的优越性使采用 PCI 治疗有症状的 CTO 患者充满争议。与单纯采用大隐静脉桥相比较,左乳内动脉-左前降支血管桥优越的 10 年通畅率已经使其成为现代冠脉外科标准的手术方式。

对于左前降支慢性闭塞病变患者,采用左乳内动脉-左前降支可以达到极高远期通畅率。Holzhey 等报道了采用左前外侧小切口不停跳下行单纯左乳内动脉-左前降支血管桥的研究,该研究共纳入 1800 例患者,其中 420 例为左前降支 CTO。研究结果表明手术效果良好的占 99.8%,CTO 患者的 5 年通畅率为 90.5%,非 CTO 患者 5 年通畅率为 90.4%,两组之间差异不明显(P=0.91)。83.2% 的 CTO 患者 5 年未出现主要脑血管事件,非 CTO 组为 85.5%(P=0.64),CTO 与脑血管事件无明显相关性。

对于除了左前降支病变以外的冠心病患者采用外科治疗的诟病主要是集中在大隐静脉远期通畅率方面。既往认为大隐静脉桥 10 年的通畅率仅为 50%,但是最近研究报道指出,通过调整术后抗凝治疗方案、减少静脉桥血管炎性反应及增加内皮保护等相关措施,在一些心脏中心其静脉桥远期通畅率高达 80%。一项针对不停跳和心肌保护液的研究采用多层螺旋 CT 随访外科手术术后 7 年的患者,无论是否采用不停跳技术,75% 桥血管为大隐静脉的 CABG 患者远期通畅率高达 89%。

四、介入技术治疗慢性闭塞病变治疗效果及安全性无法超越冠脉搭桥术

随着平行导引钢丝技术、球囊锚定技术、STRA 技术、逆向导引钢丝对吻技术和血管内超声引导等技术的不断发展,PCI 治疗 CTO 得到广泛发展。但目前 CTO-PCI 治疗效果的评估多数仅来源于观察研究,及对失败病例实施过程中医源性因素的经验总结。单纯的经验总结并不能真正证实 PCI 在治疗 CTO 方面超越 CABG 的优越性。虽然有些经验总结表明 PCI 治疗效果可能达到或超越 CABG 的临床疗效而广受关注以证明 PCI 的有效性,但这种研究方法仅可能影响对于 PCI 治疗 CTO 失败后出现严重并发症及并发症发生率的估计。Jone 等报道一组纳入 6996 例患者的回顾性研究,其中 836(11.9%)为 CTO 患者。总体的成功率约 69.6%,其中 28%(64/232)左前降支、31%(35/112)左回旋支、35%(106/298)右冠状动脉 CTO 未成功。失败的患者出现各种并发症,包括冠状动脉夹层(其在失败组发生率明显升高,20.5% vs.4.9%,P<0.0001),3.1% 的失败患者需要急诊行 CABG。经多因素回归分析 PCI 失败是预示患者死亡的独立危险因素。Galassi 报道 PCI 台上成功率仅为 70%~75%。在左前降支 CTO 的技术失败率为 20%,总体技术失败率为 4.5%。从长期随访结果来看,技术上失败是远期出现脑血管事件独立危险因素。另外,在失败组共 16 例患者出现严重血管并发症,包括 30 例血管内血栓和夹层,4 例需急诊再血管化,2 例死亡。随访期间失访了 1/3 患者。在能够随访的 2/3 患者中混杂太

多影响因素,而且对于术后心功能和造影剂肾病的报道非常少。虽然最新的 EXPERT-CTO 研究采用最新一代药物洗脱支架,其作者提出其效果优于既往的报道,但是该研究仍然局限在可行性和(或)试点研究,并未设置真正的对照组。对于新支架有效性的评价应该建立在严格随机对照研究基础上。

目前缺乏 PCI 治疗慢性闭塞病变随访期间心功能及造影结果的相关报道。Valenti 及同事报道分别纳入 258 例和 1005 例两个连续 PCI 治疗慢性闭塞病变的研究,导管室内成功率分别达到 81% 和 77%。两个队列研究中 80% 患者在术后 6~9 个月进行冠脉造影术,出现完全闭塞或狭窄超过 50% 的患者分别达到 23.3% 和 21%。两组患者 6~9 个月包括导管室及术后闭塞或再严重狭窄比例分别为 42.3% 和 44%。仅有的相关造影结果提示需要关注 PCI 治疗 CTO 病变的有效性。

目前有研究指出,PCI 治疗能够改善患者心绞痛症状、左心室功能和生存率。这个理论是基于该治疗方式能够改善远端缺血区域的血供。但是该结论仍然是充满争议的。COURAGE 研究中采用核素成像分析 PCI 治疗的中期效果,其结果并未提示该方法起到显著效果。另外,Stergiopoulos 等指出 PCI 治疗并未在死亡率、心肌梗死、心绞痛、再血管化方面优于药物治疗。相类似结论,其他研究指出对于慢性闭塞病变患者 PCI 改善左心室缺血和(或)抑顿区域效果不显著,也许通过更加敏感类似磁共振之类检查工具会有阳性结果。

PCI 治疗对于 CTO 病变患者造成影响包括全身性和心脏相关两个方面。这些不良事件主要与 PCI 治疗过程需时较长、长时间射线照射和大量造影剂及因其引起造影剂肾病。CTO 接受 PCI 治疗后需要更强的抗血小板和延长抗血小板治疗时间。目前有研究表明,接受 PCI 治疗的患者因突然停止或改变抗血小板治疗方案引起的支架内血栓等事件,导致 PCI 患者在接受非心脏手术时围术期心源性死亡率增加 85%。

CTO-PCI 治疗时对冠状动脉本身可造成巨大损伤,包括冠脉穿孔、夹层、心脏压塞、急性血栓事件、左心室损伤、周围血管损害等并发症。Patel 等报道,成功行 PCI 患者中 3.65% 出现冠脉穿孔,而 PCI 失败时冠状动脉穿孔比例高达 10.70%($P<0.001$),相对应心脏压塞发生率为 0% vs. 1.65%($P<0.001$)。虽然相关研究中报道高比例的急性心肌梗死和需急诊行冠脉搭桥术,但是急诊冠脉搭桥术死亡患者并未得以报道。

五、冠状动脉旁路移植术治疗慢性闭塞病变的发展方向

纵观 CABG 治疗 CTO 的历史,始终朝向更加安全、有效、经济和微创的方向发展。近年来外科微创技术和概念得以迅猛发展。非体外循环技术冠状动脉旁路移植术避免体外循环引起的并发症,左前外侧切口不停跳行左乳内动脉-左前降支血管桥技术,机器人辅助 CABG 技术,内镜辅助下获取大隐静脉技术和麻醉快通道技术应用于 CABG,均有利于减少患者手术创伤,加快康复时间,降低住院费用。

六、结论

虽然目前大量临床数据均表明 CABG 优于 PCI 的治疗效果,但临床医生仍然需要客观准确把握各种治疗 CTO 病变的适应证,避免不恰当的医疗行为,充分考虑患者的具体病变情况制订个体化治疗方式,PCI 可能仅适合一部分特定的不适合 CABG 的患者。

参 考 文 献

Boden WE,O'Rourke RA,Teo KK,et al. 2007. COURAGE Trial Research Group. Optimal medical therapy with or without PCI for stable coronary disease. N Engl J Med,356(15):1503-1516.

Christofferson RD,Lehmann KG,Martin Gv,et al. 2005. Effect of chronic total coronary occlusion on treat-ment strategy. Am J Cardiol,95(9):1088-1091.

Di Mario C,Werner GS,Sianos G,et al. 2007. European per-spective in the recanalisation of chronic total occlusions (CTO):consensus docu-ment from the EuroCTO Club. EuroIntervention,3(1):30-43.

Yamamoto E,Natsuaki M,Morimoto T,et al. 2013. CRE-DO-Kyoto PCI/CABG Registry Cohort-2 Investigators. Long-term outcomes after percutaneous coronary intervention for chronic total occlusion(from the CREDO-Kyoto registry cohort-2). Am J Cardiol,112(6):767-774.

8. 急性主动脉综合征的诊断和治疗：建立团队，分秒必争

广东省人民医院　罗建方　范瑞新

急性主动脉综合征（acute aortic syndrome，AAS）是一组危及生命的严重主动脉疾病，包括主动脉夹层（aortic dissection，AD）、主动脉壁间血肿（intramural aortic hematoma，IMH）、主动脉穿透性溃疡（penetrating aortic ulcer，PAU）等。近年来医疗技术不断进步，检查设备和手术器械不断更新，术后管理水平亦进一步提高，但 AAS 的病死率和并发症发生率仍然较高。最近，有文献报道，通过系统性管理方案（如建立主动脉疾病多学科团队、搭建区域性主动脉疾病管理平台等）可进一步改善 AAS 患者的预后。本文将从定义、分期和分型、诊断与鉴别诊断、治疗与预后、系统性管理方案等方面进行简要介绍。

一、定义

AAS 这一概念是由 Vilacosta 教授于 1998 年最先提出，具体包括 AD、IMH 和 PAU。经典的 AD 是指各种原因所致的主动脉内膜撕裂，高速的血流从内膜破口流入，并沿着血管壁向近端或远端剥离，形成内膜片及真假腔，当假腔压迫真腔时可导致分支血管供血不足，造成相应的器官出现缺血甚至坏死。IMH 的成因目前尚未明确，大多数学者认为是主动脉滋养血管自发破裂导致主动脉内膜与中膜之间血肿形成，与经典 AD 的区别在于 IMH 缺乏明确破口，真假腔之间无血流沟通。PAU 是指主动脉粥样硬化斑块穿透内弹力板，破入中膜，周围常伴有壁内血肿，多见于老年患者，并常伴有高血压及弥漫性动脉粥样硬化和广泛钙化。AAS 中各疾病之间临床症状相似，但病因、病理生理学机制等不尽相同，不同疾病间可合并存在或相互转换，易发生肢体器官缺血和主动脉破裂。

二、分型和分期

主动脉疾病的分型、分期是决定治疗方式的关键所在。

1. 解剖分型

（1）DeBakey 分型

Ⅰ 型：AD 内膜破口位于升主动脉，夹层累及范围自升主动脉至降主动脉，甚至到腹主动脉及髂动脉。

Ⅱ 型：AD 内膜破口在升主动脉，并且夹层累及范围局限于升主动脉。

Ⅲ 型：AD 内膜破口在降主动脉，夹层累及降主动脉，若向下未累及腹主动脉者为 Ⅲa 型，向下累及腹主动脉者为 Ⅲb 型。

（2）Stanford 分型

Stanford A 型：夹层累及升主动脉者，大体相当于 DeBakey Ⅰ 型和 DeBakey Ⅱ 型。

Stanford B 型：夹层仅累及降主动脉者，大体相当于 DeBakey Ⅲ 型。

需要特别指出的是，若内膜破口位于降主动脉，夹层逆向撕裂累及至升主动脉者，属于 Stanford A 型、DeBakey Ⅲ 型。此外，从解剖学角度进行分型，还有学者提出 3V3N 分型等。

2. 临床分型

（1）复杂型：指临床表现不稳定，具体包括肢体或器官灌注不良，主动脉破裂或濒临破裂，血压控制不良，持续或反复疼痛，假腔或瘤体进行性增大。

（2）非复杂型：指临床表现相对稳定，无上述表现着。

3. 分期

（1）急性期：发病 14d 以内的为急性期，因 14d 内 AD 的并发症发生率，特别是主动脉破裂率远远高于 14d 以上的夹层。

（2）慢性期：发病 14d 后或体检偶然发现的无症状 AD 为慢性期。DeBakey 等根据主动脉壁结构炎症程度，又将慢性期中的 2 周至 2 个月定义为亚急性期。

三、诊断与鉴别诊断

AAS 最常见的临床表现为突发性胸腹部剧烈疼痛，常常需要与急性冠脉综合征、肺栓塞等相鉴别。除了症状、体征、家族史外，肌钙蛋白、D 二聚体、心电图、胸片、心脏超声、CTA、MRI 等对鉴别诊断有重要价值。

急性冠脉综合征常有肌钙蛋白阳性、心电图 ST 段特征性改变等表现，临床上多见，一般不容易漏诊。但需要特别指出的是，当 A 型主动脉夹层撕裂累及冠状动脉时，可引起冠脉狭窄或闭塞，产生心肌缺血坏死，此时若仅仅诊断为急性冠脉综合征而遗漏了 AAS 的诊断，将会带来灾难性的后果。胸片在 AAS 的诊断中缺乏特异性，仅有一定的提示作用，多表现为纵隔增

宽,但 20%～28% 的病例缺乏该表现。经胸心脏超声对发现升主动脉、主动脉弓、胸降主动脉的病变有一定帮助,文献报道其敏感度为 73.7%～100%(中位数 86.9%),特异度为 71.2%～91.0%(中位数 81.1%)。经食管心脏超声对诊断 AAS 的敏感性及特异性较高,分别为 86%～100% 和 90%～100%,但有致主动脉破裂的潜在风险,临床应用该方法诊断 AAS 相对较少。

主动脉增强 CTA 可准确评估主动脉及其分支血管形态、真假腔大小、脏器是否受累、手术入路情况等,检查时间短,对制订手术策略有极高的指导价值,是目前主动脉疾病诊断的金标准。MRI 的敏感性为 95%～100%,特异性为 94%～98%,但检查时间较 CTA 长,在急性期需要尽早明确诊断时较少应用,此方法更加适用于稳定期的慢性主动脉疾病的评估和对 CT 对比剂过敏者。

四、治疗及预后

1. A 型主动脉夹层(Type A aortic dissection,TAAD)　不管是 2010 年美国胸主动脉疾病管理指南还是 2014 年欧洲主动脉疾病管理指南,均明确推荐 TAAD 首选传统外科开放手术治疗(Ⅰ类推荐,B 级证据)。2016 年 JAMA 发表了一篇系统性综述,报道 TAAD 接受传统外科手术的短期死亡率为 13%～17%(中位数为 14%)。在 IRAD 观察性研究中,72% 的 TAAD 患者接受了外科开放手术治疗,术后院内死亡率为 26%;而药物保守治疗组院内死亡率则高达 58%。近年来,对于高龄、合并严重疾病、外科手术高风险且解剖条件符合(如破口位于升主动脉中段 1/3,近远端锚定区＞20mm 等)的患者,国内外均有应用 TEVAR 治疗 TAAD 的报道,早期术后死亡率为 0～16%(中位数 7%),但值得我们注意的是,这些研究的病例数较少、随访时间较短,因此中远期的安全性及有效性有待进一步观察。

2. B 型主动脉夹层(Type B aortic dissection,TBAD)　TBAD 根据临床表现可分为复杂型与非复杂型,欧美指南在两者管理策略的推荐意见略有不同。2010 年美国指南推荐复杂型 TBAD 首选外科手术治疗(Ⅰ类推荐,B 级证据),非复杂型 TBAD 首选药物保守治疗(Ⅰ类推荐,B 级证据);而 2014 年欧洲指南推荐复杂型 TBAD 首选 TEVAR 治疗(Ⅰ类推荐,C 级证据),非复杂型 TBAD 推荐接受 TEVAR 治疗(ⅡA 类推荐,B 级证据)或内科保守治疗(Ⅰ类推荐,C 级证据)。在 IRAD 研究中,TBAD 接受内科保守治疗组的院内死亡率为 9.5%,外科手术组院内死亡率为 29%,但不可忽略的是,该研究中外科手术组合并脏器缺血及壁间血肿的比例较保守治疗组高。Fattori 等应用倾向评分匹配的方法,纳入 1129 例 TBAD 的资料,比较

保守治疗组(853 例)与 TEVAR 治疗组(276 例)的预后,结果发现两组院内死亡率并无统计学差异,且 TEVAR 治疗组 5 年累计死亡风险较保守治疗组更低(15.5% vs.29.0%,$P=0.02$)。ADSORB(Acute Dissection:Stent Graft or Best Medical Treatment)是主动脉疾病领域少有的随机对照研究,共纳入 61 例急性非复杂型 TBAD 患者,随机分为保守治疗组与 TEVAR 组,随访 1 年后发现 TEVAR 组的主动脉重构更为理想。

3. 主动脉壁间血肿(IMH)　IMH 在 AAS 中所占比例为 6.3%～39%,其中 30% IMH 位于升主动脉,10% 位于主动脉弓部,60% IMH 位于降主动脉。急性 IMH 的治疗与急性 AD 相似,为了控制血压及缓解疼痛,药物治疗对所有患者均适用。A 型 IMH 首选外科手术治疗,复杂型 B 型 IMH 可选择 TEVAR 或外科手术治疗,而非复杂型 B 型 IMH 则建议首选药物保守治疗。与 AD 相比,关于 IMH 的研究报道相对较少,在有限的文献报道中,IMH 接受外科手术治疗的早期死亡率为 11%～24%,接受 TEVAR 治疗的早期死亡率为 0～6%,接受内科保守治疗的早期死亡率为 4%～19%。Song 等比较了 A 型 IMH 与 B 型 IMH 的临床特征及治疗效果,发现 A 型 IMH 伴有心包积液、胸腔积液的比例比 B 型 IMH 更高(7% vs 1%),但两组进展为夹层的比例相似。目前临床上,对于 B 性 IMH 行 TEVAR 治疗的指征和手术时机仍有争论,因此 IMH 进展为经典 AD 甚至主动脉破裂的高危因素及预测方法有待深入探讨。

4. 穿透性溃疡(PAU)　PAU 在 AAS 中占 2%～7%,且 90% 以上的病灶位于胸降主动脉。关于 PAU 的治疗与 IMH 相类似,关键是有效地预防其进展为经典 AD 或主动脉破裂,因此需要密切影像学随访进行评估。

五、系统性管理方案

尽管近年来检查设备和手术器械不断更新,术后管理水平亦进一步提高,但 AAS 的病死率及并发症发生率仍然较高。在美国,急性 TAAD 接受传统外科手术治疗的围术期死亡率仍高达 20%,如何有效地降低死亡率及进一步改善预后是目前面临的重大难题。最近有研究提出通过建立主动脉疾病多学科团队、搭建区域性主动脉疾病管理平台,使 AAS 患者得到早期诊断和早期治疗,从而整体改善 AAS 的治疗预后。

2014 年 JACC 曾对 Duke 大学的经验进行报道。该中心成立了胸主动脉外科项目多学科团队(Multidisciplinary Thoracic Aortic Surgery Program,TASP),项目组成员来自于心胸外科、血管外科、心内科、心脏麻醉科、心脏重症监护室、放射科、神经科、病理科、护

理部门、血库及协调中心等学科部门。在启动 TASP 前 6 年内,共有 56 例急性 TAAD 患者接受传统外科手术治疗,围术期死亡率高达 33.9%,5 年生存率仅为 55%;启动 TASP 项目后 6 年内,共纳入 72 例急性 TAAD 接受传统外科手术治疗的患者,围术期死亡率降至 2.8%,5 年生存率为 85%。

美国 Minneapolis 心脏研究所搭建了区域性主动脉疾病诊治平台,纳入该地区 32 家社区医院,通过提高一线医护工作者对急性主动脉夹层的认识,规范早期药物治疗方案,加强医院间相互沟通与转诊,集中区域内各医院急诊部门、手术科室的力量,合理利用有限的医疗资源,减少起病至确诊和手术的时间间隔,最终达到改善整体预后的效果。该团队比较了搭建平台前后,起病至确诊的时间间隔由原来的 279min 降至 160min($P=0.014$),确诊至进入手术室治疗时间间隔由 113min 降至 51min($P=0.006$)。入院时和出院后使用 β 类药物的比例也明显增高。得益于区域性主动脉疾病诊治平台的搭建,该地区急性主动脉夹层的早期死亡率由 33% 降至 27%($P=0.51$)。

通过上述努力,AAS 患者首次就诊至明确诊断及得到合理治疗的时间间隔将会缩短,但要想进一步缩短出现症状至首次就诊的时间间隔,则需要大力宣传 AAS 的相关知识,做好健康教育,提高大众的意识。

六、小结

AAS 是一组危及生命的严重主动脉疾病,近年来医疗技术不断提高、检查方法更加精准,使得我国对该疾病的救治能力有所提高,但如何进一步降低病死率和并发症发生率是我们面临的重大难题。不管是多学科团队的建立还是区域性平台的搭建,其本质与核心均是合理高效地整合利用医疗资源,使得疾病得到早期诊断和早期治疗,从而整体改善该类患者的预后。借鉴国内外相对成熟的经验,笔者认为院内成立血管疾病诊疗中心极有必要,通过多学科合作模式,有助于个体化地制订诊疗方案;同时通过双向转诊等模式,真正搭建起区域范围内的合作平台极为紧迫,在此呼吁同行们携手努力,建立团队,分秒必争地为 AAS 的诊治贡献力量。

参 考 文 献

Cho K R,Stanson A W,Potter D D,et al. 2004. Penetrating atherosclerotic ulcer of the descending thoracic aorta and arch[J]. J Thorac Cardiovasc Surg, 127 (5): 1393-1399,1399-1401.

Evangelista A,Mukherjee D,Mehta R H,et al. 2005. Acute intramural hematoma of the aorta:a mystery in evolution [J]. Circulation,111(8):1063-1070.

Ganaha F,Miller D C,Sugimoto K,et al. 2002. Prognosis of aortic intramural hematoma with and without penetrating atherosclerotic ulcer: a clinical and radiological analysis [J]. Circulation,106(3):342-348.

Knipp B S,Deeb G M,Prager R L,et al. 2007. A contemporary analysis of outcomes for operative repair of type A aortic dissection in the United States[J]. Surgery,142(4): 524-528,521-528.

Vilacosta I,San R J. 2001. Acute aortic syndrome[J]. Heart, 85(4):365-368.

9. 同种异体移植血管的病变——心脏移植术后的"阿基里斯之踵"

广东省中医院 陈秋雄 张睿智

心脏同种异体移植血管一直以来都是心脏移植术后患者长期生存的致命要害。几乎有1/3的患者在心脏移植术后的5年发生了移植心脏的血管病变,术后一年死亡的患者中有1/8是因移植血管的病变导致的。冠状动脉内皮的炎症反应、内膜损伤和免疫系统以及非免疫系统的异常激活,均可引起移植血管的异常纤维化。观察同种异体移植血管的病变的手段,尤其是探查发现早期的病理生理变化,是非常有限的。研究领域主要包括:心肌和冠脉血流的量化研究、基于冠脉内影像学的血管壁早期变化的研究和高危斑块的研究。虽然治疗的手段在不断的进步,但我们仍然需要关注预防措施的发展。针对哺乳类动物研究的较新的雷帕霉素抑制剂,虽然可以明显延迟抑制血管病变的进展,但它的广泛应用还有待时日。要想更好地了解移植血管复杂的病理生理过程,提高监测技术,制订预防和减慢疾病进展的治疗方案,还需要进一步的研究。

一、概述

为改善晚期心脏病患者的生存状况,全世界每年进行超过5 000例的心脏移植手术。同种异体移植血管(Cardiac Allograft Vasculopathy,CAV)的病变是阻碍心脏移植术后长期良好预后的主要原因。注册研究数据告诉我们,心脏移植术后CAV的发生率非常高,而且在过去的20年间,发生率居高不下:术后5年和8年的CAV发病率分别由32%下降到29%,46%下降到40%。但是在同一时期,术后3年内发现CAV的患者5年生存率有少许提高(由71%升高到76%),但仍低于没有发现CAV患者的82%的生存率。值得注意的是,CAV是引起远期死亡事件的主要原因,几乎占到心脏移植术后一年死亡率的1/8。CAV定义的不断改良、他汀类药物和哺乳动物靶向雷帕霉素抑制剂(mTORi)的临床应用已经改变了疾病的自然史。而且,将早期的CAV视为不良预后的指标,使早期发现显得尤其重要。但是,对CAV的监测仍然面临许多挑战,使用非侵入的影像学探查早期病变尤其如此。鉴于目前面对的挑战和发展状况,我们应该回顾以下几个问题:①目前对CAV病理生理学的理解;②以评价冠状动脉壁的生理学为目的的新兴影像技术相关的筛查方案;③治疗方法,尤其是mTORi。

二、发病机制

CAV是一种影响移植心脏的血管系统的迅速进展的纤维组织增生性疾病。平滑肌细胞的病理性增生、炎症细胞的聚集和脂质沉积导致周围内膜增厚。相较于局灶的、偏心的、心外膜近心端的粥样硬化的病变不同,CAV是弥漫的、心外膜和血管壁内的病变。血管腔内影像学提示,这种病变在心脏移植后第一年就开始发生了,而且表现为双相改变,即外弹力膜扩张引起的早期内膜增厚和管腔相对保留,从而引起压缩性重构和管腔缩窄。斑块的成分由早期的纤维组织和纤维脂肪组织变成晚期的粥样斑块快坏死核和钙化病变。

三、内皮损伤

CAV病理生理过程涉及复杂的免疫和非免疫反应的相互作用,从而引起血管炎症反应,激活内皮损伤和细胞纤维化反应这条共同的最终通路。内皮细胞通过调节血管张力,抑制血小板激活、血栓形成、白细胞黏附和血管平滑肌细胞增生来维持血管的稳态。在CAV,内皮细胞的损伤启动并促进了组织过度修复的级联反应:血管细胞的增生、纤维化和重构。

四、免疫因素

同种异体移植血管内皮细胞表达了"外来的"人白细胞抗体(human leukocyte antigens,HLA),这种HLA被T淋巴细胞受体识别。激活后的T淋巴细胞释放出许多细胞因子(白介素-2、-4、-5、-6,干扰素和肿瘤坏死因子-α),这些细胞因子又可以刺激T淋巴细胞增生,上调内皮细胞黏附分子(细胞间和血管细胞黏附分子-1,P选择素),从而使内皮细胞活化的炎症细胞的募集。募集到内膜的巨噬细胞分泌许多细胞因子(白介素-1、6,肿瘤坏死因子-α)和生长因子(血小板源生长因子、胰岛素样生长因子和转化生长因子α和β),这些细胞因子和生长因子可以使平滑肌细胞迁移到内膜,促进其增生以及使细胞外基质沉积。体外试验同样也显示,高效价的HLA-I类抗体体液免疫反应可以通过针对哺乳类动物的雷帕霉素(mTOR)S6激酶(mS6RP)通路和细胞内成纤维细胞生长因子受体到浆膜的再分布来刺激内皮细胞和平滑肌细胞增殖。HLA抗体的循环和对CAV逐渐增加的排斥反应和疾病的进展有关。

五、非免疫因素

易于发展为CAV的非免疫性因素包括：血管危险因素（供体和受体双方的老年、男性、肥胖、高血糖、高血脂），缺血性心肌病，脑死亡，器官保存液和缺血再灌注损伤。这些因素在炎症损伤导致内皮功能失常中是类似的。巨细胞病毒（Cytomegalovirus，CMV）与CAV疾病的发生发展是有关联的。CMV可以通过刺激炎症因子的产生、黏附分子的表达、单核细胞的激活和平滑肌细胞的增殖，从而创造一个促进粥样硬化进展的环境。CMV还可以通过增加NO合成酶抑制物来损害冠脉血管舒张功能。也有证据表明，CMV可以模仿内皮细胞表面分子从而激活免疫介导的内皮损伤。

六、诊断和预后

由于CAV的患者往往没有症状，所以非常有必要做一些常规检查以早期诊断。因为同种异体移植血管已经去神经化了，不会出现典型的心肌缺血的临床症状。因此，患者往往症状不典型，有些因为移植血管功能障碍而表现为心力衰竭、心律失常和猝死。发现早期CAV尤其困难。把冠脉造影所得到的狭窄>50%作为晚期病变的参考指标，人们已经对许多非侵入的手段进行了评估，而且，经过后人的讨论，冠脉造影作为诊断CAV的方法，其结果相对并不敏感。如果有能够呈现更多血管影像细节、分析斑块性质、而且既能评价宏观血管系统，又能评价微管血管系统的新技术，侵入性筛查手段将会成为一种诊疗标准。

七、无创影像学

一些无创影像学方法已经用来评价CAV了。虽然一些合意的结果显示可以"排除"梗阻性CAV，但在探测早期病变方面并不理想。

(一)负荷超声心动图试验

多巴酚丁胺负荷超声心动图试验（Dobutamine stress echocardiography，DSE）在筛查CAV中应用非常广泛。相对于血管内超声（Intravascular ultrasound，IVUS）而言，其敏感性、特异性、阳性预测值（positive predictive value，PPV）、阴性预测值（negative predictive value，NPV）分别为72%、83%、88%和62%。在评价预后方面，DSE对于继发的心血管事件的NPV可高达92%～100%。最近一项大型回顾性研究分析了497例患者，心脏移植术后平均8.7年进行了1243次以筛查CAV为目的的DSE试验，结果显示，有意义的DES检查百分比低至2%（79%是阴性的，11%没有诊断意义），对造影证实的CAV的敏感性只有7%。DES中检测到的缺血不一定会发展为心血管疾病。部分研究

表明可以通过联合斑点跟踪技术和对比剂超声显像技术来改善DES检查。在一项多普勒对比剂超声显像研究中（N＝105），通过检测左前降支远端血流流速来计算冠脉血流储备（Coronaryflow reserve，CFR）。相比较而言，冠脉造影证实的发展为CAV的患者的CFR值更低：2.4 ± 0.6 vs. 3.2 ± 0.7。CFR≤2.5是新发造影CAV和死亡的独立危险因素。

(二)心肌灌注显像

单光子发射计算机断层扫描（Single-photon emission computed tomography，SPECT）心肌灌注影像学检查（Myocardial perfusion imaging，MPI）一直都被广泛应用于CAV的检查。许多研究也证明了和DSE类似的预后价值。但诊断准确率比较中庸。这可能是检查均衡的缺血的能力比较局限，就和我们在弥漫性改变的CAV中看到的一样。在一项含有110例受试者的序列研究显示，SPECT在检测CAV的轻微病变和严重病变（狭窄≥50%）的敏感值分别为63%和84%，特异值分别为70%和78%。正电子发射计算机断层扫描（Positron emission tomography，PET）MPI在评价冠状动脉疾病方面，相较于SPECT有较高的准确性。而且已经证实PET灌注和血流量化也有很好的预后价值。用PET检查量化血流，并通过检测自身的弥漫病变中血流的减少，对CAV的早期诊断有重要意义。这项仅仅针对严重狭窄血管供血的区域，往往低估了弥漫病变，而这些弥漫病变没有正常参考区域。因此，血流量化可以更好地监测微循环或者弥漫病变。一些纳入19～27例患者的小规模研究显示：PET血流储备检查和IVUS检查的CAV指数有少许不同。其预后价值也得到了证实：一项纳入140例患者的回顾性研究以PET作为参考标尺，这些标尺包括心肌血流张力和血流储备的下降。我们还需要大量前瞻性的研究。

一些小型研究还评价了心脏磁共振（Cardiac magnetic resonance，CMR）MPI在检测CAV中的价值。早期有研究证明，心肌灌注储备和有创性的CFR有很好的关联性，而且对检测造影CAV也有很高的准确性。另一项研究也显示，心肌灌注储备是CAV的独立预测因子，对中等程度的CAV疾病也有很高的诊断价值（曲线下面积：0.89）。显影剂钆的延迟增强的心肌梗死模型，不论典型和不典型，均在无症状或者轻微患者中被发现，证明了早期CAV的可能性。在移植患者中的临床应用仍然有许多限制，包括：去神经化引起的过快的静息心率增加了获取影响的困难，起搏器置入患者禁忌行CMR检查，肾功能受损发生肾源性系统性纤维化的高风险。

(三)冠状动脉螺旋CT成像

新一代的多层多探头双源CT扫描明显提高了冠

脉 CT 成像（computed tomography coronary angiography，CTCA）空间上和时间上的分辨率。一项纳入 615 例 CAV 患者的前瞻性研究的 meta 分析报道：相较于有创造影显示严重狭窄（≥50%）病变的敏感值 94%，特异值 92%，NPV 为 99%，PPV 为 67%。和人们预期的一样，与 IVUS 比较，敏感值和阴性预测值仍然偏低，分别为 81% 和 50%。放射剂量（3～18mSv）和造影剂用量（60～115ml）无显著差异。在检测 CAV 时仍然有许多局限性，如：冠脉远端显影成像效果差，静息心率偏快。

八、有创影像学

(一)冠状动脉造影

由于有较高的临床可用性和预后评估价值，冠状动脉造影作为检查 CAV 的手段，被临床广泛接受。大

型多中心试验显示：造影一旦发现疾病的早期表现，其 5 年内进展为严重 CAV 的机会约为 19%。严重 CAV 的造影是指：左主干狭窄＞70%、累及超过 2 条主要血管或者 3 条冠脉系统。这类患者 5 年内死亡或再移植的概率约为 50%。这些内容已经整合到了 2010 年学会关于 CAV 命名的建议里面。由于其在检测超出管腔部分和心外膜较大血管时可视化效果较差，尽管他在预后评价方面价值较高，但并不是敏感性较高的工具。在对弥漫性、向心性和长病变的 CAV、扩大的血管的重构以及由此引起的血管丢失和晚期闭塞等病变的检测方面还有一些局限性（图 1A）。

(二)血管内超声(IVUS)

IVUS 是冠脉造影的非常有用的补充。它可以提供管腔横截面和管壁的影像，发现隐藏在造影下的 CAV 病变（图 1B）。IVUS 对 CAV 的预后价值也已经

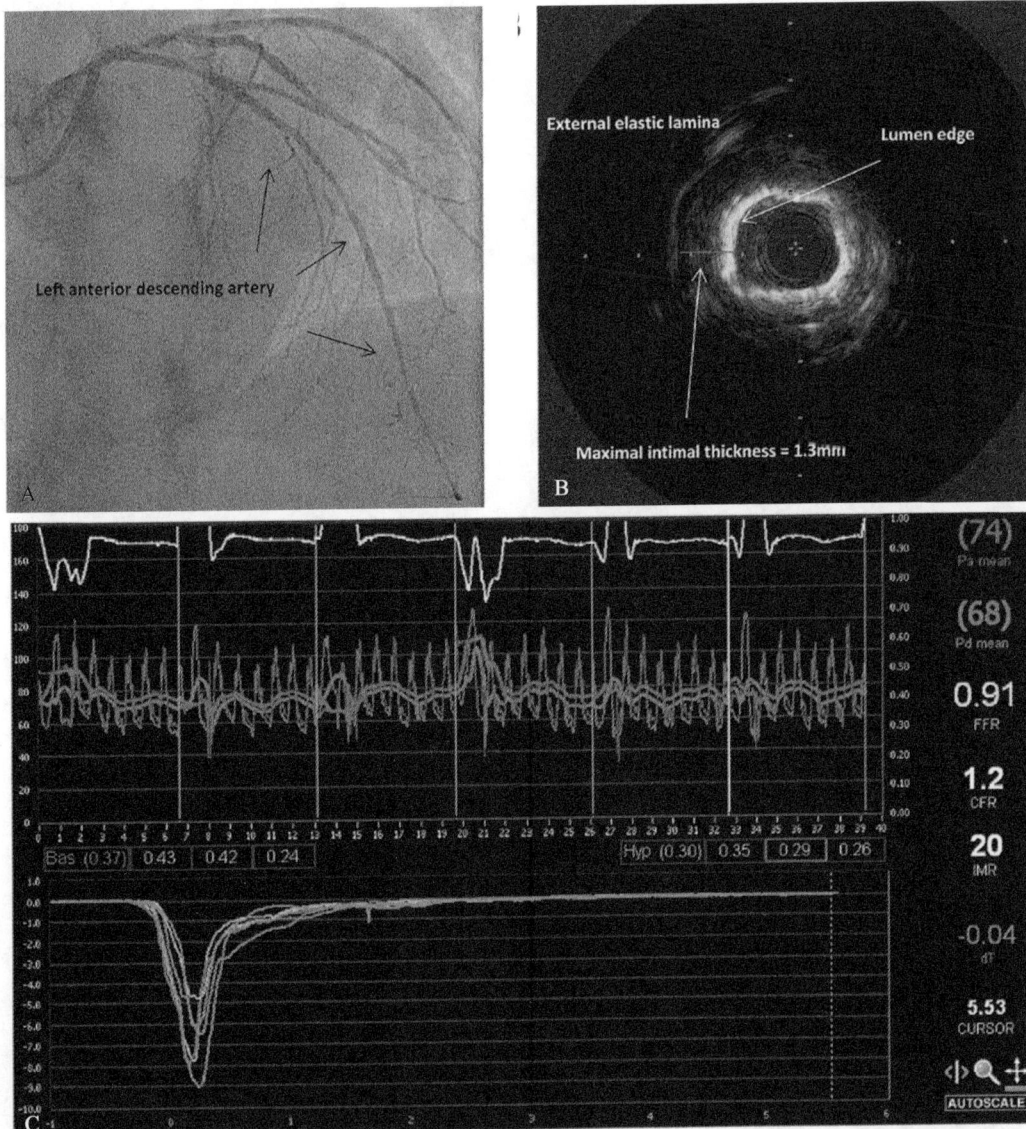

图 1　A.冠脉造影显示弥漫病变的 LAD；B.IVUS 提示 LAD 管腔内膜增厚；C.FFR 检查结果为 0.91

被证实。Rickenbacher 等发现移植术后 1 年血管内膜最大增厚（maximal intimal thickness，MIT）达 0.3mm 的患者发展成为造影 CAV 的风险增加 3 倍，降低 4 年生存率（73% vs 96%）。另一个研究显示：严重的内膜增厚［平均 MIT（0.9±0.3）mm］使主要心血管事件风险增加 10 倍。术后 1 年内膜 MIT 增加达 0.5mm 的我们称之为快速进展型 CAV 病变，预示着较高的造影 CAV 发生率（65% vs. 33%）、死亡率（21%）、桥血管丢失率（6%）和 5 年心血管事件发生率。分别在移植术后 1 年和 5 年进行 IVUS 检查发现，如果 MIT 增加超过 0.35mm，将与预后关系密切。通过 IVUS 的虚拟成像技术还可以检查斑块的组成成分。Raichlin 等使用这项技术发现，斑块内排斥反应和炎症反应是有关联的，他们在斑块内发现了坏死核心，其中钙化病变占比≥30%，以及随之进展的 CAV。

（三）光学相干断层扫描图像

光学相干断层扫描图像（Optical Coherence Tomography，OCT）可以提供高达 10～20μm 的分辨率，达到了 IVUS 分辨率的 10 倍，非常适合检测血管内膜和斑块组成（图 2）。

OCT 测量发现的内膜增厚和斑块特点已经证实和组织学以及 IVUS 是相符的。初步 OCT 研究使我们对 CAV 的发病机制有了跟进一步的理解。移植后经过了很长时间，我们认识了动脉粥样硬化和易损斑块的特点。Ichibori 等认为 CAV 中的新生血管扮演者非常重要的作用。他们指出，移植术后超过 1 年的患者，微通道明显增加，内膜面积随之增加，也带来了冠脉相关风险。Dong 等认为排斥反应是 CAV 的危险因素，严重的排斥反应可以使内膜增厚，引起巨噬细胞浸润。OCT 同样也有一些不足，比如高额花费、对比剂

的使用。组织穿透能力较弱使得在深层斑块性质的评估上大打折扣。OCT 检测的数据和临床预后是否有关还需要前瞻性的研究。

（四）有创冠脉血流检测

CAV 对心外膜血管和微循环部分都有累及，使得冠脉系统的变化非常复杂。冠脉内"压力"测量导丝和"血流"测量导丝的出现，帮助我们分别对心外膜冠状动脉和微小循环进行血流储备分数（Fractional flow reserve，FFR）和微循环阻力指数（index of microcirculatory Resistance，IMR）进行测量。穿过大血管和小血管部分的血流我们用 CFR 来测量。下降的 CFR 值和正常的 FFR 数值的不一致意味着 CAV 的心外膜血管和微循环系统为弥漫病变（图 1C）。与其相似的是，对于已知的心外膜斑块负荷，FFR 测量数值是增加的，然而 IMR 则越来越差。以上两种情况可能意味着：有微循环障碍的心外膜病变的生理影响在减少，可测得的最大冠脉血流逐渐减小而导致的微循环阻力在增加。这一现象强调，同时检测 CAV 的心外膜血管和微循环非常重要，因为两者都被影响而且两种测量数据互相影响。此外，一些小型研究指出微循环更早受影响。CFR 值的降低，IMR 值的升高，或者对乙酰胆碱的舒张反应异常都可以证明微循环障碍，后者预示着内膜的增厚和 CAV 的发生。

九、药物治疗

（一）阿司匹林

在心脏移植患者人群中，抗血小板治疗方案没有很高的进行评估。目前使用阿司匹林都是经验性的，主要根据冠脉内膜免疫损伤部位容易形成微血栓的推测。有趣的是，移植术后患者进行间接体外血小板功

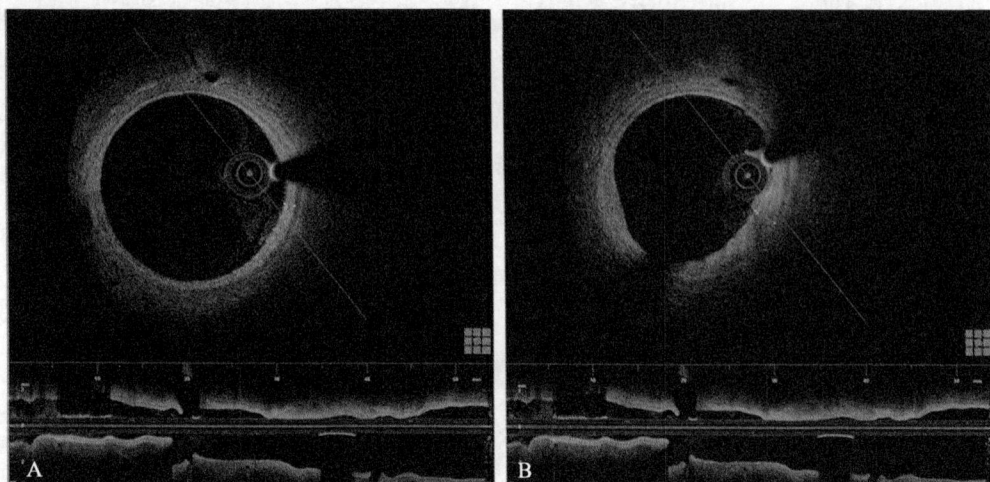

图 2 A.最小的偏心性内膜增厚；B.偏心型纤维脂质斑块

能检测显示,与原位冠脉病变和健康对照组对比,二磷酸腺苷可以引起明显的血小板聚集和阿司匹林抵抗。服用 500mg 阿司匹林的一小部分患者对血小板的刺激反应较小。

(二)他汀类药物

移植术后他汀治疗是标准治疗方案。除了降低胆固醇外,他汀还可以抑制炎症反应和免疫反应,以及对自然杀伤细胞毒性的抑制。在一项里程碑式的研究中,纳入了 97 例患者,术后 2 周开始普伐他汀治疗,改善了血脂检查结果,降低了严重的免疫反应,减少 CAV 和死亡率。对 3 个随机试验进行的 meta 分析结果显示,他汀使 1 年的死亡率从 17% 下降到了 5%。

(三)血管舒张剂

小型研究显示,钙离子通道阻滞剂(CCB)和血管紧张素转换酶抑制剂(ACEI)的应用改善了微循环的功能,延迟了 CAV 的发生。一项安慰剂对照随机试验显示,移植术后 2~4 周开始服用地尔硫草后冠脉造影血管直径减少的程度有所减轻,5 年无移植血管丢失或者无冠脉造影病变有所增加(56% vs.30%)。和单一用药对比,联合 ACEI 和 CCB 能更加明显地减少 CAV 的发生。

(四)免疫抑制剂

与硫唑嘌呤比较,麦考酚酸可以内膜增厚的进展,而且在超过 80% 的患者中表现出更加明显的代谢抑制作用。mTORis 雷帕霉素和依维莫司均可以抑制平滑肌细胞和纤维母细胞的增殖。一些 mTORis 相关的随机对照研究显示 CAV 的发生发展明显减少。传统意义上,钙神经蛋白抑制剂(Calcineurin inhibitors,CNI)奠定了维持免疫抑制的基础,它可以明显减轻排斥反应,改善生存治疗。在许多全新的 mTORis 研究中,与 CNI 减少排斥反应的策略相比较,SCHEDULE(SCandinavianHEart transplant everolimus De novo stUdy with earLycalcineurin inhibitors avoidancE)试验并没有使用 CNI,而是在移植术后第 7~11 周时移除环孢霉素,这样一来,该组中 2R 级以上的排斥反应有所增加。在维持心脏移植患者中 mTORs 的影响一直都在检测中。Mancini 等将心脏移植术后(4.3±2.3)年中毒 CAV 患者随机分到相互转换的麦考酚酸和(或)硫唑嘌呤组和雷帕霉素组(n=22)或普通免疫抑制组(n=24)。用半定量导管评分的方法检测发现雷帕霉素可以延缓 CAV 的发生,但用 IVUS 检查则未发现不同。还有一些研究纳入了 CAV 和非 CAV 的患者。Topilsky 等发现,与普通免疫抑制组(n=58)相比较,转换到移除了 CNI 的雷帕霉素组的患者(n=45),移植术后 1.2 年 IVUS 发现 CAV 有所减少。还有一项研究纳入了移植术后(3.8±3.4)年的 29 例患者,用

雷帕霉素替代 CNI 可减缓 CAV 的进展(IVUS 检查),但与移植术后 2 年的亚组患者比较未发现区别。随机分组的 NOCTET[Nordic Everolimus(Certican)Trial in Heart and Lung Transplantation]亚试验(n=111)提示,移植术后 5.8 年 CAV 患者转移到依维莫司组后,未发现对 CAV 的发展有影响。因此,晚期转移到 mTORi 组的患者也表现为无效,可能与 CAV 发展的不同时期斑块的组成成分不同有关。一项 IVUS 研究发现,移植术后 2 年内转移到雷帕霉素组的患者,斑块体积明显缩小,纤维斑块也明显减少。但在移植术后晚期转移的患者则未见相应表现。基于以上试验结果,很多方案都考虑如果发现 CAV,就尽早将患者转移到 mTORi 组。非常重要的是,我们需要权衡 mTORi 方案的潜在获益和不耐受,将近 1/3 的患者需要服用药物来中断该治疗。术后早期使用 mTORis 不良反应主要包括:心包积液、损伤修复问题和病毒感染。现在还不是很清楚这些不良反应是否有剂量相关性,推迟围术期康复和损伤修复这 3 个月后再导入是否会改善耐受性也不得而知。

十、血运重建

弥漫的 CAV 的血管病变,手术干预后的高死亡率大大限制了 CAV 患者血运重建治疗。尽管缺乏药物治疗可以提高生存质量的证据,对局灶性病变行经皮冠状动脉介入治疗往往是可行的。一项纳入 105 例患者的单中心研究表明,支架内再狭窄的发生率高达 30%,与不发生死亡和心肌梗死的复合终点事件较低有关,随访 7 年的再移植率为 28% vs.63%,生存率也有所下降(39% vs.84%)。一项包含 312 例患者的回顾性综述发现,与裸金属支架相比,药物洗脱支架减少远期支架内再狭窄的风险,但是包括生存率在内的临床事件没有见到任何区别。

十一、再移植

近期的一项共识建议将再移植保留下来,用于那些晚期 CAV 的患者。再移植是有争议的,因为器官供体缺乏,生存率低,和全新移植相比 CAV 发生率高。最近一项注册研究分析报告了 CAV 再移植组(n=65)和药物治疗组(n=4530)相比较 9 年的生存率比:55% vs.51%。亚组分析显示,与同种异体移植物的收缩功能障碍相关的再移植能够提高生存质量。较早期的试验是支持该观点的:CAV 的患者,合并同种异体移植物收缩功能减退的患者或者合并心脏生理功能受限的患者生存率都较低。

十二、总结

CAV 是心脏移植术后最主要的死亡原因。早期

快速内膜增殖预示着血管造影下疾病的发生和不良的心血管后果,并减少存活。相应的,早期实施预防措施,利用检测手段发现早期病变也是必要的。有创的方法能更好地明确早期 CAV 病变,配合 IVUS 或 OCT 等高分辨率的血管内膜检查手段,通过冠脉生理功能的研究来评估冠脉宏观和微循环病变。此外,有创的检查有可能帮助我们更好地了解 CAV 的病理生理机制,发掘有潜力的无创检查方法。对无创影像学的研究一直在进行着,对中期和长期随访有着更高的利用价值,还可以减少有创试验方法的使用。当下的工作重心主要集中在预防策略上,旨在改良免疫和非免疫手段。在减慢 CAV 进展方面,mTORis 是重大进展,但仍然需要进一步的随机试验来挖掘最优良的治疗方案。

参 考 文 献

Lund LH,Edwards LB,Kucheryavaya AY,et al. 2015. The Registry of the International Society for Heart and Lung Transplantation:Thirty-second Official Adult Heart Transplantation Report-2015;Focus Theme:Early Graft Failure. J Heart Lung Transplant,34:1244-54.

Mehra MR,Crespo-Leiro MG,Dipchand A,et al. 2010. International Society for Heart and Lung Transplantation working formulation of a standardized nomenclature for cardiac allograft vasculopathy-2010. J Heart Lung Transplant,29:717-27.

Tsutsui H,Ziada KM,Schoenhagen P,et al. 2001. Lumen loss in transplant coronary artery disease is a biphasic process involving early intimal thickening and late constrictive remodeling:results from a 5-year serial intravascular ultrasound study. Circulation,104:653-7.

Valantine HA. 2003. Cardiac allograft vasculopathy:central role of endothelial injury leading to transplant "atheroma". Transplantation,76:891-9.

Zhang XP,Kelemen SE,Eisen HJ. 2000. Quantitative assessment of cell adhesion molecule gene expression in endomyocardial biopsy specimens from cardiac transplant recipients using competitive polymerase chain reaction. Transplantation,70:505-13.

第 13 篇

学科交叉

1. 斯芬克斯之谜：自身免疫性风湿病的心血管受累

南方医科大学南方医院　刘伊丽

在古希腊，斯芬克斯是一个人面狮身的怪物，在通往底比斯城市的路上她拦住旅游者，要求他们回答一个难解之谜，如果他们答错了，她就会杀了他们，害死了许多人。后来，一个叫俄狄浦斯的人解答了隐谜，斯芬克斯见谜底已被道破，便从悬崖顶上跳下而死。在处理自身免疫性风湿病（ARD）时，心血管病（CVD）是我们时代的斯芬克斯，我们似乎对这个复杂的心血管病理生理的难解之谜也缺乏答案。

风湿病的全身表现吸引了大多数风湿病专家的注意，而多数心血管病专家却不知道 ARD 的 CVD。对早期评估 ARD，当 CVD 还是很隐蔽的存在时，缺乏诊断指标；而且，虽然在 ARD 应用了靶向治疗，使疾病伴随的死亡率减少，但由于增加了 CVD 发生率，与普通人群相比减少了预期寿命。

一、风湿病患者的心血管受累情况

（一）动脉粥样硬化和大血管及微血管性冠状动脉病（CVD）

这些病变是增加 ARD 患者 CVD 和死亡率最常见的原因。类风湿关节炎（RA）即使在诊断关节炎以前，CAD 的风险较正常人高 1.5～2.0 倍，传统的危险评估通常低估 ARD 患者的 CVD；而且，ARD 最主要的炎症和自身免疫特征促进动脉粥样硬化的发生。RA，脊椎关节病，系统性红斑狼疮（SLE），抗磷脂综合征（APS）和系统性血管炎都会加速动脉粥样硬化。值得注意的是，RA 的 CAD 风险相似于糖尿病，所存在的动脉粥样硬化斑块容易不稳定和破裂，具有较高的再

梗死率和不良预后。

虽然 SLE 较 RA 和脊椎关节病的炎症反应为低，但却有较高的 CVD 发生特征。SLE 伴随的动脉粥样硬化在诊断时见于年龄较大和病程较长的人，支持这种假设，即慢性暴露于 SLE 的免疫调节异常促进 CVD，在诊断 SLE 前或诊断后短期内即有大血管及微血管床的损伤。大的或微血管性 CAD 同样常见于 SLE，54% 的患者为非钙化性斑块，在似乎正常的冠状动脉也存在冠脉血流储备损害，这些发现与疾病的活动度和持续时间密切相关。

最后，SLE 患者的高密度脂蛋白（HDL）减少，低密度脂蛋白（LDL），极低密度脂蛋白（VLDL），促炎的 HDL 和甘油三酯水平增加。因此，为预防 CVD，早期治疗免疫调节异常是必须的。

（二）心包，心肌和血管炎症

炎症性心脏病，尽管在 ARD 为较少的并发症，却明显增加 CVD 的死亡率。典型的心肌心包炎表现较常见于 SLE，但也明显影响其他 ARD，如 RA，混合性结缔组织病，系统性硬化症，血管炎，肉瘤样病和炎症性肌病等的 CVD 死亡率。临床上，典型的心肌心包炎表现仅见于少数 SLE 患者，然而，大多数 ARD 患者保持静息状态的心肌心包炎常导致延迟诊断，导致退变到心力衰竭（HF）和心律失常。

此外，大、中、小血管壁的炎症，不论是原发还是继发于 ARD，可导致脑卒中，心肌梗死，视力异常，间歇跛行和手指溃疡。心肌血管炎常见于中层和（或）小血管的血管炎和 APS，由于累及心外冠脉或

小的心肌穿壁血管,可引起心肌缺血,最后导致左心室受损。

(三)心脏瓣膜病(HVD)

HVD是APS最常见的心脏病,达30%的流行率。诊断基于存在瓣膜增厚或赘生物(主要是二尖瓣和主动脉瓣),如Libman和Sacks对SLE患者的描述。SLE患者伴有抗磷脂抗体增高带来3倍以上HVD的风险,而且确定瓣膜的病理生理机制是抗体所致的高凝状态继发了瓣膜血栓形成。进展的瓣膜病还可见于RA。经胸和经食管超声是目前早期和正确诊断瓣膜病的基石。

(四)心力衰竭(HF)

ARD患者的HF可由缺血性和非缺血性心脏病所致,是导致死亡的主要原因。在RA,HF较通常人群多2倍,校正了典型的CVD危险因素和缺血性心脏病后仍然增加。HF同样见于SLE,炎症性肌病,系统性硬化症,强直性脊柱炎和血管炎,是心肌炎症的终末表现。纤维性心肌病多发于系统性硬化症,血管炎,肌炎和肉瘤样病,也导致左心室功能的损害。然而,一直到疾病的后期,左心室整体功能还可以保持正常,在左心室功能处于代偿阶段,仅在影像检查上,如组织多普勒,心脏磁共振(CMR)可见到这些损害。

(五)肺动脉高压(PAH)

PAH见于0.5%~15%的ARD,其预后较特发性PAH更差。常见于系统性硬化症(SSc),相关的死亡达30%。SSc的PAH主要由于间质性肺纤维化导致的微血管病和慢性缺氧引起。

另外一个引起ARD患者的PAH是APS和原发性干燥综合征。尽管应用了新的影像技术,ARD患者的PAH常被忽略,直至疾病的进展期才被确诊。

二、现代多种模式影像技术对心血管病的诊断

应用各种无创影像技术,如静息和(或)负荷心电图(ECG),超声心动图,核技术和更现代的心脏磁共振(CMR)等来发现ARD患者的心肌缺血或炎症。运动心电图(ExECG)是一种非常可靠的预测试验来确定患者非常不可能或非常可能发生心脏事件。然而,这不适用于中等危险的患者或小血管炎的患者,对这类患者,应用常规无创或有创方法来评估都可能不被识别。

ECG可表明有心肌炎,而且临床上可疑急性心肌炎时,在CMR发现的LV透壁心肌水肿和T波倒置之间是有联系的,然而,这是急性期心肌水肿的一种可逆性表达,不能用于随访时预测LV收缩功能不全。

在每天的临床实践中,超声心动图是一个评估心脏形态的里程碑的影像技术。其他新的技术,如斑点跟踪超声心动图,特别是纵向变形已经被成功用来评估亚临床LV功能不全和监测阿那白滞素(anakinra)的疗效,此药是一种白介素-1受体拮抗剂,用于ARD患者的LV功能治疗,特别当同时合并CAD时。

负荷超声心动图是联合2D超声心动图和运动或药物负荷,发现心肌缺血的诊断终点是在负荷中诱发出暂时的室壁运动恶化。和放射核素负荷灌注试验有相似的诊断和预测准确性,但价格较低,没有环境和对患者及医生的射线影响。此外,多普勒超声心动图测定的冠脉血流储备可揭示ARD患者的微血管病。尽管这是一种操作者依赖的技术,也不能观察组织特征,但超声心动图在无创除外和(或)评估CAD的可能性方面是最具成本效益的方法。

负荷心肌灌注闪烁扫描法(MPS)是一种无创影像模式,常用于RA及SLE可疑有CAD的患者,然而,MPS有明显的应用受限,包括射线暴露,影像伪差和低的空间分辨力,不能发现ARD时的内膜下心肌缺血和小的瘢痕。

近期的CEMARC研究,支持广泛采用CMR作为CAD评估,由于考虑到医学应用离子射线伴随的致癌风险。在一项研究比较单光子发射计算机断层扫描(SPECT)正电子层析成像(PET)和CMR,所有的技术都有高度敏感性,CMR具有高度的特异性。

三、结论

联想到古希腊神话和当代的情况,CMR取代了它的"先辈"俄狄浦斯,成功回答了ARD患者的CVD难解之谜。在ARD患者出现任何心脏收缩和舒张功能参数改变之前,通过CMR可以发现心脏的病理改变,从而增强了我们的诊断能力。此外,通过证实早期阶段的炎症和灌注缺损,CMR能在ARD尚处于稳定状态时,确切显示心肌损害的病理生理背景。CMR另外的价值是能独立于全身炎症过程来评估心肌状态,不论ARD的情况如何,可个体化的治疗心脏。最后,负荷灌注CMR可早期发现ARD患者常见的微血管病变,这在核素影像中常被丢失,因其空间分辨力较低。

遗憾的是,由于缺乏应用和专家建议、心血管专家和放射科专家的交流、风湿病专家不熟悉CMR在ARD方面的进展以及价格问题,特别是加用了负荷研究等因素,严重阻碍了CMR在ARD患者的监测。希望这个极好的诊断工具不要遭到俄狄浦斯的命运,他虽然成功回答了斯芬克斯的难解之谜,最后走向了一个痛苦的结局。因为,要转变CMR的命运,实际是掌握在我们的手上。

2．2016AHA/ASA 政策声明：心血管疾病与脑卒中的姑息治疗

广州医科大学附属第二医院心内科　刘世明　南方医科大学附属南海医院心内科　潘　伟

2016 年，美国心脏协会（AHA）联合美国卒中协会（ASA）共同发布了心血管疾病（CVD）与脑卒中的姑息治疗（palliative care）的政策声明，目的是提出 CVD 与脑卒中患者姑息治疗的重要性，并为政策性决策提供建议。姑息治疗是以患者及其家庭为中心，通过评估、预防和缓解患者痛苦改善患者的生活质量（HRQOL）的治疗，它是医疗保健专业人员处理患有严重疾病患者所需的基本技能和能力。也被称作"舒缓医疗"。与临终关怀（hospice）不同，需要实施姑息治疗的患者不一定预后不良，姑息治疗贯穿于整个生命周期，从胎儿期到老年。而临终关怀是为预期寿命≤6 个月的终末期患者提供的姑息治疗。全球 2000 万人在生命末期需要姑息治疗，其中 94% 为成人，6% 为小儿。专业姑息治疗是经过专业水平培训和认证的临床医生提供的姑息治疗。姑息治疗要求医疗机构、患者和家庭共同努力，制订反映患者价值观、偏好和治疗目标的治疗方案。姑息治疗的主要焦点是关注交流沟通、共享治疗决策、患者的身体健康、精神和心理压力、患者的家庭和医疗支付体系评价与管理。

一、晚期 CVD 与脑卒中的转归

建议下列 CVD 患者接受姑息治疗：高龄、存在多种合并症、慢性疼痛、虚弱、痴呆及考虑 ICD 的患者。其中，心力衰竭和脑卒中高发且致死率和致残率高，是姑息治疗的重要内容，而心衰和脑卒中患者的幸存者、临床不良事件发生、HRQOL 及看护人员问题是姑息治疗关注的重点。

（一）心力衰竭

心力衰竭呈进展性，并促进最终死亡。估计有 570 万≥20 岁美国人患有心力衰竭。D 期心衰是最主要的晚期心衰。晚期心衰患者表现为呼吸困难、端坐呼吸、疲劳、虚弱和食欲下降，他们的生活自理能力和生活方式严重影响，常常不能步行 1～2 个街区。小儿晚期心衰最常见的症状是食欲下降。心衰晚期常常并发终末器官功能障碍（EOD，end-organ dysfunction），包括肾、肝功能不全和肺动脉高压。利钠肽升高、低钠血症、肾功能恶化、认知障碍和亚极量运动试验运动能力下降预示着预后不良；社会环境因素如收入、残疾、医疗保险、未婚、独居、居住偏远及酒精或药物滥用史也是预后不良的独立预测因子。REMATCH 研究显示，成年人终末期心力衰竭（ESHF，end-stage HF）患者 1 年存活率为 25%。INTrEPID 研究显示，成年人 ESHF 患者 6 个月和 1 年的存活率分别为 22% 和 11%。另有报道 1 年的存活率只有 6%。最近的 ROADMA 研究显示，NYHA 心功能Ⅲ/Ⅳ级患者 1 年存活率为 63%±5%。小儿心力衰竭的转归更加难以评估。而心衰患者及其家庭对存活率期望值较高。故应充分告知患者的预后和各种可能的结局。

1. 临床不良事件　心力衰竭患者最常见的临床不良事件有室性心律失常、心脏骤停、肾功能衰竭、脓毒症和神经功能障碍。

2. HRQOL　晚期心衰患者因应激、焦虑、抑郁、健康观念低落、身体基本功能减退和社会功能受损，整体 HRQOL 下降。成年人心力衰竭患者抑郁的发生率约为 22%，在 NYHA 心功能Ⅳ级患者发生率增加至 42%。抑郁患者治疗的依从性差反过来加重健康恶化和增加医疗开支。小儿心衰人群因食欲减退影响神经发育和家庭应激增加。

3. 看护人员　看护人员需要管理晚期心衰的多种症状，他们承受压力、睡眠障碍和缺乏信心，生理和心理受到极大挑战。

（二）心脏移植

1967 年，心脏移植确立了它在 ESHF 治疗中的金标准地位。使用 VADs 后，与 2002 年相比，2012 年的心脏移植围术期死亡率从 15.8% 降到 12.4%。而心脏移植 1 年后的存活率高达 85%～90%，这些在第一年的幸存者平均生存期是 11.6～12.7 年。心脏移植的婴儿平均生存期是 20 年。<1 岁的心脏移植的死亡率最高，据统计，2010—2012 年，该类接受心脏移植的患儿的死亡率为 53%。

1. 临床不良事件　常见并发症有排斥风险，特别是在移植后的第一年；另外，心脏移植患者常常发生冠状动脉病变，而冠状动脉病变又是再次心脏再移植和死亡的主要原因；心脏移植患者还可能出现感染、恶性

肿瘤和肾移植。

2.HRQOL 一般来说,成年心脏移植的 HRQOL 改善从移植之前直到移植后 10～20 年。儿童接受心脏移植者,年龄大的患者 HRQOL 下降。

3.看护人员 心脏移植的患者需要大量的看护照支持。

(三)机械循环支持(MCS,mechanical circulatory support)

捐献器官有限使 MCS 在过去 10 年里有了长足的进步。2014 年,超过 2500 台 MCS 装置被置入。MCS 患者 1 年和 2 年的存活率分别为 80%、70%。小儿使用 MCS 越来越多。

1.临床不良事件 MCS 患者常见的并发症有感染、脑卒中和消化道出血。MCS 后的患者可能继续有心力衰竭症状,特别右心心力衰竭,非计划再入院率接近 50%。耗费大量的医疗资源。

2.HRQOL 大多数 MCS 显著提高 HRQOL,如适度改善患者的认知功能、社会存在感和虚弱。

3.看护人员 MCS 患者的看护人员压力增加,他们承担患者烦琐的着装、电池和设备管理。小儿 MCS 的父母抑郁和焦虑增加。

(四)脑卒中

大约 660 万≥20 岁美国脑卒中。脑卒中和继发于心脏骤停后的 HIE(hypoxic ischemic encephalopathy,缺血缺氧性脑病)能引起严重急性脑损伤。脑卒中和 HIE 的治疗机构涉及急诊科、ICU、医院、康复中心、疗养院和安养院。他们的认知功能受损、慢性疼痛及生活自理能力下降或缺失,预后不确定。

在美国,脑卒中位居死因第五位。2013 年,美国脑卒中死亡率约 1/20,是成人残疾的主要原因。当神经功能受损严重时,脑卒中患者几乎所有交流沟通都通过代理决策者。早期治疗决策通常包括溶栓、手术、通气支持和营养支持。

脑卒中患者 HRQOL 下降,尤其是儿童与老年人。多达一半的脑卒中幸存者 6 个月内出现疼痛不适。脑卒中患者运动功能丧失、语言障碍、疲劳、尿失禁、性功能障碍、情绪不稳定、社会功能受损和癫痫发作,严重影响 HRQOL。约 1/3 的患者出现脑卒中后抑郁。另外,脑卒中患者的焦虑和谵妄风险增加。小儿脑卒中患者常常存在交流沟通困难和社会化困难的问题。

脑卒中看护人员需要调整和应对他们的亲人的身体、情感和认知的改变。中重度脑卒中后残疾孩子的家长抑郁、焦虑和婚姻家庭不和睦发生率增加。看护人员常常害怕自己哪一天也发生脑卒中,甚至会担心被遗弃。对脑卒中看护人员的支持和宣教非常重要。

二、晚期 CVD 与卒中患者的姑息治疗及护理的作用

姑息治疗是以患者和家庭为中心的治疗,通过多领域预测、预防和缓解患者痛苦而提高患者的 HRQOL。心脏病或脑卒中跨学科团队应该毫不犹豫地给专业的姑息治疗团队提供援助,以控制患者的复杂的症状。临终关怀可以使预期寿命≤6 个月的患者明确获益。姑息治疗对于改善症状性心衰及脑卒中患者的 HRQOL 行之有效。姑息治疗和临终关怀可以提供额外的资源和支持,减轻看护人员的负担。晚期 CVD 和脑卒中患者与看护人员对疾病的认知及对治疗和预后的认知非常重要。医疗保健机构需要与患者开放讨论,了解患者的价值观、偏好和治疗的目标,综合考虑获益、风险及治疗费用,共同决定患者的姑息治疗方案。丧亡关怀也属姑息治疗的范畴。WHO 指出,死亡患者的家属需要丧亡关怀。姑息治疗要求加强医患沟通交流,尤其是关于患者的治疗目标。

姑息治疗的障碍存在于:卫生保健机构尚未意识到患者可以从姑息治疗服务中获益;卫生保健机构不清楚姑息治疗的具体途径;卫生保健机构不便与患者或家属沟通姑息治疗;卫生保健机构担心提供姑息治疗可被病方误解为放弃治疗或消极治疗;患者及其家属不清楚已经存在姑息治疗服务;患者及其家属认为姑息治疗等同于临终关怀,自己的病情还没有必要进行姑息治疗;医疗保险支付服务障碍。

三、法律支持

建议姑息治疗相关措施立法,包括晚期疾病姑息治疗方针政策、患者及其家庭护理教育和支持、专业教育和劳动力发展、医疗服务支付体系改革和医疗保险改革及增加安养院的利益。

四、AHA/ASA 关于姑息治疗的指导原则

为患者提供连续的、协调的、全面的、高质量的和专业水平的关于 CVD 和脑卒中的姑息治疗;确保患者个人和家庭授权;依据患者及其家庭的偏好和自身具体情况制订方案;提高姑息治疗技能,充满同情心,合理利用医疗资源;持续性。

五、AHA/ASA 政策推荐

为了实现以患者为中心的姑息治疗,使患者接受与他或她的价值观一致、治疗目标一致和偏好一致的姑息治疗,推荐如下,见表1。

表 1 AHA/ASA 政策推荐

类别	推 荐
国家机构	医保与医助服务中心应扩大姑息治疗报销范围,建议每年一次健康体检
	推荐做好患者姑息治疗记录备案
	国家、地方和私立各级保险和医疗保健服务体系应激励医疗保健供给方以满足患者的姑息治疗需求
省级机构	省级医疗机构应对医疗供给方合理报销,以改进 CVD 和脑卒中患者姑息治疗的质量
	确保姑息治疗的长期服务和支持
	要求医院、疗养院、家庭护理机构等应根据患者的需求和偏好给患者提供姑息治疗信息和咨询、疼痛管理咨询和服务
	通过医疗保险市场制订姑息治疗计划
	评估姑息治疗中处方监测、基药治疗的有效性
	对社区康复投入医疗资源
医疗服务支付方-供给方关系	医疗服务支付方和供给者必须共享姑息治疗数据,识别可能受益于专业水平姑息治疗服务的患者,临床医生给他们相关的医疗服务和专业水平姑息治疗
	加强和支持医疗服务支付方和供给者之间信息交换和透明度,保护患者个人健康信息,防止歧视。进行健康信息电子记录。激励医疗服务支付方和供给者之间的数据共享
	医疗服务支付方和供给者必须开放、诚实合作,以消除猜忌。医疗服务供给者有义务及时与医疗服务支付方商议支付模式,优化支付模式,使患者最佳获益
	医疗保险机构应确保高质量服务
	医保与医助服务中心应照顾病情严重的患者
	卫生系统和医疗保健供给组织应通过提供奖金和付款支持姑息治疗核心技能培训
	医疗保险应改革姑息治疗医学继续教育经费投入,确保居民、护士和医师学习沟通技巧和疼痛管理知识。医疗保险也可以鼓励姑息治疗基础设施和临床技能的标准认证
医疗保健体系转型	卫生保健机构和医师应该与严重 CVD 和脑卒中患者交流,熟悉医院、社区及其他医疗机构的姑息治疗资源,熟悉当地姑息治疗服务存在的问题与不足
	保健计划和决策过程应包括保健的目标、出院后的需求、选择和资源。应以患者为中心,应咨询患者的监护人、看护人员和姑息治疗专家
	医院应该协调护理计划、治疗决策和出院计划,优化治疗计划,反映患者的姑息治疗需求并满足患者的这些需求
	医疗保健体系应该建立跨机构合作指南
	社工、临床专业人员和医疗服务支付机构的早期干预至关重要
	实现成人医疗服务保健机构与小儿医疗服务保健机构无缝衔接
医疗保健机构姑息治疗教育和专业认证	教育机构和专业团体应该提供姑息治疗培训
	专业认证机构应该要求所有的负责管理晚期 CVD 和脑卒中的专业人员接受姑息治疗教育和具备姑息治疗临床经验
	接受专业认证者应具备姑息治疗的知识、技能和能力
	专业认证监管机构应具备姑息治疗的教育和培训背景
	认证机构应该创建标准路径来认证
	医疗保健机构应增加专业水平的姑息治疗培训岗位

六、结论

姑息治疗满足了包括 CVD 和脑卒中在内的严重疾病和慢性疾病患者的需求。它旨在预防和缓解患者痛苦、缓解心理与精神应激,控制患者症状,提高患者HRQOL 及给患者家庭提供支持。医疗保健机构、患者及其家庭共同努力,以患者的价值观、偏好和治疗目标为中心,制订姑息治疗方案。早期接受姑息治疗的患者预后更好。实施姑息治疗能显著降低医疗成本。推荐实行医疗保险改革,鼓励卫生保健机构和医疗服务支付方之间持续开放的对话,确保重病患者及其家庭获得高标准、高质量的姑息治疗。

3. AHA 关于老年心血管病学的声明:跨越鸿沟

广东省人民医院　姚博谦　林展翼

一、概述

心血管疾病的患病率随着年龄的增长而增加,美国因心血管疾病住院治疗的患者中 65 岁以上的占了一半以上,同时在心血管死亡事件中约占 80%。虽然 75 岁以上的人口仅仅占美国总人口的 6%,但是超过一半心血管死亡事件发生在这个年龄组。75 岁以下美国成人的首位死亡原因仍然是肿瘤,但 75 岁以上心血管事件则成为主要原因,同时心血管疾病也是老年人致残、丧失独立生活能力和生活质量降低的主要原因。尽管老年人心血管疾病患病风险、发病率、死亡率都很高,但大多数随机临床试验都明确排除老年人群,或只纳入并发症少或没有其他器官功能受损的相对健康的老年患者。因此当大多数临床试验的结果应用于老年人身上时具有不确定性,尤其对于那些多病共存的大于 75 岁老年人。由于生理变化和多病共存,老年患者药物和非药物干预措施所发生并发症的风险也增加,因此需重新评估老年人在心血管疾病诊治和预防干预措施的风险及获益。在评价指标上,临床试验很少纳入生活质量、独立生活能力和机体及心理机能改变等对老年人有重要意义的指标,而身体机能低下、认知功能差、患者作决定时偏好喜爱等一些特殊因素也没有很好得到体现。基于这些原因,指出目前应用的诸多心血管疾病循证医学指南中,使用在老年患者时存在严重的知识缺失。

该科学声明还同时就如何完善指南中知识缺失提出建议,包括以下内容:①强调需要加强招募有代表性的老年患者,尤其是对于那些有显著异质性的老年人群。对于合并多种并发症的,存在功能和认知功能障碍的和身体虚弱的老年人,更应该积极纳入临床研究中。研究还应通过预先制定的入选标准及亚组分析,来解决性别、种族、文化差异等问题。②除了评估一般的临床治疗结果,未来的研究应纳入健康状况、生活治疗、器官功能(例如执行日常生活活动与器械活动的能力)、独立性的维护、认知功能等结果评价。③需要评估老年人诊治的成本效益、临床价值与资源利用,临床结果真正是以患者为中心。④临床决策需要能整合患者个人倾向、价值观、治疗目标的模型,还应考虑看护者和其他监护人员的意见。事先需要预见并制定合适的方法用于当出现患者本人难以做出理性决策的情况,如出现认知障碍与感觉缺陷等。研究还需要开发简单、耐心友善的工具使护理人员能解决患者的偏好及决策过程中的治疗目标等问题。需要很好确定一些亚组患者,如退行性残疾、认知障碍或其他因素导致不太可能从有创性或积极性治疗中获得重大利益的,和那些反而可能从姑息治疗或临终关怀中得到更大益处的人群。⑤由于老年人常合并不同器官的慢性疾病,同时不同个体之间存在极大的器官功能及认知状态差异,研究需要开发更精确的模型评估心血管疾病老年患者的预后和预期寿命。⑥需要制定老年人心血管疾病最佳的预防策略,其中包括以患者为中心的血压、血脂、和血糖的治疗目标、方法,以及新的心血管疾病一级和二级预防措施。⑦需要评估康复服务(包括传统的心脏康复和专注于力量、平衡和步态训练的康复),达到最优化临床效果和功能恢复。

二、具体的疾病指南

(一)冠状动脉疾病——ST 段抬高型心肌梗死和非 ST 段抬高型急性冠脉综合征

2013 年 ACC/AHA 发布的 ST 段抬高型心肌梗死的指南指南意见,在设计时就建议仅仅用于提供证据的特定人群,没有建议提倡改变老年患者的管理策略。而 2014 年 ACC/AHA 发布的非 ST 段抬高型急性冠脉综合征管理指南中,有一个单独阐述老年患者管理的部分,其中幼 3 个 I 类建议和 2 个 IIa 类建议。明确指出“在诊疗非 ST 段抬高型急性冠脉综合征的老年患者时应以患者为中心,并考虑患者的偏好和(或)目标、合并症、身体机能、认知状态和预期寿命”(证据水平:B)。需要对许多药物的适用剂量进行调整,以减少发生不良反应例如出血等的风险。指南还指出,老年患者应用侵入性治疗的疗效不劣于甚至优于年轻患者,因此强调不应该仅仅凭年龄大就否决侵入性治疗。指南还承认老年患者的管理存在复杂挑战,主要因为老年患者症状不典型、合并症多见、与年龄相关的心血管系统改变、药物不良反应多见和药物间相互作用。临床试验多未纳入有代表性的老年人群,许多研究也证明老年患者接受药物和侵入性治疗的比例很小。

（二）完善指南知识缺失的建议（星号＊标记的建议也适用于稳定型缺血性心脏病,经皮冠状动脉介入术和冠状动脉旁路移植术）

1.需要评估老年患者急性冠脉综合征（ACS）药物治疗的获益、风险、用药强度和持续时间,包括抗血小板药物、他汀类药物、β受体阻滞剂、血管紧张素转化酶抑制剂、血管紧张素受体阻滞剂,和盐皮质激素受体拮抗剂,同时需要注意患者多病共存和服用多种药物的情况。＊

2.需要更多的研究来衡量老年 ACS 患者保守治疗与侵入性治疗的或益和风险,包括对生活质量的影响,特别是结合老年人多病共存、虚弱及寿命有限的情况。＊

3.需要有老年患者适用的危险分层工具,识别最有可能从积极干预中获益的患者。＊

4.需要评估随年龄增长出现血小板功能和止血功能的改变,评估老年 ACS 患者应用不同抗血小板药物的获益与风险,抗血小板药物单独使用和与华法林或其他抗血栓药物合用时的获益和风险。＊

5.需要对照性研究评估老年 ACS 患者首次接受冠状动脉介入手术（PCI）治疗时应用药物洗脱支架与裸金属支架的获益和风险,包括对长期预后的影响。＊

6.需要评估怀疑 ACS 的老年患者应用新的高敏肌钙蛋白检测,包括制定适当的诊断分割点,比较高灵敏指标与传统指标的应用区别。

7.需要了解如何适当处理 2 型心肌梗死患者和其预后（2 型心肌梗死即因手术或血压控制不良等非冠脉疾病原因导致心脏氧气供应和需求不平衡而导致的心肌标志物升高）,因为老年患者其中占较大比例。

8.需要制定减少老年患者出血风险的最佳策略。＊

9.需要了解导致老年人就诊延误的原因,并制定相关策略减少其延误,包括对家人及照顾者的教育。

三、稳定性缺血性心肌病、PCI,冠状动脉旁路搭桥术（CABG）

（一）目前的指南推荐

2012 年 ACC/AHA/ACP/AATS/PCNA/SCAI/STS 发布稳定性缺血性心脏病患者管理指南中,有一节关注高龄患者的管理。指南指出,老年人出现 3 支血管病变和左主干病变的概率很高,造成老年患者突出的发病率和死亡率。指南还指出运动负荷试验在老年人中应用的局限性,而药物负荷试验在诊断和预后判断中具有应用价值。老年缺血性心脏病患者有明确的治疗原则,该指南承认其数据十分有限且绝大多数

建议是从年轻患者的研究中推断出来。绝大多数建议初始治疗是药物,包括老年患者。有经过挑选的患者可以合适采用血运重建治疗,但需充分考虑患者个人倾向、机体功能、生活质量和往往影响老年患者临床决策的临终关怀问题。

最新 PCI 指南中也有一个章节着重关注老年患者,指出过去 25～30 年中接受 PCI 的 75 岁以上患者数量显著增加。指南指出老年患者接受 PCI 后有较大临床风险和较高的死亡率,同时出血和脑卒中的风险也增加。还有证据表明老年患者的绝对获益更大,因为其风险基线本来就较高。

2011 年 ACC/AHA 关于 CABG 指南第六部分第一点"特定患者子集"中,讨论了有关老年患者的问题。与年轻人相比,80 岁以上接受 CABG 的患者可能患有严重的冠状动脉疾病、左心室功能不全、伴随的瓣膜疾病和既往有心脏手术史,合并有肺部疾病、外周血管疾病、肾功能不全、糖尿病与高血压等。血液和肝脏疾病比较普遍,但没有被纳入 2 种最广泛使用的心脏手术风险评分系统:the Society of Thoracic Surgeons(STS) Predicted Risk of Mortality or Major Morbidity (STS-PROMM) 和 the EuroSCORE Ⅱ。EuroSCORE Ⅱ 中含有一个评估运动机能低下的系统,指出其与死亡率相关,并定义为"继发于骨骼肌运动障碍或神经功能障碍的严重运动机能损伤"。最新版本的 STS 评分也开始采用步态速度作为身体机能低下的替代指标。然而两种方法都不适用于机体机功能低下或痴呆患者,限制了其在 75 岁以上患者中的应用。

心脏和非心脏系统疾病发病率 随着年龄增长而增加,心脏储备能力下降,使得老年患者围术期发生并发症的风险增高,包括脑卒中、认知功能障碍、谵妄、肾衰竭、呼吸衰竭与胃肠道疾病等。发表于 2000—2007 年的研究显示,80 岁以上患者手术死亡率是年轻患者的 2 倍,出院率是年轻患者的一半,平均 ICU 入住率和住院时间也延长。

（二）完善指南知识缺失的建议（星号＊标记的建议也适用于 ACS）

1.需要了解缺血性心脏病对老年患者一般临床症状、日常生活能力、健康状况以及维护独立生活能力等的影响,更好地识别和管理其症状很可能会改善活动功能和生活质量。＊

2.需要更好的明确药物负荷成像试验在老年稳定性缺血性心脏病患者中的应用。成像试验对缺血评估的敏感性是提高了,但过分依赖可能会造成与症状不符及与患者意愿相违的处理选择,未充分利用则可能会漏诊和错过治疗时机。

3.需要测定一些替代传统检查的新指标并用于老年患者的评估,如次极量运动试验、步行测试、步态速

度、步态变异性、心肺指数、强度指数(例如,握力等)和心理压力指数等。

4.必要进一步对比探索药物治疗与早期有创性治疗(包括 PCI 和 CABG)的疗效,特别是在生活质量、机体功能和药物使用等方面。

5.需要评估手术前的体能锻炼对于降低围术期风险和改善预后的潜在作用。

6.需要改良心脏康复的方法并在老年缺血性心脏病患者应用,优化机体功能、减少残疾和跌倒风险、保持生活独立性、减少住院和长期照护的可能、降低老年患者的医疗费用。*

7.需要改善老年人的转诊情况并提高其参与心脏康复的依从性,包括那些有其他并发症的、非心血管功能限制和机体功能低下的患者。

8.需要评估在有否相关并发症的老年患者中(例如心房纤颤、晚期肾功能不全、跌倒或出血高风险等),各种抗血栓治疗的疗效。*

9.需要评估患者心态和心理适应能力(例如生存的意志力),作为重要的影响心脏手术预后的良好因素。*

10.需要关注如何最好评估并在重大干预前制定出下一步的照护计划,确认提前考虑照护目标是否影响治疗方式的选择。*

11.需要开发一些方法,可以估计不同前提条件下的过程风险和潜在获益,用于医疗决策的制定(例如合并其他疾病的 80 岁 IHD 患者,接受药物或 PCI 或 CABG 治疗,1 年、2 年和 5 年的风险与获益)。*

12.需要与神经病学、放射科学、老年病学和其他学科共同协作,开发新的成像技术、神经认知测试、生物和基因标志物,来测量认知功能受损和痴呆,并确定与认知功能障碍相关的治疗风险和术后疗效。*

13.需要明确高风险患者术后发生躁动和谵妄的情况,并提出预防或减少这些情况的治疗策略。

四、心律失常

(一)心房颤动和心房扑动

2014 年 AHA/ACC/HRS 关于心房颤动的指南,对老年患者有简短的一小段建议。指南提到约 35%房颤患者是 80 岁以上,伴随年龄增长心脏可以发生结构改变及功能衰退,如心肌硬度增加等,即使没有任何心脏基础疾病的老年人也可以发生房颤。老年人是个体差异很大,并存在多种合并症,症状通常不典型,心悸的表现比年轻患者少。指南提醒老年人更容易出现心脏传导阻滞,特别是使用胺碘酮与洋地黄的患者。年龄增长是房颤患者脑卒中的一个重要危险因素,CHA2DS2-VASc 评分系统中 65～74 岁评为 1 分而 75 岁以上评为 2 分。大多数房颤试验纳入标

准中没有年龄上限,但研究队列的平均年龄比总体房颤患者的平均年龄年轻 5～10 岁。目前尚不清楚这些研究结果能否推广应用到大于 75 岁的患者,尤其是 85 岁以上患者。而最新房颤射频消融共识和2014年的指南,承认老年患者未能很好地纳入在消融治疗的研究,也缺乏老年人治疗后长期预后的数据。对有症状但药物治疗无效的房颤患者,房室结消融形成完全性心脏传导阻滞并置入起搏器以维持有节律心率,是一种替代性非药物治疗方法(Ⅱ a 类推荐),没有特别的年龄推荐。

(二)完善指南知识缺失的建议

1.需要更好地阐明常见疾病间的相互作用和年龄增长导致的心房改变,并探索它们在房颤发病中所起的作用。

2.需要探索和量化老化相关的结构与电生理改变以及重构情况,并探索其在房颤发病中的作用。

3.需要发明新的生物标志物或监测装置,用于老年人房颤的预防或早期发现房颤的发作,因为许多脑卒中事件发生是在临床症状不明显的老年房颤患者。

4.需要探索解释不同种族人群随着年龄的增长,房颤发病率不同的原因(例如即使暴露于高风险状态,老年黑种人的房颤发病率仍较低),因为这些因素可能为病理生理学提供新的见解。

5.需要优化老年房颤患者血栓栓塞和出血并发症发生的预测模型,增加老年房颤患者临床特征、合并多种疾病、体质差、器官结构等因素影响,以及进一步研究开发的生物及基因标志物等。

6.需要确定新的分值计算方式(例如 the Stroke Prevention in Atrial Fibrillation Risk Tool),用于评估在老年患者接受抗血栓治疗时获益和出血的风险,为临床决策提供帮助。

7.使用一种抗凝药物治疗所得到的获益大于风险时,需要疗效对照性研究、扩大入选人群和售后追踪观察提供的数据,来定义是否优于其他治疗方案。

8.需要确定抗凝治疗依从性较差的结论,以及探索新型抗凝药物与常规抗凝药物不良事件发生的差别。

9.需要明确老年人群中非药物治疗方法(比如左心耳封堵术)预防脑卒中的疗效。

10.需要定义老年人群维持或停止抗凝药物使用的标准(比如出现绝症或极高出血风险等情况)。

11.需要测试控制心率与控制心律分别为老年患者带来的临床效益,如生活质量、身体功能状态。

12.需要研究老年人房颤消融后短期和长期的风险和获益,包括生活质量和医疗保健成本等。

13.需要明确成功消融后抗凝治疗的合理使用。

14.需要评估房室结消融后起搏器置入术在老年

患者的疗效,如生活质量的影响及其他相关结果。

五、室性心律失常与猝死的预防

(一)目前的指南推荐

2006 年 ACC/AHA/ESC 关于室性心律失常和预防心脏猝死的指南中,包含一个专门针对老年人的章节。指南指出室性心律失常的发生率随着年龄的增长而增加,但 80 岁以上患者发生心源性猝死的比率呈下降趋势,其原因是 80 岁以上的老年常合并其他致死性疾病。一般来说,室性心律失常的药物治疗效果没有年龄差异,但是老年患者存在肝肾功能衰退以及全身药物分布量的变化,必须合理地调整药物的剂量。指南中没有讨论把导管消融术、外科干预或血管重建,作为老年人室性心律失常的二级预防策略。

(二)完善指南知识缺失的建议

1. 需要寻找改良的非侵入性工具对老年患者发生猝死事件进行风险评估,还需要适用于一般老年人的筛选工具,包括存在功能和认知障碍的老年人。

2. 预防心脏猝死的相关研究应关注对老年患者较为重要的指标,如生活质量变化和调整后寿命增加的时间。

3. 需要明确老年室性心律失常患者导管消融治疗的疗效。

4. 需要对相关风险进行比较,评估心律失常与其他原因造成死亡的相对危险性。

六、心脏节律异常的起搏器治疗

(一)目前的指南推荐

2006 年 ACC/AHA/ESC 室性心律失常和预防心脏猝死指南,和 2008 年 ACC/AHA/HRS 心脏节律异常的起搏器治疗指南,都有专门的老年成人章节。2006 年的指南指出"需要毫不避讳地与患者及家属商量,解决合并症、预期寿命和生活质量等问题",患者预期寿命<1 年时不应该安置起搏器。老年患者起搏器置入和心脏再同步化治疗的适应证和年轻患者相似,均为Ⅰ类证据。2012 年指南更新内容,支持老年患者治疗两周后可以使用远程监控,这样方便患者且远程监测有利于早期发现临床症状的恶化,减少再住院率。

指南没有明确指出 ICDs 适应证有年龄差异,但指出"起搏器治疗的临床研究极少纳入足够的老年患者人数,不能可靠地评估其带来的获益"。80 岁以上患者起搏器使用的耐久度要求较低,容易发生并发症,因此指南指出预期寿命较短的老年人可能不适合使用 ICDs 治疗。相关的治疗决定不仅需要更多的临床随机研究证据,还应评估预期寿命、合并症、风险、偏好等。起搏器置入手术前,临床医生应明确临终的问题。

如果患者决定停止使用心脏起搏器,需要完善相关谈话记录,签署好"拒绝心肺复苏"知情同意书,必要时可咨询行精神病学或伦理学专家。指南还认为"年龄因素不能成为老年人心脏装置治疗禁忌证的主要原因"。

(二)完善指南知识缺失的建议

1. 需要了解年龄增长导致的心脏传导系统退行性变,探索老年人中传导系统细胞的再生潜力(如应用干细胞治疗窦房结功能障碍)。

2. 需要识别缓慢性心律失常的老年人发生不明原因晕厥的潜在原因(如心律失常检测系统或置入记录器)。

3. 需要明确伴或不伴电除颤功能的心脏再同步化治疗的疗效,包括对生活质量和功能状态的影响。

4. 需要改善终末期患者起搏器的管理,包括装置的停用和成本效益问题等。

5. 需要获得老年人 ICD 置入用于心源性猝死一级和二级预防的临床效果数据,包括手术并发症,获益寿命及医疗费用。

6. 需要结合患者常见的并发症,设计个性化 ICD 的知情同意书,评估预期寿命延长。

7. 需要明确起搏器电池寿命结束时更换电池的时期,评估老年人使用心脏装置的临床疗效。

七、心脏瓣膜病:主动脉瓣狭窄

(一)目前的指南推荐

2014 年 AHA/ACC 关于心脏瓣膜病的指南中,主动脉瓣狭窄部分的数据大都基于老年人的研究数据。与年轻患者相比,指南指出老年主动脉狭窄患者的症状不明显且无特异性,同样典型体征如颈动脉充盈延迟也不多见,其原因主要是与年龄相关的血管退行性变有关。疾病的进展与年龄、性别等因素相关,并且老年人群进展更快。该指南强调高龄不是主动脉瓣置换术(AVR)的禁忌证,数据研究结果均表明高龄患者接受主动脉瓣置换术治疗的效果良好。指南建议使用在线的计算工具(如 STS,www.sts.org)来评估每个人的手术风险。指南表明合并严重基础疾病或严重衰弱的患者,可能不适合行主动脉瓣置换术。指南认为那些存在严重合并症的患者,行 AVR 治疗是Ⅲ类推荐(证据等级 B)。该指南还指出 AVR 并不适用于预期寿命小于 1 年的,或预期寿命 2 年左右但可能获益<25% 的患者。在 PARTNER 研究中,与其他患者从经导管主动脉瓣置换术中获益的情况相比较,STS 评分大于 15 分的、身体虚弱的、主动脉脆性大的、或有过胸部放射的患者获益不大。指南肯定了患者个人取向在临床决策中的重要性,指出在评估老年人是否进行主动脉瓣置换术时,应当成立一个多学科的心

脏瓣膜小组进行综合评估。应当注意老年心脏形态学改变,如左心室流出道狭窄或主动脉环钙化等问题,都可能使得手术变得复杂。

(二)完善指南知识缺失的建议

1.需要基础和转化研究,来了解可以导致狭窄发生发展的主动脉瓣炎症和钙化的机制。

2.需要探索老年患者中,年龄、性别、种族和(或)民族、合并症(如高血压、糖尿病、冠状动脉疾病与肥胖)等因素与病程及预后的相互关系。

3.测算围术期发病率和死亡率以及长期预后(包括功能状态与生活质量)的风险因子,应拓展到认知功能、虚弱状态、器官功能受损等。

4.药物治疗减缓疾病进展和减轻症状的作用还有待确定。此外还需要明确药物治疗在年龄比较大、机能衰退和多重合并症的老年患者中的获益和风险。

5.在经导管主动脉瓣置换术的年代,经皮球囊主动脉瓣成形术在有选择性的重症主动脉瓣狭窄老年患者中的应用效果尚不明确,还有待进一步研究。

6.需要研发新技术来减少围术期并发症(如脑卒中,主动脉瓣关闭不全,心脏传导阻滞、房颤、认知障碍和谵妄等),并加速身体康复达到独立生活。

7.需要进一步确定经导管主动脉瓣置换术在中等危险度老年患者的地位,如伴有明显主动脉瓣反流患者和伴有生物瓣膜失败的患者。

8.需要改进的方法学和判断标准,来细化选择手术患者,以保证患者最有可能从 AVR、TAVR 或保守治疗中获益。

9.需要了解老年患者常见的反常低流量主动脉瓣狭窄的致病机理和发病机制,以及其介入治疗的预后。

10.需要评估老年患者常常合并的肺动脉高压,对经导管主动脉瓣置换术后临床及功能预后的影响。

八、心力衰竭

(一)目前的指南推荐——射血分数下降的心力衰竭(HFrEF)

2013 年 ACCF/AHA 关于心力衰竭管理指南,主要聚焦于评估和管理射血分数减少的心衰患者。该指南强调高龄与心力衰竭的患病率和发生有很强的关联性,指出心衰是老年人群常见病。指南同时指出,在老年人中心衰未被充分认识和及时诊治,人们往往把出现的症状不正确地归结于年龄大或其他情况。指南关注了老年患者的一些特殊问题:药物治疗时高钾血症发生风险,以及基于血清肌酐推算的肾功能受损被低估;利钠肽随年龄增长而升高,限制其在老年人心衰诊断及治疗指导中的应用;在有冠心病但无心绞痛的心衰患者中,血运重建的价值仍不确定;老年人因肾功能

受损和体重减轻,地高辛中毒的风险增高;高龄患者房颤与心衰有强联系。指南还指出老年心衰患者多病共存,制定治疗策略时应充分考虑合并症、预期寿命和个人取向等因素。指南指出,尽管治疗策略基于年轻患者的研究数据,其应用在老年患者时无明显年龄限制,需根据患者个体情况和期望目标值来选择治疗。

作为治疗严重 HFrEF 高龄患者终末措施,辅助循环装置(MCS)目前越来越引起人们的兴趣,尤其是无价值行心脏移植的超过 70~75 岁患者。指南指出,当决定使用 MCS 作为患者终末治疗措施时,需要由多学科组成的综合治疗小组进行详细评估。高龄是使用MCS 后发生不良结局的危险因素,大于 80 岁是采取MCS 作为终末治疗的相对禁忌证。美国医疗保险明确要求,启动 MCS 治疗的多学科评估团队需包括临终关怀治疗的专家。心力衰竭是一种渐进的无法治愈的疾病,指南认为姑息治疗是心衰患者管理中不可缺少的部分,特别是心衰失代偿而反复发作住院的患者。在决定和缓治疗前,需要与患者及其家庭成员共同讨论患者的预后情况,拟定和执行制订的方案;需要确保不同情况下有合适的照护(家庭、急诊、医院、专业护理机构或养老院);讨论使用辅助设备和是否进行除颤;如何适当减轻不适症状。(I/B)。

(二)射血分数保留的心力衰竭(HFpEF)

与射血分数下降心力衰竭不同,2013 年 HF 指南中关于射血分数保留心力衰竭的部分十分简短。指南指出 HFpEF 占社区心衰患者的 50% 左右,主要由高血压的高龄女性构成,常常合并肥胖、冠心病、糖尿病、房颤等其他疾病。由于没有足够的临床研究证据,指南中没有给予 HfpEF 相关管理建议。该指南将 IIFpEF 定义为出现心力衰竭症状和体征时左心室射血分数正常或接近正常,同时没有合并能解释患者症状的其他因素。这一诊断概念简单且得到一些最近研究的验证,它只是根据症状进行诊断,而不需要直接证实存在舒张期功能障碍或测量利钠肽水平。指南指出目前HFpEF 患者还没有明确有效的治疗方法,已完成的临床试验得到的结果都是中性的,还需要研究更好地理解其病理生理来制定有效的治疗策略。由于证据有限,指南中少数治疗建议主要是经验性的。主要是控制高血压;存在肺淤血和周围组织水肿时合理使用利尿剂;控制房颤;个别患者需进行心肌缺血的治疗。

(三)完善指南知识缺失的建议

1.为了制定治疗老年 HFpEF 患者的指南,需要好好总结那些高质量临床试验和前瞻性研究数据,明确特定药物和设备的疗效,同时关注运动训练和其他生活干预措施的作用。

2.极少有针对射血分数为 40%~55% 的老年患

者人群的研究,需要更多相关研究来判断药物治疗是否能改善死亡率、住院率、生活质量或器官功能变化。

3.需要确定 MCS 作为 HFrEF 老年患者终末期治疗的效果,包括并发症发生率、生活质量影响、寿命获益、看护负担和医疗资源使用及费用情况、能否通过 MCS 逆转认知功能减退(包括轻度认知障碍)和衰弱。

4.需要有研究更好地阐明老年患者中心力衰竭与认知功能障碍的双向关系,评估老年心衰患者认知功能障碍的治疗效果,制定并测试能减缓认知功能减退的干预措施。

5.需要进一步解析抑郁症对临床结局的影响和老年心衰患者的治疗反应,更好地理解老年人抑郁与认知功能障碍的交集,并开展治疗这些综合征重叠的干预研究。

6.需要更好地理解老年心衰患者症状识别与治疗寻求的决定。

7.需要有临床策略,确保老年心衰患者不同情况下有合适的照护(家庭、急诊、医院、专业护理机构或养老院)。

8.需要更早更系统地引入老年心衰患者的护理服务,包括合适的临终关怀,在决定患者诊疗策略时需要更好与患者和家庭沟通并根据他们的个人取向作选择。

9.需要相关行为方式的研究,来做好急性和慢性心力衰竭患者(伴或不伴射血分数下降)的管理。需要评估饮食和运动治疗的效果,单独应用或联合治疗时的情况。明确其对生活质量、器官功能、人体成分变化、独立生活能力及临床事件的影响。

10.需要评估老年心衰患者特定的饮食模式(例如钠和钾的摄入量、液体的摄入量),以及膳食补充剂的作用(例如辅酶 Q10、维生素 D),以及探索这些营养物质的最佳摄入量是否随年龄、肾功能和肝功能改变而改变。

11.需要更好地理解 HFpEF 的发生发展机制,同时理解老年人群存在个体差异性,从而导致每个人的发病机制不一,而且有明显的性别差异。

12.需要有更多外周器官功能异常(如外周动脉和骨骼肌功能障碍)的研究数据,这些因素可能导致 HF-pEF 患者接受运动锻炼治疗时不耐受。针对这些器官功能障碍的治疗方法值得进一步研究,特别是由于骨骼肌具有强大的快速再生与重塑能力。

13.考虑到 HFpEF 代表着全身多器官系统的储备能力下降和多器官功能紊乱,而不仅仅当作是单独的心血管系统受损(如心肌僵硬),其研究可能为心衰的预防与管理带来重要改变。

九、外周动脉疾病(PAD)

(一)目前的指南推荐

2005 年 ACC/AHA 外周动脉疾病患者的管理指南和 2011 年 的重要更新,主要针对 4 种外周动脉疾病(PAD)(腹主动脉、肾动脉、肠系膜动脉和下肢动脉)的诊断和治疗。该指南强调了高龄与外周动脉疾病发生率和临床发病高度相关。年龄大于 70 岁是累及下肢的 PAD 进展的一个独立危险因素,年龄段男女患病率>20%。鉴于年龄与 PAD 患病率有密切关系,指南对下属情况给予I类推荐(证据级别 C):大于 50 岁患者应详细询问一级亲属有无患有腹部主动脉瘤史,从而识别出高危人群并进行进一步的评估。可能由于动脉钙化使得血管不被压迫,应用踝肱指数来诊断老年人 PAD 存在一定局限性和可能出现潜在假阴性结果。许多老年人由于合并多种并发症,不能在跑步机上运动,指南建议使用步行功能来评估器官功能、治疗反应、预后等。同时,为老年 PAD 患者提供治疗建议时需要考虑患者的预期寿命,一切以患者为中心,因为这些老年人常常合并其他可能导致发病和死亡的因素。

(二)完善指南知识缺失的建议

1.需要比较 75 岁以上 PAD 患者接受内科、外科或介入治疗的效果。

2.需要明确 PAD 对于生活质量和器官功能的影响,包括失能状况的消失(例如日常活动的表现)、灵活性、步态速度和独立生活能力。

3.需要评估各种药物治疗(抗血小板药物、降脂药物、抗凝药物、磷酸二酯酶抑制剂和其他药物),在合并多种并发症(平均≥3 种)老年 PAD 患者中的治疗效果。

4.为了确定药物治疗的目标,需要开展研究明确 PAD 在老年人发生率较高的可能生物学机制。

5.PAD 发病与年龄相关的骨骼肌质量和功能下降(肌少症)之间存在交集,使得肢体功能障碍恶化(例如步态速度),并进一步造成残疾。因此需要开展进一步研究明确这两者的关系,了解干预措施是否能改善包括生活质量在内的预后。

6.需要明确运动干预治疗对于延缓疾病进展以及恢复器官功能的作用,特别是需明确老年人(如 85 岁以上的患者)最可能获益的活动类型、数量和强度。

7.需要明确因 PAD 导致的器官功能受损程度对疾病预后的预测价值,并探讨介入治疗在预防严重肢体缺血和残肢的疗效。

十、脑血管疾病和脑卒中

(一)目前的指南推荐

2010 年以来,ASA/AHA 至少发布了 11 个关于脑血管疾病和脑卒中的管理指南和相关声明。通常的共识是老年患者往往有更复杂的解剖结构和血管纡曲畸形,发生脑卒中不良后果的风险增加(脑梗死后转变成出血性的可能性更高、神经系统功能恢复较弱、死亡率增加等),药物治疗、介入和外科干预的不良反应也升高。2014 年 AHA/ASA 发表关于脑卒中姑息治疗和临终关怀的声明,提倡要重视"以家人和家庭为中心来优化处理病痛达到的生活质量"。同时也建议为终末期患者做医疗决定时,需要平衡来自各方面的问题。以下这些建议对于老年脑卒中患者尤为重要,包括:①应用阿米替林或拉莫三嗪治疗慢性脑卒中后疼痛的建议是合理的,老年人群出现阿米替林相关副作用时可用去甲替林替代(Ⅱa 类建议;B 级证据);②对于脆弱人群(老年人和那些存在沟通障碍的人),应该要优化确诊和症状观察的方法,比如对疼痛等症状的确定,可通过语言评估量表、护理报告和疼痛反应行为进行评估。

1. 缺血性脑卒中　是目前美国最常见的脑卒中类型,与最近的 11 个指南中有 8 个涵盖了相关的内容,但是其中并没有专门针对老年人的部分。关于急性缺血性脑卒中老年患者处理的 1 推荐和建议有很多,包括:

(1)目前尚未完全明确静脉用组织纤溶酶原激活剂治疗的效果(Ⅱb/C),需要有进一步的研究针对脑卒中后 3~4.5h 可以接受治疗但又符合以下≥1 个排除标准的患者:①年龄＞80 岁;②服用口服抗凝药物,但 INR≤ 1.7;③美国国立卫生研究院卒中量表评分＞25 分的;或④有脑卒中和糖尿病史的。

(2)减压手术对于严重脑水肿的治疗是有效的和可以挽救生命的(Ⅰ/B)。高龄和患者/家庭对治疗期望可能会影响手术治疗的决定。

(3)目前对 60 岁以上患者去骨瓣减压术的疗效及最佳手术时机尚不确定(Ⅱb/C)。

(4)对于合并广泛小脑损伤(缺血性或出血性)或合并严重疾病的高龄患者,手术治疗的疗效尚未得到正式评估。出现这些情况时,手术治疗的决定需要结合患者预后的情况以及患者意愿进行个性化考虑。

对于 80 岁以上的缺血性脑卒中患者,静脉用组织纤溶酶原激活物治疗的疗效仍存在有争议,虽然 IST-3(Third International Stroke Trial)表明该治疗在 80 岁以上患者效果不劣于在年轻患者的效果。2014 年 DESTINY Ⅱ 研究(恶性大脑中动脉梗死的减压手术疗效研究)报道一项随机对照试验的结果,比较去骨瓣减压术治疗与保守治疗在患有严重大脑中动脉梗死的 61 岁以上(中位数年龄为 70 岁)患者中的疗效。虽然去骨瓣减压术组中更多的患者记录是"无严重残疾"(改良 Rankin 量表评分≤ 4 分),但是其中的大部分

不能独立完成日常生活活动。

2. 多个指南和声明提出了特定年龄的脑卒中一级预防策略,包括了以下内容:

(1)伴有房颤的老年患者积极控制血压及使用抗血栓药物是有效的。(Ⅱa/B)

(2)任何年龄组包括 80 岁以上的老年人,控制高血压均有利于预防脑卒中的发生。

(3)评估尚未充分阐明房颤患者抗血小板药物联合华法林治疗的获益与风险。

(4)鉴于房颤发生率随着年龄的增长而增加,以及老年女性房颤患者的高脑卒中风险(特别是 75 岁以上的妇女),建议合理地使用心电图检查来加强房颤的筛查(Ⅰ/B)。

(5)当＞65 岁患者出现左冠主干狭窄、有外周动脉病史、有吸烟史、有脑卒中或短暂性脑缺血发作病史的,或有颈动脉杂音时,如果考虑 CABG 治疗时推荐颈动脉多普勒超声检查作为手术前检查是合适的(Ⅱa/C)。

(二)老年人缺血性脑卒中的二级预防策略

1. 非瓣膜病变的房颤患者需要使用维生素 K 拮抗剂进行治疗,但含有至少一个高危因素并出现不多于 1 个以下情况:年龄 80 岁以上、体重小于 60kg 或血清肌酐大于 1.5mg/dl,此时阿哌沙班(5mg/次,2/d)是替代华法林或阿司匹林的较安全有效的治疗方案。(Ⅰ/B)。

2. 虽然其安全性和有效性尚未明确,指南认为对于非瓣膜病变的房颤但不适合使用维生素 K 拮抗剂治疗的,含有至少一个高危因素并出现 2 个以下情况:年龄 80 岁以上、体重小于 60kg 或血清肌酐大于 1.5mg/dl,阿哌沙班(2.5mg/次,2/d)可考虑作为华法林或阿司匹林的替代治疗(Ⅱb/C)。

3. 抗血栓治疗后脑出血(ICH)的患者,再次启动抗血栓治疗前必须充分评估,主要取决于随后发生动脉或静脉血栓栓塞症的风险、复发 ICH 的风险以及患者整体情况,需要做到个性化治疗。对于脑梗死风险较低的患者(如房颤但无既往缺血性脑卒中)和再发脑出血风险较高的患者(如老年人脑叶出血或可疑淀粉样脑血管病)或神经系统功能较差患者,推荐使用抗血小板药物预防缺血性脑卒中的发生(Ⅱb/B)。

4. 在选择颈动脉支架置入术或颈动脉内膜切除术作为治疗策略时,需综合考虑患者的年龄。对于 70 岁以上的患者,颈动脉内膜切除术可能会较颈动脉支架置入术带来更好的治疗效果,特别是在动脉解剖特点不适于血管内介入治疗的情况下。对于年轻患者,围术期并发症风险(即脑卒中、心肌梗死或死亡等)及同侧脑卒中的长期风险上,颈动脉支架置入术与颈动脉内膜切除术是相当的(Ⅱa/B)。

脑出血是最致命的脑卒中类型,尤其是在老年人群中。2010年发布的"关于自发性脑出血的管理指南"中,对老年患者提出以下建议:患者发生再出血的风险可能影响其他治疗决策,因此需要慎重考虑下列可能导致再出血的危险因素:初次脑出血的位置、高龄、持续抗凝的作用、载脂蛋白 ε2 或 ε4 等位基因的表达以及磁共振成像下越来越多的微出血病灶(Ⅱa/B)。

最近发表的2013年STICH Ⅱ研究结果(手术治疗在脑叶出血的临床研究;约40%为患者为70岁以上),建议早期手术治疗可能会为脑出血患者带来收益,特别是对于表浅的脑出血患者,但是对于预后较差的患者,早期手术治疗可能为患者预后带来不利,同时年龄大是预后不良的危险因素之一。

ICH预后模型的结果可能过于悲观,因为其受到了一些仅有安慰措施治疗的患者和放弃生命支持患者所带来的偏差影响。因此,指南建议脑出血后,早期需要积极全面的治疗,放弃积极复苏的建议考虑最少需要推迟至住院的第二天,以便让家属进行适当的咨询和最终决定(Ⅱa/B)。然而,此建议可能不一定适用于老年患者,特别是那些有严重出血、合并有严重合并症和预先有临终关怀计划的患者。

(三)蛛网膜下腔出血最常见于颅内动脉瘤破裂

2012年发布的"关于动脉瘤性蛛网膜下腔出血的管理指南"中,有1个建议和1相关评论是针对老年患者的。

1.显微手术的应用在以下情况下需慎重考虑:颅内出血量较大的(>50ml)的和大脑中动脉瘤的患者。老年患者(70岁以上)合并蛛网膜下腔出血评分较低的(World Federation of Neurological Surgeons classification Ⅳ/Ⅴ),或合并基底动脉瘤的时,需慎重考虑血管内栓塞术(Ⅱb/C)。

2.合并退行性血管疾病的老年患者,在保证图像质量良好及阅片能力过关的情况下,CT检查在大多数情况下可以替代脑血管造影检查。

2014年"脑卒中患者的姑息与终末期治疗"声明警告:"虽然合并严重蛛网膜下腔出血的老年昏迷患者的治疗效果往往很差,但对于部分可能康复的患者仍然有理由尝试适当的积极治疗。"

血管性认知功能障碍广泛见于老年人中,主要由脑卒中、无症状性脑卒中和脑白质病变等引起。这是引起痴呆的第二常见原因,并且有相当一部分患者同时合并有阿尔茨海默病。"血管因素对认知功能障碍的影响"声明中,主要聚焦于脑血管的病理学以及晚期痴呆的发展。其中对老年人的建议包括以下内容:

(1)有合理的证据表明,中年阶段和老年早期阶段,降低血压可以预防老年痴呆的发生(Ⅱa/B)。

(2)对于80岁以上人群,通过降低血压预防痴呆的作用尚不明确(Ⅱb/B)。

(四)完善指南知识缺失的建议

1.需要分析老年患者各种脑卒中类型的短期和长期预后,明确哪些患者是最可能受益于具体的干预措施。

2.需要确定能帮助家庭了解老年严重脑卒中的患者可能预后的方法,并利用这些信息帮助患者及家属在做治疗决定时可以充分结合患者的意愿。

3.对于老年患者脑卒中一级预防和二级预防的策略,需要有更多的研究明确最佳血压控制值以及最佳的他汀类药物治疗的靶目标点。

4.对于急性缺血性脑卒中的老年患者,溶栓治疗的疗效需要进一步明确。

5.需要更好地了解哪些老年患者可从颈动脉介入治疗中获益,为什么老年患者颈动脉内膜切除术的治疗效果更好以及老年患者所需要的处理是否应该区别于年轻患者。

6.需要大量的磁共振成像研究,证实颅内微出血灶在预测颅内出血的好处,特别对于有服用抗凝药物的老年人而言。

7.对于颅内出血的老年患者,需要研究开发和测试侵入性更小的能达到颅内减压的治疗手段。

8.需要更好地阐明不同抗凝治疗在老年患者同时有出血性和缺血性脑卒中风险的情况下的作用。

9.需要更好地理解以下因素之间的关系:病变的位置、病变的严重程度和脑损伤的范围与由此产生的认知障碍,同时还应考虑到年龄相关性病理与认知储备的下降。需要找到遗传的或其他新的因素来为制定新的预防或治疗策略提供线索。

十一、非心脏手术的围术期管理

(一)目前的指南推荐

欧美接受外科手术治疗的患者大部分是老年人,据估计老年人的手术率是年轻人的4倍。由于心血管疾病的患病率随着年龄的增长而增加,需要手术治疗的成年人合并有心血管疾病(无症状的或有症状的)的概率也随年龄的增长而增加。大量的研究已经表明,无论接受的是心脏或非心脏手术,高龄(如80岁以上)是围术期并发症发生和死亡的独立危险因素。此外,老年人接受手术治疗后出现非心脏并发症的风险也增高,包括:感染、肺部疾病(例如机械通气使用时间的延长)、肾功能不全、术后认知功能障碍及痴呆、胃肠道问题(如厌食症与肠梗阻)、深静脉血栓和肺栓塞、皮肤问题(例如压疮)和生理功能失调。综上所述,这些并发症导致住院时间延长及需要出院后过度护理或转移至特别护理机构的概率增大,增加残疾和不能独立生活的风险,降低了生活质量,减少了能恢复到术前状态和心理功能的可能。

2014年ACC/AHA"围术期心血管系统评估指南与非心脏手术的管理"表明,老年患者围术期发生心脏并发症和死亡的风险增加。指南推荐使用预测工具,评估围术期发生主要心脏不良事件的风险。除了年龄和功能状态,性别也被纳入了美国外科医师学院国家外科质量提高计划(National Surgical Quality Improvement Program)的手术风险计算系统。虽然指南承认高龄和机体功能限制对手术风险的影响,但并没有考虑其他老年问题,如认知功能、衰弱、合并多种疾病等情况;也没有专门针对老年人群的风险评估系统。

(二)完善指南知识缺失的建议

1.需要开发出新的手术前心血管风险评估系统,并能全面总结各方面因素(例如合并多种并发症、认知功能障碍和衰弱)和与老年人密切相关的预后情况,如维持独立生活的能力、机体和心理功能的维护、生活质量等。

2.需要新的工具,能准确地评估老年患者在接受心脏或非心脏外科手术治疗时的各类风险,尤其是对于80岁或90岁以上的人群。

3.需要比较不同手术风险计算系统用于老年患者预测围术期并发症和长期预后的作用。

4.需要更好地明确术前、围术期和术后需进行什么处理或干预措施,能最有效的减少老年患者手术后(无论是心脏手术还是非心脏手术)心血管不良事件的发生。

5.需要明确术后患者肌钙蛋白轻度升高时需如何最好地进行处理,特别是使用超敏肌钙蛋白检测的情况下。

6.老年患者决策是否行重大外科手术治疗前,需要纳入患者的个人倾向以及患者的治疗目标。

7.需要采取干预措施以减少并发症发生的风险(如谵妄、功能减退、残疾、肾功能不全、肺炎和其他感染等),从而改善手术后老年患者的功能恢复。

8.需要对照性研究,评估老年患者在非紧急状态下保守治疗的疗效。

十二、总结

尽管老年人心血管疾病的患病率很高,但是临床很少证据可以帮助指导75～80岁人群制定治疗策略,而80岁以上多种疾病并存的老年患者(如重大的身体疾病或认知障碍、衰弱或长期居住在养老院)则更少有高质量的临床证据可以指导管理。此外,对于生命终末期的患者,几乎没有指南给出应该如何管理心血管疾病及给予相关干预措施的建议。需要明确诊断和治疗干预措施对于老年患者预后的影响,包括生活质量、脏器功能恢复、维持独立生活的能力等。往往过分重视了药物、手术及导管介入治疗等干预措施,没有足够重视非药物治疗如饮食、生活方式改善和锻炼等。老年患者的处理同时也受到心血管系统和其他器官系统退行性老化、多种并发症和残疾等因素所影响,虽然老年心血管疾病患者更可能发生死亡等不良预后,但有效干预措施的获益很可能更高。需要注意的是,老年患者因药物治疗、诊断和干预措施等发生不良并发症可能也增大。因此,在为老年患者做医疗决策时必须平衡利弊,做到个性化。

这个科学声明概括了老年人心血管疾病的重要知识与知识缺口。为了解决这些问题,迫切需要大量针对老年患者的大数据研究和临床试验,其中需整合以患者为中心的相关临床结果,最重要的是需要覆盖临床实践中常见的典型老年患者。通过这些研究协助将来制定以循证医学为基础的指南,从而改善全美国以及全世界老年心血管疾病患者的诊治状况与预后情况。

参 考 文 献

Heron M. 2013. Deaths:leading causes for,2010,Natl Vital Stat Rep. 62:1-96.

Herrera AP,Snipes SA,King DW,et al. 2010. Disparate inclusion of older adults in clinical trials:priorities and opportunities for policy and practice change. Am J Public Health,100 suppl 1:S105-112.

Moran AE,Forouzanfar MH,Roth GA,et al. 2014. Temporal trends inischemic heart disease mortality in 21 world regions, 1980 to 2010:the Global Burden of Disease 2010study. Circulation,129:1483-1492.

Mozaffarian D,Benjamin EJ,Go AS,et al. 2016. On behalf of the American Heart Association Statistics Committee and Stroke Statistics Subcommittee. Heart disease and stroke statistics—2016 update:a report from the American Heart Association. Circulation,133:e38-360.

Yazdanyar A,Newman AB. 2009. The burden of cardiovasculardisease in the elderly:morbidity, mortality, and costs. Clin Geriatr Med,25:563-577.

4. 严重下肢缺血的专家声明

深圳市人民医院 刘启云 广东省人民医院 董豪坚

2016 年 11 月,JACC 发表了一份有关严重下肢缺血(critical limb ischemia,CLI)的专家声明。严重下肢缺血是指在周围动脉疾病(peripheral artery disease,PAD)患者中,由于灌注不足导致肢体处于严重缺血阶段,表现为静息痛、溃疡或坏疽。1%～3% 的 PAD 患者会进展至 CLI,随着寿命的延长及糖尿病患者的增加,实际发生率还可能会上升。CLI 患者常因严重疼痛导致步行功能丧失及生活质量下降。尽管如此相当一部分患者在截肢之一年内没有进行下肢血管评估,而且许多 CLI 患者在干预之前等待过长。此外,CLI 患者血运重建和截肢率方面还存在着地理、种族和社会经济的差异。

一、分类

Rutherford 下肢缺血分级标准中的静息痛(4 级)、轻微组织缺损(5 级)、组织溃疡或坏疽(6 级)属于 CLI,或者按 Fontaine 分类法,静息痛(Ⅲ期)、组织溃疡或坏疽(Ⅳ期)属于 CLI,但这些分类中都不包括创面严重程度、灌注水平和感染。最近,美国血管外科学会提出根据创面大小(Wound)、缺血程度(Ischemia)及足部感染情况(Foot Infection)这 3 个关键因素,将 CLI 分为 4 个临床分期(WIFI 分期法)。前期研究表明 WIFI 分期法可与截肢风险和血管重建获益直接相关,但仍需大样本的前瞻性研究予以评估和改进。此外还有许多其他的分期法,但大多数分期方案缺乏对灌注的评估,因此仅适用于组织缺失的患者。尽管 WIFI 分期是一个进步,但其强调的踝肱指数(ABI)和脚趾压力指数(TSPI)等血流动力学指标在诊断 CLI 时可能并不准确。继续研究对个性化分期系统,将为临床实践进行最佳血运重建策略提供帮助。

二、病理生理学

CLI 患者的静息痛通常与下肢的多个平面病变相关,包括流入性(髂动脉,股浅动脉)和流出性(膝下动脉)疾病。缺血性疼痛在流入性疾病血运重建后可能减轻。组织缺失和坏疽的患者通常需要重新建立直接流向创面的更完全的血运重建。溃疡形成通常是多因素的,并且可能涉及压力、创伤、静脉瓣功能不全、充血性心力衰竭等。糖尿病患者经常合并周围神经病变,并最终导致溃疡形成。因此,应该明确并治疗溃疡的病因,以促进溃疡愈合,预防复发。

明确溃疡病变之后就需要评估下肢动脉功能。正常情况下,最基本的皮肤灌注是维持充足营养所必需的,促进皮肤溃疡愈合需要增加血液的供应。血液供应不足会导致细胞死亡、内皮功能障碍、炎症,以及不能对感染提供适当的局部免疫应答。这种恶性循环会由于局部水肿和其他因素如糖尿病和吸烟而进一步恶化。

三、诊断

血流动力学测量(如 ABI、踝压力和脚趾压力)有利于 CLI 的临床诊断。评估皮肤灌注的指标包括经皮氧饱和度、皮肤灌注压力和红外氧测量也有一定意义。CLI 中的血流动力学评估仍然是一个挑战。ABI 又称踝肱指数或踝肱压力指数,是踝动脉(胫后动脉或足背动脉)与肱动脉收缩压的比值。在胫前动脉壁广泛钙化时测得的 ABI 会被错误的高估。大约 30% 的 CLI 患者 ABI 正常或接近正常。脚趾动脉压力与动脉通畅性和 Rutherford 分级有比较好的相关性。

临床通常使用超声多普勒、CT 血管造影(CTA)和磁共振血管造影(MRA)发现 PAD,确定下肢动脉阻塞的部位及程度。在大多数中心,多普勒超声容易实施,但在肥胖的患者中行超声检查存在困难,钙化因素的存在也会影响对膝下动脉的全面评估。CTA 可以提供有关动脉粥样硬化和股动脉疾病有价值的信息。但其较少应用于较小的、严重钙化的膝下和足背动脉,而且 CTA 需要暴露于电离辐射和使用造影剂。MRA 无辐射,但检查较为费时,也会受到钙化的影响,尤其是在膝下动脉。此外,许多 CLI 患者合并肾功能不全,而 MRA 使用的含钆造影剂有引起肾源性系统性纤维化的风险,限制了 MRA 的应用。因此选择何种检查手段,应该针对每个患者进行个体化决策。

四、共同血管区(Angiosomes)的概念

共同血管区的概念最早由 Taylor 和 Palmer 提出,指由同一支主干营养动脉供应血供的一块组织区域。在缺血情况下,Angiosomes 可以通过侧支血管供应相沟通。足踝部按不同血管的供血范围分成 6 块 angiosome 区域,3 块来自于胫后动脉,1 块来自于胫前动脉,另 2 块来自于腓动脉。对发生溃疡的 Angiosome

区的直接供应血管进行重建可以取得较好康复效果。如果无法完成直接供血，对邻近 Angiosome 区供应血管进行重建，也可达到间接供血效果，对溃疡的治愈也有一定的疗效。荟萃分析发现，血管区域直接血运重建与血管区域间接血运重建相比，主要截肢的相对风险降低了 60%，无论选择哪种血运重建模式。

五、药物治疗

虽然血运重建是 CLI 的主要治疗方案，但是药物治疗也是必需的。药物治疗的主要目标是预防心肌梗死、脑卒中和死亡，也有助于加速伤口愈合，防止截肢，提高生活质量。因为所有 CLI 患者均需要防治高危因素，包括完全戒烟、高剂量他汀类药物、抗血小板和降压治疗以减少主要不良心血管事件。尽管相关的发病率和死亡率高，部分 CLI 患者仍然未接受指南推荐的治疗。

六、血运重建

血运重建是 CLI 治疗的基石，并且具有所有专业指南的 I 类推荐。没有血运重建，高达 40% 的 CLI 患者 1 年内需要下肢截肢。此外，在一侧肢体达到截肢指数后，不仅该侧下肢具有复发性溃疡可能，甚至需再次行膝上截肢，部分患者还可能面临对侧截肢（在 1 年和 5 年分别为 5.7% 和 11.5%），严重时出现死亡。因此，应该尝试为 CLI 患者提供有效、及时、安全、最具成本效益的血运重建形式。

CLI 的患者的血运重建选择包括腔内介入、外科手术以及两者杂交。目前仅有一项临床随机对照试验（BASIL 研究）比较了旁路移植术和腔内介入对 CLI 的疗效。研究经过 5 年的随访，并未发现两种治疗方式在无截肢生存率、治疗费用、生活质量方面存在差异。来自美国全国住院患者样本的数据显示，在过去十年间腔内介入血运重建显著增加，这在时间上与截肢率下降相符。事实上，在超过 65 万例患者中，介入治疗与较低的死亡率，较低的医疗费用支出和较短的住院时间均有关。相对于外科手术治疗，腔内介入治疗具有创伤小、可重复操作等优点，随着 CLI 腔内介入治疗技术的日益成熟，因此有学者认为这是 CLI 的首选治疗方法。

开放手术与腔内介入治疗仍存在一些不确定性。BEST-CLI（CLI 患者的血管介入治疗与手术治疗对比）研究比较了"腔内介入"与"开放手术"治疗 CLI 的效果，结果显示两种方式在短期及长期效果上无显著差异。尽管全球范围内 CLI 的腔内介入治疗数量不断增加，我们仍建议选择血运重建方案时应该考虑患者的年龄、合并症、预期寿命、肾功能、麻醉相关的风险、治疗依从性以及流入道及流出道状况，从而选择最佳血运重建方案。

由于试验设计的原因，许多器械被批准用于治疗跛行患者而不是 CLI。尽管有这些限制，目前的数据仍表明金属裸支架（BMS）及自膨药物洗脱支架（DES）在长段股浅动脉病变中优于球囊血管成形术。药物球囊（DCB）在股腘动脉段病变也已显示出良好的疗效。与单纯血管成形术相比，DCB 治疗后效果持续 2～5 年，进一步提高了远期通畅率，减少了支架置入的概率。但是，迄今为止，还没有进行 DCB 和 DES 之间的头对头随机比较，并且成本效益尚未明确。

在跛行和 CLI 的患者的随机研究中也已经评估了膝下动脉的 DES、BMS 和 DCB 的效果。四个随机试验已经完成，其中 3 试验个比较 DES 与 BMS 或单独的血管成形术，1 个试验比较 DES 与 DCB 的膝下病变。总的来说，这些试验提供了令人信服的证据，支持膝下型 DES 优于血管成形术或 BMS，原因：①更高的通畅性；②减少再次介入干预；③减少截肢；④提高无事件存活率。这些结果不限于 CLI 患者，因为大多数试验包括严重跛行的患者。药物洗脱自膨支架和药物洗脱生物可吸收支架的膝下病变已经在进行小规模的研究，并取得令人鼓舞的结果。然而，截至 2016 年 9 月，这些技术在美国都没有被批准用于膝下病变。

临床上还有许多其他介入技术来提高 CLI 患者的病变通过率或削减斑块（如切割球囊、冷冻球囊、激光、旋切，旋磨和定向旋切术）。切割气球和粥样斑块旋切术可能有助于难以扩张的病变，但是没有证据表明这些更昂贵的装置优于常规疗法。然而，在 250 例接受激光粥样斑块切除术加血管成形术与单纯使用血管成形术治疗支架内再狭窄或闭塞的随机研究中，激光粥样斑块切除术在 6 个月时显着减少了靶病变血运重建。鉴于其他治疗方法的成本增加且缺乏支持其疗效的对比数据，因此球囊血管成形术仍应作为大多数膝下动脉病变的初始血管内治疗。

腔内介入治疗技术领域也取得了许多进步。其中，逆向穿刺技术是下肢动脉 CTO 病变介入治疗的重要辅助手段，能有效提高介入成功率。来自 BASIL 试验的数据显示，超过 20% 的下肢 CTO 病变未能通过，最有经验的介入中心也有 20% 的正向失败率。逆向入路可以减少对慢性完全闭塞装置的使用，减少病变穿越时间，提高手术成功率，降低成本。在复杂的 CTO 病变中，允许大约 10min 的正向尝试，随后可以采用足背动脉或者胫后动脉逆向入路，该方法可使 CLI 患者的成功率从 61% 提高到 93%。股动脉远端、胫前、胫后及腓动脉的逆行穿刺，因无法触及血管搏动以及血管距离体表位置较深，穿刺难度增加。目前，使用微穿刺套装对膝下血管进行逆行穿刺，依然是逆向开通膝下病变的利器，使膝下病变开通成功率提升至

90%以上。部分膝下CTO病变造影无法明确病变开口处,此时逆行途径更是手术成功的关键。

七、再生治疗与辅助疗法

目前有许多再生疗法,包括血管生成活性的重组蛋白、基因治疗、细胞疗法(包括干细胞或祖细胞)等已经在患有PAD和无法行血运重建的CLI患者中进行。血管生成活性的重组蛋白没有在CLI患者进行随机试验。粒细胞-巨噬细胞集落刺激因子在PDA患者中的随机试验结果未能改善终点指标。基于基因治疗的荟萃分析显免于截肢的生存期,主要不良肢体事件或延缓截肢时间之间没有明显差异。由于围绕重组蛋白和基因治疗还存在限制和争议,骨髓衍生的细胞治疗作为治疗CLI患者的替代方案已经出现。荟萃分析发现,该疗法在免于截肢的生存期上没有显著差异;然而,与接受安慰剂组相比,使用细胞疗法患者的其他终点,例如ABI、经皮血氧饱和度和无痛步行距离等得到明显改善。但是,再生疗法仍然存在许多挑战,包括适当患者的选择,适当的终点,细胞的来源和质量,植入途径和注射次数、频率等。

目前可用于治疗CLI和加速伤口愈合的其他3种辅助疗法包括高压氧疗法、间歇充气压缩泵和脊髓刺激器。一项有关高压氧治疗糖尿病足溃疡的荟萃分析发现,患有糖尿病性缺血性溃疡的患者经过高压氧疗法后一年内伤口愈合会增加,但是免于截肢的生存期基本相同。非缺血性糖尿病溃疡患者没有临床获益。间歇充气压缩泵和脊髓刺激器主要在没有血运重建的CLI患者中使用。间歇充气压缩泵可以增加PAD和CLI患者的侧支和皮肤血流量,提高跛行距离200%和静息ABI 17%。单中心回顾性研究显示间歇充气压缩泵可以降低截肢率。脊髓刺激需要皮下植入神经刺激器以激活下部胸脊髓,其中电极放置在椎管的硬膜外腔,这种疗法可以增加CLI患者的皮肤毛细血管灌注。荟萃分析发现使用脊髓刺激器可以显著减少截肢概率,但这种治疗与降低死亡率或加快溃疡愈合无关。

八、争议

在美国外科医师学院国家外科质量改善计划中,统计发现黑种人占截肢数量的29%,其中只有12%的患者进行开放性手术,10%行腔内介入手术。事实上,多项研究证实黑种人群体具有较高的截肢率,而且血运重建率最低。此外,与白种人受试者相比,黑种人受试者在主要截肢之前更不倾向于进行简单测试(如ABI)。同样,CLI患者人群还存在的地理差异,美国东部和中南部地区的截肢率明显较高。远程医疗和虚拟医学的进步可以提供有效的方式来弥合CLI患者的这种差距。

九、结语

尽管医疗界做了很多努力,但许多患者仍然未能幸免于截肢,甚至在发病后从未进行下肢血管评估。多个组织正在进行倡议,包括美国NIH赞助的BEST-CLI和欧洲BASIL Ⅱ和BASIL Ⅲ试验,将为CLI患者的治疗和随访提供急需的指导。所有有待血运重建患者,出现静息痛、组织坏死或溃疡都应进行血流动力学评估,然后进行血运重建。目前更多关于CLI治疗方面更前沿技术的安全性和有效性的问题,需要更多的长期随访研究来回答。

参 考 文 献

Agarwal S,Sud K,Shishehbor MH. 2016. Nationwide Trends of Hospital Admission and Outcomes Among Critical Limb Ischemia Patients:From 2003—2011. J Am Coll Cardiol,67(16):1901-1913.

Shishehbor MH,Hammad TA. 2016. Treatment of Infrapopliteal Disease in Critical Limb Ischemia:Beyond Angioplasty. Circ Cardiovasc Interv,9(5):e003882.

Shishehbor MH,White CJ,Gray BH, et al. 2016. Critical Limb Ischemia:An Expert Statement. J Am Coll Cardiol,68(18):2002-2015.

Shishehbor MH. 2015. Endovascular Treatment of Femoropopliteal Lesions:So Many Options,Little Consensus. J Am Coll Cardiol,66(21):2339-2342.

5. 心血管疾病和癌症的共同危险因素

广州医学院附属第一医院　陆东风

心血管疾病和癌症是当前美国中最大的两个主要致死疾病。尽管认为这是两种完全独立的疾病,但是心血管疾病和癌症之间有许多相同之处且可能相互影响,包括大量相同的危险因素(比如肥胖,糖尿病)以及越来越多的证据均提示它们之间有共同的生物学基础。随着治疗技术越来越先进,人们的寿命逐渐延长,这也增加了同时患有这两者疾病的人数。在美国,心血管病和癌症是慢性病人群中两个最大的医疗负担,估计有 1500 万和 1400 万人有心血管疾病(不包括高血压)和癌症病史,这些数字无疑会随着人口的增长和老年人寿命的延长而上升。数据显示,在数百万的癌症幸存者中,有日益增高的心血管疾病发病风险。越来越多的证据显示心血管疾病与癌症之间的关系。大量的共同危险因素是基于诱发此病的生物学基础。在这些疾病的病因和进展中,炎症似乎是一个主要的统一因素,并且机制已被解释。此外,心脏危险因素对癌症患者后续治疗中的心脏毒性有重要影响。目前,在心脏病学方面研究的重点已开始从疾病的预防和治疗,逐渐转移到了平衡一种疾病到另一种的因果效应中来。

一、CVD 和癌症共同的生物学机制

(一)心血管病中的炎症

炎症是各种疾病中共同的主题,心血管疾病(CVD)和癌症也并不例外。常见的疾病如肥胖,高血糖,高血压,和高甘油三酯血症均能诱导炎症。这可能,在某种程度上解释为什么 CVD 和癌症有一系列共同的风险因素。其他共同的炎症原因来源广泛,包括微生物和病毒感染、过敏原暴露、辐射、有毒化学品、酒精消费、烟草使用和其他慢性和自身免疫性疾病。动脉粥样硬化曾经被视为脂质贮积病,虽然现在已知炎症介导所有的阶段,从开始到进展,最终至血栓形成。而高血压,吸烟,血脂异常和胰岛素抵抗这些状态亦可引发动脉粥样硬化,促进粘连的表达分子通过内皮细胞,允许白细胞附着到通常抵抗它们附着的血管壁。

C-反应蛋白(CRP)(一种炎症的生物标志物)可增加 CVD 事件。因此,用于研究 CVD 患者中减少炎症的免疫疗法,已经成为最近的研究热点。因降低胆固醇而闻名的他汀类药物,也已被证明具有独立于胆固醇的抗炎效果(CRP 作为生物标志物的应用已验证这

假设)。

(二)癌症中的炎症

炎症在促进癌发生,肿瘤进展的作用已经被证实。早在 19 世纪,鲁道夫已观察到肿瘤内的白细胞,并推测癌症由炎症引起。近几十年来,广泛的事实和环境证据显示几种癌症类型被诱导感染或慢性炎性疾病(例如,人乳头瘤病毒和宫颈癌,幽门螺杆菌和胃癌症,Epstein-Barr 病毒和淋巴瘤)。炎症在肿瘤微环境中能促进细胞的恶性转化、癌发生及其发生细胞的恶性转化。此外,随着肿瘤生长,它们的存活依赖于免疫细胞向肿瘤,引起的化学物质的释放。

使用抗炎药可能起到重要作用,如他汀类药物治疗和非甾体抗炎类药物,在预防和治疗癌症中,如将会在后面讨论的那样。

(三)氧化应激和活性氧的种类

越来越多的证据表明氧化应激和其直接后果,包括脂质过氧化反应涉及许多病理状态,包括动脉粥样硬化,癌症和炎症。生命体不断暴露于氧化剂中,不论是内源性代谢反应还是外源性(例如毒素、吸烟),氧化应激导致了氧化剂与抗氧化物质之间的失衡。在慢性炎症中,发现情况在 CVD 和癌症中是共同的(例如,糖尿病,高血压,肥胖),同样引起氧化应激。

(四)可改变的 CVD 危险因素与其癌症风险

1. 肥胖和 CVD 心血管疾病　除了 Framingham 数据,显示肥胖和 CVD 与主要危险因素相关(例如,糖尿病,吸烟),这种关系也由几个在肥胖人群中发现的新发风险因素所介导,包括动脉粥样硬化血脂异常,胰岛素抵抗,促炎症状态和血栓前状态。肥胖和 CVD 也是通过增加心脏代谢需求导致心输出量增加而相互联系,并发外周血管阻力减少,和通气不足通常归因于呼吸暂停。肥胖患者中补偿用于增加心脏输出量,脑卒中量必须增加,这导致左心室压力和容量超负荷。虽然早期研究建议这种容量超负荷的状态将导致偏心肥大,我们现在知道大多数肥胖受试者均有不同程度的左室向心性肥大,甚至无高血压也是如此。

2. 肥胖和癌症的风险　流行病学的主体数据显示,高达 20% 的恶性肿瘤可能与体重相关。基于大量研究和荟萃分析数据,美国癌症研究所和世界癌症研究基金(AICR/WCRF)认为有令人信服的证据显示肥胖与食管腺癌、胰腺、肝、结肠直肠、绝经后乳腺、子宫

内膜和肾癌等相关。此外，AICR/WCRF 报道其他癌症的可能证据。肥胖患者的癌症风险似乎似乎随着 BMI 值的升高而增加，如在研究中所证明的健康从未吸烟者(≈146 万)，其中癌症风险在 BMI 为 27.5～29.9 和在 BMI 为 40～49.9，分别高达 20% 和 70%。

不同性别的肥胖患者致癌作用可能不尽相同，并且这对于结肠癌是最为显著。这种性别差异，在许多研究中都是一致的，包括欧洲前瞻性调查癌症营养-波茨坦(EPIC)研究，报道增加了 55% 男性结直肠癌的风险高于女性。假设雌激在肥胖妇女患者体内升高，抑制并通过其发挥抗肿瘤作用通过结肠的促细胞凋亡信号的选择性激活雌激素受体。这一假设得到了妇女健康会的进一步支持，妇女接受绝经后雌激素替代治疗的风险降低结肠直肠癌。

二、癌症、心血管疾病有共同的生物学基础

(一)肥胖症

肥胖症、癌症和心血管疾病之间有着由许多因素介导的复杂关系，例如:饮食、体脂分布、体育锻炼、激素[性激素、胰岛和胰岛素样生长因子(IGF)信号传导以及脂肪因子]、慢性炎症负荷和氧化应激。由脂肪组织内产生的促炎性细胞因子和激素在肥胖人的血清中明显升高，包括白细胞介素-6、肿瘤坏死因子-α、瘦素、血管紧张素原、抵抗素(将肥胖症与糖尿病相关联)、CRP。在这些物质当中，有一些具有抗细胞凋亡和促血管生成的性质，它们不仅有助于维持脂肪储存，在其他地方也有着致瘤作用。例如:目前已经证明，瘦素通过其对端粒酶的反转录酶的影响，已经成为肝细胞癌的关键调节产物。并且，通过众多临床和动物模型研究中也发现，瘦素在肥胖症以及 CVD 中同样有着关键的作用。

白细胞介素-6 是脂肪组织产生最大量细胞因子，它可以升高血压，并刺激肝脏产生 CVD 炎性标志物 CRP。过表达白细胞介素-6 已经被证明可抑制癌细胞凋亡、刺激血管生成，并且在耐药反应、肿瘤发展中有着重要的作用。

(二)糖尿病

1.糖尿病和 CVD 糖尿病会影响人体中不同的系统，由于它对大血管的损害使其同样成为冠心病的一个危险因素。糖尿病和动脉粥样硬化之间病理生理是多方面的，胰岛素抵抗通过氧化应激、糖基化、提高甘油三脂含量，来影响血脂及脂蛋白的异常。在循环体统中，内皮细胞功能障碍是动脉粥样硬化的早期标志，它由高血糖诱导的自由基刺激产生，在高血糖期间，IGF-1 刺激平滑肌细胞的迁移和增殖，这是动脉粥样硬化的一种常见机制，尽管已经有另外一种机制描述这一现象。

2.糖尿病和癌症的风险 许多研究将糖尿病和癌症风险及其进展联系起来。2010 年，美国糖尿病协会共识中以强有力的证据指出糖尿病与结肠癌、直肠癌、乳腺癌、子宫内膜癌、肝癌、胰腺癌、膀胱癌、肾癌、白血病、食管癌等有着密切联系。

最近一项观察性研究的 Meta 分析显示，2 型糖尿病与位点特异性癌的发病率之间确实存在着某种联系，该项研究指出 2 型糖尿病与乳腺癌、肝内胆管癌、直肠癌、子宫内膜癌之间有着强烈的关系，但是与其他部位的癌症还没有定论或者证据，这可能是因为一些严格而有一些争议的标准促成了这个阴性结果。

3.糖尿病、癌症、CVD 它们之间是否有共同的生物学基础 糖尿病通过几种机制影响 CVD、肿瘤的过程，包括高胰岛素血症、高血糖、IGF 和炎症。在胰岛素-癌症学说当中，IGF 水平的升高起着中枢性作用，它能促进细胞的增殖。而慢性高胰岛素血症导致 IGF 结合蛋白水平下降使血清 IGF 的含量增加。肿瘤细胞表达胰岛素受体和 IGF 受体。Mata 分析已经证明，血清 IGF 的含量升高能增加结肠、直肠癌、前列腺癌、绝经前乳腺癌的风险。高胰岛素血症同样能降低由肝脏合成的性激素结合球蛋白的表达，从而提高男性和女性中的雌激素水平，以及女性中的睾酮水平。虽然雌激素对心血管系统是有利的，但是性激素水平的提高与患绝经后乳腺癌和子宫内膜癌的风险相关。

最后，炎症已经证明能够促进胰岛素抵抗并参与糖尿病发病机制，进一步形成炎症、CVD、癌症之间相互作用的复杂网络。

(三)高血压

1.高血压和 CVD 高血压是 CVD 的一个成熟的危险因素。临床和实验研究已经证明，高血压与血管以及心脏结构重建之间地存在着因果关系。高血压诱导动脉血管壁的氧化应激被认为是影响动脉粥样硬化的主要机制。由于血压升高导致左心室壁压力升高，左心室壁就增厚，从而导致高血压心脏病的出现。最后可能导致心脏收缩期和舒张期心力衰竭。

2.高血压和癌症风险 评估高血压和癌症风险的观察性研究结果不一。迄今为止最大的研为来自于一个关于代谢综合征和癌症项目的研究，这项研究超过了 50 万人，随访平均年限达 12 年。该研究发现，男性患癌症风险比为 1.07(95% 可信区间 CI 为 1.04～1.09)，对于癌症死亡，血压每增加 10mmHg，因癌症而死亡的风险比为 1.12(95% 可信区间为 1.08～1.15)；妇女的总体癌症死亡率的风险率为 1.06(95% 可信区间为 1.02～1.11)，但是这与癌症发生率无关。根据研究，高血压与几种特定的癌症类型有关。

高血压与肾细胞癌（RCC）之间存在特别强的关联。Grossman 和他的同事报道了所有因癌症死亡率的汇总优势比为 1.23（95% 可信区间为 1.11～1.36），而与血压有关的 RCC 死亡率的汇总优势比为 1.75（95% CI 为 1.61～1.90）。

3. 高血压、癌症和 CVD 是否有共同的生物学基础
高血压本身是否是一种致癌状态，或者说是否通过某种替代关系与癌症联系，目前还不清楚。通过血管生成因子或许是高血压和癌症之间联系的潜在生物学机制。血管内皮生长因子是肿瘤诱导心血管形成的主要激素，这种现象在高血压受试者中也得以证明。多项研究表明，血管紧张素 II 是血管收缩和高血压的主要因素，并刺激着血管内皮生长因子的产生。因此，高血压患者血浆中的高含量的血管内皮生长因子可能加强癌症发展，这就很好地解释了高血压和癌症之间的关系。此外，高血压通过氧化刺激动脉管壁也有致癌作用，这也提示 CVD 与癌症之间同样有着另一种共同的生物学基础。

（四）高脂血症

1. 高脂血症和 CVD 众所周知，血脂与冠心病有着相当大关系。当过量的脂蛋白例如低密度脂蛋白在血管内皮下沉积时，通过氧化修饰、巨噬细胞和单核细胞摄取，随后动脉粥样硬化就开始形成。低密度脂蛋白受许多因素影响，包括体内代谢分布情况，而且在一些疾病如代谢综合征患者中就变得更容易导致动脉粥样硬化。

2. 高脂血症与癌症风险因素 根据异构性数据来看，高脂血症作为癌症的危险因素仍然不确定，它对于乳腺癌似乎更有说服力，而对于其他一些癌症则欠佳。然而有些研究表明，低密度脂蛋白胆固醇与癌症之间存在反相关，尽管这可能归咎于恶性肿瘤本身（例如胆固醇代谢和吸收的变化），同样的，肿瘤细胞为了支持其生长所需同样需要表达吸收胆固醇的受体从而减少血浆中胆固醇的含量。

一些动物模型已经发现，高胆固醇饮食与其他药物可以增加结肠癌发生，这可能与肝脏合成胆汁酸有关，因为肝脏会在慢性饱和性脂肪酸摄取中合成更多胆汁酸，胆汁酸已经证明能促进癌症的发生。

3. 高脂血症、癌症和 CVD 的共同生物学基础
27-羟基胆醇是胆固醇的一种代谢产物，在结构和作用上与雌二醇（雌激素）非常相似，并且最近已经有相关研究显示它与乳腺癌之间的关系，这就形成了 CVD 与癌症之间通过胆醇及其代谢来建立的奇妙的关系基础。此外，他汀药物治疗（后续讨论）可以减少用高脂饮食喂养老鼠的乳腺肿瘤的生长。

肿瘤内环境已经成为许多癌症研究中强烈感兴趣的领域。产生 27-羟基胆醇这种代谢产物的酶在肿瘤相关的巨噬细胞中是大量存在的，这也表明炎症细胞在肿瘤发展过程中存在某种作用。

（五）吸烟

1. 吸烟和 CVD 吸烟会严重影响心血管疾病的发生率和死亡率，它在动脉粥样硬化形成过程中是通过多个机制、多个阶段的。早期阶段通过降低一氧化氮的含量，引起舒缩功能障碍，增加氧化应激，从而导致内皮和结构的变化，这导致了在急性冠脉事件血栓形成中发挥重大的作用。

2. 吸烟和癌症的风险 烟草的使用，特别吸烟，它是多种癌症的可预防和加重的危险因素。根据美国癌症协会估计，在美国大约有 30% 的癌症死亡与吸烟相关。吸烟导致癌症发生的主要机制是对复层鳞状上皮细胞的损伤程度超过正常再生能力，除此外，也有很多其他致癌机制。

3. 吸烟、癌症和 CVD 是否有共同生物学基础 吸烟产生很多刺激物、致癌物、炎症刺激物，氧化剂。这些刺激物在癌症和 CVD 之间发现有着异常的信号通路。烟碱已经证明参与了癌症和 CVD 的发病机制。体外动物模型已经发证烟碱可以抑制细胞凋亡和增加血管生成，因此这是烟碱在这两种疾病中的应用。

（六）饮食

1. 饮食和 CVD 饮食和营养是影响 CVD 的决定性因素。在动物和多样化人群中的深入研究中发现，饮食和 CVD 之间存在着一种强烈的关系，这种关系由集中 CVD 的中间危险因素所介导：例如体重、血压、血脂等。

2. 饮食和癌症 膳食中致癌危险因素来源于食物中已知的致癌物（例如：黄曲霉素、亚硝胺），以及食物中可以影响肥胖、高血压、高脂血症和慢性炎症等这些癌症介导的中间危险因素。AICR/WCRF 报道了饮食和食物之间的几个关系，根据证据强弱对关系进行等级分级：因果关系、可能风险或者中等程度。他们认为以下食物与癌症存在因果关系：红肉或加工肉与结肠直肠癌、黄曲霉素和肝癌以及饮用水和胡萝卜中的砷与肺癌。AICR/WCRF 也报道了高纤维素摄入可以降低结肠直肠癌的风险。AICR/WCRF 报道了以下因素可能增加癌症风险：广东式咸鱼与鼻咽癌、咸食物和胃癌、血糖负荷与子宫内膜癌、伴侣食管癌、饮用水中的砷与肺癌。以下情况可能降低癌症风险：无淀粉蔬菜与口咽癌、喉癌、食管癌和胃癌，大蒜和结肠直肠癌，水果与口咽癌、喉癌、食管癌、肺癌和胃癌，高钙饮食和结肠直肠癌。

3. 饮食、癌症和 CVD 是否有共同的生物学基础
饮食、CVD 和癌症之间的共同的生物学途径或者联系已经描述。叶酸代谢途径中的基因突变，以及叶酸的

摄入不足,皆与 CVD 和结直肠癌风险增高有关。由于叶酸缺乏而引起的甲基化异常被认为有可能促进动脉粥样硬化,因为这可能是一种参与调节冠脉平滑肌细胞的增殖和迁移能力。在分裂较快的组织中,例如胃肠道上皮,叶酸的不足导致腺苷酸生产的不足,进一步影响 DNA 的合成和基因组稳定性稳定,最后导致癌症。

共轭亚油酸,主要存在于来自反刍动物的食物中(例如牛肉和乳制品),在实验模型中已经展示出具有抗动脉粥样硬化和抗癌的前景。但是,以肉食为主的饮食模式与几种癌症相关,特别是结肠直肠癌。这种癌症危险因素可能是慢性炎症的结果,增加膳食中脂肪含量使胆汁酸和几种毒性物质也增加(例如亚硝胺),它们直接作用于 DNA 并引起点突变、缺失和插入引起癌变。

多酚类主要存在于水果、蔬菜、和某些植物当中,多酚的消耗与 CVD 和癌症有关。这有可能是因为影响几个代谢途径,包括促分裂原活化蛋白激酶(MAPK)通路、磷脂酰激醇 3-激酶通路(PI3K)、IGF-1 信号通路,核因子-kB(NF-kB)信号通路,活性氧通路(ROS)。

尽管在体内研究中,维生素和抗氧化剂具有积极作用,但是,在随机对照试验中,维生素和抗氧化剂的减少与 CVD 和癌症并没有关系。虽然 ω-3 脂肪酸对心血管有积极的作用,但是一项主要的系统性综述研究并没有发现由降低癌症的风险。

(七)酒精

1.酒精和 CVD 尽管没有任何随机对照研究的数据,适度的喝酒是具有保护心脏的作用。在已经患有心血管疾病的患者当中,16 351 例患者(8 项观察性研究)的 Meta 分析发现,适度的喝酒可以减少 CVD 的全因死亡率。对于没有心血管疾病的健康个体来说,根据广泛记载的 J 形剂量效应曲线,过量摄入酒精可以增加心血管事件和全因死亡率。而潜在的心脏保护性机制包括:减少炎症、降低血小板聚集功能、减少心肌缺血再灌注损伤、对凝血因子的影响、内皮细胞事件、提高高密度脂蛋白含量以及对抗和(或)促细胞凋亡通路的影响。大剂量的摄入酒精可能会增加死亡率、CVD、提高甘油三酯、高血压、心房颤动、心肌病和脑卒中风险。

2.酒精与癌症的风险 根据强有力的证据显示,酒精和口咽癌、喉癌、食管癌、肝癌、结肠直肠癌、绝经前后绝经后乳腺癌之间皆存在着因果关系。减少酒精的摄入可能会减少肾癌患者患病的风险。与不饮酒者相比,每天正常饮酒约 50g 的人,口咽癌、喉癌和食管癌(鳞状细胞癌)、女性乳腺癌的发病率分别是不饮酒者的 3 倍、2 倍、1.5 倍。对于每天摄入 18g 酒精的人,

乳腺癌的相对危险度仍为 1.13。一项 Meta 分析表面,少量的喝酒(最多达 1 杯/d)仍然与口咽癌、食管鳞状细胞癌和女性乳腺癌相关。

3.酒精和癌症联系的机制 酒精致癌的风险涉及以下几种机制,包括:乙醇代谢、叶酸和甲硫氨酸以及 DNA 修复,其他过程可能涉及乙醛(酒精的主要代谢物)的基因毒性作用、提高雌激素含量、作为致癌物质烟草的溶剂的醇类以及活性氧的产生和氮的种类。

(八)体育锻炼

1.体育锻炼和 CVD 根据许多科学报告,锻炼身体对心血管有益是无可厚非的。锻炼可以减少导致 CVD 的危险因素,例如高血压、肥胖、糖尿病和高脂血症。同样也能改善骨骼健康、供氧能力、血管容量和血管壁功能。

2.体育锻炼和癌症风险 有累计的流行病学证据表明,体育锻炼能减少癌症风险。根据 AICR/WCRF 报道,体育锻炼降低结直肠癌风险是可信的,并且对于减少绝境后乳腺后子宫内膜癌的风险也可能。最近一项包括 71 个队列研究的 Meta 分析显示,在一般人群和癌症幸存者中,参加体育锻炼最多的个体,癌症死亡率风险比分别是 0.83(95% CI 为 0.79~0.87)和 0.78(95% CI 为 0.74~0.84)。

3.体育锻炼、癌症和 CVD 是否有共同的生物学基础 通过增加运动来减少癌症和 CVD 风险的生物学机制是复杂的,并且更倾向于前文讨论的重复情况(例如饮食、肥胖)。体重似乎起着特别重要的作用。通过体育锻炼来减少体内脂肪组织将减少循性物质产生,以及代谢激素、胰岛素、瘦素和炎症标志物,这些物质中有许多是致癌性质的。

(九)与癌症相关的不可修正的 CVD 风险因素

不可修正的危险因素,包括年龄,性别和种族和(或)民族,是不可控的特征,影响癌症和 CVD 的发生率。虽然环境和文化习俗可能可以透露在特定种族成员之间疾病模式,但种族的遗传成分使个体倾向于某些上述可改变的风险因素。连锁不平衡中的单核苷酸多态性通常在某些人群中表现出更高的等位基因频率,这些频率可能与这些疾病相关。社会经济群体内的疾病筛查和医疗保健可用性也影响统计诊断。在 2009 年的美国,癌症发病率在黑种人中最高,主要由前列腺和女性乳腺癌造成。黑种人的脑卒中和 CVD 过早死亡率也更高。

关于性别,男性和女性在器官以及影响 CVD 和癌症进展的激素波动之间存在明显差异。虽然男性更容易在较早的年龄被诊断为 CVD,但他们也更常被诊断患有癌症。在 2010 年美国,所有种族和(或)族裔群体的男性诊断的前 3 种癌症类型是前列腺癌,肺癌和结

肠直肠癌;而所有种族和(或)族群的妇女最常见的癌症类型是乳腺癌,肺癌和结直肠癌。

在所有不可修正的危险因素中,年龄是 CVD 和癌症的稳定的独立变量,但年龄和疾病发病可受生活方式参数(例如饮食,身体活动,BMI 和吸烟)的高度影响。尽管一些癌症类型在儿童期,但是发达国家的≥55 岁年龄增加与 78% 的新发癌症诊断有关。

三、药物治疗在 CVD 及癌症中的相关性

(一)降糖药

抗血小板药物与癌症有正相关和负相关。二甲双胍被认为降低癌症的风险,并且具有似乎合理的生物学机制,尽管人群研究为双相结果。二甲双胍在肝细胞中激活被腺苷酸所激活的蛋白激酶,此蛋白激酶是脂质和葡萄糖代谢的主要细胞调节剂,而腺苷酸激活的蛋白激酶与几种肿瘤抑制因子相关。相比之下,潜在的增加的风险与胰岛素类似物相关。在几项研究中证明的一般模式支持高胰岛素血症假说,其中增加循环胰岛素水平的疗法增加癌症风险,并且降低胰岛素抵抗和循环胰岛素水平的疗法降低癌症风险。

(二)降压药

据一些报道和回顾性分析报道,几种降压药物类别增加了癌症的风险。动物研究已经描述了使用呋塞米和氢氯噻嗪的肾细胞癌,腺瘤和肾病的边缘增加。Grossman 及其同事的 meta 分析显示利尿剂使用的患者肾细胞癌风险升高(优势比为 1.55;95% CI 为 1.42~1.71),且女性和更长的持续治疗时间有更大的风险。另外一些根据高血压调整过的研究仍然显示利尿剂和肾细胞癌之间的联系减弱,虽然有统计学意义;更令人信服的是,有研究已显示服用利尿剂会增加替代性适应证的血压正常的患者患肾细胞癌的风险。

患者常常接触抗高血压药物几十年,远比测试其安全性的原始临床试验长得多。因此,大家对这些药物的长期使用以及它们如何影响癌症风险或癌症进展的兴趣增加。例如,Ganz 及其同事在癌症流行病学(LACE)群里研究中研究了乳腺癌复发与血管紧张素转化酶抑制剂和 β 受体阻滞剂的关系。他们发现血管紧张素转化酶抑制剂暴露与乳腺癌复发相关(HR 为 1.56;95% CI 为 1.02~2.39),而 β 受体阻滞剂暴露具有略低的 HR 为 0.86(95% CI 为 0.57~1.32)为乳腺癌复发。虽然潜在的机制还只能猜测,但他们更加注意这些药物在乳腺癌幸存者的潜在作用。

(三)他汀类药物

最著名的用于降低 CVD 的发病率和死亡率的他汀类药物具有多效性作用。许多体外实验已经证明他汀对通过抑制细胞增殖和凋亡对癌症干细胞和某些细胞系的抗肿瘤作用。他汀类药物抑制羟甲基戊二酰辅酶 A 还原酶而降低甲羟戊酸及其下游产物的水平,不仅包括胆固醇,还包括额外的对癌症生长和进展至关重要的因素。他汀类药物也具有有效的抗炎特性对抗癌具有保护作用。

尽管早期心血管临床试验发现他汀类药物和癌症之间存在潜在的联系,但是他汀类药物试验的一些后续 meta 分析并没有显示可增加癌症发生率的风险。同时,特别关注他汀类药物暴露对癌症的影响和肿瘤生长的新兴临床研究已经发现令人鼓舞的结果。强有力的证据表明,在诊断时服用他汀类药物的乳腺癌幸存者的无病生存率有所提高。同样,越来越多的证据表明,前列腺素使用降低致死性前列腺癌的风险。最近的荟萃分析发现他汀类药物使用在癌症诊断之前或之后与改善的癌症特异性和总生存率相关联。包括结肠直肠癌,乳腺癌和前列腺癌在内的 3 个最大的癌症亚组均显示他汀使用的益处。许多正在进行的试验正在研究他汀类药物在乳腺癌和其他癌症类型中的作用。这些研究的发现可以进一步阐明 CVD 和癌症之间的共享生物学。

(四)阿司匹林和非甾体抗炎药

在预防和治疗癌症中使用抗炎剂可能具有重要作用。一项大型前瞻性研究显示非甾体抗炎药与几种酒精,感染,肥胖,吸烟相关癌症的风险降低有关。一项关于阿司匹林与结肠直肠癌之间关联的 meta 分析发现:阿司匹林将结肠直肠癌的风险降低了 24%。尽管阿司匹林对心血管系统的益处主要归因于其抗血小板作用,而阿司匹林的抗肿瘤作用的机制不太清楚,但新兴证据表明它可能与环氧合酶依赖性和环氧合酶非依赖性机制相关。

四、控制心血管疾病和癌症的共同危险因素可能有利于 CVD 和癌症的预防

(一)CVD 风险因素预测癌症治疗相关的心脏毒性

心脏危险因素对癌症治疗的毒性有重要影响。年龄,既往心脏功能障碍,冠心病,高血压,吸烟和肥胖都是蒽环类相关心脏毒性的危险因素。此外,由于化疗剂量是基于体重,超重患者还需要更高的累积剂量,组成了总的并发症风险。基线高血压已预测抗血管内皮生长因子治疗诱导的血压升高。在曲妥珠单抗治疗的患者中,高血压患心脏事件的风险增加 1.89 倍,虽然没有统计学意义。

靶向生长因子受体的药物,包括来自转化生长因子-β 家族的那些,例如抗表皮生长因子受体,当与心血管危险因素例如高血压或糖尿病复合时引起额外的毒性风险。这些药物抑制心肌细胞分化,功能和修复,加

剧预先存在的问题或导致心脏或血管重塑。

Ezaz及其同事开发了一种用于曲妥珠单抗患者的风险因子评分工具,以帮助识别发生心力衰竭或心肌病的最高风险的患者,即7因素风险(年龄、辅助化疗、冠状动脉疾病、心房颤动或扑动、糖尿病、高血压和肾衰竭)评分。低(0～3分)、中等(4～5分)和高(≥6分)风险层的心力衰竭或心肌病的3年率分别为16.2%、26%和39.5%。

(二)CVD危险因素影响癌症幸存者的结局

来自儿童癌症幸存者研究(CCSS)分析的结果发现,癌症幸存者(包括超过35岁的化疗和放射治疗的患者)与健康人对照相比,脑卒中或心肌梗死的风险增加5倍。而患有血脂异常,糖尿病和肥胖的患者风险更高。在多变量模型中,高血压显著增加了暴露于胸部定向放射治疗和蒽环类药物的幸存者中所有主要心脏事件的风险。

(三)控制CVD风险因素可以降低癌症的风险

EPIC研究随访了23 153名年龄在35～65岁的受试者。健康生活方式因素定义为从未吸烟,BMI<30,身体活动>每周3.5h,和健康的饮食。平均随访7.8年后,坚持所有4个健康生活方式因素的参与者与无比较,慢性疾病的调整的危险比HR为0.22(95% CI为0.17～0.28);糖尿病HR为0.07(95% CI为0.05～0.12);心肌梗死HR为0.19(95% CI为0.07～0.53);脑中风HR为0.50(95% CI为0.21～1.18)和癌症的HR为0.64(95% CI为0.43～0.95)。

Rasmussen-Torvik及其同事的一项研究也检验了

更好地遵守AHA定义的7种理想心血管健康指标(上文"心血管危险因素"中所述)是否与癌症发生相关。在ARIC队列(基线是45～64岁)中,1987—2006年的纵向分析发现13 253名参与者中的2880名中确定发生了癌症(不包括非黑色素瘤皮肤癌)。在调整了年龄、性别、种族和ARIC中心后发现,遵循7个理想健康指标中的至少6个的人群(总体人群的2.7%)比满足0个理想健康指标(人口的2.8%)的受试者的事件性癌症风险降低了51%。事件的癌症发生率随着理想的健康指标的每个分级的下降而增加。虽然选择了7个理想的健康指标是因为它们与心血管风险密切相关,但其中许多指标已经与癌症建立了联系,如饮食,体力活动,BMI,和吸烟。尽管如此,EPIC和Rasmussen-Torvik研究表明,坚持几种健康措施相结合,随着时间的推移,发生癌症的风险降低。此外,这些研究可能有助于建立综合CVD和癌症预防指南,这可能会对公共卫生造成重大影响。

(四)结论

CVD和癌症的风险因素和疾病预防的广泛重叠表明:这些看起来不同的疾病具有一些共同的基础分子途径或网络。慢性炎症可能发挥了相当大的作用,因为它有加重这两种疾病并且能在肥胖症,糖尿病,高血压和血脂异常等情况下发生。控制CVD风险因素有可能可以帮助降低癌症的风险。如今迫切需要改善人群的健康状况,以减少疾病的流行。因此,进一步了解CVD和癌症之间微妙的相互作用可能有利于进行更好的预防、更早的检测和制定更安全的治疗策略。

6. 晕厥的急诊救治:危险分层是关键——2015 急诊科晕厥诊疗国际共识解读

广东省人民医院 李 欣 刘宝娟

晕厥是由于全脑灌注不足引起的一过性意识丧失,可在未采取任何医疗措施时自行完全缓解,是急诊科就诊患者的常见症状。既往资料提示,晕厥患者的就诊次数占急诊年就诊次数的 1%～1.5%,入院数比例可达到 6%。尽管晕厥就诊的患者占 ED 就诊数不足 2%,但由于晕厥的病因众多,往往难以进行临床评估。

在急诊科中救治晕厥患者往往会遇到以下难题:①难以识别高风险患者,往往会导致大量的不需住院治疗的患者被收入院治疗,接受不必要的检查,从而造成医疗资源的浪费;②诊断不明比例高,复杂且严重的晕厥且需要专科治疗的晕厥难以确诊,此类患者多有高龄,合并有机构性心脏病或心脏彩超异常等特征;③误诊率高,尤其是在就诊时无真实病因的临床特征,且各项检查难以捕捉到异常改变,仅能得到疑似病因,往往在采取相应治疗后晕厥仍反复发作。既往研究发现,诊断和治疗后,晕厥的复发率在心律失常性晕厥的患者每年为 9.1/100,结构性心脏病/肺源性心脏病晕厥患者每年为 14.9/100,神经源性晕厥患者每年为 9.8/100,直立性低血压患者为每年为 8.8/100。

仅在美国,每年就有 740 000 次就诊是因为晕厥产生的,所花费的医疗费用总和超过 24 亿美元。晕厥诊治所带来的巨大医疗负担,以及目前晕厥诊疗流程能否使患者获益的不确定性,使得晕厥的急诊诊治得到了越来越多的关注。

目前有多个指南对晕厥的诊治提供了指导意见,但针对急诊患者的晕厥管理指南却屈指可数,2013 年起来自北美和欧洲的晕厥专家共同商讨,经过反复的意见征询,于 2016 年制定了第一部国际性的急诊科晕厥风险分层临床指南,建立了晕厥的急诊救治决策概念模型。该指南的侧重点在于指导急诊科医师对急诊就诊的患者进行危险分层,以便于更好地选择诊治方案,更为合理地利用医疗资源。

这一最新的指南重点阐述了以下几个问题:①是否晕厥?②是否急诊科中可识别的严重疾病?③是否病因不明,是否有不良预后的风险?④若患者风险分层明确,如何才能让患者在 ED 获得最好的管理?还需要进行哪些评估?

一、晕厥诊断是否成立

该指南中晕厥的定义沿用了欧洲心脏学会的晕厥定义,即一过性的全脑灌注不足引起的一过性意识丧失(T-LOC),表现为急性起病,病程短暂,可自发完全缓解。但是大脑低灌注并不总是能在 ED 中得以识别,无明显病因的 T-LOC 能够在证实是其他疾病前应该考虑晕厥。

在诊断晕厥前应与酒精和(或)违禁药物中毒,癫痫,脑卒中和(或)一过性脑缺血发作,颅脑外伤或低糖血症,高通气引起的低碳酸血症,缺氧引起的一过性意识丧失相鉴别。

二、如何识别严重疾病

晕厥的分类包括包括反射性(神经源性)晕厥,直立性低血压相关晕厥和心源性晕厥。反射性晕厥最为常见,其次为心源性晕厥。直立性低血压引起的晕厥在年老患者中常见,而在<40 岁的患者中罕见,而反射性晕厥则多见与年轻患者。反射性晕厥的年轻患者预后最好,而结构性心脏病和心律失常患者猝死的风险最高。因此,若能明确病因,对患者后续的治疗和预后的评估均有重要意义。

该指南中沿用了既往指南中的推荐意见,认为对患者的评估应包括详尽的病史采集和体格检查,ECG,卧位和立位血压,以及依据患者的临床特征和医师判断选择需要进一步完善的检查(包括血标本实验室检查,颈动脉窦按摩,超声心动图,胸片和血气分析等)。

若病因明确,则按照相应疾病治疗原则进行治疗。

各项检查的选择上,以往的急诊晕厥指南中明确指出了,首选推荐行 12 导联 ECG,而建议实验室检查和进一步检查仅在有既往史和体查发现异常的患者中进行。

若患者病因未明,如何判断其是否需要留院观察?

在急诊室里往往难以明确晕厥病因,因此对患者进行危险分层,评估患者预后对医师的决策至关重要。

该指南中指出了低危症状(神经源性晕厥相关症状)的患者若有心脏病史等其他的高危临床特征则需要进行风险分层,如直立性低血压患者可同时存在无症状性心动过速,当二者同时发生时可出现晕厥。因此,发现异常的临床结果并不总是能够明确诊断。

将晕厥患者继续留院观察的原因在于,此类患者可能会发生心律失常、猝死等不良事件,留院观察可在观察期间监测不良事件的发生并及时干预。

但留院观察是否能减低病因不明的晕厥患者不良事件的发生率尚不明确,与此同时,目前尚无法分清究竟是晕厥本身还是其他合并症在影响患者预后。因此,尚无法制定一个明确的风险阈值来评估患者是否可以从急诊出院。

以往的指南认为,患者的费用,住院相关不良事件,以及医院的临床资源使用情况均需作为是否让患者留院观察的参考因素。

既往急诊晕厥指南推荐,有心衰和结构性心脏病的晕厥患者应入院观察治疗,有任一预后不良风险因素(老龄以及相关疾病,包括急性心肌缺血、心律失常表现的异常心电图,Hct<30,有心衰、冠脉疾病或结构性心脏病的表现或既往史)的晕厥患者应收入院观察治疗。

但对晕厥患者进行随访常每隔半年或一年或更长时间进行一次以评估短期预后,仅旧金山晕厥标准(SFSR)则以7d为限评估患者出院后的短期预后。目前尚无任何指南能够明确哪类晕厥患者能够从24~48h的院内留观中获益。

三、如何进行危险分层

目前有多种危险因素分层方法,包括旧金山晕厥标准(SFSR),急诊室晕厥分层标准(ROSE),OESIL等。

旧金山晕厥标准(SFSR)认为:有至少以下任1项表现:充血性心衰病史;血细胞比容<30%;异常心电图(ECG新发异常或非窦性心律);呼吸困难;收缩压<90mmHg的晕厥患者出现不良预后的风险高。

急诊室晕厥风险分层(ROSE)标准指出,若患者有如下任1项表现则应留观:BNP≥3000pg/ml;急诊室中或院前心动过缓(HR<50/min);直肠指检提示粪便潜血(+)(若考虑消化道出血);贫血(Hb≤90g/L);晕厥伴胸痛;ECG非Ⅲ导联可见Q波;呼吸室内空气血氧<94%。

OESIL风险评分认为,若有以下2项或以上表现则视为高危患者:年龄>65岁;无前驱症状;心电图异常;有心血管疾病病史。

EGSYS风险评分认为:心电图异常和(或)心脏疾病;晕厥前心悸;晕厥于运动或仰卧位时发生;晕厥前无自主神经症状;无诱因和(或)加重因素;积分≥3分为高危;该评分侧重于评估心源性晕厥。

Boston标准认为,若患者有以下任1项表现则视为高危患者:急性冠脉综合征症状和体征;ECG可见

心律失常;有预后不良的心脏疾病病史;心脏瓣膜病;猝死家族史;急诊就诊期间持续的生命体征异常;出现容量不足或原发的中枢神经系统症状。

但依据以上风险分层标准所做出的决策在评估患者短期预后的特异性和敏感性均不优于医师的临床判断。

该指南则更为详细地描述了处于不同危险分层的患者的临床特征,使得急诊科医生能够更清晰地进行危险分层。

低危:低龄(<40岁);晕厥特征:仅在直立体位发生,从卧位和(或)坐位变为立位,晕厥前有恶心呕吐,晕厥前觉有暖意,由疼痛和(或)情绪紧张诱发,由咳嗽和(或)排便和(或)排尿诱发,既往史:晕厥病史长(数年)且每次均有相同的临床特征。

中危和(或)风险无法分层:低危特征同时有合并症(慢性肾功能衰竭,肝衰竭,呼吸衰竭,肿瘤,脑血管病,既往有心脏病史),无合并症但有晕厥有合并异常的临床表现,无任何低危或高危的临床特征。

高危:晕厥特征:劳力时出现,平卧位出现,伴有新发的胸部不适,晕厥前有心悸,既往史:有猝死家族史,有心衰病史,有主动脉狭窄病史,有左心室流出道疾病史,有肥厚性心肌病病史,心律失常性右心室心肌病病史,左心室射血分数<35%,有室性心律失常病史,有冠心病史,有先天性心脏病病史,有心肌梗死病史,有肺动脉高压病史,有置入型心律转复除颤器置入史;与本次晕厥相关的症状、体征和检查检查结果:贫血:血红蛋白<90g/L,急诊测得最低收缩压<90mmHg,窦性心动过缓(<40bpm);心电图改变:新发的左束支传导阻滞,双束支传导阻滞＋Ⅰ级房室传导阻滞,Bruga-da ECG改变,急性心肌缺血的心电图改变,新出现的非窦性心律,双束支传导阻滞,QT间期延长(>450ms)。

低危患者:至少含有以下至少1项低危临床特征,且无高危临床特征;中危和(或)风险无法分层患者:符合任一中危特征;高危患者:至少有1项高危临床特征。

此外,ECG改变,如短QT间期综合征,早期复极心电图改变,肥厚型心肌病,致心律失常型右心室心肌病,偶然发现的Q波均可作为心电图的分层依据。

四、不同危险分层患者应如何管理

多个以往指南均指出,危险分层为高危的患者均应留院观察。

该指南中则更加详细地提出了不同危险程度患者的管理要求,认为高危患者应在留院观察的同时继续完善检查,查找病因,并随时做好心肺复苏准备,对此类患者而言,入院后明确诊断并采取针对性治疗能够

显著改善预后;低危患者在急诊就诊时不需完善诊断性检查,由于其预后良好,也不需要住院,若需要进一步检查则建议在晕厥门诊进行;中危和(或)风险无法分层患者的处理相对棘手,一个正确的决策关乎患者得去向是继续入院治疗还是可以顺利出院,至少 3h 的心电图监测是其后续管理的基础,在完善相关诊断性检查和留观之后,对此类患者再次评估时,此类患者可更明确地被分类为低危或高危患者。

在留院观察期间,若出现以下任一表现则提示为阳性发现:Pause(>3s),有或无症状的持续性或非持续性室性心动过速,严重的房室传导阻滞,有无症状的心动过缓(<30bpm),有症状的心动过缓(<50bpm)有症状的心动过速(>120bpm)。

该指南同时指出,非高危患者若因本次晕厥或因多次无先兆症状的晕厥而受伤也应留院观察,完善相关检查,查明病因,治疗后才能重返工作岗位,尤其是司机岗位。

尽管该指南对急诊中遇到的晕厥患者的危险分层和管理提出了详细的指导意见,但该指南也有其明显的缺陷。由于目前针对急诊科晕厥患者的研究数量有限,无法为指南的制定提供足够且高质量的循证依据,该指南中的推荐意见均为专家共识,循证效力相对较低。

晕厥的诊断往往不是基于单一的症状体征而成立的,该指南中对于高危的定义并非放之四海而皆准,应视具体情况而定,如运动时出现的晕厥不一定都是心源性因素所致,若详细的病史采集高度提示患者是良性晕厥,则可将此患者归为非高危患者。

由于针对急诊晕厥患者的诊治及预后观察的研究缺乏,尚无足够的证据来明确对于急诊就诊的晕厥患者应采取何种诊治策略才为之最佳,提高急诊晕厥患者的诊治水平依然任重而道远。该指南的制定使得晕厥患者的危险分层得到进一步细化,为临床医生提供了日常诊疗中可遵循的指导意见,有助于提高医生对高危患者的识别,有助于改善患者的预后。

参 考 文 献

Blanc JJ,L'Her C,Touiza A,Garo B,L'Her E,Mansourati J. 2002. Prospective evaluation and outcome of patients admitted for syncope over a 1 year period. European heart journal,23(10):815-820.

Brignole M,Hamdan MH. 2011. A standardized guideline-based algorithm coupled with online decision-making tool: the new frontier for efficient management of syncope? Europace:European pacing,arrhythmias,and cardiac electrophysiology:journal of the working groups on cardiac pacing,arrhythmias,and cardiac cellular electrophysiology of the European Society of Cardiology,13(10):1359-1361.

Quinn J,McDermott D,Stiell I,Kohn M,Wells G. 2006. Prospective validation of the San Francisco Syncope Rule to predict patients with serious outcomes. Annals of emergency medicine,47(5):448-454.

Sun BC,Emond JA,Camargo CA,Jr. 2005. Direct medical costs of syncope-related hospitalizations in the United States. The American journal of cardiology, 95 (5): 668-671.

Ungar A,Del Rosso A,Giada F,et al. 2010. Early and late outcome of treated patients referred for syncope to emergency department:the EGSYS 2 follow-up study. European heart journal,31(16):2021-2026.

7. 急诊科对可疑急性冠脉综合征患者的快速评估

广州军区广州总医院 龙 锋 向定成

急性冠脉综合征不能仅凭临床资料确诊,大多数非ST段抬高型心肌梗死患者的心电图并不呈现明显的心肌缺血改变。随着cTn检测技术的进步以及临床诊断流程有助于快速排除急性心肌梗死。当不能排除不稳定心绞痛诊断或需要评估是否患有潜在冠状动脉疾病时,可以进行冠状动脉CT血管成像辅助急诊诊断。

北美和欧洲每年有近2千万人因怀疑急性冠脉综合征(ACS)而就诊于急诊科。ACS和急性心肌梗死(AMI)临床表现多样性造成诊断困难。人口流行病学特征、危险因素、胸痛的特征性表现和体格检查可以作为提示ACS的重要依据,但仍不足以作为确诊依据。部分急性胸痛患者可以找到充分的客观证据明确诊断ACS,但大部分患者最终不能寻找到ACS诊断依据,其中很大一部分患者最终确诊不是ACS,而是非心源性胸痛和功能紊乱,如肌肉骨骼疼痛、胸膜炎或胃食管反流。以上疾病给ACS的快速排除诊断造成困难,并耗费了大量的医疗资源。安全并尽早排除ACS才能提供更加高效和高质量的急诊服务。以下就ACS的诊断手段进行述评。

一、病史和体格检查

单独依据临床表现或结合心电图对AMI的预测价值不高,可靠性变化较大。肋软骨疼痛、体位性疼痛或刺痛诊断AMI的可靠性不高($\kappa=0.27\sim0.44$),而高危特征性表现(如左上肢放射痛、胸骨后疼痛和既往AMI病史)可靠性较高($\kappa=0.74\sim0.89$)。

传统的心脏病危险因素源于无症状人群的纵向队列研究,而对于因症状就诊于急诊科的患者,其预测AMI或ACS能力不足。同样,体格检查在鉴别ACS和非心源性胸痛中帮助也不大。

以往认为诊断性用药对明确诊断有帮助,但目前认为并不适合作为确诊或排除ACS的依据。因不论症状是否由心肌缺血引起,使用硝酸甘油或"胃肠道鸡尾酒(含有利多卡因、制酸剂和(或)抗胆碱药的黏稠液体)"均可能缓解症状。

既往曾行负荷试验且结果正常并不能影响急诊科的临床决策,因为与未行负荷试验的患者比较,两者30d内发生不良心血管事件的风险一致。运动负荷试验不能评估非阻塞性斑块是否会破裂进而导致心肌缺血。

另一方面,既往行有创冠脉造影术检查的结果有利于患者的危险分层。对于造影提示无冠脉狭窄或轻度狭窄(狭窄程度<25%)的患者远期预后较好,其未来十年不发生单支血管病变的概率为90%,不发生心肌梗死的概率>98%。因此,近期冠脉造影检查提示正常或轻度狭窄的患者不太可能发生ACS,而运动负荷试验阴性者30d事件发生率仍有5%。

二、心电图检查(ECG)

ECG是ACS初步诊断的一个非常重要的检查手段,因为它是客观诊断急性ST段抬高型心肌梗死(STEMI)最快捷的方法。ECG的特异性表现如ST段抬高或压低、相应导联的T波改变、新发的束支传导阻滞和病理性Q波提供了发作时间、严重性和病变部位等信息。然而,使用ST段抬高诊断AMI的敏感性较低。非ST段抬高型心肌梗死(Non-STEMI)和不稳定心绞痛(UA)的ECG可能呈现非特异性改变或无任何改变。

对ECG的误判和错误分类会阻碍AMI的诊断。ECG的错误分类发病率为5.9%~29%,而误判为STEMI的概率至少为11%~14%。ECG表现越异常,其发生AMI、UA和严重心血管并发症的概率越大,而对于ECG表现正常或呈非特异性改变的患者仍有5%~28%的概率发生ACS。新发的心电图缺血表现使发生AMI的风险从25%增加到73%,使发生UA的风险从14%增加至43%,而单独使用心电图缺血表现作为诊断依据缺乏高特异性。因此,标准12导联ECG虽然有利于潜在ACS患者的危险分层,但并非决定性。对于急性下壁心肌梗死加做右胸导联V4R可以判断右心室是否受累。

三、生物标志物检测

根据临床特征或联合ECG并不能充分的诊断或排除AMI和ACS,因此,肌钙蛋白(cTn)T或I的检测为早期诊断AMI奠定了基础。临床工作者们可以利用cTn估计AMI发生的可能性,并评估短期内发生包括死亡在内的严重心血管不良事件的风险。

检验技术的进步提高了心肌缺血的检测能力和定量分析能力。这些检验技术提高了诊断的准确性，减少了"肌钙蛋白盲区"，并衍生出许多新的诊断策略，有利于 AMI 的早期诊断和排除。如果能在 20%～50% 的健康人群中检验出肌钙蛋白就可以认为该检测技术是灵敏的。如果能在 50% 以上健康人群中检测出肌钙蛋白、变异系数小于 10% 且在正常参考值上限的 99% 期间内，就可以认为该检测方法具有高敏感性。高敏检测技术相比于传统的检验技术能够检测到更低水平的肌钙蛋白，大大缩短了第二次检测高敏肌钙蛋白（hs-cTn）的间隔时间，提高了诊断 AMI 的敏感度，进而减少了诊断时间并提高了急诊科的处置效率。

高敏和敏感 cTn 检测技术可以检测出心肌损伤程度，因此，应进行动态的定量观察，cTn 水平越高，发生 AMI 的可能性越大。同理，当检测值位于正常区间内，cTn 浓度越低，AMI 的可能性越小。

如果过分简化地应用和理解高敏肌钙蛋白检测结果，则常常因诊断 AMI 的阳性预测值较低而受质疑。这与应用 99% 正常参考值上限作为诊断界值有关，而非检测技术本身。全球（急性心肌梗死）统一定义要求以 99% 正常参考值上限作为诊断界值，有利于 AMI 的早期诊断和检测出少量心肌梗死，但当 cTn 轻度升高时，必须与非 AMI 性心肌缺血疾病相鉴别（如慢性心脏疾病）。

同时需明确 cTn 升高没有假阳性一说，与临床情况相似但 cTn 未升高的患者相比，cTn 升高意味着存在心肌损伤并可能存在不良预后，无论是患有心力衰竭、肾功能不全、消化道出血、败血症、呼吸系统疾病、肺栓塞、蛛网膜下腔出血、脑梗死的患者，还是既往无心血管疾病的无症状者。任何 cTn 升高者的预后总是差于未升高者，cTn 明显升高者差于轻度升高者。

与 Non-STEMI 患者比较，UA 患者因未发生心肌坏死而具有较低的死亡风险和（或）恶性心律失常事件发生率，因此，从强化抗血小板治疗和早期介入治疗中的获益较小。一些生物标志物诊断策略依赖于连续的 cTn 检测。为此，欧洲心脏病学会（ESC）发布了 0～1h 检测流程和 0～2h 检测流程，这一新的诊断策略已被证明能够较好地用于鉴别 AMI 与不稳定心绞痛。

基于生物标志物的策略在临床应用中应注意以下 5 个关键点：①只能与完整的临床评估结合使用，包括对不宜早期出院的高危患者的初步筛查；②主要用于危险分层而非确诊策略，因此，常常需要借助其他诊断方法（如有创冠脉造影、CTA、运动负荷试验、心肌灌注成像或超声心动图）明确诊断；③并非适用于每一名患者，其应用比例从 9.8%～77% 不等，不适用于症状发作早期（即使是 AMI）cTn 还未开始升高的患者，也不

适用于那些出现短暂心绞痛而无心肌坏死的 UA 患者；④仅用于首次 ECG 已排除 STEMI 的患者，部分可以用于 ECG 完全正常、轻度异常或非特异性改变的患者；⑤最好将这些诊断策略整合进当地急诊科的标准化操作规程中。

流程中除了使用 cTn 实际检测值外，均使用两次检测值的绝对差值以提供更加全面的诊断信息。cTn 的升高或回落水平可以区分急性和慢性心肌损伤。绝对值变化而非相对值变化更有利于区分 AMI 与其他原因导致的胸痛。1h、2h 或 3h 之间绝对值的变化越大，发生 AMI 的可能性越大。

用于早期诊断 AMI 的其他生物标志物中，似乎只有和肽素具备一定的临床相关性。和肽素是带有 C-末端的抗利尿激素前体，自脑垂体与抗利尿激素按照等摩尔量同时分泌，可以反映多种疾病状态下内源性应激水平的变化情况，包括 AMI。由于内源性应激水平在 AMI 发生即刻无明显改变，因此和肽素可以提高 cTn 诊断的敏感性。cTn 检测敏感性越低，和肽素在排除 AMI 中的价值越大。当 cTn 在 99% 正常参考值内未检测到时（如大部分床边快速检测），和肽素的作用就变得重要，反之，当使用敏感或 hs-cTn 检测时，和肽素的作用便会削弱。入院的前 2h 利用和肽素作为辅助诊断获益较多，随后可以利用 cTn 的第 2 次检测值来诊断 AMI。和肽素在疾病（如 AMI）和器官（如心脏）中缺乏特异性，因此仅用于 AMI 的排除诊断，但对 AMI 的确诊没有帮助。

目前推荐基于生物标志物的诊断策略主要包括以下几种方案。

1. ESC 0～3h 诊断流程　如果 hs-cTn 的首次检测值和 3h 后检测值均在正常范围，且满足以下 2 个条件：无胸痛症状和 GRACE 评分＜140 分，就可以排除 AMI 诊断。如果确认胸痛发作＞6h，做 1 次检测即可，若首次检测值明确升高或 3h 后检测值较前有相应的变化则可以诊断 AMI。该诊断流程已由 ESC 于 2011 年推荐发表并作为标准程序用于许多欧洲的医疗机构（图 1）。作为 AMI 的排除诊断该诊断流程似乎也是安全的，适用于所有 hs-cTn 和其他一些敏感的 cTn。假设 hs-cTn 在 1h 左右出检测结果，那么大约在入院 4h 以内可以做出诊断。

2. ESC 0～2h 诊断流程　该诊断流程应用 2h 内 hs-cTn 的绝对检测值变化做出诊断，具有较高的阴性预测值和敏感性。如果从首次检测至 2h 检测值没有变化且均在正常范围内，则可以安全地排除 AMI 诊断，不需要进行风险评分，即使患者心电图有轻度异常或非特异性改变。近 60% 的患者使用该诊断策略可以快速排除 AMI，对 AMI 患者的阳性预测值＞75%，10%～15% 的胸痛患者在入院 2～3h 可以做出早期

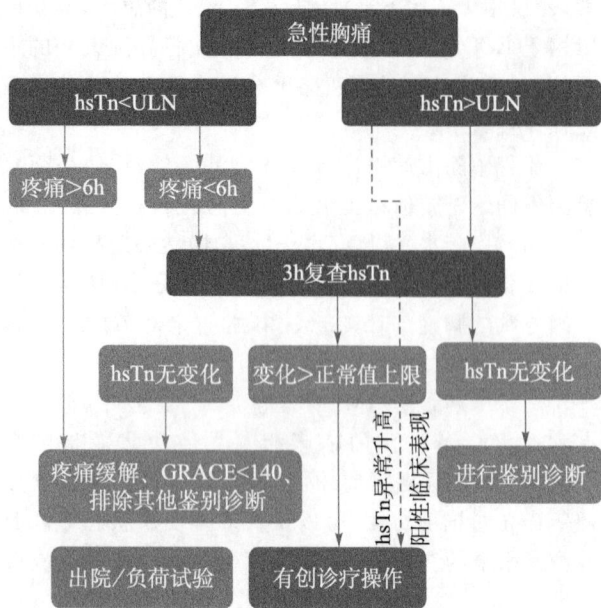

图1 0～3h ESC 诊断流程(Roffi 等)

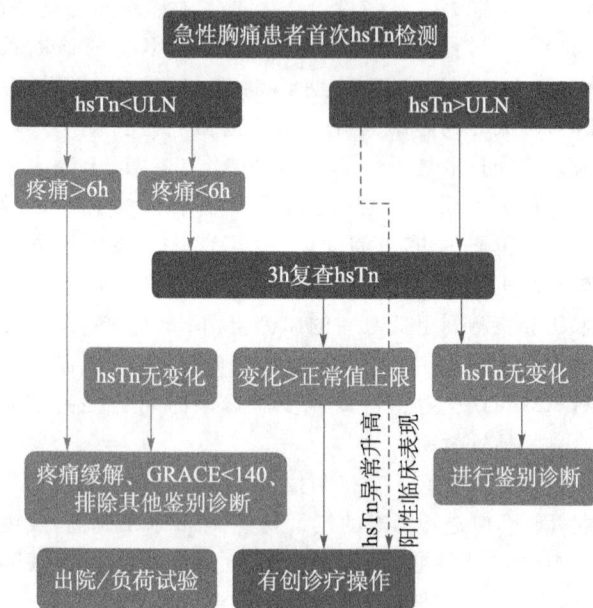

图2 ESC 0～1h 诊断流程(Roffi 等)

诊断。

3. ESC 0～1h 诊断流程　0～1h 诊断流程与0～2h 诊断流程一样,都是基于 hs-cTn 检测值的变化。该诊断流程不需要进行风险评分,即使患者心电图有轻度异常或非特异性改变。该策略能够有效地对大约75%的患者做出准确处置:60%的患者可以排除AMI,15%的患者可以确诊为 AMI。假设 hs-cTn 在1h 左右出检测结果,那么在入院2～3h 可以做出诊断。而对于无法排除或确诊而进入观察期的患者,仍需要做3h 检测,在入院后4～5h 做出最终临床判断(图2)。

4. 联合 cTn 与和肽素的双标志物诊断策略　双标志物诊断策略联合了 cTn 与和肽素两种标志物,利用不同检测水平进行诊断。当使用传统的 cTn 进行检测时,联合检测具有较高的诊断价值,而使用 hs-cTn 时,联合检测的诊断价值被削弱。两种标志物均为阴性才可以得到阴性预测值,而该值取决于 cTn 检测方法的敏感性。对于 AMI 发病率为10%～22%的研究人群中,使用 hs-cTnT 或 cTnI 的99%正常参考值与和肽素的阴性参考值(如＜10pmol/L)可以达到96%～99%阴性预测值。该诊断策略已在一项多中心、开放、随机对照试验中得到验证,其中对照组和实验组中大部分患者使用的是传统的 cTn 检测技术。该诊断策略主要的局限性在于新增的和肽素检验使诊断流程复杂化,且与其他诊断策略相比较,其阴性预测值稍低。另外还需要关注两个关于和肽素的不利因素:一是和肽素升高在 AMI 中的特异性不高,难以对初始 cTn 正常而

和肽素升高的患者做出合理诊断;二是胸痛发作后和肽素在血液中的浓度快速下降,对于胸痛发作超过6h的患者,其诊断效力下降。

5. 首次 hs-cTn 结果阴性或检测值极低的诊断策略　极低的 hs-cTn 检测浓度在 AMI 的诊断中具有较高的阴性预测值(98%～100%)。因检测值下限与检测手段相关,且不同 hs-cTn 的检测技术不同,将极低浓度 hs-cTn 设定为正常值的某一区间(如＜40%正常参考值)也许在生物学同质性上更具有可比性。4个大型研究和1个 meta 分析对 hs-cTnT 检测技术的结果一致,另外还有2个研究比较了3种 hs-cTnI 检测技术。考虑到 cTn 的释放具有时间依赖现象,该策略应仅用于就诊急诊科前已发作胸痛至少2～3h的患者。联合该诊断策略和0～1h 诊断策略用于排除诊断具有明显的优势,因具有快速诊断和准确性的良好平衡而被2015年的 ESC 指南优先推荐。由于只需要一次抽血检测,检验费用不昂贵,从而简化了诊断流程。

6. 观察期　尽管大部分 AMI 快速诊断策略只用于排除诊断,但0～3h、0～2h 和0～1h 这3种诊断策略仍提供了详细的确诊指导建议。当除去已排除和确诊的患者,剩下的患者则进入观察期。这些患者一般为老年人,既往有冠心病病史,远期死亡率较高。他们需要继续进行 cTn 的检测评估,并使用功能负荷成像、冠脉 CTA 或者其他诊断评估风险,从而判断这部分患者是否患有 AMI、ACS 或者潜在冠状动脉疾病。

四、联合 cTn 和风险评分体系用于快速诊断路径

临床决策支持技术有利于克服因临床医师的偏见或失误而提高对初诊疾病判断的准确性,临床医师可能会在疾病风险评估中遇到困难,甚至可能会出现过度评估等错误。快速诊断流程与临床决策支持技术的联合使用有助于患者尽早安全离院。

已经发表的急性胸痛风险评分工具多来自临床试验见表1,表2列出了各种风险分层工具的评价效率指标。

表 1　常用的风险评分表

规则	风险评分特征	尽早离院标准
修订后的 Goldman 和 Trust ADP	共 8 项指标,每项 1 分:静息下新发胸痛;疼痛与既往心肌梗死相似;使用硝酸甘油 15min 内未见缓解;疼痛>60min;疼痛频次增加;低血压;急性呼吸困难;心肌梗死或血管重建后 6 周内	总评分<1 分,ECG 无缺血性改变,hs-cTn <14ng/L
HEART 评分表	共 5 个项目,每项目下设标准分别为 0、1、2 分	总评分≤3
北美胸痛诊断规则		ECG 无新发缺血表现,无冠心病病史,非典型胸痛表现,年龄<40 岁,初始 cTn 阴性;如果年龄在 41—50 岁之间,6h 后复测 cTn
温哥华胸痛诊断流程		无下列情况:胸痛或心绞痛发作;查体提示持续存在的心衰表现、心脏杂音、血流动力学不稳定;ECG 缺血表现及 cTn 升高
EDACS	4 个项目,每项下设不同分值标准	总评分<16 分,ECG 无新发缺血改变,0～2h cTn 均阴性
	按年龄分组,既往冠心病病史或 4 项危险因素,与疼痛相关的 4 个症状,性别	
	评分表需要计算机软件或手机 APP 应用进行计算	
MACE 临床决策规则		5 项冠心病相关症状;ECG 无缺血性改变及生化标志物连续检测阴性(hs-cTn 和 H-FABP)
修订后的 TIMI 评分表	共 5 项参数,每参数 1 分:年龄,23 项冠心病危险因子,已知的冠心病,过去 7d 内服用阿司匹林,近期严重的心绞痛发作	ASPECT,ADAPT

注:ADAPT 指仅使用现行肌钙蛋白的胸痛患者 2h 快速诊断方案;ADP,快速诊断路径;ASPECTS,抗血栓药物在冠状动脉血栓事件的二级预防;EDACS,急诊室胸痛评估评分系统;H-FABP,心源型脂肪酸结合蛋白

表 2　风险评分表详细参数

决策支持技术	n	低分险,%	敏感性,%	阴性预测值,%	MACEs,%	肌钙蛋白检测技术
修订后的 TIMI 评分=0						
ASPECT ADP	3582	9.8	99.3	99.1	11.8	C
ADAPT ADP	1975	20	99.7	99.7	15.3	C
修订后的 TIMI 评分=0 或 1						
ADAPT 队列研究	1635	40	99.2	99.7	15.1	H

决策支持技术	n	低分险,%	敏感性,%	阴性预测值,%	MACEs,%	肌钙蛋白检测技术
APACE 队列研究	909	39	99.4	99.7	17.2	H
修订后的 Goldman 评分						
TRUST ADP	960	39.8	98.8	99.7	10.1	H
HEART 评分						
Backus 等	880	34.4	98.1	99	18	C
Mahler 等	1070	84.5	58.3	99.4	1.2	C
Six 等	2906	28.2	96.3	98.3	12.9	C
Mahler 等	141	46.8	100	100	6	C
北美胸痛诊断规则						
Hess 等	2718	18	100	100	12	C
温哥华胸痛诊断流程						
Scheuermeyer 等提出	763	14.5	100	100	21.6	H
Scheuermeyer 等验证	906	20.4	99.2	99.5	13.1	H
Cullen 等	1635	13	99.1	98.6	20.4	H
Cullen 等	1635	12.8	98.8	98.1	20.4	C
MACE 临床决策规则						
Body 等提出	698	35.5	99.4	99.6	22.5	H
Body 等验证	463	27	98	98.4	21.2	H
EDACS						
Than 等提出	1974	42.2	99	99.6	15.5	C
Than 等验证	608	51.3	100	100	12.9	C
Canada	763	41	100	100	17.4	C

临床决策支持系统单独或与临床路径结合有利于急诊科对可疑急性心肌梗死患者的评估,与加速决策系统结合则可提高早期离院患者的安全性。临床工作者或部门决定应用 ADP 作为临床决策时,需要对重要结果做出谨慎的判断(如早期排除 AMI 和排除 ACS)。此外使用 ADP 时还要考虑该疾病在这家医院的发病率。如果 ADP 是从疾病发生率较低的人群中发展并验证的,在用于疾病发生率较高的人群时一定要慎重,要同时考虑排除诊断策略的敏感性和阴性预测值。基于 ADAPT、EDACS 和 HEART 的临床决策系统已经得到了充分的临床验证。

五、急诊科冠状动脉粥样硬化性疾病(CAD)或心肌缺血的评估

欧洲和美国的指南均建议不仅要做出 AMI 的排除诊断,还要对可能存在 ACS 的患者进行风险分层,评估是否患有 CAD。生物标志物检测可以发现 AMI,但不一定能够发现 UA,因为 UA 没有发生心肌坏死。当生物标志物检测阴性而不能明确诊断 UA 时,要进一步进行缺血的评估和 CAD 的相关检查。目前常规的流程包括:对于高危患者行心脏导管术,对于低危至中危患者在 24～72h 行负荷试验。然而冠状动脉 CTA 在精确诊断方面仍具有较高的地位,对于那些没有明显冠状动脉粥样硬化的低危和中危患者,冠脉 CTA 检查可以让其安全地直接从急诊科出院。

(一)冠脉 CTA

冠脉 CTA 并不适用于所有的低至中危患者。最高将近 1/3 的患者可能不适合行冠脉 CTA 检查,原因包括对比剂过敏、肾功能不全、未控制的心动过速或者不能接受 β 受体阻滞剂控制心室率。理想的检查对象并非是那些已知无冠状动脉疾病的患者,而是那些有潜在冠状动脉疾病但为中、低危风险而无 CTA 禁忌证

的患者。典型的人群包括 TIMI 评分 0～2 分（或其他评分系统与之相当的水平），或更高危险水平但过去 6～12 个月内行负荷试验阴性的患者，此类患者采用不同的检查手段更容易发现可能的潜在疾病。

目前的主要问题是，与运动负荷试验相比，冠脉 CTA 检查可能会增加冠脉造影术和行冠脉重建的比例。然而 ACRIN-PA 研究建议应该更慎重地使用心脏导管术，因为在冠脉 CTA 组中冠状动脉造影的阴性率更低。

对于 CTA 结果的解释必须基于临床判断。CTA 发现的冠脉并不意味着就是临床症状的原因。虽然我们可以根据冠脉 CTA 影像计算血流储备分数来评估 CAD，但因该检查过程持续时间较长（约 6h），对急诊科患者不实用。同样的，负荷试验中可逆的心肌缺血表现并不意味该患者患有缺血性心脏病，因为对于低危患者该检查具有较高的假阳性率。

未来的研究需要确定经冠脉 CTA 诊断的冠心病患者中，哪些可以从干预措施中获益。另外，对于 cTn 检测值水平较低或检测值有波动的患者，还要判断冠脉 CTA 在其中扮演什么角色。

（二）当日运动负荷试验

尽管针对负荷试验在门诊和住院患者的应用已经超出了本文综述的范围，但对于 cTn 检测值阴性的患者尽早完善负荷试验仍然具有价值。Amsterdam 等研究发现对于 cTn 阴性的患者行负荷试验是安全的。Kirk 等研究证实负荷试验对有胸痛症状而未行任何生化检验的急诊科患者是安全的，但该研究是小型研究，且那些有潜在 ACS 的患者均已在早期就进行了生物标志物的检测。一项入选了 856 名患者的研究报道指出，在得到前后间隔 2h 的 cTn 结果后再行负荷试验是安全和有效的。

（三）静息核素显像

静息核素显像有利于对潜在 ACS 患者进行早期风险分层。早期使用静息核素显像可以减少非 ACS 患者的住院率，且没有降低 ACS 患者的入院率。

然而在临床实践中的各种困境阻碍了该检查手段的广泛应用。放射性核素需要分批次准备，只用于单个患者耗费太大；如果没有在疼痛发生期间或疼痛后即刻注射药物可能导致准确度下降，因此即时注射非常重要，但在大部分医院难以实现。

（四）心血管磁共振成像

心血管磁共振成像可信度高，耐受性好，对诊断 ACS 心室重构和其他疾病如心肌炎均有效。而对于就诊急诊科需要进行快速诊断的急性胸痛患者并不实用。因此关于该检查的相关应用不在本文讨论范围之内。

（五）超声心动图

静息超声心动图对诊断 AMI 敏感性和特异性不够，它无法区分陈旧性梗死和新发梗死病变。较大面积心肌坏死和严重左心室收缩功能下降意味着更容易发生心血管并发症和更高的死亡发生率。负荷超声心动图和心肌灌注成像有利于 AMI 和 CAD 的预判能力，但该检查方法主要用于门诊患者和需要隔天进行，通常不适用于急诊检查。

（六）不进行客观检查

不必对低危胸痛患者进行心肌缺血或冠心病的客观测试已经渐成共识，但缺乏循证医学和指南依据，因现行的实践指南推荐在排除急性心肌梗死后还需要对 CAD 进行筛查。

六、总结

急诊科对于急性胸痛不能单凭借临床判断诊断 ACS，随着 cTn 检测技术的进步，尤其是与临床决策流程联合使用可以快速排除 AMI；当对 UA 诊断不明确或评估是否患有潜在 CAD 时，冠脉 CTA 可以用于急诊诊断。

8. Takotsubo 综合征的心理社会与精神神经内分泌因素

广东省人民医院 广东省精神卫生中心 杨程甲 贾福军

一、概述

我们对 Takotsubo 综合征的认识在过去的十年间取得了巨大进展,但疾病的病因尚不完全清楚。目前认为情绪或生理应激诱导儿茶酚胺介导发生心肌顿抑现象,在 Takotsubo 综合征患者中发现血浆儿茶酚胺浓度超过生理水平证实了这一理论。为此,常对患者在躯体和情绪应激状态下自主神经系统的高兴奋性进行评估。据观察研究表明,慢性或创伤性应激的易感因素,抑郁障碍及适应不良的人格特质均与 Takotsubo 综合征发病机制相关。慢性应激可下丘脑-垂体-肾上腺(HPA)轴功能失调影响自主神经功能,从而诱发心血管疾病。本文基于 Takotsubo 综合征的病理生理学基础,我们探讨其精神神经内分泌和心理社会机制的现状。

20 世纪 90 年代初,日本学者最先描述了 Takotsubo 综合征,即一种影响左心室的急性、典型的可逆性功能障碍。鉴于超过 70% 的 Takotsubo 综合征患者,其临床表现为突然胸痛、呼吸困难、心肌肌钙蛋白水平升高及心电图示 ST 段抬高,故常被误诊为心肌梗死。超声心动图筛查典型表现为短暂运动机能减退,左心室心尖部气球样变(被称为心尖球囊样)及收缩功能增强,伴左心室射血分数减少。2015 年,欧洲心脏病学会心力衰竭协会提出了 Takotsubo 综合征诊断标准,包括解剖学及功能特征、心电图改变及心脏生化标志物(表 1)。

据报道,在疑似急性冠脉综合征(ACS)的住院患者中,约 1%～3% 存在 Takotsubo 综合征。而鉴于诊断标准的最新发展,早期冠状动脉造影的应用增加以及对 Takotsubo 综合征院前死亡意识的不断增强,推测本病的实际发病率会非常高。在 Takotsubo 综合征患者中,90% 以上为女性群体,多在绝经期发病,50 岁前确诊的患者不超过 3%。虽然较 ACS 预后良好,但急性并发症包括右心室受累、急性心力衰竭、左室流出道阻塞、二尖瓣反流、心源性休克、心律失常、附壁血栓形成、心包填塞及心肌破裂使得院内死亡率达 1.0%～4.5%。5%～22% 患者存在复发情况,常发生于首次发病后的 1 个月至 10 年间。长期随访数据显示患者年死亡率为 5.6%,主要不良心脑血管事件占 9.9%。

表 1 心力衰竭协会(HFA)提出的 Takotsubo 综合征诊断标准

- 情绪或生理应激因素诱发心肌短暂的局部室壁运动异常(RWMA)
- 局部室壁运动异常通常会超出单一心外膜血管分布范围(除少数特例外)
- 不能用冠状动脉粥样硬化性心脏病相关病因学或其他病理状态(如肥厚型心肌病,病毒性心肌炎)来解释观察到的一过性左心室功能障碍
- 急性、可逆的心电图异常[如 ST 段抬高,ST 段压低,左心束支传导阻滞,T 波倒置和(或)QT 间期延长]
- 心钠肽水平急性、显著性升高(如:B 型利钠肽)
- 心肌肌钙蛋白水平较心肌功能障碍轻度升高
- 3～6 个月后心室收缩功能恢复

HFA:心力衰竭协会

Takotsubo 综合征的病因尚不完全清楚。相关理论认为血栓自发性溶解、左室梗阻或心外膜血管痉挛可能诱发 ACS,从而导致心肌缺血,引起心肌收缩功能障碍。然而这些假说并未经大型系统性调查研究证实。目前最明确的理论是儿茶酚胺介导发生心肌顿抑现象,证据来源于在 Takotsubo 综合征急性期患者中发现血浆儿茶酚胺浓度超过生理水平以及心肌活检标本中儿茶酚胺毒性(局部炎症和收缩带坏死)的组织病理学检查结果。

研究表明,儿茶酚胺对 β-肾上腺素受体的过度刺激与钙调控蛋白基因表达变化相关,导致收缩功能异常。值得关注的是,Nef 等报道显著高浓度 Sarcolipin(肌脂蛋白抗体)能够调节 Takotsubo 综合征患者左心室心肌细胞中钙离子泵和心脏收缩力。在严重左心室功能障碍急性期,大剂量 Sarcolipin 能够减少钙离子释放,导致心肌细胞内钙离子浓度不足,引起心肌顿抑。Lyon 等推测肾上腺素能促进 G_s 蛋白(激动型 G 蛋白)向 G_i 蛋白(抑制型 G 蛋白)信号转导,从而拮抗 $β_1$-肾上腺素受体激活诱导心肌凋亡作用,同时也促进了负性肌力作用。

引起 Takotsubo 综合征患者儿茶酚胺分泌过量的原因尚不清楚。对近似 2/3 Takotsubo 综合征患者在

其症状发作前立即对心理或生理负荷引起的自主神经系统高兴奋性进行了检测。绝经期雌激素缺乏时,交感神经活性增强,可进一步提高这一过度兴奋作用,且由于雌激素具有扩张血管的特性,增加迷走神经张力,降低交感神经活性,因此能够解释中老年女性患 Takotsubo 综合征的高发病率。

虽然大多数人在生活中都经历过急性应激事件,但受 Takotsubo 综合征影响的占极少数。小型观察性研究对可能增加易感性及调节个体对疾病生理应激反应的因素进行检测。常见心脏疾病如冠心病或心肌梗死发病机制中涉及的心理社会和精神危险因素,包括抑郁症和焦虑症,慢性应激,或较低的社会经济地位,可能同样影响 Takotsubo 综合征。虽然经历虐待或战争等重大创伤性生活事件鲜有发生,但其亦被认定为影响生理和心理健康的潜在危险因素。这些创伤性生活事件尤其对于存在适应不良人格特质的个体,会导致创伤后应激障碍(PTSD),针对于心血管疾病患者已有报道。

在这篇观点文章中,我们阐述了 Takotsubo 综合征病理生理学中心理社会和精神神经内分泌概念的潜在作用,尝试通过整合神经、精神及内分泌的方法深化对 Takotsubo 综合征病因学的认识。

二、心理社会因素

(一)抑郁症和焦虑症

已有研究针对 Takotsubo 综合征中抑郁和焦虑障碍患者进行了报道。表 2 列举出支持精神疾病和综合征关联性的主要研究项目。在回顾性分析中发现,Takotsubo 综合征患者较 ST 段抬高型心肌梗死(STEMI)或无心脏疾病的人群更易出现焦虑和抑郁障碍。此外,Takotsubo 综合征患者更易离婚独居,且有情感障碍家族史。在这些结论基础上,某些小型前瞻性研究补充报道了既符合 Takotsubo 综合征标准同时处于 PTSD 诊断临界值的高度惊人的患者数量。而且在 Takotsubo 综合征中诊断为重度抑郁症和广泛性焦虑障碍的患者数目常多于 ACS。而本研究在患者入院 48h 内进行精神科检查,可能会影响诊断的可靠性和可重复性。在随后的一项前瞻性研究中,Del Pace 等区分了"特质焦虑"(一般性人格特质)和"状态焦虑"(一种情感状态)。高特质焦虑常见于 Takotsubo 综合征患者,但在心肌梗死患者中并不常见。高特质焦虑并非 Takotsubo 综合征的预测因子,也与临床预后不良无关。Kastaun 等选择 19 例 Takotsubo 综合征,20 例心肌梗死和 20 例无心脏疾病的女性群体进行研究,未发现神经症状方面存在显著差异。但是,这些研究结果可能受限于整体小样本量。2015 年,研究者利用国际 Takotsubo 注册表对 Takotsubo 综合征患者(n=455)及与之年龄和性别分别匹配的 ACS 患者进行比较。研究发现 Takotsubo 综合征患者中精神障碍和慢性神经系统疾病的患病率显著高于其他两组,强化了神经精神异常和 Takotsubo 综合征之间的假设性联系。

表 2　支持精神疾病和 Takotsubo 综合征关联性的研究项目

研究	研究类型	患者数量	主要研究结果
Vidi 等(2009)	观察性、回顾性分析	TTS=34 无对照	21% TTS 患者存在抑郁症和(或)焦虑症病史及 SSRI 或苯二氮䓬类用药史
Summers 等(2010)	观察性、回顾性病例对照研究	TTS=25 STEMI=25 一般住院人群=50	慢性焦虑障碍比例:TTS组(56%)对比 STEMI组(12%)与一般人群组(18%)($P<0.01$)。 情感障碍家族史:TTS组(44%)对比 STEMI组(4%)与一般人群组(14%)($P<0.01$)。 心理或生理虐待经历:TTS组(16%)对比 STEMI组(0%)与一般人群组(2%)($P<0.05$)。 精神疾病诊断总数:TTS组(1.40 ± 1.35)显著高于另外两对照组($0.52\pm0.71,0.54\pm0.89;P<0.01$)。
Del Pace 等(2011)	观察性、前瞻性病例对照研究	TTS=50 STEMI=50	TTS 患者特质焦虑分数较高,但与 STEMI 比较无明显差异
Waldenborg 等(2011)	观察性、前瞻性病例研究	TTS=13 无对照	本次调查显示,15% TTS 患者符合 PTSD 诊断标准,54%处于 PTSD 诊断临界值
Dias 等(2013)	观察性、回顾性分析	TTS=78 无对照	在 TTS 患者中,抑郁症患者占 21%,焦虑症占 31%

续表

研究	研究类型	患者数量	主要研究结果
Delmas 等（2013）	观察性、前瞻性病例对照研究	TTS＝45 MI＝50	与 MI 患者比较，TTS 患者更易发生抑郁（26%，73%）或广泛性焦虑障碍（6%，26%），且 11% TTS 患者符合 PTSD 诊断标准
Templin 等（2015）	观察性、回顾性分析	TTS＝455 ACS＝455	与 ACS 患者比较，TTS 患者当前精神障碍发生率（6%，12%）及过去或慢性精神障碍发生率（6%，36%）均较高，且这类疾病半数认定为情感障碍

ACS,急性冠脉综合征；MI,心肌梗死；PTSD,创伤后应激障碍；SSRI,选择性 5-羟色胺再摄取抑制剂；STEMI,ST 段抬高型心肌梗死；TTS,Takotsubo 综合征

（二）慢性应激、生活事件和创伤

有研究表明，慢性应激或创伤的发生与 Takotsubo 综合征易感性之间存在联系。Kastaun 等报道，19 例 Takotsubo 综合征患者中有 8 例曾遭受过身体、精神或性虐待，相同事件在 20 例心肌梗死仅出现 2 例，20 例健康人群出现 2 例。此外，与无心脏疾病群体比较，Takotsubo 综合征患者更易遭受慢性情感负担，如失去配偶以及严重的家庭或职业冲突。Summers 等研究与这些结果相一致，报道称，与 STEMI 或无心脏疾病人群比较，Takotsubo 综合征患者离婚独居或遭受情感或身体虐待的比例非常高。在后续的一项病例对照研究中，Lacey 等选择了经历重大地震后首次即刻出现症状的 27 例 Takotsubo 综合征患者，同样经历地震的 26 例健康群体，以及未受地震影响的 31 例 Takotsubo 综合征患者进行研究，对其进行了广泛性心理社会危险因素评估（抑郁、焦虑、创伤、外倾性和神经质）。观察两组在精神症状和个性特征方面未见差异；但 59% 由地震触发的 Takotsubo 综合征以及 42% 时有 Takotsubo 综合征发作的患者都曾经历过心理创伤。在此背景下，Takotsubo 综合征患者中 PTSD 的高发病率值得关注。

创伤后症状是由 Takotsubo 综合征症状发作前情感负荷引起（比如所提到的地震）还是由于综合征自身危及生命的经历所导致仍然存在争议。

（三）应激与人格特质

心脏病的发病机制不仅取决于压力源的数量和严重程度，非恰当的应激管理策略，如负性认知评价与外部控制源也起到一定作用。到目前为止，仅有两项小型研究评估了 Takotsubo 综合征患者应用应激管理获得良好效果。在一项回顾性研究中，Hefner 等比较了 104 例健康受试者与 31 例 Takotsubo 综合征患者对应对方式调查问卷的回答情况，发现 Takotsubo 综合征患者中利用积极应对策略（如反复强调或积极的自我引导）的人数少于健康人群。Takotsubo 综合征患者与心肌梗死患者在应对机制方面未见差异。

此外，仅有一项研究评估了 Takotsubo 综合征与 D 型人格之间的联系；D 型人格，亦称苦恼性人格特质，以个体倾向感受负向情绪及社交压抑为特征。本次调查选取和比较了 37 例由情感触发 Takotsubo 综合征患者与 37 例心肌梗死患者，发现 Takotsubo 综合征中 D 型人格的发病率更高（分别为 76% 和 32%）。值得关注的是，有研究表明 D 型人格与情感障碍的发生关系密切，以愤怒或焦虑为试验条件诱导情感抑制与心血管反应增强相关（如冷加压试验后出现明显收缩压反应）。因此，Wittstein 等提出 D 型人格与 Takotsubo 综合征之间的联系是由认知-情绪特征中情感障碍脆弱性增加所介导，如负向情绪。因此，与 D 型人格相关的属性，即迷走神经张力降低，激素应激反应增强均可增加 Takotsubo 综合征易感性。然而，D 型属性预测的有效性饱受批评，一些研究并不完全支持发病前人格特质与心血管疾病发病机制之间存在关联。后续研究结果也淡化了适应不良人格特质与 Takotsubo 综合征之间的关系。Kastaun 等发现 19 例 Takotsubo 综合征患者，20 例健康受试者及 20 例心肌梗死患者之间人格特质（攻击性、开放性、外倾性或情绪性）无明显差异。Scantlebury 等集中于神经质的研究，此人格特质能够反映情绪不稳定、焦虑和慢性焦虑的程度，研究发现 Takotsubo 综合征患者与普通人群之间无差异。而 Lacey 等选取由地震触发的 27 例 Takotsubo 综合征患者，与地震无关的 31 例 Takotsubo 综合征患者及曾经历地震的 26 例健康受试者，进行广泛性精神危险因素的比较，研究发现两组 Takotsubo 综合征患者中神经质表达更加明显。

三、精神神经内分泌方面

心理社会负荷能够加重已知的心血管危险因素，如体力活动或吸烟，除此之外，亦有研究指出了心理社会因素与心血管疾病发病机制之间的联系，特别是经神经内分泌通路。虽然确切的病理生理机制仍不清楚，但心理社会因素似乎与炎症和交感神经过度活化

或副交感神经活化不足关系密切,这些因素均在心血管疾病的发病机制中起到重要作用。在这样的背景下,相关研究发现,抑郁症和 D 型人格患者中存在促炎性细胞因子水平升高,以及冠心病患者血管闭塞的危险因素,即血小板活性的增加。而且有研究观察到,在创伤性经历后,持续性中枢神经激活,儿茶酚胺诱导的血小板活性发生改变。据报道,存在焦虑或抑郁症的患者其对生理或心理应激源的交感神经反应增强,而心率变异性(HRV;表 3)降低。综上,这些反应表明存在自主神经系统功能失调,导致交感神经过度活化或副交感神经活化不足。Takotsubo 综合征患者在发病急性期表现出 HRV 降低,从而支持由于自主神经功能障碍引起神经源性心肌顿抑的假设。此外,Sciagra 应用单光子发射计算机断层显像技术证实了正常心肌灌和 Takotsubo 综合征恢复后的功能情况,发现心理社会应激触发了患者心肌室壁运动和循环异常。

表 3　心率变异性(HRV)的概念

HRV 指机体改变两次心跳(根据心脏负荷)时间间隔的能力

心率主要受自主神经系统调控,且依赖于迷走神经活性

HRV 降低是自主神经功能障碍的指标(即交感神经过度活化或副交感神经活化不足)

HRV 常被认定为精神疾病和心脏疾病之间的调节者

研究报道情感障碍患者 HRV 降低,特别是副交感神经性失调的患者

在与大脑皮质、边缘系统和脑干协同作用下,生理应激反应由自主神经系统两轴共同调节。交感-肾上腺髓质(SAM)轴在应激状态下被立即激活,并诱导肾上腺髓质释放儿茶酚胺。应激诱导触发终止后反应随即消退。持续性应激激活第二个轴,即较慢发生作用的下丘脑-垂体-肾上腺轴(HPAA),刺激肾上腺皮质分泌糖皮质激素。根据 McEwen 提出的稳态应变的生物学应激概念,这些适应过程提供了在短期内对于生理和心理负荷的有效应对机制。而在慢性或复发性应激胁迫或适应不良的应对策略下,生理-营养过程持续存在并可能对心理健康及几乎所有器官系统产生破坏性影响(稳态应变负荷)。

存在慢性应激、精神障碍、创伤后应激障碍,或适应不良人格特质者常表现出不足或过度的基础活动或 HPAA 反应力。HPAA 活性指标皮质醇应激反应(CSR),以及反映 HPAA 基本生理功能的清晨皮质醇觉醒反应(CAR)已确立为应激相关生理和心理状态的敏感检测指标。然而,研究发现了不一致的结论,即皮质醇反应的增多和减少归因于应激胁迫的持续时间。

为保护机体免受长期过度皮质醇释放的影响,HPAA 产生由应激反应诱导的机能亢进(皮质醇增多症),其次是活动减少(肾上腺皮质功能减退)。某项研究假设了五项可能促进生理水平上肾上腺皮质功能减退的主要机制(表 4)。

表 4　肾上腺皮质功能减退的主要机制

下丘脑-垂体-肾上腺轴释放不同水平激素的可用性降低

丘脑分泌促肾上腺皮质激素释放因子(CRF)过多,伴垂体 CRF 受体下调

糖皮质激素负反馈回路敏感性增加

游离皮质醇的可用性降低

靶器官中皮质醇抵抗

皮质醇通过在肾上腺皮质功能减退的情况下利用对炎症性疾病的易感性增加来诱导促炎性反应失衡,从而在内源性免疫防御中发挥重要作用。为此,肾上腺皮质功能减退和由应激诱发的疾病(如疲乏或纤维肌瘤)之间的关联性值得关注。这些疾病不仅伴随疲乏,情绪低落,促炎性细胞因子水平增加,而且在经历过创伤事件的女性群体中亦经常发生。有研究报道了过度性炎性疾病(如类风湿关节炎,过敏性综合征和心血管疾病)的 HPAA 活性的改变。亦有研究报道了 Takotsubo 综合征中心肌的炎症反应过程,但炎症是否直接参与 Takotsubo 综合征的发展,或是否由儿茶酚胺分泌过量伴后续细胞损伤引起尚不可知。

有关研究对中枢神经调节能否改变应激反应及使个体易患 Takotsubo 综合征进行了评估。Pereira 等利用功能性 MRI 对 4 例 Takotsubo 综合征患者在营养胁迫情况下(冷敷法和 Valsalva 试验)进行评估。与 8 例健康受试者比较,在 Valsalva 试验中 Takotsubo 综合征患者右侧海马、杏仁核和岛叶皮质表现出不同的中枢神经激活方式。大脑的这些区域参与情绪和更高认知过程的整合,且在创伤后应激障碍和其他焦虑症的情况下被激活并发生体积变化。本研究缺少 Takotsubo 综合征患者容量偏差分析。因此,这些中枢神经调节调控机制能否代表 Takotsubo 综合征的病因或影响需要进一步阐释。

SAM 轴的应激性可用来分析 Takotsubo 综合征患者的内分泌应激反应。而心理社会应激试验中对应激性的检测需要反复测定儿茶酚胺浓度。由于采血穿刺本身可以激发应激轴,故采用无创的唾液 α-淀粉酶采样来检测 SAM 活性。鉴于已明确 β-阻滞剂能够调节 α-淀粉酶活性,故这一生物标记不应用于接受 β-阻滞剂治疗患者的交感神经活性分析。

四、皮质醇与 Takotsubo 综合征的发病机制

数项研究在试图明确皮质醇在 Takotsubo 综合征发病机制中的作用。据研究报道，Takotsubo 综合征患者和健康受试者的夜间血清皮质醇浓度、基础尿皮质醇浓度（收集急性住院治疗后 1～3d）和基础晨唾液皮质醇水平比较无差异。我们的调查研究显示，19 例 Takotsubo 综合征患者，20 例心肌梗死患者及 20 例健康受试者之间基础皮质醇活动水平比较无差异。同样，Collste 等在 Takotsubo 综合征患者和健康对照者之间未发现清晨唾液皮质醇水平存在差异。研究评估了心理压力对唾液 CSR 的影响；同时观察到 Takotsubo 综合征患者中 CSR 有下降趋势（$P=0.099$）。然而，由于健康人也表现出轻微皮质醇浓度下降的应激反应以及实验条件（如 CSR 调节因素控制）尚不清楚，故试验能否真正诱导 CSR 仍然存在疑问。在调查研究中，我们还评估了皮质醇增加在心理社会应激试验中的作用。在严格控制激素，药理和行为干预的前提下，与健康受试者比较，Takotsubo 综合征患者（应激后 15min 的 CSR）的 HPAA 内分泌应激反应显著降低。由于所有之前提到的研究，小样本量限制了对结果的解释力；中等样本量提示每组 50 例患者的样本量能够提供更有力的研究结果。

如上所述，慢性心理社会或创伤性应激导致的 HPAA 持续内分泌亢进，会造成长期活动功能减退。动物实验和临床研究强调基础内分泌 HPAA 活动并不受这些适应性过程影响，而在应激过程中，内源性糖皮质激素可能在儿茶酚胺的合成和释放中发挥抑制作用。值得关注的是，在应激诱导状态，如 PTSD 或纤维肌瘤的患者中，观察到交感神经活性增强，应激反应中皮质醇水平较低。而且，我们的调查研究数据证实已建立了良好的"情绪-缓冲皮质醇效应"。尽管皮质醇反应迟钝，但在应力试验过程中 Takotsubo 综合征患者比有明显 CSR 的对照受试者感觉更加紧张。迟钝的皮质醇反应水平能否提高触发 Takotsubo 综合征的负性评估及是否导致进一步过度反应仍有待确定。关联性研究结果表明 Takotsubo 综合征患者皮质醇应激反应迟钝，精神负担或应激性生活事件的发生率较高。我们提出了将慢性应激、内分泌 HPAA 活性渐进性抑制，皮质醇抑制作用丧失和 Takotsubo 综合征发病机制中的儿茶酚胺释放联系到一起的整合模式（图1）。

急性心理社会负担可以激活交感-肾上腺髓质（SAM）轴产生儿茶酚胺，刺激下丘脑-垂体-肾上腺轴（HPAA）释放糖皮质激素（皮质醇）。持续性、反复性或创伤性应激可触发生理适应过程（稳态应变负荷），以交感神经过度活化和副交感神经活化不足（迷走神

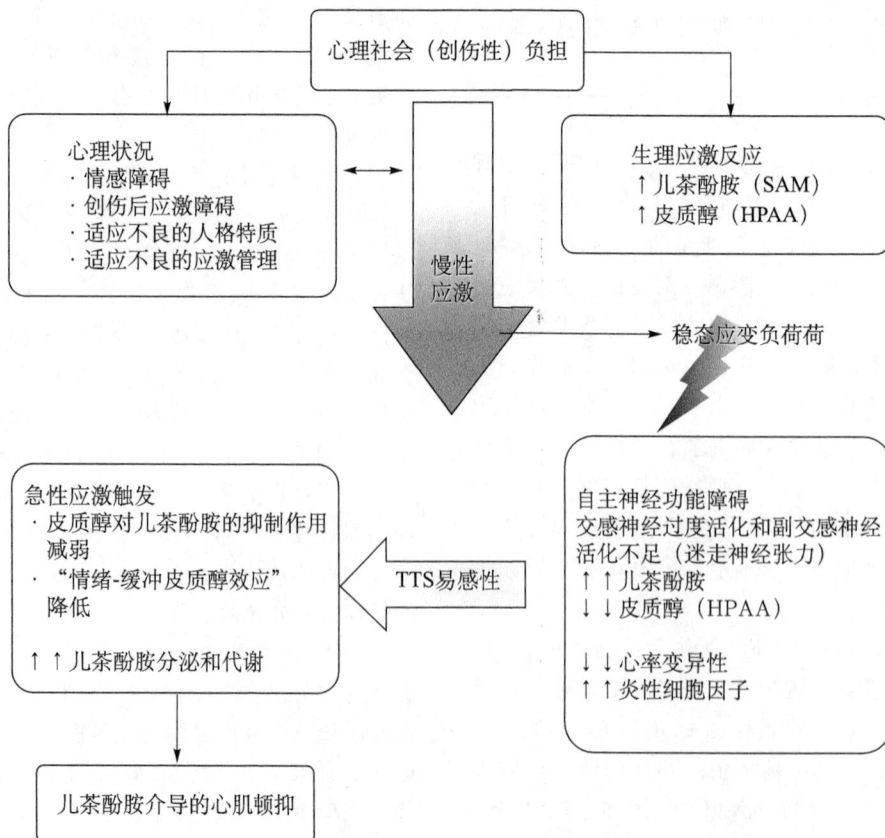

图1 提出关联精神神经内分泌因素与 Takotsubo 综合征(TTS)的机制

经张力降低)以及 HPAA 应激低反应性(肾上腺皮质功能减退)为特点。研究报道了 TTS 患者中这些自主神经功能情况,且可能会增加临床事件的易感性。由于肾上腺皮质功能减退,促炎性反应增强可调控疾病的进展。皮质醇对儿茶酚胺释放抑制作用减弱,失去对负性情绪的保护作用,可能会导致急性应激时的过度生理反应及儿茶酚胺分泌与代谢增加。

五、未来的发展方向

Takotsubo 综合征患者中慢性应激胁迫能否激活 HPAA 活性的适应机制及参与疾病的发病机制仍需要进一步研究。而如果这种疾病的机制在未来研究中得到证实,这些生理过程的可逆性将会成为新的问题。据认知-行为干预研究报道,不仅应激相关性疾病患者的症状得到了改善,同时清晨和循环皮质醇释放也有所增加。这些研究结果可能对 Takotsubo 综合征的长期管理有一定作用,若合适可用于住院和心理专家会诊期间的心理社会诊断。此外,参加压力管理训练或放松锻炼将有助于缓解日常压力。而在精神疾病或创伤性负担的情况下,积极的心理或精神干预可能是预防潜在复发更适宜的方法。Takotsubo 综合征最佳的管理和治疗应包括疾病公认的功能异常综合征的精神神经内分泌方面的整合。

六、结论

Takotsubo 综合征的躯体症状常发生在与儿茶酚胺水平显著升高相关的情绪或生理应激反应之前。虽然研究对心理社会或精神神经内分泌因素与心血管疾病发病因素之间的紧密联系已有报道,但关于这些方面在 Takotsubo 综合征发病机制中的调查研究仍然较少。观察性研究不仅支持 Takotsubo 综合征患者中存在严重心理社会应激状态,同时也表明生理应激反应的调控作用。确认疾病这些方面之间可能存在的联系有助于识别 Takotsubo 综合征的危险因素。

9. 肥胖悖论：内分泌的观点

广东省人民医院　林锦信　邝　建

一、概述

肥胖在澳大利亚和世界各地是一种日益流行的病。已知超重或肥胖与多种心血管疾病不利的危险因素相关，如2型糖尿病、血脂异常和高血压。尽管超重和肥胖存在不利影响，但最近观察性研究提示：相对正常体重个体，部分确诊有慢性疾病的超重和肥胖患者有着相悖的更好的生存优势。在慢性内分泌疾病中所存在的肥胖悖论是日益发展的研究热点，特别是骨质疏松症，2型糖尿病，及其慢性并发症如慢性肾脏疾病和冠状动脉疾病。

本文着重回顾内分泌相关疾病中关于肥胖悖论的假设机制和最新证据。讨论存在肥胖悖论的观察性研究中已经被描述和强调的混杂因素和偏倚，尽管观察到肥胖悖论，但仍有大量的文献支持肥胖者降低体重带来获益。

在世界范围内肥胖流行持续增长，归类为病态肥胖比例不断上升，体重指数（BMI）是体重/身高简便指数，通常成年人用它分类为：体重不足，超重和肥胖。当前世界卫生组织（WHO）将BMI分6种类别；低体重（BMI<18.5kg/m²），正常体重（BMI18.5至<25kg/m²），超重（BMI 25至<30kg/m²），Ⅰ级肥胖（BMI 30kg/m²至<35kg/m²），Ⅱ级肥胖（BMI 35kg/m²至<40kg/m²）和Ⅲ级肥胖（BMI>40kg/m²）。

众所周知，超重或肥胖是血脂异常、高血压、2型糖尿病和心血管疾病的危险因素。尽管如此，最近若干研究表明：与正常体重的个体相比，相反的，部分超重和肥胖成年人长期存活更好。这种现象称为"肥胖悖论"。

特别是越来越多的证据支持慢性内分泌的疾病的肥胖悖论，尤其关于骨质疏松症，2型糖尿病，以及后者的慢性并发症：慢性肾脏疾病和冠状动脉疾病。

本文中，我们回顾肥胖悖论关于内分泌相关疾病的假设机制和最新证据。我们将强调该领域数据的广度和方法上的局限性。最后，在预防肥胖悖论发病率和死亡率的背景下，我们将谈到有目的性的减肥的重要作用。

二、肥胖悖论的目前证据

在Flegal等最近的一项荟萃分析中，作者评估97项研究包括288万例患者，平均随访18年。该研究选择文章来自普通成人前瞻性研究的生存数据，作者使用世界卫生组织（WHO）标准对BMI分类，调查全因死亡率与超重和肥胖之间的关系。作者报道超重个体有较低全因死亡率（危险比（HR）0.94，95%置信区间（CI），0.91～0.96）。值得注意，在Ⅰ级肥胖个体中，相关的全因死亡率没有增加（HR 0.95，95% CI，0.88～1.01）。然而，Ⅱ级和Ⅲ级肥胖的个体长期死亡率（HR 1.29 95% CI，1.18～1.41）更高。研究得出结论：相对于正常体重，肥胖（所有分级）和Ⅱ、Ⅲ级肥胖两者均与全因死亡率显著升高有关。所有Ⅰ级肥胖症与死亡率升高没有相关，而超重与全因死亡率显著降低相关。这项研究具有多重优势，包括样本量大和数量大，研究结果比任何单一研究更可信。它明显增加目前对肥胖长期后遗症的理解，是第一次系统回顾、汇编和总结发布BMI和全因死亡率的分析，全因死亡率提供标准化BMI类别的风险比。

系统回顾的结果提升健康超重或肥胖现象的可能性，并且其提出是否评估正常体重、超重和肥胖与死亡风险有关，可能有助于临床决策制定。

三、肥胖悖论在骨质疏松

现有的数据表明超重或高BMI与更高骨矿物质密度（BMD）和骨折减少相关。

事实上，与肥胖相关的生物化学和激素变化可能产生更有利的骨骼健康的生理环境。

一项荟萃分析，含12个前瞻性多国队列研究，包括近6万成人受试者显示独立于年龄和性别，BMI>25kg/m²的患者显著降低髋部（相对危险度（RR）0.93，95% CI，0.91～0.94）、骨质疏松（RR 0.97，95% CI，0.96～0.98）和所有骨折（RR 0.98，95% CI，0.97～0.99）（全部P<0.001）的风险比。髋部骨折风险与BMI非线性关系是最明显的，即使在调整BMD之后仍然存在。与25kg/m²的BMI相比，BMI为20kg/m²与髋骨断裂增加近2倍相关（RR 1.95，95% CI，1.71～2.22）。虽然只是减少17%髋部骨折风险（RR 0.83，95% CI，0.69～0.99），但BMI为30kg/m²仍然与进一步减少髋部骨折风险相关。这种关系普遍接受的解释是较大的体重在骨骼上产生更大的机械负荷，结果BMD增加以适应更大的负载。此外，许多激

素可以使脂肪组织与骨组织连接,包括增加脂肪组织中雄激素芳构化成雌激素和瘦素,瘦素促进成骨细胞分化的肽激素,抑制破骨细胞吸收并减少破骨细胞活性,结果保留 BMD。然而,独立于影响骨的机制,似乎肥胖防止骨折和骨折相关发病率。

四、肥胖悖论在 2 型糖尿病

肥胖悖论已存在于 2 型糖尿病的患者中。这一新兴的热点领域对公共卫生和慢性疾病的管理有影响。

2012 年 Carnethon 等首次在糖尿病诊断中测量 BMI,消除许多与糖尿病持续时间相关的混杂因素。将正常体重参与者与超重/肥胖参与者的总体危险比(HR)进行比较,心血管和非心血管死亡率分别为:正常体重 HR 2.08,95% CI 为 1.52~2.85;超重 HR 1.52,95% CI 为 0.89~2.58;肥胖 HR 2.32,95% CI 为 1.55~3.48。即使在调整人口和主要心血管疾病危险因素后,也能观察到死亡率的差别。

Zhao 等指出在黑种和白种 2 型糖尿病患者中,BMI 和全因死亡率风险的关联呈现 U 型,但也观察到 $BMI < 30\ kg/m^2$ 和 $\geqslant 35kg/m^2$ 的黑种人的全因死亡率风险增加,白种人患者 $BMI < 25kg/m^2$ 和 $\geqslant 40kg/m^2$ 与 BMI 为 $30\sim34.9kg/m^2$ 相比全因死亡率也风险增加,进一步支持糖尿病中的肥胖悖论,并提高肥胖悖论不具种族特异性的可能性,但不同种族之间最佳 BMI 是可以变化的。

五、肥胖悖论在肾脏病终末期(ESRD)

糖尿病是肾衰竭的最常见原因,占近 44% 新病例,同时许多糖尿病患者最终需要透析。

ESRD 透析患者营养不良和不良心血管结局之间的关系被称为"逆流行病学"。最近一项重大研究报道,已证明维持性血液透析肥胖患者的逆流行病学。研究调查美国 54 535 例维持性血透患者(MHD)。作者发现 BMI 的增加和随时间体重增加与改善生存有关。本研究首次表明在慢性肾脏疾病中,无意识的减肥与死亡率增加相关,而增肥减少长期死亡率。然而,同样现象始终不能在接受腹膜透析的患者中得到证明。这项观察性研究显然不能使相关的机制得到理解,不能最好排除混杂因素或直接归因于体重变化降低死亡率。但它提出更多需要研究的问题。

六、肥胖悖论在冠状动脉疾病患者(CAD)

63% 的冠心病患者有超重或肥胖,长期以来都认为肥胖是 CAD 的危险因素之一。CAD 也是糖尿病主要大血管并发症之一。总体而言,68% 的 65 岁及以上的糖尿病患者死于某种形式的心脏病,CAD 占男性死亡的 19%,女性死亡的 18%。但是肥胖和已确诊冠心病患者之间长期存活的关系有些不清楚,并且确实有证据显示肥胖可能不会像我们最初认为的那样使心脏病患者预后差。

Gruberg 等首先使用术语"肥胖悖论"来描述观察经皮冠状动脉介入治疗(PCI)的超重和肥胖 CAD 与正常体重患者相比的生存获益。本研究中,超重和肥胖定义为 BMI $25\sim30kg/m^2$ 和 $>30kg/m^2$,9633 例超重和肥胖患者进行 PCI,通过降低心脏病和总死亡率($P = 0.055$)而提高生存。

最近由 Romero-Corral 等进行的一项系统回顾,调查 40 个队列研究,包括 250 152 例患者,平均随访 3.8 年。他们发现 CAD 患者,BMI 为 $25\sim29.9kg/m^2$ 的超重患者总风险(RR 0.87,95% CI 为 0.81~0.94)和潜在 CVD 死亡率(RR 0.88,95% CI 为 0.75~1.02)最小。他们还得出结论:Ⅰ级肥胖个体的死亡率没有增加,但是病态肥胖($BMI \geqslant 35kg/m^2$)CAD 患者确实增加 CVD 死亡率风险(RR 1.88,95% CI 为 1.05~3.34)。现今几个大型研究已发现类似结果,其中病态肥胖或Ⅲ级肥胖 CAD 患者与预后较差有相关性。此外,这些是观察性研究,故解释需谨慎。

七、肥胖悖论的可能机制

迄今为止,已有一系列机制提出用来解释肥胖悖论。范围从分子机制、身体和生存健康到研究设计。特别在观察性研究中,减重可能以不健康和加重病情为代价,也不是所有的混杂因素都可以识别,测量和处理。采用多种肥胖管理措施和综合考虑所有混杂因素,强调对严格的高质量观察性研究的需求。

八、观察性研究的局限性

观察性研究的目的如横断面、纵向和病例对照研究,是检验暴露的影响,但不证明因果关系。实际上,有时暴露明显的影响是另一种暴露与结果相关为特征的影响-或者称为混杂因素。许多关于肥胖悖论的观察性研究未测量混杂变量,如心肺健康、肥胖测量以及可能导致假关联的潜在选择偏倚。

此外,发现观察和干预性研究之间的差异进一步提示:混杂因素可能影响和偏倚观察性研究。例如,激素替代疗法对心血管疾病风险的影响。护士健康研究观察数据显示,绝经后使用雌激素加孕激素可预防心血管疾病(RR 0.64,CI 为 0.49~0.85),而来自妇女健康倡议的 27 000 名绝经后妇女随机对照试验提示雌激素加孕激素心血管疾病风险超高(HR 1.29,CI 为 1.02~1.63)。有人认为,潜在的"健康用户"偏差、研究人群年龄大,以及治疗的起始时间可能是导致结果差异的混杂因素。因此,当解释观测数据时必须小心谨慎,避免使用观测数据结果指导实践。

九、选择和生存偏移

肥胖悖论也可能由肥胖患者特定亚组的寿命推动。

患有充血性心力衰竭、接受透析的 ESRF、严重缺血性心脏和自身免疫性疾病的个体占已经存活的人口的很小比例,因此可能不代表一般人口。如前所述 Kalantar-Zadeh 等所述,对国家健康和营养调查(NHANES)数据的二次分析,显示美国约有 2000 万患有不可逆和进展性慢性肾脏病患者。然而,维持性透析人群只有 5%,这表明绝大多数慢性肾脏病患者没有活到 ESRD,从而开始维持性透析。违反规范和生存足够长的时间接受透析个体未必基因或表型与一般 CKD 群体相同,并且这些患者可能确实存在优势生存特征。因此,肥胖可能确实增加死亡率风险。然而,这种风险可能不适用于表现出异常长寿的亚组患者,从而通过选择偏差来解释在流行病学研究中看到的生存获益。

十、心肺健康

身体健康通常表现为心肺健康(CRF),通过运动耐力测试来评估。越来越多的证据表明心肺健康与预后的关系比单独的体重更密切。近期对 10 项研究进行的一项荟萃分析特别地调查心肺健康(CRF)和 BMI 与死亡率的关系。作者调查 10 个前瞻性研究,总共 92 986 例患者,平均随访 11 年。BMI 按 WHO 标准分类,健康使用代谢等价物(METs)。他们发现健康个人中不存在肥胖悖论。正常体重个体的全因死亡率低于超重(HR 2.14,95% CI 为 1.77~2.58)和肥胖(HR 2.46,95% CI 为 1.92~3.14)的对照组。他们还得出结论:独立于 BMI 的、不健康的个体与正常体重个体相比,死亡风险增加 2 倍。然而,肥胖悖论确实存在于不健康的个体中,但仅存在超重不健康组中。

超重不健康的个体具有最低的死亡率风险,而正常体重和肥胖不健康个体具有较高的死亡风险。

事实上,在以单独调查 BMI 作为预测指标的研究中,心肺健康对长期生存的影响可能已经产生混淆。BMI 升高可能未必与心肺适健康成反比,这种混杂因素在悖论研究中一般不会考虑。

十一、体脂分布,身体成分

有许多报道支持这样的观点,与 BMI 相比,体脂分布位点是临床结果的更强预测因子,它为脂糖代谢异常提供一个良好的预测因子,与下半身(臀部和大腿)肥胖为主个体相比,上半身(颈部,肩部和腹部)肥胖为主个体倾向于有高胰岛素血症和高甘油三酯血症。腹部内脏脂肪组织的量和比例是代谢综合征和胰岛素抵抗发展的主要危险因素,其可能不一定与 BMI 相关。同样,股骨和臀部皮下脂肪组织较高比例作为胰岛素敏感性储库作用,并且可能起心血管保护相关作用,该作用同样可能与个体的 BMI 不相关。

此外,不像身体成分和生物阻抗研究,BMI 不能从脂肪组织区分水肿,其可能把正常肥胖的水肿个体归类到高肥胖个体组。这表明肥胖个体可能需要根据脂肪分布进一步分类,与单独的 BMI 对比,体脂分布将更好地预测代谢和心血管风险。

的确,单使用 BMI 调查肥胖对长期死亡率影响的研究可能把患者亚组分类错误,因此错误地假定代谢异常和错误的定义高风险 CAD 与心血管死亡率的个体。BMI 是瘦的一个更好指标,而不是水肿或脂肪体重。只有在单使用 BMI 定义肥胖解释研究时,水肿或脂肪体重才需要考虑。

十二、炎症

与非肥胖患者相比,肥胖患者表达不同的细胞因子和神经内分泌谱,这可能有助于解释他们的死亡率风险的差异。

慢性疾病作为实例,肿瘤坏死因子-α(TNF-α)倾向于升高,如心力衰竭和 ESRD 对炎症刺激的反应。基础和临床研究强烈支持这样的假说:TNF-α 的心肌表达可能是导致进行性心脏扩张和衰竭病理生理途径的一个重要步骤。TNF-α 可能也通过对心脏促凋亡和负性肌力作用导致心脏损伤。然而,肥胖患者中观察到 TNF-α 系统的有利改变。脂肪组织产生可溶性 TNF-α 受体,结果肥胖个体 TNF-α 浓度更高。在心力衰竭患者中,肥胖受试者已证明存在较低浓度的 TNF-α 和静脉中较高 TNF-α 受体浓度。

可溶性坏死因子-α 受体已经证明中和 TNF 对有害心脏代谢炎症作用。可溶性受体能够结合配体并通过磷酸化机制抑制 TNF-α 的细胞毒活性。高 TNF-α 水平也在甲状腺滤泡细胞中发现,它提高与桥本甲状腺炎相关的炎症反应。但是,增加桥本甲状腺炎肥胖患者肿瘤坏死因子-α 受体水平是否起到任何保护作用仍不清楚。

然而,相反的肥胖患者许多其他炎症标志物是增加的,但单纯临床影响仍不清楚。

十三、神经激素改变

肥胖也可能与交感神经系统和肾素-血管紧张素系统的改变有关。一项研究,比较肥胖(BMI ≥ 30 kg/m²)和消瘦(BMI ≤ 25 kg/m²)总共 197 名受试者的运动反应,发现尽管基线值和高血压病史相似,平板运动试验期间瘦的受试者血浆肾上腺素和肾素浓度增加更显著。这表明相比高血压肥胖个体，瘦的高血压个体的心血管特点可能更多依赖儿茶酚胺和肾素系统。鉴于交感神经和肾素-血管紧张素系统的兴奋与心力衰竭和流体过载状态预后差相关，神经激素系统负调节的可能性也与肥胖慢性心力衰竭和 MHD 患者良好的预后有关。

十四、减重的作用

根据肥胖悖论，对具有慢性内分泌疾病的超重和肥胖个体强化或有目的地减轻体重作用是有争议的。

减重证明改善身体功能和生活质量对已患糖尿病或高糖尿病风险的患者起有益作用。这项研究表明，减重是长期心血管（CV）结果更有利的指标，与初始 BMI（HR,0.62,$P=0.018$）无关。一系列前瞻性研究，患者参加心脏康复计划，平均随访 6.4 年，减重组平均减少 3.6 ± 4.1 kg，而非减重组增加 1.5 ± 1.4 kg。复合终点（总死亡率和急性心血管事件）的比率在减肥患者中为 24%，而在非减重患者中为 37%（$P<0.001$）。调整肥胖状态后，差异仍然显著。基线为 BMI$>$25kg/m^2 或 $<$25kg/m^2 的患者均能从减肥中明显获益。

Look AHEAD 小组评估强化减肥对超重和肥胖成人 2 型糖尿病患者心血管疾病的发病率和死亡率的影响。这是一个 2570 例患者接受强化生活方式干预（ILI）对比正在接受糖尿病支持和教育（DSE）2575 例患者的随机试验，平均随访时间为 9.6 年。第 8 年时，相对初始体重，ILI 和 DSE 组的减重分别为 $4.7\%\pm0.2\%$ 和 $2.1\%\pm0.2\%$（$P<0.001$）。虽然两组之间的心血管结果没有观察到显著差异，但试验的最初几年 ILI 组次要结果包括：情绪、生活质量、睡眠呼吸暂停和身体机能均有获益。最近几年的随访，调查人员正在研究这些结果。

在最近的一项强化减肥的随机对照试验的荟萃分析中，Kritchevsky 等评估 144 项研究，共 17 186 名肥胖参与者，平均随访 27 年。减肥干预都是基于生活方式，平均减重 5.5 ± 4.0kg。报道减肥组死亡 264 例和非减重组死亡 310 例，前者全因死亡率降低 15%（RR0.85,95% CI 为 0.73～1.00）。作者得出结论：肥胖患者强化减重可能与全因死亡率降低相关。

因此，尽管肥胖悖论存在，但仍然有对慢性病患者（如糖尿病和心血管疾病）减重与长期结果的改善相关的有力证据。事实上，肥胖管理应该仍然优先考虑减重。

十五、结论

虽然肥胖被公认是多种并发症如骨质疏松症、2 型糖尿病、慢性肾脏疾病和心血管疾病的重要危险因素，但最近大部分观察性研究表明：较高的 BMI 可能与已确诊慢性疾病的个体的较低死亡率相关。

对被观察的肥胖悖论若干解释已经提出，从分子机制到观察研究方法的明显局限性。观察性研究经常使用可能无法准确诊断肥胖的方法。研究也不考虑影响发病率和死亡率的大量混杂因素。因此，虽然这是提出进一步研究的领域，但关于肥胖悖论的数据仍然薄弱，不能用于影响公共卫生政策或个人实践。

总体来说大量文献支持：适度减重可获得减少心血管疾病、2 型糖尿病的益处，同时可能减少全因死亡率，减重仍然是这些疾病的管理核心。

参 考 文 献

De Laet C, Kanis JA, Oden A, Johanson H, Johnell O, Delmas P, et al. 2005. Body mass index as a predictor of fracture risk: a meta-analysis. Osteoporos Int,16(11):1330-8.

Felson DT, Zhang Y, Hannan MT, Anderson JJ. 1993. Effects of weight and body mass index on bone mineral density in men and women: the Framingham study. J Bone Miner Res,8(5):567-73.

Flegal KM, Kit BK, Orpana H, Graubard BI. 2013. Association of all-cause mortality with overweight and obesity u-sing standard body mass index categories: a systematic review and meta-analysis. JAMA,309(1):71-82.

Lavie CJ, Milani RV, Ventura HO. 2009. Obesity and cardio-vascular disease: risk factor, paradox, and impact of weight loss. J Am Coll Cardiol,53(21):1925-32.

Organisation WH. 2016. BMI classification. Available from: http://apps. who. int/bmi/index. jsp? introPage = intro_3. html.

10. 后 CORAL 时代肾动脉狭窄的介入治疗

厦门大学附属心血管病医院　王　焱　叶　涛

肾动脉狭窄(renal artery stenosis,RAS)是继发性高血压的常见原因,可导致突发肺水肿,也是引起肾功能不全的重要原因之一。其中约90%由动脉粥样硬化所致,其余多为纤维肌性结构不良(Fibromuscular dysplasia,FMD),动脉夹层、血管炎、放疗术、移植血管的瘢痕等也可导致本病。肾动脉狭窄可为单侧、双侧或见于孤立功能肾。在心血管病患者中 RAS 更为常见。

动脉粥样硬化性 RAS 的发病率与年龄、糖尿病、外周动脉疾病、吸烟、高血压及脂代谢异常密切相关。RAS 可见于高达 25% 的高血压患者,但在很多患者中二者并无因果关系。与此相近的是,RAS 与肾脏疾患看似相关,但二者间也无必然的因果关系,盖因肾脏病患者多并存很多特异的危险因素。

一、临床表现与诊断

RAS 可导致诸如肾血管性高血压、缺血性肾病渐至肾衰竭、突发的肺水肿等临床综合征。虽然肾血管性高血压是继发性高血压的常见原因,但约 95% 的高血压患者为原发性高血压。肾血管性高血压其病理生理基础是肾素-血管紧张素-醛固酮系统激活,血压升高以使显著狭窄肾动脉病变远端的灌注增加。如显著的肾动脉狭窄不予治疗则可导致缺血性肾病最终出现肾功能障碍及肾脏萎缩。提示继发于 RAS 的肾血管性高血压的临床线索包括 30 岁之前出现的高血压、高血压在 50 岁后发病且进展迅速、多种药物联合使用疗效不佳的顽固性高血压、左心室功能尚好反复发生的肺水肿等。服用 ACEI 或 ARB 后所诱发的肾功能不全往往提示双侧肾动脉狭窄。存在动脉粥样硬化性 RAS 的老年患者其冠脉病变的风险亦高。有报道行冠脉造影的患者中检出 RAS 的比例近 18%,行外周动脉造影检出 RAS 的比例约为 45%。未经治疗的 RAS 少有血肌酐水平升高,多无临床症状。动脉粥样硬化性 RAS 者以单侧狭窄多见,有近 20% 的患者为双侧 RAS。

选择性肾动脉造影为 RAS 诊断的金标准。无创的肾动脉超声、CTA、MRA 均可评估肾动脉狭窄程度。不对称的单侧肾脏缩小、肾动脉的狭窄后扩张、比邻血管的动脉粥样硬化亦可在研究中见到。发现 RAS 并不意味着临床血运重建一定成功。有研究提示对中度狭窄(60% ～70%)的 RAS 评估有无血流动力学的显著改变对决定能否从血运重建中获益十分重要,但支持这一观点的证据尚少。血流动力学改变的资料诸如跨狭窄部位流速增快、压力价差增加、涡流的形成等可用超声、造影、MRA 等评估。有小样本研究提示以压力导丝测定收缩期压差≥21mmHg 可预测 RAS 支架术后血压改善的程度。

修复严重狭窄的治疗可使合并肾脏疾病和(或)高血压的 RAS 患者获益。与外科手术相比,介入治疗因疗效相当、围术期并发症低、患者体验更好目前基本已完全替代前者。RAS 的治疗策略其支持证据水平各不相同。其中对少见原因导致 RAS 其支持证据更充分,如对血管炎所致者首选免疫调节治疗,FMD 患者单纯球囊扩张较支架置入效果更佳。需要注意的是,目前 RAS 的介入治疗对大部分患者其临床效果不佳。如一项包括 47 个研究的荟萃分析显示,球囊成形术对 FMD 患者的血压控制有中度程度改善,只有 36% 的患者无须服用降压药物。

二、目前既往 RAS 介入治疗的主要研究与存在的问题

既往的 20 年间,对动脉粥样硬化性 RAS 介入治疗的远期临床获益、患者入选标准颇多争议。早期的 3 项随机临床研究及 1 项队列研究提示置入或未置入支架的介入治疗优于单纯的药物治疗。2 项随机研究显示介入治疗与药物治疗对血压控制的效果相近。基于当时的证据,2005 年 ACC/AHA 的指南推荐在高血压、肾功能减退、一侧肾脏变小、不能解释的肺水肿中筛查 RAS。依据指南,对动脉粥样硬化性 RAS,肾动脉支架置入的指征包括明显的 RAS(≥70%的狭窄或50% ～70% 狭窄并跨狭窄部位峰值压差＞20mmHg)伴难以控制的高血压或肾功能不全、突发的肺水肿、单侧功能肾。基于这样的推荐,彼时每年约 40 000 例患者行介入治疗。

既往 SIR/ACC 发布的关于 RAS 影像与介入治疗的共识指南受到近期揭晓的几项随机临床研究的挑战。在动脉粥样硬化性 RAS 的患者中进行的 STAR 研究,比较血压已获控制和有潜在肾功能障碍的患者置入支架与药物治疗,在血压控制方面二者并无差别。但该研究其固有的诸多不足严重限制了对其结论的解

释。该研究的入选标准需血压控制＜140/90mmHg，尽管血压结果被作为二级终点，而血压需获良好控制的入选标准恰恰将对药物治疗效果不佳而最有可能从支架置入中获益的患者排除在外。入选者因多为中度病变其获益可能较小，至少有 1/3 的患者狭窄程度在 50%～70%，超过一半的患者为单侧病变，19% 的支架置入患者其狭窄程度＜50%。同时也未评估狭窄是否对局部血流动力学有显著影响。同时在接受支架置入的患者中仅 72% 为随机入选，后续的资料分析中试图处理该随机的方式所致的偏倚，正如编辑述评所指出的，该研究对治疗有效性的统计效能不足。

ARTRAL 研究入选 806 例狭窄程度＞50% 伴难以控制的高血压或不明原因的肾功能障碍，随机分组比较支架置入与单纯药物治疗的效果，结果发现二者在包括肾功能、血压、心血管事件的主要终点方面并无明显差别。以狭窄程度进行的亚组分析亦未发现获益。值得注意的是，该研究也未做狭窄局部血流动力学影响的评估。

在 ARTRAL 研究中支架置入组并发症高，包括死亡、夹层、血管闭塞、血管远端栓塞等严重不良事件的发生率达 9%，其中 2 例死亡。引发关注的是参加研究的 57 个中心，其中 34 个中心在超过 7 年的时间里入选患者不足 10 例。这些中心在入选前未要求有该类手术及围术期处理专业能力，这些因素可能是其并发症率高的原因。

CORAL 研究是近期所做的关于肾动脉介入治疗的的最大规模的随机对照研究，也是迄今质量最高的询证研究。该研究将疑有肾血管性高血压的患者随机为直接肾动脉支架并药物治疗组与单纯药物治疗组，药物治疗并不统一方案而是依据指南进行。包括钙拮抗剂、噻嗪类利尿剂、ARB、他汀、抗血小板及糖尿病药物。患者的选择与 ACC/AHA 指南的推荐相近。研究的一级复合终点包括心血管病或肾脏病所致的死亡、心肌梗死、脑卒中、心衰加重、肾功能恶化或需透析。二级终点包括收缩压、舒张压、降压药物的使用数量。

CORAL 研究结果显示肾动脉介入治疗并无临床获益。相较于基线，研究结束时支架置入组与单纯药物治疗组相比降压药的增加相近。此外，支架并药物治疗组与单纯药物治疗组收缩压下降幅度相似，分别为 (16.6±21.2)mmHg、(15.6±25.8)mmHg，亚组分析也未显现出临床获益。

CORAL 研究自发布以来受到诸多批评。因受试者入选太慢，在研究期间方案作了数项调整。最初，为达到有 90% 的把握度估算在 2 年随访时一级终点下降 25%，计划入选 1090 例患者。从最初多达 5322 例预选者中筛出 36% 的患者，最初登记可入选的患者因未

知的原因最终未进入研究，此可导致未明原因的偏倚。为弥补统计效能的降低，947 例患者的随访期延长。

在纳入受试者的过程中，入选标准放宽，表现在以下几个方面：收缩压＞155mmHg 的高血压标准废弃了；按 eGFR＜60ml/(min·1.73m^2) 的慢性肾病 (chronic kidney disease，CKD) 的定义，一旦诊断 CKD 则不再要求同时罹患高血压。按最初的入选标准，RAS 的严重程度按血管造影和跨病变压差来分级。其后患者的入选标准基于多重成像（超声峰值流速＞300cm/s，造影磁共振血管造影＞80%，CT 血管造影＞70%），最受关注的是行介入治疗狭窄程度的入选标准降至 60% 而并未要求跨病变压差升高。

尽管非缺血性肾病为排除标准，但 CORAL 研究未说明如何区分缺血性与非缺血性肾病的方法。一个重要的潜在混杂因素是两组中有 1/3 的入选者患有糖尿病，而糖尿病是非缺血性肾病的一重要病因。糖尿病与非糖尿病患者的亚组分析有助于减少这一混杂因素的影响。

2014 年的一项包括 STAR、ASTRAL、CORAL 等 8 项随机研究共 2222 例患者的荟萃分析，比较了介入治疗与药物治疗效果，结果显示包括血压、肾功、心脏事件、死亡等一级终点两组间并无差别。在介入治疗组，仅见服用降压药物的平均数量有小幅减少。

基于诸多原因，迄今该领域所有的随机研究都存在其固有的选择性偏倚。相较近期的随机对照研究，早前的队列研究高风险患者的界定差别很大，由此带来选择性偏倚。最可能从介入治疗中受益的患者如药物疗效不佳的顽固性高血压、短期内出现的高血压、反复发生的肺水肿。在 ASTRAL 研究中，大部分患者狭窄程度在 50%～70%，而如此狭窄程度不大可能引起肾脏缺血。基于治疗均衡性的考虑，为避免被认为肯定能从介入治疗中获益的高风险患者被分至单纯药物治疗组，该类患者被随机临床研究排除在外。CORAL 研究中，近期新发的心衰患者这一可从介入治疗中获益的高危患者被排除在外。此外，该研究中纳入患者所服用的高血压药物平均为 2.1 种，提示很多患者纳入前药物治疗有效。与之形成对照的是，早期的前瞻性队列研究基于患者临床表现选择介入治疗或单纯药物治疗显示可显著改善包括死亡、肺水肿、顽固性高血压、进展性 CKD 等多个一级终点。

对包括 5 项经 FDA 批准、由厂家赞助的多中心前瞻性研究，共 527 例血压难以控制的的接受支架置入治疗的 RAS 患者进行汇集分析显示，术后 9 个月随访时无论收缩压、舒张压均有显著下降，且无论单变量或多变量分析均显示，以收缩压下降大于 10mmHg 为血压有反应，基线收缩压＞150mmHg 与血压反应正相关。一级临床终点包括研究结束随访时支架通畅及血

压反应。受限于患者的特点,分析基线及随访时血压,但狭窄程度不详。上述汇集分析中的 HERCUILES 研究系无对照的单组、多中心前瞻性研究,该研究旨在观察血压难以控制的动脉粥样硬化性 RAS 置入肾动脉支架后的效果。结果显示基线平均收缩压(162±18)mmHg,术后即刻明显下降并持续至随访的 36 个月(收缩压 146mmHg,P<0.05)。尽管受限于无对照的单组设计,该研究提示在仔细选择的患者中,RAS 的介入治疗可带来临床获益。

评估显著狭窄的肾动脉狭窄导致的真性肾脏缺血并非易事。常用的基于反映解剖狭窄程度的有创及无创造影检查对判断肾脏缺血并不敏感,以此为据判断狭窄显著性与判断功能的研究结果并不一致,且功能性研究也未显现可度量的跨狭窄病变压差。如上所述,所有 RAS 介入治疗的研究不同程度均受限于缺乏有创造影和介入治疗干预前对狭窄引起局部血流动力学显著性改变的评估。在 CORAL 研究中,接受治疗的平均狭窄程度为 67%,且未给出评估血流动力学改变的标准方法,提示仅根据中度解剖性狭窄诊断肾血管性高血压并不可靠,因为解剖学狭窄与血流明显受限的狭窄二者间的相关性欠佳。在支架置入前造影期间未测定病变局部血流动力学的改变,该资料的缺失使得对介入治疗的实际效果难以评估。

在 CORAL 研究中,用研究者和中心实验室测定的包含跨病变压差、狭窄百分比所做的亚组分析,旨在找出可能从介入治疗中获益的患者,并未发现显著性差异。亚组分析本身具有增加 1 类及 2 类错误的风险。因每个亚组患者数少,因此该分析中 2 类错误风险明显增加,以此比较难以对结果给出肯定的解释。亚组分析进一步突现了 CORAL 研究设计的问题。入选标准要求狭窄程度≥60%,但中心实验室复核的结果显示支架组 40 例患者、药物治疗组 26 例患者狭窄程度<60%,大量的看似不会引起血流动力学改变的中度狭窄这一初始设计方案的混杂因素影响支架治疗有效性的判断。跨病变压力阶差>20mmHg 被用作评判中度狭窄(≥60%~<80%)是否有血流动力学显

著性而需介入治疗的标准,但压力测定并未严格实施,支架治疗组的 230 例患者中仅有 121 例、药物治疗组的 208 例患者仅 78 例患者进行了跨病变部位的压力测定,但不管是高百分比的狭窄(>80%)或是高跨病变部位压差(>20mmHg)的亚组分析均未显现出差异的显著性。但降低的统计学把握度、并不可信的压力测量数据严重地影响了该类分析结果的可信度。

肾动脉介入治疗的现状,基于 ASTRAL 及其他小样本的研究结果,2011 年 AHA/ACC 专家共识的更新不再推荐在高血压患者中常规筛查动脉粥样硬化性 RAS,治疗策略未做改变。目前建议的筛查标准如下:①55 岁以上急骤起病且多药治疗效不佳、骤发肾功能障碍的高血压患者;②1 年内进展迅速或难以解释的肾功能恶化(血肌酐升高>50%);③使用 ARB 后肾功能明显恶化;④左心室收缩功能尚好但反复发作的肺水肿。

如上所述,近期的随机对照研究未显示出肾动脉支架术获益并不意味着在仔细遴选的特定亚组人群亦不能获益,评估 RAS 介入治疗获益需考虑患者病史、临床情况、严格规范的应用可靠的无创影像评估有严重血流动力学意义的狭窄以分出极有可能从介入治疗中获益者。基于现有的循证证据难以判定单侧相对于双侧 RAS 介入干预的效果,对于按狭窄百分比病变程度尚不确定、病变局部血流动力学异常存疑的患者,在行选择性造影时可行跨病变压力测定以助诊断。对病变部位的功能研究包括注入罂粟碱测定肾动脉血流储备分数有助于确定患者对介入治疗的反应,也有助于进一步的研究。在随机临床研究中被排除的诸如反复发作的肺水肿、重度的肾动脉狭窄、危重的高血压、慢性肾病可考虑行介入治疗。介入治疗可能获益的方面包括降低血压、减少降压药物的使用、保护肾脏功能。因并发症少、费用经济、患者体验更好,如可能,可选桡动脉入路。对显著狭窄需行支架置入的患者,可考虑术中使用栓子保护装置。此外,RAS 介入治疗应在有经验的中心进行以减少并发症。

11. 抑郁与冠心病

广东省人民医院 许明智

早在350多年前,威廉·哈维爵士(Sir William Harvey)发现负性情绪对心脏产生消极性影响,但缺乏科学证据支持这种说法,直到20世纪30年代,两项精神障碍患者的纵向研究发现,抑郁是早期死亡的危险因素,特别是心血管病的死亡。这些发现很大程度上被忽视,直到20世纪80年代末,抑郁在冠心病(CHD)中作用的兴趣飙升。在此期间,多数研究关注的不是精神病患者的抑郁,而是CHD临床抑郁患者,或社区人群CHD的危险因素。

从那时起,来自世界各地数以百计的研究评估抑郁为CHD事件或心血管病患病和CHD患者死亡的危险因素。研究人员也调查了其他精神障碍与心脏病的相关性。本文重点综述抑郁作为心脏危险因素的证据,抑郁与CHD关联的生物和行为机制,抑郁治疗预防CHD患病与死亡的作用。

一、抑郁的界定与测量

尽管正在努力研制重性抑郁的生物学检测,但目前定式临床访谈仍是唯一有效的诊断方法。然而,有些研究将症状问卷的划界分作为"临床显著"抑郁的标准。许多但并非所有分类为临床显著抑郁的个体也符合重性抑郁的诊断标准,反之亦然。在心脏病患者的研究中,尽管努力促进专用工具来评估抑郁,增加这些研究的可比性,但在该研究领域,已选用许多不同的访谈和问卷。这些变化可能增加比较性研究和解释分歧结果困难。

最新颁布的美国《精神障碍诊断与统计手册》(DSM-5),重性抑郁发作诊断标准,几乎每天日常活动中,呈现抑郁心境或兴趣或愉快感缺乏≥2周,另外,几乎每天出现5个或以上下列症状:抑郁或易激惹心境、兴趣缺乏、体重或食欲显著变化(增加或减少)、睡眠变化(失眠或睡眠增多)、活动水平变化(精神运动性激越或迟滞)、疲劳、注意力集中困难、过度的罪恶感或毫无价值感和死亡想法或自杀。这些症状不能归因于某种物质的生理效应或躯体疾病。这些症状引起显著的痛苦或损害。

有些广泛使用的抑郁问卷包括DSM标准中遗漏的症状,如无望感、无助感和社会隔离感。当用问卷确定临床显著抑郁时,DSM和非DSM症状需要计分。已有证据显示,抑郁严重程度与心脏风险之间存在量

效关系,以致甚至几个轻微症状也会带来某些风险。然而,根据广泛使用的抑郁问卷计分规则,仅有少量抑郁症状的患者可能分类为"非抑郁"。因此,抑郁严重程度得分(抑郁与非抑郁)的人为分类,弱化了抑郁测量与心脏结局关联的强度。

许多CHD患者抑郁筛查工具被推荐。两个最受欢迎和容易使用的工具是患者健康问卷(PHQ)-2和PHQ-9。PHQ-2是两个条目的问卷,筛查重性抑郁的两个基本症状:抑郁心境和兴趣缺乏。PHQ-9包括这两个基本症状和其他7个DSM-5重性抑郁标准症状。有些研究PHQ-9仅用于PHQ-2筛查阳性的患者,而其他研究单用PHQ-9取代这种两步筛查程序。PHQ的两种形式对心脏病患者重性抑郁和临床显著抑郁的敏感和特异性都非常好。然而,确诊重性抑郁开始治疗之前,建议进行诊断性访谈,并排除其他精神障碍。

二、抑郁与CHD事件

基线无CHD证据个体,抑郁作为易患心脏病的危险因素,已有超过100项研究和至少6项荟萃分析发表。有两个限制导致这些研究进行荟萃分析困难,第一,研究之间人群变化较大,有些研究仅关注老年人,而有些仅关注男性或女性,社区居民,特定种族,或特定躯体疾病(如高血压患者)。第二,这些研究选用许多不同的诊断性访谈和问卷来评估和界定抑郁。

该研究领域另一个挑战是抑郁与其他几个心脏危险因素关联,包括吸烟、糖尿病、久坐不动的生活方式和肥胖。这些关系导致很难确认抑郁是否是一个独立的危险因素。尽管在预测模型中,包括这些其他危险因素可作为协变量,但它们有些是中介而非混淆抑郁和CHD关联的因素。例如,抑郁可导致久坐不动的生活方式,依次导致动脉硬化早期发展,协变量校正久坐不动的生活方式是不恰当的,因为该协变量可能是抑郁和CHD的因果路径。

已有6项荟萃分析发表,但这些研究之间存在各种差异,包括研究的选择标准。然而,所有6项荟萃分析均报告抑郁与CHD事件存在显著关联。5项研究报道,抑郁关联CHD的风险大幅度(60%～80%)增加,一项报道风险适度(30%)增加。

这些荟萃分析中的有些研究,特别是小样本的,仅校正了几个潜在混杂因素,其他的没有任何校正。协

变量校正模型与单变量模型比较,归因于抑郁的风险往往会减少但不能消除。Nicholson和其同事确认了11项研究,报道未校正与校正后抑郁的风险估计。这些研究者发现,与未校正风险估计比较,校正后CHD的风险下降12%,提示存在某些其他心脏危险混杂因素。然而,校正的风险还是相当大的。同样,Gan和其同事发现,校正心脏危险因素的研究,包括吸烟、体重指数(BMI)、高血压、糖尿病、躯体活动和社会经济地位,对抑郁的风险估计无显著影响,包括无校正这些协变量的研究。一项抑郁与心血管病死亡的大型研究,校正几乎所用重要的心脏危险因素,包括年龄、吸烟、性别、收缩血压、BMI、糖尿病、社会阶层、重性酒精使用和抗抑郁药物,Surtees和其同事经过为期8年(中位数)的随访,发现抑郁患者心脏死亡风险增加2.7倍。因此,尽管抑郁与其他心脏风险因素有关联,但有证据表明抑郁是CHD事件的独立危险因素。然而,残留混杂因素必须视为对这种关联至少部分的可能解释。因为没有研究校正所有已知的潜在的混杂因素,且可能存在未知的混杂因素。

发表偏倚可能影响荟萃分析的风险估计。Gan和其同事进行了敏感性分析,在他们的荟萃分析时,用剪补法(trim-and-fill method)校正潜在发表偏倚,但这种校正对风险估计几乎没有影响。无证据表明,发表偏倚解释抑郁对CHD事件的影响。

3项荟萃分析发现,基于临床诊断抑郁的风险估计高于基于抑郁症状问卷的风险估计。相反,一项荟萃分析未发现两种方法存在差异,一项发现临床诊断的相关风险估计低于症状问卷。虽然重性抑郁患者比基于症状问卷的"临床抑郁"患者抑郁更为严重,但某些研究中,重性抑郁患者也较可能接受治疗,而减弱重性抑郁相关风险。重性抑郁研究和临床显著抑郁研究的"非抑郁"比较组的构成也存在差异。重性抑郁研究的比较组通常包括轻微或阈下抑郁患者,给检测抑郁的影响带来困难,因为甚至几个抑郁症状也会增加心脏事件的风险。然而,这些荟萃分析的结果表明,由问卷计分界定的临床显著抑郁,或基于访谈诊断的重性抑郁均增加CHD的风险。

这些荟萃分析被风险估计显著的异质性所限制。由于研究之间抑郁的界定和评估、样本人群、随访时间和CHD事件界定不同,风险估计也不同。此外,尽管知道抑郁遵循不同的病程模式,但多数研究仅有1次抑郁评估。抑郁可缓解,不再复发;缓解,复发1次或多次;或慢性有或无严重波动病程模式。因此,重复测量比单次评估提供更有效的抑郁暴露风险估计,将有助于确认怎样的抑郁暴露增加CHD的风险。

该领域多数文献关注成年人群,也有证据显示,抑郁儿童增加早期动脉硬化的风险。2015年美国心脏病协会(AHA)科学声明,儿童和少年重性抑郁障碍和双相障碍与加速动脉硬化和早期心血管病存在中等风险关联,且独立于传统CVD风险因素,见2016心脏病学进展。

三、抑郁与CHD

(一)CHD患者抑郁的患病率

已有大量的研究报告CHD患者重性抑郁或临床抑郁的患病率。一篇综合性文献综述,Thombs和其同事纳入8项研究共计10 785例新近急性心肌梗死(MI)患者,选用定式临床访谈诊断重性抑郁,结果19.8%(95% CI为19.1~20.6%)的患者呈现重性抑郁。为了估计MI前和临床显著抑郁症状的比例,研究者分析了选用贝克抑郁调查表(BDI)的研究,显示31.1%(95% CI为29.2%~33.0%)的患者有临床显著抑郁(标准为BDI分数>10)。估计15%~18%的医学稳定CHD患者有重性抑郁,临床显著抑郁的年患病率约30%。相比之下,美国国家共病研究估计普通人群时点患病率约为5%。

(二)抑郁为确定CHD的危险因素

超过200项研究已评价抑郁是CHD患者心脏事件的危险因素。2004—2013年,有5项文献荟萃分析发表。3项荟萃分析评价急性MI或急性冠脉综合征(ACS)后,抑郁为全因或心脏相关死亡的危险因素,两项包括MI和ACS后二者的研究和接受血管重建或心导管术和血管造影术的研究。所有荟萃分析发现,抑郁预测全因死亡、心脏相关死亡和(或)全因死亡和心脏发病的复合终点。

最大的荟萃分析比较了MI后患者伴有或不伴有抑郁的29项研究。急性MI后2年,抑郁增加2.7倍心脏相关死亡风险,增加2.3倍全因死亡风险,增加1.6倍心血管事件风险。

由同一组个体患者水平的荟萃分析,检测抑郁严重程度得分为连续变量代替分类患者为抑郁或非抑郁。该报道中,风险比和比值比代表抑郁均分的一个标准差。3项研究包括所有协变量数据,分析发现,每一个标准差的未校正风险比为1.33(95% CI为1.23~1.44,$P<0.001$),校正年龄、性别、MI史、左心室射血分数、Killip分级、吸烟、糖尿病和BMI后,风险比为1.23(95% CI为1.15~1.31,$P<0.001$)。无时间事件数据的5项研究,校正年龄和性别后,每一个标准差的比值比为1.41(95% CI为1.34~1.49,$P<0.001$)。

作为CHD危险因素的抑郁研究,潜在残余混杂因素是CHD抑郁研究关注的问题。虽然许多研究尽力校正主要心脏风险因素,但难以校正每个风险因素。

由于校正潜在混杂因素后,抑郁相关危险因素通常减少,有些研究者推测心脏病患者呈现的某些抑郁症状可能是严重心脏病的表达方式而非共病抑郁障碍。由于抑郁患者比无抑郁样症状患者心脏病更为严重,这些研究者进一步推测抑郁预测不良临床结局。这种推测本质上是反向因果关系假说,校正多项 CHD 严重指标产生的怀疑,观察抑郁相关风险持续显著。然而,严重性心脏病增加风险或共病抑郁的严重性似乎是可信的。这种情况促使一些研究者认为抑郁和 CHD 之间存在双向关系,这种模式似乎适合这些发现。然而,该假说对理解共病这一常见形式提出了一些额外的挑战。除了关注潜在混杂因素,长期研究需要追踪 CHD、心境、抑郁和心理社会功能随着时间推移的相互关系。

识别校正多个心脏危险因素是困难的,特别是小样本研究统计过度拟合问题,两个研究团队选择用急性冠脉事件全球注册(GRACE)分数评价 ACS 后,抑郁对复发性心脏事件的独立效应。GRACE 分数估计新近 ACS 患者死亡的风险。这个分数高度预测甚至心脏事件 5 年后的心脏结局。校正 GRACE 分数降低估计的风险,但抑郁仍是全因死亡和致命与非致命心脏事件综合指数的独立预测指标。GRACE 分数和其他有效预测模式可提供一个有用的替代,以校正 ACS 后抑郁作为心脏死亡危险因素研究的大量混杂因素。

2014 年 AHA 发表的科学顾问声明,批判性综述了抑郁作为 ACS 后发病和死亡危险因素的证据。共计 53 项研究符合综述研究标准,声明认为尽管该综述发表的研究具有异质性,但大量的证据支持 AHA 的推荐,由于 ACS 后患者的不良医学结局,应该提高抑郁危险因素的地位。然而,直到抑郁影响心脏病病程和结局的生物行为机制确认,直到治疗抑郁证明改善心脏结局,抑郁是否是心脏事件因果危险因素的问题,或仅仅是附带现象仍存在争论。

四、生物行为机制

简要概述解释抑郁和 CHD 关系的潜在机制。自 1970 年代以来,抑郁障碍研究显示,存在自主神经系统失调的证据,包括血浆和尿儿茶酚胺水平升高和静息心率增快。Veith 和其同事表明,在这些患者中,循环血浆儿茶酚胺水平升高由系统性交感神经活动增加所致。其他研究发现皮质醇水平升高或地塞米松脱抑制清晨皮质醇水平升高。自主神经系统或下丘脑-垂体-肾上腺轴功能改变对 CHD 抑郁患者心脏结局的潜在作用是清楚的,导致了 CHD 患者和抑郁的研究。

(一)心脏自主神经功能障碍

CHD 患者抑郁的研究发现有许多心血管功能障碍指标,包括 24h 和静态心率增加、物理应激心率增加、心率变异性(HRV)降低和压力感受器敏感性下降、反映心室复极化异常的 QT 变异增加和心率震荡。所有这些指标与死亡率和心脏发病率升高关联,特别是易感人群如 MI 前。

HRV 测量广泛用于人类心脏自主活动的研究。心脏节律的心率搏动变异主要由自主神经系统调节内在的心脏起搏器决定。HRV 反映了交感神经和副交感神经调节心率的平衡性,低 HRV 反映心脏副交感不足和(或)心脏交感神经调节过度。低 HRV 是新近 MI 患者死亡,甚至稳定 CHD 患者发病和死亡的强预测指标。

多数 CHD 患者的研究发现,抑郁患者比非抑郁患者有低 HRV 和高心率。然而,也有例外,Gehi 等(2005)报道稳定 CHD 患者 HRV 和高分抑郁问卷无关联。然而,这些数据二次分析发现,抑郁的躯体症状(如失眠)而非认知症状(如罪恶感)与低 HRV 关联。该观察提出了一种可能性,低 HRV 可能在某些抑郁亚型更为常见。

为了确定低 HRV 是否解释抑郁对死亡率的影响,有学者对注册 ENRICHD 临床试验的 311 例抑郁和新近急性 MI 患者和 367 例符合 ENRICHD 医学纳入标准的非抑郁患者进行了研究,由于极低频功率(VLF;0.0033~0.04 Hz)对 MI 前患者预后的重要性,该研究选择 VLF 作为 HRV 主要指数。尽管 HRV 的生理决定因素尚未完全清楚,VLF 不受 β 受体阻滞剂的影响,但阿托品可显著降低,这表明副交感神经系统是重要决定因素。抑郁患者比非抑郁患者 VLF 显著降低。为期 24 个月(中位数)的随访研究,共计死亡 47 例(6.1%),发现抑郁患者有较高的全因死亡风险,即使校正了潜在混杂因素(HR 2.8,95% CI 为 1.4~5.4,$P<0.003$)。VLF 进入模型,抑郁的风险比下降至 2.1(95% CI 为 1.1~4.2,$P=0.03$),显示 VLF 解释约 1/4 的总体死亡率。将对室性期前收缩的心脏反应(心率震荡)测量加入模型,校正风险比下降至 1.6(95% CI 为 0.8~3.4,$P=0.18$)。因此,VLF 和心率震荡结合可解释几乎一半抑郁对这些患者生存的影响。这些结果不能证明,抑郁、自主神经系统功能障碍和急性 MI 后死亡率之间存在因果联系,但这些发现与这种可能性是一致的。

相反,Whooley 和其同事发现,在医学稳定 CHD 患者样本,将 VLF 添加至模型并没有减少抑郁对心脏事件的影响。他们前期的研究显示,抑郁的躯体症状而非认知症状与低 HRV 关联,但他们后续研究仅检测了 VLF 和认知与躯体症状计分的抑郁量表分之间的关系。

(二)炎性

炎性过程与冠状动脉疾病的进展和心脏事件包括

MI存在关联。抑郁伴有高水平的炎性生物标志,包括促炎性细胞因子、急性期蛋白、趋化因子和黏附分子。荟萃分析发现,C反应蛋白(CRP)和白介素-6(IL-6)水平升高与抑郁关联。这些指标也被发现,抑郁和共病CHD患者升高。另一项荟萃分析表明,重性抑郁肿瘤坏死因子水平增加。所有这3项指标与CHD心脏事件危险因素增加关联。证据也显示,炎性与抑郁存在双向关系,因此,炎性可导致抑郁症状,而抑郁可促炎性。

有几项研究已调查了炎性介导抑郁和CHD事件风险关联的程度。尽管多数研究发现,抑郁患者CRP、IL-6和可溶性细胞黏附分子-1往往会升高,这些炎性标志解释估计风险≤20%。因此,尽管炎性可促成抑郁对CHD事件的影响,但该机制仅能解释总体效应相当小的部分。

没有证据表明,炎性解释CHD抑郁相关发病和死亡的程度。Whooley和其同事发现,在随访1017例稳定CHD门诊患者的校正模型中,CRP降低抑郁对心脏事件的影响为11.3%。两项MI前患者的研究,与非抑郁患者比较,也未发现抑郁患者高水平炎性标志的证据。这些数据表明,急性MI后立即的炎性评估不能解释抑郁对心脏结局的影响。然而,随着抑郁与CHD患者更多炎性指标的研究,包括抗炎性细胞因子的活动,炎性在抑郁和心脏结局之间的联系将更为突出的作用。

炎性标志水平并非所有抑郁个体均升高。例如,炎性和抑郁的关系甚至取决于种族和其他因素。因此,炎性对某些抑郁CHD个体的预后有影响,但并非所有个体。此外,在许多这些研究中,抑郁评估的方法并非最优化。例如,已证明CRP与持续性抑郁而非一过性抑郁有较强关联关系。然而,很少有研究包括抑郁的重复测量。一过性和持续性抑郁案例混合一起简单分析,前者会弱化与CRP的总关联。

(三)内皮功能障碍

内皮功能障碍与多数传统心脏危险因素关联,可以检测早期动脉硬化过程的前临床阶段。通常情况下,血管内皮细胞产生一氧化氮维持血管张力和抑制平滑肌细胞生长,白细胞黏附和血小板聚集。在内皮一氧化氮降低时,发生内皮功能障碍,从而使动脉粥样硬化过程不受限制。有证据表明,即使缺乏其他心脏危险因素,抑郁与内皮功能障碍关联。

内皮功能障碍可通过测量血流介导扩张(FMD)确定。在FMD检测期间,通过内皮切应力反应性充血增加诱发内皮依赖性血管扩张。在一篇抑郁与FMD关系的综合性综述和荟萃分析中,Cooper和其同事纳入12项研究,共计1491例成年人。这篇综述的所有研究是FMD和抑郁心境相关的横断面或回顾性分析。

跨不同人群包括健康成人和CHD患者,荟萃分析发现相关的综合效应值为$r=0.19$(95% CI为$0.08\sim0.29,P=0.001$)。其他心脏危险因素或共病患者这种关系较强($r=0.29$),也有些研究选用最大血管扩张作为量化FMD($r=0.27$)。

(四)血小板功能障碍

促进凝血、血小板活化和血小板聚集对ACS起重要的作用。现有的证据表明,躯体健康的抑郁和CHD患者的抑郁二者凝血、血小板活性,特别β-血小板球蛋白和血小板因子4这些指标水平升高。迄今为止,这些指标作为抑郁和ACS关系的潜在介质尚未评价。然而,由于没有单一测量或指标充分反映血小板生物学或功能,测量血小板功能和临床结局关联的任何尝试都存在问题。因此,尽管血小板功能障碍可导致抑郁和心脏结局关联,该途径评价可能充满挑战。

(五)医疗方案的依从性

抑郁与慢性躯体疾病治疗依从性差有关。在心脏病患者中,抑郁预测药物治疗方案、危险因素矫正干预和心脏康复的依从性降低。用电子药物监视器获得依从性的客观数据发现,与CHD非抑郁患者比较,CHD患者抑郁显著降低每日阿司匹林方案的依从性。Rieckmann和其同事对ACS后,172例患者进行了为期3个月的研究获得了类似的结果。这些观察结果是非常重要的,因为CHD患者不依从药物如阿司匹林、他汀类药物、抗血小板药物和血管紧张素转化酶抑制剂与心脏发病率和死亡率有关。然而,据我们所知,仅有一项研究检测依从性差是否介导抑郁对心脏结局的影响。令人惊讶的是,该研究发现,在稳定CHD患者,自陈式心脏药物治疗依从性仅能解释抑郁与心脏事件关联影响约5%。是否依从性的客观测量能解释更多的抑郁影响,或是否依从性介导新近心脏事件患者较多影响目前仍不清楚。

(六)躯体活动缺乏

许多研究发现,CHD患者抑郁与躯体活动缺乏有关。大多数并非全部,研究久坐行为作为抑郁和心脏结局的中介作用,发现久坐行为解释相当大比例抑郁相关心脏事件风险。在心血管健康研究中,一项5888例老年患者(平均年龄72.8±5.6岁)的队列研究,每年评估抑郁症状,并在基线、3年和7年评估自陈式躯体活动。平均10.3年后,躯体活动和抑郁症状二者均是心血管死亡的独立预测指标,且彼此密切相关。当躯体活动缺乏添加至抑郁模型中,抑郁相关风险减少26%。抑郁相关风险降低与有CHD(25%)或无CHD(23%)亚组相似。即使抑郁影响患者的反应,但多数研究仍选用自陈式问卷测量躯体活动。然而,Whooley和其同事在抑郁和心脏事件模型中,运动能力客观测量代替自陈式评估发现相似的影响。

(七)多因素模式

2013 年,Burg 和其同事提出心脏结局的线性模型,认为一个或多个危险因素独立发挥作用,过程过分简单。作为一种替代方法,研究人员提出了一个"完美风暴"概念模型,心脏事件是来自多种因素和环境事件的融合,激活了关键的病理生理过程。在该模型中,抑郁可能与任何或所有上述因素有关,但并非总是单因素导致心脏事件。该模型非常引人注目,强调了抑郁导致心脏发病和死亡过程的复杂性。

五、治疗

许多 CHD 抑郁治疗方法已进行随机临床试验,包括抗抑郁药物(如西酞普兰、氟西汀、米氮平和舍曲林),认知行为治疗(CBT),人际心理治疗、运动和阶梯疗法。多数试验发现,干预研究是优于对照条件。尽管 CHD 抑郁患者抗抑郁药物独立治疗试验的效应值是适度的(d=0.20～0.38),与精神病患者抗抑郁药物发表的和未发表的试验效应值相似(d=0.24～0.35)。很少有证据表明,CHD 患者抑郁的任何治疗形式疗效低于躯体健康的抑郁患者。然而,单胺氧化酶抑制剂和三环类抗抑郁药有心脏毒性作用,很少用于治疗心脏病患者的抑郁。

几个大规模随机对照试验已检测治疗抑郁是否能改善 CHD 患者的医学结局。最大规模的是 EN-RICHD 研究,旨在确定急性 MI 后,治疗抑郁和社会支持不足是否减少心肌梗死复发和死亡的风险。2481例(女性 1084 例,男性 1397 例)重性或轻度抑郁和(或)低感知社会支持患者样本随机分配接受单独常规治疗或 CBT 加常规治疗。有严重抑郁或对 CBT 无效的干预组患者也给予舍曲林。6 个月后,与常规治疗组比较,干预组的抑郁显著改善,但组间差异较小,且无临床意义。其他两个试验也发现抑郁存在适度的差异。在心脏终点,无任何试验(包括 ENRICHD)发现存在组间差异。

一项小规模(n=157)的研究,即 COPES 试验,旨在确定 ACS 后的阶梯疗法抑郁干预的可接受性和有效性。调查人员发现,治疗组和对照组抑郁结局存在显著差异,尽管样本较小,在试验期间,干预组有降低死亡或住院风险的趋势。然而,经过 12 个月随访,这一趋势逆转,导致组间无总体差异。

一项荟萃分析研究,选用 5-羟色胺再摄取抑制剂治疗 CHD 患者抑郁,总体而言,对抑郁有积极作用,但干预组和对照组死亡率或 CHD 住院无差异。然而,该研究显示,当非随机研究包括在分析中,患者的住院和死亡率略有下降。

治疗组和对照组抑郁结局的小差异和大规模试验

的少量终点,探测抑郁治疗对心脏发病或死亡的作用是困难的。然而,3 项最大规模试验二次分析发现,经过治疗抑郁症状显著改善的患者比那些症状轻微或无改善的患者生存时间更长。例如,在 ENRICHD 干预组,自基线到 6 个月抑郁症状改善和生存超过 6 个月之间存在线性关系,校正所有主要人口和死亡的医学预测指标后仍然显著。干预组的改善与医疗或可能干扰参与治疗的物流问题无关。

ENRICHD 和其他大规模试验的二次分析提示,如果抑郁改善,生存时间延长。在 MI 前抑郁患者运动训练和心脏康复的非随机试验,心衰患者抑郁干预的非随机和随机临床试验均有类似的结果。当然,证明抑郁改善与生存时间的关系,不像抑郁干预比对照条件改善生存时间让人信服,但这是能获得的最好证据。据我们所知,目前尚无大型临床试验正在实施或计划实施来解决治疗抑郁是否能改善 CHD 患者生存时间的问题。

六、未来研究

大量证据表明,抑郁是心脏发病和死亡的危险因素,包括无临床证据的 CHD 和确诊 CHD 患者。虽然残余混杂因素仍然可能解释某些影响,但多数证据支持抑郁的独立作用。几个临床试验检测治疗抑郁对心脏结局的影响缺乏阳性结果,然而,导致一些研究人员得出结论,抑郁可能不是这些患者合适的治疗靶。

与多数心脏病学试验比较,目前 CHD 患者治疗抑郁的临床试验样本太小。随着心血管死亡率持续下降,检测任何治疗的生存获益变得越来越困难。不幸的是,对 CHD 患者安全的抑郁治疗方法仅略有效果。继续进行的研究是针对这些患者发展更有效的抑郁治疗方法。然而,另外的研究需要关注抑郁对心脏结局影响的中介因素,识别抑郁高风险亚型或症状,将有助于提供更好的干预靶。

正如前面所讨论的,抑郁与似乎合理的生物途径和行为途径有关,生物途径包括炎性增强和自主神经系统功能改变,而行为途径包括饮食和药物治疗依从性差和久坐不动的生活方式。然而,这些介质仅能解释小部分中介相关风险。很少潜在机制的研究同时评估多个候选因素。因此,假定介质间的关系鲜为人知。这些介质可能是增加或协同作用,或代表常见病因学的不同表达方式(如下丘脑-垂体-肾上腺轴功能障碍)。有些假定机制如炎性增加,很大程度上可能是抑郁相关其他危险因素的结果,如肥胖、躯体活动缺乏或吸烟。此外,并非所有抑郁患者都有低 HRV,炎性标志水平升高,或任何其他可能的介质异常。不同的途径可能介导不同抑郁亚组患者的心脏风险。的确,也许有些并非全部,抑郁患者心脏风险增加。这些问题在未来的研究应该探索。

行为危险因素,尤其是久坐不动的行为和医学治疗方案依从性差,也许是除了抑郁之外的干预靶标。心脏病患者的常用药物可改善许多生物介质,但前提是患者依从治疗方案。提高患者依从性的方法已有研究,但未来研究需要确定如何最好地提高CHD抑郁患者的依从性。

2012年,有作者认为,识别带来高风险心脏事件的抑郁亚型或特定症状的研究是有前途的,但方法学问题和结果矛盾难于获得任何确切结论。自那时起,研究继续探索抑郁的躯体症状如疲劳或睡眠问题比认知症状如罪恶感或死亡想法是更好的心脏风险预测指标。其他研究发现,疲劳和睡眠问题是抑郁治疗前最常见的症状,且符合临床治愈或缓解标准患者最有可能残留的两个症状。例如,一项为期3年的初级保健患者的研究,治疗前患者报告精力缺乏和睡眠问题分别为90%和85%,抑郁治疗缓解后,这些症状持续存在分别为35%和39%,而两个抑郁核心症状——悲伤和兴趣缺乏仅有21%。如果躯体症状与心脏发病和死亡相关更强,这些发现将有助于解释生存改善困难,甚至抑郁的"成功"治疗。

研究需要确定如何最好将抑郁的躯体症状作为目标。虽然目前没有证据,任何传统的治疗对特定症状或抑郁症状群组更为有效,CHD抑郁患者这个领域尚未较好地研究。运动,已证明可缓解疲劳,改善睡眠,适度改善抑郁。其他抑郁治疗仍残留这些躯体症状时,运动可作为主要干预或增效策略。有氧运动对降低心率,提高HRV,增加抗炎性细胞因子水平和降低促炎性细胞因子水平有额外的益处。标准抑郁治疗睡眠问题无效,也可考虑将CBT作为睡眠障碍的辅助治疗。研究检测这些干预与其他解决基线或传统治疗后躯体症状的方法是必要的。

七、结论

自20世纪80年代后期,抑郁作为心血管病发生或发展的危险因素已进行了数以百计的研究,可解释这种风险的生物行为途径和几个大型治疗试验一起研究。如果威廉·哈维爵士(Sir William Harvey)知道多少工作最终将致力于该领域,他最初观察后用了多长时间才开始这项工作,他可能会非常惊讶。抑郁怎样增加心脏事件的风险,成功的抑郁治疗能否降低这种风险,这些问题仍有待回答。我们希望进一步研究,对这些问题给予明确的回答,用更少的时间确认哈维的初步观察。

12. 急性肺栓塞干预策略

广州省人民医院　姚　桦

在最近的几十年中,相对于严重心血管疾病的现代治疗策略,如急性心肌梗死和脑卒中,急性肺栓塞(acute pulmonary embolism,PE)的治疗手段和治疗结局仍然没有太大改变。近年来,这种现状正在被改变,各国指南相继更新,新的治疗策略和治疗手段正在不断探讨中。本文主要探讨多学科合作 PE 治疗团队的建设,以及除了抗凝治疗以外可能的治疗措施如介入治疗等,虽然这些治疗方法目前还缺乏足够的循证医学证据支持,但也正因如此,更需要广泛呼吁以引起足够的重视。

一、急性肺栓塞的危险分层和严重指数

1. 危险分层　PE 的治疗方案需根据病情严重程度而定,因此必须迅速准确地对患者进行危险度分层以制定相应的治疗策略,美国心脏协会(american heart association,AHA)指南根据是否伴有血压降低、合并右心功能障碍,将 PE 分为低危、中危(次大面积)和高危(大面积)对 PE 进行危险分层(表 1),欧洲心脏病学会(European Society of Cardiology,ESC)指南进一步将中度危险因素组细分为中低危风险和中高危风险亚组,中高危风险组存在右心功能不全和生物标志物升高。

表 1　急性肺栓塞的危险分层

危险分层	临床表现
大面积肺栓塞(高危)	急性肺栓塞伴持续性低血压(收缩压＜90mmHg,持续 15min 以上,并除外心律失常、低血容量、败血症、左心室功能不全)或需要升压药支持;或无脉;或持续心率＜40/min,有休克的症状或体征
次大面积肺栓塞(中危)	急性肺栓塞,收缩压＞90mmHg,合并有右心室功能障碍或心肌坏死 右室功能障碍表现为下列其中 1 项: 　右心室扩张:超声心动图心尖四腔心切面右心室直径与左心室直径之比＞0.9,或右心室收缩功能障碍 　CT 示右心室扩张:(四腔心切面示右心室直径与左心室直径之比＞0.9) 　BNP＞90pg/ml),或 NT-proBNP＞500pg/ml) 　心电图改变:新发完全性或不完全性右束支传导阻滞,胸前导联 ST 段抬高或压低,或 T 波倒置 　心肌坏死表现为以下其中一项:TnI 升高(＞0.4ng/ml)或 TnT 升高(＞0.1ng/ml)
低危肺栓塞	急性肺栓塞不伴有预后不良的标志物,排除大面积或次大面积肺栓塞

2. 指数　不伴休克或低血压为非高危患者,需应用有效的临床预后风险评分肺栓塞严重指数(pulmonary embolism severity index,PESI),或其简化版本 sPESI(表 2),以区分中危和低危患者。

表 2　原始和简化版肺栓塞严重指数(PESI)

因素	原始版本	简化版本
年龄	以年龄为分数	1分 (年龄＞80 岁)
男性	+10 分	—
肿瘤	+30 分	1分

续表

因素	原始版本	简化版本
慢性心力衰竭	＋10 分	1 分
慢性肺部疾病	＋10 分	
心率＞110bpm	＋20 分	1 分
收缩压＜100mmHg	＋30 分	1 分
呼吸频率＞30/min	＋20 分	—
体温＜36℃	＋20 分	—
意识改变	＋60 分	—
血氧饱和度＜90%	＋20 分	1 分

危险分层

Ⅰ级：≤65 分，30d 死亡风险很低（0～1.6%）

Ⅱ级：66～85 分，30d 死亡风险低（1.7% ～3.5%）　　0 分＝30d 死亡风险 1%（95% CI，0.0%～2.1%）

Ⅲ级：85～105 分，30d 死亡风险中等（3.2%～7.1%）　　≥1 分＝30d 死亡风险 10.9%

Ⅳ级：106～125 分，30d 死亡风险中等（4.0%～11.4%）　　（95% CI，8.5%～13.2%）

Ⅴ级：＞125 分，30d 死亡风险很高（10.0%～24.5%）

二、建立多学科合作的肺栓塞管理团队，开辟肺栓塞治疗绿色通道

尽管病死率高，许多高危和中高危 PE 患者，仍然能从传统的单独抗凝治疗中获益。因而，应该采取积极的强化治疗措施，包括溶栓治疗，经导管介入治疗和外科栓子清除术。就像已经在许多医院建立的胸痛中心一样，成立一个管理 ST 段抬型高心肌梗死（ST-segment elevation myocardial infarction，STEMI）的团队，能够更科学更有效地管理患者。规范化管理 PE 也需要建立一个多学科专家组成的团队（pulmonary embolism response teams，PERT），一个 PERT 的建立需要包括以下各方面训练有素的专家：血管医学、肺急诊医学、急救护理、药学、介入心脏病学、放射科、血液科、血管外科和心胸外科。不是每个医院都能够有这么多亚专业系统。但至少应包括药学、介入心脏病学、放射学和外科的专家。因为治疗决策的制定需要了解所有治疗方法的风险和获益，PERT 的职责是及时评估每一个病例，全面检查，审阅所有可得到的资料，认真讨论分析，制定一个最佳治疗方案。在某些高危 PE 患者，病情恶化迅速，是决定给予静脉溶栓，还是直接送导管室接受介入治疗，或是接受外科血栓清除手术，需要迅速由有经验的 PERT 成员来决定。

PERT 团队管理的关键是能够迅速激活整个团队，要制定有效的诊断处理流程（图 1）。必须有一个可以方便进入的在线系统，方便所有成员调阅所有相关医疗信息，包括 CT、超声心动图、心电图和实验室数据。应该尽量利用现有系统，如医院电子病历系统、影像系统、虚拟会议室、胸痛中心或急性脑卒中应急系统。此外，应该有一个合适的区域，以便能更好地管理高危和中高危 PE 患者。这个区域的定义是能够方便各专业团队医生参与 PE 患者管理。一个有血管外科或心胸外科专家、心血管病专家和急救护理专家共同组成的心血管病重症监护病房是一个理想的选择。

根据胸痛中心的经验，最好能够在国家层面上成立 PERT 联盟，在联盟的平台上，各参与单位可以分享各自的管理经验，规范管理措施。可以组织进行多中心注册登记研究及大规模随机临床研究，以期得到更充分的循证医学证据支持新的治疗方法，如评价介入治疗措施对高危 PE 患者的治疗意义。

2015 年 5 月，由麻省总医院 PERT 主办的美国国家 PERT 联盟启动会议在波士顿举行，大约有 40 家医院参加了这个联盟。它的一个重要行动是呼吁收集和共享 PE 患者的资料。鼓励 PERT 专家们建立审查委员会制度，批准志同道合的机构间共享数据库资源，以便于进一步促进 PE 患者的管理，未来，将会有更好的治疗方案和更丰富的临床实践的经验。

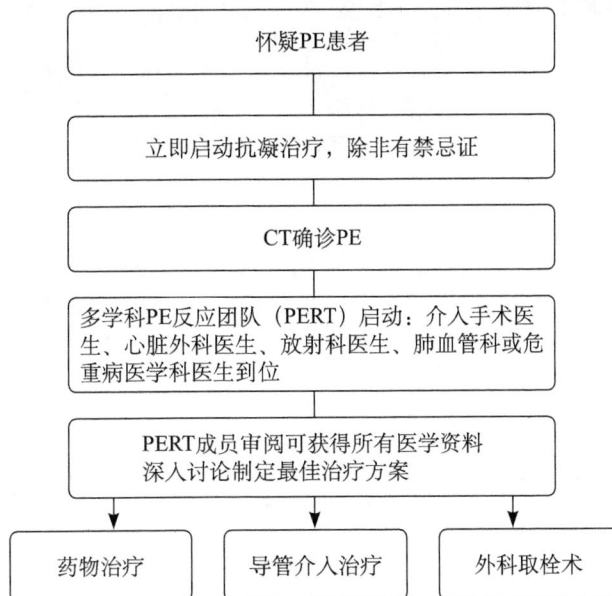

图 1　PERT 流程

三、溶栓治疗

传统治疗,在高危患者,静脉注射纤维蛋白溶解剂被认为是主要的强化治疗选择(作为首选治疗),尽管单独在高危 PE 患者应用的证据支持不多,因为许多临床研究筛选接受静脉溶栓和抗凝标准治疗的患者包括了中高危 PE 患者。一项包括了高危 PE 人群的荟萃分析,结果显示静脉溶栓降低了 PE 复发和死亡复合终点,而不单独是死亡率的降低。单变量分析大量住院患者发现,在不稳定的 PE 患者中,接受静脉溶栓治疗与降低死亡率有关,但是,仅有 30% 的不稳定 PE 患者能够接受这种治疗。

中高危 PE 患者在随机临床试验中有更好的表现。MAPPET-3 研究(PE 管理、决策和预后研究),入组了 256 例 PE 伴有肺动脉高压或右心功能不全患者,随机静脉注射阿替普酶 100mg 或安慰剂,输注时间 2h 以上,强化抗凝治疗。结果显示,静脉注射阿替普酶与进一步需要升级的治疗低危患者拥有相似的死亡风险。两组死亡率均低于预期(阿替普酶组 3.4%,安慰剂组 2.2%;P＝0.71)。最近,PEITHO(PE 溶栓试验),随机入组了 1006 例中高危 PE 患者(血压正常、右心室增大、肌钙蛋白水平升高),接受替奈普酶或安慰剂治疗,PEITHO 研究显示,替奈普酶降低主要终点用药 7 天血流动力学障碍,但显著增加了出血性脑卒中(大多数患者年龄超过 75 岁),死亡率两组相似。较小型的 MOPETT 研究(改良的 PE 溶栓治疗研究),入组了 121 例中危 PE 患者,使用半量阿替普酶

(最大剂量 50mg,使用时间超过 2h)加抗凝治疗与单独抗凝治疗对比,随访时间 28 个月,结果显示低剂量阿替普酶溶栓能够降低肺动脉压力,并且没有重大出血事件。1 700 例溶栓临床研究的荟萃分析,包括了导管指引溶栓治疗(catheter-directed fibrinolysis,CDF)的中危 PE 患者,显示了溶栓带来的有统计学意义的死亡率降低,但出血风险显著增加,而当分析排除了年龄超过 65 岁的患者人群后,似乎收益大于风险,值得强调的是,这个患者年龄低于 65 岁组亚组分析是研究的事后分析,包括荟萃分析。

总而言之,这些临床研究显示静脉溶栓治疗能够改善高危和中高危 PE 血流动力学指标,也可能降低 PE 复发风险和 PE 相关的死亡率,然而,这些获益伴随的是严重出血事件和颅内出血风险的增加。

四、介入治疗

(一)介入治疗之前

除非有禁忌证,当怀疑 PE 时,在进行其他检查之前,应尽快启动抗凝治疗,静脉注射普通肝素是一个很好的初始选择。PE 确诊后,需要进行危险分层和 PESI 评分,PERT 能够帮助临床医生对每一个患者做危险分层和选择最佳治疗策略。低危患者不需要启动 PERT,可以只接受抗凝治疗。仅有高危 PE 患者需要考虑介入治疗,而这种治疗的合理性仍在被评估。当 PERT 启动,组成人员要进行会诊,全面查阅患者的所有相关医学资料,包括现病史、血流动力学不稳定的症状和体征、生命体征、CT、超声心

动图和实验室检查,团队成员要讨论溶栓治疗、介入治疗和外科血栓清除术的适应证和禁忌证,并和患者及其家属讨论每种治疗方案的风险和益处(图2)。

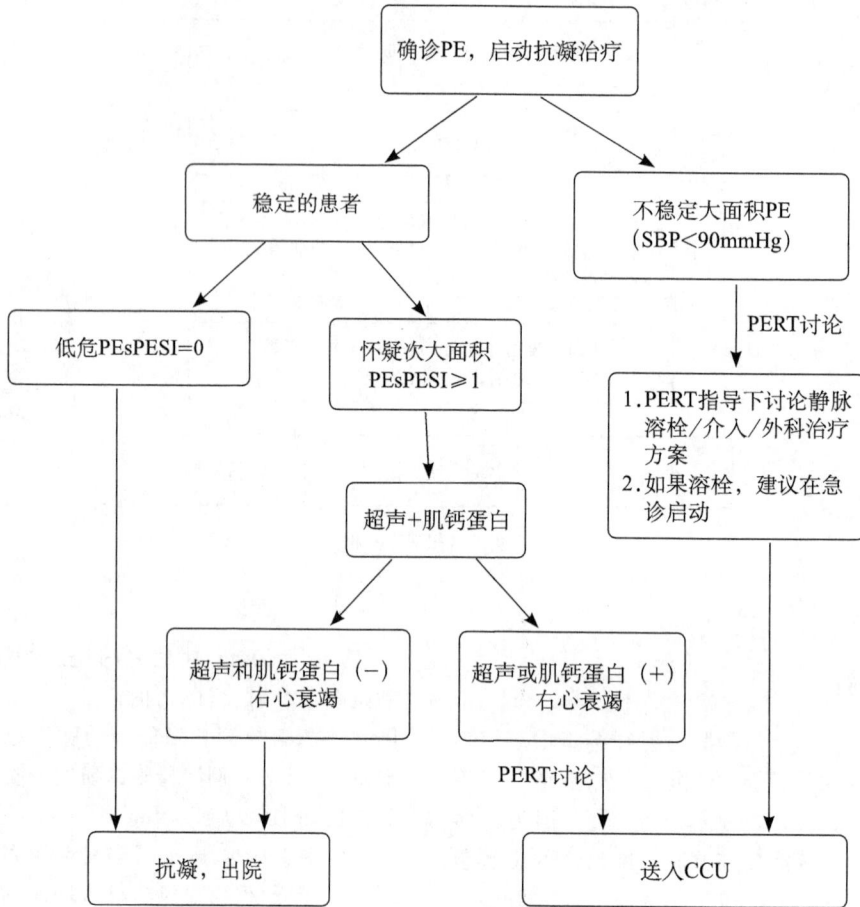

确诊PE,启动抗凝治疗

稳定的患者

不稳定大面积PE
(SBP<90mmHg)

低危PEsPESI=0

怀疑次大面积
PEsPESI≥1

PERT讨论

1.PERT指导下讨论静脉溶栓/介入/外科治疗方案
2.如果溶栓,建议在急诊启动

超声+肌钙蛋白

超声和肌钙蛋白(－)
右心衰竭

超声或肌钙蛋白(＋)
右心衰竭

PERT讨论

抗凝,出院

送入CCU

图2　PERT决策PE诊断流程

(二)介入治疗

介入治疗的目的是迅速解除肺动脉阻塞障碍,恢复肺循环血流,提高心排血量和逆转血流动力学不稳定。经导管介入治疗(catheter-directed therapies,CDT)包括血栓捣碎、血栓抽吸和低剂量局部溶栓,下面将分别进行讨论。对于病情不稳定的患者,或者有溶栓禁忌证、需要立即进行介入治疗,机械性捣碎血栓、血栓抽吸的方法都可以尝试。美国 AHA/ACC 将基于导管的介入治疗写入 PE 指南,但由于缺乏随机临床研究的证据支持,作为先进的治疗方法,其推荐级别有限。

1.血栓捣碎　PE 的血栓捣碎和抽吸有助于大面积 PE 患者稳定病情,特别是当全身溶栓有禁忌证或溶栓失败时,这些技术已经有一些成功的经验。通过在肺动脉栓塞部位旋转猪尾导管,血栓能够被捣碎,其目的是在主要的肺动脉分支部分减轻阻塞,减少右心室负担。单独捣碎血栓可引起远端栓塞并可能恶化远端分支阻塞。因此,血栓捣碎通常与小剂量溶栓剂局部输注联合使用,例如:4～10mg t-PA 同时输注,或者通过保留在原处的导管先输注药物,随之进行血栓抽吸,能够降低栓塞进一步恶化的风险。血栓捣碎也可以通过血管成形术球囊膨胀来完成,小心地保持大血管膨胀,并选择一个小于动脉直径的球囊,通过一个普通指引导管进行操作,在选择球囊导管前,需注意判定远端动脉的大小。

2.经皮机械性血栓清除方法　经皮机械血栓清除术(percutaneous mechanical thrombolysis,PMT)是利用不同设备和物理方法,利用经皮介入的途径分解和清除血栓的技术总称,近年来发展迅速,弥补了既往传统治疗方法的不足。

许多经皮介入的设备已经被用于不稳定 PE 患者(表3),它们的作用是缓解肺循环阻塞,由此可以立即改善患者的血流动力学障碍,并减少潜在的肺动脉压升高的长期风险。

任何介入治疗潜在的并发症包括：肺动脉损伤、心包压塞、体循环大出血、血流动力学恶化、远端栓塞和"无复流"现象以及穿刺点出血。荟萃分析显示 CDT 中使用 10-F 低流量的设备，报道的并发症分别是 7.9% 和 2.4%。轻微的并发症包括：腹股沟血肿，但不需要输血；一过性的心动过缓、心脏传导阻滞、血红蛋白尿、轻度咯血、暂时性肾功能不全、栓子错位($N=1$)，和肺动脉开裂($N=1$)。严重的并发症包括：腹股沟血肿需要输血，大量咯血需要输血，肾衰竭需要血液透析，心包压塞($N=1$)和死亡($N=5$，心动过缓和窒息、远端栓塞、脑出血各 1 例，加上 2 例非特定的手术相关死亡)。

(1)血栓抽吸：血栓抽吸可以使用常规的 8-F 指引导管或专门的导管。第一个血栓抽吸导管是格林菲尔德(greenfield)的血栓清除术导管，由在直导管的顶端加一个抽吸杯组成。其复杂性及需要外科切口进入阻止了它被广泛采用。其他专门用在外周血栓的设备也被超适应证用在 PE 的治疗。这包括 10-F 的 Aspirex 血栓切除术导管(Straub Medical、Wangs、Switzerland)，它是旋转捣碎血栓和抽吸相结合。另一个 7-F Helix Clot Buster(ev3,Plymouth,Minnesota) 和 8-F 到 14-F Ponto XL 导管(Vascular Solution，Minneapolis，Minnesota)被批准用于透析移植血管血栓形成治疗。

表 3　PE 的介入治疗设备

设　备	规　格	作用机制
猪尾导管	6-～8-F	捣碎
外周球囊	65～10mm	捣碎
导管指引溶栓	6-F	直接输注溶栓药物
超声加速血栓溶解	6-F	直接注入溶栓剂，加上超声加速血栓分离，当前唯一获 FDA 批准的用于 PE 治疗的介入治疗方法
指引导管	6-～10-F	手动抽吸
Pronto XL 导管	6-～14-F	手动抽吸
Penumbra Indigo 系统	6-～8-F	真空泵抽吸
Inari Flow Triever	22-F 鞘	血栓捣碎、回收和抽吸
AngioVac	26-F 鞘，18-F 套管	大容量的抽吸和回收，利用离心泵进行血液过滤和回收

(2)Angiojet 流体血栓抽吸系统(Angiojet Rheo-lytic Thrombectomy,Possis,Minneapolis,Minnesota)。这是一套由 8-F 外周导管，利用了流体力学的 Venturi-Bernoulli 效应，在导管末梢使用多个高流量盐水喷射装置，通过在导管内的小裂隙形成一个低压真空装置，可以进入和破碎血栓。荟萃分析显示使用该设备的高并发症发生率和高死亡率，包括大量咯血、肾衰竭和由于心动过缓和窒息死亡，或广泛的远端栓塞，因此导致美国食品和药品监督管理局(the food and drug administration,FDA)对 Angiojet 用于 PE 给予了黑框警告。

(3)其他的栓子清除装置：AngioVac 血栓清除装置(Angiodynamics,Latham,New York)，包括一个 22-F 静脉导管，能够利用离心泵吸出软的血栓，静脉再输注导管能够用于心肺转流术。这是 FDA 批准的血栓清除装置，用于清除血管内新鲜血栓、软血栓和栓子。AngioVac 由一个可膨胀球囊、漏斗形的远端装置等组成，可以吸出较大块的血块。选择患者身体的两个部位以放置大的静脉鞘管(通常是股静脉或颈内静脉)，一个 26-F 鞘管放置在 1 根静脉，而 1 个 18-F 再输注套管放置在另一根静脉，然后将 AngioVac 套管连接到离心泵，将流出管连接到 18-F 再输注套管，形成一个"静脉—静脉"旁路系统。套管插入到 26-F 鞘管内，一直伸展到血栓的部位，将血栓吸出，再通过一个过滤桶连接到离心泵的近端，经过过滤的血液通过连接管回流到再输注套管。这套设备的局限性是需要使用大型的鞘管开通通路，出现出血并发症的可能性很高，抽吸导管相对僵硬，难以进入右心室和肺动脉。此外，需要一个对 AngioVac 系统设置和操作有丰富经验的灌注师操作，因为学习使用需要有一个过程。AngioVac 已经被应用于 PE 治疗，很多时候也用于滤过从腔静脉到右心房的血栓。由于其启动的速度较慢，可能会影响在高危 PE 的应用，未来的升级改进可能会促进其更多地用于 PE。

FlowTriever 装置：FlowTriever 导管(Inari Medical,Irvine,Calafornia)是一种最近获 FDA 批准的用于血管内血栓和栓子清除的装置。FlowTriever 装置由 3 个部分组成：带有 3 个自膨胀镍钛诺合金圆盘的血流回收导管、负压指引导管、回收吸引导管。置入需要一个 22-F 静脉鞘。FlowTriever 装置通过导丝到达血栓，将膨胀圆盘打开，圆盘和被碎解的血栓通过抽吸导管被收回。该装置设置很快速，装置的使用需要一个学习过程。设备的不足之处：需要大的鞘管打开通道，需要操作大口径的导管进入肺动脉。

Penumbra Indigo 血栓清除系统：靛蓝机械去栓系统(Penumbra,Inc.，Alameda,California)由一个泵、6-F 到 8-F 直导管或成角度导管以及一个分离器组成。它被批准用于外周动脉或静脉系统的血栓清除。它的优点是只需要一个 8-F 静脉鞘,而且能很迅速通过导丝进入肺动脉系统,当导管放置到最接近血栓的地方,血栓清除导管能够进入,吸引力由 ACER 泵提供。

3.导管内溶栓(CDF) 介入治疗最常见和最简单的方法,是通过放置在阻塞肺动脉

处的导管,在局部缓慢注入溶栓剂。CDF 最适合于大多数稳定的患者,或者虽然血栓的解决需要几个小时,但血流动力学能保持稳定的患者。

全剂量的全身性溶栓有助于高危 PE 患者的病情稳定及降低肺动脉压力,但代价是增加了全身出血风险,在接近或进入肺动脉血栓的局部小剂量溶栓的做法越来越受关注。遗憾的是,支持这种治疗方法的证据有限并且大多数是小样本的研究。一个研究入组了34 例患者,血管造影显示大面积 PE,采用静脉注射或导管内注射 t-PA 50mg,用药时间 2h 以上,两种治疗方法显示相近的血管造影结果、血流动力学指标和安全性。然而,这个研究中局部溶栓用药的剂量是传统的剂量,远比现在使用的剂量要高。在一个新近的前瞻性注册登记研究中,入组了 101 例高危和中高危 PE 患者,使用 CDF 方法治疗,研究显示肺动脉压力明显降低、右心室功能改善,没有报道主要并发症、大出血或脑卒中。仅出现低危的并发症,因此可以考虑 CDF 用于有全身溶栓禁忌证、高危的、病情已经稳定的 PE 患者,以及中高危的伴有右心功能不全、生物标志物升高的 PE 患者,特别是那些认为全剂量全身溶栓增加出血风险的患者。在一个接受 CDF 治疗的 52 例患者的研究中,突出的血流动力学获益是相对于长期存在症状者而言,这些患者存在症状的时间<14d。

目前,可以获得的输注导管均是超适应证用于PE,包括 Gragg-McNamera 导管(ev3, Endovascular Inc.),Fountain 导管(Merit Medical, South Jordan, Utah)和 Unifuse 导管(Angiodynamics)。EkoSonic 导管(EKOS Corp., Brothell, Washington),是目前唯一被 FDA 批准用于高危 PE 的一种导管。

CT 或超声心动图指引下的 CDF,有助于明确需要治疗的栓塞部位,提高疗效。一种超声波加速溶栓技术开始受到关注,但目前证据支持有限,对这种治疗方法是否适用于血流动力学不稳定,需要快速碎解血栓的 PE 患者,或者为预防后续出现的肺动脉高压,是否能够长期获益,还需要进一步的证实。

五、体外辅助装置(血氧和右心室功能辅助装置)

体外膜肺(Extracorporeal membrane oxygenator, ECMO)已经被描述用于大面积 PE 患者,它可以减轻右心室负荷,更重要的是它能够进行氧合作用,改善右心室功能。介入团队有能力安置 ECMO,强调多学科合作的重要性。在许多机构,PERT 成员同时也是 ECMO。ECMO 服务团队成员。经皮穿刺右心室辅助装置的技术(Impella RP, Abiomed, Danvers, Massachusetts)等,作为一种桥接治疗方法,或可用于支持血栓清除后右心室功能恢复,总有一天会被用于大面积 PE。

六、外科血栓切除术

现在的观念认为,外科血栓切除术被认为是 PE 患者最后的治疗方法,经常在患者情况紧急时才被考虑。这种概念的基础来源于 20 世纪 60 年代的资料,那个时候,外科血栓切除术的手术死亡率超过 50%,在某种程度上,这可能是由于选择性偏差,只有患者预后不良时才考虑手术。心脏外科技术的明显进步,使得手术死亡率明显降低。现在是低于 6%。此外,有证据支持接受外科栓子切除术的患者,其长期死亡率明显降低。在 2013 年的一份报道中,27 例外科栓子切除术的患者,没有住院病死率,10 年生存率 93%,晚期的死亡率与 PE 或相关治疗都无关。

七、腔静脉滤器

放置下腔静脉滤器应用于有抗凝绝对禁忌证或者尽管接受充分抗凝治疗,仍然复发的 PE 患者。滤器放置的位置到底是低于还是高于肾静脉,取决于是否存在肾静脉血栓。可回收滤器是可取的,因为它可以降低并发症。美国和欧洲指南均不推荐 PE 患者常规使用下腔静脉滤器。这些建议来自于对中低位患者的管理的 PREPIC2(用下腔静脉预防 PE 复发 2)研究的支持。然而,根据包括美国全国医院样本三大分析系统和来自日本的研究,均表明下腔静脉滤器对于高危或中高危 PE 患者是有益处的。在国际合作的肺栓塞注册系统,在高危 PE 患者中使用下腔静脉滤器,可降低 PE 复发率和降低 90d 死亡率。

八、干预治疗后

介入治疗后,预防血栓复发的关键是维持有效抗凝。然而,最近接受过介入治疗的患者,存在穿刺口出血的风险,可能降低出血风险的一个策略是在鞘管拔出后维持肝素静脉滴注 1~2 h,静脉用抗凝药需与华法林重叠,直至 INR 值达到 2~3 至少 24h。

低分子肝素可以替代普通肝素。另外,非维生素 K 依赖的新型口服抗凝药(non-vitamin K-dependent new oral anticoagulants, NOACs)包括利伐沙班、达比加群、阿哌沙班、依度沙班可用于 PE。然而,没有指南明确指出介入治疗后什么时候、怎么启动这个治疗,特别是在停用溶栓药物时。如果正在服用另一种抗凝药,建议介入治疗后第一个 24~48h 单独使用肝素,然

后停用肝素,同时开始服用 NOACs。这个策略不包括达比加群和依度沙班,这两种药与普通肝素至少重叠5天。

患者从住院到门诊,治疗的平稳过度是很重要的。这包括评价充分抗凝,或新型口服抗凝药的经济承担能力。PE 患者的门诊随访是很重要的,需要熟悉的医务人员进行指导。一些机构将 PE 随访门诊纳入PERT 管理计划中。后续的处理包括:监测抗凝指标,如 INR,纠正抗凝过度。评估抗凝治疗的时长和出血风险,回收下腔静脉滤器,筛查进展为慢性血栓栓塞性肺动脉高压的风险。

九、总结

目前,没有足够的证据强烈支持非高危和中高危PE 患者常规使用除了抗凝以外的前面讨论的治疗措施。大多数 PE 患者应该继续保守治疗,而高危和中高危没有禁忌证的患者可选择有创性治疗。几项研究已经表明这些患者全身性溶栓的获益,但同时也增加了出血的风险。目前,FDA 唯一批准用于 PE 介入治疗的是 EKOS 导管。尽管缺乏足够的研究支持,其他的介入治疗方法,关注的是直接的血栓清除,而不使用或少用溶栓药,这对一些不能接受溶栓治疗或不能等待其生效的患者,或许是一种选择。有些中心报道了外科血栓切除术作为中危和高危 PE 患者一线治疗措施的获益。这对于有溶栓禁忌证或其他治疗失败的高危和中高危 PE 患者,或伴随有心脏内血栓或反常血栓的患者选择是合理的。

在适当的研究填补空白之前,建议利用多学科组成的 PERT 团队,收集、分享注册登记或其他临床研究的资料,以应对 PE 的治疗。效仿胸痛中心等的运作,鼓励多学科共同制定治疗决策。建议成立国家 PERT联盟,组织发起全国性、全球性多部门多学科合作注册登记研究及多中心随机临床试验,为 PE 的新的治疗方法提供循证证据。

13.24小时血压管理的证据与展望

广东省人民医院　陈鲁原　暨南大学医学院附属华侨医院　刘福成

一、对诊室外血压测量的评价

(一)诊室血压测量的弊端

血压测量是诊断高血压的根本及管理高血压的重要手段,是评估高血压预后的最主要依据,长期以来都是热议的话题。血压测量有诊室血压测量(office blood pressure monitoring,OBPM)、家庭血压测量(home blood pressure monitoring,HBPM)和动态血压监测(ambulatory blood pressure monitoring,ABPM)3种形式。

目前高血压的诊断和流行病学调查仍主要采用OBPM,临床研究支持降压获益的证据主要基于OBPM。OBPM与ABPM相比更易实施,与HBPM相比更易控制质量。因此,OBPM仍然是目前评估血压水平的主要方法。OBPM虽然是一个经典的诊断高血压的方式,但是也面临着越来越多的挑战。

我们对诊室血压测量存在的弊端必须要有清醒的认识。诊室血压的主要缺陷包括:不能发现白大衣高血压和隐蔽性高血压(综合考虑两种情况下,诊室血压测量可误诊20%~30%的患者);不能反映整体血压控制的状况,特别是清晨高血压;既不能够反映24h血压的真实面貌,也不能够完整地反映一段时间内的血压波动情况;评估降压药物的疗效不够客观。若继续使用传统水银柱血压计,还存在汞污染问题(防止汞污染的国际公约拟定于2020年年底前废除该类型血压计的常规使用)。

目前对诊室血压测量技术也在不断改进。例如,诊室自动血压测量(automated office blood pressure,AOBP)就是一个例子。AOBP是采用全自动血压测量设备、在医护人员不在场情况下,研究对象独自安静休息时进行多次血压测量(通常3~6次),并取平均值。AOBP获得的血压比标准诊室血压低5~10mmHg。AOBP可以增加准确性,减少白大衣效应,与白天安静状态下的ABPM有更强的关联性。但在一项头对头的研究中,与手动测量方法相比,AOBP未能改进高血压分级的错误,尽管白大衣效应有所减少。

(二)诊室外血压测量在指南中的地位

现有的高血压指南几乎都强调了在临床实践中都要应用三种血压测量方式。遗憾的是仍有部分的指南将诊室外血压测量仅作为诊室血压的重要补充,而许多医生对其作用的肯定仍停留在学术讨论阶段。不得不再次重申,对于白大衣高血压以及难治性高血压的诊断,必须依赖于诊室外血压测量。2013年发表的ASH/ISH高血压管理临床实践指南明确指出:要"使用HBPM或ABPM确诊白大衣高血压患者及难治性高血压患者",并且指出:如果怀疑有白大衣高血压,考虑使用家测血压确诊,如果可行的话,也可使用动态血压监测。该指南还提出具体的建议,即鼓励家测血压应用电子装置,其结果可能更可靠。为了进行诊断评估,应该至少连续测量3~4d,最好连续7d,每天测量清晨和夜间血压。

不仅如此,2011年英国国家卫生和临床优化研究所(NICE)指南建议,所有诊室血压在140/90 mm Hg以上怀疑高血压的患者,都必须进行ABPM,对诊室筛查发现的高血压予以确诊。除了诊室血压≥180/110 mm Hg的重度或3级高血压患者,都应该等待ABPM的结果才能启动降压药物治疗。该建议引起很大争议,主要围绕在医疗资源、花费和替代选择方面。质疑者认为ABPM尚未准备好黄金时刻的到来,如果对动态血压监测作出相似推荐,相关的设备、员工和培训的费用将会难以为继。但英国率先在临床实践中优先使用ABPM诊断高血压的做法也产生了非常大的正面效应。在一些具有重要影响力的指南中,诊室外血压测量的临床地位得到了提升。例如,2013年ESH/ESC高血压指南要求:诊室外血压(ABMP、HBPM)应被用于明确高血压的诊断,监测低血压的发生,以及最大程度上预测CV风险。2014年日本高血压指南强调:"诊室血压与家庭血压诊断有差异时,以家测血压诊断优先。"

2010年出版的加拿大高血压教育项目中对高血压管理的推荐方法至今仍在使用:如果两次或以上诊室血压高于高血压阈值(140/90mmHg),需要以下情况之一才能确诊高血压:①继续3次的OBPM平均值高于阈值;②1次ABPM高于阈值;③经HBPM确诊。

尽管加拿大的推荐在高血压诊断中使用何种血压测量技术有一定程度的灵活性,但很明显支持ABPM和HBPM,二者的推荐证据级等级为C级,而OBPM的推荐级别为D级。该指南制定时也认识到诊室测量的不易重复性,需要5次诊室就诊才能明确诊断1

级高血压,而动态血压监测只需要 1 次。2015 年我国台湾地区高血压指南虽然未强调诊室外血压测量优于诊室血压测量,但也将 HBPM 和 ABPM 列入到高血压诊断的流程之中,其地位与诊室血压测量至少是并列或同等重要的。

家庭远程血压监测,是能够改善高血压患者的血压控制率的。Parati G 教授在 TeleBP care 研究中,发现自测血压远程传输组较常规血压监测组血压控制率显著提高($P<0.05$)。苏格兰东南部 20 个社区中心 401 例 29～95 岁血压控制欠佳患者随机分为常规血压监测组和家庭血压远程监测组,随访 6 个月显示家庭血压远程监测组血压控制优于对照组,同时 6 个月的医疗费用较对照组减少。

(三)诊室外血压测量存在的主要问题

对于高血压而言,没有任何一种血压监测的方式是十全十美的。HBPM 的不足之处在于:由于患者的原因,有时血压测量的质量难以保证,或记录不准确、不完整;存在自身测量诱导效应(测量行为本身导致患者焦虑)或自行随意变更降压治疗方案。ABPM 的主要局限性有:当活动时测量的血压可能不准确,每小时血压均值的重复性不佳,测量时可能引起不适尤其在夜间,部分患者不愿重复使用。使用 ABPM 诊断高血压的阈值已日趋一致,但与轻、中、重度不同级别的 OBPM 相对应的 ABPM 的血压值、与靶器官损害和特殊人群高血压相对应的 ABPM 目标值的研究等,还刚刚起步。此外,在大规模临床研究中若应用 ABPM 和(或)HBPM,将会使试验设计更为复杂并会明显的增加费用。

二、血压变异的共振效应

(一)不同时间阶段的血压变异性

血压变异(Blood Pressure Variability,BPV)可分为不同的类型,包括体位变化引起、心理或生理应激引起、以日计和年度、季度变化的血压变异性。这些不同类型的 BPV 可以用 HBPM、OBPM 和 ABPM 进行评估。不同表现类型的 BPV 在一定程度上具有相关性。BPV 的增大受患者个性特征、治疗状态、环境变化、心理应激等众多因素的影响,可视为心血管功能失调的敏感标志,也是独立于平均血压水平之外的心血管疾病和器官损害的危险因素。

平均血压水平的长期升高是血管内皮功能不全及动脉粥样硬化的慢性危险因素,而相对短期内增大的 BPV 可通过机械压力途径引起斑块的破裂成为触发血栓性心血管事件的急性危险因素。Kario 教授提出:与预防慢性心血管风险的传统方法相结合,以实时信息通讯技术为基础的急性心血管风险预测和预警系统将提供一种崭新的血流动力学结合生物标志介导的、预防心血管事件突发、再发和加重的预测方法,从而有可能进一步改善人们的身体健康状况并延长预期寿命。

(二)共振假说

下面介绍 BPV 的"共振假说(resonance hypothesis)"。在因年龄导致的压力感受器敏感性降低以及小动脉重构的基础上,每一种类型的 BPV 都会在不同的时间段增高。在不同人群中,各种类型的 BPV 的升高程度可能是不同的。各个时间段的 BPV 的总和不会太大,但是不同时间段的所有的 BPV 波具有同步性,而且脉搏波会发生共振,这就会导致相当大的动态血压的峰值出现从而触发心血管事件的发生。

例如,晨峰血压(Morning BP Surge)可能就是 BPV 的不同成分的一种协同效应,它能导致晨间心血管事件的发生。在 ABPM 研究中,冬天的晨峰血压增大,在老年人特别明显。其发生机制可能是空气中的 PM2.5 和冷空气共同作用的结果。冬季晨峰血压的增大,将导致老年人和上班的成年人在星期一发生心血管事件的风险升高。

即使平均血压得到很好控制($<135/85$ mmHg)的高血压患者,通过 HBPM 评估不同天的 BPV 的指标之一即最大 SBP,它与心血管重构(包括左心室质量指数和颈动脉内膜中层厚度)呈显著相关。除此之外,晨间血压的标准差增大是心血管死亡的独立预测因子。因此,被其他类型 BPV 的共振效应所增高的、不稳定的晨峰血压更容易导致器官损害并触发心血管事件的发生。

三、新型血压监测方法的研究和进展

进入 21 世纪,血压监测信息化平台(云技术)得到建设及逐步推广。因此,高血压管理的下一个阶段将是以信息及通讯技术(information and communication technology,ICT)为基础的应用诊室外血压监测的模式,这一血压管理模式无疑将大大地改善患者的血压控制。

家庭血压远程监测系统是运用蓝牙、无线远程网(GPRS/CDMA/3G)、Internet 广域网等前沿通信技术建立连接大型医院-区县医院-基层社区卫生服务中心为代表的三级远程血压诊断随访网络。远程血压管理系统的架构包括电子血压计、手机、物联网、互联网及医护监控电脑。其中电子血压计的袖带内置传感装置,将采集到的血压信息经处理通过智能手机上传到网络中心(云平台),处理后发送至监控终端,直接进入电子档案,医护人员可实时动态全程管理。

以 ICT 为基础的应用诊室外血压监测的模式,需要开发新的动态血压和家庭血压监测设备。

(一)以家庭活动及 ICT 为基础的 ABPM

2009 年开展的日本动态血压前瞻性研究(Japan Ambulatory Blood Pressure Prospective study, JAMP),使用了一种以信息技术为基础的新的家庭和动态血压监测设备,即 Home-activity-ICT-based AB-PM(HAI-ABPM, A&D Co. ltd, Tokyo)。该套设备配有:①高敏感性运动描记系统,可以记录躯体在 3 个方向上的运动状态;②体温计;③压力表,能够将数据通过 ICT 发送。由于动态血压部分决定于个体的活动情况,这种设备自动计算两个新指标:"血压反应性"和"温度敏感性"。利用这些新指标,引入"触发血压反应性指数(trigger-induced BP reactivity index)"的概念以便识别特定的高风险患者,因为这些患者是对温度敏感或活动敏感的高血压患者。

(二)家庭夜间血压监测

ABPM 曾经是测量患者夜间睡眠时血压的唯一方法。作为 ABPM 的替代选择,日本开发出一种半自动夜间家庭血压监测设备 Medinote,用作获取夜间血压基础数据的第一步。这种设备可以按照固定的间隔时间自动监测睡眠时的血压。使用者只要在入睡前将袖带简便的绑在手臂上即可,记录的数据存储在该设备的内存中。

J-HOP(Japan Morning Surge Home Blood Pressure)研究是第一个大规模使用 Medinote 血压监测设备的研究。J-HOP 研究入选了 4310 例合并一个或更多心血管危险因素的高血压患者。其中使用 Medinote 成功地测量了 2562 例患者睡眠时的 3 次血压,同样监测了早晨的 3 次血压,共 14d。在亚组分析中,夜间家庭自测血压与 ABPM 获得的血压水平是一样的。27% 的晨间血压控制在 <135/85 mmHg 的患者表现为隐匿性家庭夜间高血压,他们的夜间自测 SBP≥120mmHg。这些患者血浆 NT-proBNP 的水平和尿蛋白肌酐比值也更高一些。晨间血压和夜间血压对亚临床靶器官损害所提供的信息同等重要,而多因素分析显示出晨间血压具有独立的预测价值。

夜间家庭自测血压也是一种评价血压控制得更好指标。有关研究结果表明,夜间家庭自测血压的降低与心脏超声及心电图所显示的左心室肥厚的逆转,呈很强的相关性。用传统的降压治疗方案使晨间血压得到良好控制但夜间血压仍然控制不佳,是今后高血压治疗需要的一个关注点。

(三)适合气候变化的家庭血压检测装置

高血压疾病与气候变化有一定的关系,气候因素也是 BPV 的影响因素。高血压患者的交感神经反应性比正常人明显升高,主要在春、秋两季当气温、气压变化幅度较大时出现血压升高。而在夏季,一些轻度高血压病患者的血压可自然地下降到正常,同样需要调整降压药。晨间血压水平由低温所决定,特别是在老年患者中。然而,在不同的高血压患者中气候变化影响血压的这种特征有所不同。

"温度敏感性高血压(Thermosensitive HTN)"第一次用于定义家庭血压受季节性温度变化的影响。具有温度敏感性高血压的患者更容易发生冬季晨峰高血压,从而导致冬季心血管事件的风险增高。一种能够在家测量对温度变化敏感的患者的血压设备应运而生,例如在 HEM-7252G-HP 检测装置内配有一个温度计。

(四)以 ICT 为基础的触发式家庭夜间血压监测

睡眠呼吸暂停综合征患者的血压表现为夜间 BPV 增大、非杓型或反杓型的夜间高血压和晨峰现象。使用通常的 HBPM 和 ABPV 方法无法发现与睡眠呼吸暂停事件有关的夜间血压升高的情况。

现在开发了一种能够在特定条件下由触发信号触发的家庭血压测量装置(ICT-based triggering of home nocturnal BP monitoring,ITNP)。所谓触发条件下的血压测量,是指在特定条件下与心血管风险相关的非正常血压峰值的检测。使用带有触发功能的自动测量的 Medinote,当佩戴者的血氧饱和度降低至阈值以下时即触发血压的测量。这种装置可以成功地检测到睡眠呼吸暂停发生时由低氧血症所触发的夜间血压峰值。血压的自动测量还可由心率信号来触发。

(五)穿戴式按心跳测定血压峰值的血压监测

非侵入性穿戴式按心跳血压监测一直是医生管理高血压的梦想。与侵入性动脉血压监测比较,近期一项系统回顾的结果显示,非侵入性动脉血压监测设备的不准确性及不精确性超过了可接受的范围。有两种方法可用于非侵入性持续按心跳监测血压。一种是压平式张力法(applanation tonometry method),另一种是脉搏波传导时间法(PWTT method),但都存在严重的局限性。

PWTT 法的最大问题在于脉搏波取决于血管的功能硬化和结构硬化,可能适合于更年轻的患者。在动脉已经硬化的高危患者中,动脉内血压变化导致的脉搏波传导的改变可能很小。此外,理论上来说,脉搏波传导的改变不能反映按心跳测定的动脉内血压的改变。压平式张力法根据拉普拉斯定律直接测定血压。这种方法要求有效的压平动脉壁以便获得准确的测量结果。桡动脉是最好的测量血管,因其位置表浅、固定。此外,手腕移动的人为因素,还有心脏和测定点之间的位置关系,都会影响血压水平。

四、展望

BPV 是心血管疾病精准医学和预测医学的重要

监测内容。特定条件下触发的增大的 BPV 可以加快器官的损害。由不同时间段的多种 BPV 的共振效应产生的一次异常升高的血流动力学的血压峰值,可能会触发一次心血管事件。因此在将来,考虑到 BPV 及夜间高血压,"ICT 基础上的 24h 血压的预测管理",有望成为高危患者从早期开始延缓动脉粥样硬化进展、

到后期降低心血管事件的发生的一种非常有希望的个体化管理方式。然而,固定的间断式的血压监测会低估 BPV 和增高峰值血压导致的心血管风险。最后,可穿戴式按心跳连续的血压监测、ICT 基础上的实时大数据分析和同步反馈系统,有可能将固定时间点的血压管理模式转换为无缝血压预测管理模式。